抗病毒药物化学进展

Advances in Antiviral Medicinal Chemistry

展　鹏　刘新泳　主　编
郑向楠　任青云　副主编

化学工业出版社
·北京·

内容简介

本书系统梳理了抗病毒药物化学研究新进展。书中首先概述病毒与病毒感染疾病并提出当前抗病毒药物面临的挑战与机遇，随后围绕病毒侵入机制、聚合酶、蛋白酶等关键环节或靶点，系统总结药物研究的新进展及新策略。书中还设有专题，深入探讨冠状病毒广谱抑制剂、抗病毒药物新靶标与新策略，涵盖生物无机化学策略、普适性策略等方向。此外，本书也涉及多特异性结合策略、计算机辅助药物设计的实际应用，并进一步阐释抗病毒药物化学的底层逻辑、创新思维与研究范式。本书旨在为药物设计、病毒学等领域的科研人员、研究生及企业研发人员提供新的思路和启发，共同推动抗病毒药物研究的深入与发展。

图书在版编目（CIP）数据

抗病毒药物化学进展 / 展鹏，刘新泳主编 ；郑向楠，任青云副主编. -- 北京 ：化学工业出版社，2026. 1.
ISBN 978-7-122-48700-1

Ⅰ. R978.7

中国国家版本馆 CIP 数据核字第 2025861VX8 号

责任编辑：李晓红
责任校对：王鹏飞
装帧设计：刘丽华

出版发行：化学工业出版社
（北京市东城区青年湖南街 13 号　邮政编码 100011）
印　　装：北京建宏印刷有限公司
710mm×1000mm　1/16　印张 38¼　字数 782 千字
2026 年 1 月北京第 1 版第 1 次印刷

购书咨询：010-64518888　　售后服务：010-64518899
网　　址：http://www.cip.com.cn
凡购买本书，如有缺损质量问题，本社销售中心负责调换。

定　　价：298.00 元

编写人员名单

主　编：展　鹏　刘新泳

副主编：郑向楠　任青云

编者（按照姓氏笔画排序）：

马飞跃　王　美　王　硕　王　博　石大州　叶　冰　史晓雨
代娇娇　任青云　刘传峰　刘新泳　江圆敏　孙　林　孙彦莹
李　萍　李宝虎　李俊毅　杨　倩　杨名宇　杨婉玲　杨锦飞
吴丽楠　谷漫玉　宋乐天　宋宇宁　汪　昭　张　莹　张　涛
张丽娜　张继伟　张续杰　林　浩　季相凯　金　昱　周加慧
周　洋　郑向楠　孟祥伟　封　达　胡立德　胡晓艺　柏祥寒
侯凌欣　姜雨欣　姜向毅　贾海永　贾惠婻　贾瑞芳　高　恒
高升华　唐　凯　展　鹏　徐　慧　徐巧妞　徐淑静　黄　兴
曹　原　康东伟　董　旭　谭　周　薛晓佳　鞠　翰

编写人员分工

章节	编写人员
第 1 章　病毒与抗病毒药物概述	展鹏、史晓雨、宋宇宁、郑向楠、任青云、刘新泳
第 2 章　靶向侵入环节的抗病毒药物研究	张继伟、高恒、谭周、贾瑞芳、展鹏、刘新泳
第 3 章　以聚合酶为靶标的抗病毒药物研究	张莹、侯凌欣、鞠翰、唐凯、刘新泳、展鹏
第 4 章　以蛋白酶为靶标的抗病毒药物研究	季相凯、姜向毅、谷漫玉、展鹏、刘新泳
第 5 章　以金属离子依赖性蛋白为靶标的抗病毒药物研究	李宝虎、徐慧、张丽娜、郑向楠、任青云、杨锦飞、展鹏
第 6 章　以衣壳蛋白为靶标的抗病毒药物研究	张续杰、徐淑静、石大州、姜雨欣、孙林、展鹏
第 7 章　人冠状病毒广谱抑制剂研究	宋乐天、李俊毅、高升华、姜向毅、展鹏、刘新泳
第 8 章　抗 SARS-CoV-2 药物研究	
8.1　SARS-CoV-2 主蛋白酶抑制剂	杨婉玲、宋乐天、叶冰、高升华、谷漫玉、孟祥伟、刘新泳、展鹏
8.2　SARS-CoV-2 主蛋白酶抑制剂的筛选方法及应用	叶冰、高升华、宋乐天、杨婉玲、柏祥寒、孟祥伟、展鹏、刘新泳
8.3　SARS-CoV-2 刺突蛋白抑制剂活性筛选方法	胡立德、高恒、刘传峰、李萍、曹原、孟祥伟、展鹏
8.4　天然产物来源的抗 SARS-CoV-2 药物	杨婉玲、宋乐天、叶冰、高升华、孟祥伟、刘新泳、展鹏

第 9 章　抗流感药物研究	
9.1　靶向流感病毒 RNA 依赖的 RNA 聚合酶的小分子抑制剂	贾惠娴、贾瑞芳、张继伟、王博、徐巧姐、任青云、刘新泳、展鹏
9.2　靶向流感病毒表面糖蛋白的小分子抑制剂	江圆敏、张继伟、王博、徐巧姐、贾惠娴、刘新泳、展鹏
第 10 章　抗乙肝药物研究新进展	王硕、贾海永、石大州、周加慧、徐淑静、金昱、任青云、刘新泳、展鹏
第 11 章　HIV-1 潜伏库调控剂的研究进展	代娇娇、姜向毅、封达、林浩、刘新泳、展鹏
第 12 章　核苷类抗病毒药物研究进展	孙彦莹、代娇娇、徐慧、康东伟、展鹏、刘新泳
第 13 章　抗病毒药物研究中的新靶标与新策略	徐淑静、王美、张续杰、史晓雨、刘新泳、展鹏
第 14 章　抗病毒药物研究中的生物无机化学策略	徐淑静、李宝虎、杨名宇、杨倩、郑向楠、任青云、展鹏
第 15 章　浅谈广谱抗病毒药物研发的普适性策略	徐淑静、胡晓艺、石大州、汪昭、黄兴、郑向楠、任青云、展鹏
第 16 章　基于多特异性结合策略的抗病毒药物	周洋、徐淑静、吴丽楠、张涛、董旭、郑向楠、任青云、展鹏
第 17 章　计算机辅助药物设计在抗病毒药物研究中的应用	李俊毅、马飞跃、王硕、高升华、刘新泳、展鹏
第 18 章　浅析抗病毒药物化学的底层逻辑、创新思维与研究范式	王硕、李宝虎、马飞跃、薛晓佳、展鹏

主　编

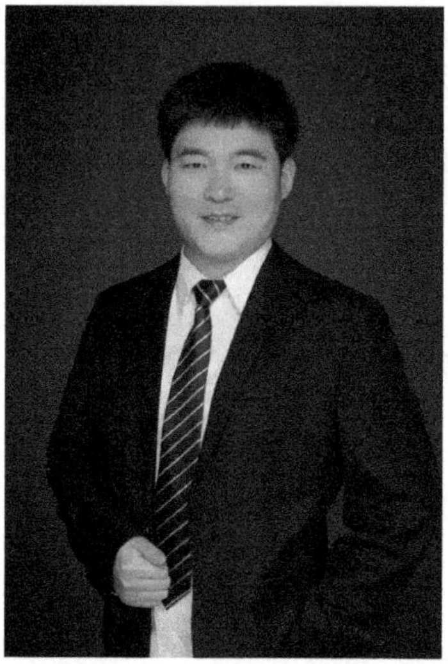

展鹏博士，山东大学教授，国家重大人才工程青年学者、山东省杰出青年科学基金获得者、山东大学杰出中青年学者、基金委创新群体项目骨干。主持科技部重点研发计划、国家自然科学基金面上项目、重点项目、国际（地区）合作、省重大科技创新工程等项目。长期从事抗病毒药物研发；共同研发的两个候选药物分别进入Ⅰ期和Ⅱ期临床试验，申请及授权专利30余项；主编专著/教材5部，副主编及参编专著及教材10余部。担任中国药学会药化专委会青年委员、老年药学专委会委员；兼任药物分子设计与评价江西省重点实验室副主任；担任*Eur J Med Chem*副主编、*J Med Chem*编委、*J Mol Struct*编辑等；获中国药学会青年药物化学奖、国际抗病毒会议旅费奖等。连续多年入选全球前2%科学家榜单及全球顶尖前10万科学家榜单。

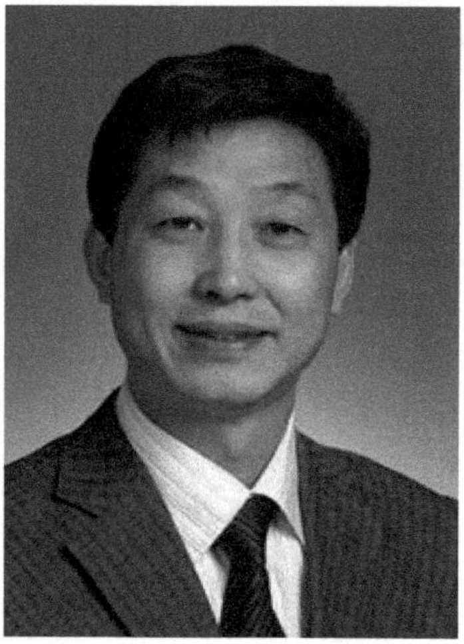

刘新泳博士，山东大学特聘教授，山东省泰山学者特聘专家，浙江钱江特聘专家，山东省医学领军人才，享受国务院政府特殊津贴。现任山东大学创新药物研究院院长，药物化学研究所所长，山东省新药设计与创新药物研究重点实验室主任。教育部药学专业教学指委委员、教育部药学专业学位研究生教指委委员。长期从事抗病毒和抗重大慢病创新药物研发，先后承担国家级重大、重点和面上课题15项，省部级课题10余项。在专业期刊发表SCI论文400余篇；获国家发明专利100余项；主编《基于靶标的抗艾滋病药物研究》、*Antiviral Drug Discovery and Development*等专著4部，主编国家规划教材“有机化学”等5部；曾荣获国家科技进步奖二等奖1项，山东省科技进步一等奖1项。山东省高等学校优秀科研成果奖一等奖2项、二等奖1项；2014—2024年连续11年入选Elsevier“中国高被引学者”、入选全球顶尖前10万科学家、全球前2%科学家榜单。转让4个1.1类候选药物，2个分别进入Ⅰ期和Ⅱ期临床。

副主编

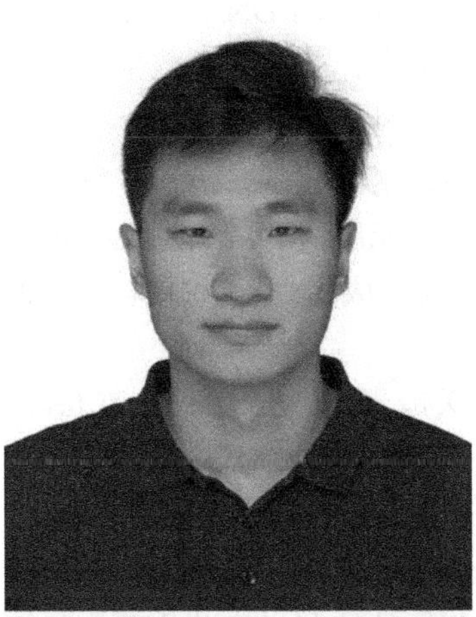

郑向楠，生物与医药专业工程博士。现任山东齐都药业有限公司总经理助理，主管公司研发工作。带领团队完成了抗艾滋病1.1类新药K-5a2等三个1类创新药的研究工作，目前均已获得临床批件。参与重大新药创制国家科技重大专项、山东省重点研发计划（重大科技创新工程）项目3项，在山东省先导物成药性优化和评价重点实验室和新型口服制剂山东省工程研究中心承担多项课题研究工作，至今已申请发明专利21项，授权10项，在国内外核心刊物上发表学术论文多篇。先后荣获“淄博市新锐青年企业家”“淄博市杰出青年企业家”等荣誉。

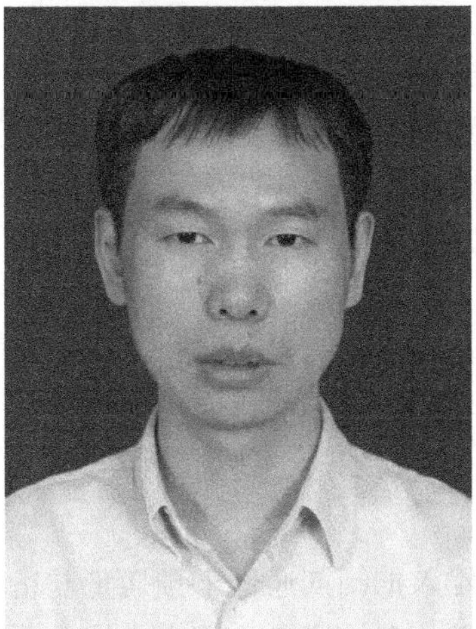

任青云博士，正高级制药工程师，抗感染创新药物研发领域资深专家，拥有15年丰富实战经验，熟悉创新药物从项目立项到临床研究的全流程。2010年至2023年先后担任广东东阳光药业药化总监、抗感染部长、科技部抗感染新药研发国家重点实验室首席研究员兼实验室副主任、广东省抗病毒药物研发企业重点实验室主任，2024年至今担任远大医药创新药研究院副院长。先后主持及参与省市及国家各级科技计划近10项，包括3项国家“十二五”“十三五”科技重大新药创制专项。在JMC、BMC等国际期刊发表论文30余篇，申请中国、美国、欧盟等发明专利超500项，已授权超200项。在创新药开发及项目研发管理方面成果丰硕，至今已领导完成6个1类抗感染新药项目获得临床批件并进入临床研究。其中，抗乙肝新药“甲磺酸莫非赛定”已进入临床Ⅲ期研究，抗丙肝新药“磷酸依米他韦”已于2020年获批上市。先后荣获“东莞市特色人才”“东莞市首席技师”“武汉市3551创新领军人才”“武汉英才产业领军人才”和东阳光集团首届“研发英雄”等称号，带领团队多次获得“东阳光集团科技进步一等奖”“先进班组”“广东省五一劳动奖状”“创新东莞科技进步一等奖”“广东省科技进步一等奖”等荣誉。

前 言

病毒是一类结构极为简单的病原微生物，仅含有单一核酸（RNA/DNA），无法独立生存，只能在宿主细胞内寄生并完成自我复制以实现增殖。病毒感染引发的疾病，对人类生命健康和社会发展造成了严重危害。像艾滋病、乙肝等慢性传染性疾病，至今仍然难以彻底治愈。近年来，甲型流感病毒 H1N1、埃博拉病毒、寨卡病毒、基孔肯雅热病毒以及三次高致病性冠状病毒等新发病毒频繁暴发，未来，可能出现的新病毒无疑是人类面临的潜在重大威胁。因此，研发广谱高效的抗病毒药物，成了当前及未来科研领域的重大课题。

编者所在团队长期致力于抗病毒药物的研发工作，相关成果陆续发表于 *Sci Adv*、*Adv Sci*、*J Med Chem* 等权威学术期刊，并且已有多类抗病毒药物成功实现成果转化。在过去几年中，本团队在 *Chem Soc Rev*、*Drug Resist Updat*、*Drug Discov Today*、药学学报（中英双刊）、中国药物化学杂志、药学进展等国内外知名刊物上，连续发表了多篇关于抗病毒药物研发的综述文章，还主编出版了《基于靶标的抗艾滋病药物研究》等三部著作。然而，目前在抗病毒药物研发领域，系统梳理该领域新进展的中文专著依然极为稀缺。基于此，团队结合抗病毒药物研究领域的最新动态，融入多年积累的药物研究经验，对针对各种不同病毒复制共性环节的药物研究新进展及相关策略进行了全面总结，内容涵盖病毒侵入环节、聚合酶、蛋白酶、金属酶、衣壳等关键环节或蛋白。同时，专题总结了冠状病毒广谱抑制剂的新进展，以及抗病毒药物新靶标与新策略（生物无机化学策略以及普适性策略）。具体章节内容如下：

在第 1 章中，首先对病毒与病毒感染疾病进行了全面概述，进而深入总结了当前抗病毒药物面临的挑战与机遇。克服药物的耐药性和降低不良反应，始终是抗病毒药物研究的重要任务。综合运用多种策略开发广谱抗耐药的抗病毒药物，成为应对当下及未来可能出现的病毒感染的关键方向。

侵入宿主细胞是所有病毒生命周期的起始步骤，病毒侵入抑制剂通过干预病毒与宿主细胞的吸附和膜融合过程，能够有效预防和治疗病毒感染，在抗病毒治疗中占据重要地位。第 2 章选取了近些年具有代表性的案例，详细介绍了不同病毒的侵入过程，并从药物化学的专业角度，全面总结了多种病毒侵入环节抑制剂的研究进展。

病毒聚合酶是一类负责合成病毒自身遗传物质的关键蛋白质，因其结构和功能相对保守，成为抗病毒药物研发的重要靶点。不同病毒聚合酶在结构和功能上存在诸多相似之处，使得针对某一种病毒聚合酶设计的抑制剂，往往对其他病毒也能表现出较好的抑制效果。第 3 章精选了近年来以聚合酶为靶点的抗病毒药物经典案例，深入介绍了不同病毒聚合酶的结构和功能，并从药物化学视角，系统综述了多种病毒聚合酶抑制剂的研究进展。

病毒蛋白酶在病毒的生命周期中扮演着关键角色，它能够将前体蛋白剪切修饰为成熟蛋白。因此，病毒蛋白酶一直是抗病毒药物研究领域备受关注的重要靶点之一。第 4 章对近年来几种致病病毒蛋白酶抑制剂的研究进展进行了综述，并对相关药物化学策略进行了概括总结。

某些金属蛋白在病毒的核酸复制、蛋白质水解等生命活动中发挥着不可或缺的作用，是抗病毒感染的有效靶标。第 5 章挑选了近几年最具代表性的研究实例，详细介绍了多个病毒金属蛋白的结构和功能，并从药物化学角度，全面总结了多种以金属离子依赖性蛋白为靶标的抑制剂的研究进展。

病毒的衣壳由病毒衣壳蛋白亚基组装而成，作为病毒的重要结构蛋白，它不仅包裹着病毒的遗传物质，还包含多种蛋白质，在病毒的生命周期中发挥着重要作用。衣壳蛋白抑制剂可通过稳定或破坏病毒衣壳的稳定性，阻断病毒的生命过程。第 6 章从药物化学的角度，对近年来具有代表性的病毒衣壳蛋白抑制剂的研究进展进行了总结。

鉴于冠状病毒在全球范围内的三次大规模流行，对人类生命健康造成了极大的威胁，尤其是当前针对新型冠状病毒肺炎疫情，仍然缺乏特效的抗病毒药物。冠状病毒广谱抑制剂通过作用于病毒生命周期中的关键靶标或宿主关键因子，来抑制病毒感染。第 7 章聚焦于冠状病毒生命周期中的药物靶点，对现有广谱冠状病毒抑制剂的研究进展进行了综述，旨在为应对当下和未来的冠状病毒疫情的药物研发提供有价值的参考。

主蛋白酶（main protease，M^{pro}）作为冠状病毒种间相似性极高且高度保守的共有蛋白酶，是病毒复制过程中不可或缺的蛋白水解酶，因此成为抗 SARS-CoV-2 药物设计的关键靶标。第 8 章第 8.1 节对新型冠状病毒主蛋白酶抑制剂进行了全面综述，内容包括化学结构、抗病毒活性与成药性、结合模式与构效关系等方面。第 8.2 节从分子水平和细胞水平两个层面，对已报道的 SARS-CoV-2 M^{pro} 抑制剂筛选方法与应用实例进行了综述。SARS-CoV-2 借助其表面的刺突蛋白与宿主细胞膜上的血管紧张素转换酶 2 相结合，这是其入侵宿主细胞的关键步骤，使得以刺突蛋白为靶标的小分子药物成为抗 SARS-CoV-2 研究的热点。活性筛选是小分子药物研发的关键环节，基于此，第 8.3 节对 SARS-CoV-2 刺突蛋白小分子抑制剂的活性筛选方法进行了综述。天然产物作为药物先导化合物的重要来源，在抗新冠感染的药物研发中受到了广泛关注。第 8.4 节对抗 SARS-CoV-2 药物的关键靶点和具有抗 SARS-CoV-2 活性的天然产物的研究进展进行了综述，期望能为抗 SARS-CoV-2 药物的研发提供有益参考。

流感病毒持续威胁着人类的生命健康。由于流感病毒具有高变异性，目前市面上已上市的抗流感病毒药物在临床应用中已出现耐药突变株。因此，开发具有新靶标、新机制的抗流感药物迫在眉睫。RNA 依赖的 RNA 聚合酶直接参与病毒 RNA 的转录和复制过程，在病毒的生命周期中起着关键作用，是抗流感药物的重要靶标。第 9 章第 9.1 节选取了近十年的典型研究案例，从药物化学的角度，系统总结了靶向流感病毒 RNA 依赖的 RNA 聚合酶抑制剂的研究进展。血凝素和神经氨酸酶是流感病毒表面两种重要的糖蛋白，分别在流感病毒生命周期的侵入和释放阶段发挥关键作用，也是药物设计的理想靶标。随着对流感病毒神经氨酸酶和血凝素的结构及功能研究的不断深入，以及药物发现技术的持续发展，针对这两个靶标的新型抑制剂陆续被发现。第 9.2 节挑选了近几年的代表性案例，从药物化学角度，总结了抗流感病毒表面糖蛋白小分子抑制剂的研究进展，希望能为新型高效抗流感病毒药物的研发提供参考。

乙型肝炎病毒感染严重危害人类的生命健康，我国更是“乙肝大国”。现有的治疗药物，如干扰素和核苷（酸）类似物，存在不良反应严重、停药后易反弹以及不同程度的耐药性等问题，并且这两类药物均无法有效清除共价闭合环状 DNA（covalently closed circular DNA，cccDNA），导致乙肝难以彻底治愈。因此，研发具有新靶标、新机制的抗乙肝药物刻不容缓。其中，靶向 HBV 自身蛋白或核酸发现小分子化合物，是抗乙肝药物研发的重要方向。第 10 章系统总结了已获批上市的 HBV 药物与临床前及临床阶段的抗 HBV 候选药物，同时选取了近十年的经典研究案例，从药物化学的视角，总结了直接靶向 HBV 小分子抑制剂的前沿进展。

HIV-1 潜伏库的存在，使得艾滋病难以彻底治愈。因此，开发高效低毒、成药性良好的 HIV-1 潜伏库调控剂，以实现艾滋病的功能性治愈，成了迫切需求。第 11 章对 2019 年以来潜伏库调控剂的研究进展进行了综述，并概述了这些化合物的药物发现策略、生物活性和作用机制，对发现具有临床应用价值的 HIV-1 潜伏库调控剂具有重要的指导意义。

核苷类药物在临床应用的抗病毒药物中占比超过半数，在特异性治疗以及广谱抗病毒领域都发挥着举足轻重的作用。第 12 章选取了近几年最具代表性的研究实例，从药物化学的角度，对核苷类抗病毒药物的最新进展进行了总结。

耐药株的快速出现以及新发病毒疫情的暴发，要求研究人员运用新策略，快速开发更多针对新靶标的抗病毒药物，以满足临床防治的需求。随着结构生物学的快速发展，许多抗病毒的新靶标被发现，为治愈病毒感染带来了新的希望。第 13 章选取了典型研究案例，从药物化学的角度，对近几年出现的抗病毒药物新靶标与新策略进行了综述。

生物无机化学在抗病毒药物研究领域发挥着不可替代的作用。第 14 章精选了近年的经典案例，总结了生物无机化学在抗病毒药物研究领域中的作用，涵盖金属酶、金属配合物、类金属有机化合物及无机纳米材料等方面；同时，探讨了生物无机化学在抗病毒药物研究领域面临的机遇、挑战以及未来的发展方向。

为应对未来可能暴发的新发和再现病毒疫情，研发广谱抗病毒药物成了重要且紧迫的研究课题。第 15 章选取了近年的经典案例，总结了广谱抗病毒药物研发的普适性策略，希望能为当下及未来的抗病毒药物研发提供有益的参考。

近年来，快速发展的多特异性结合策略成了研究焦点，并在抗病毒领域得到了广泛应用。第 16 章从药物化学角度，对多特异性结合策略在抗病毒领域的前沿进展进行了综述，并对其面临的挑战及未来前景进行了讨论。

第 17 章通过列举近五年的实例，详细阐述了计算机辅助药物设计（CADD）在抗病毒药物研发中的应用。在先导化合物发现阶段，运用虚拟筛选等方法从各类化合物库中挖掘潜在的苗头化合物；在先导化合物优化方面，借助相关模拟技术预测分子与靶点的亲和力，从而实现结构优化；此外，还利用分子模拟探究蛋白-配体作用及蛋白变构机制，为药物设计提供理论支撑。尽管 CADD 已在抗病毒药物研发中得到广泛应用，但仍存在模拟精度欠佳等问题。随着技术的不断发展，CADD 有望在未来的抗病毒药物研发中发挥更为重要的作用。

第 18 章从底层逻辑、创新思维与研究范式的角度，深入剖析了抗病毒药物化学相关要点。其底层逻辑基于病毒学、化学和生物学的基本原理；创新思维包含求同、求异和仿生思维，分别从病毒共性、差异及生物过程中获取灵感；研究范式则包括老树新花式拓展、优势互补型合作、化学赋能型融通和领域开辟型创新。目前，抗病毒药物设计面临着诸多挑战，AI 技术在该领域的应用尚处于初级阶段。未来，需要结合先进的策略和技术，并不断总结经验，以推动抗病毒药物研发的持续发展。

本书的编写人员大部分来自山东大学抗病毒药物研发团队。此外，来自山东齐都药业有限公司（郑向楠、董旭、张涛）、远大医药创新药研究院（任青云）、康复大学（杨锦飞）、山东第二医科大学（贾海永）及淄博市中心医院（曹原、孟祥伟）的人员也参与了书稿的撰写及修改完善。

本书在编写过程中，虽力求内容全面、准确，但受作者水平所限，书中难免存在疏漏和不足之处，恳请广大读者批评指正。希望本书能为药物设计、病毒学等领域的学者、研究生以及公司研发人员提供新的思路和启发，共同推动抗病毒药物研究领域的发展。

展鹏　刘新泳
2025 年 11 月 26 日
于山东大学药学院

目 录

第 1 章 病毒与抗病毒药物概述

1.1 病毒简介

病毒[1-10]是一类个体极其微小的微生物，通常需要借助电子显微镜才能观察到其形态。它们结构简单，没有细胞结构，仅以 DNA 或 RNA 作为遗传物质。由于缺乏完整的酶系统和独立的代谢机构，病毒自身无法独立进行代谢活动，必须在活细胞内寄生，并依靠宿主细胞的细胞器来完成自身的复制过程，以实现增殖。在离体条件下，病毒能够以无生命活动的化学大分子状态存在，甚至可以形成结晶。而且，病毒对一般抗生素不敏感，但对干扰素较为敏感。

病毒的生命周期一般可分为入侵、生物合成、装配和释放几个阶段。为了实现复制，病毒首先要感染宿主细胞，将自身遗传物质注入其中。当足够数量的子代病毒完成复制后，它们会溶解或破坏宿主细胞，进而感染其他细胞，继续传播。

病毒引发的多种疾病严重威胁着人类的健康与生存。例如，天花病毒在 20 世纪夺走了 3 亿人的生命；1918 年的甲型流感病毒感染了世界约三分之一的人口，造成约 0.5 亿人死亡；自 1981 年首次发现以来，人类免疫缺陷病毒已累计导致 3000 多万人死亡，且死亡人数还在逐年上升，目前该疾病仍无法彻底治愈；2019 年末暴发的新型冠状病毒感染（俗称新冠肺炎）疫情，被认为是近百年来对人类影响最为深刻的全球性大流行病之一。此外，丙肝病毒、寨卡病毒、登革病毒等也持续危害着人类的健康，因此抗病毒药物的研发至关重要且任务艰巨。

病毒的分类依据是多方面的，主要基于病毒的生物学特性，涵盖基因组特性、病毒形态结构、抗原性、传播途径、宿主范围、所致疾病类型等，同时还涉及病毒体结构、形态与大小、培养特性、对理化因素的敏感性以及流行病学特点等方面，以下为详细介绍。

基因组特性：这是病毒分类的关键依据。病毒核酸分为 DNA 和 RNA 两类，据此可将病毒分为 DNA 病毒和 RNA 病毒。例如乙型肝炎病毒（HBV）属于 DNA 病毒，艾滋病毒（人类免疫缺陷病毒，HIV）属于 RNA 病毒。RNA 病毒又可进一步分为单链 RNA 病毒和双链 RNA 病毒，单链 RNA 病毒还可细分为正链 RNA 病毒和负链 RNA 病毒。像新型冠状病毒是单股正链 RNA 病毒，其基因组能够直接当作 mRNA 进行翻译。此外，核酸的结构特征，如环状、线型结构等，也是分类的参考因素。

病毒形态结构：借助电子显微镜观察，病毒形态呈现出多样性，基本结构可分为裸露的核衣壳病毒和有包膜病毒。例如腺病毒呈二十面体对称结构，且无包膜；流感病毒呈球形或丝状，有包膜，包膜上含有血凝素（HA）和神经氨酸酶（NA），根据 HA 和 NA 抗原性的差异，流感病毒又可分为不同的亚型。病毒的形态与大小在分类中也有一定意义，如痘苗病毒较大，而细小病毒则较小。

抗原性：病毒表面抗原成分和结构的不同，会刺激机体产生各异的特异性免疫反应。通过血清学方法，如中和试验、血凝抑制试验等，可以检测病毒的抗原性，进而区分不同病毒以及病毒的亚型。例如肠道病毒 A、B、C、D 四个亚型主要就是依据基因组和抗原性来划分的。此外，病毒抗原的性质，包括其稳定性、免疫原性强弱等，也对病毒分类起到辅助作用。

传播途径：依据传播途径，病毒可分为呼吸道传播病毒、消化道传播病毒、血液传播病毒、性传播病毒、虫媒传播病毒等。如流感病毒、新型冠状病毒主要经呼吸道飞沫和密切接触传播；甲型肝炎病毒、诺如病毒通过消化道传播；HBV、HIV 可经血液、性接触和母婴传播。病毒传播过程中的一些流行病学特点，如传播速度、季节性、地区性等，也与病毒分类相关，这些特点能帮助进一步明确病毒的传播规律和特性。

宿主范围：有些病毒宿主范围广泛，能够感染多种动物；而有些病毒宿主范围狭窄，仅能感染特定物种或特定组织细胞。如禽流感病毒主要感染禽类，但部分亚型也可感染人类；狂犬病毒主要感染犬科、猫科等动物，人被感染动物咬伤后也会发病。此外，病毒在宿主体内的培养特性，如对不同细胞系的亲嗜性、生长繁殖速度等，也在病毒分类中具有一定的参考价值。

所致疾病类型：按感染人体后引发的疾病类型分类，如引起呼吸道疾病的流感病毒、呼吸道合胞病毒；引起肠道疾病的轮状病毒、诺如病毒；引起肝炎的甲、乙、丙、丁、戊型肝炎病毒。同时，根据病毒在机体内滞留的时间，病毒感染可分为急性病毒感染和持续性病毒感染。像流感病毒、新型冠状病毒（SARS-CoV-2）引发的感染属于急性病毒感染；而 HIV、HBV 引发的感染则属于持续性病毒感染，后者又进一步细分为慢性感染、潜伏感染和慢发病毒感染。另外，病毒对理化因素的敏感性，如对温度、酸碱度、消毒剂的抵抗能力等，也可以作为病毒分类的辅助依据。

在实际分类中，通常综合多个依据进行判断。国际病毒分类委员会（ICTV）会定期更新病毒分类系统，使得病毒分类更加科学、准确，能够更好地反映病毒间的亲缘关系和进化规律。

病毒学作为一门科学，主要研究病毒的特性、分类、结构、生命周期、致病机制，以及病毒与宿主之间的相互作用关系，对于深入了解病毒、防控病毒相关疾病具有重要意义。

1.2

严重危害人类生命健康的病毒及相关防治药物

纵观人类历史，不断涌现的新发病毒已经夺走了数千万人的生命。本部分按照艾滋病毒（HIV）、呼吸道病毒（冠状病毒、流感病毒、副流感病毒、麻疹病毒、尼帕病毒、呼吸道合胞病毒、人偏肺病毒、腺病毒、鼻病毒）、肠道病毒（肠道病毒 A71、肠道病毒 D68、柯萨奇病毒）、急性胃肠炎病毒（轮状病毒、诺如病毒）、肝炎病毒（乙型肝炎病毒、丙型肝炎病毒）、出血热病毒（汉坦病毒、埃博拉病毒）、虫媒病毒（登革病毒、寨卡病毒、西尼罗病毒、基孔肯亚病毒）、狂犬病毒、疱疹病毒（单纯疱疹病毒、水痘带状疱疹病毒、人巨细胞病毒、EB 病毒）、人乳头瘤病毒、痘病毒等顺序介绍一些严重危害人类健康的病毒及相关的防治药物。

1.2.1 人类免疫缺陷病毒

人类免疫缺陷病毒（HIV）[11-37]属于逆转录病毒科慢病毒属中的人类慢病毒组，是引发获得性免疫缺陷综合征（AIDS），即艾滋病的病原体。HIV 为直径 100～120nm 的球形颗粒，由核心和包膜两部分构成。核心包含两条单股 RNA 链、核心结构蛋白以及病毒复制所必需的反转录酶、整合酶和蛋白酶等酶类，核心外包裹着病毒衣壳蛋白，最外层则是嵌有外膜糖蛋白 gp120 和跨膜糖蛋白 gp41 的包膜。

根据基因差异，HIV 分为 HIV-1 型和 HIV-2 型，二者氨基酸序列同源性为 40%～60%。其中，HIV-1 在全球广泛流行，而 HIV-2 主要局限于西部非洲和西欧，北美也有少量报道，其传染性和致病性均较低。中国以 HIV-1 为主要流行株。

HIV 主要攻击人体免疫系统中至关重要的 $CD4^+$ T 淋巴细胞，以其作为主要攻击目标。当 HIV 进入人体后，24～48 小时内抵达局部淋巴结，约 5 天在外周血中便能检测到病毒成分，进而产生病毒血症。病毒需借助易感细胞表面的受体进入细胞，HIV-1 的 gp120 首先与主要受体 CD4 分子结合，随后与辅助受体（如嗜淋巴细胞受体 CXCR4、趋化因子受体 CCR5 等）结合。根据与第二受体结合的特性，HIV 可分为 R5 和 X4 毒株，R5 毒株仅利用 CCR5 受体，X4 毒株则可同时利用 CCR5、CXCR4 和 CCR3 受体，还可能利用 CCR2b 受体。

HIV 感染复制周期涵盖吸附与穿入、环化与整合、转录和翻译、装配成熟及出芽四个环节。在感染过程中，HIV 每天以 10^9～10^{10} 颗粒的速度繁殖，不仅直接使 $CD4^+$ T 细胞溶解破坏，其复制产生的中间产物及 gpl20、vpr 等还可诱导细胞凋亡。同时，

HIV 还可感染骨髓干细胞，致使 $CD4^+$ T 细胞产生减少，引发 $CD4^+$ T 淋巴细胞的极化群 Th1/Th2 失衡，弱化抗病毒免疫应答，损伤抗原提呈功能，减少 IL-2 产生并使对抗原反应活化能力丧失，导致患者易发生各种感染。此外，HIV 感染还会造成单核吞噬细胞功能异常、B 细胞功能异常以及自然杀伤细胞异常，引发免疫系统的异常激活。

从初始感染 HIV 到终末期，临床表现多样，可分为急性期、无症状期和艾滋病期。急性期部分感染者在感染后 2～4 周出现发热，可伴有头痛、腹泻、淋巴结肿大等症状，多数症状较轻，1～3 周可缓解；无症状期可持续 6～8 年，此阶段患者具有传染性但无明显不适；艾滋病期患者会出现持续发热一个月以上、体重减轻、记忆力减退等症状，还会出现各种机会性感染和肿瘤。

据联合国艾滋病规划署 2024 年 11 月 26 日发布的报告显示，全球现有约 3990 万人感染 HIV，比 2022 年增加 90 万人，其中尚有 930 万人无法得到医治。2023 年全球有 63 万人死于与艾滋病相关的疾病，新增约 130 万名艾滋病病毒感染者，且平均每天有 570 名 15 岁至 24 岁的女性感染 HIV。

在中国，艾滋病感染人数呈现一定增长趋势，且出现低龄化趋势。2024 年 12 月 1 日发布的《中国青年生殖健康蓝皮书》显示，2023 年共报道 15～24 岁青年学生病例 3010 例，2020～2023 年四年间共报道 12397 人，男女比例为 33.9∶1，平均年龄 19.9 岁，最小病例尚不足 13 岁。在上海、长沙、西安等大学聚集的城市，艾滋病感染学生约 60%存在网络社交平台交友行为。

抗逆转录病毒疗法（antiretroviral therapy，ART）是当前治疗 HIV 的主要手段，通过抑制病毒复制，能使患者的病毒载量降至检测不到的水平，有效延缓病情发展，提高患者生活质量。近年来，长效 HIV 疗法的研发取得显著进展，例如吉利德科学的来那帕韦（lenacapavir），这是一种每年只需给药两次的长效疗法，已在多个国家获批，为患者提供了更便捷的治疗选择。

尽管 HIV 疫苗的研发面临诸多挑战，但科研人员一直在积极探索。一些新型疫苗策略正在研究中，如联合免疫应用，通过多种免疫方式协同作用，激发更强大的免疫反应；新型载体疫苗则利用新型载体提高疫苗的安全性和有效性。这些研究为未来实现 HIV 的预防和治愈带来了新的希望，有望从根本上改变 HIV 的防治现状。

1.2.2 人冠状病毒

冠状病毒（coronavirus，CoV）[38-48]属于冠状病毒科（Coronaviridae），是一类具有囊膜的单股正链 RNA 病毒，其基因组大小约为 26～32kb，在 RNA 病毒中属于基因组较大的一类。根据遗传差异和血清学特性，冠状病毒可分为 α、β、γ、δ 四个属。其中，α 和 β 属主要感染人类及其他哺乳动物。目前已知能感染人类的冠状病毒共有 7 种，其中，HCoV-229E、HCoV-OC43、HCoV-NL63 和 HCoV-HKU1，这四种病毒通常引起轻微的上呼吸道感染，症状类似普通感冒；而严重急性呼吸综合征冠状病毒（SARS-CoV）、中东呼吸综合征冠状病毒（MERS-CoV）和新型冠状病毒（SARS-CoV-2）

则会导致更严重的疾病。

冠状病毒的结构蛋白包括刺突蛋白（S）、膜蛋白（M）、核衣壳蛋白（N）和包膜蛋白（E）。其中，刺突蛋白是病毒进入宿主细胞的关键，通过与宿主细胞表面受体结合，介导病毒入侵。感染后，不同冠状病毒引发的症状各异。例如，SARS-CoV 感染可导致非典型肺炎，潜伏期为 1～16 天，常见症状包括突发高热、头痛和肌肉酸痛；MERS-CoV 感染引发中东呼吸综合征；SARS-CoV-2 感染主要表现为 COVID-19，潜伏期多为 2～4 天，常见症状有发热、咳嗽和乏力，重症患者可能出现呼吸困难和急性呼吸窘迫综合征。

进入 21 世纪后，冠状病毒引发了数次重大疫情，包括 SARS 疫情、MERS 疫情和 COVID-19 疫情。

2002 年 11 月，SARS 疫情首发于中国广东省，迅速传播至全球 32 个国家和地区。截至 2003 年 7 月，全球共报道 8096 例临床诊断病例，其中 774 例死亡。中国病例数占全球总数的 91.8%，病死率为 9.2%。此次疫情对全球公共卫生、经济和社会秩序造成了深远影响。

2012 年 9 月，MERS 首次在中东地区被发现，病原体为 MERS 冠状病毒。截至 2015 年 11 月，全球 26 个国家累计报道 1618 例确诊病例，其中 579 例死亡。该疫情主要集中在中东地区，病死率较高。

2019 年底，SARS-CoV-2 引发的 COVID-19 疫情在全球暴发。截至 2023 年，全球累计确诊病例超过 6 亿例，死亡人数超过 600 万例。病毒持续变异，产生了阿尔法、德尔塔、奥密克戎等多种变异株，显著影响了病毒的传播力和致病性。此次疫情对全球经济、教育、医疗和社会生活产生了深远影响，成为一次全球性的公共卫生危机。

目前已有多种抗冠状病毒药物获批上市。例如，来瑞特韦是一种国产 1 类创新药，于 2023 年 3 月 23 日获中华人民共和国国家药品监督管理局附条件批准上市。它在细胞模型中展现出广谱抗新冠病毒的能力，且在Ⅲ期临床研究中证实可显著降低新冠病毒受试者的病毒载量，不良事件发生率与安慰剂组相当。此外，还有 Paxlovid、莫诺拉韦等进口药物，以及阿兹夫定、先诺特韦/利托那韦等国产药物。在美国，2023—2024 年度的辉瑞-BioNTech、莫德纳、诺瓦瓦克斯新冠疫苗可用于 6 月龄及以上人群。在中国，国药集团中国生物武汉生物制品研究所和中国科学院武汉病毒研究所共同研发的新冠灭活疫苗也已正式上市。

研究人员仍在探索新的抗冠状病毒药物。例如，一些研究关注小分子病毒抑制剂药物，这类药物被认为是抗新冠病毒创新的主流方向。此外，还有研究在评估现有药物对新冠病毒变异株的疗效。疫苗研究也在不断推进。例如，DNA 疫苗作为一种新型疫苗技术，正在被研究用于对抗 COVID-19。印度于 2021 年 9 月批准了世界上首个用于人类的 DNA 疫苗 ZyCoV-D，但目前全球范围内对 DNA 疫苗的研究仍在进行中，以更好地了解其免疫反应、安全性和有效性。

1.2.3 流感病毒

流感病毒（influenza virus，IFV）[49-58]属于正黏病毒科（Orthomyxoviridae），是一种有包膜的负链 RNA 病毒。根据病毒核蛋白（NP）和基质蛋白（M1）抗原性的不同，可分为甲型（A）、乙型（B）、丙型（C）和丁型（D）四种类型。目前已知感染人类的主要是甲型流感病毒（influenza A virus, IAV）和乙型流感病毒（influenza B virus, IBV）。其中，IAV 抗原变异频繁，传染性强、传播速度快，常引起大流行；IBV 抗原变异较慢，流行规模相对较小；而丙型流感病毒（influenza C virus, ICV）一般不引起流感流行，仅在极少数病例中引发轻度感染；丁型流感病毒主要感染牛，尚未发现人类感染的情况。

IAV 根据病毒表面的血凝素（hemagglutinin，HA）和神经氨酸酶（neuramindase，NA）的不同，又可分为若干亚型，H 有 18 个亚型（H1～H18），N 有 11 个亚型（N1～N11）。目前在全球人群中流行的主要是甲型流感病毒中的 H1N1、H3N2 亚型及乙型流感病毒的 Victoria 系和 Yamagata 系。

流感病毒感染人体后，潜伏期通常为 1～3 天。患者感染后的症状包括高热（体温可达 39～40℃）、全身疼痛（如头痛、咽痛、肌肉酸痛）、乏力、咳嗽、打喷嚏、流鼻涕、咽痛等，部分患者还可能出现恶心、呕吐、腹泻等胃肠道症状。对于免疫力低下者、儿童、老年人以及患有多种慢性疾病的人群，感染流感病毒后病情可能迅速进展，并发肺炎、心肌炎、呼吸衰竭、感染性休克等严重并发症，甚至导致人死亡。

流感在全球范围内广泛传播，具有明显的季节性，在温带地区，冬春季是高发季节；而在热带地区，流感全年均可发生。据世界卫生组织（WHO）估计，全球每年流感流行会造成约 300 万至 500 万严重病例，导致约 29 万至 65 万例与呼吸道疾病相关的人死亡。

历史上，流感病毒曾多次引发大规模的全球性疫情，造成了巨大的生命和经济损失。例如 1918 年的“西班牙流感”，这是历史上最致命的流感大流行之一，全球约三分之一的人口（当时约 17 亿人）被感染，死亡人数估计在 5000 万至 1 亿之间。1957 年的“亚洲流感”和 1968 年的“香港流感”也在全球范围内造成了大量的发病和死亡。2009 年，甲型 H1N1 流感病毒引发了一次全球性的流感大流行，迅速传播至世界各地，感染人数众多。

在每年的季节性流感流行期间，学校、托幼机构、养老院、工厂等人群密集场所容易发生暴发疫情。由于人群接触频繁，病毒传播速度快，短时间内可能出现大量病例，给公共卫生防控带来挑战。

目前临床上使用的抗流感病毒药物主要有以下几类：

① 神经氨酸酶抑制剂　如奥司他韦、扎那米韦、帕拉米韦等，通过抑制流感病毒表面的神经氨酸酶活性，阻止病毒从被感染的细胞中释放，从而减少病毒的传播。这类药物在流感发病后的 48 小时内使用效果最佳，可显著减轻症状、缩短病程，并降

低并发症的发生风险。

② M2 离子通道阻滞剂　如金刚烷胺和金刚乙胺，主要作用于甲型流感病毒，通过阻断 M2 离子通道，抑制病毒脱壳和核酸释放，从而抑制病毒复制。但由于甲型流感病毒对这类药物的耐药性逐渐增大，目前已较少使用。

③ 新型抗流感药物　如玛巴洛沙韦，是一种新型的帽依赖性核酸内切酶抑制剂，只需单剂量口服，就能抑制流感病毒的复制，在缓解症状和缩短病程方面有较好的效果。2025 年 1 月，复旦大学附属华山医院张文宏团队研究的国产抗流感病毒药物玛赛洛沙韦片（ZX-7101A 片），也属于新型 CEN 抑制剂，临床前研究表明其针对甲型、乙型流感及高致病性禽流感有广谱抗病毒活性，其体外抗病毒活性与玛巴洛沙韦相当，能显著加快流感症状缓解，且安全性良好。

接种流感疫苗是预防流感最有效的手段，可以显著降低接种者罹患流感和发生严重并发症的风险。由于流感病毒易变异，每年流行的病毒株可能不同，因此流感疫苗需要每年接种。

我国现已批准上市的流感疫苗有三价灭活流感疫苗（IIV3）、四价灭活流感疫苗（IIV4）和鼻喷三价减毒活疫苗（LAIV3）。三价疫苗包含两种甲型流感病毒抗原和一种乙型流感病毒抗原；四价疫苗则包含两种甲型和两种乙型流感病毒抗原，能提供更广泛的保护。鼻喷减毒活疫苗通过鼻腔喷雾接种，模拟自然感染过程，激发机体产生黏膜免疫、细胞免疫和体液免疫，适用于特定年龄段的人群。

尽管目前有多种抗流感病毒药物和流感疫苗，但由于流感病毒的高变异性，新的病毒亚型或变异株不断出现，使得研发完全匹配的疫苗和有效的抗病毒药物面临挑战。持续监测流感病毒的变异情况，研发新型、高效、广谱的抗流感药物和疫苗，仍然是全球公共卫生领域的重要任务。

1.2.4　人副流感病毒

人副流感病毒[59-60]3 型（HPIV-3）是一种单链包膜 RNA 病毒，归属于 Paramyxoviridae 家族。其病毒粒子通常呈球形，直径大约在 125～250nm 之间。HPIV-3 的基因组全长约 15500bp，编码 6 个关键的结构蛋白，其中包括 2 个跨膜糖蛋白——血凝素-神经氨酸酶（HN）和融合（F）蛋白；以及 4 个膜内蛋白——基质（M）蛋白、核衣壳（N）蛋白、磷酸化蛋白（P）和大聚合酶（L）蛋白。

HPIV-3 主要通过空气飞沫传播，也能通过接触被污染的手、物品等间接传播。人群对 HPIV-3 普遍易感，尤其在幼儿群体中感染率居高不下。在四种 HPIV 血清型里，HPIV-3 的毒力最强，是引发 5 岁以下儿童和老年人下呼吸道疾病的重要原因，像支气管炎、肺炎等。

感染 HPIV-3 后，潜伏期一般在 1～7 天。大多数感染者症状相对较轻，会出现流涕、咳嗽、咽痛、发热等上呼吸道感染症状，部分患者还可能伴有肌肉酸痛、头痛、乏力等全身不适，多数患者在 1 周左右便可恢复正常。但对于免疫系统薄弱的人群，例如老年人、婴幼儿以及存在基础疾病的患者，感染后可能引发严重的下呼吸道感染，出现喘息、呼吸困难等症状，甚至可能并发呼吸衰竭、心力衰竭等严重并发症，危及生命健康。

HPIV-3 在全球范围内广泛传播，全年均可发病，不过在秋冬季节更为高发。在儿童急性呼吸道感染病例中，HPIV-3 占据了相当比例，是导致儿童呼吸道感染的重要病原体之一，临床发病率仅次于呼吸道合胞病毒感染。

有研究统计，美国 5 岁以下儿童因急性呼吸道感染住院的病例中，约 6.8%是由 HPIV 感染造成的，其中 HPIV-3 占比超过一半，估算 HPIV 感染每年致使约 23000 例 5 岁以下儿童住院。在我国，也有多项流行病学调查研究。比如对苏州地区 2298 例 14 岁以下住院儿童进行检测，其中 98 例（4.26%）为 HPIV-3 阳性；对北京西城区 626 例疑似呼吸道病毒感染样本检测，27 例（4.64%）为 HPIV-3；对河南漯河地区 627 例儿童急性呼吸道感染样本检测，27 例（4.31%）为 HPIV-3 阳性。

由于 HPIV-3 引发的呼吸道感染症状大多为轻症，许多轻症患者仅在门诊就诊，不会进一步做病因学检查，所以实际的 HPIV-3 感染率很可能被低估。

目前，尚无获批的抗病毒药物可用于治疗 HPIV-3 感染。临床上主要采取对症治疗和支持治疗，以此缓解症状、减轻患者不适并预防并发症。例如，针对发热给予退热治疗，针对咳嗽给予止咳药物等。

在疫苗研发方面，科研人员一直在积极探索，努力开发安全有效的 HPIV-3 疫苗，但截至目前，还没有获批上市的疫苗。过往研究中，有尝试研发全病毒灭活疫苗，像分别用甲醛及紫外灭活的 HPIV-3 疫苗接种棉鼠，然而不仅未产生较强的免疫保护作用，反而引发了疾病增强作用，且这种增强作用与注射剂量相关。分析原因，可能是灭活疫苗引发的免疫应答主要是体液免疫，无法产生具有保护性的 $CD8^+$ T 细胞免疫应答。除全病毒灭活疫苗外，还有其他类型的疫苗处于研究阶段，如减毒活疫苗、亚单位疫苗、病毒载体疫苗等，不过都还需要更多的研究和临床试验来验证其安全性和有效性。

1.2.5 麻疹病毒

麻疹病毒（measles virus）[61-63]属于副黏病毒科（Paramyxoviridae）麻疹病毒属，是一种带有囊膜的单股负链 RNA 病毒。该病毒呈球状或丝状，直径约 150～200nm，只有一个血清型，抗原性稳定。麻疹病毒的基因组包含 24 个基因型，分属于 8 个进化分支（A～H），其中疫苗株属于 A 基因型。病毒的传播主要依赖其囊膜表面的糖蛋白 H（血凝素）和 F（融合蛋白），H 负责与宿主细胞受体结合，F 介导膜融合过程。麻疹病毒对外界抵抗力较弱，对热、酸、干燥、紫外线和一般消毒剂均敏感，在室温下存活时间不足 2h，56℃下 30min 即可灭活。

麻疹是一种高度传染性的急性出疹性呼吸道传染病，主要通过呼吸道飞沫传播，在相对密闭的空间内也可以通过气溶胶传播。2024 年 3 月，美国芝加哥一家移民庇护所发生了一次大规模麻疹病毒暴发，导致超过60例病例。尽管麻疹疫苗的广泛接种曾使该病在许多国家得到有效控制，但由于疫苗接种率不足等原因，近年来麻疹在欧美等地区又出现了发病率上升的趋势。全球范围内，麻疹仍然是导致儿童死亡的重要原因之一，2019年全球估计有20.75万人死于麻疹。麻疹为《中华人民共和国传染病防治法》规定的乙类传染病。

目前，麻疹的预防主要依赖于麻疹疫苗，如麻腮风（MMR）疫苗，该疫苗可同时预防麻疹、腮腺炎和风疹。麻腮风疫苗对麻疹的保护效果显著，但全球仍有部分地区因疫苗接种率不足导致麻疹疫情反复。针对麻疹病毒的特效药物尚未获批，目前的治疗主要是对症支持治疗。近年来，科学家们也在探索新一代麻疹治疗药物的开发，例如通过解析麻疹病毒F蛋白的结构，揭示中和抗体的作用机制，为开发新的治疗药物提供参考。

1.2.6 尼帕病毒

尼帕病毒（Nipah virus，NiV）[64-69]是一种属于副黏病毒科亨尼帕病毒属（*Henipavirus*）的包膜RNA病毒。该病毒于1998年首次在马来西亚被发现。尼帕病毒的天然储存宿主是果蝠（*Pteropus* spp.），猪等家畜是其主要中间宿主。人类感染后可引发呼吸道疾病或脑膜炎，病死率介于40%至70%。感染者最初表现出流感样症状，如发热、头痛、头晕和呕吐，病情可迅速进展为严重的脑炎，严重者可出现呼吸困难甚至呼吸衰竭。

自1998年首次发现以来，尼帕病毒已在多个国家和地区引发疫情。1998～1999年，马来西亚和新加坡暴发疫情，导致276人感染，107人死亡，病死率达38.8%。此后，孟加拉国几乎每年都会出现由蝙蝠传播给人类的尼帕病毒溢出事件。2018年5月，印度南部喀拉拉邦暴发疫情，确诊19例，死亡17例，病死率高达89.5%。尽管尼帕病毒疫情规模相对较小，但由于其高致死率和潜在的人际传播能力，该病毒被认为具有引发大流行的潜在风险。

目前，全球尚未研发出针对尼帕病毒感染的疫苗或抗病毒药物，然而相关研究已取得进展。2023年，中国科学院武汉病毒研究所与上海免疫与感染研究所合作研究发现，基于黑猩猩腺病毒载体和DNA疫苗的候选疫苗能够诱导长期免疫反应。此外，尼帕病毒已被列入WHO“研究与开发蓝图”中的重点疾病清单，以推动相关研究和防控策略的制定。

1.2.7 呼吸道合胞病毒

呼吸道合胞病毒（respiratory syncytial virus，RSV）[69-73]是一种包膜负链RNA病毒，属于肺病毒科（Pneumoviridae）。RSV是导致婴幼儿和老年人急性下呼吸道感染的主要病原体之一，尤其在冬季和早春季节流行。该病毒具有高度传染性，主要通过飞沫和直接接触传播。感染后，RSV可在宿主细胞内迅速复制，引发强烈的免疫反应，导致呼吸道炎症和组织损伤。RSV 感染的临床表现多样，从轻微的上呼吸道症状（如流涕、咽痛、发热）到严重的支气管炎和肺炎不等。

RSV 在全球范围内广泛流行，尤其在温带和亚热带地区，每年冬季和早春季节都会出现感染高峰。据估计，全球每年有约 360 万婴幼儿因 RSV 感染住院，其中约 10% 的患者需要重症监护。在老年人群体中，RSV 感染也是导致住院和死亡的重要原因之一。在美国，RSV 每年导致约 6 万至 12 万老年人住院，其中约 6000 至 1 万人死亡。

目前，治疗 RSV 感染的药物选择有限。利巴韦林（ribavirin）是一种广谱抗病毒药物，已被用于治疗 RSV 感染，但其疗效存在争议。此外，一些新型抗病毒药物正在研发中，例如 GS-441524，这是一种核苷类似物，已在体外和动物模型中显示出对 RSV 的强效抑制作用。

RSV 疫苗的研发一直是科学界的研究重点。2024 年，全球已有多种 RSV 疫苗获批上市，包括针对老年人的 Arexvy 和 Abrysvo 疫苗。这些疫苗在临床试验中显示出较高的保护效力，能够显著降低 RSV 感染导致的住院率和重症率。此外，针对婴幼儿的疫苗和单克隆抗体也已获批，如长效单克隆抗体尼塞维单抗（nirsevimab），可用于高风险婴儿的被动免疫。

1.2.8 人偏肺病毒

人偏肺病毒（human metapneumovirus，hMPV）[74-78]是一种有包膜的单股负链 RNA 病毒，属于肺炎病毒科偏肺病毒属。该病毒于 2001 年首次在荷兰被发现，其基因组包含九种蛋白质，其中融合蛋白（F 蛋白）是重要的免疫原。hMPV 分为 A 和 B 两个基因型，进一步细分为 A1、A2、B1 和 B2 四个亚型。hMPV 感染具有季节性，主要在冬春季节流行。其传播途径包括飞沫传播和接触传播，潜伏期通常为 3～6 天。感染后症状多为上呼吸道感染表现，如发热、咳嗽、鼻塞等，但在婴幼儿、老年人及免疫功能低下者中可引发重症肺炎。

人偏肺病毒在全球范围内广泛流行，尤其在 5 岁以下儿童、老年人和免疫力低下人群中感染率较高。2023 年春季，美国出现人偏肺病毒高发态势。2025 年 2 月，中国疾病预防控制中心监测显示，人偏肺病毒在门诊和住院患者中的阳性率呈上升趋势。

目前，人偏肺病毒的治疗主要以支持疗法为主，利巴韦林、免疫球蛋白等药物可用于控制感染。然而，疫苗仍是预防该病毒的最佳手段。尽管目前尚无批准上市的人偏肺病毒疫苗，但已有多种疫苗处于研发阶段，包括减毒活疫苗和 mRNA 疫苗等。其中，融合蛋白是疫苗研发的关键免疫原。

1.2.9 腺病毒

腺病毒（adenovirus）[79-80]是一种无包膜的双链 DNA 病毒，属于腺病毒科（Adenoviridae）。腺病毒具有二十面体对称结构，直径约 70～90nm，基因组大小约为 36kb，编码多种结构蛋白和非结构蛋白。腺病毒分为多个血清型，目前已知有超过 50 种血清型可感染人类。腺病毒主要通过呼吸道飞沫、直接接触或粪口途径传播，感染后可在宿主细胞内高效复制，引发多种疾病，包括呼吸道感染、结膜炎、胃肠炎等。

腺病毒感染在全球范围内广泛存在，尤其在儿童中较为常见。腺病毒引起的疾病症状轻重不一，轻者可表现为普通感冒，重者可能导致肺炎、支气管炎等严重疾病。2024 年，腺病毒在全球多地引发局部疫情，尤其是在学校、军营等人员密集场所，腺病毒引起的呼吸道感染病例有所增加。此外，腺病毒还可能引发眼部感染，如流行性角结膜炎，具有较高的传染性。

目前，针对腺病毒感染的治疗主要以对症支持治疗为主，尚无特效抗腺病毒药物获批上市。然而，腺病毒疫苗的研发取得了显著进展。例如，美国军方已使用腺病毒疫苗来预防某些血清型的腺病毒感染。此外，随着 mRNA 疫苗技术的发展，研究人员也在探索利用该技术开发腺病毒疫苗，以期提供更广泛的保护。在抗病毒药物研发方面，一些小分子药物正在研究中，但尚未进入临床应用阶段。

1.2.10 鼻病毒

鼻病毒（rhinovirus，RV）[81-83]是小 RNA 病毒科肠道病毒属的一种小型非包膜单链 RNA 病毒，基因组长度约 7.2kb。根据国际病毒分类委员会（ICTV）的划分标准，鼻病毒分为 A、B、C 三个种，总计有 169 个型别。其中，A 型和 C 型是临床上最常见的感染类型。鼻病毒的 VP1 蛋白位于病毒衣壳外表面，是产生保护性抗体的主要抗原表位。该病毒主要通过飞沫传播，也可通过接触传播。感染后潜伏期一般为 2～3 天，症状包括流涕、喷嚏、咽喉肿痛、头痛和肌肉疼痛等，病程通常较短，多在 7 天左右自愈。鼻病毒是引起普通感冒的主要病原体之一，约 30%～50%的感冒由鼻病毒引起。

鼻病毒在全球范围内广泛流行，全年均可发生，尤其在秋冬季节更为活跃。2024 年 11 月和 12 月的监测数据显示，鼻病毒是全国哨点医院门急诊流感样病例和住院严重急性呼吸道感染病例中常见的病原体之一。在南方省份，鼻病毒的阳性率排在首位。儿童是鼻病毒的主要宿主，大多数儿童在 1 岁内至少感染一次鼻病毒。

目前，鼻病毒感染的治疗主要以对症支持疗法为主，尚无特效药物。疫苗研发方面，尽管已有多种疫苗处于研究阶段，但目前尚无针对鼻病毒的疫苗获批上市。鼻病毒的高变异性使其疫苗研发面临较大挑战。

1.2.11 肠道病毒

肠道病毒[84-87]包括肠道病毒 A71（enterovirus A71）、肠道病毒 D68（enterovirus D68）、柯萨奇病毒（coxsackievirus）。

肠道病毒 A71（EV-A71）属于小 RNA 病毒科（*Picornaviridae*）肠道病毒属

（*Enterovirus*），是一种无包膜的单股正链 RNA 病毒。其直径约为 20～30nm，衣壳呈二十面体立体对称，由 VP1、VP2、VP3 和 VP4 四种衣壳蛋白组成。EV-A71 感染后可引起多种临床表现，多数感染为无症状或轻症，如手足口病（HFMD）和疱疹性咽峡炎。然而，在少数病例中，EV-A71 感染可导致严重的神经系统并发症，如无菌性脑膜炎、脑炎、类似脊髓灰质炎的麻痹，甚至死亡。

肠道病毒 D68（EV-D68）属于小 RNA 病毒科肠道病毒属，是一种无包膜的小 RNA 病毒。其直径约为 24～30nm，衣壳呈二十面体对称。EV-D68 主要通过呼吸道飞沫和接触传播，感染后可引起呼吸道疾病，儿童为易感人群。感染初期症状类似普通感冒，如流鼻涕、发热和咳嗽，严重时可导致呼吸困难、喘息性肺炎，甚至引发急性弛缓性脊髓炎（AFM）等神经系统并发症。

柯萨奇病毒（coxsackievirus）属于小 RNA 病毒科肠道病毒属，是一种无包膜的单股正链 RNA 病毒。根据其生物学特性，柯萨奇病毒分为 A 组和 B 组，其中 A 组有 23 个血清型，B 组有 6 个血清型。A 组病毒主要引起疱疹性咽峡炎和手足口病（HFMD），而 B 组病毒则可导致心肌炎、胸肌痛、脑膜炎等。柯萨奇病毒的直径约为 28nm，可在多种组织细胞中增殖，并引起细胞病变。

EV-A71 自 1969 年首次在美国被发现以来，已在全球范围内广泛传播，尤其在亚太地区较为活跃，多次引发大规模疫情。2008 年中国报道了 126 例死亡病例，2010 年估计有约 170 万例感染，其中 2.7 万例出现严重神经系统并发症，导致 905 例死亡。EV-D68 最早于 1962 年从加利福尼亚州患有支气管炎的儿童呼吸道样本中分离出来。自 2014 年起，全球范围内开始大规模暴发与 EV-D68 相关的呼吸道疾病，尤其在夏秋季节流行，主要集中在 8 月至 10 月。柯萨奇病毒在全球范围内广泛流行，尤其在夏秋季节更为常见。近年来，柯萨奇病毒 A6 型（CVA6）逐渐成为手足口病暴发的主要病原体之一。

目前，针对肠道病毒 A71（EV-A71）、肠道病毒 D68（EV-D68）和柯萨奇病毒的治疗均主要依赖于对症支持疗法，尚无特效抗病毒药物。在疫苗研发方面，中国已有多款 EV-A71 灭活疫苗获批上市，为预防手足口病提供了重要手段，但 RNA 病毒的高变异性可能影响疫苗的长期保护效果。对于 EV-D68，疫苗研发虽有进展，但尚未有产品获批上市。针对柯萨奇病毒，尤其是 A 组 16 型（CA16），疫苗研究在动物实验中已取得一定成果，诱导出有效的免疫反应。此外，研究者们正在探索多种抗 EV-A71 药物，包括中和抗体和小分子抑制剂等。例如，厦门大学研究团队发现的广谱中和抗体 h1A6.2 可有效阻断 EV-A71 和 CA16 与受体的结合，并在动物模型中显示出良好的保护效果。同时，针对 EV-A71 的其他潜在药物靶点也在不断探索中，以期开发出更高效、低毒的抗病毒药物。

1.2.12 轮状病毒

轮状病毒（rotavirus, RV）[88-90]是一种无包膜、双链 RNA 病毒，属于呼肠孤病毒科（Reoviridae）轮状病毒属（*Rotavirus*）。该病毒具有高度传染性，主要通过粪-口途径传播，感染后可在肠道内快速复制，导致急性胃肠炎。其基因组由 11 个节段组成，编码 6 种结构蛋白（VP1～VP7）和 6 种非结构蛋白（nsp1～nsp6）。其中，VP4 和 VP7 是主要的中和抗原，VP4 的刺突蛋白负责病毒与宿主细胞的附着及穿透。

轮状病毒在全球范围内广泛流行，尤其在温带和热带地区，冬季是感染高峰期。据 WHO 统计，每年约有 21.5 万名 5 岁以下儿童因轮状病毒感染死亡，其中大多数发生在发展中国家。在中国，轮状病毒感染是婴幼儿住院和死亡的重要原因之一，尤其在冬季和早春季节发病率较高。近年来，随着轮状病毒疫苗的广泛接种，全球轮状病毒相关腹泻的发病率和死亡率已显著下降，但在一些经济欠发达地区，该病毒仍然是婴幼儿腹泻的重要病原体。

目前，轮状病毒疫苗的研发和应用取得了显著进展。现有的减毒活疫苗（如 RotaTeq 和 Rotarix）已在全球范围内有效降低了轮状病毒相关住院率和死亡率，但这些疫苗在提供对不同基因型和人群的持久保护方面仍有不足。因此，寻找广谱免疫靶点对于开发更广泛的轮状病毒疫苗至关重要。2025 年 2 月，厦门大学夏宁邵院士团队报道了一种针对轮状病毒 VP4 蛋白的广谱中和抗体 7H13。该抗体对多种轮状病毒基因型（如 P4、P6 和 P8）具有广泛的中和作用，其通过诱导 VP4 蛋白的构象变化，破坏病毒的感染能力。这一发现不仅为开发新一代轮状病毒疫苗提供了理论基础，也为抗病毒药物的研发提供了新的思路。

1.2.13 诺如病毒

诺如病毒（norovirus，NoV）[91-94]属于杯状病毒科（Caliciviridae）诺如病毒属（*Norovirus*），是一种无包膜的单股正链 RNA 病毒，直径约为 26～35nm，表面粗糙，呈二十面体对称。其基因组全长约 7.7kb，编码 3 个开放阅读框（ORFs），主要通过粪-口途径传播。诺如病毒具有高度遗传多样性，分为 10 个基因群（GⅠ～GⅩ），其中 GⅡ群是全球急性胃肠炎的主要病原体。感染后潜伏期一般为 24～48h，主要症状包括恶心、呕吐、腹泻、腹痛、肌肉痛和轻度发热。

诺如病毒是引起急性胃肠炎的主要病原体之一，具有传染性强、传播途径多样、易变异的特点。其传播方式包括人传人（粪-口途径、气溶胶传播）、食源性传播和水源性传播。诺如病毒感染在全球范围内广泛流行，尤其在冬季和早春季节，常在学校、医院、养老院等人群密集场所暴发。在中国，诺如病毒也是引起儿童急性胃肠炎的重要病原体。

目前，全球尚无针对诺如病毒的特效治疗药物或预防性疫苗获批上市。治疗主要以对症支持疗法为主，包括补充水分和电解质，以防止脱水。在疫苗研发方面，国内已有 7 款诺如病毒疫苗进入临床试验阶段，其中康华生物的六价诺如病毒疫苗和智飞生物、兰州生物制品研究所的疫苗进展较快。然而，由于诺如病毒的基因多样性和抗原漂移，疫苗研发面临较大挑战。

1.2.14 乙型肝炎病毒

乙型肝炎病毒（hepatitis B virus, HBV）[95-105]属于嗜肝 DNA 病毒科（Hepadnaviridae），是一种部分双链环状 DNA 病毒。其独特的基因组结构使其具有特殊的复制机制，与逆转录病毒的复制过程有相似之处。HBV 主要侵袭肝细胞，通过表面包膜蛋白与肝细胞表面的特异性受体结合进入细胞。在细胞核内，HBV 基因组形成共价闭合环状 DNA（cccDNA），作为病毒持续感染和复制的关键“模板工厂”，能持续转录病毒 RNA，为病毒复制提供原料。这是 HBV 持续感染和复制的关键因素，也是乙肝难以彻底治愈的重要原因。

HBV 感染是一个全球性公共卫生问题。全球约有 3.16 亿慢性 HBV 感染者。尽管新生儿疫苗接种策略的广泛实施使 HBV 感染率显著下降，但 HBV 感染仍是导致肝硬化和肝癌的主要原因之一。2020 年，中国 1～69 岁人群中约有 7500 万慢性乙肝感染者。中国每年约有 30 万～40 万人因 HBV 感染相关疾病死亡。

目前，HBV 疫苗接种是预防 HBV 感染最有效的手段。接种疫苗后，人体免疫系统会产生相应的抗体，这些抗体能够识别并中和入侵的 HBV，为人体提供长期的保护。通过大规模的疫苗接种计划，许多国家和地区的 HBV 感染率都得到了有效控制。

在抗病毒药物治疗方面，核苷（酸）类似物（如恩替卡韦、替诺福韦等）是目前治疗慢性乙型肝炎的主要药物。这些药物能够有效抑制 HBV 的复制，降低血液中的病毒载量，减轻肝脏的炎症反应，延缓肝硬化和肝癌的发生发展。然而，这些药物通常需要长期服用，患者的依从性面临挑战。由于 HBV 感染后形成的 cccDNA 难以被现有药物彻底清除，很少能实现乙肝病毒表面抗原（HBsAg）清除，因此无法彻底治愈慢性乙肝，且停药后还可能出现病毒反弹。

近年来，科研人员积极探索新的抗 HBV 药物和免疫疗法，致力于实现对 HBV 感染的治愈。针对 HBV 生命周期的不同阶段，开发新型抗病毒药物成为研究热点。例如，一些药物旨在抑制 cccDNA 的形成或干扰其转录过程，还有的药物尝试阻断病毒蛋白的合成或装配。同时，治疗性疫苗的研究也在有序进行中。治疗性疫苗不同于预防性疫苗，它主要通过增强宿主自身的免疫反应，激活免疫系统对 HBV 的识别和清除能力，从而达到清除病毒的目的。深入研究 cccDNA 的形成和调控机制，对于揭示乙肝病毒与宿主之间的相互作用至关重要，能够为发现新的抗病毒靶点和开发更有效的治疗药物提供坚实的理论基础。

新出现的直接作用抗病毒药物（direct-acting antivirals，DAAs）的研发成为热点，旨在增强抗病毒效果、治疗免疫耐受患者，并实现有限疗程治疗。新的 DAA 药物可针对聚合酶和其他病毒基因产物，有望实现新的治疗目标，满足乙肝患者对有限疗程治疗、降低肝细胞癌（HCC）风险和消除 HBsAg 的期望。

1.2.15 丙型肝炎病毒

丙型肝炎病毒（hepatitis C virus，HCV）[106-109]属于黄病毒科肝炎病毒属，是一种正链 RNA 病毒。其病毒颗粒呈球形，直径约为 55～65nm，由核心和包膜组成。核心包含病毒的单股正链 RNA 基因组，包膜则镶嵌有糖蛋白刺突，这些刺突在病毒感染宿主细胞的过程中发挥着关键作用。

HCV 的基因组长度约为 9.6kb，编码一个约 3010 个氨基酸的多聚蛋白前体，该前体蛋白在宿主细胞和病毒自身蛋白酶的作用下，裂解为多种结构蛋白和非结构蛋白。这些蛋白对于病毒的复制、装配、释放以及逃避宿主免疫监视等过程至关重要。例如，结构蛋白参与病毒颗粒的组装，非结构蛋白则在病毒的复制过程中发挥酶的作用，如 RNA 依赖的 RNA 聚合酶参与病毒基因组的复制。

HCV 具有高度的变异性，这主要归因于其 RNA 聚合酶缺乏校正功能，在病毒复制过程中容易发生碱基错配，导致病毒基因变异。根据病毒基因组序列的差异，HCV 可分为至少 7 个基因型和众多亚型，不同基因型和亚型在全球的分布有所不同，并且对治疗的反应也存在差异。

HCV 主要通过血液传播和母婴垂直传播。血液传播途径包括输注被 HCV 污染的血液或血制品、使用未经严格消毒的医疗器械（如注射器、针灸针等）、共用剃须刀或牙刷等可能导致血液接触的行为。母婴垂直传播则是指感染 HCV 的母亲在妊娠、分娩或哺乳过程中将病毒传播给婴儿。

HCV 感染人体后，多数患者在急性期症状隐匿，可能仅有轻微的乏力、食欲减退等非特异性症状，甚至在很长一段时间内没有任何显著症状，这使得很多患者在不知不觉中病情逐渐进展。一般病人可携带病毒 12 年以上，部分患者甚至在 20 年间都未察觉自己感染。由于 HCV 的高度变异性，免疫系统难以完全清除病毒，导致感染极易慢性化。慢性 HCV 感染会持续损伤肝脏，引发肝损伤，随着时间推移，患者常因肝损伤而进一步发展为肝硬化、肝纤维化，甚至肝癌等一系列严重并发症，严重威胁患者的生活质量和生命健康。

丙型肝炎是一个全球性的公共卫生问题。据统计，全球约有 2 亿人感染 HCV，每年约 70 万人死于丙型肝炎及其并发症。不同地区的 HCV 感染率存在较大差异。在一些卫生条件较差、医疗资源匮乏的地区，HCV 感染率相对较高。例如，在非洲的部分地区，由于医疗基础设施不完善，不安全的注射行为较为普遍，导致 HCV 感染率居高不下。在一些经济发达地区，虽然感染率相对较低，但由于人口基数大，感染人数的绝对值仍然不可忽视。

在中国，随着对血液制品筛查的严格把控以及医疗操作规范的不断完善，HCV 新发感染人数有所下降，但慢性 HCV 感染者的基数仍然较大。HCV 感染在不同年龄段、不同性别和不同职业人群中均有分布。高危人群主要包括静脉注射毒品者、血液透析患者、接受过输血或血制品治疗的人群、器官移植受者以及医疗工作者等。

在药物治疗方面，近年来丙型肝炎的治疗取得了显著进展。直接作用抗病毒药物（DAAs）的出现，极大地改变了丙型肝炎的治疗格局。DAAs 能够特异性地抑制 HCV 复制过程中所需的关键蛋白，如 NS3/4A 蛋白酶、NS5A 蛋白和 NS5B 聚合酶等。

常见的 DAAs 药物有索磷布韦、维帕他韦、格卡瑞韦、哌仑他韦等。这些药物具有疗程短、治愈率高、不良反应小等优点。与传统的干扰素联合利巴韦林治疗方案相比，DAAs 显著提高了患者的治愈率，且患者的耐受性更好，极大地改善了患者的生活质量。

然而，目前的 DAAs 药物仍存在一些局限性。一方面，DAAs 药物价格相对较高，在一些经济欠发达地区，患者难以负担治疗费用，这限制了其广泛应用；另一方面，虽然 DAAs 对大多数 HCV 基因型都有较好的疗效，但对于一些罕见基因型或存在耐药突变的患者，治疗效果可能不理想，仍需要进一步探索更有效的治疗方案。

在疫苗研发方面，目前尚无有效的丙型肝炎疫苗上市。HCV 的高度变异性是疫苗研发面临的主要挑战之一。由于不同基因型和亚型之间的抗原差异较大，很难开发出一种能够对所有 HCV 毒株都具有广泛保护作用的疫苗。目前的疫苗研发主要集中在诱导机体产生针对 HCV 保守区域的免疫反应，或者开发多价疫苗以覆盖多种常见的基因型。此外，一些新型的疫苗技术，如核酸疫苗、病毒载体疫苗等也在探索用于丙型肝炎疫苗的研发。通过不断的研究和创新，有望在未来开发出安全有效的丙型肝炎疫苗，为全球范围内丙型肝炎的防控提供有力的武器。

1.2.16 汉坦病毒

汉坦病毒（hantavirus，HV）[110-112]属于布尼亚病毒目（Bunyavirales）汉坦病毒科（Hantaviridae）正汉坦病毒属（*Orthohantavirus*），是一种有包膜的分节段负链 RNA 病毒。其基因组包含三个片段：小片段（S）编码核衣壳蛋白（NP），中片段（M）编码包膜糖蛋白（Gn 和 Gc），大片段（L）编码 RNA 依赖性 RNA 聚合酶。汉坦病毒在电镜下呈圆形或卵圆形，直径约 80～120nm。根据基因序列和抗原性，汉坦病毒分为 40 多个种，其中至少 22 种可感染人类。汉坦病毒主要通过啮齿动物传播，人类感染后可引起肾综合征出血热（HFRS）和汉坦病毒心肺综合征（HCPS）。

汉坦病毒在全球范围内流行，主要通过啮齿动物的排泄物（如尿液、粪便）传播，也可通过气溶胶传播。HFRS 主要流行于亚洲和欧洲，中国是全球 HFRS 病例最多的国家。HCPS 主要流行于北美和南美，病死率较高。汉坦病毒感染的临床表现因病毒种类和宿主免疫状态而异，HFRS 的病死率为 1%～15%，HCPS 的病死率为 30%～50%。

目前尚无针对汉坦病毒的特效抗病毒药物，治疗主要以对症支持疗法为主。疫苗研发是预防汉坦病毒感染的关键策略，已开发的疫苗包括灭活疫苗、亚单位疫苗、病毒载体疫苗、病毒样颗粒疫苗和 DNA 疫苗。这些疫苗主要通过诱导体液免疫和细胞免疫应答来清除病毒。在中国，汉坦病毒灭活疫苗已获批用于预防 HFRS，并在高危人群中广泛使用。

1.2.17 埃博拉病毒

埃博拉病毒（ebola virus, EBOV）[113-116]属于丝状病毒科（Filoviridae）埃博拉病

毒属，是一种具囊膜的单股负链 RNA 病毒。该病毒呈丝状，形态多样，以长丝分枝状最为常见。埃博拉病毒属包括扎伊尔型（*Zaire*）、苏丹型（*Sudan*）、本迪布焦型（*Bundibugyo*）、塔伊森林型（*Tai Forest*）、雷斯顿型（*Reston*）和邦巴利型（*Bombali*）。其中，扎伊尔型埃博拉病毒最为致命，若不加治疗，病死率可高达 90%。

埃博拉病毒主要通过直接接触感染者的血液、体液（如粪便、呕吐物、尿液、唾液、乳汁、汗液等）或被污染的物品（如衣物、床单、针头等）传播。感染者在出现症状后才具有传染性。该病毒的潜伏期为 2～21 天，感染后会导致急性严重疾病，若不及时治疗往往致命。

埃博拉病毒病（EVD）自 1976 年在非洲首次被发现以来，已多次引发大规模疫情。2014—2016 年，西非地区暴发了历史上最大规模的埃博拉疫情，导致超过 11000 人死亡。2018—2020 年，刚果民主共和国也发生了大规模疫情，造成 2280 人死亡。2025 年 1 月，乌干达再次暴发苏丹型埃博拉疫情。

近年来，埃博拉病毒疫苗的研发取得了显著进展。rVSV-ZEBOV 疫苗是首个获得批准用于预防 EVD 的疫苗，通过将埃博拉病毒糖蛋白基因插入水疱性口炎病毒（VSV）载体中，能够有效诱导免疫反应。2025 年 2 月，乌干达启动了针对苏丹型埃博拉病毒的疫苗试验，这是全球首个针对该型病毒的疫苗临床试验。

此外，中国科学院武汉病毒研究所的研究团队开发了基于自复制 RNA 的病毒样囊泡疫苗（eVLVs），该疫苗候选株可在体外自主复制扩增，稳定表达 EBOV 糖蛋白 GP 与基质蛋白 VP40，具备良好的抗原性。动物实验表明，eVLVs 相较于已批准上市的 VSV-EBOV 疫苗，展现出更高的安全性，并能为小鼠提供完全的攻毒保护。这些研究为开发更安全、高效的埃博拉病毒疫苗提供了新的策略。

1.2.18 登革病毒

登革病毒（dengue virus，DENV）[117-119]是一组包膜 RNA 病毒，属于黄病毒科（Flaviviridae）黄病毒属（*Flavivirus*），包含 4 种血清型（DENV-1～DENV-4），各血清型在传播和致病机制上具有相似性。登革病毒基因组为单股正链 RNA，编码 3 种结构蛋白（C、prM 和 E）和 7 种非结构蛋白（NS1、NS2A、NS2B、NS3、NS4A、NS4B、NS5），其中 E 蛋白是病毒进入宿主细胞的关键，也是疫苗和抗体研发的重要靶点。

登革病毒感染后可引发登革热、登革出血热和登革休克综合征。感染初期，病毒在单核吞噬细胞系统增殖后进入血液循环，形成第一次病毒血症，随后在网状内皮系统和淋巴组织中再次增殖，引起第二次病毒血症。登革热的潜伏期一般为 1～14 天，多数为 5～9 天，典型病程分为发热期、极期和恢复期。

登革热是一种由登革病毒引起的急性虫媒传染病，主要通过埃及伊蚊和白纹伊蚊叮咬传播。2024 年全球登革热疫情形势严峻，截至 8 月底，已有 80 多个国家和地区报道了超过 1000 万例登革热病例和 6000 多例相关死亡病例，发病数为 2023 年同期的 3 倍。美洲区域尤为严重，泛美卫生组织（PAHO）数据显示，截至 9 月 20 日，43 个国家和地区报道了超过 1171 万例登革热病例。在中国，广东省疫情突出，2024 年 9 月 9 日至 15 日新增报道 775 例登革热病例。

目前尚无治疗登革病毒感染的特异性药物，因此疫苗研发至关重要。全球已有 2 款登革四价减毒活疫苗获批上市：赛诺菲的 Dengvaxia（CYD-TDV）和武田的 Qdenga（TAK-003）。CYD-TDV 适用于 9～45 岁或 9～60 岁（取决于国家特定批准）的个体，需进行既往感染筛查，仅血清阳性者可接种。TAK-003 疫苗在儿童和成人中诱导了针对 4 种血清型的中和抗体，保护率在血清阳性个体中较高。此外，美国国家过敏和传染病研究所（NIAID）开发的 TV003 疫苗也完成了Ⅲ期临床试验。我国在研的登革疫苗包括基于乙脑病毒疫苗株的嵌合病毒疫苗、重组病毒样颗粒的亚单位疫苗以及 mRNA 疫苗等。

1.2.19 寨卡病毒

寨卡病毒（zika virus，ZIKV）[120-123]属于黄病毒科（Flaviviridae）黄病毒属（*Flavivirus*），是一种单链 RNA 病毒。该病毒在宿主细胞内释放遗传物质后，翻译生成多聚蛋白，随后水解为结构蛋白和非结构蛋白，以维持病毒的正常活动。寨卡病毒主要通过伊蚊传播，也可通过血液、母婴和性传播。感染后约 20%的患者会出现发热、皮疹、关节痛、肌肉疼痛等症状，通常在感染后一周左右自愈。然而，寨卡病毒感染与严重的神经系统疾病相关，如胎儿小头畸形和成人吉兰-巴雷综合征。

寨卡病毒于 1947 年首次在乌干达的恒河猴中被分离。自 2015 年 5 月起，寨卡病毒在美洲大规模流行，尤其在巴西引发了超过 100 万例感染病例，并迅速传播至近 100 个国家。2016 年，世界卫生组织（WHO）将寨卡病毒相关小头症确认为国际关注的突发公共卫生事件。此后，寨卡病毒病例有所下降，但在美洲和其他流行地区仍存在较低水平的传播。

目前尚无针对寨卡病毒感染的特异性抗病毒药物或获批上市的疫苗。然而，疫苗研发已取得进展。例如，中国科学院武汉病毒研究所成功利用合成工程技术研制出新型寨卡病毒弱毒疫苗。此外，海南医学院与中国科学院微生物所合作开发的寨卡病毒疫苗在动物模型中显示出良好的保护效果，能够阻断母婴传播。国际上也有多种疫苗处于临床试验阶段，如 VLA1601，这是一种灭活佐剂全寨卡病毒候选疫苗，正在进行 1 期临床试验，以评估其安全性和免疫原性。

1.2.20 西尼罗病毒

西尼罗病毒（west nile virus，WNV）[124-127]属于黄病毒科（Flaviviridae）黄病毒属（*Flavivirus*），是一种单股正链 RNA 病毒，基因组长度约为 11kb。该病毒具有囊膜，直径约 21～60nm，对有机溶剂和紫外线敏感。WNV 的主要传播媒介是蚊虫，鸟类是其自然宿主，病毒通过蚊-鸟循环在自然界中传播。人类和马等哺乳动物为终末宿主，感染后可能出现发热、脑膜炎或脑炎等临床症状。

西尼罗病毒最早于 1937 年在乌干达西尼罗地区被发现。1999 年，该病毒首次传入美国并迅速扩散，5 年内蔓延至全美 48 个州。此后，WNV 在北美、欧洲、中东和亚洲等地均有流行，尤其在夏季和秋季高发。在中国，2004 年新疆喀什地区曾发生过西尼罗病毒脑炎的区域流行。

目前尚无针对西尼罗病毒的特效抗病毒药物，治疗主要以对症支持疗法为主。疫苗研发方面，尽管有多种疫苗处于研究阶段，包括灭活疫苗、亚单位疫苗、病毒载体疫苗、病毒样颗粒疫苗和 DNA 疫苗等，但尚未有疫苗获批上市。

1.2.21 基孔肯雅病毒

基孔肯雅病毒（chikungunya virus，CHIKV）[128-132]是一种虫媒传播病毒，属于衣甲病毒科（Togaviridae）甲病毒属（*Alphavirus*）。该病毒是一种单正链 RNA 病毒，具有脂质双层包膜结构。CHIKV 主要通过伊蚊（如埃及伊蚊和白纹伊蚊）传播。感染后，患者通常会出现发热、严重的关节疼痛、肌肉痛、头痛和皮疹等症状，虽然很少危及生命，但部分患者可能会出现长达数年的关节功能障碍。

基孔肯雅病毒于 1952 年首次在坦桑尼亚被发现。自 2005 年以来，该病毒在非洲、南亚、东南亚和印度洋群岛多次引发大规模暴发。2013 年 12 月，基孔肯雅病毒在美洲区域首次出现本土传播，并在 2014 年迅速扩散。目前，全球超过三分之一的人群居住在存在感染风险的地区。尽管该病在大多数情况下可以自愈，但在老年人、慢性病患者和婴幼儿等高风险人群中，可能会引发严重并发症。

长期以来，全球缺乏针对基孔肯雅病毒的有效疫苗和特异性药物。然而，2023 年 11 月 9 日，美国 FDA 批准了全球首款基孔肯雅病毒疫苗 Ixchiq，由奥地利公司 Valneva 开发，适用于 18 岁及以上高风险人群。此外，2023 年 8 月，巴伐利亚北欧公司宣布其基孔肯雅病毒候选疫苗 CHIKV VLP（PXVX0317）在 3 期临床试验中取得积极成果，计划于 2024 年提交监管申请。在药物研发方面，研究人员正在探索通过靶向 CHIKV 的结构蛋白和非结构蛋白的小分子抑制剂和单克隆抗体。

1.2.22 狂犬病毒

狂犬病毒（rabies virus, RABV）[133-137]属于弹状病毒科（Rhabdoviridae）狂犬病病毒属（*Lyssavirus*）。该病毒具有典型的子弹状形态，长约 180nm，直径约 75nm。其基因组为单链负义 RNA，编码五种主要结构蛋白：核蛋白（N）、磷蛋白（P）、基质蛋白（M）、糖蛋白（G）和 RNA 依赖性 RNA 聚合酶（L）。狂犬病毒具有强烈的神经嗜性，主要通过被感染动物的咬伤、抓伤或舔舐黏膜传播。感染后，病毒在伤口处复制并进入神经系统，最终导致中枢神经系统的广泛感染。狂犬病的潜伏期可从数天到数年不等，通常为 2～3 个月。一旦出现临床症状，如恐水、狂躁等，病死率几乎为 100%。

狂犬病在全球范围内广泛流行，尤其在亚洲和非洲地区较为严重。据世界卫生组织统计，全球每年约有 5.9 万人死于狂犬病。在亚洲，印度是狂犬病死亡人数最多的国家。非洲地区由于经济相对落后，医疗条件较差，狂犬病的发病率也在不断上升。2024 年 7 月，南非好望角海域的海豹群体中暴发了罕见的狂犬病疫情，这是首次记录到海洋哺乳动物中持续的狂犬病传播。在中国，狂犬病疫情已由过去的高发态势转为低位散发，自 2007 年至 2023 年，年发病人数从 3300 例下降至 131 例。

狂犬病疫苗接种是目前对抗狂犬病的唯一有效方法。目前，人用狂犬病疫苗主要包括灭活疫苗和减毒活疫苗。灭活疫苗通过化学或物理方法灭活病毒，使其失去致病性但保留免疫原性。减毒活疫苗则使用经过减毒处理的活病毒，能够诱导更强的免疫反应。近年来，随着生物技术的发展，新型疫苗如重组蛋白疫苗和 mRNA 疫苗也在研发中。这些新型疫苗具有更好的安全性和免疫原性，有望在未来提供更有效的保护。此外，狂犬病疫苗的接种策略也在不断优化，以提高疫苗的覆盖率和有效性。

1.2.23 疱疹病毒

疱疹病毒[138-142]包括单纯疱疹病毒、水痘带状疱疹病毒、人巨细胞病毒、EB 病毒。

单纯疱疹病毒（herpes simplexvirus，HSV）属于疱疹病毒科（Herpesviridae）α 病毒亚科，分为 HSV-1 和 HSV-2 两种血清型，二者 DNA 序列有 50%的同源性。HSV 感染后可在宿主体内形成潜伏感染，病毒可在神经节内长期存在，复发时引起相应症状。HSV-1 主要通过密切接触传播，常感染口腔、皮肤黏膜、眼结膜及中枢神经系统，引发龈口炎、唇疱疹等；HSV-2 主要通过性接触传播或新生儿经母体生殖道感染，侵犯生殖器及生殖道黏膜，引起生殖器疱疹。HSV 感染后可在宿主体内长期存在，甚至终生潜伏，且在特定条件下复发。

水痘带状疱疹病毒（VZV）属于疱疹病毒科 α 病毒亚科。VZV 感染后可在宿主体内长期存在，甚至终生潜伏，且在特定条件下复发。VZV 初次感染表现为水痘，特征是不同阶段的红斑基础上的水疱性皮损，最常集中在面部和躯干。病毒在水痘期间进入感觉神经节并潜伏，当机体免疫力下降时被激活，引发带状疱疹，其特征为单侧分布的疼痛性疱疹，常发生于单个或两个相邻的皮区。

人巨细胞病毒（HCMV）属于疱疹病毒科 β 病毒亚科。HCMV 感染后可在宿主体内长期存在，甚至终生潜伏，且在特定条件下复发。HCMV 感染后可在宿主体内长期潜伏，当免疫力低下时，可引发严重疾病，如肺炎、视网膜炎等，在免疫缺陷人群和新生儿中危害较大。HCMV 传播方式多样，包括唾液、尿液、血液和母乳等。

EB 病毒（EBV）属于疱疹病毒科 γ 病毒亚科。EBV 感染后可在宿主体内长期存在，甚至终生潜伏，且在特定条件下复发。EBV 主要通过唾液传播，与多种疾病相关，如传染性单核细胞增多症、鼻咽癌等。EBV 感染后可在宿主体内长期存在，尤其在 B 淋巴细胞中。

HSV 感染极为普遍，截至 2023 年 4 月，全球约有 37 亿 50 岁以下人群（67%）

感染 HSV-1，4.91 亿 15～49 岁人群（13%）感染 HSV-2。VZV 引起的水痘在儿童群体中常见，呈全球性分布。带状疱疹多发生在老年人和免疫力较差的人群中。HCMV 人群感染率高，多数人感染后无明显症状。在免疫缺陷人群和新生儿中，HCMV 感染可导致严重疾病。EBV 感染也极为广泛，传染性单核细胞增多症在青少年中较为常见。在某些地区（如中国南方），EBV 与鼻咽癌的发病率相对较高。

治疗 HSV 感染的药物包括阿昔洛韦、伐昔洛韦等核苷类抗病毒药物，可有效抑制病毒 DNA 合成。目前尚无预防 HSV 的有效疫苗，因病毒潜伏感染和免疫逃逸机制复杂，研发存在挑战。治疗 VZV 感染的药物与 HSV 类似，包括阿昔洛韦等。水痘疫苗已广泛应用，能有效预防水痘发生；带状疱疹疫苗也已上市，可降低带状疱疹发生风险和带状疱疹后神经痛的发生率。治疗 HCMV 感染的药物包括更昔洛韦、膦甲酸钠等，主要用于免疫缺陷患者的感染治疗。HCMV 疫苗研发仍在进行中，尚未有广泛应用的产品。目前无针对 EBV 的特效治疗药物，主要是对症治疗。EBV 疫苗研发处于不同阶段，部分针对鼻咽癌等相关疫苗在临床试验中。

1.2.24 人乳头瘤病毒

人乳头瘤病毒（human papilloma virus，HPV）[143-146]是乳头瘤病毒科的小型无包膜双链 DNA 病毒。它具有高度组织特异性，主要侵袭皮肤和黏膜上皮细胞。

目前已发现超过 200 种 HPV 型别，依据致癌潜力分为高危型和低危型。高危型如 HPV16、HPV18 等，长期持续感染可引发宫颈癌、肛门癌、外阴癌等多种癌症；低危型如 HPV6、HPV11，常导致生殖器疣等良性病变。HPV 主要经性接触传播，也可通过皮肤接触或母婴传播。感染后，多数人可依靠自身免疫力清除病毒，但部分人会持续感染，增加患癌风险。

HPV 感染在全球广泛存在，性活跃人群尤为高发，几乎所有性活跃者在一生中都可能感染。宫颈癌是 HPV 感染引发的严重后果之一。全球每年约 60 万例新发宫颈癌病例，34 万人因此死亡。在中国，宫颈癌是女性第四大常见癌症，每年新发病例近 11 万，死亡近 6 万。此外，HPV 还与头颈部鳞癌等癌症相关。

目前尚无特效药物治疗 HPV 感染，疫苗接种成为预防 HPV 感染及其相关疾病的关键手段。全球已有多种 HPV 疫苗获批使用，如二价疫苗馨可宁®，针对 HPV16 和 HPV18 型，在中国接种 66 个月内预防相关高度癌前病变保护率达 100%；四价疫苗 Gardasil，覆盖 HPV6、HPV11、HPV16 和 HPV18 型；九价疫苗 Gardasil 9，针对 9 种型别。这些疫苗通过诱导免疫反应，有效预防 HPV 感染及相关癌前病变和癌症。目前，九价疫苗馨可宁®9 正在研发中，若成功上市，将进一步扩大保护范围。接种 HPV 疫苗最佳时间是性活动开始前，能获得最佳保护效果。

1.2.25 痘病毒

痘病毒（poxvirus）[147-155]属于痘病毒科（Poxviridae），是已知体积最大的动物病毒之一。痘病毒科分为两个亚科：脊索动物痘病毒亚科（Chordopoxvirinae）和昆虫痘病毒亚科（Entomopoxvirinae），其中脊索动物痘病毒亚科包括正痘病毒属（*Orthopoxvirus*）等多个属。痘病毒的基因组为线性双链DNA，长度通常在130～300kb之间，编码100～200个基因。这些基因参与病毒的复制、转录、翻译和宿主细胞的调控。痘病毒具有复杂的结构，包括一个大型的病毒颗粒，内部包含病毒基因组和多种病毒蛋白。病毒颗粒呈砖形或椭圆形，大小约为（300～450）nm×（170～260）nm。

痘病毒引起的疾病在历史上曾造成全球性的大流行。最著名的例子是天花（*Smallpox*），由天花病毒（variola virus）引起。天花是一种高度传染性的疾病，通过飞沫和直接接触传播。在20世纪初，天花在全球范围内每年导致数百万例死亡。通过大规模的疫苗接种计划，天花在1980年被WHO宣布为根除。近年来，猴痘（*Monkeypox*）引起了全球关注。猴痘由猴痘病毒（monkeypox virus）引起，是一种与天花病毒密切相关的痘病毒。2022年，猴痘在多个国家和地区爆发，导致数千例感染。猴痘的症状与天花相似，但通常较轻，病死率较低。

天花疫苗是预防天花的最有效手段。最早的天花疫苗由英国医生爱德华·詹纳（Edward Jenner）在18世纪末发明，使用牛痘病毒（vaccinia virus）作为疫苗株。现代天花疫苗经过多次改进，安全性更高，不良反应更少。针对猴痘，美国食品药品监督管理局（FDA）批准了Jynneos疫苗（Imvamune或Imvanex），这是一种改良的活病毒疫苗，用于预防天花和猴痘。Jynneos疫苗在临床试验中显示出良好的安全性和免疫原性，是目前唯一被批准用于预防猴痘的疫苗。此外，中山大学附属第七医院的研究团队开发出多价猴痘mRNA疫苗，攻毒实验显示能够100%保护小鼠免受痘病毒攻击。在抗病毒药物方面，Tecovirimat（ST-246）通过抑制病毒的成熟和释放来发挥作用，已被FDA批准用于治疗天花。

除了以上病毒之外，随着环境和气候的变化，人类可能面临更多新发与再现的病毒性传染病的暴发。因此，对病毒的研究、预防和控制是全球卫生领域的重要任务。尤其是RNA病毒——一类以负链RNA作为其遗传物质的病毒，往往具有高致病性，并且由于基因组是RNA而有着较高的突变率，容易快速变异达成免疫逃逸。

1.3

临床应用的抗病毒药物：未满足的临床需求及挑战

1.3.1 代表性抗病毒药物

药物是抗击病毒感染疾病的有力武器，目前已针对9个病毒家族研发出百余种抗病毒药物。具有里程碑意义的代表性药物主要有：碘苷、阿糖腺苷、阿昔洛韦、齐多夫定、沙奎那韦、奥司他韦、索磷布韦、瑞德西韦等（图1-1）[156]。

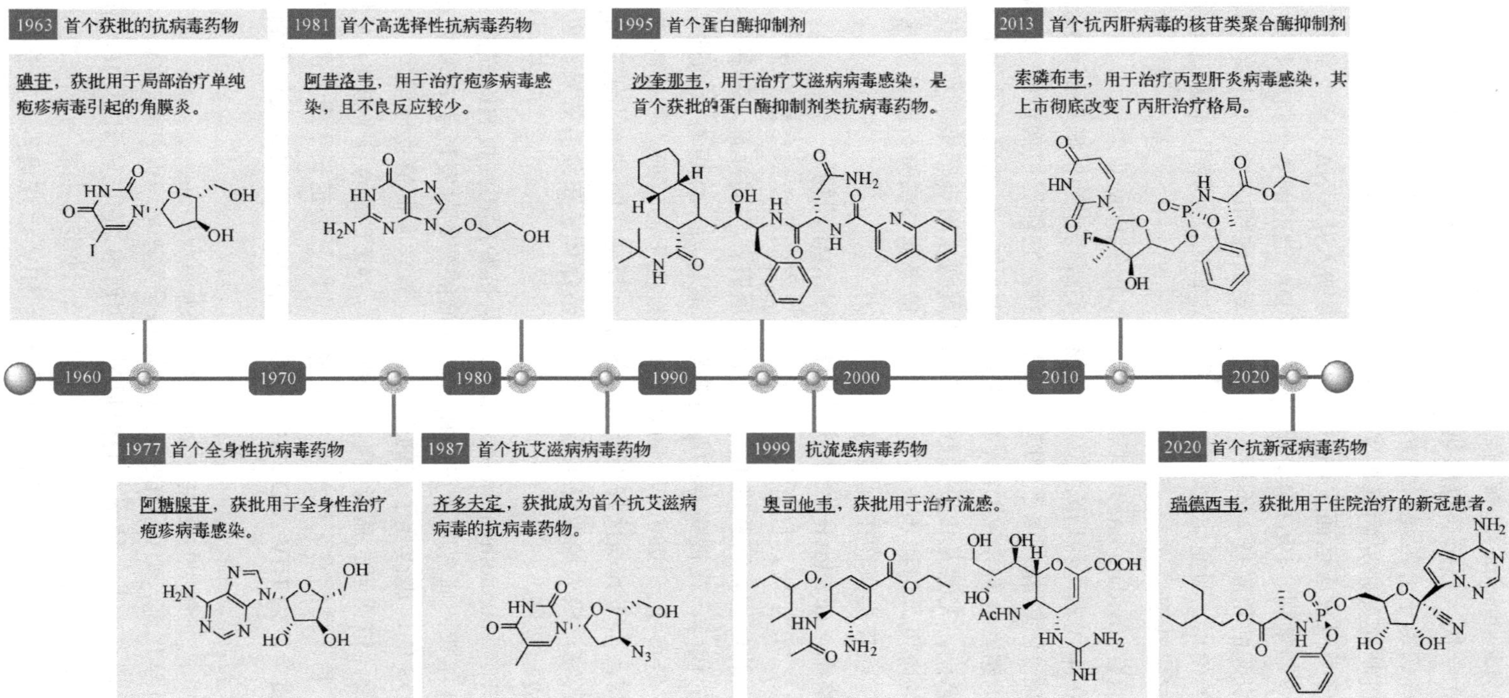

图 1-1 里程碑式的抗病毒药物[156]

（1）碘苷（idoxuridine）：抗病毒药物的开篇之作

20 世纪 50 年代，疱疹病毒感染带来的困扰促使科学家们踏上了寻找有效治疗方法的征程。疱疹病毒十分常见，口疮、生殖器疱疹和角膜炎等病症都可能由它引发。在对病毒复制机制深入研究的基础上，科学家们想到了核苷类似物这一关键方向。碘苷作为一种核苷类似物应运而生，它能够被病毒纳入其 DNA 中，使病毒 DNA 链终止，从而成功抑制病毒复制。1963 年，碘苷成为 FDA 批准的首个抗病毒药物，用于治疗单纯疱疹病毒引起的角膜炎。不过，碘苷虽在局部应用有效，但因存在潜在毒性，限制了其更广泛的使用。即便如此，它的出现意义非凡，拉开了抗病毒药物研发的序幕，为后续研究奠定了基础。

（2）阿糖腺苷（vidarabine）：探索核苷类似物的新成果

20 世纪 50 年代末，科研人员在探索核苷类似物作为抗病毒剂可能性的过程中，发现了阿糖腺苷。阿糖腺苷属于嘌呤核苷类似物，它能够被病毒的 DNA 聚合酶错误地纳入病毒基因组，进而导致 DNA 链终止。1960 年，阿糖腺苷获得 FDA 批准，用于治疗疱疹病毒感染，尤其是免疫抑制患者的严重疱疹病毒感染。它的获批，让抗病毒治疗进入了新的阶段，为那些免疫功能低下且遭受疱疹病毒折磨的患者带来了希望，也进一步证明了核苷类似物在抗病毒领域的潜力。

（3）阿昔洛韦（acyclovir）：更优的疱疹病毒治疗药物

到了 20 世纪 70 年代，科学家们不满足于已有的治疗疱疹病毒的药物，继续寻找更有效、更安全的药物。阿昔洛韦的研发由此展开，它同样是一种核苷类似物。阿昔洛韦有着独特的优势，在被病毒的胸苷激酶磷酸化后，能更有效地被纳入病毒 DNA 中，致使 DNA 链终止。1980 年，阿昔洛韦获批用于治疗疱疹病毒感染，包括生殖器疱疹和带状疱疹。由于其高选择性和较少的不良反应，阿昔洛韦迅速成为治疗疱疹病毒感染的首选药物，极大地改善了疱疹患者的治疗体验和预后效果，也为抗病毒药物的优化提供了成功范例。

（4）齐多夫定（azidothymidine，AZT）：从抗肿瘤药到抗 HIV 先锋

20 世纪 60 年代，研究人员在寻找治疗肿瘤的药物时发现了齐多夫定。但到了 80 年代，HIV/AIDS 的肆虐改变了它的命运走向。科学家们惊喜地发现，AZT 能够抑制 HIV 的逆转录酶，进而阻止病毒复制。1987 年，AZT 成为首个被 FDA 批准用于治疗 HIV/AIDS 的药物。虽然它无法治愈 HIV 感染，但显著延长了患者的生存时间，提高了患者的生活质量，为 HIV/AIDS 治疗开启了新的篇章，也让人们看到了对抗这一棘手疾病的曙光。

（5）沙奎那韦（saquinavir）：开启联合 ART 治疗时代

20 世纪 80 年代末，HIV/AIDS 的流行形势愈发严峻，促使科学家们不断探寻新的治疗策略。沙奎那韦作为一种蛋白酶抑制剂脱颖而出，它能够阻止 HIV 蛋白酶的活性，防止病毒颗粒的成熟和新病毒的产生。1995 年，沙奎那韦成为首个被 FDA 批准的蛋白酶抑制剂，用于治疗 HIV 感染。它的批准为 HIV 治疗提供了全新的选择，标志着

联合 ART 治疗时代的开始，通过多种药物联合使用，大大提高了 HIV 治疗的效果，延缓了疾病的进展。

（6）奥司他韦（oseltamivir，tamiflu）：流感治疗的有效武器

20 世纪 90 年代，针对流感治疗的新方法探索成为研究热点，奥司他韦由此诞生。奥司他韦是一种神经氨酸酶抑制剂，它能够阻止流感病毒从宿主细胞中释放，从而限制病毒的传播。1999 年，奥司他韦获批用于治疗和预防流感。在流感大流行期间，它发挥了重要作用，为流感患者提供了有效的治疗手段，也为公共卫生防控流感疫情提供了有力支持，降低了流感的发病率和死亡率。

（7）索磷布韦（sofosbuvir）：丙肝治疗的重大突破

慢性丙型肝炎病毒（HCV）长期困扰着众多患者，2013 年，索磷布韦的出现改变了这一局面。索磷布韦是一种核苷类似物，通过抑制 HCV 的 RNA 聚合酶，减少病毒复制。它的研发成功是丙肝治疗的重大突破，为患者提供了治愈丙肝的可能，使丙肝从一种难以治愈的慢性疾病转变为可治愈的疾病，极大地改善了丙肝患者的生活和健康状况。

（8）瑞德西韦（remdesivir）：抗疫中的关键药物

21 世纪 10 年代，科学家们着眼于广谱抗病毒药物的研究，瑞德西韦应运而生。它是一种核苷类似物，能够被病毒的 RNA 依赖性 RNA 聚合酶纳入病毒基因组，导致病毒 RNA 链的终止。新冠疫情的暴发，让瑞德西韦进入人们的视野。2020 年，瑞德西韦成为首个被 FDA 批准用于治疗 COVID-19 的药物，在疫情期间为 COVID-19 治疗提供了新的选择，在对抗新冠病毒的过程中发挥了重要作用，也为全球抗疫作出了贡献。

这些药物的研发故事不仅展示了抗病毒药物领域的进步，也反映了科学家们在对抗传染病方面的不懈努力。每一款药物的诞生都是对抗特定病毒的关键一步，为全球公共卫生作出了巨大贡献。

1.3.2 抗病毒药物面临的挑战[9-10]

（1）病毒快速突变与耐药性

病毒感染的快速突变特性使得抗病毒药物的研发和应用面临巨大挑战。病毒基因组中的突变可能导致耐药性相关突变的出现，从而降低药物的敏感性。例如，HIV 病毒在复制过程中容易发生突变，导致对现有抗逆转录病毒药物的耐药性增加。这种耐药性不仅限制了抗病毒药物的疗效，还使得慢性病毒感染患者在长期服药过程中面临药物失效的风险。

（2）难以根治与病毒潜伏

某些病毒感染后，病毒基因会整合进入宿主基因组中，形成潜伏库，难以被彻底清除。例如，HIV 病毒会整合进宿主染色质中，形成潜伏库，随着宿主细胞的复制而得到复制，且能够逃避宿主免疫系统的监视。这使得 HIV 携带者需要终生服药，以维持病毒载量在未检出水平。此外，ART 虽然能够有效阻断病毒复制，但 HIV-1 仍然潜

伏在一小部分具有诱导性的静止 $CD4^+$ T 细胞中，中断 ART 会导致病毒快速反弹。

（3）新发病毒的威胁

新型病毒的出现与流行是难以预测的，这对抗病毒药物的研发提出了更高的要求。例如，近期在欧洲、美洲、大洋洲等多地突现的不明肝炎和猴痘，引起了全球的高度警惕。目前上市的抗病毒药物无法应对这些新发病毒的威胁，凸显了发现更多能够干扰高致病性病毒复制的新靶标的重要性。

（4）患者依从性问题

抗病毒药物大多需要联合使用，严格遵从医疗方案是确保疗效的关键。然而，由于组合抗病毒疗法用药复杂、给药频繁、毒性和不良反应大、患者容易遗忘等多种问题，导致患者依从性较差。例如，HIV 感染者需要每天服用多种药物，长期坚持治疗对患者的依从性提出了很高的要求。良好的服药依从性是实现免疫重建和病毒学抑制的重要保障，但实际应用中仍面临诸多挑战。

（5）研究与开发的局限性

目前抗病毒药物的研究重点集中在流感病毒、肝炎病毒、疱疹病毒、冠状病毒、HIV 等常见病毒上，但对于种类繁多的病毒，现有研究显得力不从心。此外，病毒的复杂性和多样性使得广谱抗病毒药物的研发难度增大。尽管如此，科学家们仍在不断探索新的药物设计策略，如靶向宿主嘧啶合成的抑制剂，以期开发出更有效的抗病毒药物。

总之，抗病毒药物的发展虽然取得了显著进展，但仍面临诸多挑战。病毒的快速突变、耐药性、潜伏特性以及新发病毒的威胁，都对抗病毒药物的研发和应用提出了更高的要求。未来，科学家们需要在发现新靶标、优化药物设计策略以及提高患者依从性等方面持续努力，以应对日益复杂的病毒感染问题。

1.4 后疫情时代广谱抗耐药性抗病毒药物研发的策略

后疫情时代，新冠病毒（SARS-CoV-2）的持续传播以及 HIV、HBV 等慢性病毒的长期危害，对全球公共卫生构成了重大挑战。尽管新冠大流行已逐渐得到控制，但病毒的突变和新变异株的出现仍对公共卫生构成威胁。此外，季节性流感与新冠病毒的共感染现象也日益增多，尤其对儿童和老年人构成更大威胁。因此，开发广谱抗耐药性抗病毒药物及特效药物是当前及未来长期的重大科研任务。

1.4.1 研发广谱抗病毒药物[157-159]

（1）靶向病毒的共性环节或共同靶标

合成糖受体：包膜病毒通过聚糖介导的相互作用与宿主细胞膜上的蛋白质对接。

研究者提出使用合成糖受体来破坏这些相互作用，不仅能抑制病毒侵入，还能使病毒暴露于宿主免疫系统中，从而被清除。合成糖受体已被证实对寨卡病毒、流感病毒和艾滋病毒具有活性，有望成为针对登革病毒及新冠病毒等包膜病毒的广谱抑制剂。

病毒膜融合过程：靶向病毒膜融合过程是有效的抗病毒策略。例如，以病毒融合蛋白为靶标的 α-螺旋脂肽对中东呼吸综合征冠状病毒及甲型流感病毒表现出广谱活性。

病毒聚合酶：RNA 病毒的 RNA 依赖的 RNA 或 DNA 聚合酶是理想的抗病毒药物研发靶标。核苷类似物瑞德西韦通过抑制病毒聚合酶，对多种 RNA 病毒（包括新冠病毒）表现出广谱抗病毒活性。

（2）靶向病毒复制所必需的宿主蛋白

宿主激酶：病毒宿主激酶在病毒复制过程中起关键作用。例如，表皮生长因子受体是人巨细胞病毒和腺相关病毒血清 6 型进入宿主细胞的共同受体。此外，靶向细胞 AAK1 的化合物表现出优异的抗登革病毒活性。

宿主蛋白翻译抑制剂：普利替肽（plitidepsin）通过抑制真核细胞翻译延伸因子，表现出良好的抗新冠病毒活性。

药物再定位策略：通过药物再定位，可以绕过药物开发早期阶段的时间和成本，加快抗病毒药物的研发。

1.4.2 研发抗耐药性抗病毒药物[160-162]

（1）多靶标药物设计策略

多位点结合策略：通过多位点结合策略，可以克服针对单一靶标进行药物设计的局限性。例如，一种 3-嘧啶酮-2,4-二酮-5-*N*-苄基甲酰胺类化合物对 HIV-1 整合酶和核糖核酸水解酶 H 具有双重抑制活性。

共价抑制剂：共价抑制剂通过形成不可逆的共价键，延长药物的抑制活性，从而克服耐药性。例如，针对 HIV-1 逆转录酶 Cys181 的共价抑制剂可有效降低耐药突变体的活性。

（2）靶向蛋白降解技术（PROTAC）

PROTAC 技术：通过结合目标蛋白和 E3 泛素连接酶，PROTAC 可直接降解目标蛋白，避免目标蛋白的突变或过表达引起的耐药性[163]。例如，一种新型降解丙肝病毒蛋白酶的 PROTAC 分子对耐药株具有良好的抗病毒活性。

（3）基于靶标结构的精准药物设计

结构生物学与生物信息学：随着结构生物学、生物信息学和计算机辅助药物设计的发展，基于靶标结构的精准药物设计在抗病毒药物研发中发挥着关键作用。通过比较耐药株和野生型病毒的蛋白质晶体结构，可以深入了解耐药机制，加快抗耐药性抗病毒药物的研发。

后疫情时代，面对新冠病毒、艾滋病毒、乙肝病毒等慢性病毒的持续威胁，开发广谱抗耐药性抗病毒药物是当务之急。通过靶向病毒的共性环节、宿主蛋白以及运用多靶标药物设计策略和靶向蛋白降解技术，可以有效克服病毒耐药性，提高抗病毒药物的疗效。同时，基于靶标结构的精准药物设计将进一步推动抗病毒药物的研发，为全球公共卫生安全提供有力保障。

1.5 天然产物与抗病毒药物研究

在病毒感染性疾病频发的当下，研发新型抗病毒药物成为医学和药学领域的关键任务。天然产物来源广泛，包括植物、动物、微生物等，凭借其独特的化学结构和多样的生物活性，成为抗病毒药物研发的重要资源[164]。

植物来源的天然产物在抗病毒研究中成果显著。例如，从绿茶中提取的表没食子儿茶素没食子酸酯（EGCG），具有抑制多种病毒的潜力。EGCG 能够通过干扰病毒吸附、侵入宿主细胞的过程，以及抑制病毒核酸的复制和蛋白合成，来发挥抗病毒作用。在抗流感病毒研究中，EGCG 可与流感病毒的血凝素结合，阻止病毒与宿主细胞表面受体的识别和结合，进而抑制病毒感染。此外，甘草中的甘草酸对乙肝病毒、人类免疫缺陷病毒等也表现出一定的抑制活性。甘草酸能够调节机体免疫功能，同时干扰病毒的生命周期，在抗病毒治疗中展现出潜在的应用价值。

动物来源的天然产物同样不容忽视。海参中含有的海参多糖，具有抗疱疹病毒等活性。海参多糖通过影响病毒包膜的稳定性、抑制病毒在细胞内的增殖过程来发挥抗病毒功效。而昆虫抗菌肽作为一类具有抗菌、抗病毒等多种生物活性的小分子多肽，对多种病毒如流感病毒、乙肝病毒等具有抑制作用。其抗病毒机制可能与破坏病毒的结构、干扰病毒与宿主细胞的相互作用有关。

微生物来源的天然产物也是抗病毒药物研发的热点。许多放线菌、真菌等微生物能够产生具有抗病毒活性的代谢产物。如阿昔洛韦等核苷类抗病毒药物，最初就是从微生物发酵产物中发现并经结构修饰而得。阿昔洛韦对单纯疱疹病毒具有高度特异性的抑制作用，它在病毒感染细胞内被病毒胸苷激酶磷酸化，进而抑制病毒 DNA 多聚酶，阻断病毒 DNA 的合成。另外，一些微生物产生的多糖、萜类等化合物也表现出抗病毒活性，为新型抗病毒药物的研发提供了丰富的先导化合物。

目前，虽然天然产物抗病毒药物的研究取得了一定进展，但仍面临诸多挑战。一方面，天然产物的活性成分复杂，其作用机制往往难以明确，这增加了药物研发的难度。另一方面，部分天然产物在体内的药代动力学性质不理想，如生物利用度低等问题，限制了其临床应用。未来，需要综合运用现代生物技术和药物研发手段，深入研究天然产物的抗病毒机制，优化活性成分的结构，提高其成药性，推动天然产物抗病毒药物从实验室走向临床应用，为人类健康提供更多有效的抗病毒治疗方案。

1.6

后疫情时代抗病毒药物研发中的交叉融通

后疫情时代，抗病毒药物研发面临着前所未有的挑战和机遇。新冠疫情的全球大流行凸显了快速、高效研发抗病毒药物的重要性。药物研发不仅需要学术界的前沿研究，更需要产业界的紧密配合，以跨越成果转化的“死亡之谷”。抗病毒药物研发尤其需要多学科的交叉与技术的深度融合，以应对病毒的复杂性和多样性。在抗新冠药物研发中，药物化学、有机合成、计算化学、病毒学、分子生物学、结构生物学等学科的交叉与技术融通体现得淋漓尽致。这些学科和技术的融合不仅加速了药物发现的进程，还提高了药物研发的成功率。

基于晶体学的片段筛选和高通量蛋白结晶学技术，通过解析病毒蛋白的高分辨率结构，为药物设计提供了精确的靶点信息[165]。例如，通过晶体学研究，科学家们揭示了新冠病毒主蛋白酶（M^{pro}）和 RNA 依赖的 RNA 聚合酶（RdRp）的结构，为抑制剂的设计提供了基础。自由能微扰技术通过计算药物分子与靶点蛋白结合的自由能变化，优化药物分子的结合亲和力，提高药物的活性和选择性。

核酸适体（aptamers）是一类能够特异性结合病毒蛋白的短核酸片段，具有高亲和力和特异性。核酸适体可以用于抑制病毒进入细胞、阻断病毒复制和调节宿主免疫反应。例如，针对新冠病毒刺突蛋白（S 蛋白）的核酸适体已被开发用于阻断病毒与宿主细胞的结合。核酸降解技术（ribonuclease targeting chimeras）通过设计能够特异性降解病毒 RNA 的核酸酶，直接破坏病毒的遗传物质，从而抑制病毒复制。例如，基于 CRISPR-Cas 系统的核酸降解技术已被用于开发抗新冠病毒的药物。

DNA 编码库（DNA-encoded libraries）技术通过将小分子化合物与 DNA 标签偶联，构建大规模的化合物库。通过高通量筛选和高通量测序技术，可以快速发现高亲和力的药物候选分子。例如，利用 DNA 编码库技术，科学家们发现了多种针对新冠病毒 Mpro 的抑制剂。超高通量虚拟筛选（ultralarge virtual screening）技术通过计算机模拟，从数百万甚至数十亿个化合物中筛选出潜在的药物候选分子。这种方法不仅提高了筛选效率，还降低了研发成本。

通过重新评估已批准药物的抗病毒活性，可以快速发现新的抗病毒药物。例如，瑞德西韦原本用于治疗埃博拉病毒，但在新冠疫情期间被发现对新冠病毒具有显著的抗病毒效果。表型筛选技术通过观察药物对病毒感染细胞的表型影响，发现具有抗病毒活性的化合物。这种方法不依赖于对病毒靶点的预先了解，能够发现作用于未知靶点的药物。

生物无机化学是研究生物体内金属离子、小分子配合物及金属蛋白的传统学科[166-167]。在抗病毒药物设计中，相关的金属蛋白主要包括镁离子和锌离子依赖的酶。这些金属离子在病毒复制过程中发挥着关键作用。

镁离子参与核酸生物化学中的多种催化过程，在不同病毒的复制中发挥着关键作用。镁离子依赖的抗病毒药物靶标包括 HIV 整合酶、核酸水解酶、乙肝病毒核酸水解酶、丙肝病毒聚合酶和流感病毒核酸内切酶等。锌指蛋白参与多种 DNA 转录和修复过程，其锌指结构域由半胱氨酸和组氨酸残基的氨基酸序列组成，介导了大量 DNA 结合蛋白的序列识别。近年来，以锌离子依赖蛋白为靶标的抗病毒药物已成为新的研究热点。例如，锌离子逐出剂双硫仑和依布硒可以靶向新冠病毒高度保守的木瓜蛋白酶和非结构蛋白 nsp10 中的锌离子结合和/或半胱氨酸区域，发挥抗病毒作用。

由于金属类型、金属氧化状态以及配体类型和数目的多样性，金属配合物产生了种类繁多的金属药物，并具有广泛的生物活性。

钴配合物 CTC-96 是抑制单纯疱疹病毒 I 型等包被病毒的广谱抑制剂。金配合物金诺芬在低微摩尔浓度下可以抑制 SARS-CoV-2 在人细胞中的复制，并可显著减轻人细胞的炎症反应。香港大学的科学家发现基于胶体枸橼酸铋（CBS）和乙酰半胱氨酸（NAC）的组合药物 CBS+3NAC，通过口服给药的方式可以显著抑制在动物感染模型中的 SARS-CoV-2 的复制和繁殖，达到缓解病毒性肺部炎症的治疗效果。

后疫情时代，抗病毒药物研发需要多学科的交叉与技术的深度融合。通过基于结构的药物设计、核酸靶向药物设计、高通量筛选与虚拟筛选、老药新用与表型筛选等技术，科学家们能够快速发现和优化抗病毒药物。生物无机化学和金属配合物的抗病毒应用为药物研发提供了新的思路和方法。这些交叉融通的策略不仅加速了药物发现的进程，还提高了药物研发的成功率，为应对未来可能出现的病毒威胁提供了有力保障。

1.7

总结与展望

尽管抗病毒药物的研发取得了显著进展，但现有的抗病毒药物和疗法仍面临诸多挑战，无法完全满足临床实际应用的需求。主要问题包括：

① 新发病毒威胁　随着全球化进程的加速和生态环境的变化，新发病毒不断出现，如猴痘病毒、不明原因肝炎等，这些病毒对现有抗病毒药物和疫苗构成了新的挑战。

② 病毒变异与耐药性　病毒的高度变异性使得现有抗病毒药物的疗效受到限制。例如，流感病毒和 HIV 的快速变异导致耐药株不断出现，降低了药物的有效性。

③ 药物毒性和不良反应　许多抗病毒药物存在较强的毒性和不良反应，影响患者的治疗依从性。例如，长期使用核苷类抗病毒药物可能导致肝肾功能损伤。

④ 无法彻底清除病毒　某些病毒如 HIV 和 HBV 在宿主体内形成潜伏库，难以被彻底清除，导致患者需要终生服药[168]。

⑤ 患者依从性差　复杂的用药方案和频繁的给药频率导致患者难以坚持治疗，影响治疗效果。

在新冠疫情尚未完全结束的背景下，开发广谱抗耐药性抗病毒药物显得尤为迫切。广谱抗病毒药物能够针对多种病毒或同一病毒的不同基因型发挥作用，具有以下优势：

① 应对病毒变异　通过靶向病毒生命周期中的共性环节，如病毒膜融合过程、核酸复制等，广谱抗病毒药物能够有效应对病毒的变异。

② 降低耐药性风险　多靶点药物设计和靶向蛋白降解技术（如 PROTAC）等策略可以减少病毒耐药性的发生。

③ 提高治疗效率　广谱抗病毒药物能够在多种病毒感染中发挥作用，减少药物研发和使用成本。

为了开发广谱抗耐药性抗病毒药物，科学家们正在探索多种策略和技术[169-183]：通过解析病毒蛋白的高分辨率结构，设计能够特异性结合的药物分子（基于结构的药物设计）；开发能够同时作用于多个病毒靶点的药物，降低耐药性风险（多靶点药物设计）；利用 PROTAC 技术降解病毒蛋白，避免病毒耐药性突变（靶向蛋白降解技术）；开发针对病毒 RNA 或 DNA 的药物，如核酸适体和 RNA 干扰技术（核酸靶向药物）；通过高通量筛选和计算机模拟，快速发现和优化药物候选分子（高通量筛选与虚拟筛选）。

抗病毒药物的研发需要多学科的交叉融合，应充分利用结构生物学、人工智能和化学生物学等新技术和新方法[184]。未来的研究方向包括：

① 新靶点的发现　深入研究病毒的生命周期，寻找更多潜在的药物靶点，例如金属酶和病毒衣壳[185-187]。

② 新型药物的开发　开发具有新机制和新结构的抗病毒药物，如基于 G-四链体的小分子抑制剂[188]。

③ 联合治疗策略　探索多种药物联合使用的方案，提高治疗效果。

④ 建立更高效、精确的动物模型　动物模型是研究病毒病理机制和评估疫苗及药物效果的重要工具。然而，现有的动物模型往往无法完全模拟人类对病毒的反应。因此，开发和利用更精确的动物模型，对于广谱抗病毒药物的研发至关重要。

⑤ 重视抗呼吸道病毒感染药物研究　呼吸道病毒引起的感染是全球性的健康问题，它们不仅对个体健康构成威胁，还可能引发公共卫生危机。近年来，随着全球化的加速和人员流动的增加，新出现的呼吸道病毒如 SARS-CoV-2 所引发的 COVID-19 大流行，更是凸显了抗呼吸道病毒感染药物研究的紧迫性和重要性。

⑥ 国际合作与数据共享　抗病毒药物的研发不仅需要科学界的努力，还需要政府、国际组织、基金会等的支持和资助。全球性的疫情，如 COVID-19 大流行，凸显

了全球合作的重要性。各国需要共享病毒基因序列、临床数据、研究进展等信息，以加速药物和疫苗的研发。此外，全球性的疫苗接种不平等也对疫情防控构成了挑战。高收入国家大量囤积疫苗，导致低收入和中等收入国家难以获得足够的疫苗供应。这种不平等的现象需要通过国际合作和政策调整来解决。

总之，抗病毒药物的研发是一个多学科交叉、技术密集型的领域[189-190]。面对病毒的不断变异和新病毒的出现，科学家们需要不断创新和合作，开发出更多高效、低毒、广谱抗耐药的抗病毒药物，同时要加强全球科研人员、医疗机构、政府和企业的合作，共享研究成果，以应对当前和未来的病毒挑战。

参考文献

[1] Flint SJ, Enquist LW, Racaniello VR, et al. Principles of Virology [M]. ASM Press, 2021.

[2] Fields BN, Knipe DM, Howley PM. Fields Virology [M]. Wolters Kluwer Health/Lippincott Williams & Wilkins, 2021.

[3] 刘艾林. 抗病毒药物研发原理：快速发现技术与应用实践[M]. 北京：清华大学出版社, 2024.

[4] 陈鸿珊, 张兴权. 抗病毒药物及其研究方法[M]. 北京：化学工业出版社, 2006.

[5] 袁正宏. 病毒学原理[M]. 北京：北京大学医学出版社, 2024.

[6] General Editorial Group. 普通病毒学[M]. 第 2 版. 北京：科学出版社, 2023.

[7] Medical Virology Editorial Group. 医学病毒学[M]. 北京：人民卫生出版社, 2022.

[8] 刘新泳, 展鹏. 基于靶标的抗艾滋病药物研究[M]. 北京：人民卫生出版社, 2020.

[9] 刘新泳, 展鹏. 抗病毒药物发现与开发[M]. 施普林格出版社, 2021.

[10] 展鹏, 陈芬儿. 抗病毒药物化学研究新进展[J]. 药学进展, 2024, 48: 321-324.

[11] 周忠霞, 孙林, 康东伟, 等. 具有新作用机制的 HIV-1 逆转录酶抑制剂研究进展[J]. 药学学报, 2018, 53: 691-700.

[12] 霍志鹏, 左晓芳, 康东伟, 等. 抗艾滋病药物新靶标及其小分子抑制剂的研究进展[J]. 药学学报, 2018, 53(03): 356-374.

[13] 贾海永, 俞霁, 刘昕浩, 等. HIV-1 核壳体蛋白 NCp7 抑制剂研究新进展[J]. 药学学报, 2017, 52(11): 1652-1659.

[14] Wang Z, Desta S, Kang DW, et al. The progress in the development of HIV inhibitors targeting protein-protein interactions [J]. Acta Pharm Sin (药学学报), 2019, 54: 620-628.

[15] 邹今幂, 高萍, 赵法宝, 等. 靶向蛋白质-RNA 相互作用的 HIV 抑制剂研究进展[J]. 中国药物化学杂志, 2018, 28(05): 400-413.

[16] Zhan P, Pannecouque C, De Clercq E, et al. Anti-HIV drug discovery and development: current innovations and future trends [J]. J Med Chem, 2016, 59: 2849-2878.

[17] Xu SJ, Sun L, Liu XY, et al. Opportunities and challenges in new HIV therapeutic discovery: what is the next step? [J]. Expert Opin Drug Discov, 2023, 18: 1195-1199.

[18] Xu SJ, Sun L, Huang BS, et al. Medicinal chemistry strategies of targeting HIV-1 capsid protein for antiviral treatment [J]. Future Med Chem, 2020, 12: 1281-1284.

[19] Zhang LN, Wei FJ, Zhang J, et al. Current medicinal chemistry strategies in the discovery of novel HIV-1 ribonuclease H inhibitors [J]. Eur J Med Chem, 2022, 243: 114760.

[20] Huang BS, Kang DW, Zhan P, et al. Fragment-based approaches to anti-HIV drug discovery: state of the art and future opportunities [J]. Expert Opin Drug Discov, 2015, 10: 1271-1281.

[21] Song YN, Zhan P, Li X, et al. Multivalent Agents: a novel concept and preliminary practice in anti-HIV drug discovery [J]. Curr Med Chem, 2013, 20: 815-832.

[22] Zhan P, Liu XY. Designed multiple ligands: an emerging anti-HIV drug discovery paradigm [J]. Curr Pharm Des,

2009, 15: 1893-1917.
[23] Zhan P, Liu XY, Li ZY, et al. Design strategies of novel NNRTIs to overcome drug resistance [J]. Curr Med Chem, 2009, 16: 3903-3917.
[24] Sun L, Zhang XJ, Xu SJ, et al. An insight on medicinal aspects of novel HIV-1 capsid protein inhibitors [J]. Eur J Med Chem, 2021, 217: 113380.
[25] Zhang XJ, Xu SJ, Sun L, et al. HIV-1 capsid inhibitors: a sword to destroy the virus [J]. Future Med Chem, 2022, 14: 605-607.
[26] Ding D, Xu SJ, Zhang XJ, et al. The discovery and design of novel HIV-1 capsid modulators and future perspectives [J]. Expert Opin Drug Discov, 2023, 18: 5-12.
[27] Kang DW, Song YN, Chen WM, et al. “Old Dogs with New Tricks”: exploiting alternative mechanisms of action and new drug design strategies for clinically validated HIV targets [J]. Mol Biosyst, 2014, 10: 1998-2022.
[28] Zhan P, Chen XW, Li DY, et al. HIV-1 NNRTIs: structural diversity, pharmacophore similarity, and implications for drug design [J]. Med Res Rev, 2013, 33 Suppl 1: E1-72.
[29] Li J, Ye B, Gao SH, et al. The latest developments in the design and discovery of Non-nucleoside reverse transcriptase inhibitors (NNRTIs) for the treatment of HIV [J]. Expert Opin Drug Discov, 2024, 48: 641-643.
[30] 张丽娜. 基于靶标结构的新型 HIV-1 RNase H 抑制剂的设计、合成及活性评价[D]. 济南: 山东大学, 2023.
[31] 张续杰. 基于靶标结构的新型 HIV-1 衣壳抑制剂的设计、合成与活性评价[D]. 济南: 山东大学, 2023.
[32] 程玉森. 新型 HIV-1 非核苷类 RT 抑制剂及 SARS-CoV-2 Mpro 抑制剂的设计、合成与活性评价[D]. 济南: 山东大学, 2023.
[33] 付志鹏. 靶向 HIV-1 逆转录酶结合口袋疏水作用区的 DAPY 类 NNRTIs 的设计、合成与活性评价[D]. 济南: 山东大学, 2021.
[34] 魏粉菊. 基于优势骨架的新型 HIV-1/HBV RNase H 抑制剂的设计、合成及活性评价[D]. 济南: 山东大学, 2021.
[35] 左晓芳. 抗艾滋病候选药物 K-5a2 的代谢产物研究及靶向逆转录酶新结合位点化合物的设计合成与活性评价[D]. 济南: 山东大学, 2020.
[36] 武高禅. 基于点击化学优势片段组合库的抗 HIV-1 及抗肿瘤先导化合物的发现[D]. 济南: 山东大学, 2019.
[37] 王学顺. 新型多酚类 HIV-1 RNase H 抑制剂的设计、合成与活性评价[D]. 济南: 山东大学, 2018.
[38] 李敬, 姜向毅, 徐淑静, 等. 冠状病毒抑制剂研究的药物化学策略[J]. 药学学报, 2020, 55: 537-553.
[39] 李敬. 靶向于 HIV-1 衣壳蛋白以及 SARS-CoV-2 主蛋白酶的抗病毒先导化合物的发现[D]. 济南: 山东大学, 2022.
[40] Song LT, Gao SH, Ye B, et al. Medicinal chemistry strategies towards the development of non-covalent SARS-CoV-2 Mpro inhibitors [J]. Acta Pharm Sin B, 2024, 14: 87-109.
[41] Gao SH, Huang TJ, Song LT, et al. Medicinal chemistry strategies towards the development of effective SARS-CoV-2 inhibitors [J]. Acta Pharm Sin B, 2022, 12: 581-599.
[42] Xiu SJ, Dick A, Ju H, et al. Inhibitors of SARS-CoV-2 entry: current and future opportunities [J]. J Med Chem, 2020, 63: 12256-12274.
[43] 杨婉玲, 程玉森, 宋乐天, 等. SARS-CoV-2 主蛋白酶抑制剂的研究进展[J]. 药学学报, 2023, 58(09): 2581-2600.
[44] 杨婉玲, 宋乐天, 叶冰, 等. 天然产物来源的抗 SARS-CoV-2 药物研究进展[J]. 中国药物化学杂志, 2023, 33(03): 191-216.
[45] 叶冰, 高升华, 宋乐天, 等. SARS-CoV-2 主蛋白酶抑制剂的筛选方法及应用[J]. 药学学报, 2023, 58(06): 1528-1539.
[46] 谷漫玉, 叶冰, 高升华, 等. SARS-CoV-2 主蛋白酶耐药机制与抗耐药性药物化学策略[J]. 药学进展, 2024, 48(09): 644-660.
[47] 胡立德, 刘传峰, 李萍, 等. SARS-CoV-2 刺突蛋白抑制剂活性筛选方法研究进展[J]. 药学学报, 2024, 59(02): 298-312.
[48] 高恒, 胡立德, 张继伟, 等. 靶向新型冠状病毒 S 蛋白的侵入抑制剂研究进展[J]. 药学进展, 2024, 48(05): 335-349.

[49] 张莹. 流感病毒核输出抑制剂的设计合成、活性评价及初步机制探究[D]. 济南: 山东大学, 2023.
[50] 修思雨, 张健, 鞠翰, 等. 抗流感病毒药物靶标及其小分子抑制剂的研究进展[J]. 药学学报, 2020, 55(04): 611-626.
[51] 贾惠婻, 贾瑞芳, 张继伟, 等. 靶向流感病毒RNA依赖的RNA聚合酶的小分子抑制剂研究进展[J]. 药学学报, 2024, 59(01): 43-60.
[52] 江圆敏, 张继伟, 贾瑞芳, 等. 靶向流感病毒表面糖蛋白的小分子抑制剂研究进展[J]. 药学学报, 2023, 58(11): 3254-3269.
[53] Zhou ZX, Liu T, Zhang J, et al. Influenza A virus polymerase: an attractive target for next-generation anti-influenza therapeutics [J]. Drug Discov Today, 2018, 23: 503-518.
[54] Hou LX, Zhang Y, Ju H, et al. Contemporary medicinal chemistry strategies for the discovery and optimization of influenza inhibitors targeting vRNP constituent proteins [J]. Acta Pharm Sin B, 2022, 12: 1805-1824.
[55] Liu CF, Hu LD, Dong GY, et al. Emerging drug design strategies in anti-influenza drug discovery [J]. Acta Pharm Sin B, 2023, 13: 4715-4732.
[56] Liu CF, Hu LD, Jia HN, et al. Unveiling innovative anti-influenza agents through modern medicinal chemistry approaches (2019-2023 updates) [J]. Future Med Chem, 2023, 15: 1915-1917.
[57] Jia RF, Zhang J, Ju H, et al. Discovery of novel anti-influenza agents via contemporary medicinal chemistry strategies (2014-2018 update) [J]. Future Med Chem, 2019, 11: 375-378.
[58] Ju H, Zhang J, Huang BS, et al. Inhibitors of influenza virus polymerase acidic (PA) endonuclease: contemporary developments and perspectives [J]. J Med Chem, 2017, 60: 3533-3551.
[59] 周杉杉, 扈瑞平, 赵培蓓, 等. 人副流感病毒的研究进展[J]. 内蒙古医科大学学报, 2020, 42(02): 210-213.
[60] Hall CB. Respiratory syncytial virus and parainfluenza virus [J]. N Engl J Med, 2001, 344: 1917-1928.
[61] 姚伟明, 林元龙, 冯世艳, 等.《麻疹诊疗方案(2024年版)》解读[J]. 新发传染病电子杂志, 2024, 9(05): 98-103.
[62] 麻疹诊疗方案（2024年版）[J]. 中国病毒病杂志, 2024, 14(05): 401-405.
[63] 刘斯宇, 刘倩倩, 李玖洪, 等. 中国2021—2022年麻疹流行病学特征[J]. 中国疫苗和免疫, 2024, 30(01): 29-33.
[64] 张慧, 戈胜强, 刘爽, 等. 尼帕病毒病疫苗研究进展[J]. 中国动物检疫, 2024, 41(07): 54-60.
[65] 马思杰, 龙再浩, 胡群, 等. 尼帕病毒的研究进展[J]. 中国口岸科学技术, 2024, 6(03): 36-42.
[66] 姚伟明, 王福祥, 卢洪洲. 尼帕病毒的最新研究进展[J]. 新发传染病电子杂志, 2024, 9(01): 60-66.
[67] 辛雨. 印度暴发致命尼帕病毒[N]. 中国科学报, 2023-09-22(002).
[68] 袁帅, 曾潇, 綦佩妍, 等. 尼帕病毒病流行概况与风险防范[J]. 中国国境卫生检疫杂志, 2023, 46(03): 290-294.
[69] 徐淑静, 刘新泳, 展鹏. 呼吸道合胞病毒抑制剂研究新进展[J]. 药学学报, 2020, 55(04): 597-610.
[70] 杨欣宇, 朱传凤. 呼吸道合胞病毒候选疫苗临床研究进展[J]. 微生物学免疫学进展, 2025, 53(01): 73-83.
[71] 崔代迅, 杨小慧, 冯振卿. 呼吸道合胞病毒疫苗及中和抗体研究进展[J]. 南京医科大学学报(自然科学版), 2024, 44(12): 1763-1772.
[72] 张心悦, 吴芳, 聂晶, 等. 呼吸道合胞病毒感染的免疫致病机制研究进展[J]. 病毒学报, 2025, 41(01): 222-231.
[73] 李笋, 孙德策, 李小阳, 等. 呼吸道合胞病毒疫苗研究进展[J]. 免疫学杂志, 2024, 40(07): 609-615.
[74] 辛亮, 张岭, 杨克俭. 人偏肺病毒疫苗研究进展[J/OL]. 南京医科大学学报: 自然科学版, 1-8[2025-06-16].
[75] 麻粉莲, 郑丽舒. 人偏肺病毒感染研究进展[J]. 病毒学报, 2024, 40(01): 133-139.
[76] 傅家祺, 蒋荣猛. 人偏肺病毒感染研究进展[J]. 中华医院感染学杂志, 2024, 34(02): 310-314.
[77] 人偏肺病毒感染诊疗方案（2023年版）[J]. 中国病毒病杂志, 2023, 13(05): 321-322.
[78] 人偏肺病毒感染诊疗方案（2023年版）[J]. 中国感染控制杂志, 2023, 22(07): 869-870.
[79] 孙彦莹, 左晓芳, 展鹏, 等. 抗腺病毒药物化学研究新进展[J]. 药学学报, 2020, 55(04): 720-733.
[80] 张雪芳, 刘峰. 人腺病毒感染治疗的研究进展[J]. 中国医药导报, 2024, 21(10): 183-185.
[81] 谭力, 施婷婷, 李明, 等. 鼻病毒及所致人类疾病的研究进展[J]. 中国医药指南, 2023, 21(12): 57-59.
[82] 于靓靓, 李琳, 沙浩东. 抗鼻病毒抑制剂研究进展[J]. 广州化工, 2013, 41(22): 17-19.
[83] 王慧玲, 许文波, 孔晓慧. 鼻病毒感染研究进展[J]. 医学综述, 2010, 16(13): 2032-2034.
[84] 陶昱岑, 郝霞, 刘新泳, 等. 抗肠病毒71型药物化学新进展[J]. 药学学报, 2020, 55(04): 744-753.
[85] 李晓涵, 杨佳新, 唐煜斌, 等. 人类肠道病毒的研究进展[J]. 生物医学转化, 2024, 5(01): 12-27.

[86] 方媛. 靶向肠道病毒非结构蛋白的抗病毒多肽研究[D]. 武汉: 武汉大学, 2021.
[87] 手足口病诊疗指南(2018 年版)[J]. 中国病毒病杂志, 2018, 8(05): 347-352.
[88] 段招军, 李金松, 张静, 等. 儿童轮状病毒胃肠炎免疫预防专家共识（2024 年版）[J]. 中国疫苗和免疫, 2024, 30(01): 95-126.
[89] 刘娜. 我国轮状病毒的流行及免疫预防[J]. 中国实用儿科杂志, 2021, 36(05): 328-331.
[90] 王俊, 闻晓波, 冉旭华. 人轮状病毒疫苗研究进展[J]. 中国人兽共患病学报, 2021, 37(03): 278-284.
[91] 董悦, 展鹏, 刘新泳. 抗诺如病毒药物及其疫苗研究新进展[J]. 药学学报, 2020, 55(04): 640-651.
[92] 孙睿阳, 刘永祥, 钟武. 小分子诺如病毒抑制剂的研究进展[J]. 沈阳药科大学学报, 2023, 40(12): 1656-1665.
[93] 张超, 邓建军, 张瑞娟, 等. 诺如病毒分子生物学研究进展[J]. 中国预防医学杂志, 2017, 18(01): 49-53.
[94] 张绪富, 戴迎春, 周迎春. 抗诺如病毒性胃肠炎药物靶点研究新进展[J]. 中国药理学通报, 2009, 25(03): 294-296.
[95] 马悦. 二氢嘧啶类 HBV 衣壳蛋白抑制剂 GLS4 的氘代药物及基于靶标与作用机制的结构优化研究[D]. 济南: 山东大学, 2021.
[96] 马悦, 魏粉菊, 俞霁, 等. 基于新靶标的 HBV 抑制剂研究进展(1): 衣壳蛋白抑制剂[J]. 药学学报, 2020, 55(04): 554-565.
[97] 张硕. 新型二氢嘧啶类乙肝病毒抑制剂的设计、合成及活性评价[D]. 济南: 山东大学, 2020.
[98] 俞霁. 抗乙肝临床药物 GLS4 前药及“Me-too”药物的设计、合成及其活性研究[D]. 济南: 山东大学, 2019.
[99] 徐祥瑞, 金昱, 徐淑静, 等. 靶向 HBV cccDNA 生成和转录的小分子调控剂研究进展[J]. 药学学报, 2023, 58(10): 2979-2994.
[100] 周加慧, 王硕, 丁当, 等. 直接靶向 HBV 的小分子抑制剂研究进展[J]. 药学学报, 2023, 58(11): 3270-3284.
[101] Block TM, Guo JT, Zoulim F, et al. New potent HBV replication inhibitors for the management of chronic hepatitis B are needed [J]. Nat Rev Gastroenterol Hepatol, 2025.
[102] Ren Y, Ma Y, Cherukupalli S, et al. Discovery and optimization of benzenesulfonamides-based hepatitis B virus capsid modulators via contemporary medicinal chemistry strategies [J]. Eur J Med Chem, 2020, 206: 112714.
[103] Jin Y, Wang S, Xu S, et al. Targeting hepatitis B virus cccDNA levels: Recent progress in seeking small molecule drug candidates [J]. Drug Discov Today, 2023, 28: 103617.
[104] 任玉洁. 基于靶标的新型磺酰苯甲酰胺类 HBV 衣壳抑制剂的设计、合成与活性评价[D]. 济南: 山东大学, 2022.
[105] 杨泽春, 梁明辉, 王美, 等. 乙型肝炎病毒衣壳蛋白装配调节剂的研究及对药物设计的启发[J]. 药学进展, 2024, 48(09): 675-689.
[106] 宋淑, 高萍, 展鹏, 等. 丙型肝炎病毒抑制剂研究进展[J]. 药学学报, 2020, 55(04): 652-668.
[107] 韩迪, 薛艺伟, 刘风祥, 等. 丙型肝炎病毒非结构蛋白 5B 聚合酶抑制剂的研究进展[J]. 药学进展, 2024, 48(05): 363-377.
[108] 邵榆岚, 夏雪山. 丙型肝炎病毒治疗药物与耐药基因突变[J]. 病毒学报, 2022, 38(05): 1214-1224.
[109] 吴奇雯, 周睿佳, 陈诗茵, 等. 丙型肝炎病毒的发现及研究进展——2020 年诺贝尔生理学或医学奖的启示[J]. 生物化学与生物物理进展, 2020, 47(11): 1127-1134.
[110] 高文华, 赵春春, 周晓伦. 汉坦病毒的流行及防治研究进展[J]. 中国医药指南, 2025, 23(01): 65-67.
[111] 张欠欠, 张凯玄, 郑煦暘, 等. 抗汉坦病毒药物研究进展[J]. 中国病原生物学杂志, 2023, 18(04): 482-485.
[112] 尚翠. 中国汉坦病毒分子流行病学特征研究[D]. 中国疾病预防控制中心, 2020.
[113] 任玉洁, 张硕, 魏粉菊, 等. 埃博拉病毒抑制剂研究新进展[J]. 药学学报, 2020, 55(04): 694-702.
[114] 何振, 刘奇, 孟余. 抗埃博拉病毒药物开发研究进展[J]. 中国人兽共患病学报, 2023, 39(06): 575-582.
[115] 龙云凤, 姜焱, 祝贺, 等. 埃博拉病毒病研究进展[J]. 畜牧与兽医, 2023, 55(06): 147-151.
[116] 孙晓东, 王丽洁, 张奕, 等. 埃博拉病毒病流行病学进展[J]. 中国口岸科学技术, 2022, 4(03): 4-8.
[117] 侯凌欣, 鞠翰, 展鹏, 等. 抗登革病毒药物化学研究新进展[J]. 药学学报, 2020, 55(04): 669-678.
[118] 王若钰, 张超, 白洁, 等. 抗登革病毒药物研究进展[J]. 军事医学, 2024, 48(12): 931-939.
[119] 高雅琪, 张力健, 姚秋凤, 等. 抗登革病毒感染药物的研究进展[J]. 生命的化学, 2024, 44(10): 1831-1839.
[120] 李卓, 贾瑞芳, 展鹏, 等. 寨卡病毒抑制剂研究新进展[J]. 药学学报, 2020, 55(04): 627-639.

[121] 董卓凡, 韩尧, 孙岩松, 等. 抗寨卡病毒药物研究进展[J]. 中国病原生物学杂志, 2024, 19(05): 619-622.
[122] 常东峰, 王雪, 贺丞, 等. 寨卡病毒研究进展[J]. 微生物学免疫学进展, 2019, 47(05): 59-64.
[123] 洪文昕, 张复春. 《寨卡病毒病防治中国专家共识（2019 年版）》解读[J]. 新发传染病电子杂志, 2019, 4(03): 190-192.
[124] 梁瑞鹏, 赵彤, 展鹏, 等. 西尼罗病毒抑制剂研究进展[J]. 药学学报, 2020, 55(04): 763-772.
[125] 卢星, 张敏, 孙莹, 等. 抗西尼罗病毒抗体类药物的体外筛选[J]. 国际药学研究杂志, 2020, 47(07): 529-533.
[126] 卢星, 肖鹤. 抗西尼罗病毒中和性抗体的研究进展[J]. 国际药学研究杂志, 2019, 46(08): 571-575.
[127] 王志鹏, 曾强, 宋云龙. 西尼罗病毒及其防治药物研究进展[J]. 国际药学研究杂志, 2013, 40(04): 443-446, 459.
[128] 姜向毅, 李敬, 魏晓颖, 等. 基孔肯雅病毒抑制剂研究进展[J]. 药学学报, 2020, 55(04): 754-762.
[129] 潘振东, 赵平. 基孔肯雅病毒疫苗研究新进展[J]. 海军军医大学学报, 2022, 43(12): 1437-1444.
[130] 陆金华, 张宏, 张子龙, 等. 基孔肯雅热与基孔肯雅病毒[J]. 中国国境卫生检疫杂志, 2021, 44(05): 375-378.
[131] 李佳, 张晓敏, 万成松, 等. 基孔肯雅病毒的流行概况[J]. 热带医学杂志, 2019, 19(10): 1309, 1312, 1317.
[132] 程美慧, 陶玉芬, 刘建生, 等. 基孔肯雅病毒研究进展[J]. 中国医药导报, 2019, 16(19): 70-73+186.
[133] 沈正君, 赵玉良, 张军, 等. 狂犬病流行现状及人用狂犬病疫苗研究进展[J]. 实用预防医学, 2020, 27(05): 637-641.
[134] 张旭, 纪森林, 赵雯, 等. 狂犬病病毒致病机制的最新研究进展[J]. 中国兽医科学, 2018, 48(03): 295-304.
[135] 李岩异, 戴碧璇, 谭丽霞, 等. 狂犬疫苗的研究进展[J]. 生物产业技术, 2017, (01): 100-104.
[136] 狂犬病预防控制技术指南(2016 版)[J]. 中国病毒病杂志, 2016, 6(03): 161-188.
[137] 毛伟成, 蓝荣伟, 蒙南新, 等. 狂犬病流行与防治研究进展[J]. 医学动物防制, 2015, 31(03): 283-286.
[138] 李敬, 刘新泳, 展鹏. 人巨细胞病毒抑制剂研究进展[J]. 药学学报, 2020, 55(04): 585-596.
[139] 魏文秀, 荆兰兰, 刘新泳, 等. 抗疱疹病毒药物化学研究新进展[J]. 药学学报, 2020, 55(04): 575-584.
[140] 邵宏秋, 魏巍, 黄晓娜, 等. 水痘-带状疱疹病毒高效价中和抗体的制备及应用[J]. 中国生物制品学杂志, 2023, 36(12): 1430-1433+1441.
[141] 赵雪, 唐海. 抗疱疹病毒感染药物的研究进展[J]. 现代药物与临床, 2023, 38(08): 2086-2092.
[142] 李娟, 索罗丹, 赵丹, 等. 带状疱疹的流行病学研究进展[J]. 现代预防医学, 2014, 41(05): 781-784.
[143] 彭诗浛, 侯风萍, 李雄雄. 人乳头瘤病毒治疗性疫苗的临床研究进展[J]. 微生物学免疫学进展, 2024, 52(06): 77-85.
[144] 米兰, 毕蕙. 人乳头瘤病毒所致感染的防控[J]. 中国实用妇科与产科杂志, 2024, 40(07): 687-692.
[145] 卢林丽, 方佳琦, 阴建, 等. 人乳头瘤病毒疫苗的研究现状与展望[J]. 中国肿瘤, 2024, 33(02): 153-160.
[146] 高飞, 张姝玥, 王致萍, 等. 人乳头瘤病毒疫苗的研究现状及前景[J]. 中国生物制品学杂志, 2022, 35(07): 769-779.
[147] 张涛, 周忠霞, 展鹏, 等. 抗痘病毒药物化学研究新进展[J]. 药学学报, 2020, 55(04): 734-743.
[148] 陈召亮, 张磊, 李林芝, 等. 猴痘病毒感染动物模型及传播途径研究综述[J]. 病毒学报, 2025, 41(02): 361-373.
[149] 闫群娇, 王磊. 猴痘病毒研究进展[J]. 中国预防医学杂志, 2024, 25(08): 1080-1084.
[150] 周彪, 杨国平, 蔡丽萍, 等. 猴痘病毒的研究进展[J]. 中国口岸科学技术, 2024, 6(05): 20-26.
[151] 王雪琛, 李涛, 王慧, 等. 猴痘病毒的研究进展概述[J]. 病毒学报, 2024, 40(01): 169-182.
[152] 公玥, 彭宗根. 抗猴痘病毒药物的研究进展[J]. 病毒学报, 2023, 39(06): 1703-1712.
[153] 吕诗韵, 卢佳, 李新国, 等. 猴痘病毒及其疫苗的研究进展[J]. 中国生物制品学杂志, 2022, 35(12): 1409-1413.
[154] 颜琳洁, 钟武. 猴痘病毒的研究及治疗进展[J]. 临床药物治疗杂志, 2022, 20(11): 1-7.
[155] 石建州, 王国川, 王彦伟, 等. 猴痘病毒研究进展[J]. 病毒学报, 2022, 38(05): 1195-1205.
[156] Chaudhuri S, Symons JA, Deval J. Innovation and trends in the development and approval of antiviral medicines: 1987-2017 and beyond [J]. Antiviral Res, 2018, 155: 76-88.
[157] He Y, Zhou JH, Gao HZ, et al. Broad-spectrum antiviral strategy: host-targeting antivirals against emerging and re-emerging viruses [J]. Eur J Med Chem, 2024, 265: 116069.
[158] 宋乐天, 程玉森, 高升华, 等. 人冠状病毒广谱抑制剂的研究进展[J]. 中国药物化学杂志, 2021, 31(09):

721-738.
[159] 黄天广，孙林，展鹏，等. 广谱抗病毒药物研究进展[J]. 药学学报, 2020, 55(04): 679-693.
[160] 戴文豪，柳红. 抗病毒新靶点药物研发进展及克服耐药性策略[J]. 药学进展, 2024, 48(09): 641-643.
[161] Ma Y, Frutos-Beltrán E, Kang DW, et al. Medicinal chemistry strategies for discovering antivirals effective against drug-resistant viruses [J]. Chem Soc Rev, 2021, 50: 4514-4540.
[162] Du SQ, Hu XP, Menéndez-Arias L, et al. Target-based drug design strategies to overcome resistance to antiviral agents: opportunities and challenges [J]. Drug Resist Updat, 2024, 73: 101053.
[163] Zhou Y, Xu SJ, López-Carrobles N, et al. Recent advances in the molecular design and applications of proteolysis targeting chimera-based multi-specific antiviral modality [J]. Acta Materia Medica, 2023, 2: 285-298.
[164] 付志鹏，周忠霞，刘新泳，等. 天然产物抗病毒药物的研究进展[J]. 药学学报, 2020, 55(04): 703-719.
[165] 付志鹏，康东伟，刘新泳，等. 基于靶标的抗艾滋病药物研究新进展[J]. 药学进展, 2020, 44(09): 681-697.
[166] 徐淑静，张续杰，丁当，等. 抗病毒药物研究中的生物无机化学策略[J]. 药学学报, 2022, 57(03): 576-592.
[167] 张丽娜，徐淑静，刘新泳，等. 以金属离子依赖性蛋白为靶标的抗病毒药物研究进展[J]. 中国药物化学杂志, 2021, 31(09): 757-778.
[168] 代娇娇，姜向毅，封达，等. HIV-1 潜伏库调控剂的研究进展[J]. 药学学报, 2024, 59(04): 840-852.
[169] 徐淑静，丁当，刘新泳，等. 整合药物化学——药物发现中的新范式[J]. 药学学报, 2022, 57(10): 2889-2901.
[170] 徐淑静，丁当，刘新泳，等. 浅谈广谱抗病毒药物研发的普适性策略[J]. 药学学报, 2022, 57(05): 1289-1300.
[171] 徐淑静，丁当，张续杰，等. 抗病毒药物研究中的新靶标与新策略[J]. 药学学报, 2022, 57(04): 903-916.
[172] 周洋，徐淑静，丁当，等. 基于多特异性结合策略的抗病毒药物研究进展[J]. 药学学报，2023，58(08): 2203-2217.
[173] 张莹，侯凌欣，鞠翰，等. 以聚合酶为靶标的抗病毒药物研究进展[J]. 中国药物化学杂志，2021，31(09): 657-679.
[174] 张继伟，贾瑞芳，展鹏，等. 靶向侵入环节的抗病毒药物研究进展[J]. 中国药物化学杂志，2021，31(09): 680-704.
[175] 季相凯，姜向毅，李敬，等. 以蛋白酶为靶标的抗病毒药物研究进展[J]. 中国药物化学杂志，2021，31(09): 739-756.
[176] 孙彦莹，康东伟，高升华，等. 核苷类抗病毒药物研究进展[J]. 中国药物化学杂志, 2021, 31(01): 55-75.
[177] Du SQ, Liu XY, Hu XP, et al. Viral protein dimerization quality control: a design strategy for a potential viral inhibitor [J]. J Med Chem, 2024, 67: 16951-16966.
[178] Du SQ, Hu XP, Liu XY, et al. Revolutionizing viral disease treatment: phase separation and lysosome/exosome targeting as new areas and new paradigms for antiviral drug research [J]. Drug Discov Today, 2024, 29: 103888.
[179] Du SQ, Liu XY, Hu XP, et al. Targeting novel sites represents an effective strategy for combating drug resistance [J]. Chin Chem Lett, 2024, 36; 110378.
[180] Yang ML, Kim M, Zhan P. Jun12682, a potent SARS-CoV-2 papain-like protease inhibitor with exceptional antiviral efficacy in mice [J]. Acta Pharm Sin B, 2024, 14: 4189-4192.
[181] Yang ML, Kim M, Zhan P. Modular miniaturized synthesis and in situ biological evaluation facilitate rapid discovery of potent MraY inhibitors as antibacterial agents [J]. Chin Chem Lett, 2025. 36: 110455.
[182] Zhao SJ, Zhang XJ, da Silva-Júnior EF, et al. Computer-aided drug design in seeking viral capsid modulators [J]. Drug Discov Today, 2023, 28: 103581.
[183] Ding D, Xu SJ, da Silva-Júnior EF, et al. Medicinal chemistry insights into antiviral peptidomimetics [J]. Drug Discov Today, 2023, 28: 103468.
[184] 王硕，李宝虎，徐淑静，等. 浅析抗病毒药物化学的底层逻辑、创新思维与研究范式[J]. 药学学报，2024，59(07): 1916-1931.
[185] 李宝虎，徐慧，唐凯，等. 以金属离子依赖性蛋白为靶标的抗病毒药物研究进展（2021—2023）[J]. 药学进展，2024, 48(09): 690-706.
[186] Xu SJ, Zhan P. Twice-yearly lenacapavir demonstrated exceptional efficacy for HIV prevention [J]. The Innovation, 2024, 5: 100683.

[187] Tang K, Wei GC, Zhan P. Breaking the impossible: the evolutionary journey of lenacapavir, a long-acting anti-HIV drug [J]. Chin Chem Lett, 2024: 110500.

[188] 何兴瑞, 刘梦婷, 王子桉, 等. 以 G-四链体为靶标的小分子抗病毒药物的研究进展[J]. 药学进展, 2024, 48(09): 661-674.

[189] Wu GC, Zhao T, Kang DW, et al. Overview of recent strategic advances in medicinal chemistry [J]. J Med Chem, 2019, 62: 9375-9414.

[190] Xu SJ, Ding D, Zhang XJ, et al. Newly emerging strategies in antiviral drug discovery: dedicated to Prof. Dr. Erik De Clercq on occasion of his 80th anniversary [J]. Molecules, 2022, 27: 850.

第 2 章 靶向侵入环节的抗病毒药物研究

病毒的生命周期可分为侵入宿主细胞和完成自我复制两个过程，大致包括以下步骤：黏附、侵入/进入、复制、翻译、组装、出芽和释放[1-2]。理论上来讲，阻断上述过程的任一阶段，均可实现抑制病毒的目的。

病毒通过附着和膜融合作用或内吞作用侵入宿主细胞是病毒感染的第一步，阻断该过程可直接抑制病毒对宿主细胞的识别和入侵过程，使病毒失效。近年来，随着结构生物学的不断发展，科学家们对病毒入侵过程所依赖的机制有了更加清晰的认知，病毒侵入抑制剂成为抗病毒药物研发的热点[3]。本文精选了近些年病毒侵入抑制剂的研究实例，从药物化学的角度总结了几类高传染性和致病性病毒的侵入抑制剂的研究进展。

2.1 新型冠状病毒侵入抑制剂

新型冠状病毒（SARS-CoV-2）[4-6]与 SARS 冠状病毒的序列具有极高的同源性（79.6%）[7]。与 SARS-CoV 类似，三聚体形式的跨膜蛋白——刺突蛋白（S 蛋白）通过识别宿主细胞表面的血管紧张素转化酶 2（angiotensin converting enzyme 2，ACE2）受体和Ⅱ型丝氨酸蛋白酶（transmembrane protease serine 2，TMPRSS2）来介导 SARS-CoV-2 的侵入过程[8-10]。S 蛋白的 S1 亚基负责与 ACE2 受体结合[11]，使病毒附着在宿主细胞表面，TMPRSS2 则在 S1/S2 和 S2′处切割 S 蛋白，随后病毒完成与宿主细胞膜的融合过程[10]。因此，针对上述过程，SARS-CoV-2 侵入抑制剂主要分为 S 蛋白抑制剂、ACE2 受体阻断剂和 TMPRSS2 抑制剂三类。

2.1.1 S 蛋白抑制剂

Wang 等[12]评估了目前已获许可上市的 6 种抗流感病毒药物对 SARS-CoV-2 的抑制活性，这 6 种药物包括巴洛沙韦、拉尼娜米韦、扎那米韦、帕拉米韦、奥司他韦和阿比多尔。研究结果表明，仅有阿比多尔（**2-1**，图 2-1）在体外可有效地抑制

SARS-CoV-2，其 EC_{50} 和 CC_{50} 分别为 4.11μmol·L^{-1} 和 31.79μmol·L^{-1}。后续机制实验证明，阿比多尔通过阻止病毒附着和阻止 SARS-CoV-2 从细胞内小泡释放来发挥抗病毒作用。Vankadari[13]通过分子动力学模拟发现，阿比多尔通过靶向于 SARS-CoV-2 的 S 蛋白来阻止其三聚化，而刺突蛋白三聚化是 SARS-CoV-2 附着和进入的关键[14]。阿比多尔作为一种安全有效抗流感病毒药物，已在俄罗斯和我国上市。2020 年 2 月，《新型冠状病毒肺炎诊疗方案（试行第六版）》中指出，阿比多尔可用于临床治疗新冠肺炎[15]。

药物重新再利用（老药新用）是在新疫情暴发时发现有效药物的最高效、最快捷的途径[16]。Trezza 等[17]对 1582 种 FDA 已批准的药物进行了虚拟筛选，以探索现有药物的新治疗作用。该团队借助于分子动力学模拟和相互作用能计算等技术发现，治疗囊性纤维化的药物鲁马卡托（lumacaftor，**2-2**，图 2-1）和 HCV NS3/4A 蛋白酶抑制剂西咪匹韦（simeprevir，**2-3**，图 2-1）与 S 蛋白受体结构域（receptor binding domain，RBD）有较高的亲和力。

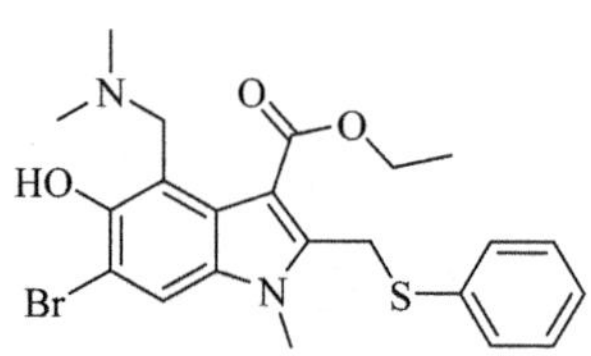

阿比多尔 (**2-1**)

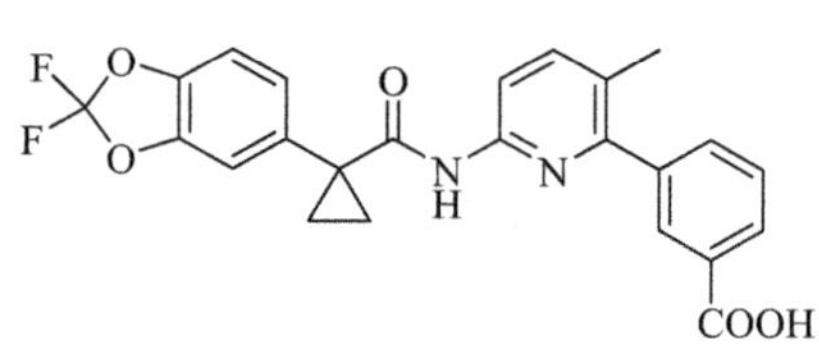

2-2

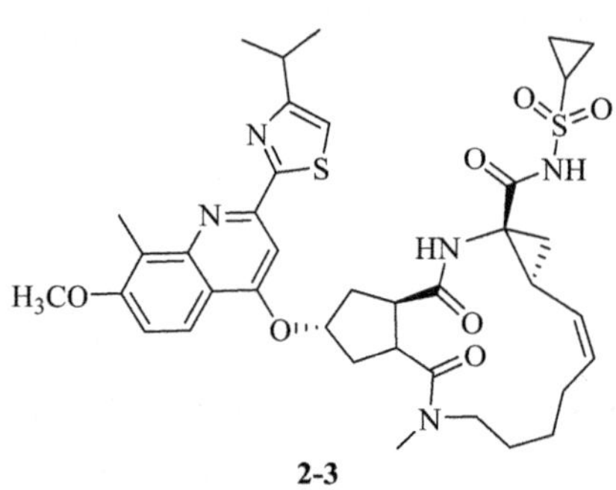

2-3

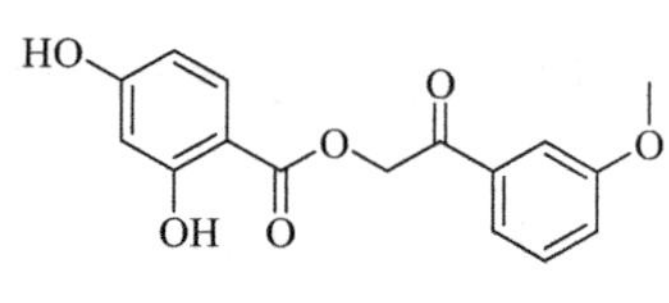

2-4

K_d = 15.5 μmol·L^{-1}

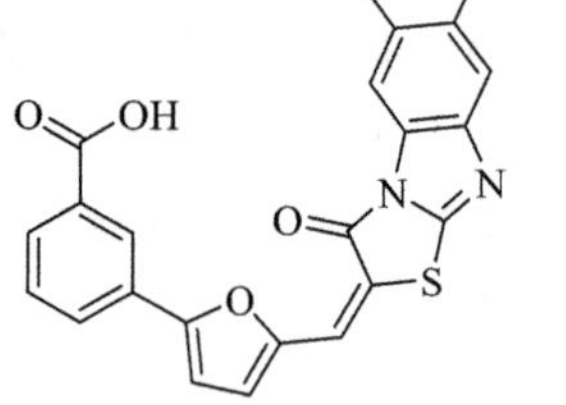

2-5

EC_{50} = 55 nmol·L^{-1} (SARS-CoV-2)

EC_{50} = 59 nmol·L^{-1} (SARS-CoV)

EC_{50} = 75 nmol·L^{-1} (MERS-CoV)

CC_{50} > 50 μmol·L^{-1} (293T, A549)

SI > 900

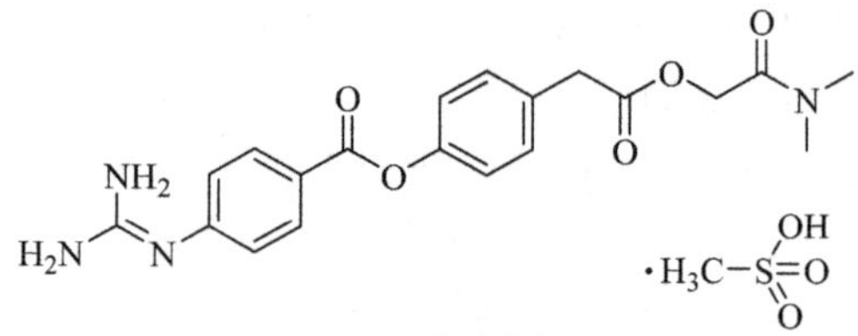

甲磺酸卡莫司他 (**2-6**)

图 2-1　几个抗 SARS-CoV-2 S 蛋白药物的结构

Choudhary 等[18]通过基于结构的高通量筛选得到了几种靶向SARS-CoV-2和ACE2受体相互作用的抑制剂。首先，他们以 ACE2 受体上的病毒结合的热点残基 Lys31 和 Glu353 为靶点，以确定有助于预防 SARS-CoV-2 感染的小分子。研究表明，GR127935、GNF-5、RS504393、TNP 和醋酸依非巴特（表 2-1）能与 ACE2 受体的病毒结合热点残基相结合。分子对接结果显示，以上化合物能通过氢键、疏水相互作用等与热点残基相互作用。随后，他们以 SARS-CoV-2 S 蛋白结构为模板，构建了 S 蛋白 RBD 同源模型，并将该模型用于对接研究，以确定其残基与 ACE2 受体之间的相互作用，进一步筛选了能阻断 S-RBD-ACE2 界面相互作用的小分子化合物，其中 KT203、BMS195614、KT185、RS504393、GSK1838705A 具有较好的结合能，其生物活性有待进一步验证。

表 2-1　通过高通量筛选发现的几个 SARS-CoV-2 S 蛋白或 ACE2 抑制剂的结构

化合物	结构式	SARS-CoV-2 的靶标	已报道的功能
KT203	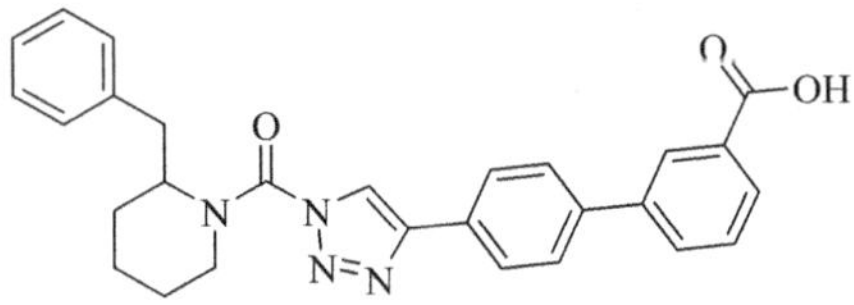	SARS-CoV-2 S 蛋白	ABHD6 抑制剂
BMS195614	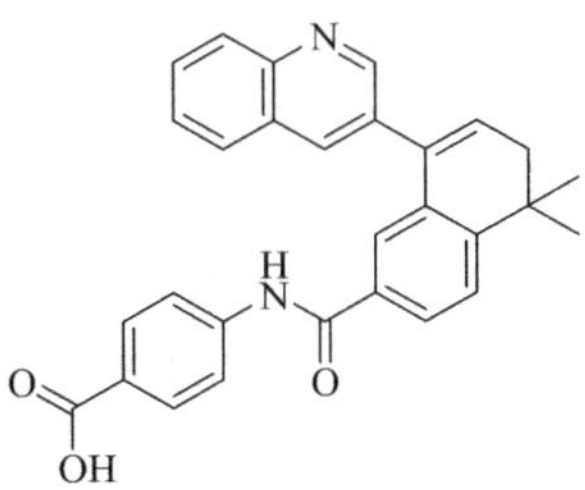	SARS-CoV-2 S 蛋白	抗肿瘤化合物
KT185	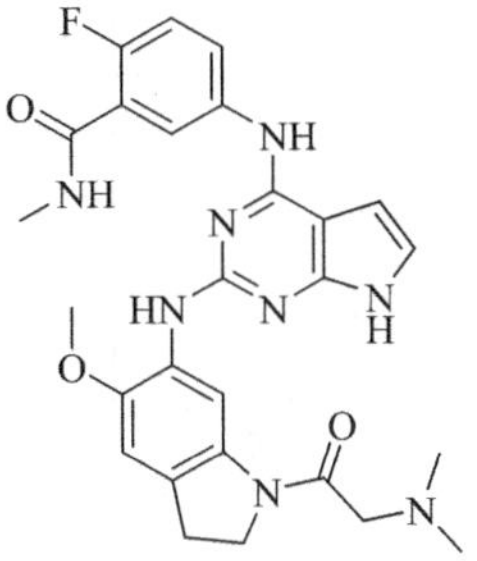	ACE2 及 S 蛋白	ABHD6 抑制剂
RS504393	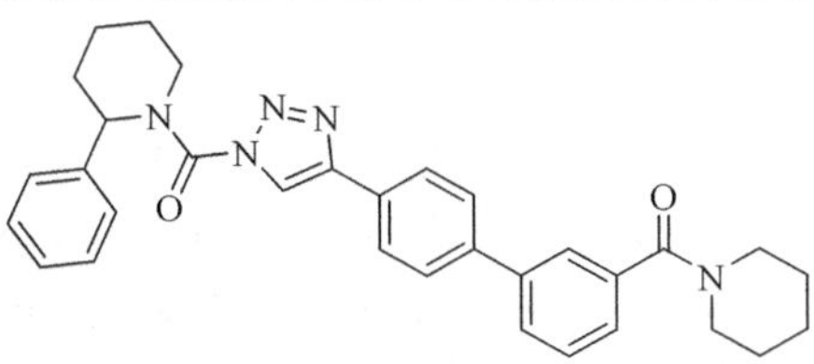	ACE2 及 S 蛋白	CCR2 受体拮抗剂

续表

化合物	结构式	SARS-CoV-2 的靶标	已报道的功能
GSK1838705A	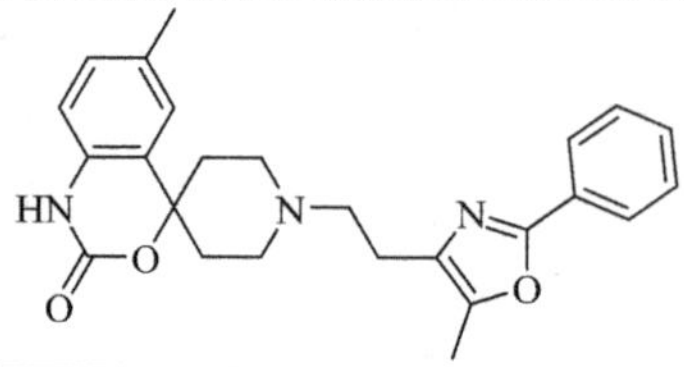	SARS-CoV-2 S 蛋白	抗肿瘤化合物
TNP	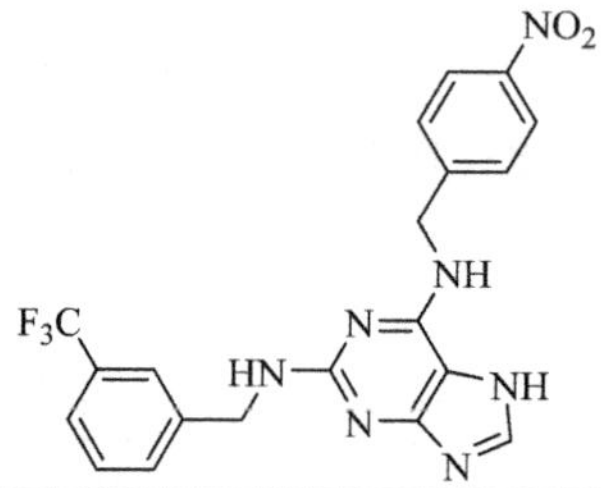	ACE2	酪氨酸激酶抑制剂
GR127935	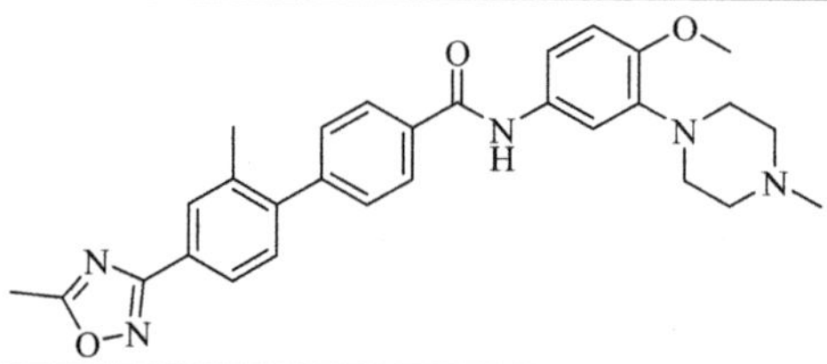	ACE2	5-HT1B/1D 受拮抗剂体
GNF-5	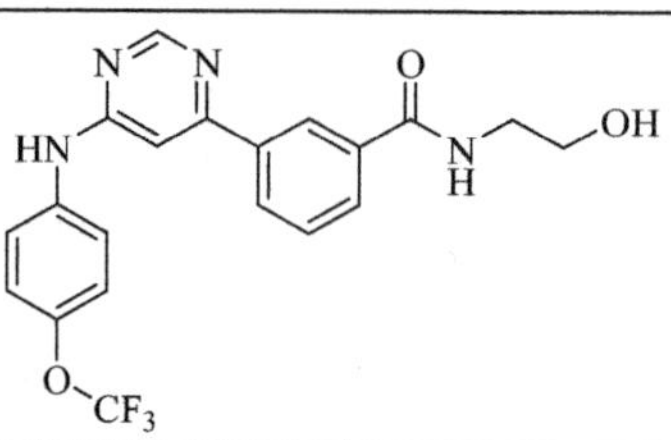	ACE2	Bcr-Abl 抑制剂
醋酸依非巴特（eptifibatide acetate）	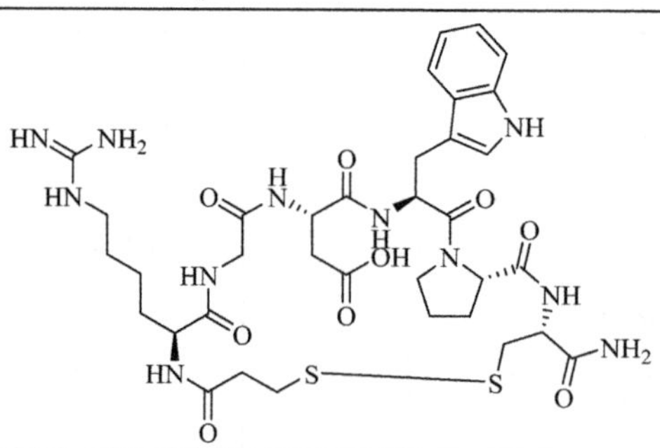	ACE2	肺损伤和炎症

而随着后疫情时代的来临，S 蛋白小分子抑制剂的研发重点开始聚焦于如何应对病毒突变这一命题上，除了大规模的药物再利用研究外，保守位点的鉴定和利用也逐渐成为新的研究热点。在 S 蛋白介导的膜融合过程中，S2 亚基的 HR1 和 HR2 相互作用形成 6-HB 复合体是膜融合的关键，其在包括人类冠状病毒（human-CoV, HCoV）、MERS-CoV 和 SARS-CoV 等 β 属冠状病毒中高度保守。基于这一特征，2019 年，Xia

等[19]对 HCoV-OC43 HR2 结构域的衍生肽进行了结构优化，发现了可显著抑制 SARS-CoV-2 假病毒感染[20]的 EK1 肽（EC_{50} = 2.375μmol·L^{-1}），并且其还可抑制其他人类冠状病毒（EC_{50} 在 0.26～6.02μmol·L^{-1}），该肽目前正处于临床评估中。2020 年，该研究团队[21]通过胆固醇修饰，进一步研发出更加高效的脂肽类抑制剂——EK1C4（抑制 SARS-CoV-2 感染的 EC_{50} = 0.14μmol·L^{-1}）。此外，鉴于多肽类药物口服生物利用度差、生物半衰期短等固有缺陷，装订肽[22]、磺酰-γ-AA 肽等拟肽类药物研发策略也被应用于 HR2 衍生肽的研发。

随着分子动力学和结构生物学研究的深入，在 S 蛋白小分子抑制剂的设计方面，可利用的结合位点也开始由 RBD 上的受体结合基序拓展到蛋白上的其他关键变构位点。例如，2023 年，Wang 等[23]通过虚拟筛选发现可结合于脂肪酸（free fatty acids, FFA）结合口袋的变构小分子抑制剂 **2-4**（图 2-1）（K_d = 15.5μmol·L^{-1}）；2023 年，Curreli 等[24]基于 S2 亚基 HR1 结构中关键氨基酸 Lys947 设计合成的化合物 **2-5**（图 2-1）具有广谱抑制活性（SARS-CoV-2，EC_{50} = 55nmol·L^{-1}；SARS-CoV，EC_{50} = 59nmol·L^{-1}；MERS-CoV，EC_{50} = 75nmol·L^{-1}）；2024 年，Yang 等[25]通过虚拟筛选从中药方剂“清冠一号”（NRICM101）提取物中得到 6 种可结合于硫酸乙酰肝素（heparan sulfate, HS）结合位点的天然产物，其可能抑制 HS 的结合，从而抑制 RBD 与 ACE2 的结合，抑制感染。该部分内容将在 8.2 节和 8.3 节中详细介绍。

2.1.2 ACE2 受体阻断剂

ACE2 受体在病毒侵入过程中发挥着重要作用，S 蛋白的 S1 亚基识别 ACE2 受体后病毒才能顺利完成侵入过程。因此，阻断 ACE2 受体可以抑制 SARS-CoV-2 侵入。Monteil 等[26]评估了一种人重组可溶性血管紧张素转换酶 2（human recombinant soluble ACE2，hrsACE2）对 SARS-CoV-2 的抑制活性，该 hrsACE2 已完成Ⅰ期和Ⅱ期临床试验。他们发现，添加了 hrsACE2 的 Vero 细胞中，病毒感染量显著减少（1/1000～1/5000），而以 hrsACE2 相同的方式得到的小鼠重组可溶性 ACE2（mouse recombinant soluble ACE2，mrsACE2）并不抑制病毒感染。SARS-CoV-2 感染的主要人体器官是肺部，血液中的病毒很少被观察到[27]。然而，SARS-CoV-2 病毒大小为 80～100nm，这表明该病毒在感染组织器官前会首先感染血管。为了验证该假设，他们通过 qRT-PCR 技术检测了构建的毛细血管有机体中病毒 RNA 的存在。结果表明，在感染 3～6 天后，血管有机体中检测到了病毒 RNA，而添加 hrsACE2 则显著降低了构建的人类血管有机体中 SARS-CoV-2 的感染。同时，添加人或鼠 rsACE2 对人体血管不会产生毒性。

2.1.3 TMPRSS2 抑制剂

在 SARS-CoV-2 进入宿主细胞过程中，TMPRSS2 对 S 蛋白的切割是必需的，因此阻止 TMPRSS2 激活 S 蛋白是抑制病毒进入宿主细胞的重要途径。甲磺酸卡莫司他（camostat mesilate，**2-6**，图 2-1）是一种临床有效的 TMPRSS2 抑制剂。研究表明，甲磺酸卡莫司他可以部分阻断高浓度（高达 100μmol·L^{-1}）表达 TMPRSS2 的细胞中 SARS-CoV-2 的感染，而不会产生毒性[10]。研究人员构建了两种细胞系，即不含 TMPRSS2 的 293T 细胞和包含 TMPRSS2 的 Caco-2 细胞。这两种细胞均转染表达 ACE2 受体以确保 S 蛋白驱动的病毒侵入过程。研究结果表明，甲磺酸卡莫司他部分阻断了 SARS-CoV-2 侵入 Caco-2 细胞和 Vero-TMPRSS2。当加入甲磺酸卡莫司他和组织蛋白酶（CatB/L）抑制剂 E-64d 时，可以完全抑制病毒的侵入，表明 SARS-CoV-2 可以同时利用 CatB/L 和 TMPRSS2 来完成侵入过程。因此，TMPRSS2 抑制剂与 CatB/L 抑制剂联合使用抗病毒效果最佳。

目前尚未研发出针对 SARS-CoV-2 的特效药物，广谱抗病毒药物或靶向宿主细胞的药物则容易产生细胞毒性和不良反应。深入了解 SARS-CoV-2 侵入宿主细胞的具体过程，从而靶向于特定的靶点，基于经典药物化学策略并借助于现代药物设计技术来发现新型 SARS-CoV-2 侵入抑制剂仍然是当前研究的热点。

2.2 流感病毒侵入抑制剂

流感病毒侵入宿主细胞依赖于其表面的一种糖蛋白——血凝素（hemagglutinin，HA）[28]。HA 介导病毒附着于宿主细胞，并促进病毒膜和内体膜的融合。成熟的 HA 以三聚体形式存在，每个单体由 HA1 和 HA2 亚基构成，HA1 和 HA2 链由单一的二硫键连接[29]。根据氨基酸序列不同，HA 分为两组：group-1 和 group-2。Group-1 包括 H1、H2、H5、H6、H8、H9、H11、H12、H13、H16、H17 和 H18；Group-2 包括 H3、H4、H7、H10、H14 和 H15。流感病毒通过其表面的 HA 识别宿主细胞表面的唾液酸受体，然后病毒通过内吞作用进入细胞。在这个过程中，低 pH 值环境触发了 HA 的不可逆重组，暴露了融合肽并启动融合过程[30]。HA 介导流感病毒进入宿主细胞是病毒感染的第一步，因此，抑制 HA 可以有效地阻止流感病毒感染。根据流感病毒的入侵机制，可以将 HA 抑制剂分为两类：①侵入抑制剂，切断 HA 与宿主细胞表面唾液酸受体之间的识别；②融合抑制剂，抑制 HA 介导的膜融合过程。

2.2.1 侵入抑制剂

Yu 等[31]基于致细胞病变效应（CPE）减少实验和 CellTiter-Glo 实验对一个刺囊酸-糖结合物的小型分子库进行筛选，发现了一种刺囊酸-半乳糖结合物 Q8（**2-7**，图 2-2）可显著降低 MDCK 细胞中病毒的 CPE。体外抗病毒活性实验显示，Q8 抑制 A/WSN/33 流感病毒的 EC_{50} 值为 5μmol·L^{-1}，优于奥司他韦。为了进一步探讨构效关系，他们对化合物 **2-7** 中的苷元、糖苷键和连接基团部分进行了系统的化学修饰。在其衍生物中，Y3（**2-8**，图 2-2）的活性较好，可显著抑制多种流感毒株（EC_{50} = 2.72～7.41μmol·L^{-1}）。机制实验证明，Y3 作用于 HA 上的唾液酸结合口袋，抑制流感病毒与宿主细胞的识别和膜融合。2022 年，Li 等[32]应用蛋白水解靶向嵌合体（PROTAC）技术针对 Y3 的苷元设计了一系列的 PROTAC 分子，其中 E3 连接酶为 VHL 配体的分子获得了最大降解活性（$DC_{50} = 1.44\mu mol \cdot L^{-1}$）。

唾液酸（sialic acid，SA）是流感病毒 HA 的配体。多价类 SA 衍生物与 HA 之间有较强的亲和力和特异性，通过与 HA 特异性竞争宿主细胞上的唾液酸受体而发挥抗流感病毒作用。Hatano 等[33]设计合成了一系列经血凝素（HA）结合肽（唾液酸模拟肽，Ala-Arg-Leu-Pro-Arg）功能化的碳硅烷树状大分子，并对其抗流感病毒活性进行了评价。其中哑铃型多肽树枝状大分子对两种人类流感病毒 A/PR/8/34（H1N1）和 A/Aichi/2/68（H3N2）表现出特别强的抑制活性，EC_{50} 值分别为 $0.72\mu mol \cdot L^{-1}$ 和 $0.6\mu mol \cdot L^{-1}$，且在高于每种病毒 EC_{50} 值 10 倍以上的浓度时未发现显著毒性。分子模拟表明，当哑铃型多肽树枝状大分子的一个肽单元被放置在 HA 的唾液酸受体结合部位时，哑铃型树枝状大分子封闭了该结合位点，使流感病毒无法与宿主细胞识别，阻断了其侵入过程。

HA 以三聚体的形式存在，理论上，三价唾液酸衍生物的亲和力强于单价唾液酸衍生物。Waldmann 等[34]基于 HA 同源三聚体的结构，以 1,3,5-三羧基苯为核心支架，以 30Å 长度的脂肪链或肽链为连接链，设计合成了一系列三价唾液酸衍生物。表面等离子共振（SPR）实验证明，化合物 **2-9**（图 2-2）与流感病毒 H5 的血凝素结合（解离常数 $K_d = 446nmol \cdot L^{-1}$，抑制常数 $K_i = 15\mu mol \cdot L^{-1}$）。分子模拟发现该配体还可以与 H7 血凝素结合。

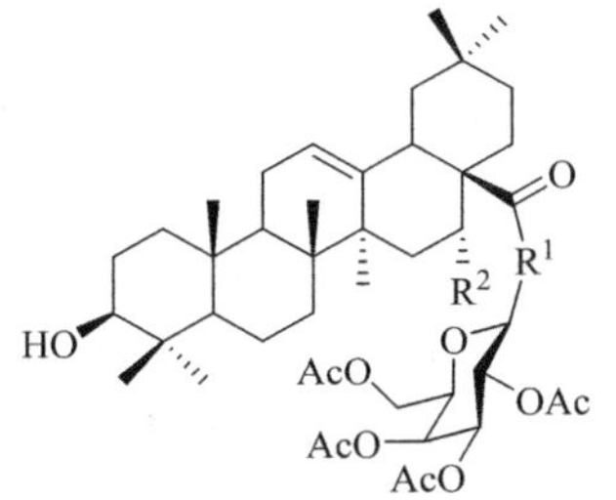

2-7 (Q8), $R^1 = O$, $R^2 = OH$
EC_{50} (A/WSN/33) = 5 $\mu mol \cdot L^{-1}$

2-8 (Y3), $R^1 = NH$, $R^2 = H$
EC_{50} = 2.72～7.41 $\mu mol \cdot L^{-1}$

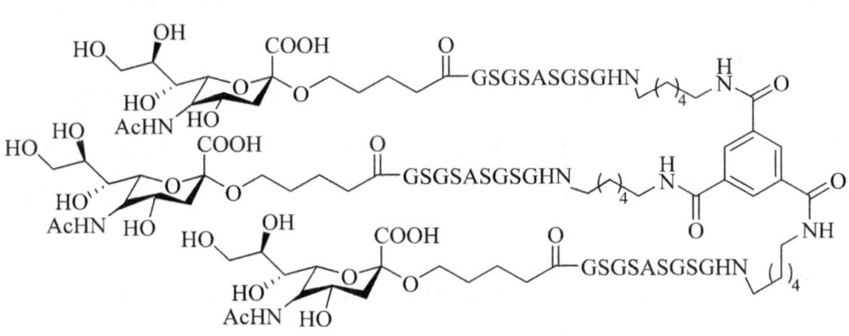

2-9

图 2-2　侵入抑制剂 **2-7**～**2-9** 的结构

综上，多价唾液酸衍生物具有广阔的研究前景。流感病毒侵入人体通常是通过上呼吸道感染，可通过气雾剂的形式在上呼吸道部位给药并发挥作用，对化合物的药代动力学性质要求不高。另外，所有血凝素的结合表位（即唾液酸）是由宿主决定的，病毒较难通过抗原漂移对该类化合物产生耐药性。因此，设计多价态衍生物是开发强大而持久的抗流感病毒药物的重要途径。

2.2.2 融合抑制剂

流感病毒 HA 与宿主细胞表面唾液酸受体识别后，低 pH 值环境诱导 HA2 的构象发生转变，融合肽暴露并启动融合过程。小分子化合物可通过作用于 HA 上保守的结合口袋，抑制其构象变化进而阻断流感病毒的侵入过程。

广谱抗病毒药物阿比多尔（**2-1**，图 2-1）是世界范围内唯一获批上市（俄罗斯和中国）的血凝素抑制剂，对多种流感病毒有效，且毒性和不良反应较低，临床上未出现过耐药株，但其活性仍需进一步提高。因此，对阿比多尔进行结构修饰以期得到活性更好的抑制剂一直是抗流感药物研究领域的热点。2017 年，Wilson 等[30]解析了阿比多尔与 H7N9 和 H3N2 流感病毒的 HA 蛋白复合物的晶体结构，发现阿比多尔作用于 HA 茎结构域上的一个疏水口袋，距离融合肽 16Å，每个血凝素与三分子阿比多尔结合。阿比多尔与周围的氨基酸残基形成了广泛的氢键和非共价键作用，通过稳定 HA 的预融合构象发挥抑制作用。结构生物学提示，阿比多尔 2-位的苯基硫甲基的合理修饰可以改善其与 HA 蛋白的特异性结合，据此修饰得到化合物 **2-10**（图 2-3），其与 H3 亚型的 HA 蛋白的结合能力［$K_d = (0.080 \pm 0.008) \mu mol \cdot L^{-1}$］比阿比多尔提升了近千倍［$K_d = (92 \pm 13) \mu mol \cdot L^{-1}$］[35]。新引入的羟基可以通过水分子与周围的氨基酸建立起氢键作用，是提高化合物亲和力的主导因素。

2021 年，Du 等[36]利用高通量筛选对一个由 10000 个化合物组成的 ChemDiv 化合物库进行筛选，发现了一种有效的特异性流感病毒融合抑制剂 CBS1194（**2-11**，图 2-3），其抑制 A/NY-r19-Gluc（H3N2）毒株的 EC_{50} 值为$(0.36 \pm 0.12) \mu mol \cdot L^{-1}$，优于阿比多尔［$EC_{50} = (0.95 \pm 0.29) \mu mol \cdot L^{-1}$］，但对 H1N1 和 H5N1 没有抑制活性。机制实验证明，该化合物并不抑制病毒吸附，即并不干扰 HA 与受体的相互作用，而是抑制病毒膜与宿主细胞膜的融合过程，胰蛋白酶敏感性实验也证明了 CBS1194 可以稳定低 pH 值环境引起的 HA 构象重排。

HA 茎部在 HA 亚型中高度保守，使其成为抗病毒药物发现的优选靶点。最近发现的广谱中和抗体（broadly neutralizing antibodies，bnAbs）FI6v3 和 CR9114 可以中和 group-1 和 group-2 的 HA 亚型。然而，它们接近茎区域时的构象可能因为抗体大小的原因而受到茎区域附近病毒膜的限制。此外，病毒可能会通过糖基化来掩盖 HA 茎区域的结合口袋，使其无法被 bnAbs 识别。因此，小分子化合物可以很容易地克服 bnAbs 的这两个缺点。近年来，针对 HA 广谱中和抗体结合表位来筛选得到特异性 HA 抑制剂逐渐成为研究的热点。

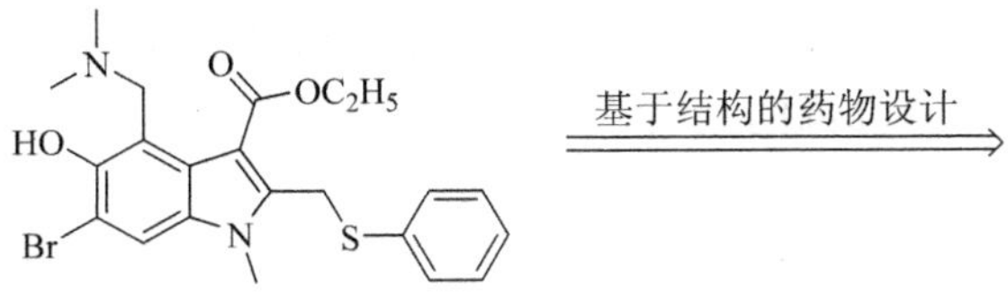

阿比多尔（**2-1**）
$K_d = (92 \pm 13)\ \mu mol \cdot L^{-1}$

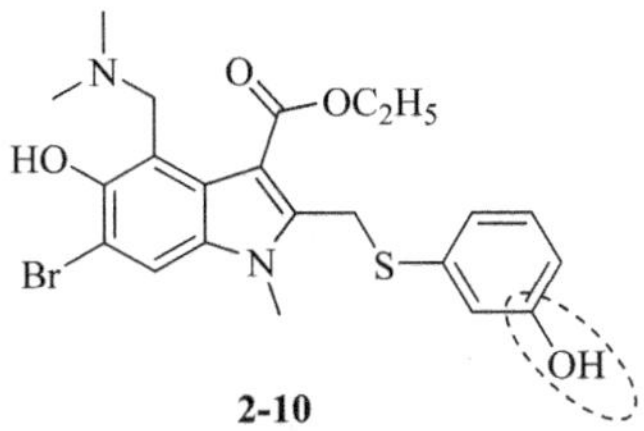

2-10
$K_d = (0.080 \pm 0.008)\ \mu mol \cdot L^{-1}$

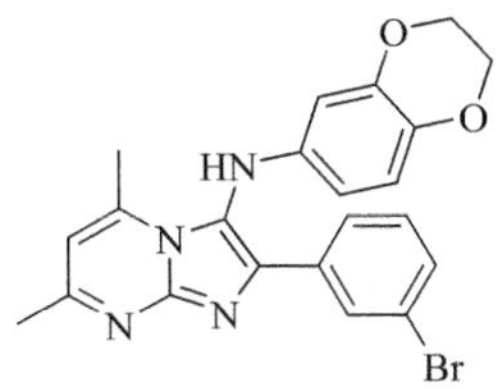

2-11

A/Puerto Rico/81934 (H1N1)	$EC_{50} > 50\ \mu mol \cdot L^{-1}$
A/Viet Nam/1203/04 (H5N1)	$EC_{50} > 50\ \mu mol \cdot L^{-1}$
A/rhea/North Carolina/1993 (H7N1)	$EC_{50} = (3.17 \pm 0.06)\ \mu mol \cdot L^{-1}$
A/Hong Kong/1/1968 (H3N2)	$EC_{50} = (1.60 \pm 0.28)\ \mu mol \cdot L^{-1}$
A/Brisbane/10/2007 (H3N2)	$EC_{50} = (0.74 \pm 0.42)\ \mu mol \cdot L^{-1}$
A/NY-r19-GLuc (H3N2)	$EC_{50} = (0.36 \pm 0.12)\ \mu mol \cdot L^{-1}$

图 2-3　融合抑制剂化合物 **2-10** 和 **2-11** 的结构

van Dongen 等[37]基于放大的化学发光亲和均相检测（amplified luminescent proximity homogeneous assay screen，AlphaScreen）技术构建了一种高通量筛选方法，筛选了一个包含约 50 万个小分子化合物的多样性化合物库，其中苄基哌嗪类化合物 JNJ7918［**2-12**，图 2-4（a）］活性最好。随后，为增加与 HA 的相互作用，对其进行了化学修饰，主要在苄基上引入官能团，最终得到化合物 JNJ4796［**2-13**，图 2-4（a）］，其 EC_{50} 值为 0.012～0.066μmol·L^{-1}（各种 H1 毒株），可选择性抑制 group-1 型 HA。体内实验证明，口服 JNJ4796 可保护小鼠免受 25 倍于 H1N1 A/Puerto Rico/8/1934 病毒半数致死量（LC_{50}）的致死攻击，且该化合物口服生物利用度高达 30%。化合物 **2-13** 与 HA 复合物的晶体结构表明，该抑制剂作用于 HA 茎部 HA1-HA2 界面的一个高度保守的狭长疏水凹槽［图 2-4（b）］，与广谱中和抗体与 HA 的相互作用类似。同时，晶体结构也解释了化合物选择性抑制 group-1 型 HA 的原因。H1 HA 上结合表位与 H3 HA 上相应区域的关键区别在于，group-2 型 HA 的 HA1 Asn38 处存在糖基化位点，这可能导致化合物 **2-13** 与 group-2 型 HA 结合时发生空间冲突，丧失了对 group-2 型 HA 的活性。

Yao 等[38]基于中和抗体 P7 肽构建了一种荧光偏振探针，并基于该探针构建了高通量筛选的方法，用以筛选针对 H1N1 流感病毒茎部抗体结合表位的小分子抑制剂。通过对一个包含 72000 个小分子的化合物库进行筛选，发现了一种新的小分子 F0045（**2-14**，图 2-5），其 *S* 构型对多种 H1N1 毒株具有良好的抑制活性，EC_{50} 值为 0.50～1.9μmol·L^{-1}。同化合物 **2-13** 类似，**2-14** 也是一种选择性 group-1 型 HA 抑制剂。H1/PR8 HA 与 **2-14** 复合物的晶体结构证实，它与广谱中和抗体 FI6v3、CR9114、环肽 P7 和

小分子抑制剂 **2-13** 类似，能与 HA 茎中的抗体结合口袋结合。该化合物仅占据结合口袋的小部分，具有进一步修饰的空间。

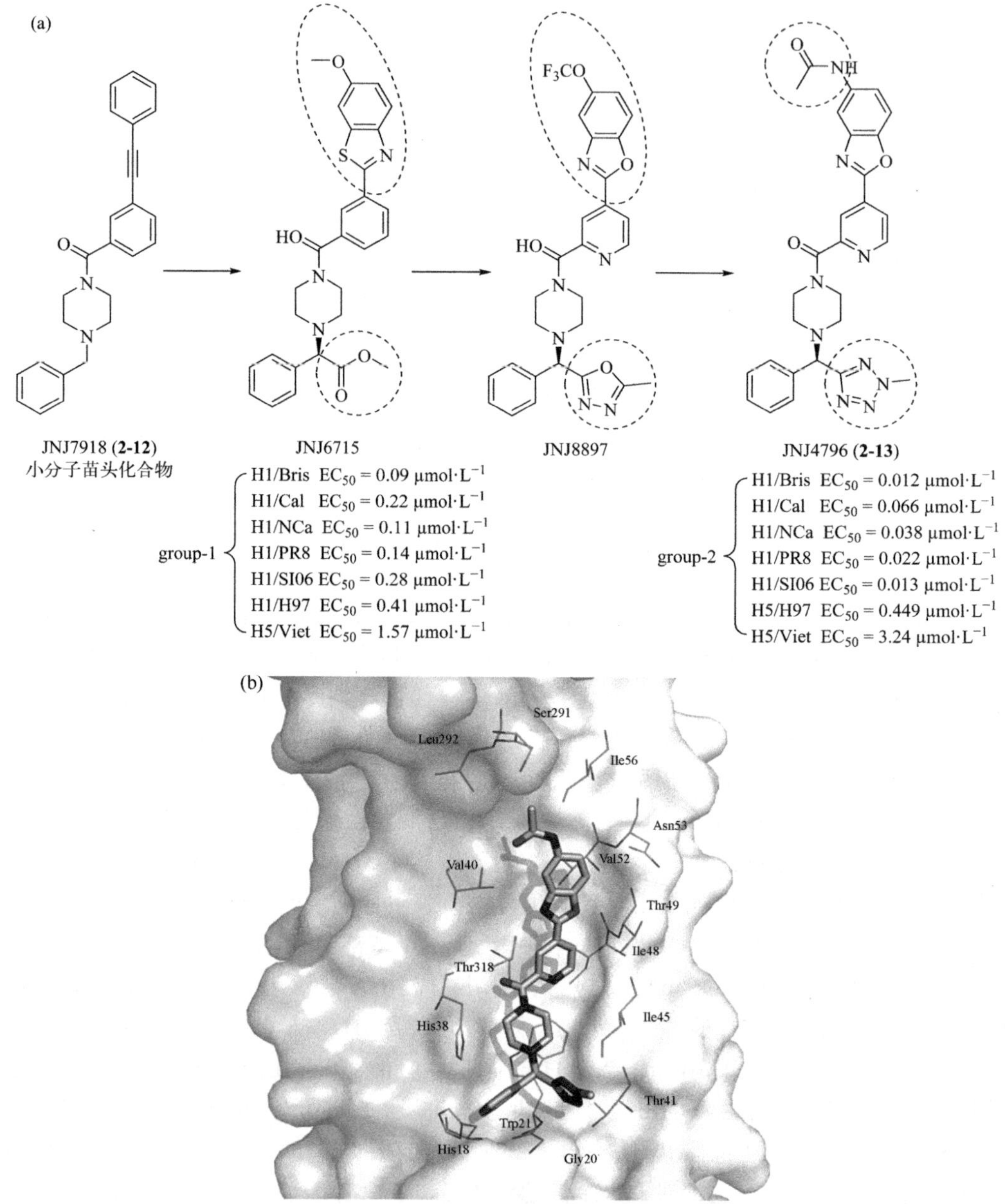

图 2-4 （a）化合物 **2-13** 的发现；（b）JNJ4796 与流感 H1 HA 复合物的晶体结构（PDB 代码：6CF7）

2020 年，Hussein 等[39]利用基于人肺上皮细胞 A549 的高通量抗病毒筛选，从含有 19200 个小分子的化合物库中发现了一种新型 4-氨基哌啶类 HA 抑制剂 CBS1116

（**2-15**），但其毒性较大。研究者通过结构修饰得到了化合物 CBS1117（**2-16**），其 EC_{50} 值为 0.07μmol·L^{-1}（A/H1N1/Puerto Rico/8/34），CC_{50} 值为 274.3μmol·L^{-1}。该课题组还报道了该化合物与 H5 HA 的晶体结构，发现 **2-16** 通过广泛的疏水作用作用于融合肽附近的抗体结合口袋[40]。随后，该课题组对化合物进行了进一步的结构改造，主要集中在异丙基和苯环位置，其中化合物 **2-17** 的抗病毒活性最好，抑制 H5N1 毒株的 EC_{50} 值为 0.24μmol·L^{-1} [41]。此外，**2-17** 与神经氨酸酶抑制剂奥司他韦联合用药可以产生协同抗病毒活性，相比于单一用药，抗病毒活性提升近 5 倍。**2-17** 还具有良好的代谢稳定性，值得进一步开发。化合物 **2-15**～**2-17** 的结构及活性见图 2-5。

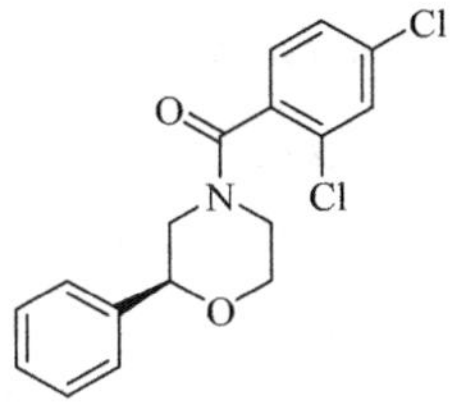

F0045 (**2-14**)

H1/PR8 EC_{50} = (1.9±0.3) μmol·L^{-1}

H1/Cal04 EC_{50} = (1.4±0.9) μmol·L^{-1}

H1/Mich15 EC_{50} = (0.5±1.6) μmol·L^{-1}

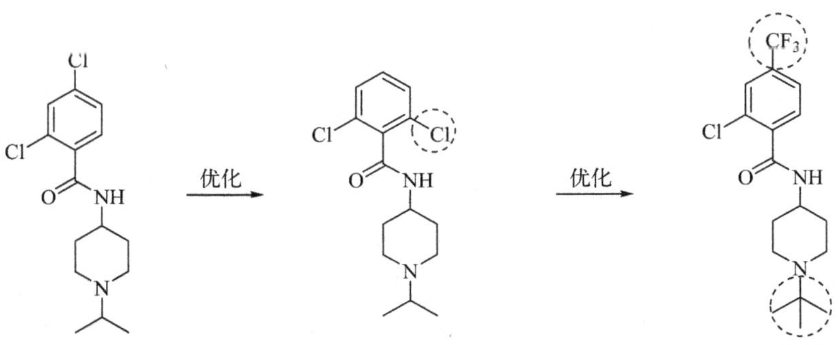

CBS1116 (**2-15**)
H1/PR8 IC_{50} = 0.4 μmol·L^{-1}
CC_{50} = 160 μmol·L^{-1}
SI (CC_{50}/IC_{50}) = 400

CBS1117 (**2-16**)
H1/PR8 EC_{50} = 0.07 μmol·L^{-1}
CC_{50} = 274 μmol·L^{-1}
SI = 3914
H5N1 EC_{50} = 3.04 μmol·L^{-1}

2-17
H1/PR8 EC_{50} = (0.072±0. 024) μmol·L^{-1}
H5N1 EC_{50} = (0.24±0.09) μmol·L^{-1}

图 2-5 化合物 **2-14**～**2-17** 的结构

目前靶向流感病毒表面 HA 的特异性侵入抑制剂研究仍然是热门领域。与传统抗流感药物相比，流感病毒侵入抑制剂可以兼具治疗和预防的作用，在疫苗有效性下降或已有药物产生严重耐药性时可发挥巨大的作用。同时，已有研究证明，侵入抑制剂与其他药物的联合用药可以显著提升药物的效力，这有望为流感的临床治疗带来更多新的选择。

2.3 人类免疫缺陷病毒-1 侵入抑制剂

前已述及，HIV 的亚型中，全球主要流行的是 HIV-1（人类免疫缺陷病毒-1）亚型[42-43]。在众多已上市的抗 HIV 药物中，侵入抑制剂因不易诱导 HIV 耐药突变而具有更好的应用前景[44]。近年来，HIV-1 侵入抑制剂研究取得了较大的进展，目前美国 FDA 批准上市的侵入抑制剂包括恩夫韦地（enfuvirtide，T20）、马拉维若（maroviroc）和福替沙韦（fostemsavir）。HIV-1 侵入细胞是一个多步过程，首先 HIV-1 包膜表面糖蛋白复合物 gp120-gp41 中的 gp120 与 CD4 分子结合，随之 gp120 的构象发生改变，趋化因子受体（协同受体）结合位点暴露，进而与宿主细胞膜上的协同受体（CCR5/CXCR4）结合，继而 gp41 的构象发生改变，介导病毒膜与靶细胞膜的融合，HIV-1 侵入宿主细胞[45-46]。基于上述过程，HIV-1 侵入抑制剂可分为吸附抑制剂、协同受体抑制剂和膜融合抑制剂。

2.3.1 吸附抑制剂

gp120 是 HIV-1 表面的糖蛋白，含有 5 个呈现高度变异的区域 V1～V5 和 5 个相对保守的区域 C1～C5[47-48]。可变区是 HIV-1 变异性高的主要原因，保守区是 gp120 的核心部分，包含了 CD4 受体、趋化因子辅助受体的结合位点以及中和抗原的结合表位[49]。除此之外，HIV-1 还包括内结构域和外结构域两个重要的结构。外结构域存在一个很大的 CD4 结合空腔，负责与 CD4 上 Phe43 结合的口袋位于该空腔，即“Phe43 结合口袋”。该口袋高度保守，是设计小分子抑制剂的良好位点[50]。

CD4 又称 T4 抗原，位于免疫细胞表面。依据其功能，可将 CD4 分子分为胞外结构域、跨膜区和胞内结构域三部分。胞外结构域是 gp120 的结合部位。跨膜区是连接膜内外两侧结构域的桥梁。胞内结构域的氨基酸残基序列高度保守，也是 CD4 分子发挥作用所必需的[51-52]。基于对 gp120 和 CD4 分子的结构功能及两者相互作用机制的理解，封闭 gp120 和 CD4 的结合位点可阻断 HIV-1 的侵入过程，近年来已开发出多种有效的抑制剂[50]。

（1）以 gp120 为靶点的抑制剂

百时美施贵宝公司在优化设计吲哚类似物时发现了一个特异性 HIV-1 抑制剂——BMS-378806（**2-18**）[53]。机制实验证明，该化合物与 HIV-1 的 gp120 结合，导致其构象发生改变，进而阻止 gp120 与 CD4 的结合，但其药代动力学性质较差，限制了其临床应用。此后，研究者对此先导化合物进行了多轮优化（图 2-6），尽管提高了体内外活性，但仍未解决口服生物利用度低、药代动力学性质差等缺点。BMS-626529 （temsavir，**2-19**）是百时美施贵宝公司新研发出的、抗病毒活性更强的抑制剂。图 2-6（b）所示晶体结构表明，化合物 **2-19** 主要通过疏水作用与 gp120 结合。苯甲酰环与 gp120 和 Phe382 发生平行的 π-π 堆积作用，与 Trp427 发生偏移的 π-π 堆积作用。Trp427 的主链 NH 与草酰胺羰基、Asp113 侧链与吲哚环 NH 之间存在氢键相互作用。为了改善化合物的膜渗透性和溶解度，研究人员设计合成了磷酸酯类前药 BMS-663068（fostemsavir，**2-20**），其在临床试验中表现出良好的耐受性。2020 年 7 月 3 日，BMS-663068 经美国 FDA 批准上市，为已经接受过多种治疗的多重耐药 HIV 感染者带来了新的希望。

苯基草酰胺类化合物 NBD-556（**2-21**，图 2-7）是通过数据库筛选发现的 gp120-CD4 相互作用抑制剂，可以与 gp120 上保守的“Phe43 口袋”结合[54]，属于 CD4 模拟小分子（small-molecule CD4 mimics，SMCMs）。SMCMs 的结构可以分为三部分：插入“Phe43 口袋”的区域Ⅰ；起连接作用的区域Ⅱ；与周围氨基酸形成广泛相互作用的区域Ⅲ[55]。但是，研究表明，化合物 **2-21** 及其类似物作为 CD4 激动剂在 $CD4^{-}CCR5^{+}$细胞中增强了 HIV-1 的感染性。晶体结构表明，与 $Arg59_{CD4}$ 不同，该类化合物与 $Asp368_{gp120}$ 并未保持关键的氢键/盐桥相互作用。随后研究人员对先导化合物 **2-21** 进行了多轮修饰，

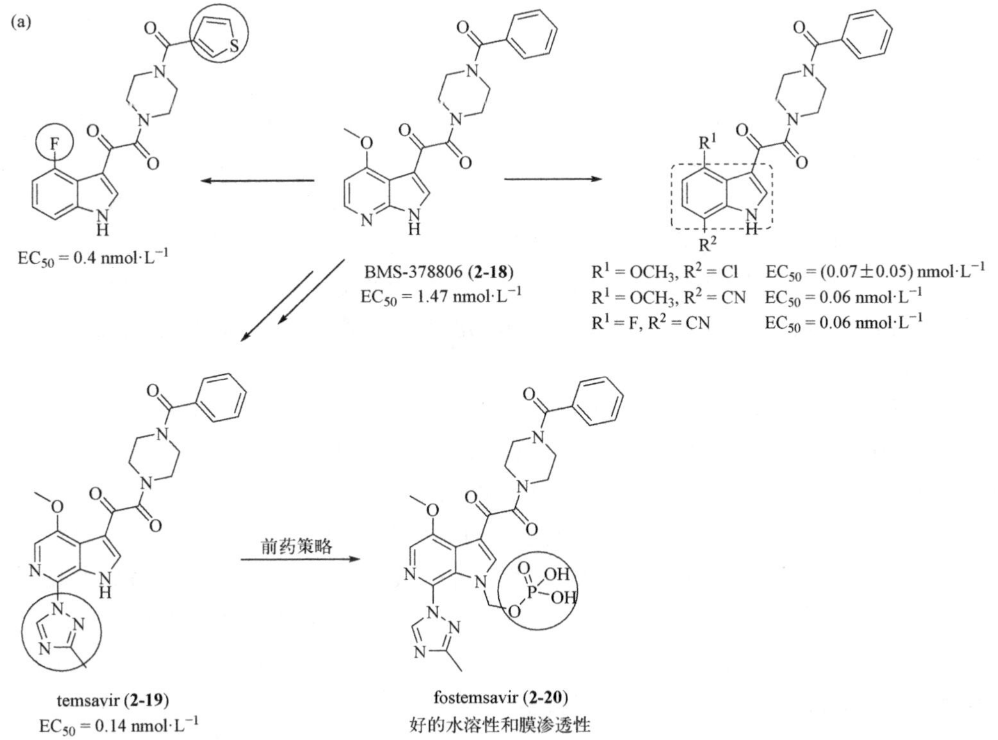

图 2-6

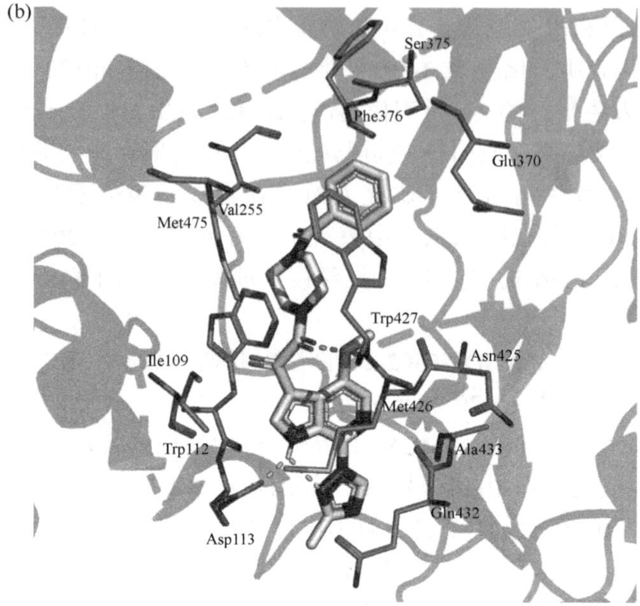

图 2-6 （a）化合物 **2-18** 及其衍生物的结构；（b）temsavir（**2-19**）与 HIV-1 gp120 复合物的晶体结构（PDB 代码：5U7O）

初期，修饰位点主要在区域Ⅰ和区域Ⅲ，引入不同的芳杂环和取代基并没有使该类化合物表现出完全的抑制剂作用。随后，研究人员保持活性最好的化合物 NBD-09027（**2-22**）中的优势取代基不变，对连接区域Ⅱ进行改造，得到了 CD4 拮抗剂 NBD-11021（**2-23**）[56]。Curreli 等对其进行进一步结构优化得到了活性更强的化合物 NBD-14189（**2-24**），但其细胞毒性、选择性指数、ADME 性质，特别是水溶性有待进一步改善[57]。鉴于此，Curreli 等[58]用吡啶环取代了苯环，其中活性最好的是 NBD-14270（**2-25**），其选择性指数分别是 **2-24** 和 **2-23** 的 3 倍和 58 倍。此外，与 **2-24** 相比，**2-25** 的水溶性等性质均有所改善。详见图 2-7。

（2）以 CD4 受体为靶点的抑制剂

cyclotriazadisulfonamide（CADA）（**2-26**，图 2-8）是合成的一种大环化合物，对 HIV-1 具有广谱的抑制活性，主要是通过下调 CD4 受体表达来抑制 HIV-1 的侵入过程[59]，与辅助受体无关，并与针对其他靶点的 HIV 抑制剂具有协同作用。不对称 CADA 类化合物逐渐成为研究的热点。Chawla 等[60]设计合成了一系列不对称 CADA 类似物，并对其进行了构效关系研究，结果表明，化合物对 CD4 的下调效力主要由侧臂取代基决定。不同的 CADA 化合物的 X 射线结构中十二元环具有相同的折叠构象，头部异丁烯基有一致的扭曲，将两个侧臂取代基放置在两个不同的方向。这导致了一个“双位点”模型，在该模型中，两个侧臂结合区不对称布置，具有不同的空间和电性要求。当 CADA 化合物与 CD4 受体结合时，它们稳定了 CD4 信号肽的折叠构象，阻止新生

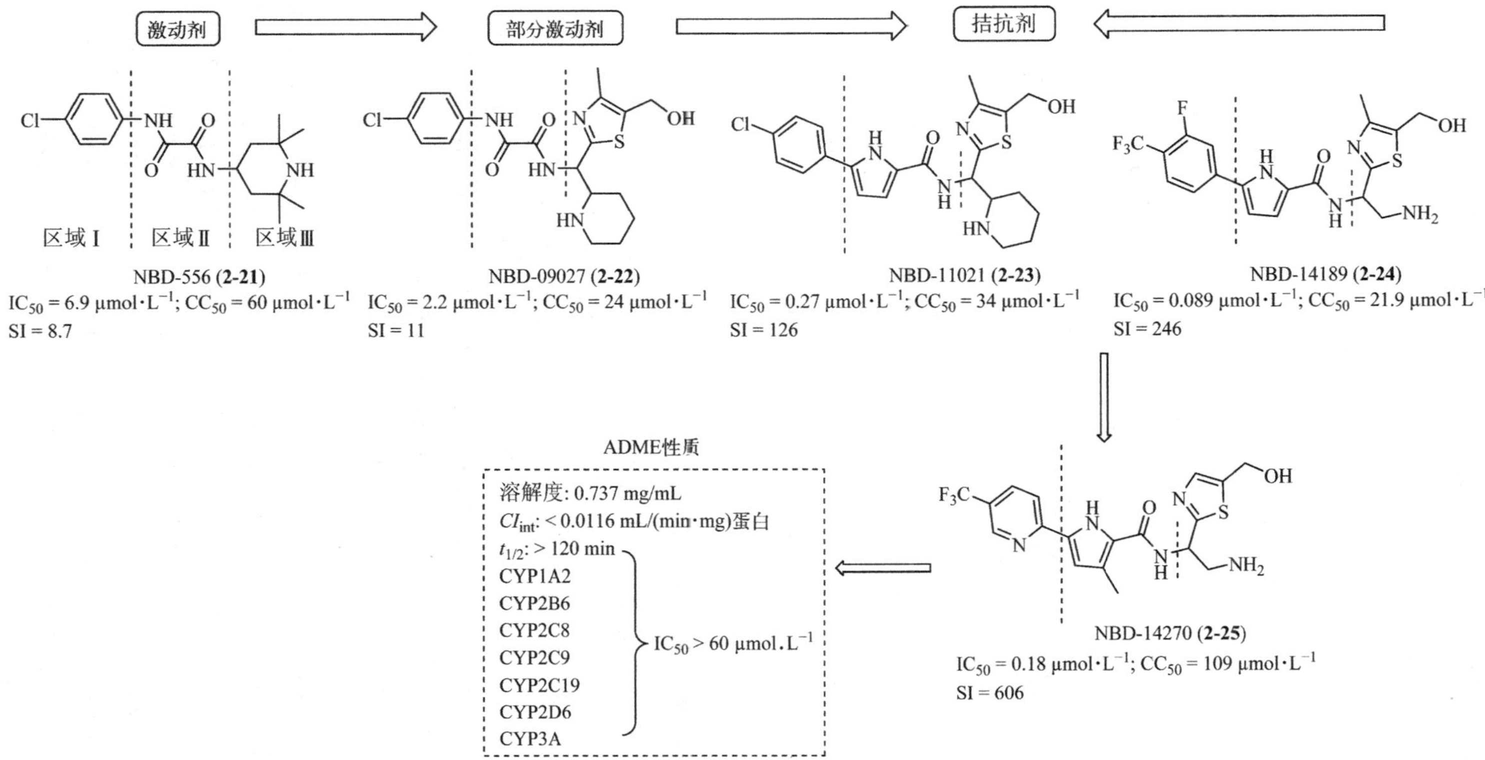

图 2-7　NBD-556 及其衍生物的结构

的 CD4 蛋白向内质网转移。该系列化合物中，化合物 **2-27** 和 **2-28** 活性最好，在纳摩尔水平表现出下调 CD4 的活性（图 2-8）。

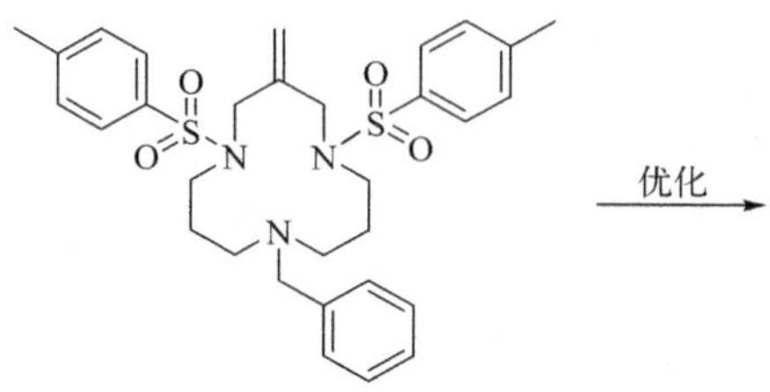

CADA (**2-26**)

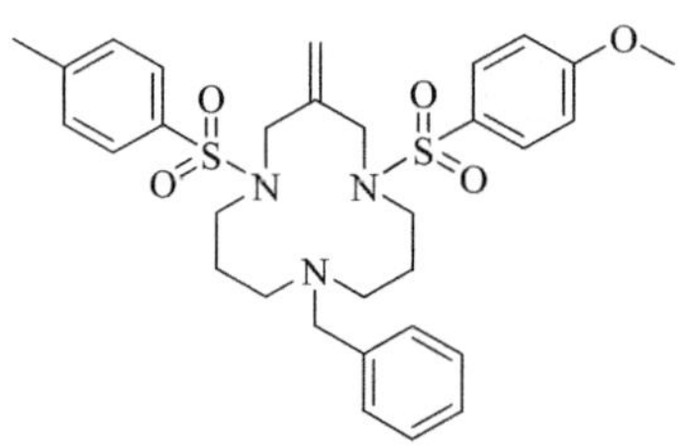

2-27
$IC_{50} = 46\ nmol \cdot L^{-1}$

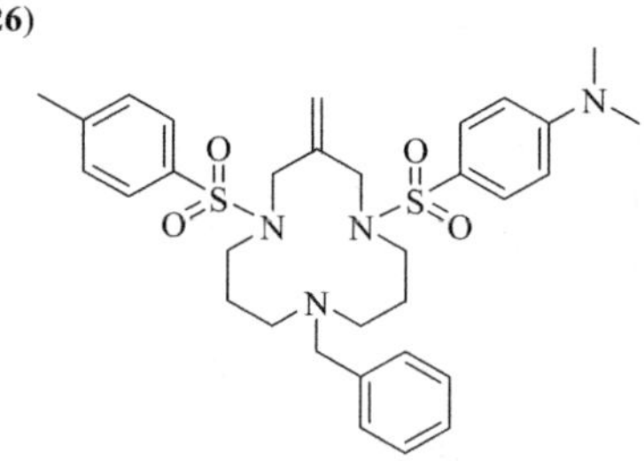

2-28
$IC_{50} = 63\ nmol \cdot L^{-1}$

图 2-8　化合物 **2-26**～**2-28** 的结构

2.3.2　HIV-1 协同受体抑制剂

gp120 的构象发生改变后，趋化因子受体（协同受体）结合位点暴露，进而与宿主细胞膜上的协同受体（CCR5/CXCR4）结合，这是 HIV-1 侵入宿主细胞的第二步。阻断 gp120 与协同受体的结合可有效阻断 HIV-1 侵入。从 20 世纪 90 年代起，针对协同受体的抑制剂的研究从未停止[61]。CXCR4 和 CCR5 同属于 G 蛋白偶联受体超家族，均为同源二聚体结构，是最重要的两种协同受体，几乎所有的 HIV-1 病毒都是利用这两种协同受体来侵入细胞。尤其是 CXCR4 和 CCR5 的晶体结构均已被解析[62-63]，为靶向于该类受体的合理药物设计提供了保障。

（1）CCR5 抑制剂

马拉维若（**2-29**）[图 2-9（a）] 是由辉瑞公司开发的第一个上市的 CCR5 小分子抑制剂，对多种 R5 系 HIV-1 毒株有效。2013 年，吴蓓丽课题组解析了马拉维若与 CCR5 受体的复合物晶体结构[62]，表明其可与周围的氨基酸形成广泛的疏水作用和氢键作用 [图 2-9（b）和（c）]。然而，马拉维若在临床使用中出现了耐药性毒株[64]。辉瑞公司继续基于马拉维若的结构进行了多样化修饰，于 2011 年发现了第二代 CCR5 拮抗剂 PF-232799（**2-30**）[65]。与马拉维若相比，化合物 **2-30** 活性更好（$IC_{50} = 2nmol \cdot L^{-1}$），且口服有效。此外，化合物 **2-30** 对实验室中获得的马拉维若耐药株同样保持活性。目前该化合物处于临床Ⅱ期试验研究。

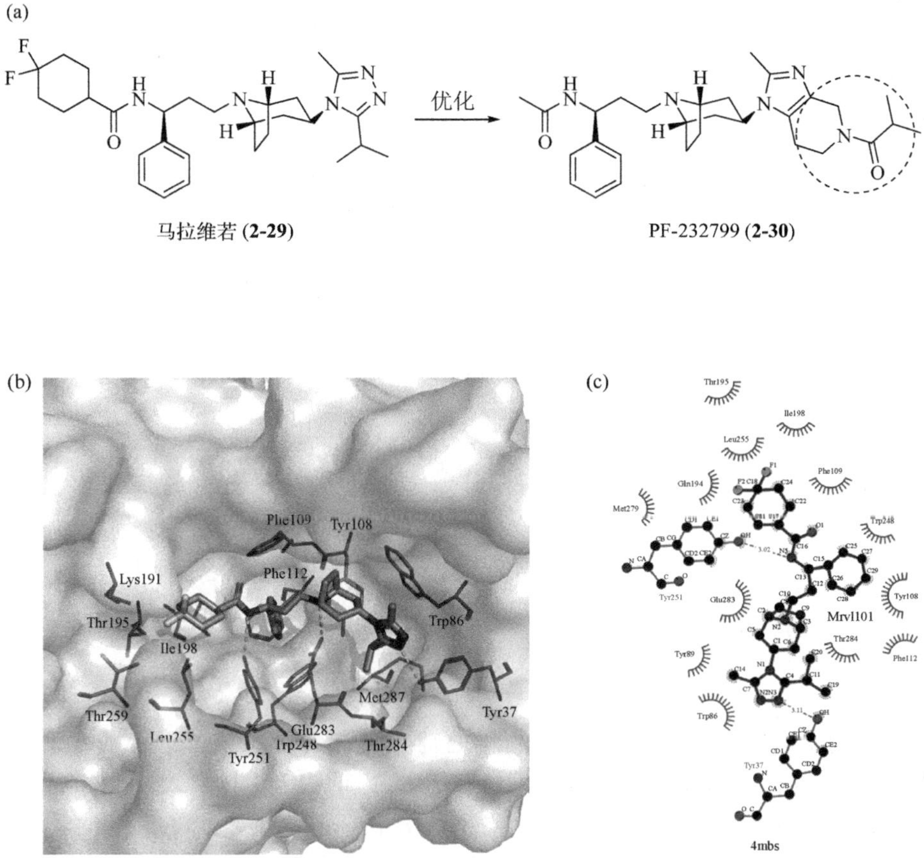

图 2-9 （a）化合物 **2-29** 和 **2-30** 的结构；（b）马拉维若（**2-29**）与 CCR5 复合物的晶体结构（PDB 代码：4MBS）；（c）马拉维若-CCR5 相互作用的二维结构示意图（由 LigPlot 生成，PDB 代码：4MBS），展示了氢键（虚线）和疏水相互作用（弧线），并标注了相互作用残基及其距离

如图 2-10 所示，TAK-799（**2-31**）是通过高通量筛选得到的第一个非肽类 CCR5 小分子抑制剂，但其生物利用度较低、药代动力学性质较差。研究人员对其进行优化得到了化合物 TAK-652（**2-32**），在纳摩尔浓度下即可抑制 HIV-1 的复制[66]，且具有良好的药代动力学性质。TAK-652 在Ⅰ期和Ⅱ期临床试验中显示出良好的治疗效果和较少的不良反应，已于 2016 年进入Ⅲ期临床研究[67-68]。TAK-220（**2-33**）在纳摩尔浓度下可抑制 HIV-1 在外周血单核细胞中的复制，平均 EC_{50} 值为 $13nmol \cdot L^{-1}$。$5mg \cdot kg^{-1}$ 剂量下，化合物 **2-33** 在大鼠和猴体内的口服生物利用度分别为 9.5%和 28.9%[69]。目前，该化合物已进入Ⅰ期临床试验[70]。

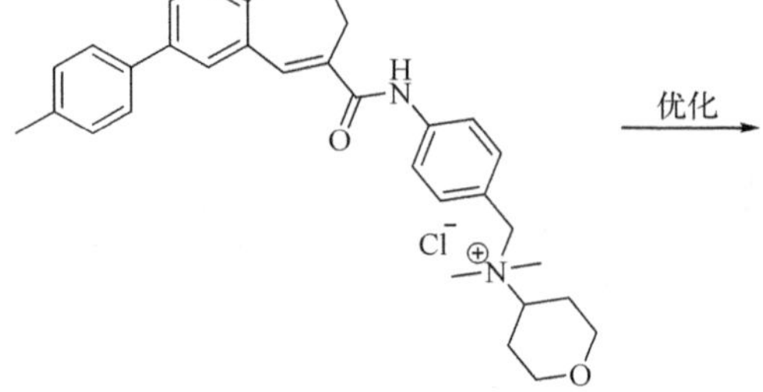

TAK-799 (**2-31**)

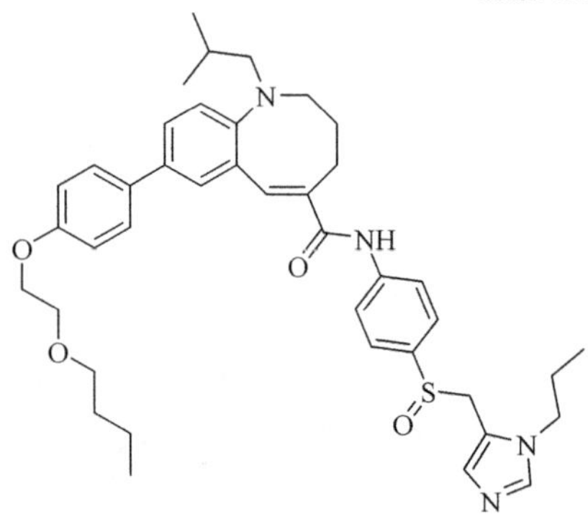

TAK-652 (**2-32**)

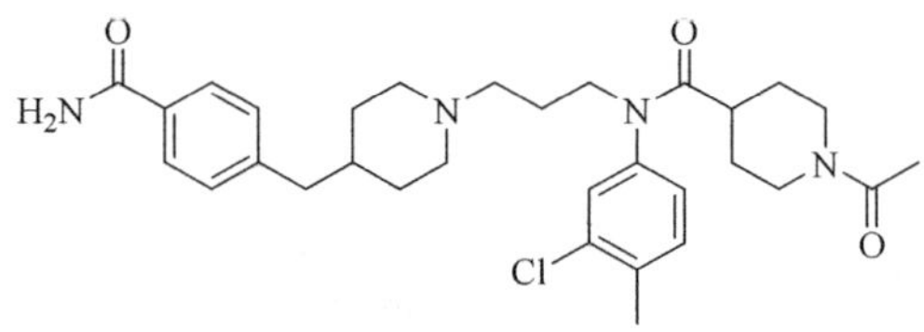

TAK-220 (**2-33**)

图 2-10　几个 CCR5 抑制剂的结构

2018 年，柳红课题组通过基于结构的药物设计对马拉维若进行了一系列的修饰[71]，得到了 34 个全新 1-芳杂基-1,3-丙二胺衍生物，这些衍生物在 2.3～296.4nmol·L^{-1} 范围内表现出 HIV-1 抑制活性。其中，塞拉维诺［thioraviroc，**2-34**，图 2-11（a）］是最有效的 CCR5 拮抗剂，具有良好的体外抗 HIV-1 活性（IC_{50} = 1.5nmol·L^{-1}）、低细胞毒性（hERG：IC_{50}＞40μmol·L^{-1}）和良好的生物利用度（F_{rat} = 14.5%）。复合物晶体结构表明，化合物 **2-34** 与 CCR5 的相互作用与马拉维若相似［图 2-11（b）］：噻吩环深入结合口袋，与周围的芳香族残基形成广泛的 π-π 堆积作用，从而使 CCR5 稳定在非活性构象。托烷的质子化氮原子与 Glu283 形成盐桥，三唑基团通过水分子与 Tyr371 形成氢键。酰胺氮原子与 Tyr251 形成氢键，环戊烷基团与周围氨基酸形成疏水作用力，环己烷环上的一个氟原子与 Thr195 和 Thr259 形成两个氢键。目前塞拉维诺已进入临床研究。

（2）CXCR4 抑制剂

AMD3100（**2-35**）是 Schols 等发现的第一个 CXCR4 特异性拮抗剂，由于该化合物生物利用度差和不良反应（如骨髓干细胞动员）而未能通过临床试验[72]，但已作为干细胞动员剂上市，用于治疗非霍金淋巴瘤和多发性骨髓瘤。后续研究表明，螯合环并不是该类化合物保持活性所必需的基团[73]。AMD070（**2-36**）由 AMD3100 衍生而来，克服了口服生物利用度低的问题，且生物活性好，特异性强[74]。该化合物已于 2007 年进入Ⅱ期临床试验，但无后续报道。对化合物 **2-36** 进一步修饰，得到化合物 **2-37**（GSK812397）和 **2-38**（图 2-12），二者均具有较高的活性和良好的口服生物利用度[75]。

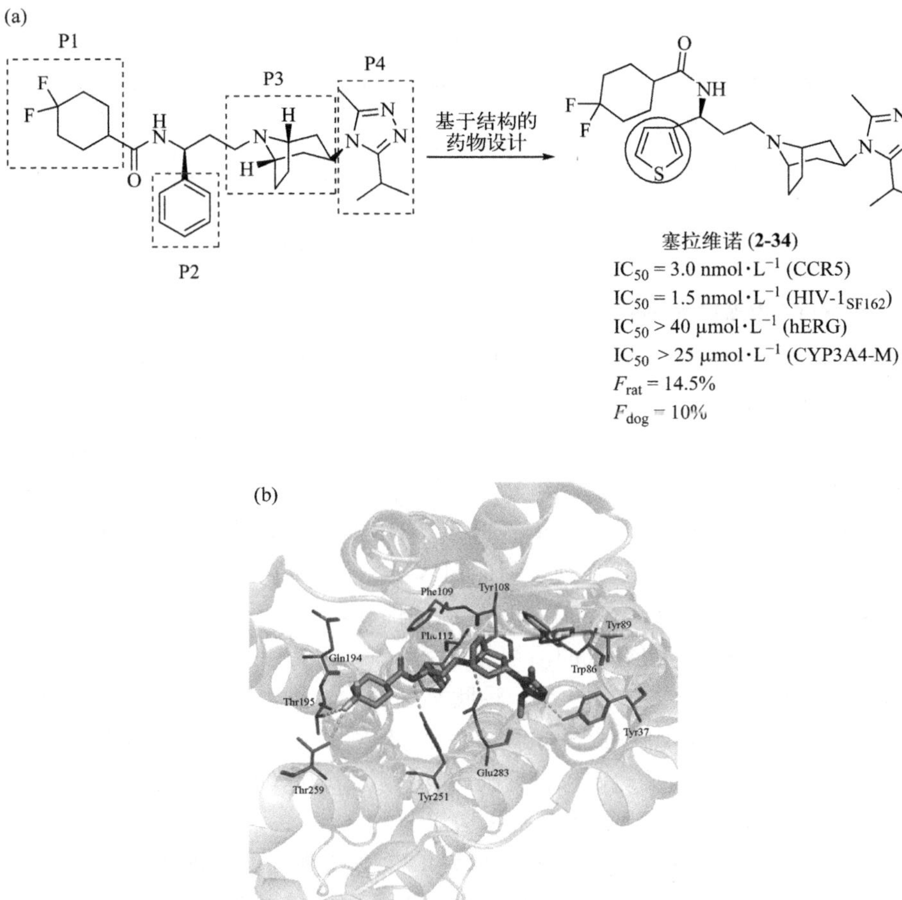

图 2-11 （a）塞拉维诺的发现（**2-34**）及（b）其与 CCR5 复合物的晶体结构（PDB 代码：6AKY）

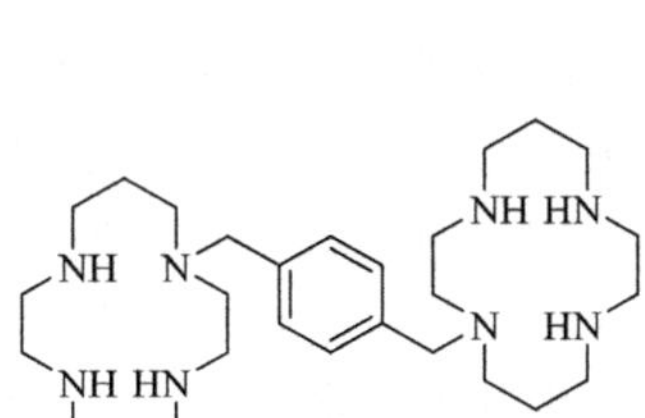

AMD3100 (**2-35**)

图 2-12

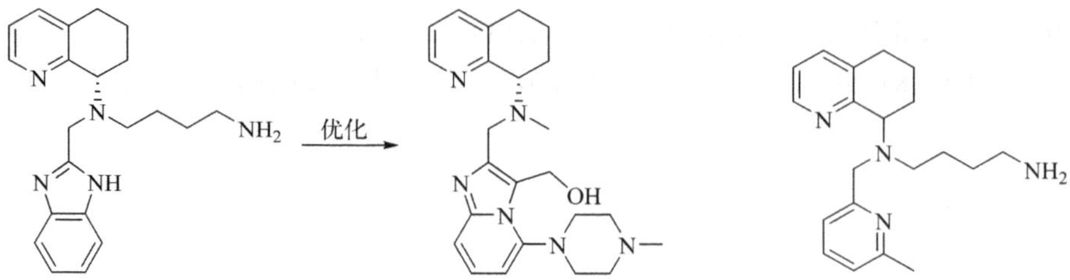

AMD070 (**2-36**)

GSK812397 (**2-37**)
EC_{50} = 4.6 nmol·L^{-1} (PBMCs)
EC_{50} = 1.5 nmol·L^{-1} (HOS)
F_{rat} = 21%
F_{dog} = 21%

2-38
EC_{50} = 2.9 nmol·L^{-1}
F_{rat} = 87%
F_{dog} = 45%

图 2-12 几个 CXCR4 抑制剂的结构

2.3.3 HIV-1 膜融合抑制剂

前体蛋白 gp160 经修饰剪切后可形成包膜蛋白 gp120 和跨膜蛋白 gp41[76]，在 gp120 与宿主细胞受体和协同受体结合后，gp41 发生构象变化，介导后续的膜融合过程[77]。N-七肽重复序列（N-heptad repeat region，NHR）和 C-七肽重复序列（C-heptad repeat region，CHR）是 gp41 的两个重要部分，它们连接在一起形成一个六螺旋束（6-helix bundle，6-HB）结构。化合物连接到 CHR 或 NHR 区域后，可以抑制 6-HB 的形成。NHR 三聚体上保守的疏水口袋是开发新的 HIV-1 融合抑制剂的良好靶点[78]。与 gp120 中的 CD4 结合位点相比，gp41 的疏水口袋更加保守，因此针对疏水口袋的 gp41 抑制剂对不同的 HIV 毒株具有更广泛的活性。

T20（enfuvirtide，恩夫韦肽）是一种肽类抑制剂，于 2003 年在美国上市，是第一个被 FDA 批准的 HIV-1 膜融合抑制剂。T-20 是模拟 CHR 区域的 36 肽，它可以结合于 gp41 上 NMR 三聚体的疏水槽，抑制病毒膜和细胞膜的融合。但口服生物利用度低，易被蛋白酶水解等缺点限制了其临床应用[79-80]。

艾博卫泰（albuvirtide）是我国自主研发的肽类药物，也是全球第一个长效 HIV 融合抑制剂，每周只需注射一次，于 2018 年获批上市。体外研究表明，艾博卫泰不仅对目前在世界各地流行的 HIV-1 亚型具有强大而广泛的抑制作用，而且也强效抑制 T20 耐药变异株[81]。临床Ⅲ期试验表明，注射用艾博卫泰联合洛匹那韦/利托那韦用药是安全有效的，不逊于世界卫生组织推荐的二线方案[82]。与 3～4 种药物治疗方案相比，两种药物联合应用提供了更好的安全性、更少的药物相互作用。

不容忽视的是，由于肽类药物普遍存在口服生物利用度低等问题，只能通过注射给药，降低了患者依从性，研究开发可口服利用的小分子药物是研究的热点。

然而，针对多肽结合口袋的小分子药物研发困难重重。以 T20、艾博卫泰为代表的多肽类抑制剂通常含有多个芳香基团和一个负电中心，其中芳香基团通过疏水相互作用结合于口袋，而负电中心与 Lys574 形成关键静电作用。最初，Jiang 等[83-85]基于以上结合模式，应用分子对接方法筛选了一系列化合物可结合于该疏水口袋的化合物，它们通常含有羧酸、磺酸等负电中心，可与口袋中的 Lys574 形成关键的静电作用。但这些小分子抑制剂均无法实现有效的融合抑制(抑制细胞融合的 EC_{50} 为 4.2～30μmol·L^{-1})。2022 年，Li 等[86]分别将 **2-39**、**2-40**、**2-41**（图 2-13）三个抑制活性较低的化合物的羧酸基团转化为磺基四氟苯基（STP）酯以共价靶向 Lys574，这些化合物的抗病毒活力获得了显著活提升(**2-39**-STP: EC_{50} = 0.3μmol·L^{-1}; **2-40**-STP: EC_{50} = 5μmol·L^{-1}; **2-41**-STP：EC_{50} = 9μmol·L^{-1})。该设计策略可将快速将低或无抗病毒活性的抗 HIV 小分子转化为微摩尔抑制剂，具有一定开发潜力。

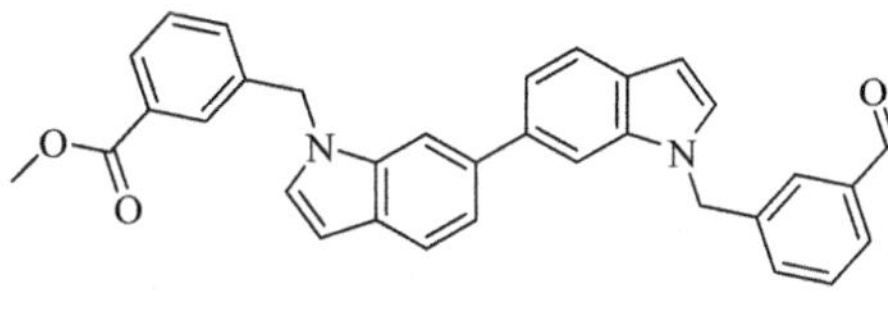

2-39
EC_{50} = 0.4 μmol·L^{-1} (抑制细胞融合)
EC_{50} = 3.2 μmol·L^{-1} (抗病毒活力)

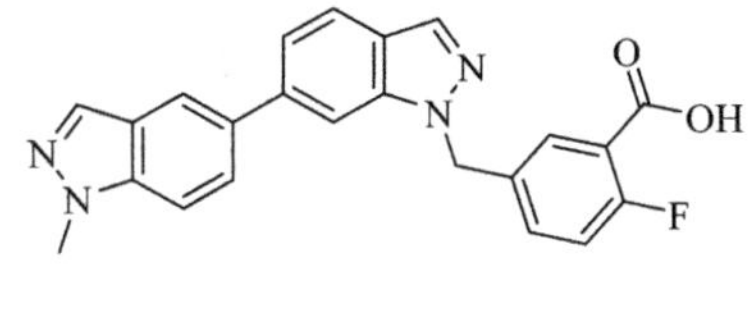

2-40
EC_{50} = 78 μmol·L^{-1} (抑制细胞融合)
EC_{50} = 35 μmol·L^{-1} (抗病毒活力)

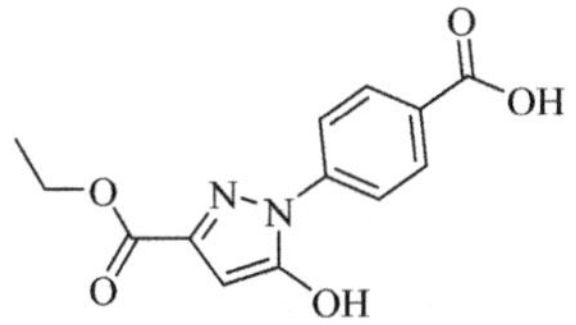

2-41
EC_{50} > 100 μmol·L^{-1} (抑制细胞融合)
EC_{50} >100 μmol·L^{-1} (抗病毒活力)

图 2-13　针对多肽结合口袋设计的几个小分子融合抑制剂的分子结构

除针对多肽类药物疏水结合空腔的小分子药物探索外，抗体引导的小分子化合物的药物设计也备受关注。2020 年，Xiao 等[87]通过高通量筛选方法筛选得到可与 2F5（一种结合于 gp41 的中和抗体）竞争结合的小分子化合物 dequalinium，随后对其进行结构优化获得 S2C3（**2-42**）。S2C3 可有效抑制 HIV 感染，并具有广谱活性，对测试毒株的 EC_{50} = 2.4～4.4μmol·L^{-1}。对化合物 **2-42** 的共晶结构解析研究表明，该化合物可与两个相邻的 HR1 形成的保守疏水口袋结合，从而稳定融合前构象抑制病毒感染，该区域可能成为开发 HIV 融合抑制剂的良好靶标（图 2-14）。

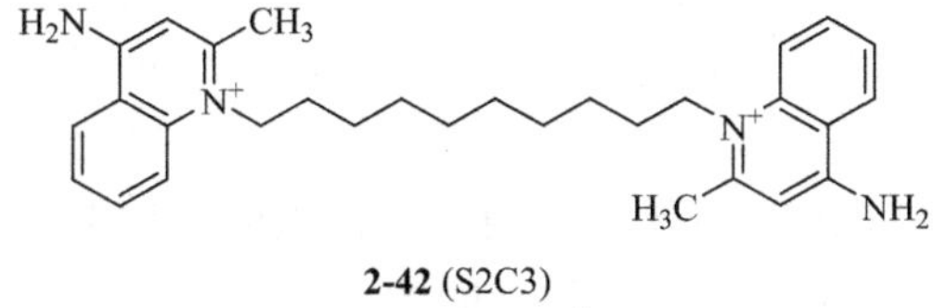

2-42 (S2C3)
K_d = 2 μmol·L^{-1}

图 2-14

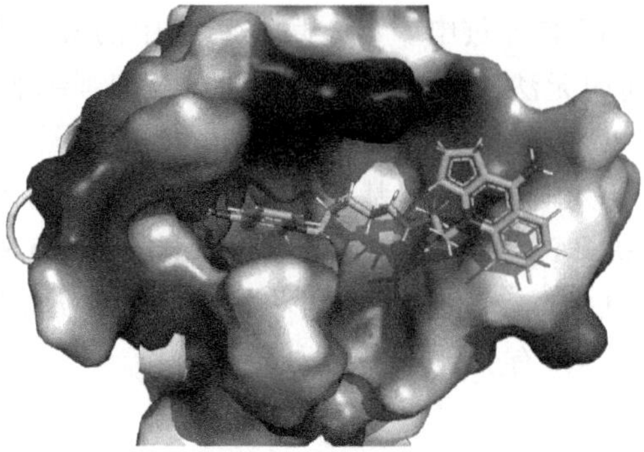

图 2-14　化合物 **2-42** 的分子结构及其结合位点静电图（PDB 代码：6V4T）

2.4 乙型肝炎病毒侵入抑制剂

乙肝病毒感染仍然是一个全球性的公共卫生问题[88-89]。目前，已上市的核苷类药物尚无法完全清除乙肝病毒，开发安全有效的小分子 HBV 抑制剂一直是研究热点。HBV 侵入细胞时，牛磺胆酸钠共转运多肽（sodium taurocholate co-transporting polypeptide，NTCP）特异性识别病毒表面蛋白 HBsAg 的 preS1 结构域，HBV 可逆、非特异性地附着到细胞表面的硫酸乙酰肝素蛋白聚糖，从而与肝细胞结合[90]。抑制 NTCP 的作用可以有效抑制病毒的侵入。

已报道的 NTCP 抑制剂包括环孢素 A、孕酮、厄贝沙坦、普萘洛尔、利托那韦等[91-95]。2015 年，上市药物厄贝沙坦（irbrsartan，**2-43**）被报道具有抗 HBV 活性，它通过抑制 NTCP 的表达来阻断病毒的侵入[95]。Huang 等[96]发现从绿茶提取物中分离得到的儿茶素亚类化合物 EGCG（**2-44**）对 HBV 具有抑制活性，其在 $50\mu mol \cdot L^{-1}$ 浓度下对 HBV 侵入人原代肝细胞的抑制作用超过 80%。机制实验证明，化合物 **2-44** 可下调 NCTP 蛋白的表达，同时抑制转铁蛋白内吞，进而阻断 HBV 的侵入。

尽管调节 NTCP 活性在控制乙肝病毒和丁肝病毒感染和相关疾病方面具有显著的潜力，但到目前为止，唯一的特异性 NTCP 抑制剂是源自 HBV Pre-S1 的多肽 myrcludex B，于 2018 年已进入Ⅱ期临床试验[97-98]，在欧洲已获批上市用于治疗慢性丁肝感染。然而，多肽类抑制剂仅能通过静脉或皮下注射给药，使用不便且价格昂贵。因此，研发针对 NTCP 的小分子抑制剂有极大的应用前景。设计多位点协同相互作用的多价小分子以增强与生物大分子的相互作用是一种潜在的解决方案。2021 年，Liu 等[99]发现了一系列有效的 NTCP 抑制剂二聚体胆汁酸（DBADs），初步构效关系研究发现，不同连接形式的二聚体的活性显著不同。进一步系统的结构优化发现了具有高选择性、高亲和力（IC_{50} = 23.5nmol·L^{-1}）和优良生物利用度的强效化合物 DBA-41（**2-45**）。DBA-41 能够影响人 NTCP 敲入小鼠体内的胆酸水平，但在给药过程中小鼠的丙氨酸转氨酶水平或体重均无差异，证明了 DBA-41 在抑制 NTCP 底物摄取方面的体内功效，同时显示出良好的安全性。图 2-15 展示了上述几个 HBV 侵入抑制剂的结构。

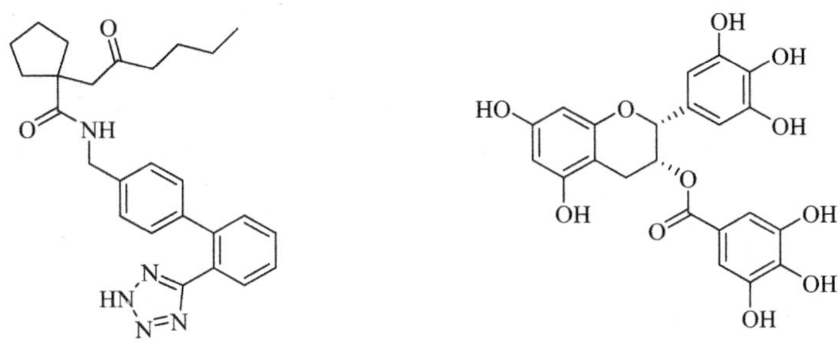

厄贝沙坦 (**2-43**)　　　　EGCG (**2-44**)

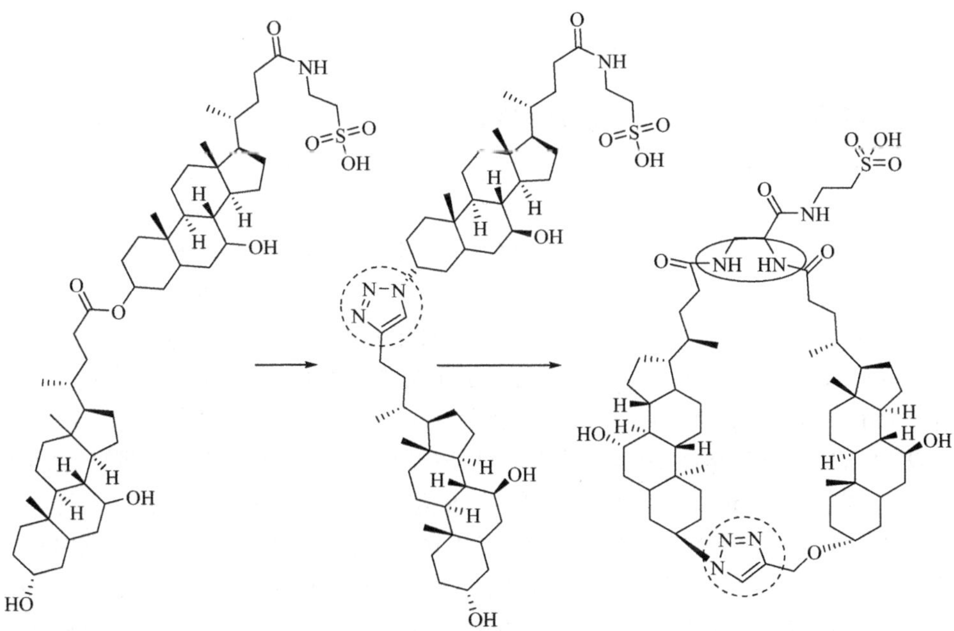

DBA-1
高活性, IC_{50} = 58 nmol·L^{-1}
低稳定性

DBA-22
高活性，IC_{50} = 24 nmol·L^{-1}
高稳定性
低亲和力

DBA-41 (**2-45**)
高活性，IC_{50} = 23.5 nmol·L^{-1}
高稳定性
高亲和力

图 2-15　几个 HBV 侵入抑制剂的结构

2.5

呼吸道合胞病毒侵入抑制剂

前已述及，虽然对呼吸道合胞病毒（RSV）的复制、发病机制和传播进行了广泛的研究[100-101]，但目前还没有可用的疫苗，治疗方法也很有限。唯一被批准的 RSV 预防和治疗方案分别是帕利珠单抗（palivizumab，Synagis）和利巴韦林[102]。然而，由于 RSV 易于突变，降低了一些新疗法的疗效[103]。

融合是呼吸道合胞病毒生命周期中的关键步骤。呼吸道合胞病毒包含一个包膜的、无节段的、负的（–）、单链（ss）线性 RNA 基因组，由 10 个基因编码 11 个蛋白[104]。其中，融合蛋白（F 蛋白）对于病毒附着到宿主和进入宿主细胞是必不可少的。RSV 附着到宿主细胞后，通过 F 蛋白的六螺旋卷曲线束与宿主细胞膜融合。在融合过程中，F 蛋白构象发生变化，使结合口袋暴露，融合抑制剂可通过与这些结合口袋结合来抑制病毒的侵入过程[105]。近年来，对融合抑制剂与其靶蛋白的结合方式和抑制机制的研究取得了很大进展。融合抑制剂按结构类型可分为以下三种：苯并咪唑类化合物、喹唑啉类化合物、吡唑并嘧啶类化合物。

2.5.1 苯并咪唑及相关骨架类化合物

早在 2014 年，Janseen 制药公司开发了一系列 5-氯吲哚类衍生物，可特异性抑制 RSV 融合蛋白。该公司以 JNJ100（**2-46**）为先导，经过多轮结构优化得到了活性最优的化合物 JNJ53718678（**2-47**），三氟乙基的引入明显提升了该类化合物的代谢稳定性，成药性良好（图 2-16）。在 HeLa 细胞中，化合物 **2-47** 对重组 rgRSV224 病毒的平均 EC_{50} 值为 $0.46nmol\cdot L^{-1}$，空斑减少试验中对 8 株非重组 RSV-A 和 RSV-B 的 EC_{50} 值为 $0.2\sim20nmol\cdot L^{-1}$。在体内（犬）药代动力学实验中，**2-47** 表现出较低的血浆清除率（$CL_p = 9mL\cdot min^{-1}\cdot kg^{-1}$）、可接受的半衰期（$t_{1/2} = 4.1h$）和良好的口服生物利用度（$F = 89\%$）。JNJ53718678 于 2016 年进入Ⅰ期临床试验，于 2018 年进入Ⅱ期临床试验[106]。

2016 年，Re Viral Ltd 公司以化合物 **2-48** 为先导，经结构优化得到了活性和药代动力学性质更优的化合物 RV521（**2-49**，图 2-16），氧化吲哚螺环丙烷是最优基团，三氟甲基的引入进一步改善了药代动力学性质。化合物 **2-49** 的病毒亚型覆盖率很高，在针对 14 株呼吸道合胞病毒 A 和 10 株呼吸道合胞病毒临床分离株的空斑减少试验中活性变化很小（$EC_{50} = 0.1\sim1.4nmol\cdot L^{-1}$），且在小鼠（$F = 46\%$）、大鼠（$F = 42\%$）和犬（$F = 63\%$）中具有良好的口服生物利用度。化合物 **2-49** 于 2018 年完成了临床Ⅱa 期试验，与安慰剂组比较，**2-49** 的 350mg 组和 200mg 组患者的病情得到明显改善（$P <$ 0.002），且未发生不良反应事件[107]。

2018 年，药明康德公司以化合物 **2-46** 为先导，合成了一系列新的 3,3′-螺环-2-氧代吲哚衍生物，其中化合物 **2-50**（图 2-16）活性最好，EC_{50} 值为 0.8nmol·L^{-1} [108]。该化合物在小鼠体内的口服生物利用度为 71%，在 RSV 感染的小鼠攻击模型中，口服 50mg·kg^{-1} 后疗效较好。

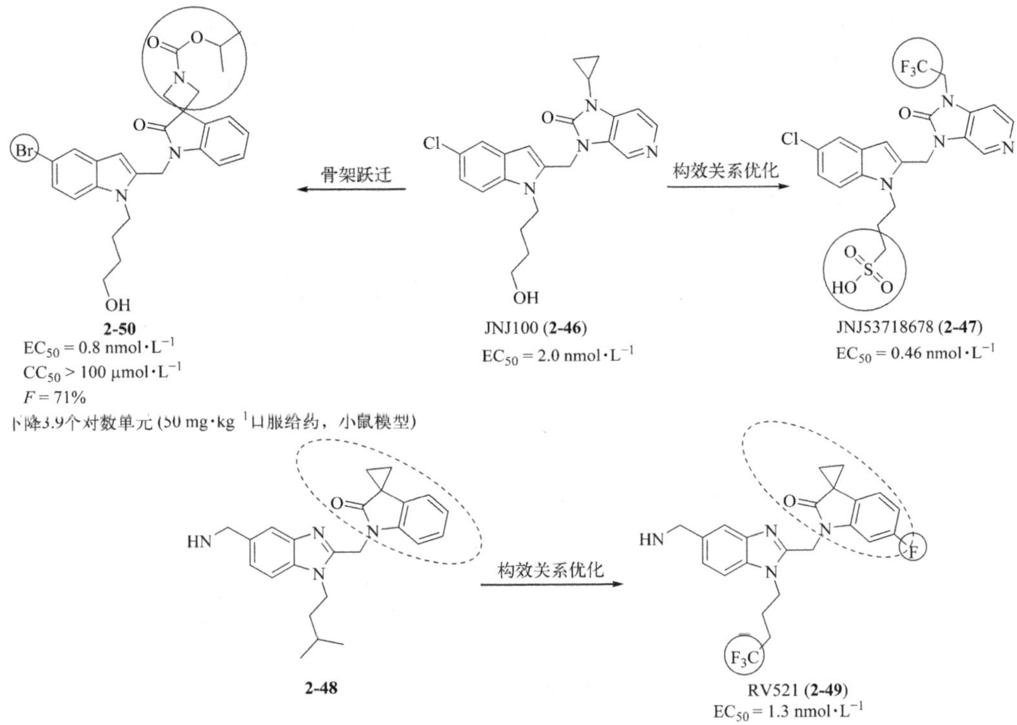

图 2-16　化合物 **2-46**～**2-50** 的结构

2.5.2　喹唑啉类化合物

Zheng 等[109]利用虚拟筛选技术得到了一个苗头化合物 **2-51**，并对其进行了广泛的结构优化，发现了苯并氮杂环喹啉（BAQ）系列化合物，其中化合物 **2-52** 的体外活性最好。构效关系研究表明，苯并氮平上的苄磺酰基和喹啉上的 6-甲基是化合物发挥抗 RSV 活性的关键。随后他们对 **2-52** 进行了优化，将喹啉环替换为喹唑啉环，得到了 AK-0529（**2-53**）[110]，其活性与 **2-52** 相当，且安全性和口服生物利用度得到了提高（图 2-17）。在Ⅰ期临床试验研究中未见药物不良反应发生，目前正在进行临床Ⅱ期试验。

2.5.3　吡唑并嘧啶及相关骨架类化合物

Gilead Sciences 公司对约 40 万个化合物进行了表型筛选，得到了一个苗头化合物（**2-54**），手性对其活性有影响，*S* 构型的活性更好[111]。为改善化合物 **2-54** 的极性（$\lg D_{7.4}$=1.3），对其进一步结构改造，得到的新化合物中，**2-55** 表现出更优的理化性质、体外活性以及良好的渗透性和口服生物利用度（大鼠中 F = 86%），但是亲脂性的中心杂环降低了该系列化合物的代谢稳定性。进一步用氯原子取代化合物 **2-55** 苯环上的甲基并引入环脂肪胺得到了化合物 **2-56**（GS-5806），其代谢稳定性较 **2-55** 有所提升，体外抗病毒活性也得到增强。在临床前试验中，化合物 **2-56** 在 75 株 RSV-A 和 B 亚型临床分离株中表现出相似的活性，平均 EC_{50} 值为 $0.43nmol \cdot L^{-1}$（图 2-18）；在大鼠、狗和猴子体内的生物利用度为 46%～100%[112]，目前已进入临床Ⅱ期试验。

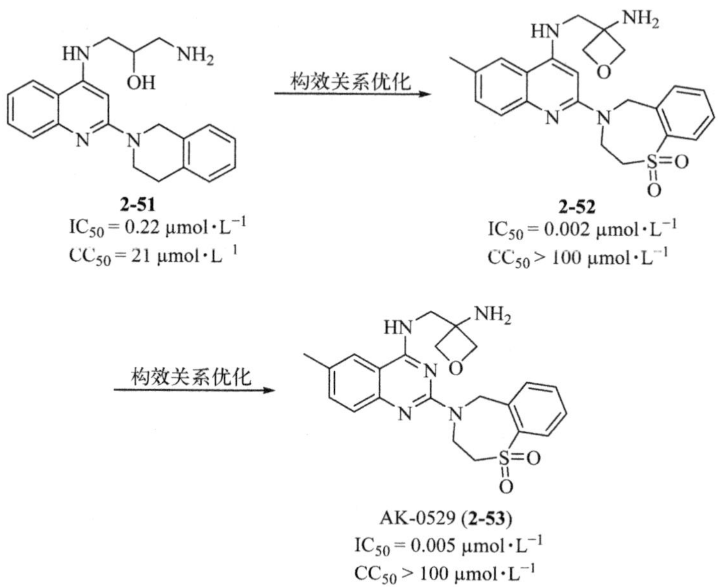

图 2-17　AK-0529（**2-53**）的发现

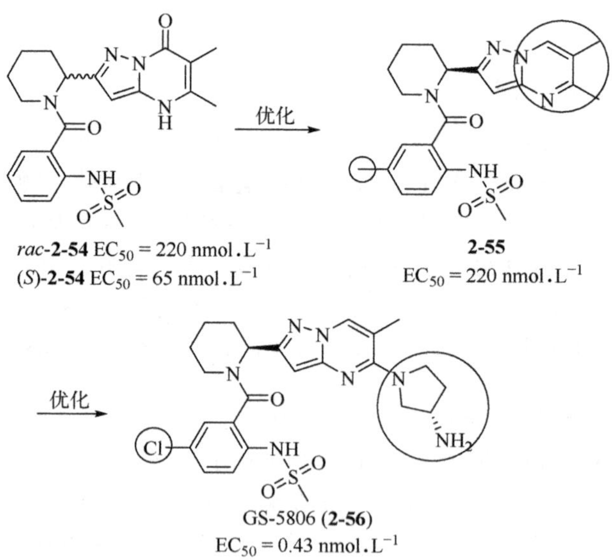

图 2-18　GS-5806（**2-56**）的发现

2.5.4　其他

2024 年，Sake 等[113]通过 rHRSV-A-GFP 筛选了包含 12000 个分子的 ReFRAME 化合物文库，确认了 21 个分子具有与细胞毒性分离的抗病毒活性，这些分子中 lonafarnib（**2-57**，图 2-19，一种法尼基蛋白转移酶抑制剂，丁型肝炎候选药物）被首次报道具有抗 RSV 活性。然后，该研究团队在药物存在条件下进行 RSV 感染传代培养发现位于 F 蛋白上的氨基酸发生了突变，因而推测 **2-57** 的抑制活性来自对 F 蛋白的抑制。随后，该研究团队使用细胞融合实验、表面等离子共振实验（对 F 蛋白，$K_d = 180\mu mol\cdot L^{-1}$）等一系列机制实验证明了 **2-57** 的抑制活性来源于对 F 蛋白的抑制，而不是法尼基蛋白转移酶；并解析了共晶，进一步确定了其作用位点。**2-57** 对最近的临床 RSV 亚型 A 和 B 株具有广泛的活性（$EC_{50} = 10 \sim 118 nmol\cdot L^{-1}$），并在 A549 和分化的 BCi-NS1.1 细胞培养模型中均具有病毒抑制活性，这表明化合物 **2-57** 具有一定药物开发潜力。

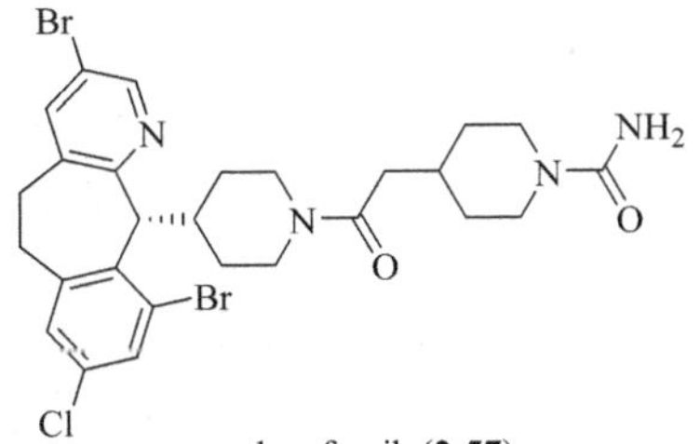

lonafarnib (**2-57**)

EC_{50} = 44 nmol·L^{-1}, A/DEU/H1/2013
EC_{50} = 10 nmol·L^{-1}, A/DEU/H2/2013
EC_{50} = 118 nmol·L^{-1}, A/DEU/H3/2016
EC_{50} = 63 nmol·L^{-1}, A/DEU/H4/2016
EC_{50} = 25 nmol·L^{-1}, A/DEU/H5/2016
EC_{50} = 88 nmol·L^{-1}, A/DEU/H6/2016

图 2-19　lonafarnib（**2-57**）的结构

近几年，用于治疗呼吸道合胞病毒感染的小分子药物的研发取得了令人瞩目的进展[114]，多种小分子侵入抑制剂已上市或已进入临床研究，为预防和治疗呼吸道合胞病毒感染提供了强有力的“武器”。

2.6
埃博拉病毒侵入抑制剂

目前，FDA 还没有批准针对埃博拉病毒（ebolavirus，EBOV）的治疗策略，口服补液和营养补充护理是治疗埃博拉出血热的主要手段。因此，加快药物研发和临床试验，开发有效的疫苗和感染后治疗方案成为研究的重点[115-119]。

埃博拉病毒基因组包含一个包膜糖蛋白基因 GP。GP 基因表达 3 种蛋白：$GP_{1,2}$

和两种分泌型糖蛋白（sGP 和 ssGP）[120-121]。糖蛋白是病毒表面唯一的蛋白质，是感染的必要条件和充分条件，也是中和抗体的主要靶点。GP_1 亚基负责细胞黏附，GP_2 亚基负责病毒和宿主细胞膜的融合[122]。在包含病毒颗粒的宿主囊泡成熟为溶酶体的过程中，有三个关键方面是膜融合所必需的。首先，宿主内组织蛋白酶 L 和 B（CatL/CatB）对 GP 的切割，将 130kDa 的 GP_1 亚基切割到约 17kDa。这一过程去除了主要的糖基化和高可变区，并暴露了一个受体结合域。其次，剩余的 GP_1 片段与关键的内体宿主受体（如 NPC1）相互作用，介导了病毒与内体膜的融合。最后，低 pH 值环境介导 GP_2 转化为活性融合构象。阻断融合相关的构象变化、抑制关键蛋白–蛋白相互作用或阻止关键加工步骤均可阻断埃博拉病毒侵入过程。已报道的埃博拉病毒侵入抑制剂既有针对宿主蛋白（如 NPC1）的，也有针对病毒蛋白（如糖蛋白 GP）的，大致可分为以下几类：糖蛋白 GP 抑制剂、宿主蛋白酶抑制剂、内吞体/溶酶体胆固醇转运蛋白 NPC1 抑制剂、离子通道抑制剂。

2.6.1 糖蛋白 GP 抑制剂

2016 年，Zhao 等[123]通过热漂移检测（thermal-shift assay）实验证明，托瑞米芬［toremifene，**2-58**，图 2-20（a）］可以通过破坏 GP 的稳定性来阻止病毒和内体膜之间的融合。托瑞米芬在小鼠模型中具有良好的抗病毒活性，EC_{50} 值为 $1\mu mol \cdot L^{-1}$。托瑞米芬-GP 复合物晶体结构表明，托瑞米芬可以结合于 GP 上的一个结合口袋，与周围的氨基酸残基形成了广泛的非共价作用［图 2-20（b）］。

贝达喹啉是 FDA 批准的二线抗结核药物，2018 年 Cui 等[124]为发现新型埃博拉病毒侵入抑制剂，利用重组 HIV-1/埃博拉假病毒平台筛选了一个小型贝达喹啉衍生物库，获得了活性化合物 SYL1712［**2-59**，图 2-20（a）］，其 EC_{50} 和 CC_{50} 值分别为 $0.95\mu mol \cdot L^{-1}$ 和 $214.6\mu mol \cdot L^{-1}$。化合物 **2-59** 在 1h 内能很好地阻断埃博拉病毒的进入，并在此后逐渐失去活性，作用机制与埃博拉侵入抑制剂苯妥拉平类似。

(a)

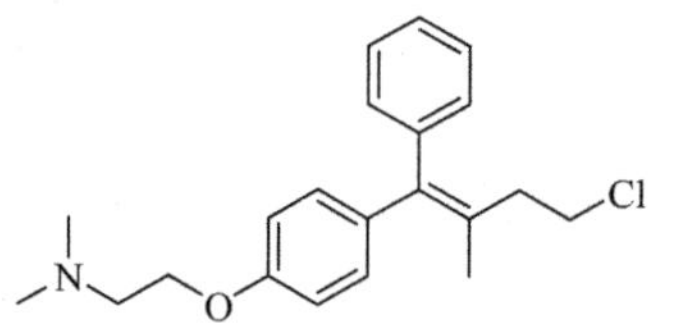

托瑞米芬 (**2-58**)
$EC_{50} = 1\ \mu mol \cdot L^{-1}$

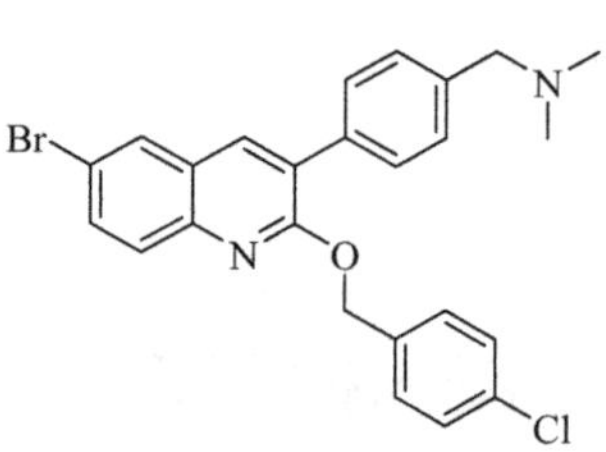

SYL1712 (**2-59**)
$EC_{50} = 0.95\ \mu mol \cdot L^{-1}$
$CC_{50} = 214.6\ \mu mol \cdot L^{-1}$
SI = 225.9

(b)

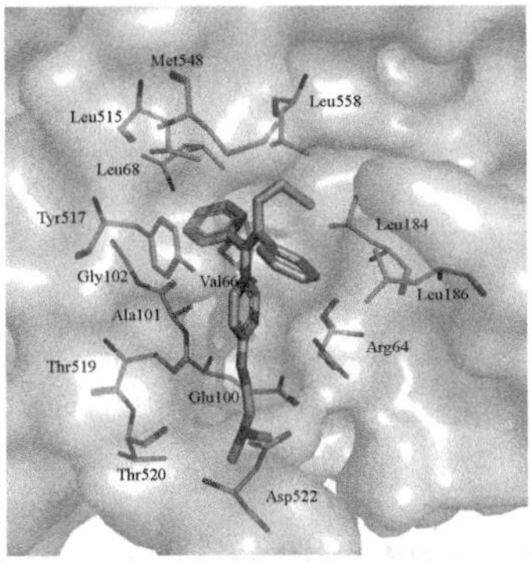

图 2-20 （a）化合物 **2-58** 和 **2-59** 的结构；（b）托瑞米芬（**2-58**）与 EBOV GP 复合物的晶体结构（PDB 代码：5JQ7）

2.6.2 宿主蛋白酶抑制剂

宿主蛋白酶在埃博拉病毒侵入过程中发挥了重要作用。EBOV GP_1 被宿主的组织蛋白酶 B 和 L（CatB/CatL）切割，导致 GP_2 构象发生改变，融合肽插入内吞体膜，开启内吞体与病毒的膜融合过程。已有多种宿主蛋白酶抑制剂被证明可以抑制埃博拉病毒的侵入过程，如组织蛋白酶（CatB/CatL）抑制剂（**2-60**～**2-62**，图 2-21）和半胱氨酸蛋白酶抑制剂（**2-63**～**2-65**，图 2-21）[125-126]。Elshabrawy 等[127]基于从病毒的糖蛋白中提取的含有组织蛋白酶 L 裂解位点的多肽，开发了一种新的高通量筛选方法，并筛选了一个由 5000 个小分子组成的化合物库，发现了两个 CatL 抑制剂 **2-66** 和 **2-67**（图 2-21），抗病毒活性优良（EC_{50} 值分别为 15μmol·L^{-1} 和 10μmol·L^{-1}）且毒性较低。

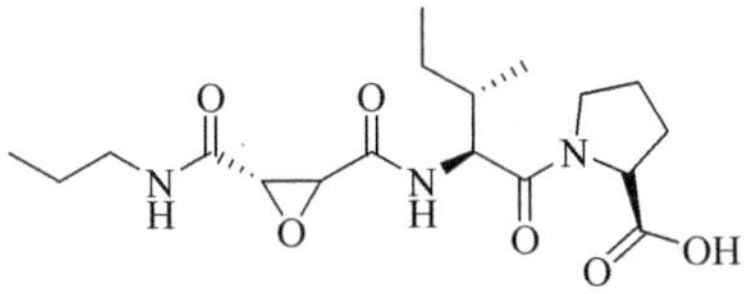

CA-074 (**2-60**)

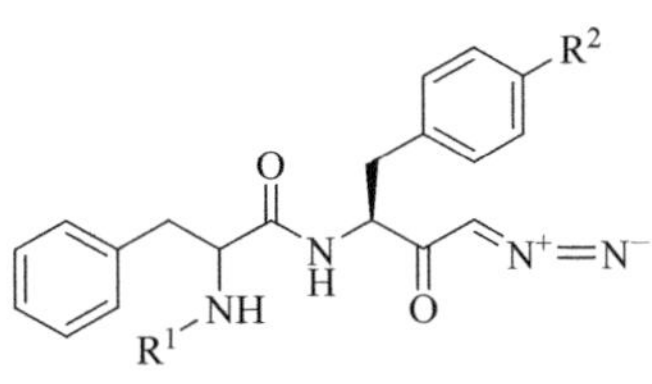

2-61 R^1, R^2 = H
2-62 R^1 = Cbz, R^2 = O^{t}Bu

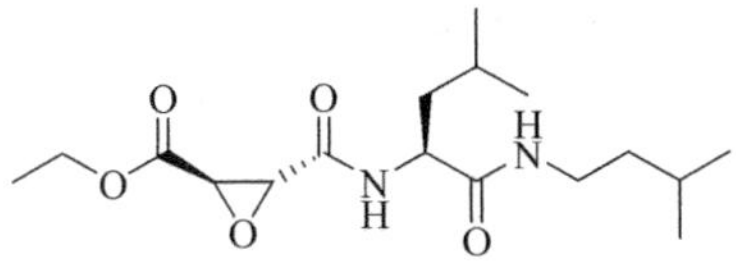

E-64d (**2-63**)

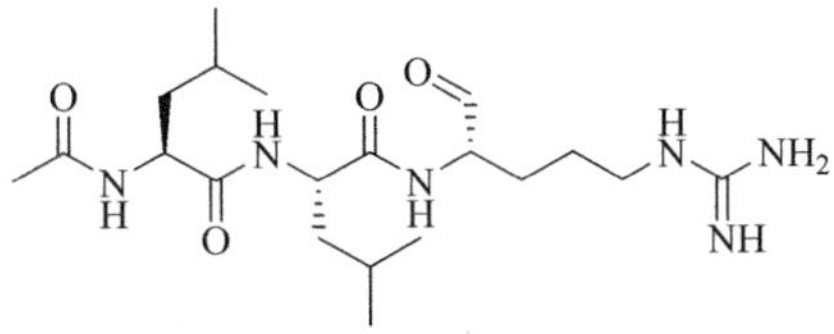

2-64

图 2-21

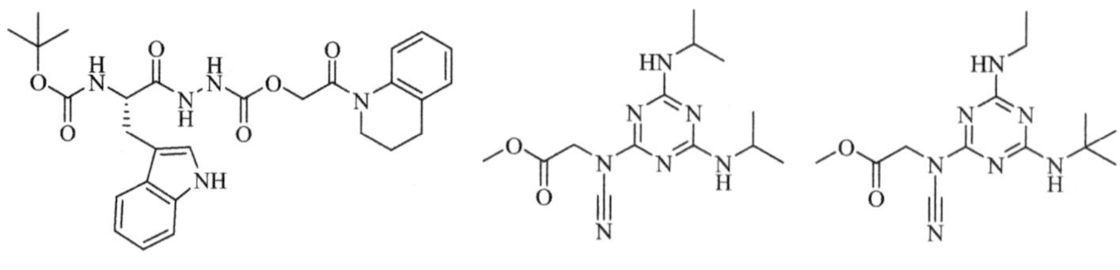

2-65　　2-66 EC_{50} = 15 μmol·L^{-1} CC_{50} = 400 μmol·L^{-1}　　2-67 EC_{50} = 10 μmol·L^{-1} CC_{50} = 350 μmol·L^{-1}

图 2-21　化合物 **2-60**～**2-67** 的结构

2.6.3　内吞体/溶酶体胆固醇转运蛋白 NPC1 抑制剂

Cunningham 课题组筛选了一个小分子化合物库，得到一种新型的金刚烷二肽哌嗪类化合物 **2-68**，具有高活性（IC_{50} = 1.3μmol·L^{-1}）和较低的毒性[128]。他们对其进行了丰富的结构修饰，发现在苯环的邻位引入（甲氧羰基）苄氧基可以提高效力，得到了化合物 **2-69**，IC_{50} 为 20nmol·L^{-1}。亲和标记实验证实了该化合物可以靶向 NPC1，阻断 EBOV $GP_{1,2}$ 与 NPC1 的结合[129]，但较差的药代动力学性质限制了其进一步的开发。2018 年，Cunningham 课题组通过提高效力、降低疏水性和替换不稳定部分，对化合物进行了一系列优化（图 2-22）。化合物 **2-70**～**2-72** 表现出优良活性，且体外药代动力学性质有明显的提高（表 2-2），值得进一步开发[130-132]。

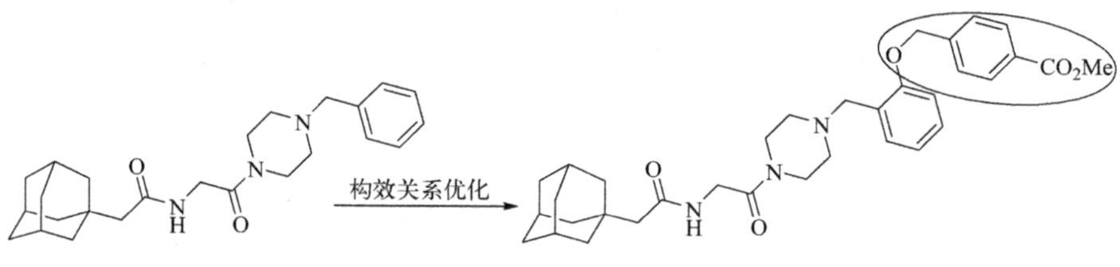

2-68 IC_{50} = 1.3 μmol·L^{-1}　　2-69 IC_{50} = 20 nmol·L^{-1}

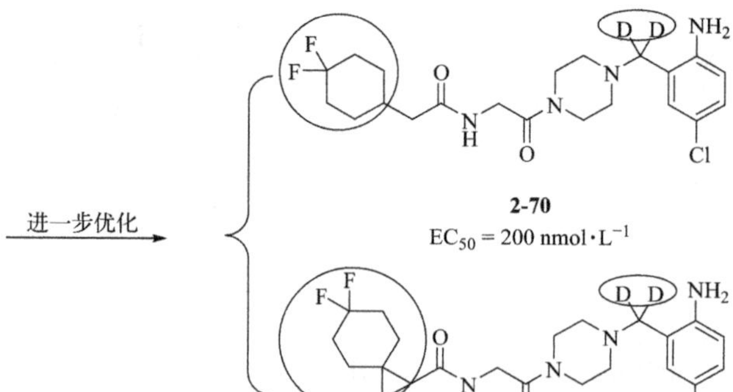

2-70 EC_{50} = 200 nmol·L^{-1}

对映异构体 (2-71, 2-72)

图 2-22　化合物 **2-68**～**2-72** 的结构优化过程

表 2-2　化合物 **2-69** ~ **2-72** 的体外药代动力学性质

化合物	动力学溶解度 /(μmol·L⁻¹)	$t_{1/2}$/min		小鼠血浆蛋白结合率/%
		人肝微粒体	小鼠肝微粒体	
2-69	5.3	1.2	1.0	—
2-70	92.5	32.4	11.0	—
2-71	—	6.7	2.0	86.0
2-72	77.8	15.9	3.3	87.9

2.6.4　离子通道抑制剂

Sakurai 等[133]发现埃博拉病毒入侵宿主细胞需要被称为双孔通道（two-pore channels，TPCs）的内体钙通道的参与。通过基因敲除、小干扰 RNA 或小分子抑制剂扰乱 TPC 功能，可以阻断 EBOV 侵入。汉（粉）防己碱（tetrandrine，**2-73**，图 2-23）是经测试的最有效的小分子化合物（IC_{50} = 55nmol·L^{-1}），可以抑制人巨噬细胞中的 EBOV 感染，在小鼠模型中有效。因此，TPC 蛋白在埃博拉病毒感染中起关键作用，有望成为抗 EBOV 治疗的有效靶点。

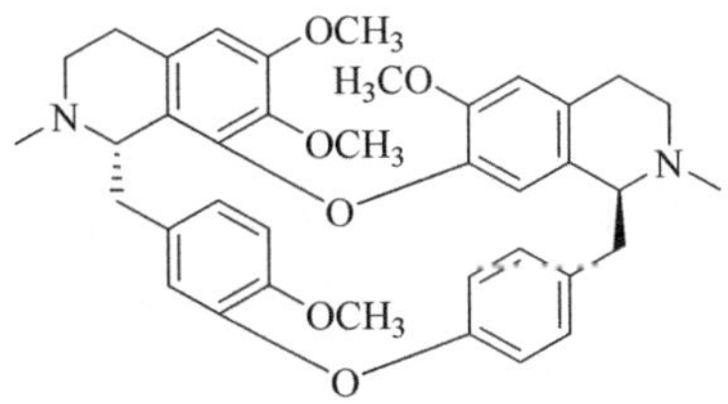

2-73

图 2-23　化合物 **2-73** 的结构

EBOV 侵入宿主细胞是一个复杂的过程，需要多种内体成分参与。这里讨论的抑制剂被认为在多种步骤中起作用，包括细胞附着、蛋白水解加工（组织蛋白酶抑制剂）、宿主受体相互作用和膜融合等。这些步骤中哪些步骤在体内对药物最敏感仍有待研究确定，但那些针对 GP 的抑制剂有一个优势，即它们不需要传递到内体即可发挥作用。寻求破坏侵入过程中这些特定步骤的策略有些在体外得到验证，有些已经在体内得到验证，为开发新型埃博拉病毒侵入抑制剂铺平了道路。

2.7

总结与展望

尽管科学家们付出了诸多心血和艰苦卓绝的努力，但艾滋病、乙肝等病毒性感染仍难以根治，新的病毒疫情仍虎视眈眈且未可知。侵入宿主细胞是任何病毒生命周期的第一步，阻断病毒侵入作为治疗策略具有吸引力。侵入抑制剂可以兼具治疗和预防的作用，同时与其他药物联用可增强已有药物的抗病毒效力。病毒侵入抑制剂可分为多肽类、抗体类以及小分子类。多肽类抑制剂作用于病毒侵入过程的早期阶段，可有效阻断病毒侵害。但其一般不能口服，注射次数较多，患者依从性差，临床应用受到限制。抗体类抑制剂靶向于病毒膜蛋白的特定位点，多为单克隆抗体，抗病毒活性高。但是，抗体类药物一般制作成本高，价格昂贵，无法实现大规模临床应用。同时，与多肽类抑制剂一样，抗体类药物也只能通过注射给药。小分子抑制剂可克服此类问题，研发口服有效且具有高抗病毒活性的小分子抑制剂成为该领域的研究热点。

小分子抑制剂按照靶点不同可分为两大类，即靶向病毒表面糖蛋白的抑制剂和靶向宿主细胞膜受体及宿主因子的抑制剂。靶向病毒糖蛋白的抑制剂多为融合抑制剂。许多包膜病毒的膜融合过程相似，均由其自身编码的糖蛋白介导，该糖蛋白在其胞外区含有七肽重复序列，在融合过程中重新排列[134]。但是，由于此类病毒多为 RNA 病毒，表面糖蛋白极易突变，如何克服耐药性成为此类抑制剂的研究难题。以宿主因子或宿主细胞膜受体为靶点的病毒侵入抑制剂更具研究前景，因为病毒较难通过抗原漂移来对该类抑制剂产生耐药性。但是，以宿主因子为靶点的侵入抑制剂可能会产生潜在的不良反应。

在本文中，笔者重点总结了几类高致病性和高传染性病毒的侵入过程及针对该过程中特定靶标和具有独特新颖结构的病毒侵入抑制剂的最新研发进展。基于靶标结构的高通量筛选并结合如基于片段或结构相似性的虚拟筛选是发现新型骨架的侵入抑制剂的重要途径。如何构建筛选方法，搭建筛选平台成为研发人员的思考重点。经典药物化学策略在病毒侵入抑制剂的结构优化中发挥了重要作用。利用分子杂合、基于结构的药物设计、骨架跃迁、生物电子等排或前药修饰等策略，改变先导化合物中心骨架、侧链结构和取代基类型，设计合成新的衍生物，并进行进一步的药代动力性质改善，以发现候选药物，是病毒侵入抑制剂研究的重要策略。

多种病毒的侵入抑制剂已上市或进入临床研究，证明靶向病毒侵入过程治疗病毒感染是可行的策略。在病毒侵入抑制剂的研发进程中，概念创新尤其是病毒失活策略的提出，为抗病毒药物研发开辟了全新路径。病毒失活剂通过精准靶向病毒糖蛋白，诱导其发生不可逆的构象改变，从而阻断病毒侵入，展现出巨大的应用潜力[135]。复旦大学姜世勃团队在这一领域取得了开创性成果。在冠状病毒研究中，该团队聚焦冠状病毒的 S 蛋白，深入解析其早期融合特征，巧妙设计出双功能抗病毒蛋白 AL5E。该蛋白通过同时靶向 RBD 和 HR1 区域，实现了对病毒的高效灭活和强效抑制作用，极具药物研发潜力[136]。

随着对病毒结构生物学的不断深入和药物设计策略的不断丰富和应用，靶向病毒侵入过程的药物研发正朝着更加精准、高效和广谱的方向发展。

参 考 文 献

[1] Ma-Lauer Y, Lei J, Hilgenfeld R, et al. Virus-host interactomes—antiviral drug discovery [J]. Current Opinion in Virology, 2012, 2: 614-621.

[2] 姜世勃, 苏珊, 夏帅, 等. “御敌于国门之外”——病毒入侵抑制剂的研究进展[J]. 复旦学报(医学版), 2017, 44(06): 773-785.

[3] Marsh M, Helenius A. Virus Entry: Open Sesame [J]. Cell, 2006, 124: 729-740.

[4] Zhu N, Zhang D, Wang W, et al. A novel coronavirus from patients with pneumonia in China, 2019 [J]. N Engl J Med, 2020, 382: 727-733.

[5] Li Q, Guan XH, Wu P, et al. Early transmission dynamics in Wuhan, China, of novel coronavirus-infected pneumonia [J]. N Engl J Med, 2020, 382: 1199-1207.

[6] Wu F, Zhao S, Yu B, et al. A new coronavirus associated with human respiratory disease in China [J]. Nature, 2020, 579: 265-269.

[7] Zhou P, Yang XL, Wang XG, et al. A pneumonia outbreak associated with a new coronavirus of probable bat origin [J]. Nature, 2020, 579: 270-273.

[8] Li WH, Moore M J, Vasilieva N, et al. Angiotensin-converting enzyme 2 is a functional receptor for the SARS coronavirus [J]. Nature, 2003, 426: 450-454.

[9] Bao LL, Deng W, Huang BY, et al. The pathogenicity of SARS-CoV-2 in hACE2 transgenic mice [J]. Nature, 2020, 583: 830-833.

[10] Hoffmann M, Kleine-Weber H, Schroeder S, et al. SARS-CoV-2 cell entry depends on ACE2 and TMPRSS2 and is blocked by a clinically proven protease inhibitor [J]. Cell, 2020, 181: 271-280.

[11] Wrapp D, Wang N, Corbett KS, et al. Cryo-EM structure of the 2019-nCoV spike in the prefusion conformation [J]. Science, 2020, 367: 1260-1263.

[12] Wang X, Cao RY, Zhang HY, et al. The anti-influenza virus drug, arbidol is an efficient inhibitor of SARS-CoV-2 *in vitro* [J]. Cell Discov, 2020, 6: 28.

[13] Vankadari N. Arbidol: a potential antiviral drug for the treatment of SARS-CoV-2 by blocking trimerization of the spike glycoprotein [J]. Int J Antimicrob Agents, 2020, 56: e105998.

[14] Walls AC, Park YJ, Tortorici MA, et al. Structure, function, and antigenicity of the SARS-CoV-2 spike glycoprotein [J]. Cell, 2020, 181: 281-292.

[15] 新型冠状病毒肺炎诊疗方案(试行第六版)[J]. 中国病毒病杂志, 2020, 10(02): 81-85.

[16] 李敬, 姜向毅, 徐淑静, 等. 冠状病毒抑制剂研究的药物化学策略[J]. 药学学报, 2020, 55(04): 537-553.

[17] Trezza A, Iovinelli D, Santucci A, et al. An integrated drug repurposing strategy for the rapid identification of potential SARS-CoV-2 viral inhibitors [J]. Sci Rep, 2020, 10: 13866.

[18] Choudhary S, Malik YS, Tomar S. Identification of SARS-CoV-2 Cell Entry Inhibitors by Drug Repurposing Using *in silico* Structure-Based Virtual Screening Approach [J]. Front Immunol, 2020, 11: 1664.

[19] Xia S, Yan L, Xu W, et al. A pan-coronavirus fusion inhibitor targeting the HR1 domain of human coronavirus spike [J]. Sci Adv, 2019, 5: eaav4580.

[20] Xia S, Zhu Y, Liu M, et al. Fusion mechanism of 2019-nCoV and fusion inhibitors targeting HR1 domain in spike protein [J]. Cell Mol Immunol, 2020, 17: 765-767.

[21] Xia S, Liu M, Wang C, et al. Inhibition of SARS-CoV-2 (previously 2019-nCoV) infection by a highly potent pan-coronavirus fusion inhibitor targeting its spike protein that harbors a high capacity to mediate membrane fusion [J]. Cell Res, 2020, 30: 343-355.

[22] Zheng M, Cong W, Peng H, et al. Stapled Peptides Targeting SARS-CoV-2 Spike Protein HR1 Inhibit the Fusion of Virus to Its Cell Receptor [J]. J Med Chem, 2021, 64: 17486-17495.

[23] Wang Q, Meng F, Xie Y, et al. In Silico Discovery of small molecule modulators targeting the achilles' heel of SARS-CoV-2 spike protein [J]. ACS Cent Sci, 9: 252-265.

[24] Curreli F, Chau K, Tran TT, et al. Discovery of Highly Potent Small Molecule Pan-Coronavirus Fusion Inhibitors [J]. Viruses, 2023, 15: 1001.

[25] Yang ZS, Li TS, Huang YS, et al. Targeting the receptor binding domain and heparan sulfate binding for antiviral drug development against SARS-CoV-2 variants [J]. Sci Rep, 2024, 14: 2753.

[26] Monteil V, Kwon H, Prado P, et al. Inhibition of SARS-CoV-2 Infections in Engineered Human Tissues Using Clinical-Grade Soluble Human ACE2 [J]. Cell, 2020, 181: 905-913.

[27] Wang W, Xu Y, Gao R, et al. Detection of SARS-CoV-2 in Different Types of Clinical Specimens.[J]. JAMA, 2020, 323: 1843-1844.

[28] 修思雨，张健，鞠翰，等. 抗流感病毒药物靶标及其小分子抑制剂的研究进展[J]. 药学学报，2020，55(04): 611-626.

[29] Wilson IA, Skehel JJ, Wiley DC. Structure of the haemagglutinin membrane glycoprotein of influenza virus at 3 A resolution [J]. Nature, 1981, 289: 366-373.

[30] Kadam RU, Wilson IA. Structural basis of influenza virus fusion inhibition by the antiviral drug Arbidol [J]. Proc Natl Acad Sci U S A, 2017, 114: 206-214.

[31] Yu M, Si L, Wang Y, et al. Discovery of pentacyclic triterpenoids as potential entry inhibitors of influenza viruses [J]. J Med Chem, 2014, 57: 10058-10071.

[32] Li H, Wang S, Ma W, et al. Discovery of pentacyclic triterpenoid protacs as a class of effective hemagglutinin protein degrades [J]. J Med Chem, 2022, 65: 7154-7169.

[33] Hatano K, Matsubara T, Muramatsu Y, et al. Synthesis and influenza virus inhibitory activities of carbosilane dendrimers peripherally functionalized with hemagglutinin-binding Peptide [J]. J Med Chem, 2014, 57: 8332-8339.

[34] Waldmann M, Jirmann R, Hoelscher K, et al. A nanomolar multivalent ligand as entry inhibitor of the hemagglutinin of avian influenza [J]. J Am Chem Soc, 2014, 136: 783-788.

[35] Wright ZVF, Wu NC, Kadam RU, et al. Structure-based optimization and synthesis of antiviral drug Arbidol analogues with significantly improved affinity to influenza hemagglutinin [J]. Bioorg Med Chem Lett, 2017, 27: 3744-3748.

[36] Du R, Cheng H, Cui Q, et al. Identification of a novel inhibitor targeting influenza A virus group 2 hemagglutinins [J]. Antiviral Res, 2021, 186: 105013.

[37] van Dongen MJP, Kadam RU, Juraszek J, et al. A small-molecule fusion inhibitor of influenza virus is orally active in mice [J]. Science, 2019, 363: eaar6221.

[38] Yao Y, Kadam RU, Lee CD, et al. An influenza A hemagglutinin small-molecule fusion inhibitor identified by a new high-throughput fluorescence polarization screen [J]. Proc Natl Acad Sci U S A, 2020, 117: 18431-18438.

[39] Hussein AFA, Cheng H, Tundup S, et al. Identification of entry inhibitors with 4-aminopiperidine scaffold targeting group 1 influenza A virus [J]. Antiviral Res, 2020, 177: 104782.

[40] Antanasijevic A, Durst MA, Cheng H, et al. Structure of avian influenza hemagglutinin in complex with a small molecule entry inhibitor [J]. Life Sci Alliance, 2020, 3: e202000724.

[41] Gaisina IN, Peet NP, Cheng H, et al. Optimization of 4-Aminopiperidines as Inhibitors of Influenza A Viral Entry That Are Synergistic with Oseltamivir [J]. J Med Chem, 2020, 63: 3120-3130.

[42] Turner BG, Summers MF. Structural biology of HIV [J]. J Mol Biol, 1999, 285: 1-32.

[43] 付志鹏，康东伟，刘新泳，等. 基于靶标的抗艾滋病药物研究新进展[J]. 药学进展, 2020, 44(09): 681-697.

[44] Kaushik-Basu N, Basu A, Harris D. Peptide inhibition of HIV-1: current status and future potential [J]. BioDrugs, 2008, 22: 161-175.

[45] Castagna A, Biswas P, Beretta A, et al. The appealing story of HIV entry inhibitors: from discovery of biological mechanisms to drug development [J]. Drugs, 2005, 65: 879-904.

[46] Doms RW, Trono D. The plasma membrane as a combat zone in the HIV battlefield [J]. Genes Dev, 2000, 14: 2677-2688.

[47] O'Connell RJ, Kim JH, Excler JL. The HIV-1 gp120 V1V2 loop: structure, function and importance for vaccine development [J]. Expert Rev Vaccines, 2014, 13: 1489-1500.

[48] Kwong PD, Wyatt R, Majeed S, et al. Structures of HIV-1 gp120 envelope glycoproteins from laboratory-adapted

and primary isolates [J]. Structure, 2000, 8: 1329-1339.

[49] Poignard P, Saphire EO, Parren PW, et al. gp120: Biologic aspects of structural features [J]. Annu Rev Immunol, 2001, 19: 253-274.

[50] 霍志鹏, 左晓芳, 康东伟, 等. 抗艾滋病药物新靶标及其小分子抑制剂的研究进展[J]. 药学学报, 2018, 53(03): 356-374.

[51] Sattentau QJ, Moore JP. The role of CD4 in HIV binding and entry [J]. Philos Trans R Soc Lond B Biol Sci, 1993, 342: 59-66.

[52] Hager-Braun C, Tomer KB. Characterization of the tertiary structure of soluble CD4 bound to glycosylated full-length HIVgp120 by chemical modification of arginine residues and mass spectrometric analysis [J]. Biochemistry, 2002, 41: 1759-1766.

[53] Wang T, Zhang Z, Wallace OB, et al. Discovery of 4-benzoyl-1-[(4-methoxy-1*H*- pyrrolo[2,3-*b*]pyridin-3-yl)oxoacetyl]-2-(*R*)-methylpiperazine (BMS-378806): a novel HIV-1 attachment inhibitor that interferes with CD4-gp120 interactions [J]. J Med Chem, 2003, 46: 4236-4239.

[54] Madani N, Schön A, Princiotto AM, et al. Small-molecule CD4 mimics interact with a highly conserved pocket on HIV-1 gp120 [J]. Structure, 2008, 16: 1689-1701.

[55] Curreli F, Choudhury S, Pyatkin I, et al. Design, synthesis, and antiviral activity of entry inhibitors that target the CD4-binding site of HIV-1 [J]. J Med Chem, 2012, 55: 4764-4775.

[56] Curreli F, Kwon YD, Zhang H, et al. Structure-Based Design of a Small Molecule CD4-Antagonist with Broad Spectrum Anti-HIV-1 Activity [J]. J Med Chem, 2015, 58: 6909-6927.

[57] Curreli F, Belov DS, Kwon YD, et al. Structure-based lead optimization to improve antiviral potency and ADMET properties of phenyl-1*H*-pyrrole-carboxamide entry inhibitors targeted to HIV-1 gp120 [J]. Eur J Med Chem, 2018, 154: 367-391.

[58] Curreli F, Ahmed S, Benedict Victor SM, et al. Preclinical Optimization of gp120 Entry Antagonists as anti-HIV-1 Agents with Improved Cytotoxicity and ADME Properties through Rational Design, Synthesis, and Antiviral Evaluation [J]. J Med Chem, 2020, 63: 1724-1749.

[59] Vermeire K, Zhang Y, Princen K, et al. CADA inhibits human immunodeficiency virus and human herpesvirus 7 replication by down-modulation of the cellular CD4 receptor [J]. Virology, 2002, 302: 342-353.

[60] Chawla R, Van Puyenbroeck V, Pflug NC, et al. Tuning Side Arm Electronics in Unsymmetrical Cyclotriazadisulfonamide (CADA) Endoplasmic Reticulum (ER) Translocation Inhibitors to Improve their Human Cluster of Differentiation 4 (CD4) Receptor Down-Modulating Potencies [J]. J Med Chem, 2016, 59: 2633-2647.

[61] Murakami T, Yamamoto N. Role of CXCR4 in HIV infection and its potential as a therapeutic target [J]. Future Microbiol, 2010, 5: 1025-1039.

[62] Tan Q, Zhu Y, Li J, et al. Structure of the CCR5 chemokine receptor-HIV entry inhibitor maraviroc complex [J]. Science, 2013, 341: 1387-1390.

[63] Qin L, Kufareva I, Holden LG, et al. Structural biology. Crystal structure of the chemokine receptor CXCR4 in complex with a viral chemokine [J]. Science, 2015, 347: 1117-1122.

[64] Menéndez-Arias L. Molecular basis of human immunodeficiency virus type 1 drug resistance: overview and recent developments [J]. Antiviral Res, 2013, 98: 93-120.

[65] Stupple PA, Batchelor DV, Corless M, et al. An imidazopiperidine series of CCR5 antagonists for the treatment of HIV: the discovery of *N*-{(1*S*)-1-(3-fluorophenyl)-3-[(3-endo)-3-(5-isobutyryl-2-methyl-4,5,6,7-tetrahydro-1*H*-imidazo [4,5-*c*]pyridin-1-yl)-8-azabicyclo[3.2.1]oct-8-yl]propyl}acetamide (PF-232798) [J]. J Med Chem, 2011, 54: 67-77.

[66] Peng P, Chen H, Zhu Y, et al. Structure-Based Design of 1-Heteroaryl-1,3-propanediamine Derivatives as a Novel Series of CC-Chemokine Receptor 5 Antagonists [J]. J Med Chem, 2018, 61: 9621-9636.

[67] Baba M, Takashima K, Miyake H, et al. TAK-652 inhibits CCR5-mediated human immunodeficiency virus type 1 infection in vitro and has favorable pharmacokinetics in humans [J]. Antimicrob Agents Chemother, 2005, 49: 4584-4591.

[68] Lalezari J, Gathe J, Brinson C, et al. Safety, efficacy, and pharmacokinetics of TBR-652, a CCR5/CCR2 antagonist,

in HIV-1-infected, treatment-experienced, CCR5 antagonist-naive subjects [J]. J Acquir Immune Defic Syndr, 2011, 57: 118-125.

[69] Thompson M, Saag M, Dejesus E, et al. A 48-week randomized phase 2b study evaluating cenicriviroc versus efavirenz in treatment-naive HIV-infected adults with C-C chemokine receptor type 5-tropic virus [J]. Aids, 2016, 30: 869-878.

[70] Takashima K, Miyake H, Kanzaki N, et al. Highly potent inhibition of human immunodeficiency virus type 1 replication by TAK-220, an orally bioavailable small-molecule CCR5 antagonist [J]. Antimicrob Agents Chemother, 2005, 49: 3474-3482.

[71] Tremblay CL, Giguel F, Guan Y, et al. TAK-220, a novel small-molecule CCR5 antagonist, has favorable anti-human immunodeficiency virus interactions with other antiretrovirals *in vitro* [J]. Antimicrob Agents Chemother, 2005, 49: 3483-3485.

[72] Hendrix CW, Collier AC, Lederman MM, et al. Safety, pharmacokinetics, and antiviral activity of AMD3100, a selective CXCR4 receptor inhibitor, in HIV-1 infection [J]. J Acquir Immune Defic Syndr, 2004, 37: 1253-1262.

[73] Zhang H, Kang D, Huang B, et al. Discovery of non-peptide small molecular CXCR4 antagonists as anti-HIV agents: recent advances and future opportunities [J]. Eur J Med Chem, 2016, 114: 65-78.

[74] Schols D, Claes S, Hatse S, et al. Anti-HIV activity profile of AMD070, an orally bioavailable CXCR4 antagonist [J]. Antiviral Res, 2003, 57: A39-94.

[75] Jenkinson S, Thomson M, Mccoy D, et al. Blockade of X4-tropic HIV-1 cellular entry by GSK812397, a potent noncompetitive CXCR4 receptor antagonist [J]. Antimicrob Agents Chemother, 2010, 54: 817-824.

[76] Hallenberger S, Bosch V, Angliker H, et al. Inhibition of furin-mediated cleavage activation of HIV-1 glycoprotein gp160 [J]. Nature, 1992, 360: 358-361.

[77] Greenberg M, Cammack N, Salgo M, et al. HIV fusion and its inhibition in antiretroviral therapy [J]. Rev Med Virol, 2004, 14: 321-337.

[78] Bär S, Alizon M. Role of the ectodomain of the gp41 transmembrane envelope protein of human immunodeficiency virus type 1 in late steps of the membrane fusion process [J]. J Virol, 2004, 78: 811-820.

[79] Hardy H, Skolnik PR. Enfuvirtide, a new fusion inhibitor for therapy of human immunodeficiency virus infection [J]. Pharmacotherapy, 2004, 24: 198-211.

[80] Foy K, Juethner SN. Enfuvirtide (T-20): potentials and challenges [J]. J Assoc Nurses AIDS Care, 2004, 15: 65-71.

[81] Chong H, Yao X, Zhang C, et al. Biophysical property and broad anti-HIV activity of albuvirtide, a 3-maleimimidopropionic acid-modified peptide fusion inhibitor [J]. PLoS One, 2012, 7: e32599.

[82] Su B, Yao C, Zhao QX, et al. Efficacy and safety of the long-acting fusion inhibitor albuvirtide in antiretroviral-experienced adults with human immunodeficiency virus-1: interim analysis of the randomized, controlled, phase 3, non-inferiority TALENT study [J]. Chin Med J (Engl), 2020, 133: 2919-2927.

[83] Debnath AK, Radigan L, Jiang S, et al. Structure-based identification of small molecule antiviral compounds targeted to the gp41 core structure of the human immunodeficiency virus type 1 [J]. J Med Chem, 1999, 42: 3203-3209.

[84] Jiang S, Lu H, Liu S, et al. *N*-substituted pyrrole derivatives as novel human immunodeficiency virus type 1 entry inhibitors that interfere with the gp41 six-helix bundle formation and block virus fusion [J]. Antimicrob Agents Chemother, 2004, 48: 4349-4359.

[85] Wang H, Qi Z, Guo A, et al. ADS-J1 inhibits human immunodeficiency virus type 1 entry by interacting with the gp41 pocket region and blocking fusion-active gp41 core formation [J]. Antimicrob Agents Chemother, 2009, 53: 4987-4998.

[86] He L, Zhou G, Sofiyev V, et al. Targeting a conserved lysine in the hydrophobic pocket of hiv-1 gp41 improves small molecule antiviral activity [J]. Viruses, 2022, 14: 2703.

[87] Xiao T, Frey G, Fu Q, et al. HIV-1 fusion inhibitors targeting the membrane-proximal external region of Env spikes [J]. Nat Chem Biol, 2020, 16:529-537.

[88] Polaris Observatory Collaborators.Global prevalence, treatment, and prevention of hepatitis B virus infection in 2016: a modelling study [J]. Lancet Gastroenterol Hepatol, 2018, 3: 383-403.

[89] Chen CJ, Yang HI, Su J, et al. Risk of hepatocellular carcinoma across a biological gradient of serum hepatitis B virus DNA level [J]. Jama, 2006, 295: 65-73.

[90] Yan H, Zhong G, Xu G, et al. Sodium taurocholate cotransporting polypeptide is a functional receptor for human hepatitis B and D virus [J]. Elife, 2012, 1: e00049.

[91] Nkongolo S, Ni Y, Lempp FA, et al. Cyclosporin A inhibits hepatitis B and hepatitis D virus entry by cyclophilin-independent interference with the NTCP receptor [J]. J Hepatol, 2014, 60: 723-731.

[92] Watashi K, Sluder A, Daito T, et al. Cyclosporin A and its analogs inhibit hepatitis B virus entry into cultured hepatocytes through targeting a membrane transporter, sodium taurocholate cotransporting polypeptide (NTCP) [J]. Hepatology, 2014, 59: 1726-1737.

[93] Ko C, Park W J, Park S, et al. The FDA-approved drug irbesartan inhibits HBV-infection in HepG2 cells stably expressing sodium taurocholate co-transporting polypeptide [J]. Antivir Ther, 2015, 20: 835-842.

[94] Blanchet M, Sureau C, LabontéP. Use of FDA approved therapeutics with hNTCP metabolic inhibitory properties to impair the HDV lifecycle [J]. Antiviral Res, 2014, 106: 111-115.

[95] Wang XJ, Hu W, Zhang TY, et al. Irbesartan, an FDA approved drug for hypertension and diabetic nephropathy, is a potent inhibitor for hepatitis B virus entry by disturbing Na(+)-dependent taurocholate cotransporting polypeptide activity [J]. Antiviral Res, 2015, 120: 140-146.

[96] Huang HC, Tao MH, Hung TM, et al. (−)-Epigallocatechin-3-gallate inhibits entry of hepatitis B virus into hepatocytes [J]. Antiviral Res, 2014, 111: 100-111.

[97] Blank A, Markert C, Hohmann N, et al. First-in-human application of the novel hepatitis B and hepatitis D virus entry inhibitor myrcludex B [J]. J Hepatol, 2016, 65: 483-489.

[98] Bogomolov P, Alexandrov A, Voronkova N, et al. Treatment of chronic hepatitis D with the entry inhibitor myrcludex B: First results of a phase Ib/IIa study [J]. J Hepatol, 2016, 65: 490-498.

[99] Liu Y, Zhang L, Yan H, et al. Design of dimeric bile acid derivatives as potent and selective human NTCP inhibitors [J]. J Med Chem, 2021, 64: 5973-6007.

[100] Chathuranga K, Kim MS, Lee HC, et al. Anti-Respiratory Syncytial Virus Activity of *Plantago asiatica* and *Clerodendrum trichotomum* Extracts In Vitro and In Vivo [J]. Viruses, 2019, 11: 604.

[101] 徐淑静, 刘新泳, 展鹏. 呼吸道合胞病毒抑制剂研究新进展[J]. 药学学报, 2020, 55(04): 597-610.

[102] Roberts JN, Graham BS, Karron RA, et al. Challenges and opportunities in RSV vaccine development: meeting report from FDA/NIH workshop [J]. Vaccine, 2016, 34: 4843-4849.

[103] Higgins D, Trujillo C, Keech C. Advances in RSV vaccine research and development - A global agenda [J]. Vaccine, 2016, 34: 2870-2875.

[104] Hacking D, Hull J. Respiratory syncytial virus--viral biology and the host response [J]. J Infect, 2002, 45: 18-24.

[105] Mclellan JS, Ray WC, Peeples ME. Structure and function of respiratory syncytial virus surface glycoproteins [J]. Curr Top Microbiol Immunol, 2013, 372: 83-104.

[106] Xing Y, Proesmans M. New therapies for acute RSV infections: where are we? [J]. Eur J Pediatr, 2019, 178: 131-138.

[107] Devincenzo J, Tait D, Efthimiou J, et al. A randomized, placebo-controlled, respiratory syncytial virus human challenge study of the antiviral efficacy, safety, and pharmacokinetics of RV521, an inhibitor of the RSV-F protein [J]. Antimicrob Agents Chemother, 2020, 64: e01884-19.

[108] Shi W, Jiang Z, He H, et al. Discovery of 3,3'-spiro[azetidine]-2-oxo-indoline derivatives as fusion inhibitors for treatment of RSV infection [J]. ACS Med Chem Lett, 2018, 9: 94-97.

[109] Zheng X, Liang C, Wang L, et al. Discovery of benzoazepinequinoline (BAQ) derivatives as novel, potent, orally bioavailable respiratory syncytial virus fusion inhibitors [J]. J Med Chem, 2018, 61: 10228-10241.

[110] Zheng X, Gao L, Wang L, et al. Discovery of ziresovir as a potent, selective, and orally bioavailable respiratory syncytialvirus fusion protein inhibitor [J]. J Med Chem, 2019, 62: 6003-6014.

[111] Mackman RL, Sangi M, Sperandio D, et al. Discovery of an oral respiratory syncytial virus (RSV) fusion inhibitor (GS-5806) and clinical proof of concept in a human RSV challenge study [J]. J Med Chem, 2015, 58: 1630-1643.

[112] Perron M, Stray K, Kinkade A, et al. GS-5806 Inhibits a Broad Range of Respiratory Syncytial Virus Clinical Isolates by Blocking the Virus-Cell Fusion Process [J]. Antimicrob Agents Chemother, 2015, 60: 1264-1273.
[113] Sake SM, Zhang X, Rajak MK, et al. Drug repurposing screen identifies lonafarnib as respiratory syncytial virus fusion protein inhibitor [J]. Nat Commun, 2024, 15: 1173.
[114] Cockerill GS, Good JAD, Mathews N. State of the Art in Respiratory Syncytial Virus Drug Discovery and Development.[J]. J Med Chem, 2019, 62: 3206-3227.
[115] Marcinkiewicz J, Bryniarski K, Nazimek K. Ebola haemorrhagic fever virus: pathogenesis, immune responses, potential prevention [J]. Folia Med Cracov, 2014, 54: 39-48.
[116] Li YH, Chen SP. Evolutionary history of Ebola virus [J]. Epidemiol Infect, 2014, 142: 1138-1145.
[117] Gire SK, Goba A, Andersen KG, et al. Genomic surveillance elucidates Ebola virus origin and transmission during the 2014 outbreak [J]. Science, 2014, 345: 1369-1372.
[118] Lo TQ, Marston BJ, Dahl BA, et al. Ebola: Anatomy of an Epidemic [J]. Annu Rev Med, 2017, 68: 359-370.
[119] Garske T, Cori A, Ariyarajah A, et al. Heterogeneities in the case fatality ratio in the West African Ebola outbreak 2013-2016 [J]. Philos Trans R Soc Lond B Biol Sci, 2017, 372: 20160308.
[120] Mehedi M, Falzarano D, Seebach J, et al. A new Ebola virus nonstructural glycoprotein expressed through RNA editing [J]. J Virol, 2011, 85: 5406-5414.
[121] Volchkov VE, Becker S, Volchkova VA, et al. GP mRNA of Ebola virus is edited by the Ebola virus polymerase and by T7 and vaccinia virus polymerases [J]. Virology, 1995, 214: 421-430.
[122] Gallaher WR. Similar structural models of the transmembrane proteins of Ebola and avian sarcoma viruses [J]. Cell, 1996, 85: 477-478.
[123] Zhao Y, Ren J, Harlos K, et al. Toremifene interacts with and destabilizes the Ebola virus glycoprotein [J]. Nature, 2016, 535: 169-172.
[124] Cui Q, Cheng H, Xiong R, et al. Identification of Diaryl-Quinoline Compounds as Entry Inhibitors of Ebola Virus [J]. Viruses, 2018, 10: 678.
[125] Chandran K, Sullivan NJ, Felbor U, et al. Endosomal proteolysis of the Ebola virus glycoprotein is necessary for infection [J]. Science, 2005, 308: 1643-1645.
[126] Schornberg K, Matsuyama S, Kabsch K, et al. Role of endosomal cathepsins in entry mediated by the Ebola virus glycoprotein [J]. J Virol, 2006, 80: 4174-4178.
[127] Elshabrawy HA, Fan J, Haddad CS, et al. Identification of a broad-spectrum antiviral small molecule against severe acute respiratory syndrome coronavirus and Ebola, Hendra, and Nipah viruses by using a novel high-throughput screening assay [J]. J Virol, 2014, 88: 4353-4365.
[128] CôtéM, Misasi J, Ren T, et al. Small molecule inhibitors reveal Niemann-Pick C1 is essential for Ebola virus infection [J]. Nature, 2011, 477: 344-348.
[129] Lee K, Ren T, Côté M, et al. Inhibition of ebola virus infection: identification of niemann-pick C1 as the target by optimization of a chemical probe [J]. ACS Med Chem Lett, 2013, 4: 239-243.
[130] Liu H, Tian Y, Lee K, et al. Identification of potent ebola virus entry inhibitors with suitable properties for in vivo studies [J]. J Med Chem, 2018, 61: 6293-6307.
[131] 田野. 含N芳杂环 类HIV-1非核苷类逆转录酶抑制剂及埃博拉病毒侵入抑制剂的研究[D]. 济南: 山东大学, 2017.
[132] 任玉洁, 张硕, 魏粉菊, 等. 埃博拉病毒抑制剂研究新进展[J]. 药学学报, 2020, 55(04): 694-702.
[133] Sakurai Y, Kolokoltsov AA, Chen CC, et al. Ebola virus. Two-pore channels control Ebola virus host cell entry and are drug targets for disease treatment [J]. Science, 2015, 347: 995-998.
[134] Melby T, Westby M. Inhibitors of viral entry [J]. Handb Exp Pharmacol, 2009, (189): 177-202.
[135] Lu L, Pan C, Li Y, et al. A bivalent recombinant protein inactivates HIV-1 by targeting the gp41 prehairpin fusion intermediate induced by CD4D1D2 domains [J]. Retrovirology, 2012, 9:104.
[136] Xing L, Liu Z, Wang X, et al. Early fusion intermediate of ACE2-using coronavirus spike acting as an antiviral target [J]. Cell, 2025, 188: 1-18.

第 3 章
以聚合酶为靶标的抗病毒药物研究

病毒聚合酶是病毒催化合成自身遗传物质的一类酶的统称，虽然不同病毒的聚合酶有着迥异的氨基酸序列，但其蛋白的整体结构和功能基序在各类病毒中相对较保守[1-2]。根据病毒核酸类型和复制方式的不同，病毒聚合酶可以相应地分为 DNA 依赖的 DNA 聚合酶、RNA 依赖的 DNA 聚合酶和 RNA 依赖的 RNA 聚合酶[3]。其中，RNA/DNA 依赖的 DNA 聚合酶主要存在于逆转录病毒中，负责按照模板进行 DNA 链的合成；而 RNA 依赖的 RNA 聚合酶是病毒催化 RNA 生物合成中最主要的 RNA 合成酶，以三磷酸核糖核苷（NTP）为底物，在 RNA 模板和两个 Mn^{2+}或 Mg^{2+}等二价金属离子存在的条件下，进行 RNA 链的催化合成。其中，这一“双金属离子催化”是 RNA 聚合酶所共有的反应机理[3]。

靶向病毒聚合酶的抑制剂一般分为核苷类抑制剂、非核苷类抑制剂、蛋白-蛋白相互作用抑制剂和共价抑制剂。核苷类抑制剂的作用机理就是模仿机体内的核苷分子，通过与天然的核苷底物竞争进而掺入到新生的病毒 DNA 或 RNA 链中，导致立即或延迟的链终止作用；而非核苷类抑制剂是非竞争的抑制剂，其通过与聚合酶的变构位点相结合，抑制聚合酶发挥活性所需的构象变化进而抑制聚合酶的复制；蛋白-蛋白相互作用抑制剂则通过阻碍聚合酶与其他非结构蛋白的正常结合，抑制其发挥酶功能，进而抑制病毒基因组的正常复制；而共价抑制剂则能够与目标蛋白的特定残基形成强有力的共价键，导致目标蛋白丧失正常功能[4]。

本章系统总结了流感病毒（IFV）、新型冠状病毒（SARS-CoV-2）、人类免疫缺陷病毒（HIV）、乙型肝炎病毒（HBV）和丙型肝炎病毒（HCV）以及其他几种病毒聚合酶的结构功能，并整理了针对上述病毒聚合酶的抑制剂的研究进展，以期为未来抗病毒药物研究提供参考。

3.1

流感病毒

根据基质蛋白 1（M1）和核蛋白（NP）的特异性抗原，流感病毒可分为甲型、乙型、丙型和丁型四种。甲型、乙型和丙型流感病毒都可以感染人类。其中，甲型流感病毒具有很强的传染性，是引起季节性或大流行性流感的主要病毒[5]。因此，甲型流感病毒是药物发现和机制研究的焦点。

3.1.1 流感病毒聚合酶的结构和功能

流感病毒的聚合酶是 RNA 依赖的 RNA 聚合酶（RNA-dependent RNA polymerase，RdRp，图 3-1），为约 250kDa 的异源三聚体化合物，参与流感病毒的复制和转录。流感病毒的 RdRp 由 3 个异源亚基组成：核酸内切酶（polymerase acidic，PA）、碱性聚合酶 1（polymerase basic 1，PB1）和碱性聚合酶 2（PB2）。RdRp 与核蛋白（NP）一起形成病毒核糖核蛋白复合体（vRNP）的支架，起到承载病毒遗传物质的作用[6-7]。流感病毒的 RdRp 呈“U”形结构，状如半握的右手。其中，PB1 亚基是 RdRp 的关键亚基，具有手掌、拇指和手指的亚结构以及合成病毒 RNA 的起始环。它的 N 末端与 PA 亚基的 C 末端结合组成聚合酶的拇指结构，C 末端与 PB2 亚基的 N 末端结合组成聚合酶的手指结构[8]。

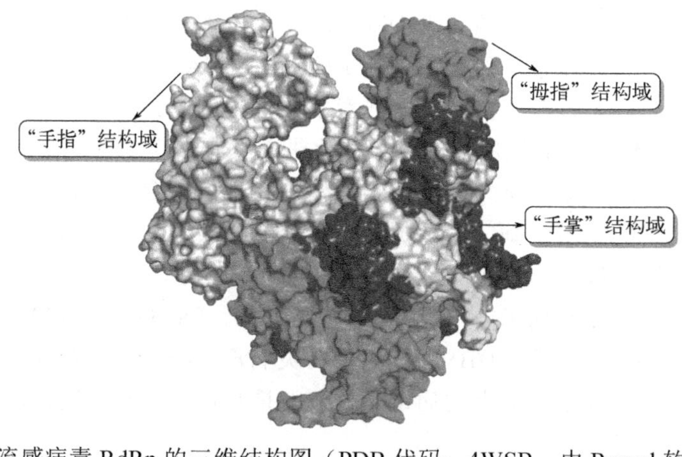

图 3-1　流感病毒 RdRp 的三维结构图（PDB 代码：4WSB，由 Pymol 软件显示）

大多数病毒的 RdRp 会在宿主的细胞质内进行复制，而流感病毒遗传物质的转录和复制需要夺取宿主细胞的 5′-帽引物，因此在宿主细胞的细胞核中进行。RdRp 通过 NP 的核定位信号（NLS）转运到宿主细胞核中，研究表明流感病毒 RdRp 的三个亚基可以单独进入细胞核。在宿主细胞核内，组装好的 RdRp 启动流感病毒遗传物质的复制过程。由于流感病毒不能自己产生5′-帽引物，所以它要夺取宿主细胞RNA的5′帽结构。首先，PB2亚基启动“帽捕获”机制，将宿主的5′-帽结构固定在PB2的帽结合域中，并将引物引导至PA核酸内切酶位点上进行切割。然后，PB2亚基将切割下来的引物片段旋转60°，使其进入PB1亚基的活性位点开始病毒的复制。复制完成后，产物从单独的通道输出，完成病毒mRNA的合成[9-10]。

3.1.2 流感病毒聚合酶抑制剂的研究进展

甲、乙、丙型流感病毒的RdRp结构相似且相对保守，而丁型流感病毒尚未在人类中观察到，因此聚合酶已成为抗流感药物极具吸引力的靶标[11]。目前聚合酶抑制剂的作用位点主要有以下几类：PA核酸内切酶活性位点、PB2帽结合域、PB1的RNA结合域以及亚基间蛋白-蛋白的相互作用[7]。

（1）PA抑制剂

PA活性位点的核心区域包括一个或两个二价金属离子（Mn^{2+}或Mg^{2+}）和周围的几个氨基酸残基（His41、Ile120、Asp108、Glu80和Glu119等），这个口袋在甲型和乙型流感病毒中是保守的。此外，这个活性位点周围被几个疏水口袋包围，可以根据这几个疏水口袋的特征进行药物分子结构设计[12]。因此，现有的PA抑制剂的结构大都由可以与金属离子产生螯合作用的金属结合基和疏水基（作用于疏水性口袋）两部分组成。

目前，由盐野义公司和罗氏共同研发的PA抑制剂巴洛沙韦（baloxavir marboxil，**3-1**，图3-2）已经于2018年先后在日本和美国上市，用于治疗12岁以上的甲型和乙型流感，商品名为Xofluza[13]。巴洛沙韦是一种前药，进入人体后转化成其活性羧酸形式巴沙沙韦酸（baloxavir acid，BXA，**3-2**）。最初的巴洛沙韦由化合物**3-3**的结构优化而来（图3-2），盐野义公司对**3-3**的各部分构效关系进行了详细研究，最终发现*S*构型取代的二氢二苯并噻庚环可以很好地插入金属活性位点附近的疏水腔，极大地提高了活性，最终发现了巴洛沙韦[14]。该药物的构象呈“蝴蝶”型，含氮杂环的一侧与PA的Mn^{2+}配位，抑制内切酶的活性，二氢二苯并噻庚环则与PA活性位点的相邻口袋通过疏水作用相互结合[15]。

除巴洛沙韦之外，目前还报道了多类结构新颖的PA抑制剂，根据化学结构上大体可分为二酮酸衍生物、氟酰亚胺衍生物、羟基杂环类化合物[(3-羟基喹啉-2(1*H*)-酮、5-羟基嘧啶-4(3*H*)-酮、3-羟基吡啶-2(1*H*)-酮)]、邻苯二酚衍生物、2,3-二羟基苯甲酸及其生物同位异构体等五大类［图3-3（a）］[16]。其中化合物**3-4**［ANA-0，图3-3（b）］已经进入临床前研究，它可以抑制多种亚型的甲型流感病毒的复制，包括H1N1、H3N2、H5N1、H7N7、H7N9和H9N2。且在体外实验中，化合物**3-4**与扎那米韦显示出了良好的协同作用，在小鼠体内实验中也具有显著的抗病毒作用[17]。

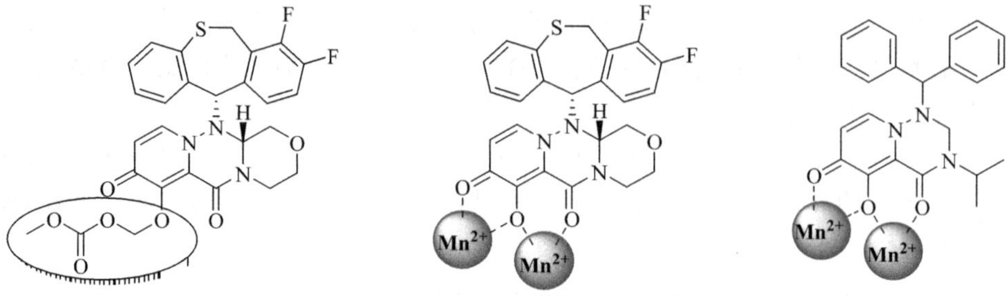

巴洛沙韦 (**3-1**)　　**3-2**　　**3-3**

EC_{50} = (1.2 ± 0.83) nmol · L^{-1} (A/H1N1)
EC_{50} = (1.6 ± 1.1) nmol · L^{-1} (A/H3N2)
EC_{50} = (2.0 ± 1.3) nmol · L^{-1} (B)
CC_{50} = (3000 ± 1300) nmol · L^{-1}

图 3-2　巴洛沙韦的结构及其优化过程

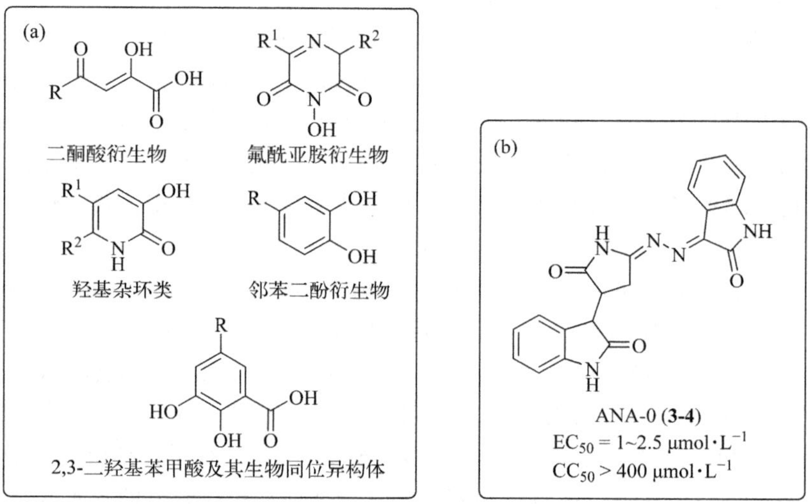

图 3-3　（a）PA 抑制剂的结构分类；（b）化合物 **3-4** 的化学结构和抗病毒活性

（2）PB2 抑制剂

匹莫地韦［pimodivir，**3-5**，图 3-4（a）］，也被称为 VX-787 或 JNJ63623827，是 PB2 帽结合域抑制剂的典型代表。Michael 等[18]利用基于细胞保护的抗病毒表型筛选发现了一系列在 10μmol·L^{-1} 浓度下有显著活性的 3-嘧啶类氮杂环酮类化合物，在对 PB2 帽结合域的结构进行系统的优化后，得到匹莫地韦，该化合物对多种甲型流感病毒显示出强大的抑制作用，包括对 M2 离子通道抑制剂和神经氨酸酶抑制剂耐药的毒株。匹莫地韦与 PB2 结合的分子晶体结构显示，其氮杂环与 PB2 帽结合域活性口袋上的残基 Lys376 和 Glu361 形成氢键作用，同时与 His357 和 Phe404 的形成 π-π 堆积作用，嘧啶环与 Phe323 之间也存在 π-π 堆积作用［图 3-4（b）］。基于三期临床研究数据，匹莫地韦并没有表现出比现有护理标准更好的疗效，因此 Janssen 制药公司决定停止其作为治疗甲型流感抗病毒药物的临床开发[19]。

(a)

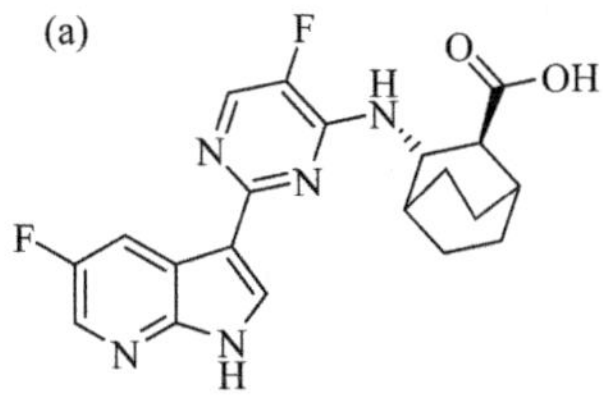

匹莫地韦 (**3-5**)
EC_{50} = 0.15~2.8 μmol·L^{-1}

(b)

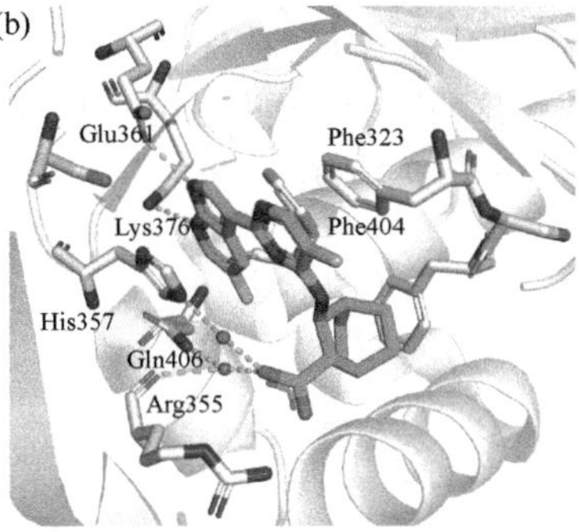

图 3-4 （a）匹莫地韦的化学结构及（b）其与甲型流感 PB2 的共晶结构（PDB 代码：4P1U，由 Pymol 软件显示）

（3）PB1 抑制剂

在 PB1 抑制剂中，利巴韦林（ribavirin，**3-6**）和法匹拉韦（favipiravir，**3-7**）由于较好的抗病毒活性已经进入临床研究阶段（图 3-5）。虽然这两个化合物的结构中都含有碱基，但它们的抗病毒机制并不相同。利巴韦林是一种广谱的抗病毒药物，被广泛认同为宿主单磷酸脱氢酶（IMPDH）的竞争性抑制剂，早在 1986 年就被批准用于病毒性感染。IMPDH 可以催化鸟苷单磷酸酯（GMP）转化为鸟嘌呤三磷酸酯（GTP），抑制该酶会使细胞内的 GTP 含量减少，从而导致核苷酸浓度失衡，以此抑制病毒蛋白质的合成，发挥抗病毒作用[20]。法匹拉韦是病毒 RdRp 的 GTP 竞争性抑制剂，其在细胞酶的作用下转化为三磷酸活性形式，该活性结构可以被 RdRp 错误识别为嘌呤并整合到新生 RNA 中，最终导致病毒 RNA 链的致死合成。法匹拉韦对多种病毒都显示出较好的抑制活性，包括奥司他韦的耐药株 H1N1、H5N1 和 H7N9，其 EC_{50} 值为 0.19～22.5μmol·L^{-1}，且与奥司他韦联用具有较好的协同作用[21]。但是法匹拉韦具有潜在的致畸性，因此仅在日本获得有条件批准使用。

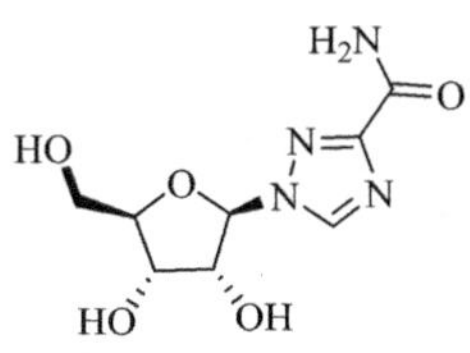

利巴韦林 (**3-6**)
EC_{50} = 9.4~22.5 μmol·L^{-1}
CC_{50} = 590 μmol·L^{-1}

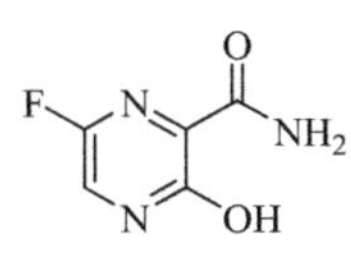

法匹拉韦 (**3-7**)
EC_{50} = 0.19~22.5 μmol·L^{-1}
CC_{50} > 1 000 μmol·L^{-1}

图 3-5 PB1 抑制剂利巴韦林和法匹拉韦的结构及抗病毒活性

除了利巴韦林和法匹拉韦以外，核苷类似物、2′-取代的碳酸核苷衍生物和去氮嘌呤类似物等核苷类抑制剂也具有抑制 PB1 亚基功能的活性。Lin 等[22]参考前人对核苷类抗病毒药物的结构修饰和丙肝抑制剂索非布韦的构效关系，将核糖基和嘌呤碱基相结合，设计了一种新型核苷类结构骨架（**3-8**）。活性研究显示，大多数含 2′-脱氧-2′-氟-2′-*C*-甲基核糖的新型核苷类似物对犬肾 MDCK 细胞的生长无明显抑制作用（CC_{50}>100μmol·L^{-1}），但在其结构中引入芳杂环取代则有利于提高化合物的抗病毒活性，如化合物 **3-9** 和 **3-10**（图 3-6）。

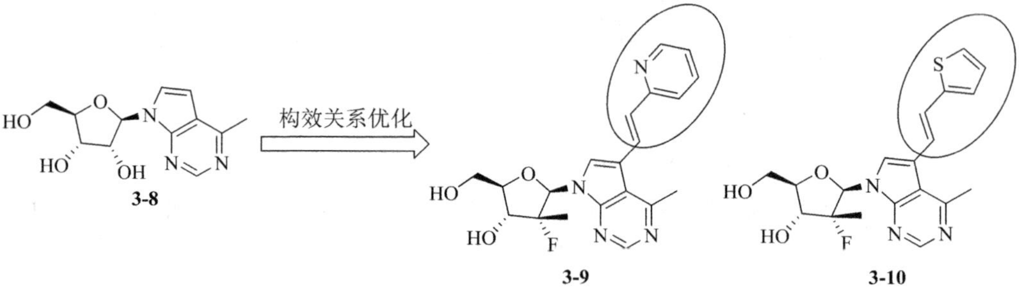

图 3-6　6-甲基-7-嘌呤核苷衍生物的结构-活性优化

（4）蛋白-蛋白相互作用抑制剂

RdRp 的三个亚基通过非共价方式结合在一起，因此阻断亚基间的相互作用可以有效地抑制 RdRp 的活性，基于这种作用机制的聚合酶抑制剂被称为蛋白-蛋白相互作用抑制剂（PPI 抑制剂）。目前研究最多的 PPI 抑制剂是 PA-PB1 抑制剂。

化合物 **3-11** 是 Massari 等前期通过 ELISA 实验得到的具有微弱的 PA-PB1 抑制活性但无抗病毒活性的环七噻吩-3-甲酰胺类化合物。后续 Massari 等[23]对该类结构的修饰主要集中在噻吩环的 C-2 和 C-3 位上，他们通过构效关系研究逐步设计合成了 35 个化合物，很多化合物对 PA-PB1 的抑制活性优于先导化合物 **3-11**，其中 **3-12** 和 **3-13** 的活性最强（图 3-7），其 IC_{50} 值分别为 32μmol·L^{-1} 和 35μmol·L^{-1}，抑制甲型流感病毒的 EC_{50} 值分别为 18μmol·L^{-1} 和 26μmol·L^{-1}，且在 250μmol·L^{-1} 浓度下无细胞毒性。虽然这类化合物的活性经修饰后有所提高，但距离临床研究仍有一定距离。

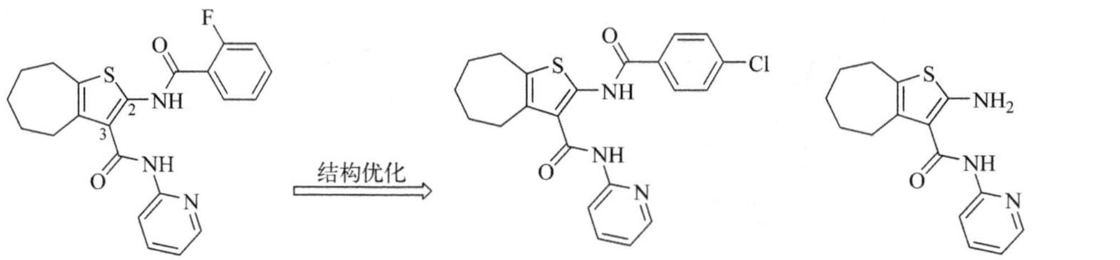

3-11	3-12	3-13
IC_{50} = 90.7 μmol·L^{-1} (PA-PB1)	IC_{50} = 32 μmol·L^{-1} (PA-PB1)	IC_{50} = 35 μmol·L^{-1} (PA-PB1)
EC_{50} > 100 μmol·L^{-1} (fluA生长)	EC_{50} = 18 μmol·L^{-1} (fluA生长)	EC_{50} = 26 μmol·L^{-1} (fluA生长)
IC_{50} > 100 μmol·L^{-1} (RdRp活性)	IC_{50} = 10 μmol·L^{-1} (RdRp活性)	IC_{50} = 14 μmol·L^{-1} (RdRp活性)
CC_{50} > 250 μmol·L^{-1}	CC_{50} > 250 μmol·L^{-1}	CC_{50} > 250 μmol·L^{-1}

图 3-7　PPI 抑制剂的结构优化及其抗病毒活性

3.2

冠状病毒

21 世纪多次的冠状病毒（coronaviruses，CoVs）疫情暴发提醒我们研发高效广谱的抗冠状病毒药物研发是当下及未来医药卫生领域的重大科研任务[24-27]。

3.2.1 冠状病毒聚合酶的结构和功能

与流感病毒一样，冠状病毒遗传物质的复制也是由 RdRp 复合物介导的。以 SARS-CoV-2 为例（图 3-8），其聚合酶复合体的结构包含 1 个非结构性蛋白 12（nsp12）、1 个非结构性蛋白 7（nsp7）和 2 个非结构性蛋白 8（nsp8），四者共同完成冠状病毒 RNA 的复制过程。冠状病毒聚合酶的核心催化部位是 nsp12，其 RdRp 结构域呈规范的右手状，包含手指、拇指和手掌三个子域。与流感病毒聚合酶不同的是，nsp12 可以通过与 nsp7 和 nsp8 的结合稳定自身的闭合构象[28]。

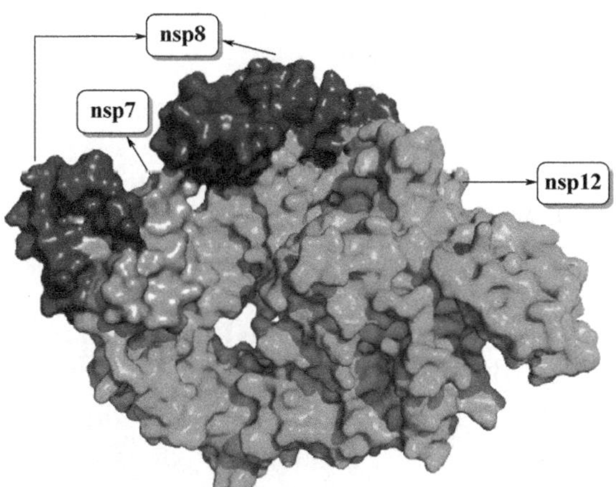

图 3-8 SARS-CoV-2 聚合物的结构图（PDB 代码：6M71，由 Pymol 软件显示）

3.2.2 冠状病毒抑制剂的研究进展

（1）核苷类新冠病毒抑制剂

具体来说，核苷类抑制剂是通过模仿天然核苷的结构，通过结合金属离子并催化病毒 RdRp 残基在其聚合酶催化位点内发挥作用。此类结构可以与天然核苷底物竞争性地结合 RdRp，从而掺入到新生的基因组中，导致立即或延迟的链终止。核苷类抑制剂一般为前药，进入体内后需要转化为三磷酸活性形式才能发挥作用。由于第一步的 5′-单磷酸化是其活化过程的限速步骤，且为了改善核苷类抑制剂的膜渗透性，提高其体内活化的水平，该类抑制剂一般采用单磷酸酯的前药策略[4]。

SARS-CoV-2 的传染速度，致病能力较强，现有的 SARS-CoV-2 聚合酶抑制剂大都来自其他病毒聚合酶抑制剂的“老药新用”。瑞德西韦［**3-14**，图 3-9（a）］最初是用于治疗丙肝的药物，但在 2014 年西非暴发埃博拉疫情期间，通过筛选发现该药物具有抗埃博拉病毒活性。后来它被证明是一种广谱的抗病毒药物，因此也被用来抵抗 SARS-CoV 和 MERS-CoV，其体外细胞水平抗病毒的 EC_{50} 值达 340nmol·L^{-1}，是目前唯一被美国 FDA 批准用于严重新冠患者的药物[29]。瑞德西韦是一种具有广谱抗病毒活性的腺嘌呤衍生物的磷酸酰胺前药，在体内经酶催化转换为其三磷酸活性形式，作用机制是延迟的链终止剂，即 3′位的羟基仍然可以形成后续的磷酸二酯键，但在连接 3 个 NTP 后，1′位 CN 基团因空间位阻效应会阻止基因组的复制过程[30]。SARS-CoV-2 的 RdRp 与瑞德西韦的晶体结构为其结合和作用机制提供了可能的解释［图 3-9（b）］。催化残基 Asp760、Asp761 和 Asp618 发生构象变化从而与金属离子配位，瑞德西韦的磷酸基能够与两个金属离子形成配位键，糖基能够与 Asn691 形成氢键作用，从而稳

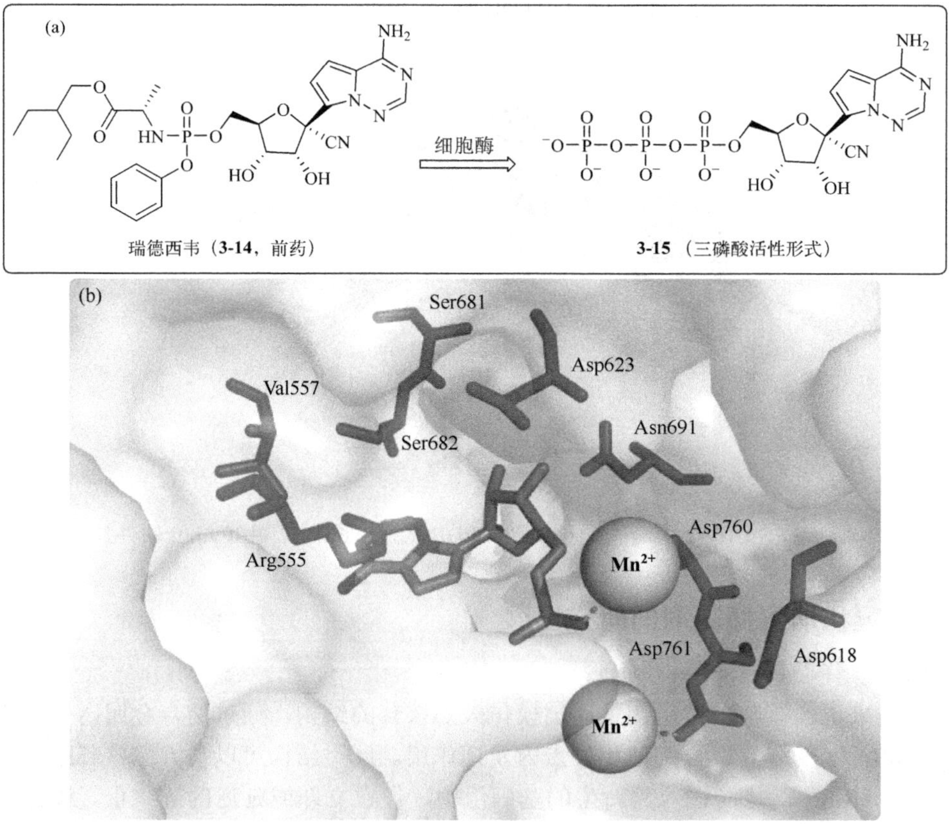

图 3-9 （a）瑞德西韦及其三磷酸活性形式的结构；（b）瑞德西韦与 nsp12-nsp7-nsp8 复合物的共晶结合模式（PDB 代码：7BV2，由 Pymol 软件显示）

定其与 SARS-CoV-2 RdRp 的结合，进而发挥抑制作用[31]。John 在 1000 多名新冠肺炎患者中进行了一项双盲、随机、安慰剂对照的静脉注射瑞德西韦的临床试验[32]（NCT04280705）。结果显示，到第 15 天，服用瑞德西韦的死亡率为 6.7%，服用安慰剂的死亡率为 11.9%；到第 29 天，服用瑞德西韦的死亡率为 11.4%，服用安慰剂的死亡率为 15.2%。此结果表明，瑞德西韦与安慰剂相比能够降低新冠肺炎患者的死亡率。

Zhang 等[33]在研究了瑞德西韦体内代谢过程及其代谢物的基础上，得到了结构更简单、更易合成、在药代动力学等几个方面优于瑞德西韦的化合物 **3-16**（GS-441524，图 3-10）。化合物 **3-16** 是瑞德西韦的体内代谢物，且是循环中最主要和稳定的代谢物，且在体内不同组织中都能够转化为瑞德西韦的三磷酸活性形式，因此他们认为磷酸前药形式的瑞德西韦是多余的，而化合物 **3-16** 是更廉价且安全、具有开发前景的抗新冠药物。

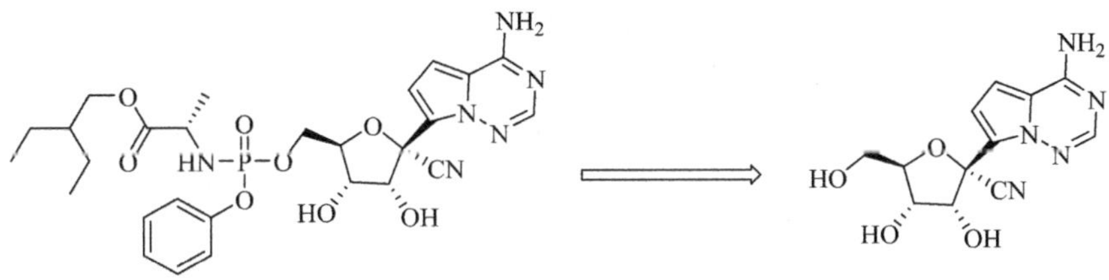

瑞德西韦 (**3-14**)
IC_{50} = 0.70 μmol·L^{-1}

GS-441524 (**3-16**)
IC_{50} = 1.37 μmol·L^{-1}

图 3-10　瑞德西韦的体内代谢物 GS-441524 的结构

法匹拉韦（**3-7**）最初用于治疗埃博拉和流感等 RNA 病毒感染，但一项随机临床试验发现其具有抗 SARS-CoV-2 的活性，其在体内转化为三磷酸活性形式（图 3-11）[34]。由于 RNA 病毒 RdRp 间相同的双金属催化机制，该药物也可以与 SARS-CoV-2 的 RdRp 金属催化位点相结合从而产生抑制活性，因此法匹拉韦在几个国家被紧急批准用于轻度新冠肺炎的治疗，目前该药物的单独使用以及与其他药物联合使用治疗新冠肺炎的临床试验正在进行中[35]。

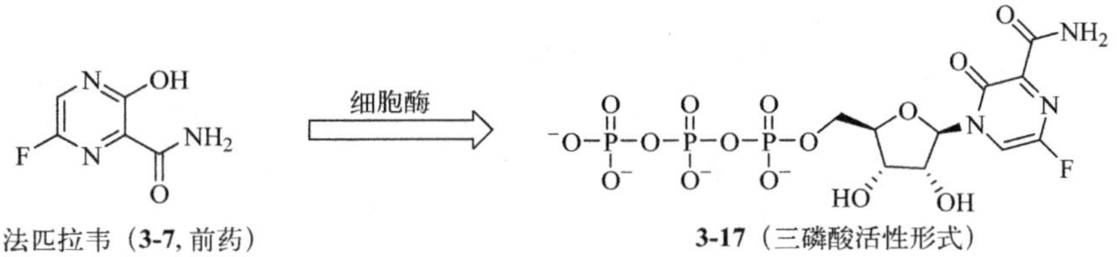

法匹拉韦（**3-7**, 前药）

3-17（三磷酸活性形式）

图 3-11　法匹拉韦的结构及其体内活性形式

（2）非核苷类新冠病毒抑制剂

与其他 RNA 病毒不同的是，在冠状病毒的 RNA 合成过程中，核酸外切酶（nsp14）

具有校对功能，它可以避免病毒的致命突变，也可以阻碍核苷类药物被整合到产物 RNA 上导致链终止。nsp14 在冠状病毒科中高度保守，被认为是冠状病毒等大型 RNA 基因组得以存在和进化的重要部分[36]。换言之，冠状病毒可能对核苷类抗病毒药物具有较高的天然耐药性。与核苷类抑制剂不同，非核苷类抑制剂可以与聚合酶活性位点附近的变构位点结合，通过干扰聚合酶的活性构象来发挥抗病毒活性。因此，该类抑制剂属于非竞争性的变构抑制剂，其作用机制与聚合酶的结合位点和其构象状态密切相关[4]。

苏拉明［suramin，**3-18**，图 3-12（a）］是一种有近百年历史的药物，用于治疗非洲锥虫病（昏睡病），也可以有效抑制肠道病毒、寨卡病毒和埃博拉病毒等多种病毒的复制[37]。前期研究表明，苏拉明在细胞实验中可以阻止病毒进入细胞进而抑制 SARS-CoV-2 的感染[38]。Yin 等[37]通过冷冻电镜（cryo-EM）获得了苏拉明-RdRp 复合物的结构，证明该化合物是 SARS-CoV-2 RdRp 的有效抑制剂，且比瑞德西韦的疗效至少高 20 倍。suramin 的结构具有对称性，中间由一个脲基团连接，其可从脲连接处分成两个对称的分子（1 号分子和 2 号分子）发挥作用［图 3-12（b）］。1 号分子可与 Asn497、Lys500、Arg569 和 Gln573 形成酰胺键，也能与 Lys577 形成氢键。此外，1 号分子与 Leu576、Ala580、Ala685、Tyr689 和 Leu785 的侧链以及 Asn497 的主链形

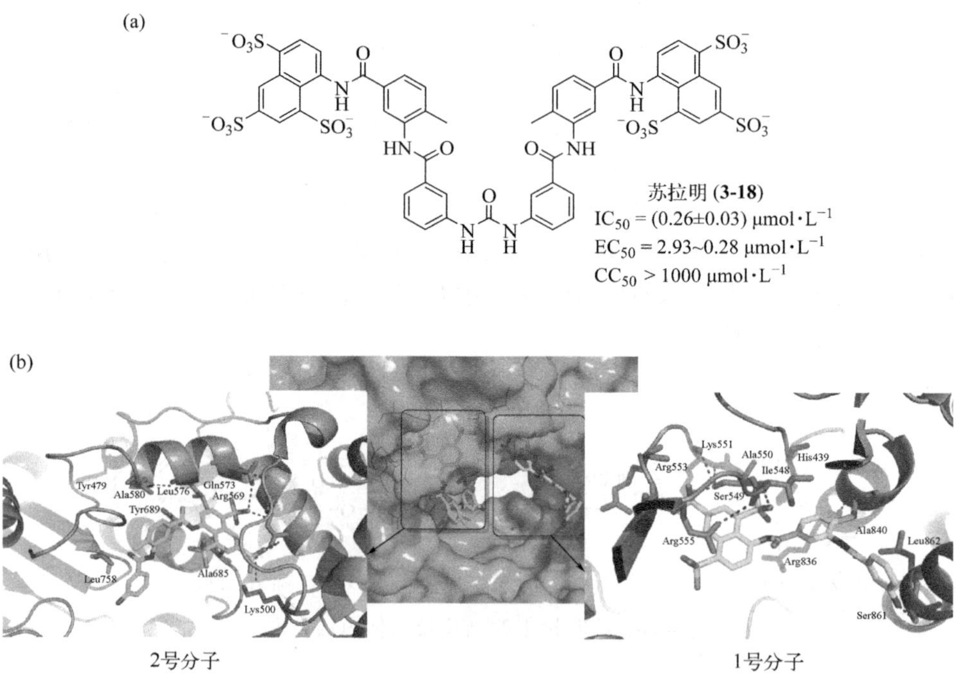

图 3-12 （a）苏拉明的化学结构及（b）其与 COVID-19 RNA 依赖性聚合酶的共晶结合模式（PDB 代码：7D4F，由 Pymol 软件显示，氢键由虚线表示）

成氢键，其萘环与 Lys577 侧链形成 π-π 堆积作用，萘环和苯环 Leu758 等多个残基存在范德华力。2 号分子与 Lys551、Arg553、Arg555 和 Arg836 的侧链以及 Ala550 和 Lys551 的主链形成氢键，萘环和苯环之间的酰胺键与 Arg555 的侧链形成氢键，与 His439、Ile548、Ser549、Ala840、Ser861 和 Leu862 等多个残基存在范德华力。两个苏拉明分子与 RdRp 结合后，可阻止 RNA 模板和引物与活性位点相结合，同时阻止三磷酸核苷酸进入催化位点，从而抑制 RdRp 的催化活性。

3.3

人类免疫缺陷病毒

3.3.1 HIV-1 聚合酶的结构和功能

人类免疫缺陷病毒（HIV）属于逆转录病毒科[39]，其逆转录酶（reverse transcriptase，RT）具有 RNA/DNA 依赖的 DNA 聚合酶活性和核糖核酸酶氢（RNase H）活性。在 HIV-1 的复制周期中，RT 会将病毒 RNA 转变成双链 DNA，再经整合酶作用，将 DNA 整合到宿主基因组中，随宿主细胞的复制而增殖[40]。

其中 DNA 聚合酶结构域也具有 RNA 病毒聚合酶相似的右手形状，具有手指、拇指、手掌和连接域 4 个亚结构域，主要负责以 HIV 单链 RNA 为模板合成双链 DNA。其手掌、手指和拇指共同组成了一个凹槽，即活性位点，以供模板-引物准确定位；手掌域中具有 DNA 的“引物沟”，是 DNA 链复制延长的关键部位（图 3-13）[41]。

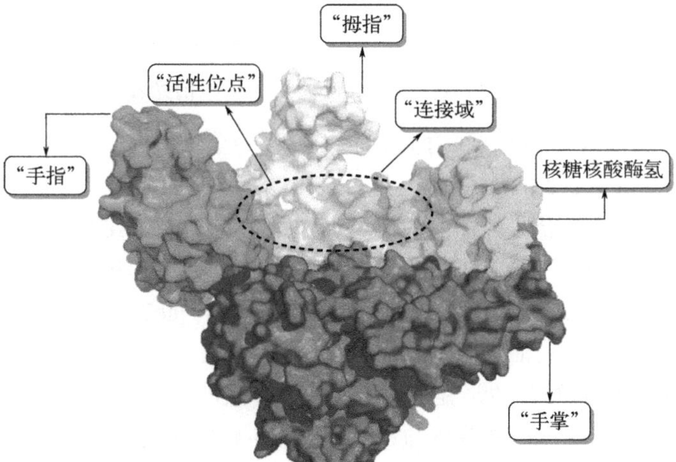

图 3-13 HIV-1 逆转录酶的结构图（PDB 代码：3KLG，由 Pymol 软件显示）

3.3.2 HIV-1 聚合酶抑制剂的研究进展

根据结合位点的不同，目前临床应用的 HIV-1 逆转录酶抑制剂可被分为核苷（酸）类逆转录酶抑制剂（nucleoside reverse transcriptase inhibitors，NRTIs）和非核苷类逆转录酶抑制剂（non-nucleoside reverse transcriptase inhibitors，NNRTIs）[39]。

（1）核苷类 HIV-1 逆转录酶抑制剂

2016 年发现的新型核苷类似物 MK-8591（EFdA，**3-19**）属于 HIV 逆转录酶易位抑制剂，对野生型和大多数耐药株的抑制活性优于现已上市的药物。其作用机制是阻止 3′末端上的逆转录酶易位从而发挥链终止作用，也用作延迟的链终止剂[42]。2018 年 Alexandre 等以化合物 **3-19** 为先导化合物，合成了一系列碳环核苷类似物，它们比核糖类似物对糖苷酶具有更强的化学和代谢稳定性。其中，化合物 **3-20** 的活性最好，其 EC_{50} 值为 24nmol·L^{-1}。在大鼠的体内药代学研究中，血浆清除率和半衰期较先导化合物 **3-19** 有明显提高。同样利用核苷类抑制剂的前药策略，得到化合物 **3-20** 的单磷酸酯 **3-21**，其 EC_{50} 值为 3.0nmol·L^{-1}，优于 **3-20**（图 3-14）[43]。

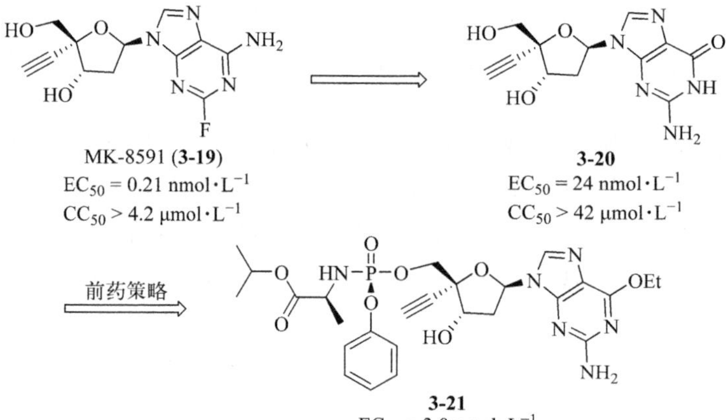

MK-8591 (**3-19**)
EC_{50} = 0.21 nmol·L^{-1}
CC_{50} > 4.2 μmol·L^{-1}

3-20
EC_{50} = 24 nmol·L^{-1}
CC_{50} > 42 μmol·L^{-1}

3-21
EC_{50} = 3.0 nmol·L^{-1}
CC_{50} > 42 μmol·L^{-1}

图 3-14　MK-8591 的结构及其结构转换

（2）非核苷类 HIV-1 逆转录酶抑制剂

依曲韦林（ETV，**3-22**，图 3-15）是目前 FDA 批准的 HIV-1 非核苷类逆转录酶抑制剂之一，其呈“马蹄”形结合在 HIV-1 病毒的逆转录酶中，结构中的对氰基苯胺（右翼）部分占据由 Val106、Phe227、Tyr318、Lue234、His235 和 Pro236 组成的子口袋，二甲对氰基苯酚（左翼）部分位于 Tyr188、Trp229 和 Phe227 的芳香族侧链的子口袋中（图 3-16）[44]。虽然它活性好、毒性小，但仍存在易产生耐药性和不良反应等缺点。因此对该类结构的修饰改造是抗 HIV 药物研究的重要方向。笔者课题组以依曲韦林为先导化合物，基于依曲韦林与 HIV-1 逆转录酶的晶体结构和对活性口袋周围空腔的探索，采用基于结构的分子杂交和取代基修饰策略设计合成了多个系列的五元杂环并嘧啶类的非核苷类抑制剂（图 3-15）。结果显示，左翼和右翼的不同改造对

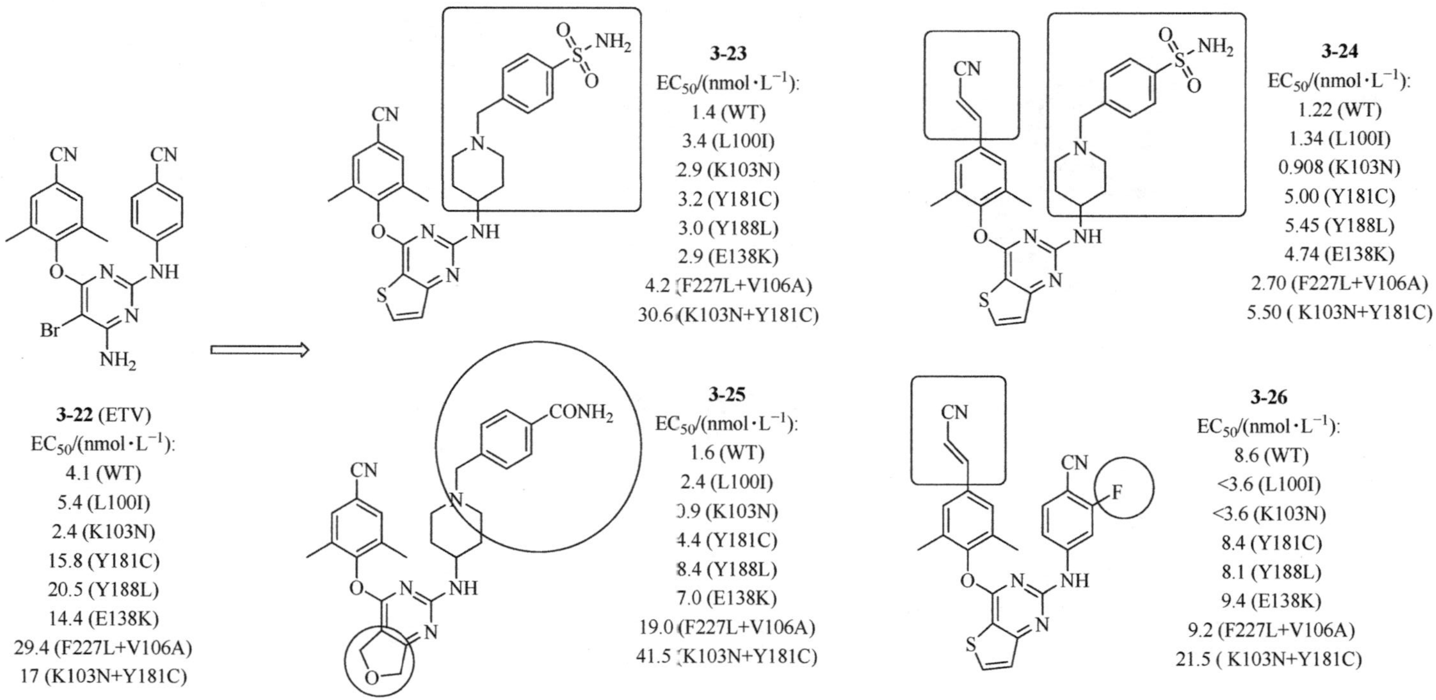

图 3-15　化合物 **3-22**～**3-26** 的结构

HIV-1 野生株（WT）和临床常见的突变株的抑制活性有了较大提高，且选择性及药代动力学性质也有所提升。其中化合物 **3-23**～**3-25** 对野生株的抑制活性超过了先导化合物依曲韦林，化合物 **3-23**～**3-26** 对临床常见突变株的抑制活性比依曲韦林提高了 2～5 倍[39,45-47]。

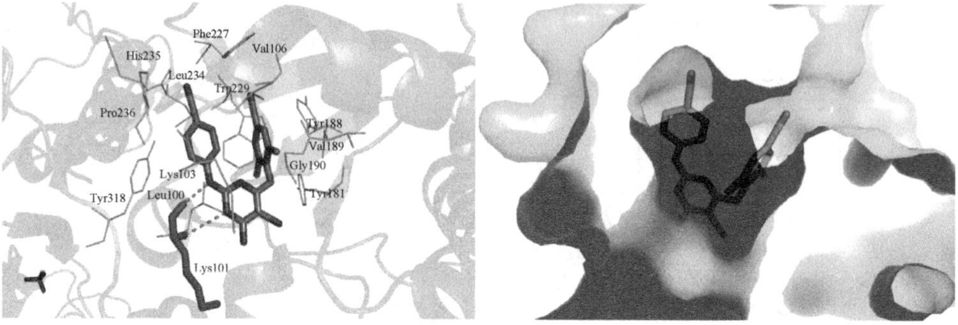

图 3-16　HIV-1 逆转录酶结合口袋中依曲韦林与关键氨基酸残基的结合模式图（PDB 代码：3MEC，由 Pymol 软件显示）

2019 年 Nawrozki 等[48]设计了一系列二氢嘧啶结构的化合物，并在其苄基位置引入合适的大体积取代基来限制化合物的构象，得到了多个系列苄基取代的化合物。其中，如图 3-17 所示，化合物 **3-27** 和 **3-28** 的甲氧基取代化合物 **3-29** 和 **3-30** 保持了对 HIV-1 野生型的抑制活性，EC_{50} 值分别为 0.2nmol·L^{-1} 和 0.9nmol·L^{-1}，对临床上多个常见突变株的抑制活性也较 **3-27**、**3-28** 提高了 10～100 倍，说明较大取代基取代的二氢嘧啶衍生物的抗病毒活性更高。

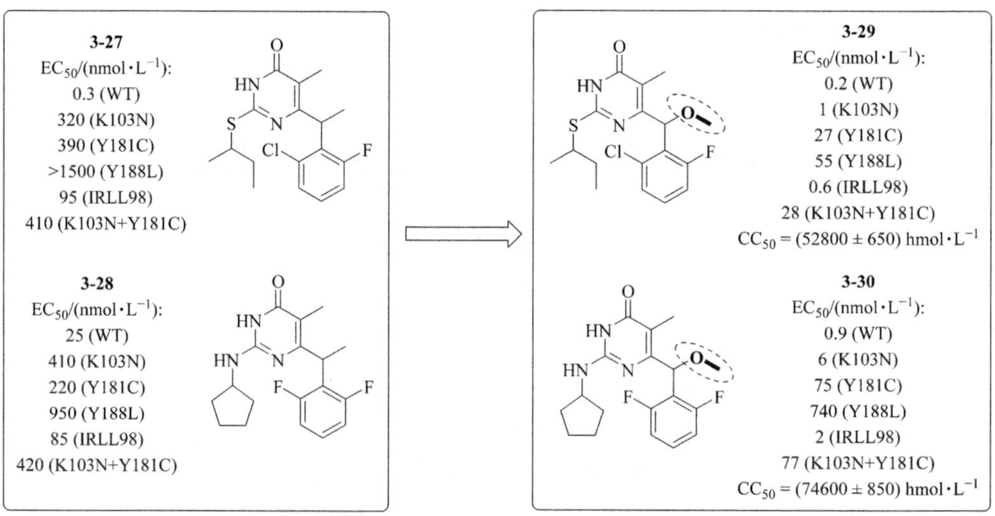

图 3-17　HIV-1 抑制剂的化学结构及其活性

（3）HIV-1 RNase H 抑制剂

由于逆转录酶抑制剂存在着耐药性的问题，因此靶向 HIV RNase H 的抑制剂也逐渐受到研究者的关注[40]。RNase H 的活性催化位点包括四个催化性残基（Asp443、Glu478、Asp498 和 Asp549）以及两个催化依赖的 Mg^{2+}。与流感病毒 PA 核酸内切酶抑制剂类似，HIV-1 RNase H 抑制剂的化学结构一般包括金属螯合基部分和疏水芳基部分[49]。Wang 等[49]基于已有抑制剂的药效团特征，设计合成了一系列具有 RNase H 抑制活性的化合物。其中具有双翼结构的化合物 **3-31**（图 3-18）显示出了对 RNase H 和 RT^{pol} 的双重抑制活性，对 RNase H 的 IC_{50} 值为 0.027μmol·L^{-1}，对 HIV-1 的抑制活性 EC_{50} 值为 6.9μmol·L^{-1}。结果表明，双翼结构能够更好地与酶结合，提高了化合物与底物的竞争力和对 RNase H 的选择性。

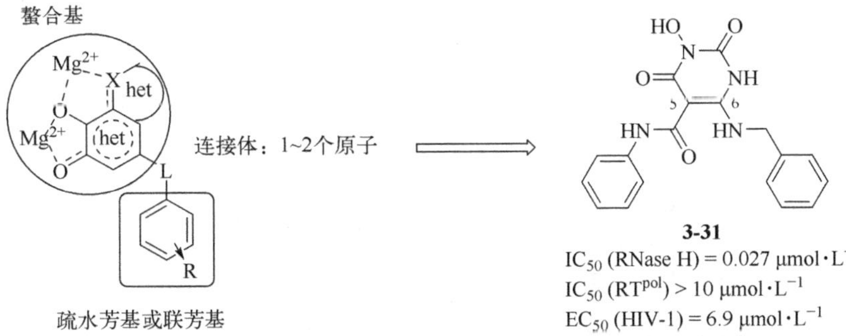

3-31

IC_{50} (RNase H) = 0.027 μmol·L^{-1}
IC_{50} (RT^{pol}) > 10 μmol·L^{-1}
EC_{50} (HIV-1) = 6.9 μmol·L^{-1}
CC_{50} = 52 μmol·L^{-1}

图 3-18　**3-31** 的分子设计与结构

3.4

乙型肝炎病毒

3.4.1　乙型肝炎病毒聚合酶的结构和功能

乙型肝炎病毒（HBV）完整的生命周期大致可分为吸附、穿入、脱壳、修补、转录、翻译、衣壳蛋白装配、DNA 复制、获得包膜和释放等过程[50]。HBV 的 DNA 聚合酶是一种特殊的具有多种活性功能的逆转录酶，是 HBV 感染宿主细胞的必要结构。HBV 聚合酶主要可分为 4 个功能区，分别为末端蛋白区（TP）、间隔区（SD）、逆转录区（HBV RT）和核糖核酸酶区（HBV RNase H）[51]。在这 4 个功能区中，HBV RT 是 HBV 聚合酶的主要功能区，它具有逆转录酶及 DNA 聚合酶的活性，可以将 HBV 的 RNA 逆转录成负链 DNA，再以此为模板合成正链 DNA。

HBV RNase H 在病毒复制过程中负责降解前基因组 RNA（pgRNA），促进正链 DNA 的形成[52]。

3.4.2 乙型肝炎病毒聚合酶抑制剂的研究进展

（1）聚合酶抑制剂

目前获得批准的治疗慢性乙肝的药物，除了干扰素外，其余药物大都以逆转录区为靶点，但大多数的聚合酶抑制剂在结构上属于核苷（酸）类似物，其作用机制与其他核苷类抗病毒药物相似，也是链终止剂。目前上市的抗 HBV 的核苷类抑制剂有拉米夫定（lamivudine，**3-32**）、阿德福韦酯（adefovir dipivoxil，**3-33**）、恩替卡韦（entecavir，**3-34**）、替比夫定（telbivudine，**3-35**）等（图 3-19）。但对于此类药物患者需要长期服药，该类药物易产生耐药性，且 HBV 的逆转录区人体细胞 DNA 聚合酶具有一定的相似性，因此限制了该类药物的开发[52]。

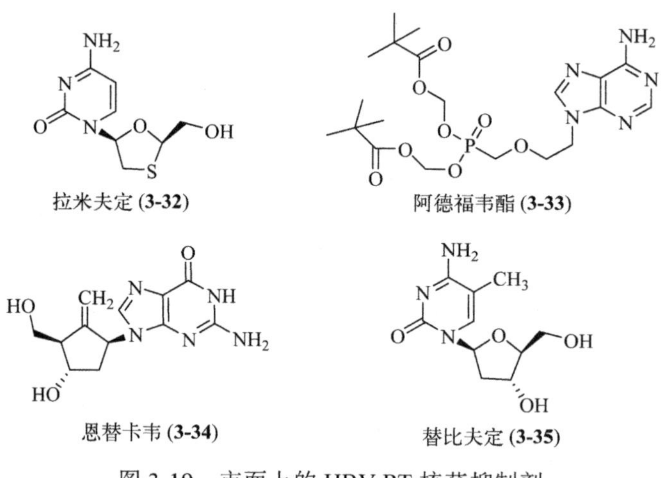

图 3-19　市面上的 HBV RT 核苷抑制剂

（2）RNase H 抑制剂

除 HBV RT 抑制剂外，HBV RNase H 也是 HBV 的 DNA 聚合酶的重要功能区，因此也成了 HBV 抑制剂的重要靶点。由于 HBV 与 HIV-1 同属逆转录病毒，且二者的 RNase H 也都属于核苷酸转移酶，二者的 RNase H 活性催化位点有部分相似性，因此部分 HIV-1 RNase H 抑制剂对 HBV RNase H 也有抑制活性[53]。

2014 年，Edwards 等[54]采用低通量筛选法对 HIV-1 RNase H 抑制剂的化合物库进行 HBV RNase H 抑制活性的筛选，发现 *N*-羟基嘧啶二酮类化合物 **3-36** 和 **3-37**（图 3-20）具有较好的活性。2017 年，Edwards 等[55]以此类骨架为先导，根据初步构效关系设计出一系列 *N*-羟基吡啶二酮类化合物 **3-38**～**3-40**（图 3-20），具有较好的抗 HBV 活性。其作用机制是靶向 RNase H，阻断正链 DNA 的合成，造成 RNA-DNA 异源双链的累积。其中活性最好的化合物为 **3-39** 和 **3-40**，IC_{50} 值可达到亚微摩尔水平，表明该类骨架具有较好的抗病毒开发潜力[55-56]。

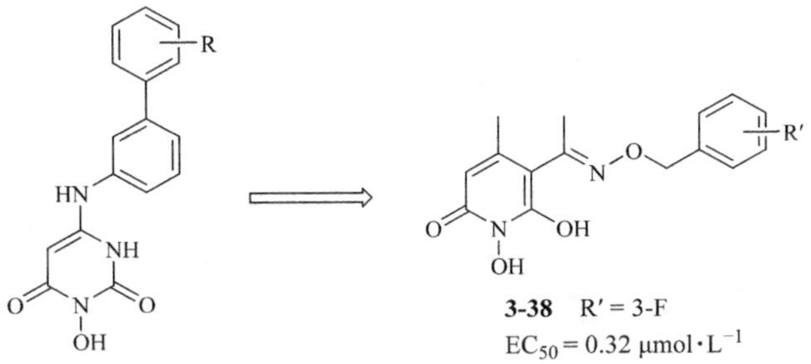

3-36 R = 4-F
EC_{50} = 5.5 μmol·L^{-1}
3-37 R = 4-OCH_3
EC_{50} = 8.0 μmol·L^{-1}

3-38 R′ = 3-F
EC_{50} = 0.32 μmol·L^{-1}
3-39 R′ = 4-F
EC_{50} = 0.11 μmol·L^{-1}
3-40 R′ = 4-OCH_3
EC_{50} = 0.29 μmol·L^{-1}

图 3-20 HBV 抑制剂的结构和活性

3.5

丙型肝炎病毒

丙型肝炎病毒（HCV）目前包括 8 种基因型和多种亚型，且因地理分布、传播途径和疾病进展速度的不同而有所不同。因此，长期以来 HCV 一直被认为是非甲型非乙型肝炎病毒的难以捉摸的病原体。HCV 的生命周期大致可分为吸附、融合、翻译、RNA 复制、组装、出芽和释放[57-58]。

3.5.1 丙型肝炎病毒聚合酶的结构和功能

HCV 的 RdRp 也被称为 NS5B，其结构具有典型 RNA 聚合酶的“右手”构象，包括拇指，手指和手掌三个部分（图 3-21）。“手掌区”是聚合酶的中心部分，是基因组复制的催化中心；“手指区”负责捕获复制所需的三磷酸核苷酸；而“拇指区”则是配合 RNA 复制的起始和延伸过程。人体细胞中不含有类似的酶，因此 NS5B 聚合酶是理想的抗病毒药物靶点[59]。

3.5.2 丙型肝炎病毒聚合酶抑制剂的研究进展

根据化学结构和作用机制的不同，现有的 HCV NS5B 聚合酶抑制剂可分为核苷类聚合酶抑制剂（nucleoside analogue polymerase inhibitor，NPI）和非核苷类聚合酶抑制剂（non-NPI，NNPI）两大类[59]。为了减少病毒突变，提高治愈率，临床上一般会采取多种机制的药物联合使用策略。

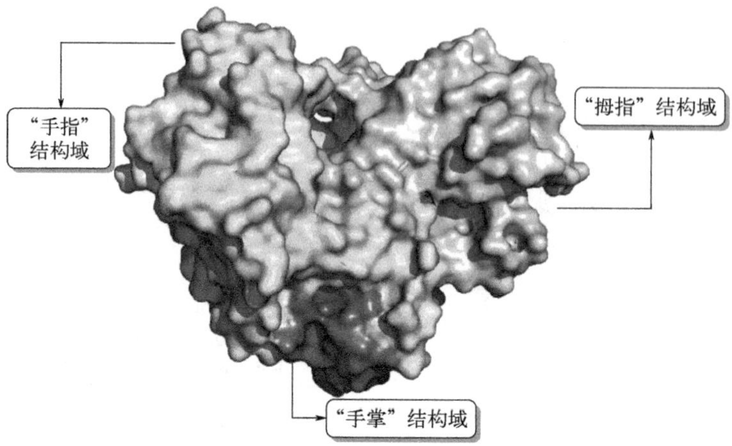

图 3-21 HCV 聚合酶的结构图（PDB 代码：4WTG，由 Pymol 软件显示）

（1）核苷类 NS5B 抑制剂

Appleby 等[60]基于构效关系研究对核苷 *β*-D-2′-脱氧-2′-*α*-F-2′-*β*-甲基尿苷进行磷酸酰胺化结构改造，得到了高效的 RdRp 核苷类似物抑制剂索非布韦［sofosbuvir，**3-41**，图 3-22（a）］，其抑制 HCV 的 EC_{50} 值为 92nmol·L^{-1}，且无明显细胞毒性。2013 年，索非布韦经 FDA 批准上市，是目前唯一上市的 NS5B 聚合酶抑制剂，用于治疗慢性 HCV 感染。索非布韦为前药，在体内逐步转化成三磷酸生物活性形式，可以模拟尿苷三磷酸"以假乱真"地掺入到 HCV 新生的 RNA 链中导致链终止[61]。Appleby 等选用索非布韦二磷酸形式与 HCV NS5B 复合物的共晶结构［图 3-22（b）］来探究 NS5B 蛋白活性位点与核苷酸类抑制剂关键分子间的相互作用，其结构生物学显示 Asn291、Ser282 和 Asp225 是天然核苷酸底物与 NS5B 活性位点结合的关键氨基酸。虽然 Asp225 远离索非布韦，但 Ser282 的构型保持不变且能与索非布韦形成氢键作用力，是 NS5B 与索非布韦的关键结合残基。Asn291 的构象也允许索非布韦的进入并将其整合成 RNA 链延长所需的内嵌构象，从而发挥延迟的链终止作用[62]。

NS5B S282T 突变的 HCV 变种毒株对尿苷类化合物索非布韦不敏感，而胞苷类似物美西他滨（mericitabine）的三磷酸活性形式（**3-43**，图 3-23）对野生型 HCV 和 S282T 突变株比尿苷类抑制剂更有效[63]。与索非布韦的活性形式 **3-42**（$t_{1/2}$ = 38h）相比，**3-43**（$t_{1/2}$ = 4.7h）的代谢稳定低，可能与胞嘧啶的脱氨作用或其他异生代谢有关[62]。因此 Zhen 等[64]以化合物 **3-43** 为先导，采用双前药策略设计合成了 29 个 4-*N* 取代的胞嘧啶的磷酸酰胺和烷氧羰基的单磷酸酯衍生物，以尽可能地阻断胞嘧啶的脱氨作用。其中化合物 **3-44**（图 3-23，EC_{50} = 0.336μmol·L^{-1}）对 HCV S282T 突变株的抑制活性比索非布韦（EC_{50} = 0.589μmol·L^{-1}）更好，且无明显的细胞毒性。

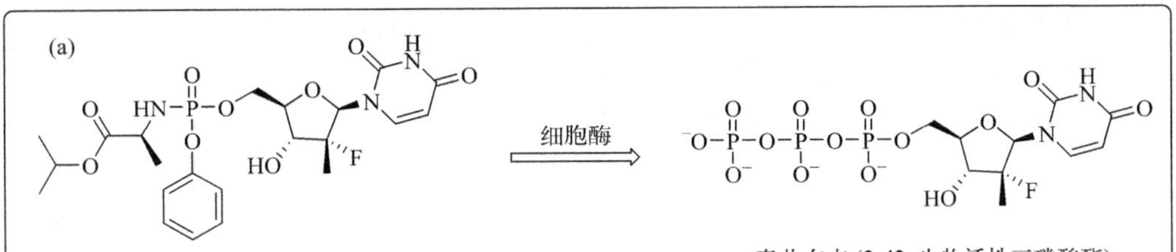

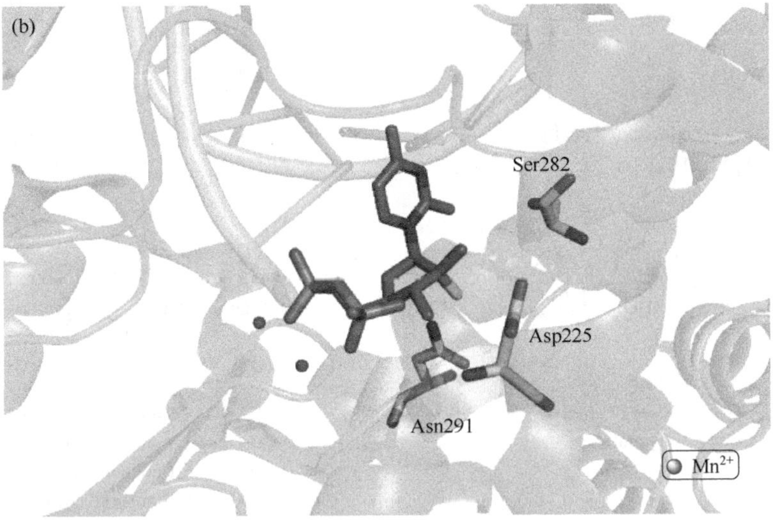

图 3-22 （a）索非布韦及其活性形式的化学结构；（b）索非布韦与 HCV NS5B 的共晶结合模式图（PDB 代码：4WTG，由 Pymol 软件显示）

2017 年，Zhou 等[65]采用生物电子等排体策略对 2′-甲基取代的核苷类药物索非布韦进行结构修饰，发现与甲基具有相似范德华半径的氯原子取代的化合物 **3-45** 对 HCV 基因 1b 型的活性较高，其三磷酸活性代谢形式 **3-46**（图 3-23）也具有泛基因型活性，对 S96T 突变株的抑制活性达到微摩尔水平，且半衰期也较为理想（$t_{1/2} = 16\text{h}$）。

（2）非核苷类 NS4B 抑制剂

Lomibuvir（**3-47**，图 3-24）是靶向 HCV NS5B 拇指区 2 位口袋的非核苷类抑制剂，属于噻吩羧酸盐变构抑制剂。Court 等[66]从 **3-47** 相关的噻吩类似物入手，探索不对称取代基团对化合物活性的影响，遵循类药五原则设计合成了一系列化合物。其中化合物 **3-48**（图 3-24）活性最好，对 GT-1b 显示出纳摩尔水平的抑制活性，且与 **3-47**（$\lg P = 5.6$）相比，**3-48**（$\lg P = 4.1$）的亲脂性降低，水溶性提高。

除了噻吩羧酸盐类非核苷抑制剂，*N*-芳基二氢嘧啶类似物 **3-49**（图 3-24）也具有较强的 HCV 聚合酶抑制活性，其对 HCV 基因 1a 型（GT-1a）和 1b 型（GT-1b）聚合酶的 EC_{50} 值分别为 51nmol·L^{-1} 和 19nmol·L^{-1}，但 **3-49** 的口服生物利用度仅为 1.4%[67]。AbbVie 团队在此基础上用反式烯烃取代 **3-49** 分子中两个苯基间的酰胺连接基得到了

化合物 **3-50**（ABT-072，图 3-24），减少了氢键供受体数量以提高膜渗透性，其对 HCV GT-1a 和 GT-1b 聚合酶的 EC_{50} 值分别为 1nmol·L^{-1} 和 0.3nmol·L^{-1}，半衰期有所延长，且口服生物利用度也提高到 44%[68]。

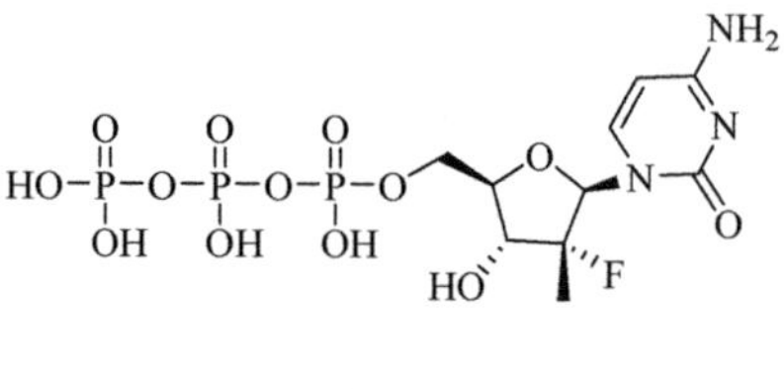

3-43
K_i = 0.06 μmol·L^{-1} (WT)
K_i = 0.31 μmol·L^{-1} (S282T)

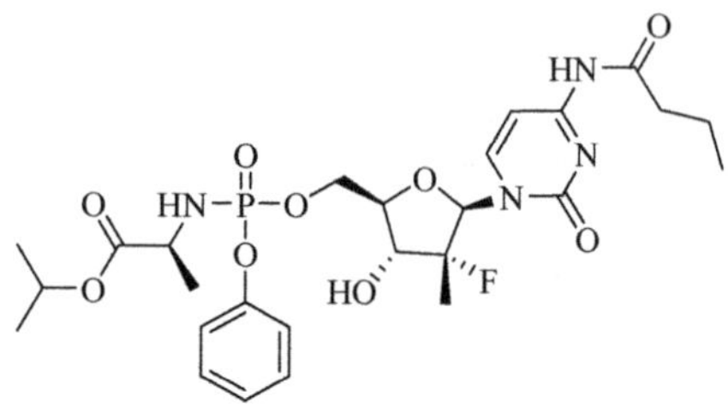

3-44
EC_{50} = 0.113 μmol·L^{-1} (WT)
EC_{50} = 0.336 μmol·L^{-1} (S282T)

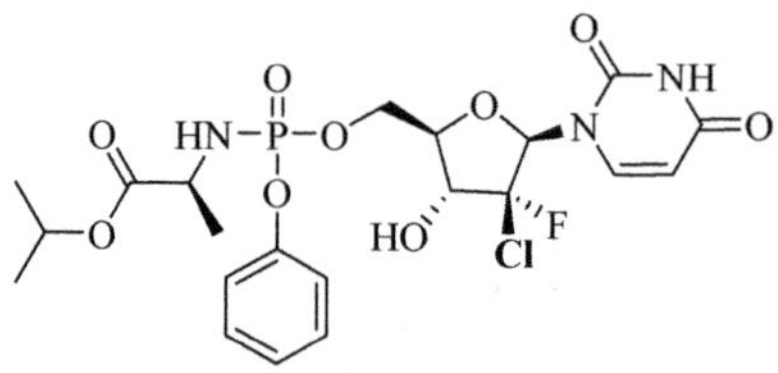

3-45
EC_{50} = 0.05~0.17 μmol·L^{-1}
CC_{50} > 100 μmol·L^{-1}

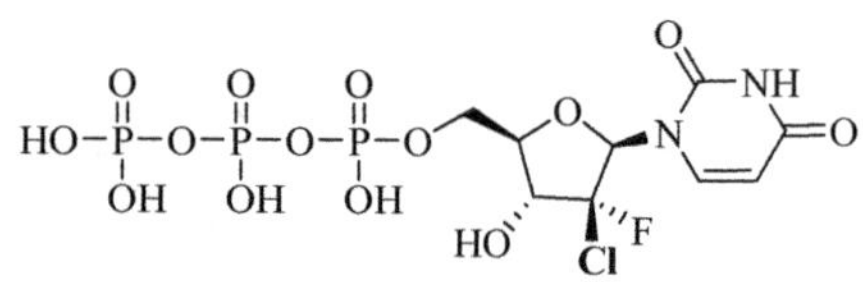

3-46
EC_{50} = 5.5 μmol·L^{-1} (GT 1b WT)
EC_{50} = 1.3 μmol·L^{-1} (GT 1b S96T)
EC_{50} = 6.1 μmol·L^{-1} (GT 2a WT)
EC_{50} = 8.6 μmol·L^{-1} (GT 4a WT)
CC_{50} > 100 μmol·L^{-1}

图 3-23　核苷 NS5B 抑制剂的结构及其抗 HCV 活性

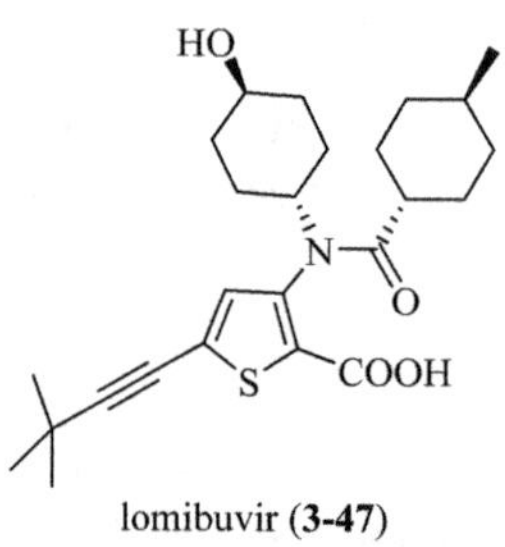

lomibuvir (**3-47**)
IC_{50} = 25 nmol·L^{-1} (GT-1b)

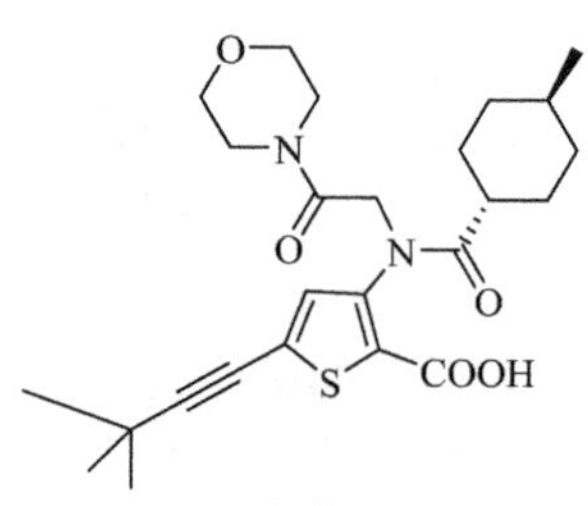

3-48
IC_{50} = 23 nmol·L^{-1} (GT-1b)

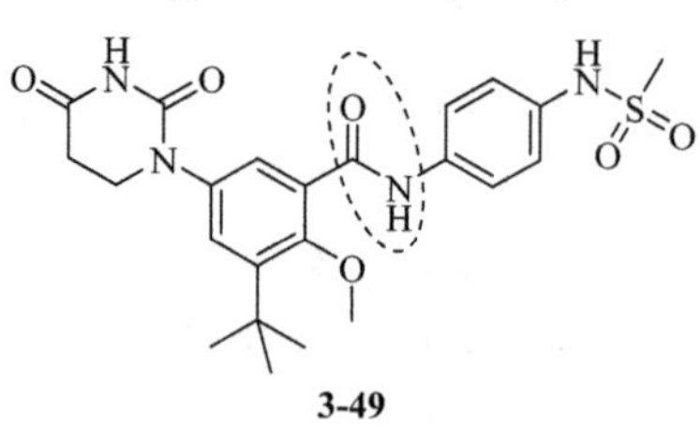

3-49

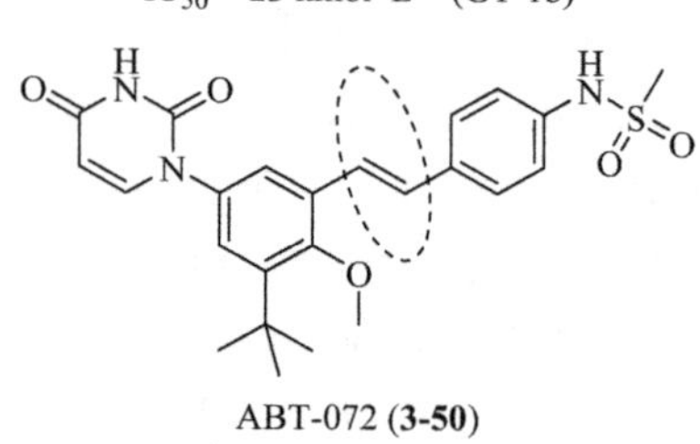

ABT-072 (**3-50**)

图 3-24　非核苷类 HCV 聚合酶抑制剂

3.6

其他病毒

3.6.1 黄病毒

黄病毒是一类有包膜的单股正链 RNA 病毒，结构大多是立体对称的二十面体。这类病毒主要通过吸血的节肢动物传播，具有多种临床症状，包括脑炎或脑脊髓炎以及全身感染等。目前研究较多的黄病毒有寨卡病毒、登革病毒（DENV）和西尼罗病毒（WNV），均主要由蚊子传播。寨卡病毒感染后的主要症状有低热、斑丘疹、关节疼痛以及结膜炎等，孕期的女性尤为易受该病毒的影响，它可以垂直传播给婴儿并导致婴儿的小头畸形症；登革病毒会引起登革热、出血性登革热和登革休克综合征；西尼罗病毒会引发致命的脑炎，且有较强的中枢神经毒性。这些病毒正在全世界范围内传播，但目前却没有特效药来治疗。因此，抗黄病毒药物的研发非常迫切[69]。

（1）黄病毒聚合酶的结构和功能

黄病毒的聚合酶也被称为非结构蛋白 5（NS5），具有 RNA 病毒聚合酶经典的手掌-手指-子域的“封闭式”结构。NS5 采用从头开始的合成机制来进行遗传物质的复制，它具有位于“拇指”的引物元件，可以在催化位点引导合成互补 RNA[70]。

（2）黄病毒聚合酶抑制剂的研究进展

迄今为止，尚无治疗黄病毒感染的临床药物。由于黄病毒与丙肝病毒的 RS5B 结构相似，因此用于治疗黄病毒感染的药物大多是从抗 HCV 的药物中得到的。Sacramento 等[71]发现核苷类药物索非布韦也具有抗黄病毒活性，成为抗寨卡病毒、登革病毒和西尼罗病毒的主要候选药物。研究表明，索非布韦可以在细胞体系中直接抑制寨卡病毒和登革病毒的 RdRp 活性，起到链终止剂的作用，其活性分别为 0.12～1.9μmol·L^{-1} 和 4.9μmol·L^{-1}。抑制西尼罗病毒 RdRp 的 IC_{50} 值为 11.1μmol·L^{-1}[71-73]。

2016 年，Cannalire 等[74]基于虚拟筛选得到了 1*H*-吡啶并[2,1-*b*][1,3]苯并噻唑-1-酮（PBTZ）衍生物，具有较好的抑制黄病毒 RdRp 的活性，具有靶向 NS5 RdRp 活性位点和 NS3-NS5 PPI 的双重抑制机制[75]。2020 年该团队继续对该类化合物骨架进行结构修饰，发现了活性最突出的化合物 **3-51**（图 3-25），其抗黄病毒活性达到微摩尔水平。

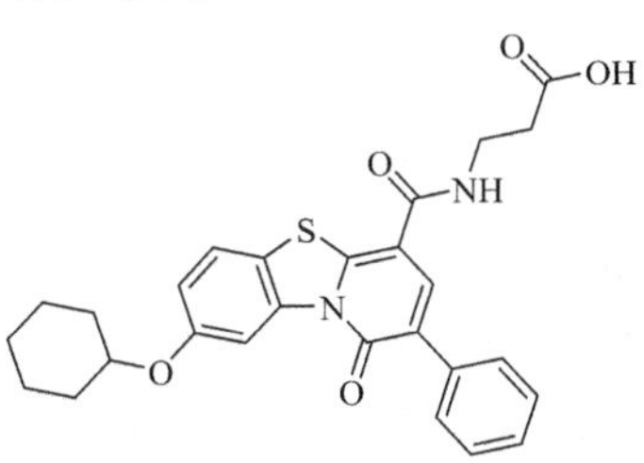

3-51

IC_{50} = (37.77±1.75) μmol·L^{-1} (NS5 RdRp)
IC_{50} = (23.7±0.9) μmol·L^{-1} (NS3-NS5 PPI)
EC_{50} = (3.5±0.45) μmol·L^{-1} (DENV)
EC_{50} = (1.0±0.44) μmol·L^{-1} (ZIKV)

图 3-25 黄病毒聚合酶抑制剂 **3-51** 的结构

3.6.2 疱疹病毒

疱疹病毒属于包膜双链 DNA 病毒，由核衣壳、被膜和包膜三部分组成，其中核衣壳呈高度有序的二十面体，内部含有疱疹病毒的基因组[76]。阿昔洛韦（acyclovir，**3-52**）是一种非环核苷类抗疱疹病毒首选药物，其三磷酸活性形式可以抑制病毒 DNA 聚合酶，选择性指数较高，但也存在口服生物利用度低、溶解性差等缺点。另外，抗疱疹病毒药物更昔洛韦（ganciclovir，**3-53**）以及其前体药物 valganciclovir 已经用于临床治疗人巨细胞病毒（HCMV）感染。与阿昔洛韦的作用机理相似，它们是疱疹病毒 DNA 聚合酶的抑制剂，但是具有很高的细胞毒性以及骨髓抑制、肝毒性和肾毒性[77]。鉴于此，2015 年 Sahu 等[78]利用硒原子取代结构中的氧原子对阿昔洛韦和更昔洛韦进行结构改造，得到了硒代阿昔洛韦（**3-54**）和硒代更昔洛韦（**3-55**）（图 3-26）。其中 **3-54** 对单纯疱疹病毒（HSV）表现出较强的抑制活性（EC_{50} 值分别为 1.47μmol·L^{-1} 和 6.34μmol·L^{-1}）；**3-55** 对 HCMV 的 EC_{50} 为 53.1μmol·L^{-1}。

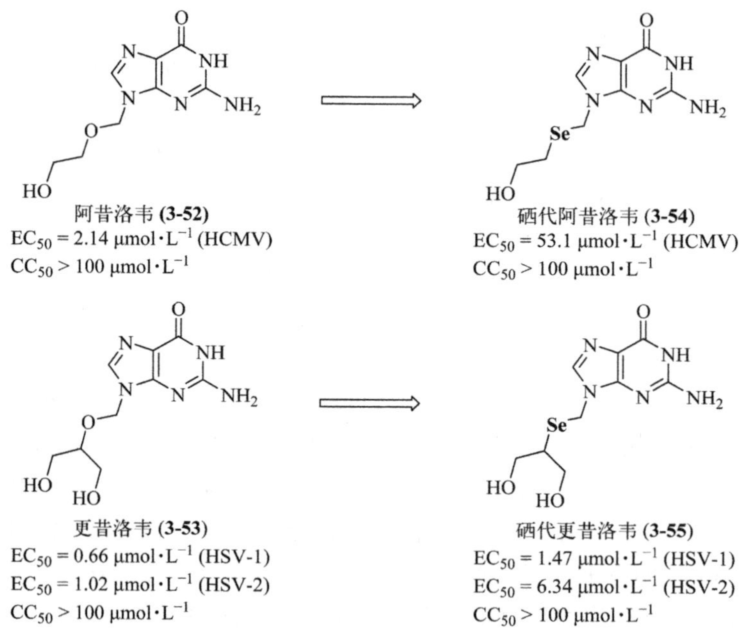

图 3-26　HSV 聚合酶抑制剂的分子结构

（1）呼吸道合胞病毒

呼吸道合胞病毒（respiratory syncytial virus，RSV）基因组为线性负译的单链 RNA，编码 11 种病毒蛋白[79]。目前已上市的抗 RSV 药物大多是 RSV 聚合酶抑制剂，多为核苷类似物，作用机制与其他抗病毒核苷类似物相似，模拟核苷酸整合到病毒正在复制的 RNA 链上导致“链终止”。由于“链终止”的作用机制与核苷类似物的糖基部分有关，因此研究者在 RSV 抑制剂的研究中更关注核苷的糖修饰。Janssen 公司通过对一系列 4′-胞嘧啶核苷类似物进行表型筛选，得到了 RSV 抑制剂 **3-56**（ALS-8112），后经前药修饰得到了其 3′,5′-*O*-二异丁酸酯形式化合物 **3-57**（ALS-8176）（图 3-27），其在体内可以转化为 **3-56** 而发挥作用，且生物利用度较高[80-81]。

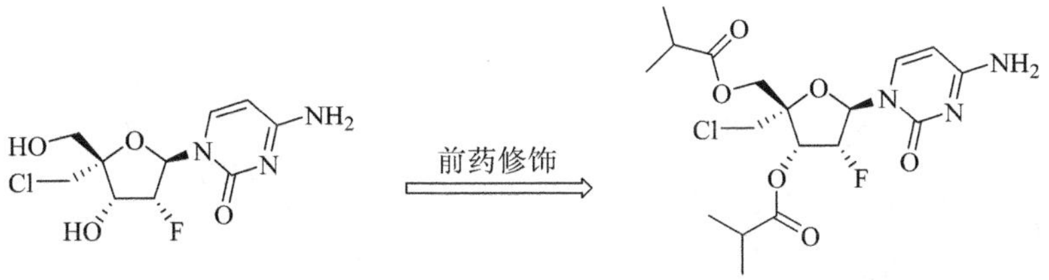

ALS-8112 (**3-56**)
EC_{50} = 1.3 μmol·L^{-1}
CC_{50} > 100 μmol·L^{-1}
F = 38.2%

ALS-8176 (**3-57**)
EC_{50} = 0.47 μmol·L^{-1}
CC_{50} > 100 μmol·L^{-1}
F = 2.86%

图 3-27　抗 RSV 化合物 **3-56** 和 **3-57** 的结构

2017 年，Plemper 课题组通过高通量筛选得到了 14 个活性较好的非核苷类 RSV 聚合酶抑制剂，并以活性最好的化合物 **3-58** 为先导，分别对 A、B 和 C 三个部分进行构效关系研究。结果显示，在 C 部分的苯环上进行卤原子取代，如化合物 **3-59** 可提高化合物的抗 RSV 活性以及选择性（图 3-28）[82]。

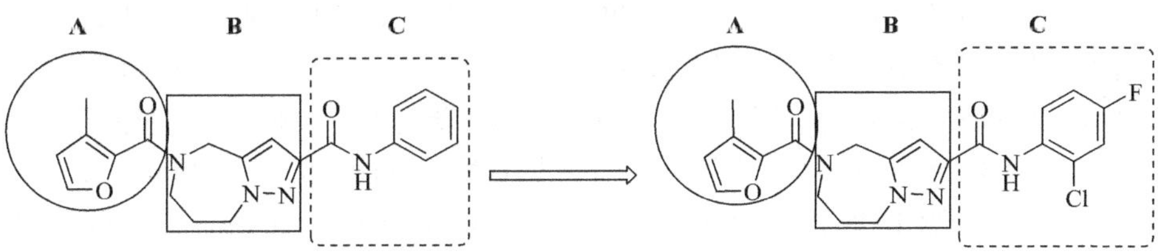

3-58
EC_{50} = 0.21 μmol·L^{-1}
CC_{50} = 8.3 μmol·L^{-1}
SI = 40

3-59
EC_{50} = 0.06 μmol·L^{-1}
CC_{50} = 30 μmol·L^{-1}
SI = 500

图 3-28　非核苷类 RSV 聚合酶抑制剂的结构

（2）诺如病毒

诺如病毒（norovirus，NoV）是杯状病毒科诺如病毒属的一种非包膜单股正链的 RNA 病毒，它会导致全球散发性肠胃炎以及爆发性急性肠胃炎。NoV 聚合酶具有与其他 RNA 病毒 RdRp 共有的结构特征，是开发新型抗诺如病毒药物的重要靶点之一[83]。

遗憾的是，迄今临床上尚无用于治疗诺如病毒的药物。虽然 2014 年非核苷类药物硝唑尼特已经进入 I 期临床试验阶段，但其对抗诺如病毒的作用机制仍不明确[84]。化合物 **3-60** 是通过高通量筛选得到的一种新型抗诺如病毒的核苷类似物，目前已进入

Ⅰ期临床试验[85]。不久前 Ebenezer 等[86]通过高通量筛选、基于药效团的数据库筛选、高精度对接和分子动力学模拟的实验在化合物库中筛选与化合物 **3-60** 结构相似的分子，得到化合物 **3-61** 和 **3-62**（图 3-29），分子对接结果显示，它们可以与诺如病毒 RdRp 形成稳定的复合物，因此该结构有望发展成为具有潜力的诺如病毒抑制剂。

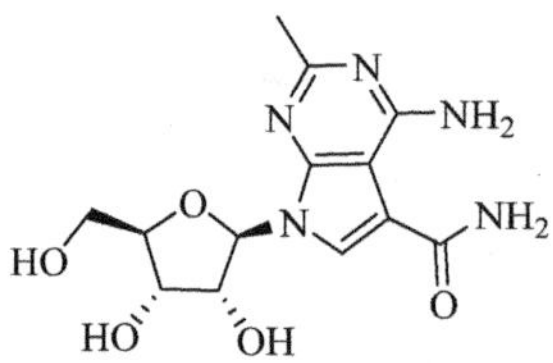

CMX521 (**3-60**)

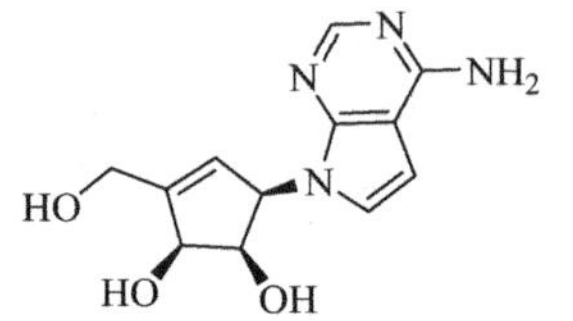

CID-57930781 (**3-61**)

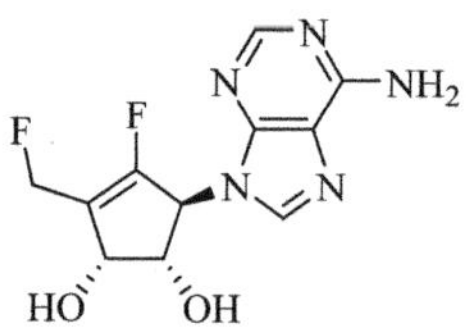

CID-44396095 (**3-62**)

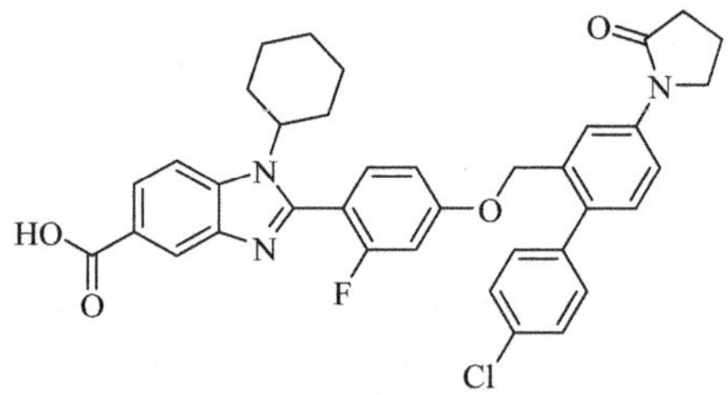

JTK-109 (**3-63**)

图 3-29　化合物 **3-60**～**3-63** 的结构

由于 RNA 病毒间 RdRp 活性位点高度保守，因此针对其他 RNA 病毒聚合酶开发的抑制剂也被用于检测是否具有抗诺如病毒的活性。近几年也有一些诺如病毒抑制剂是通过上述思路被发现的。Netzler 等[87]通过筛选 HCV 非核苷类抑制剂对诺如病毒的抑制活性，得到化合物 **3-63**（图 3-29），其具有抑制 NoV 聚合酶的活性（IC_{50} = 4.3μmol·L^{-1}），且在细胞水平也具有抑制诺如病毒复制的活性（EC_{50} = 6.1μmol·L^{-1}，CC_{50} = 24.7μmol·L^{-1}）。化合物 **3-63** 的结合位点位于杯状病毒 RdRp 拇指结构域的一个被称为β位点的口袋中，该位点在所有杯状病毒 RdRp 中都是高度保守的。这项研究证明了高度保守的杯状病毒 RdRpβ 位点具有作为药用靶点的潜力，化合物 **3-63** 可用作进一步开发抗杯状病毒和其他病毒的先导化合物。

（3）痘病毒

痘病毒（poxvirus）是一类包膜双链 DNA 病毒，是所有病毒中最大、最复杂的病毒。痘病毒感染可导致人和动物的皮肤呈局部或化脓性损害。虽然抵抗痘病毒最有效的方式是接种疫苗，但对于已经被感染或不能接种疫苗的人群来说，化学药物的治疗依然十分重要[88]。

痘病毒的 DNA 聚合酶主要在 DNA 复制阶段发挥作用，在目前已经上市的药物中，西多福韦（cidofovir，**3-64**，图 3-30）是广谱的 DNA 聚合酶抑制剂，其作用机理是在体内转化成磷酸盐形式，与细胞内的脱氧胞苷三磷酸竞争从而阻碍病毒 DNA 的合成[89]。

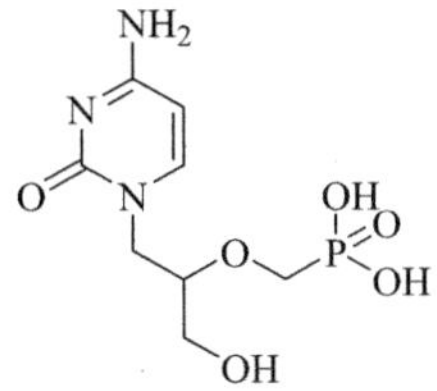

西多福韦 (**3-64**)

图 3-30 西多福韦的化学结构

为克服西多福韦口服利用度差、水溶性低以及毒性较大等问题，Zakharova 等合成了 8 种新型的环状西多福韦及其环腺嘌呤类似物，其中化合物 **3-65** 的活性最好，其在体内可迅速转化成两种活性代谢物 **3-66** 和 **3-67**（图 3-31），口服利用度（39%）明显高于环状腺嘌呤类似物的口服利用度（<5%）[90]。

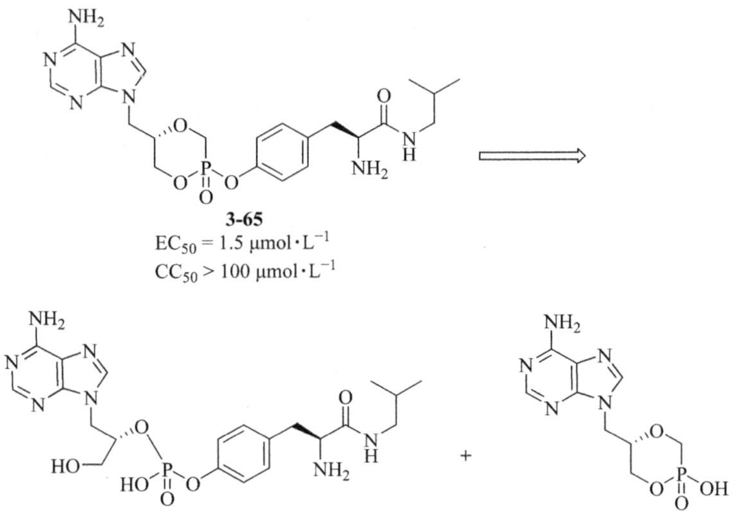

3-65
$EC_{50} = 1.5\ \mu mol \cdot L^{-1}$
$CC_{50} > 100\ \mu mol \cdot L^{-1}$

3-66
$EC_{50} = 0.5\ \mu mol \cdot L^{-1}$
$CC_{50} > 100\ \mu mol \cdot L^{-1}$

3-67
$EC_{50} = 1\ \mu mol \cdot L^{-1}$
$CC_{50} > 100\ \mu mol \cdot L^{-1}$

图 3-31 抗痘病毒化合物的结构和活性

（4）埃博拉病毒

埃博拉病毒（ebola virus，EBOV）是一种包膜丝状的 RNA 病毒，能在人类和灵长类动物之间传播，致死率在 50%～90%区间。2014 年西非暴发的埃博拉疫情造成了约两万八千人感染，一万多人死亡，是对人类威胁最严重的传染病之一。目前还没有针对 EBOV 的药物获批上市，因此对 EBOV 的病毒学和药物研究十分重要[91]。

Warren 等[92]从含有不同 RNA 病毒抑制剂的化学库中筛选具有抗埃博拉病毒活性的化合物，并对其进行单磷酸化修饰，得到了活性较好的瑞德西韦，EC_{50} 值约为 $86 nmol \cdot L^{-1}$，且在灵长类动物体内中表现出较好的抗埃博病毒拉活性[92-93]。

3.7

总结与展望

目前针对病毒聚合酶先导化合物的发现策略主要有高通量筛选、老药新用、基于聚合酶活性位点的虚拟筛选和基于靶点的全新药物设计等策略。由于不同病毒聚合酶之间的相似性，老药新用策略在新型病毒来袭时表现出明显的速度优势。先导化合物的优化策略主要包括基于靶点的结构改造和前药策略等。其中前药策略对提高核苷类病毒聚合酶抑制剂的生物利用度尤为重要，基于核苷类药物的作用机制，进入人体内需要转化为三磷酸形式才能发挥作用，而其中的单磷酸化是其活化过程的限速步骤，因此为了提高该类药物在体内的活化水平，大都会采用单磷酸酯的前药策略。

随着新冠病毒肺炎疫情进展，突变病毒株不断出现，对中和抗体和疫苗的防护效果提出了严重挑战。病毒聚合酶作为理想的抗新冠药物作用靶点，迫切需要针对各型突变株中高度保守的转录复制过程开展深入研究，阐明聚合酶蛋白机器（超分子蛋白质机器“转录复制复合体”）的工作机制，发现能够有效应对各种突变株的抗病毒药物。

参 考 文 献

[1] Venkataraman S, Prasad BVLS, Selvarajan R. RNA-dependent RNA polymerases: insights from structure, function and evolution [J]. Viruses, 2018, 10: 76.

[2] Hoeben RC, Uil TG. Adenovirus DNA replication [J]. Cold Spring Harb Perspect Biol, 2013, 5: a013003.

[3] Lu L, Su S, Yang H, et al. Antivirals with common targets against highly pathogenic viruses [J]. Cell, 2021, 184: 1604-1620.

[4] Picarazzi F, Vicenti I, Saladini F, et al. Targeting the RdRp of emerging RNA viruses: The structure-based drug design challenge [J]. Molecules, 2020, 25: 5695.

[5] Harrington WN, Kackos CM, Webby RJ. The evolution and future of influenza pandemic preparedness [J]. Exp Mol Med, 2021, 53: 737-749.

[6] Pflug A, Lukarska M, Resa-Infante P, et al. Structural insights into RNA synthesis by the influenza virus transcription-replication machine [J]. Virus Res, 2017, 234: 103-117.

[7] Zhou Z, Liu T, Zhang J, et al. Influenza A virus polymerase: an attractive target for next-generation anti-influenza therapeutics [J]. Drug Discov Today, 2018, 23: 503-518.

[8] Obayashi E, Yoshida H, Kawai F, et al. The structural basis for an essential subunit interaction in influenza virus RNA polymerase [J]. Nature, 2008, 454: 1127-1131.

[9] Reich S, Guilligay D, Cusack S. An in vitro fluorescence-based study of initiation of RNA synthesis by influenza B polymerase [J]. Nucleic Acids Res, 2017, 45: 3353-3368.

[10] Pauyus S, Sehr P, Lewis J, et al. New 7-methylguanine derivatives targeting the influenza polymerase PB2 cap-binding domain [J]. J Med Chem, 2013, 56: 8915-8930.

[11] De Farias ST, Dos Santos AP, Rego TG, et al. Origin and evolution of RNA-dependent RNA polymerase [J]. Front Genet, 2017, 8: 125.

[12] Naeens L, Stevaert A, Vanderlinden E. Antiviral therapies on the horizon for influenza [J]. Curr Opin Pharmacol,

2016, 30: 106-115.

[13] Heo YA. Baloxavir: First global approval [J]. Drugs, 2018, 78: 693-697.

[14] Taoda Y, Miyagawa M, Akiyama T, et al. Dihydrodibenzothiepine: Promising hydrophobic pharmacophore in the influenza cap-dependent endonuclease inhibitor [J]. Bioorg Med Chem Lett, 2020, 30: 127547.

[15] Omoto S, Speranzini V, Hashimoto T, et al. Characterization of influenza virus variants induced by treatment with the endonuclease inhibitor baloxavir marboxil [J]. Sci Rep, 2018, 8: 9633.

[16] Ju H, Zhang J, Huang B, et al. Inhibitors of influenza virus polymerase acidic (PA) endonuclease: Contemporary developments and perspectives [J]. J Med Chem, 2017, 60: 3533-3551.

[17] Yuan S, Chu H, Singh K, et al. A novel small-molecule inhibitor of influenza A virus acts by suppressing PA endonuclease activity of the viral polymerase [J]. Sci Rep, 2016, 6: 22880.

[18] Clark MP, Ledebour MW, Davies I, et al. Discovery of a novel, first-in-class, orally bioavailable azaindole inhibitor (VX-787) of influenza PB2 [J]. J Med Chem, 2014, 57: 6668-6678.

[19] Janssen to stop clinical development of pimodivir for influenza [EB/OL]. [2020-09-03]. https://www.clinicaltrialsarena.com/news/janssen-pimodivir-development.

[20] Vanderlinden E, Vranken B, Van HJ, et al. Distinct effects of T-705 (favipiravir) and ribavirin on influenza virus replication and viral RNA synthesis [J]. Antimicrob Agents Chemother, 2016, 60: 6679-6691.

[21] Furuta Y, Gowen BB, Takahashi K, et al. Favipiravir (T-705), a novel viral RNA polymerase inhibitor [J]. Antiviral Res, 2013, 100: 446-454.

[22] Lin C, Sun C, Liu X, et al. Design, synthesis, and in vitro biological evaluation of novel 6-methyl-7-substituted-7-deaza purine nucleoside analogs as anti-influenza A agents [J]. Antiviral Res, 2016, 129: 13-20.

[23] Massari S, Nannetti G, Goracci L, et al. Structural investigation of cycloheptathiophene-3-carboxamide derivatives targeting influenza virus polymerase assembly [J]. J Med Chem, 2013, 56: 10118-10131.

[24] Chan YM, Xu R. SARS: epidemiology [J]. Respirology, 2003, 8 Suppl 1: S9-14.

[25] Nassar MS, Bakhrebah MA, Moe SA, et al. Middle East respiratory syndrome coronavirus (MERS-CoV) infection: epidemiology, pathogenesis, and clinical characteristics [J]. Eur Rev Med Pharmacol Sci, 2018, 22: 4956-4961.

[26] Mori M, Capasso C, Carta F, et al. A deadly spillover: SARS-CoV-2 outbreak [J]. Expert Opin Ther Pat, 2020, 30: 481-485.

[27] Coronaviridae Study Group of the International Committee on Taxonomy of Viruses. The species severe acute respiratory syndrome-related coronavirus: classifying 2019-nCoV and naming it SARS-CoV-2 [J]. Nat Microbiol, 2020, 5: 536-544.

[28] Yin W, Mao C, Luan X, et al. Structural basis for inhibition of the RNA-dependent RNA polymerase from SARS-CoV-2 by remdesivir [J]. Science, 2020, 368: 1499-1504.

[29] Eastman RT, Roth JS, Brimacombe KR, et al. Remdesivir: A review of its discovery and development leading to emergency use authorization for treatment of COVID-19 [J]. ACS Cent Sci, 2020, 6: 672-683.

[30] Sheahan TP, Sims AC, Graham RL, et al. Broad-spectrum antiviral GS-5734 inhibits both epidemic and zoonotic coronaviruses [J]. Sci Transl Med, 2017, 9: eaal3653.

[31] Gao Y, Yan L, Huang Y, et al. Structure of the RNA-dependent RNA polymerase from COVID-19 virus [J]. Science, 2020, 368: 779-782.

[32] Beigel JH, Tomashek KM, Dodd LE, et al. ACTT-1 study group members. Remdesivir for the treatment of Covid-19-final report [J]. N Engl J Med, 2020, 383: 1813-1826.

[33] Li Y, Gao L, Li G, et al. Remdesivir metabolite GS-441524 effectively inhibits SARS-CoV-2 infection in mouse models [J]. J Med Chem, 2021, 64: 1929.

[34] Chen C, Huang J, Cheng Z, et al. Favipiravir versus arbidol for COVID-19: A randomized clinical trial [J]. J Infect Dis, 2020, 52: 414-421.

[35] Shannon A, Seliska B, Le N, et al. Favipiravir strikes the SARS-CoV-2 at its Achilles heel, the RNA polymerase [J]. BioRxiv, 2020, 098731.

[36] Robson F, Khan KS, Le TK, et al. Coronavirus RNA proofreading: Molecular basis and therapeutic targeting [J].

Mol Cell, 2020, 79: 710-727.
[37] Yin W, Luan X, Li Z, et al. Structural basis for inhibition of the SARS-CoV-2 RNA polymerase by suramin [J]. Nat Struct Mol Biol, 2021, 28: 319-325.
[38] Salgado BC, Thaler M, Tas A, et al. Suramin inhibits SARS-CoV-2 infection in cell culture by interfering with early steps of the replication cycle [J]. Antimicrob Agents Chemother, 2020, 64: e00900-00920.
[39] Yeo JY, Goh GR, Su CT, et al. The determination of HIV-1 RT mutation rate, its possible allosteric effects, and its implications on drug resistance [J]. Viruses, 2020, 12: 297.
[40] 付志鹏, 康东伟, 刘新泳, 等. 基于靶标的抗艾滋病药物研究新进展[J]. 药学进展, 2020, 44(09): 681-697.
[41] Li G, De Clercq E. HIV genome-wide protein associations: a review of 30 years of research [J]. Microbiol Mol Biol Rev, 2016, 80: 679-731.
[42] Salie ZL, Kirby KA, Michailidis E, et al. Structural basis of HIV inhibition by translocation-defective RT inhibitor 4′-ethynyl-2-fluoro-2′-deoxyadenosine (EFdA) [J]. Proc Natl Acad Sci USA, 2016, 113: 9274-9279.
[43] Alexandre FR, Rahali R, Rahali H, et al. Synthesis and antiviral evaluation of carbocyclic nucleoside analogs of nucleoside reverse transcriptase translocation inhibitor MK-8591 (4′-ethynyl-2-fluoro-2′-deoxyadenosine) [J]. J Med Chem, 2018, 61: 9218-9228.
[44] Lansdon EB, Brendza KM, Hung M, et al. Crystal structures of HIV-1 reverse transcriptase with etravirine (TMC125) and rilpivirine (TMC278): implications for drug design [J]. J Med Chem, 2010, 53: 4295-4299.
[45] Kang D, Fang Z, Huang B, et al. Structure-based optimization of thiophene[3,2-*d*]pyrimidine derivatives as potent HIV-1 non-nucleoside reverse transcriptase inhibitors with improved potency against resistance-associated variants [J]. J Med Chem, 2017, 60: 4424-4443.
[46] Kang D, Wang Z, Zhang H, et al. Further exploring solvent-exposed tolerant regions of allosteric binding pocket for novel HIV-1 NNRTIs discovery [J]. ACS Med Chem Lett, 2018, 9: 370-375.
[47] Kang D, Zhang H, Wang Z, et al. Identification of dihydrofuro[3,4-*d*]pyrimidine derivatives as novel HIV-1 non-nucleoside reverse transcriptase inhibitors with promising antiviral activities and desirable physicochemical properties [J]. J Med Chem, 2019, 62: 1484-1501.
[48] Nawrozki MB, Forgione M, Yablokov AS, et al. Effect of *α*-methoxy substitution on the anti-HIV activity of dihydropyrimidin-4(3H)-ones [J]. J Med Chem, 2019, 62: 604-621.
[49] Wang L, Sarafianos SG, Wang Z. Cutting into the substrate dominance: Pharmacophore and structure-based approaches toward inhibiting human immunodeficiency virus reverse transcriptase-associated ribonuclease H [J]. Acc Chem Res, 2020, 53: 218-230.
[50] Dusheiko G. Will we need novel combinations to cure HBV infection? [J]. Liver Int, 2020, 40 Suppl 1: 35-42.
[51] Lin X, Yuan ZH, Wu L, et al. A single amino acid in the reverse transcriptase domain of hepatitis B virus affects virus replication efficiency [J]. J Virol, 2001, 75: 11827-11833.
[52] 魏粉菊, 马悦, 俞霁, 等. 基于新靶标的 HBV 抑制剂研究进展(2): RNase H 及其他靶标[J]. 药学学报, 2020, 55(04): 566-574.
[53] Cai CW, Lomonosova E, Moran EA, et al. Hepatitis B virus replication is blocked by a 2-hydroxyisoquinoline-1,3 (2*H*,4*H*)-dione (HID) inhibitor of the viral ribonuclease H activity [J]. Antiviral Res, 2014, 108: 48-55.
[54] Edwards TC, Mani N, Dorsey B, et al. Inhibition of HBV replication by N-hydroxyisoquinolinedione and N-hydroxypyridinedione ribonuclease H inhibitors [J]. Antiviral Res, 2019, 164: 70-80.
[55] Edwards TC, Lomonosova E, Patel JA, et al. Inhibition of hepatitis B virus replication by N-hydroxyisoquinolinediones and related polyoxygenated heterocycles [J]. Antiviral Res, 2017, 143: 205-217.
[56] Alazard DN, Denolly S, Boson B, et al. Overview of HCV life cycle with a special focus on current and possible future antiviral targets [J]. Viruses, 2019, 11: 30.
[57] Kim A. Hepatitis C virus [J]. Ann Intern Med, 2016, 165: Itc33-itc48.
[58] 宋淑, 高萍, 展鹏, 等. 丙型肝炎病毒抑制剂研究进展[J]. 药学学报, 2020, 55(04): 652-668.
[59] Soriano V, Vispo E, de Mendoza C, et al. Hepatitis C therapy with HCV NS5B polymerase inhibitors [J]. Expert Opin Pharmacother, 2013, 14: 1161-1170.

[60] Appleby TC, Perry JK, Murakami E, et al. Viral replication. Structural basis for RNA replication by the hepatitis C virus polymerase [J]. Science, 2015, 347: 771-775.

[61] Lam AM, Murakami E, Espiritu C, et al. PSI-7851, a pronucleotide of beta-D-2′-deoxy-2′-fluoro-2′-C-methyluridine monophosphate, is a potent and pan-genotype inhibitor of hepatitis C virus replication [J]. Antimicrob Agents Chemother, 2010, 54: 3187-3196.

[62] Lam AM, Espiritu C, Bansal S, et al. Hepatitis C virus nucleotide inhibitors PSI-352938 and PSI-353661 exhibit a novel mechanism of resistance requiring multiple mutations within replicon RNA [J]. J Virol, 2011, 85: 12334-12342.

[63] Ma H, Jiang WR, Robledo N, et al. Characterization of the metabolic activation of hepatitis C virus nucleoside inhibitor *β-d*-2′-deoxy-2′-fluoro-2′-*C*-methylcytidine (PSI-6130) and identification of a novel active 5′-triphosphate species [J]. J Biol Chem, 2007, 282: 29812-29820.

[64] Zhen L, Dai L, Wen X, et al. Discovery of novel nucleotide prodrugs with improved potency against HCV variants carrying NS5B S282T mutation [J]. J Med Chem, 2017, 60: 6077-6088.

[65] Zhou S, Mahmoud S, Liu P, et al. 2′-chloro,2′-fluoro ribonucleotide prodrugs with potent pan-genotypic activity against hepatitis C virus replication in culture [J]. J Med Chem, 2017, 60: 5424-5437.

[66] Court JJ, Poisson C, Ardzinski A, et al. Discovery of novel thiophene-based, thumb pocket 2 allosteric inhibitors of the hepatitis C NS5B polymerase with improved potency and physicochemical profiles [J]. J Med Chem, 2016, 59: 6293-6302.

[67] Donner P, Randolph JT, Huang P, et al. High potency improvements to weak aryl uracil HCV polymerase inhibitor leads [J]. Bioorg Med Chem Lett, 2013, 23: 4367-4369.

[68] Randolph JT, Krueger AC, Dommer PL, et al. Synthesis and biological characterization of aryl uracil inhibitors of hepatitis C virus NS5B polymerase: discovery of ABT-072, a trans-stilbene analog with good oral bioavailability [J]. J Med Chem, 2018, 61: 1153-1163.

[69] Musso D, Nilles EJ, Cao LV. Rapid spread of emerging Zika virus in the Pacific area [J]. Clin Microbiol Infect, 2014, 20: 595-596.

[70] Butcher SJ, Grimes JM, Makeyev EV, et al. A mechanism for initiating RNA-dependent RNA polymerization [J]. Nature, 2001, 410: 235-240.

[71] Sacramento CQ, de Melo GR, de Fraitas CS, et al. The clinically approved antiviral drug sofosbuvir inhibits Zika virus replication [J]. Sci Rep, 2017, 7: 40920.

[72] Xu HT, Colby-Germinario SP, Hassounah SA, et al. Evaluation of sofosbuvir (*β*-D-2′-deoxy-2′-*α*-fluoro-2′-*β*-C-methyluridine) as an inhibitor of Dengue virus replication [J]. Sci Rep, 2017, 7: 6345.

[73] Dragani F, Bocuto A, Picarazzi F, et al. Evaluation of sofosbuvir activity and resistance profile against West Nile virus in vitro [J]. Antiviral Res, 2020, 175: 104708.

[74] Cannalire R, Ki CKW, Burali MS, et al. Pyridobenzothiazolones exert potent anti-Dengue activity by hampering multiple functions of NS5 polymerase [J]. ACS Med Chem Lett, 2020, 11: 773-782.

[75] Tarantino D, Cannalire R, Mastrangelo E, et al. Targeting flavivirus RNA-dependent RNA polymerase through a pyridobenzothiazole inhibitor [J]. Antiviral Res, 2016, 134: 226-235.

[76] 魏文秀, 荆兰兰, 刘新泳, 等. 抗疱疹病毒药物化学研究新进展[J]. 药学学报, 2020, 55(04): 575-584.

[77] De CE. Antivirals and antiviral strategies [J]. Nat Rev Microbiol, 2004, 2: 704-720.

[78] Sahu PK, Umme T, Yu J, et al. Selenoacyclovir and selenoganciclovir: Discovery of a new template for antiviral agents [J]. J Med Chem, 2015, 58: 8734-8738.

[79] 徐淑静, 刘新泳, 展鹏. 呼吸道合胞病毒抑制剂研究新进展[J]. 药学学报, 2020, 55(04): 597-610.

[80] Wang G, Deval J, Hong J, et al. Discovery of 4′-chloromethyl-2′-deoxy-3′,5′-di-O-isobutyryl-2′-fluorocytidine (ALS-8176), a first-in-class RSV polymerase inhibitor for treatment of human respiratory syncytial virus infection [J]. J Med Chem, 2015, 58: 1862-1878.

[81] DeVincenzo JP, McClure MW, Symons JA, et al. Activity of oral ALS-008176 in a respiratory syncytial virus challenge study [J]. N Engl J Med, 2015, 373: 2048-2058.

[82] Jimenez-Somarríbas A, Mao S, Yoon JJ, et al. Identification of non-nucleoside inhibitors of the respiratory syncytial virus polymerase complex [J]. J Med Chem, 2017, 60: 2305-2325.
[83] 董悦, 展鹏, 刘新泳. 抗诺如病毒药物及其疫苗研究新进展[J]. 药学学报, 2020, 55(04): 640-651.
[84] Rossignol JF, El-Gohary YM. Nitazoxanide in the treatment of viral gastroenteritis: a randomized double-blind placebo-controlled clinical trial [J]. Aliment Pharmacol Ther, 2006, 24: 1423-1430.
[85] Bassetto M, van Dijk AA, Neyts J, et al. Targeting the viral polymerase of diarrhea-causing viruses as a strategy to develop a single broad-spectrum antiviral therapy [J]. Viruses, 2019, 11: 173.
[86] Ebenezar O, Jordaan MA, Damoyi N, et al. Discovery of potential inhibitors for RNA-dependent RNA polymerase of norovirus: Virtual screening, and molecular dynamics [J]. Int J Mol Sci, 2020, 22: 171.
[87] Netzler NE, Enosi TD, Eltahla AA, et al. Broad-spectrum non-nucleoside inhibitors for caliciviruses [J]. Antiviral Res, 2017, 146: 65-75.
[88] 张涛, 周忠霞, 展鹏, 等. 抗痘病毒药物化学研究新进展[J]. 药学学报, 2020, 55(04): 734-743.
[89] De Clercq E, Holy A. Acyclic nucleoside phosphonates: a key class of antiviral drugs [J]. Nat Rev Drug Discov, 2005, 4: 928-940.
[90] Zakhareva VM, Serpi M, Krylov IS, et al. Tyrosine-based 1-(*S*)-[3-hydroxy-2-(phosphonomethoxy)propyl]cytosine and -adenine ((*S*)-HPMPC and (*S*)-HPMPA) prodrugs: synthesis, stability, antiviral activity, and in vivo transport studies [J]. J Med Chem, 2011, 54: 5680-5693.
[91] 任玉洁, 张硕, 魏粉菊, 等. 埃博拉病毒抑制剂研究新进展[J]. 药学学报, 2020, 55(04): 694-702.
[92] Warren TK, Jordan R, Lo MK, et al. Therapeutic efficacy of the small molecule GS-5734 against Ebola virus in rhesus monkeys [J]. Nature, 2016, 531: 381-385.
[93] Sel D, Hui HC, Doerffler E, et al. Discovery and synthesis of a phosphoramidate prodrug of a pyrrolo[2,1-*f*][triazin-4-amino] adenine *C*-nucleoside (GS-5734) for the treatment of Ebola and emerging viruses [J]. J Med Chem, 2017, 60: 1648-1661.

第 4 章 以蛋白酶为靶标的抗病毒药物研究

病毒的蛋白酶是一类水解蛋白质肽链结构的酶的总称，其功能是将前体蛋白剪切修饰得到成熟的活性蛋白，从而发挥正常的生理功能。由于蛋白酶在各类病毒的生命周期中发挥着至关重要的作用[1-3]，因此一直是抗病毒药物研究领域备受瞩目的优选靶点之一[4-5]。本文作者从药物化学的视角，系统地概述了以蛋白酶为作用靶点的抗病毒药物的研发现状。

4.1 抗新型冠状病毒药物

4.1.1 新型冠状病毒及其蛋白酶

新型冠状病毒（SARS-CoV-2）的基因组序列与 SARS-CoV 的同源性约为 80%，由 14 个开放阅读框（ORF）组成，其中三分之二编码 16 个非结构蛋白（nsp1～nsp16），这些蛋白组成了复制酶复合物；其余的三分之一编码 9 个辅助蛋白和 4 个结构蛋白，其中刺突蛋白介导冠状病毒进入宿主细胞[6]。

SARS-CoV-2 主蛋白酶（main proteinase，M^{pro}）是由同源二聚体组成的半胱氨酸蛋白酶，二聚体的两个亚基以几乎垂直的方式排列，每个亚基包括三个结构域。N 端为类似胰凝乳蛋白酶结构的两个 β 折叠结构域，两者之间由 His41 和 Cys145 组成的 Cys-His 二聚体是 M^{pro} 的催化位点，也是 M^{pro} 最重要的活性位点。冠状病毒的主蛋白酶相似性极高，与其他结构蛋白或非结构蛋白相比较为保守，并且人体内没有同源蛋白酶，降低了该靶点抑制剂的毒性与不良反应。因此，靶向于病毒主蛋白酶抑制剂的研究已成为抗 SARS-CoV-2 药物研发的热门方向[7]。

4.1.2 SARS-CoV-2 主蛋白酶抑制剂

按照作用机制，主蛋白酶抑制剂可分为共价型和非共价型两种抑制剂。共价结合型抑制剂主要与 M^{pro} 活性部位 Cys145 的巯基形成共价键使其失活，这类抑制剂分子中通常含有一个亲电中心，能够接受硫原子的亲核进攻；而非共价结合抑制剂大多为底物竞争型抑制剂，也有少数分子结合在 M^{pro} 的二聚界面上。根据其结构和来源，主蛋白酶抑制剂可分为短肽类抑制剂、小分子杂环抑制剂、天然产物类抑制剂等[8]，下文是各类抑制剂的研究进展。

（1）短肽类抑制剂

中国科学院上海药物研究所柳红课题组[9]基于前期对 SARS 冠状病毒的研究基础，发现了两个活性较好的新冠病毒主蛋白酶抑制剂 **4-1** 和 **4-2**（图 4-1），其 IC_{50} 值分别为 $(0.053\pm0.005)\mu mol\cdot L^{-1}$ 和 $(0.040\pm0.002)\mu mol\cdot L^{-1}$。复合物晶体结构研究表明，化合物 **4-1** 的醛基可以与 SARS-CoV-2 主蛋白酶的 Cys145 形成长为 1.8Å 的 C—S 共价键，同时醛基的氧原子与 Cys145 的主链形成键长为 2.9Å 的氢键。化合物 **4-1** 中 P1 处的内酰胺环可以较好地伸入 S1 空腔，同时内酰胺环的氧可以与组氨酸侧链形成键长为 2.7Å 的氢键，内酰胺环的 NH 也分别与 Phe140 的主链和 Glu166 的侧链形成键长为 3.2Å 和 3.0Å 的氢键。此外化合物 **4-1** 链上的酰胺键分别与 His164 和 Glu166 形成氢键，环己基、吲哚基与周围氨基酸形成了广泛的疏水作用，吲哚基还与 Glu166 形成氢键。此外，化合物 **4-1** 和 **4-2** 具有良好的体内药代动力学性质和安全性，值得继续开发。

Zhang 等[10]基于前期蛋白酶抑制剂构效关系分析，发现含 α-酮酰胺的拟肽化合物对冠状病毒和肠病毒的蛋白酶具有广谱抑制作用。因此，在化合物 **4-3**（$t_{1/2}=0.3h$）的基础上，针对其易被水解的缺点，将酰胺键环闭在吡啶酮中，以期延长化合物的半衰期；同时，将疏水性强的肉桂酰基换成了疏水性较弱的叔丁氧酰基，以期增强化合物在血浆中的溶解度，由此得到化合物 **4-4**，半衰期提升了 3 倍（$t_{1/2}=1h$），体外血浆溶解度提升了接近 20 倍（$6\mu mol\cdot L^{-1}\rightarrow112\mu mol\cdot L^{-1}$），但抑制 SARS-CoV-2 主蛋白酶的活

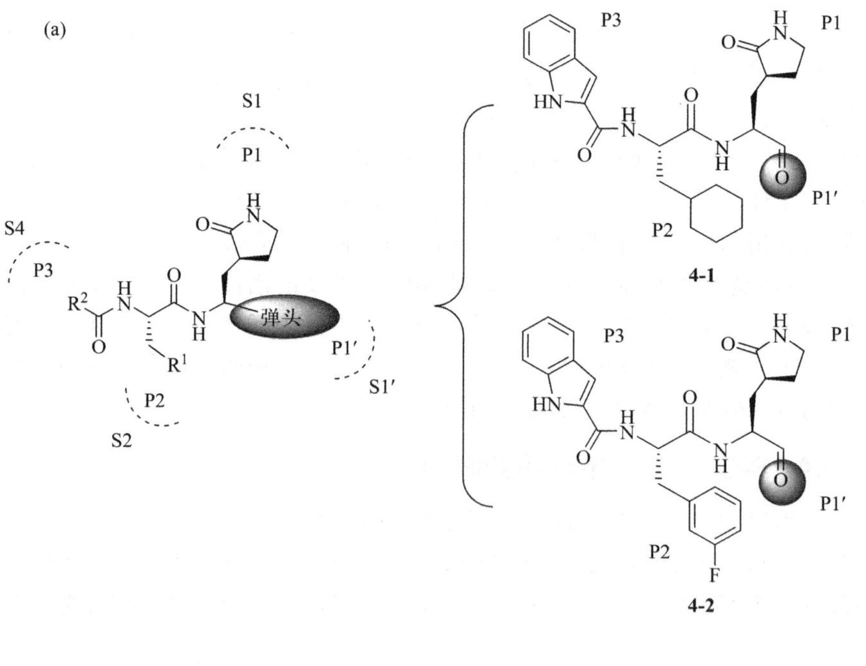

(b)

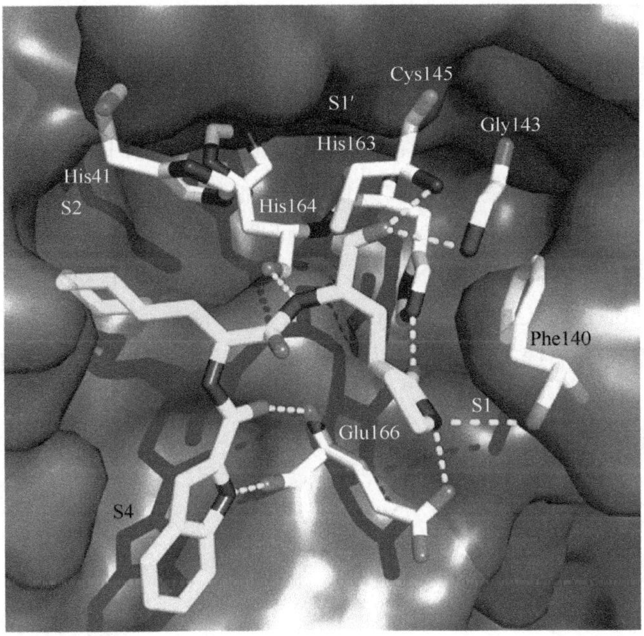

图 4-1　（a）化合物 **4-1 和 4-2** 的结构；（b）化合物 **4-1** 在与 M^{pro} 复合物中的晶体结构（PDB 代码 6LZE，由 Pymol 软件显示）

性略有下降（$IC_{50} = 2.39\mu mol \cdot L^{-1}$）。此外，复合物晶体结构表明主蛋白酶的 S2 口袋适合较小的基团，鉴于此，通过将环己基替换为环丙基得到了活性更强的化合物 **4-5**（图 4-2）。

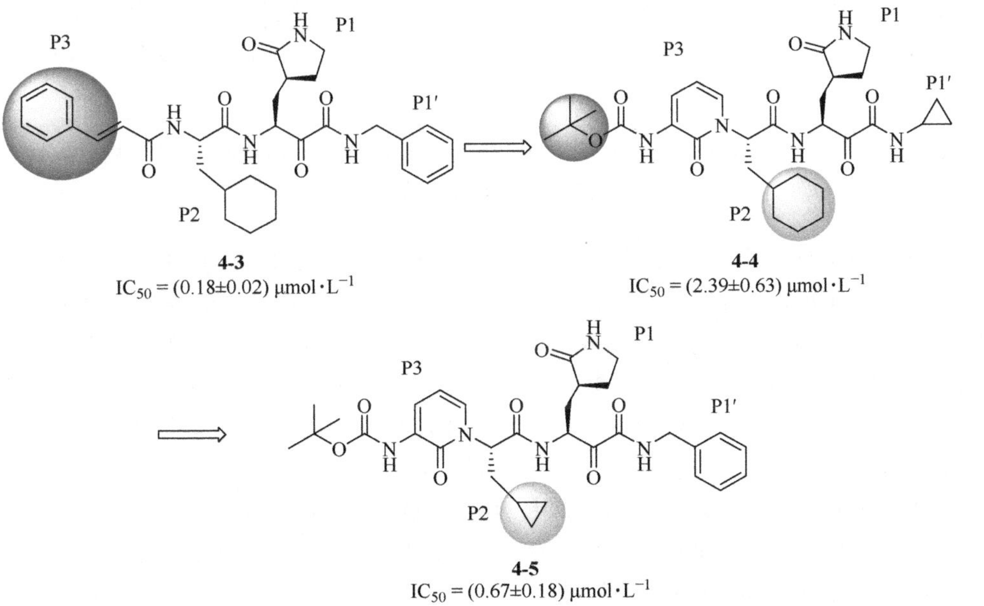

图 4-2　化合物 **4-3～4-5** 的结构

Yang 等[11]基于主蛋白酶的靶标结构，选取抗丙型肝炎病毒药物 boceprevir 和 telaprevir 的优势片段，设计合成了 32 个新型的 SARS-CoV-2 主蛋白酶抑制剂。在基于荧光共振能量转移原理的抑酶活性实验中，所有化合物的活性均较强，IC_{50} 值为 7.6～748.5nmol·L^{-1}。其中代表化合物 **4-6**［图 4-3（a）］与主蛋白酶复合物的晶体结构表明，醛基与 Cys145 形成了键长为 1.8Å 的共价键，其他结构也充分占据了主蛋白酶的各个位点［图 4-3（b）］。同时，差示扫描荧光法实验证明化合物与主蛋白酶处于紧密结合模式。

Jin 等[12]设计合成的化合物 N3［**4-7**，图 4-3（a）］具有抗新冠病毒活性［EC_{50} = (16.77±1.70)μmol·L^{-1}，CC_{50}＞133μmol·L^{-1}］，并首次成功解析了“主蛋白酶-N3”的复合物结构，结果显示乙烯基的碳原子与 Cys145 的硫原子形成了长为 1.8Å 的共价键。

(a)

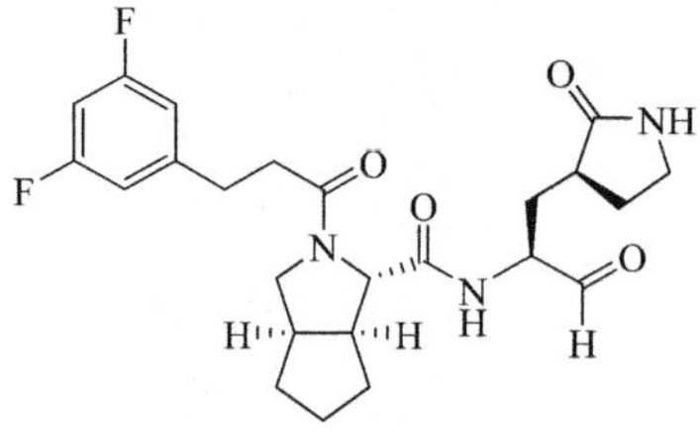

4-6

IC_{50} = (7.6±0.1) nmol·L^{-1}
EC_{50} = (5.63±1.09) μmol·L^{-1}
CC_{50} > 500 μmol·L^{-1}

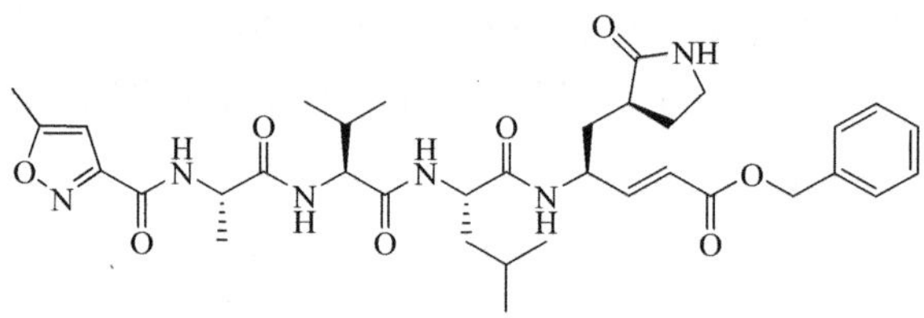

4-7

(b)

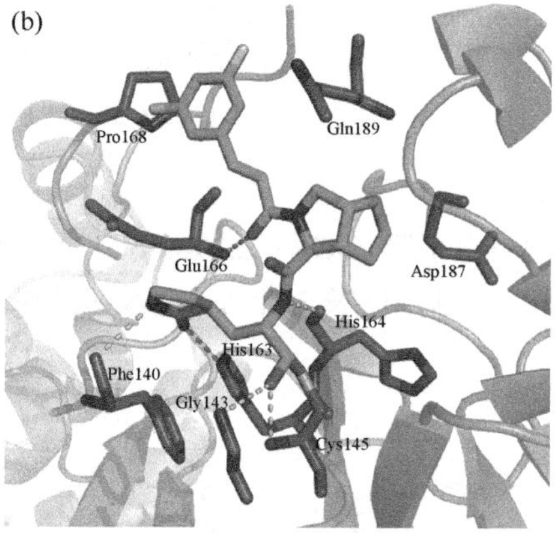

图 4-3　（a）化合物 **4-6** 和 **4-7** 的结构；（b）化合物 **4-6** 与 M^{pro} 复合物的晶体结构（PDB 代码：7D3I，由 Pymol 软件显示）

2023 年，四川大学杨胜勇课题组[12]通过解析 M^{pro} 与化合物 Hit-1 的共晶结构及对先导化合物 Hit-1 进行结构优化得到了一种强效的、具有选择性的 M^{pro} 抑制剂 SY110［**4-8**，图 4-4（a）］。通过分析 **4-8** 与奥密克戎变异株的 M^{pro} 共晶可知，**4-8** 与 M^{pro} 采用了独特的结合模式：其 *α*-酮酰胺部分与 Cys145 形成可逆共价键，并与 His41、Cys145、Gly143 形成氢键。P1'噻唑环与 His163 形成氢键，P1 苄基与 Thr25 和 Leu27 形成疏水作用，P2 的甲氧基指向溶剂区域，而 P3 的二氟环己基占据 S2 口袋并与 Met49、Met165、Gln189 形成疏水作用。**4-8** 在 MTT 法测试中显示无细胞毒性（CC_{50}＞500μmol·L^{-1}），且不与 Glu166 形成氢键，可能具有针对 Glu166 突变的抗耐药性［图 4-4（b）（c）］。此外，**4-8** 具有良好的药代动力学性质且具有较高的口服生物利用度与突出的安全性。

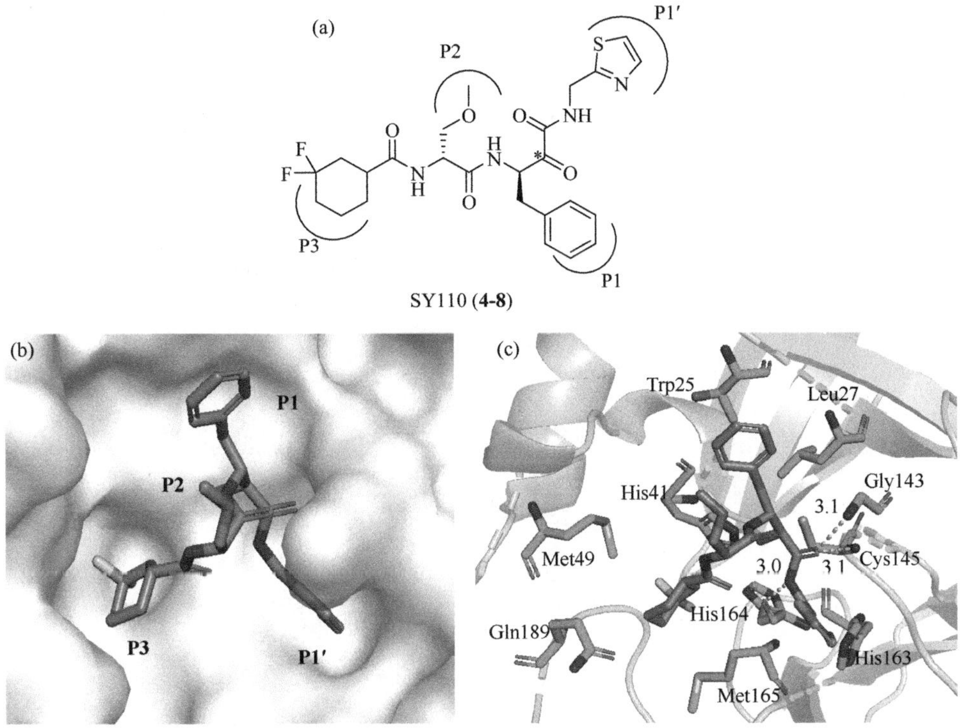

图 4-4 （a）**4-8** 的化学结构，弹头碳标有黑色星号；（b）**4-8** 与 M^{pro} 的底物结合口袋示意图；（c）M^{pro} 和 **4-8** 之间的相互作用，虚线代表氢键（PDB 代码：8HHU，由 Pymol 软件显示）

2024 年，Mao 等[13]发现了一种可靶向 SARS-CoV-2 M^{pro} 与组织蛋白酶 L（CTSL）的双靶点抑制剂奥格特韦（olgotrelvir，**4-9**），其能在血浆中能转化为活性形式 AC1115（**4-10**），具有较好的抗病毒活性，良好的口服生物利用度以及良好溶解性和化学稳定性。通过分析 **4-10** 与 SARS-CoV-2 M^{pro} 的共晶发现，醛基弹头和 M^{pro} 催化活性位点 Cys145 的硫原子之间存在共价键，这在所有 SARS-CoV-2 突变株中都是 100%保守的，且能与 M^{pro} 形成多种有利的疏水性和亲水性相互作用。此外，**4-10** 对奈玛特韦的 M^{pro} E166 突变株显示出有效的抗病毒活性，对野生型 SARS-CoV-2 M^{pro} 的 $IC_{50} = 2.44 nmol \cdot L^{-1}$，对奥密克戎突变株 M^{pro} 的 $IC_{50} = 14.27 nmol \cdot L^{-1}$，具有一定的抗耐药性（图 4-5）。

2023 年 1 月 29 日，口服抗新冠病毒药物先诺欣在中国上市，该药由中国科学院上海药物所、武汉病毒所与先声药业合作研发。如图 4-6 所示，新冠疫情初期，该研究团队[14]发现已上市可口服 HCV 蛋白酶抑制剂波普瑞韦（boceprevir，**4-11**）能够有效抑制 SARS-CoV-2 M^{pro} 活性（$IC_{50} = 8596 nmol \cdot L^{-1}$），于是，该团队保留了 **4-11** 中的 P1、P4 优势片段，并对 P1′、P2、P3 位点进行创新性修饰，以增强特异性、亲和力和药代动力学特性，最终得到了先诺特韦（simnotrelvir，**4-12**，$IC_{50} = 9 nmol \cdot L^{-1}$）。P1 位点的 γ-内酰胺和 P4 位点的三氟乙酰胺基团分别与 Leu167 形成氢键，提高稳定性并

(a)

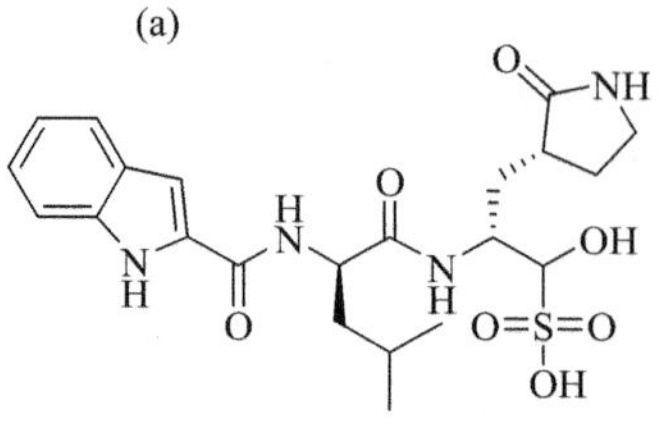

奥格特韦 (**4-9**)

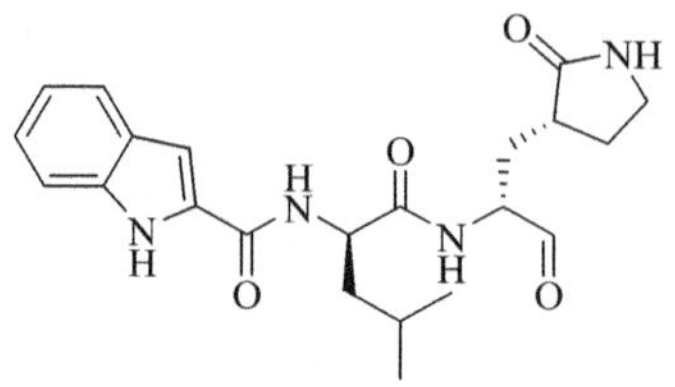

AC1115 (**4-10**)

(b)

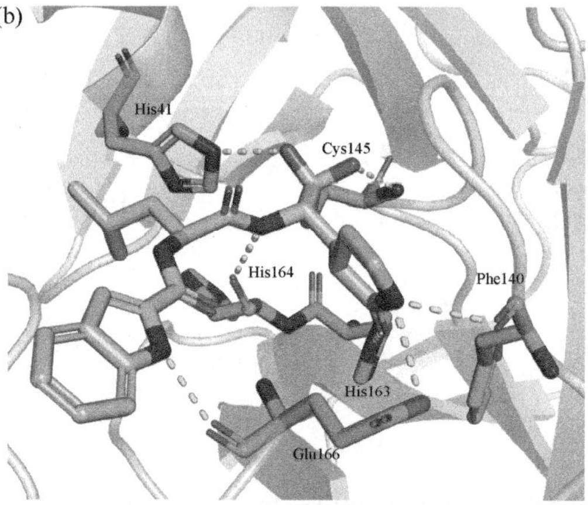

图 4-5 (a) 化合物 **4-9** 和 **4-10** 的结构；(b) **4-10** 与 SARS-CoV-2 M^{pro} 的共晶结构，氢键相互作用由虚线表示（PDB 代码：8UAB，由 Pymol 软件显示）

改善药代动力学。在 P1′位点采用环戊基取代的 α-酮酰胺弹头，与 Cys145 共价结合，增强了对 M^{pro} 的特异性和亲和力。P2 位点的环戊基嵌入 S2 口袋，与疏水氨基酸残基形成疏水作用，增强结合能力。P3 位点的环己基延伸出活性位点，保持灵活性，可能有助于药代动力学特性和生物利用度。

(a)

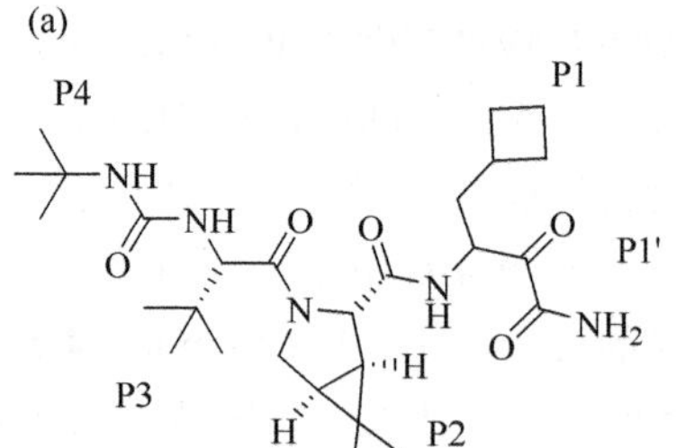

波普瑞韦 (**4-11**)

IC_{50} = (8596±731) nmol·L^{-1}

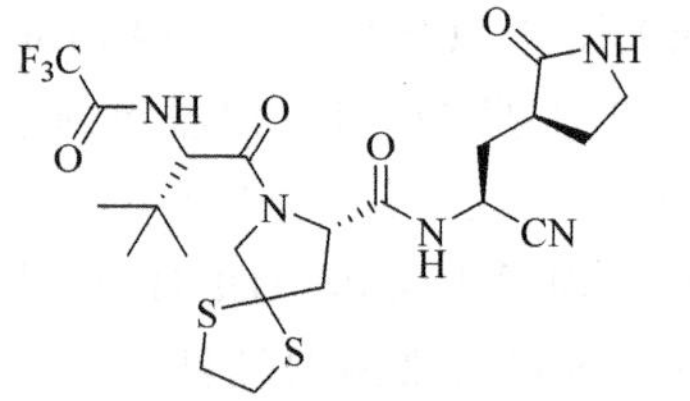

先诺特韦 (**4-12**)

IC_{50} = (9±1) nmol·L^{-1}

EC_{50}^{CP} = (34±9) nmol·L^{-1}

CC_{50} > 500 μmol·L^{-1}

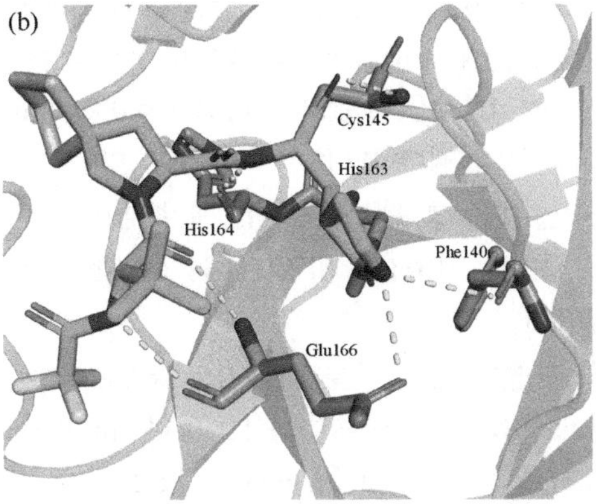

图 4-6 （a）化合物 **4-11** 与 **4-12** 的结构；（b）化合物 **4-12** 与 SARS-CoV-2 M^{pro} 的共晶结构（PDB 代码：8IGX，由 Pymol 软件显示）

（2）小分子杂环抑制剂

靛红类 M^{pro} 抑制剂是一类小分子非共价抑制剂。北京大学来鲁华团队根据 SARS-CoV-2 与 SARS-CoV M^{pro} 的相似性，设计合成了靛红类 M^{pro} 抑制剂 **4-13**（图 4-7），其抑制主蛋白酶的 IC_{50} 值为 $0.045\mu mol \cdot L^{-1}$。质谱分析表明，靛红类化合物与主蛋白酶以非共价键的形式结合，其苯环上的酰胺基团与 Asn142 和 Glu166 的侧链羧基形成氢键作用，C-2 和 C-3 位的氧原子与 Cys145 的主链氨基形成氢键，侧链的萘环与 Met49 和 Met165 形成疏水作用，并且与 His41 形成 π-π 堆积作用。此外，该类小分子尚未与 S4 空腔形成相互作用，具有较大的可修饰空间[15]。

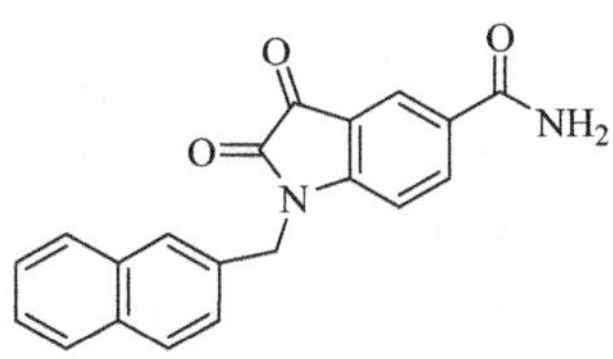

4-13

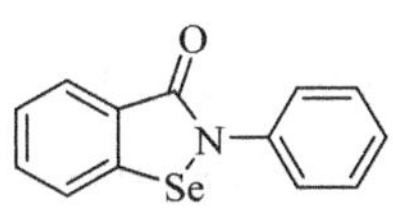

依布硒 (**4-14**)

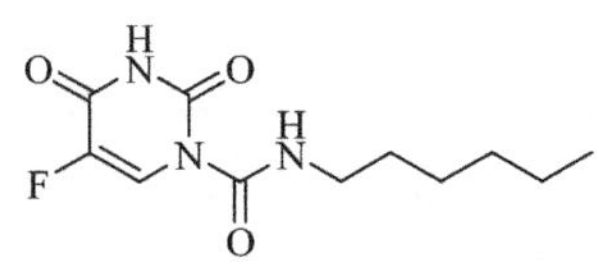

卡莫氟 (**4-15**)

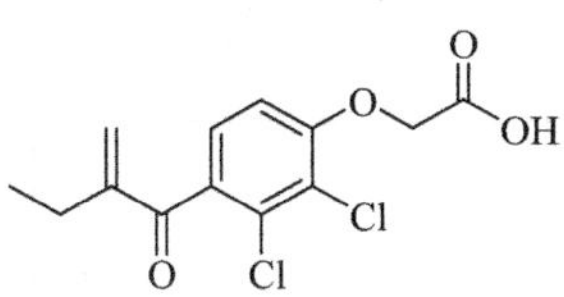

依他尼酸 (**4-16**)

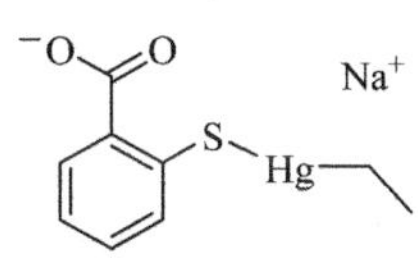

硫柳汞 (**4-17**)

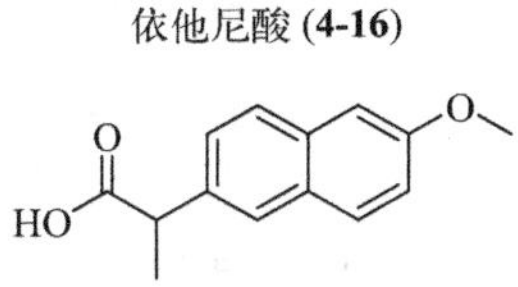

萘普生 (**4-18**)

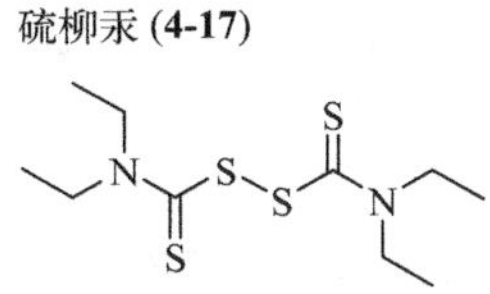

双硫仑 (**4-19**)

图 4-7 化合物 **4-13**～**4-19** 的结构

饶子和团队通过高通量虚拟筛选发现了多个显著抑制 M^{pro} 的苗头化合物，包括处于临床研究阶段的化合物依布硒（ebselen，**4-14**）和上市药物卡莫氟（carmofur，**4-15**）（图 4-7），二者抑制 M^{pro} 的 IC_{50} 值分别为（0.67±0.09）μmol·L^{-1} 和（1.82±0.06）μmol·L^{-1}。质谱分析显示，依布硒的 Se 原子与 Cys145 以共价键形式结合；晶体结构解析表明，卡莫氟也是通过共价键酰化 Cys145 来抑制主蛋白酶的生物功能，同时其脂肪尾部伸向 S2 腔，与 His41、Met49 和 Met165 形成疏水作用。两个化合物在结构上仍具有较大的优化空间[16]。

Wei 等[17]通过高通量筛选发现了一些对 SARS-CoV-2 M^{pro} 有抑制作用的上市药物，其中依他尼酸［ethacrynic acid，**4-16**，IC_{50} =（1.1±0.11）μmol·L^{-1}］、硫柳汞［thimerosal，**4-17**，IC_{50} =（0.6±0.1）μmol·L^{-1}］、萘普生［naproxen，**4-18**，IC_{50} =（3.45±0.49）μmol·L^{-1}］、双硫仑［disulfiram，**4-19**，IC_{50} =（9.35±0.18）μmol·L^{-1}］活性较好（图 4-7）。

（3）天然产物类抑制剂

2020 年，中国科学院上海药物研究所许叶春课题组[18]报道了黄芩苷（baicalin，**4-20**）和黄芩素（baicalein，**4-21**）作为 SARS-CoV-2 主蛋白酶抑制剂，并进一步测定了黄芩苷和黄芩素单体对 SARS-CoV-2 M^{pro} 的 IC_{50} 分别为 6.41μmol·L^{-1} 和 0.94μmol·L^{-1}。随后，该课题组解析了黄芩素与 SARS-CoV-2 M^{pro} 复合物的晶体结构（图 4-8），揭示了其独特的作用模式。共晶结构表明黄芩素的邻苯三酚基团与 Leu141、Gly143 的主链以及 Ser144、His163 的侧链形成多重氢键，固定了氧阴离子环的构象，其用于稳定蛋白质水解反应的四面体过渡状态。此外，与 Gln189、Arg188、Met49、Cys44、His41 等残基形成了疏水相互作用。细胞水平抗病毒结果显示，黄芩苷和黄芩素对 SARS-CoV-2 的复制均呈剂量依赖性抑制，EC_{50} 分别为 10.27μmol·L^{-1} 和 1.69μmol·L^{-1}，表明了黄芩苷和黄芩素对新冠肺炎的治疗具有潜在应用价值。

根据黄芩素的结构线索，对黄酮类天然产物进行筛选后发现了 SARS-CoV-2 M^{pro} 的强效小分子抑制剂——杨梅素（**4-22**，又名杨梅酮）[19]。化合物 **4-22** 作为一种可从多种食物来源中获得的类黄酮，是 SARS-CoV-2 M^{pro} 的非拟肽共价抑制剂，IC_{50} 为 0.63μmol·L^{-1}，具有较好的抗病毒活性和口服给药的潜力。SARS-CoV-2 M^{pro} 与杨梅素复合物的晶体结构（图 4-9）表明，Cys145 的巯基和邻苯三酚基团的 C6 原子形成 C—S

(a)

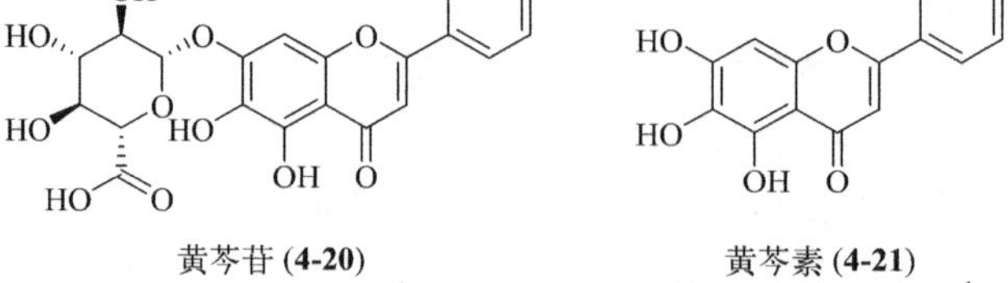

黄芩苷 (**4-20**)
IC_{50} = 6.41 μmol·L^{-1}
EC_{50} = 10.27 μmol·L^{-1}

黄芩素 (**4-21**)
IC_{50} = 0.94 μmol·L^{-1}
EC_{50} = 1.69 μmol·L^{-1}

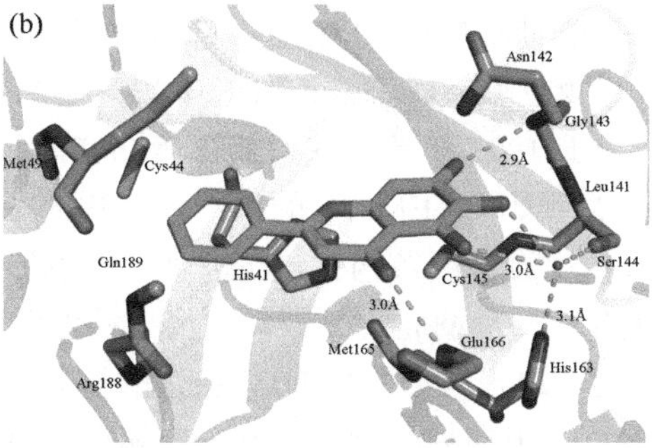

图 4-8 （a）化合物 **4-20** 和 **4-21** 的结构；（b）化合物 **4-21** 与 SARS-CoV-2 M^pro^ 的共晶结构（PDB 代码：6M2N，由 Pymol 软件显示）

共价键，羟基与 Thr26 的主链之间形成氢键，色酮部分与 Gln189 和 His164 的侧链形成氢键，此外，还与 His41 的侧链形成 π-π 堆叠作用。

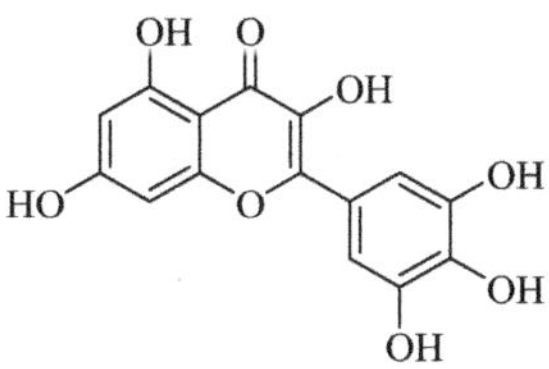

杨梅素 **(4-22)**

$IC_{50} = 0.63\ \mu mol \cdot L^{-1}$

$EC_{50} = 8.00\ \mu mol \cdot L^{-1}$

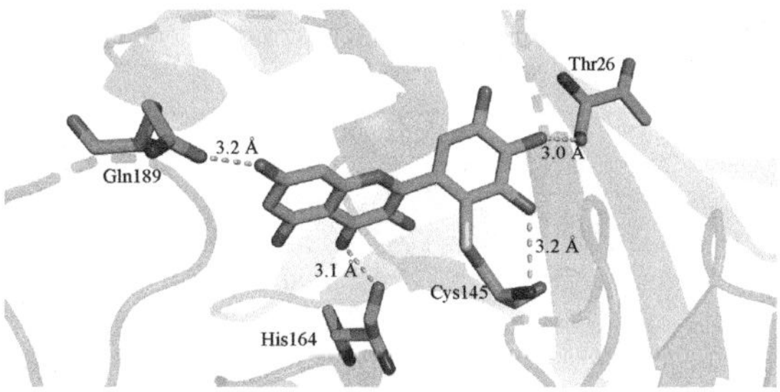

图 4-9 化合物 **4-22** 的结构及其与 SARS-CoV-2 M^pro^ 的共晶结构（PDB 代码：7DPP，由 Pymol 软件显示）

4.2 抗艾滋病病毒药物

4.2.1 艾滋病病毒及其蛋白酶

艾滋病的防治依然是一项非常紧迫的科研任务[20]。HIV 的天冬酰胺蛋白酶在病毒基因组复制过程中作用于未成熟多肽链中的 gag 和 gag-pol 位点，将多蛋白水解为病毒颗粒所必需的功能蛋白和结构蛋白。HIV 蛋白酶抑制剂可以通过抑制蛋白酶的活性，导致病毒不能正常装配，产生不具有感染性的病毒颗粒，从而达到抑制 HIV 复制的目的[21]。

4.2.2 HIV 蛋白酶抑制剂

（1）拟肽类 HIV 蛋白酶抑制剂

HIV 蛋白酶抑制剂是高效抗逆转录病毒治疗的重要组分之一。目前被美国 FDA

批准用于治疗艾滋病的蛋白酶抑制剂有 10 个，其中有 8 个为拟肽类 HIV 蛋白酶抑制剂。

如图 4-10（a）所示，沙奎那韦（saquinavir，**4-23**）是第一个被批准用于 HIV 治疗的蛋白酶抑制剂。该药物于 1995 年首次获得美国食品和药物管理局（FDA）的批准，并于 1996 年获得欧洲药品管理局（EMA）的批准，名称为 Invirase。化合物 **4-23**[22] 依赖于羟基部分作为四面体过渡态的等构体，在进食状态下口服 600mg 的患者中，单独使用沙奎那韦的生物利用度仅为 4%左右，故需与另一种蛋白酶抑制剂利托那韦联用。

地瑞那韦（darunavir，**4-24**）为第二代 HIV 蛋白酶抑制剂可以有效地抑制蛋白酶单体的二聚化，对野生型及临床常见的耐药株都具有极强的抑制作用。地瑞那韦由四个配体区域组成，与 HIV 蛋白酶形成了多个主链氢键［图 4-10（b）］。为了继续提高对耐药病株的活性，多个课题组以地瑞那韦为先导，对其四个部分进行结构修饰以期提高其抗耐药性。

Zhu 等[23]设计了一系列以柔性哌啶环为 P2 配体的 HIV 蛋白酶抑制剂，旨在改善与活性亚位点的广泛相互作用，其中代表化合物 **4-25** 的酶抑制活性较好，IC_{50} 值为（0.13±0.01）$nmol \cdot L^{-1}$。

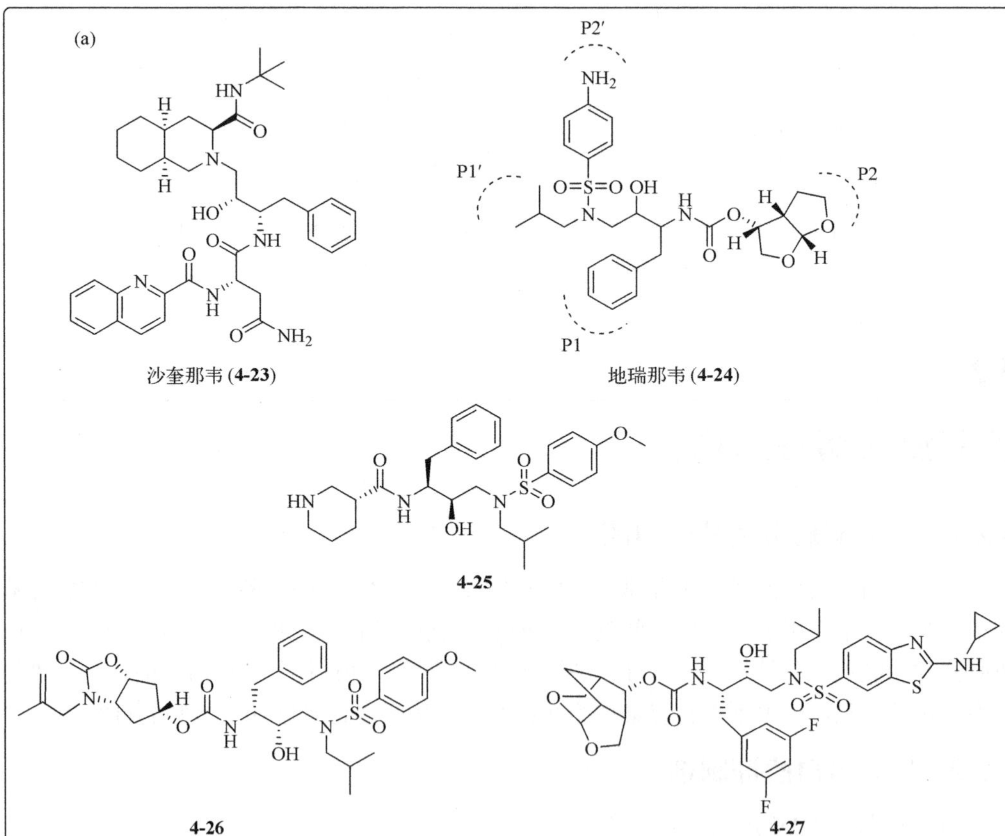

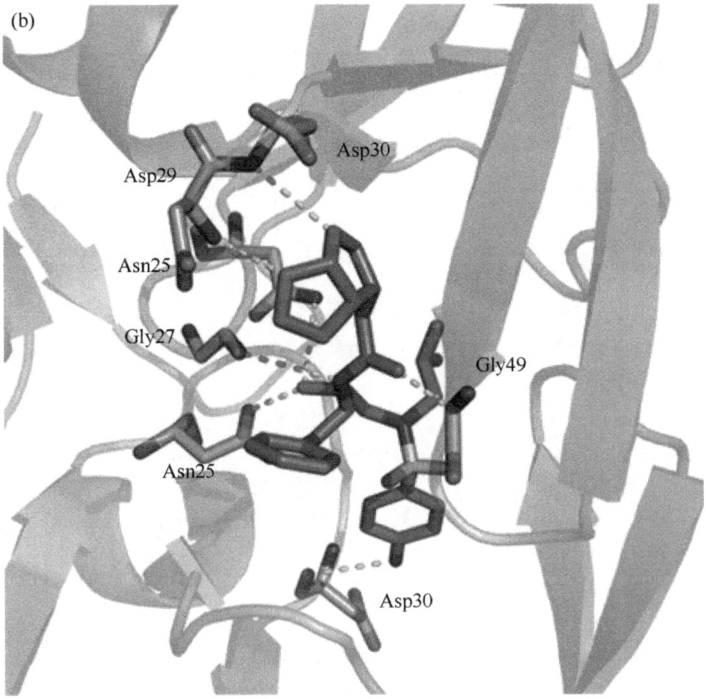

图 4-10 (a) 化合物 **4-23**～**4-27** 的化学结构；(b) **4-24** 在与 HIV-1 蛋白酶复合物中的晶体结构（PDB 代码：3SO9；由 Pymol 软件显示）

Ghosh 等[24]以新型的双环噁唑烷酮作为 P2 配体设计合成了一系列新的 HIV 蛋白酶抑制剂。构效关系分析表明，具有小体积脂肪族烷基的 *N*-烷基噁唑烷酮可以更好地被活性位点容纳，其中代表性化合物 **4-26**（$IC_{50} = 31nmol \cdot L^{-1}$）的酶抑制活性较优。

Ghosh 等[25]将环丙基苯并噻唑作为 P2′配体，并进行硫、氧原子的替换，同时合成了七个单氟或双氟取代的苯环作为 P1 配体，并将三环呋喃环衍生物作为 P2 配体，设计合成了一系列 HIV 蛋白酶抑制剂，并对其进行活性评价和构效关系分析。其中代表化合物 **4-27** 活性得到大幅度提升，IC_{50} 值为（0.0094 ± 0.018）$nmol \cdot L^{-1}$，且对多个毒株的酶抑制活性都达到了皮摩尔水平，具有成为抗 HIV 蛋白酶候选药物的潜力。

研究证明，不同的底物与蛋白酶结合时分子轮廓几乎完全相同且占据着相同的区域，此区域称为“底物包膜”，与此同时，上市药物也占据着相似的区域。研究发现蛋白酶耐药突变位点都出现在凸出底物包膜的位置，因此研究者提出“底物包膜”假说：分子轮廓与底物相似，且范德华表面尽量不凸出底物包膜的抑制剂，便可以减少蛋白酶突变带来的影响，提高其抗耐药性。Ali 等[26]根据结构导向设计策略以及“底物包膜”假说，在“底物包膜”内优化化合物与蛋白酶的氢键及范德华作用力，经合理药物设计，将 4-(1-羟乙基)苯基和 4-(1,2-二羟乙基)苯基的立体异构体选为合适的 P2′配体，并结合先导化合物 **4-28** 和 **4-29**（图 4-11）的优势结构，合成了一批非对映异构体，这些化合物由于羟基构型以及 P1′基团大小的不同而显示出不同的活性。其中化合物

4-30 对突变株 VSL20（EC_{50} = 117nmol·L^{-1}）及 KY24（EC_{50} = 352nmol·L^{-1}）的抗病毒活性相较地瑞那韦提高了 3 倍。

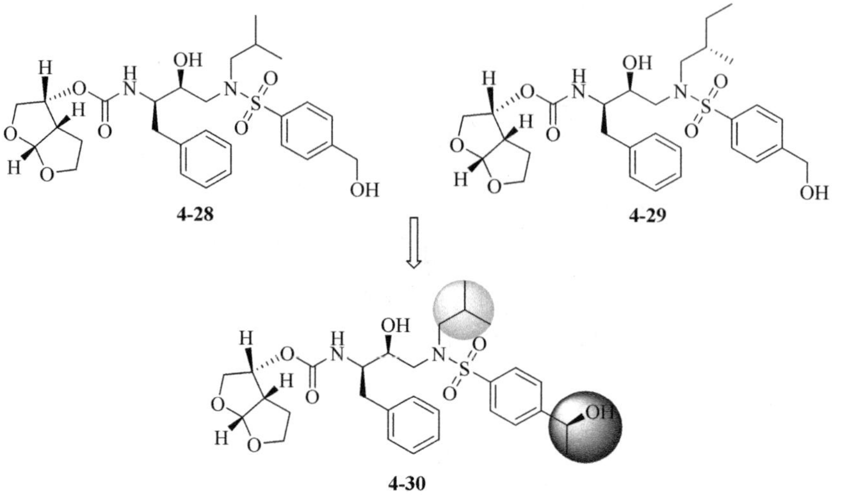

图 4-11　化合物 **4-30** 的发现

（2）非肽类 HIV 蛋白酶抑制剂

由于拟肽类抑制剂对于同类蛋白酶抑制剂耐药株具有交叉耐药性，而且在体内十分容易水解，口服生物利用度低，限制了其临床应用。而非肽类 HIV 蛋白酶抑制剂具有分子量小、结构简单、生产成本低、生物利用度高等优点，并且随着计算机辅助药物设计以及高通量筛选技术的迅速发展，对于非肽类 HIV 蛋白酶抑制剂的研究已成为当前研究的热门方向之一。目前非肽类 HIV 蛋白酶抑制剂主要有环脲类（**4-31**）、香豆素类（**4-32**）、吡喃类（**4-33**）和萜类（**4-34**）等，其代表性化合物结构式如图 4-12 所示[27-30]。

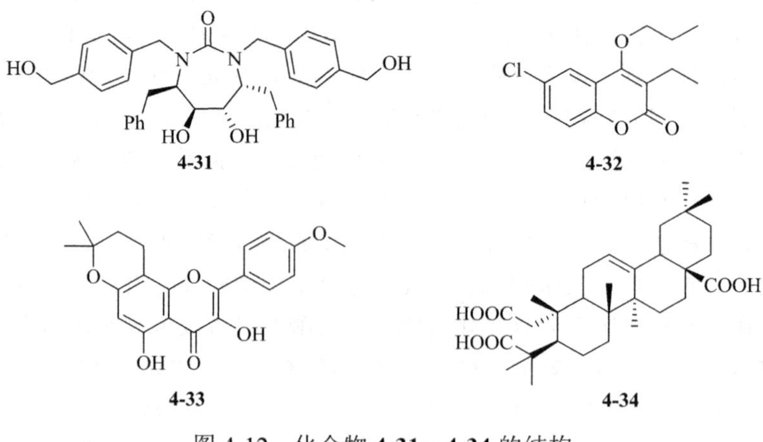

图 4-12　化合物 **4-31**～**4-34** 的结构

4.3

抗丙型肝炎病毒药物

4.3.1 丙型肝炎病毒及其蛋白酶

丙型肝炎病毒（HCV）依旧严重威胁人类健康[31]。其 NS3/4A 蛋白是一种多功能酶，是由辅助因子 NS4A 和 NS3 丝氨酸蛋白酶以非共价键结合而成的二聚体，在病毒生命周期中发挥着至关重要的作用：催化裂解多聚蛋白前体，从而释放出成熟的丝氨酸蛋白酶、解旋酶/核苷酸三磷酸酶和 RNA 依赖性 RNA 聚合酶。基于 NS3/4A 蛋白的重要作用，理论上只要抑制该酶活性，便可抑制 HCV 的正常复制，从而起到治疗作用[32]。

4.3.2 HCV 蛋白酶抑制剂

HCV 蛋白酶抑制剂可以作用于 NS3/4A 蛋白酶的活性中心，与其发生可逆地共价或非共价结合，从而竞争性地抑制酶的活性。此外，HCV 蛋白酶抑制剂还可以通过恢复感染细胞内的 I 型干扰素信号通路来提高机体的固有免疫。因此 HCV 蛋白酶抑制剂在丙型肝炎治疗中有着举足轻重的地位和十分广阔的前景[32]。

（1）开环类 NS3/4A 蛋白酶抑制剂

如图 4-13 所示，格佐匹韦（grazoprevir，**4-35**）是一种被批准用于治疗 HCV 感染的药物，由默克公司开发并完成了Ⅲ期临床试验，该药物较好地占据了 NS3/4A 蛋白酶的活性中心的各个空腔［图 4-13（b)］，但是该药物存在丙氨酸转氨酶升高、高胆红

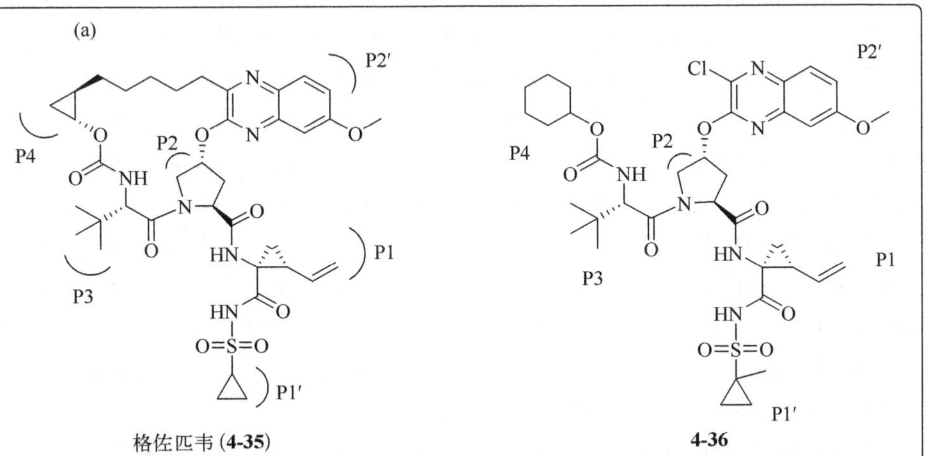

格佐匹韦 (**4-35**)
EC_{50} = 200 nmol·L^{-1} (Repl A156T)

4-36
EC_{50} = 163 nmol·L^{-1} (Repl A156T)

图 4-13

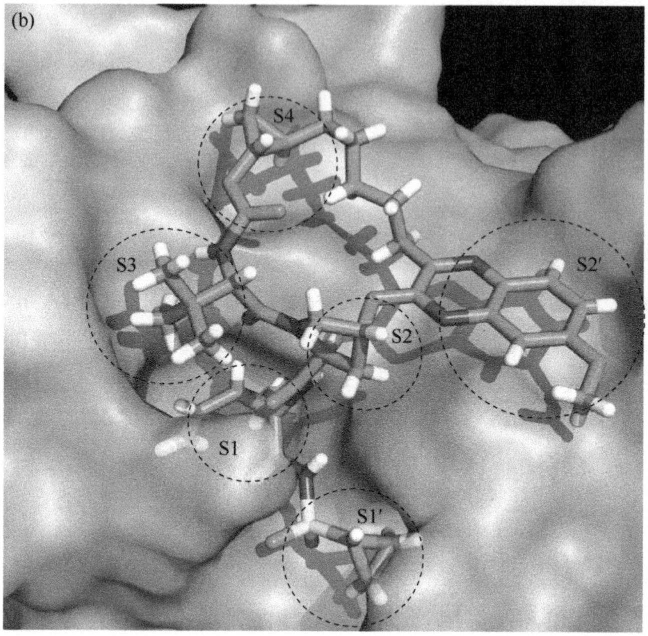

图 4-13　（a）化合物 **4-35** 和 **4-36** 的化学结构；（b）**4-35** 在与 HCV NS3/4A 蛋白酶复合物中的晶体结构（PDB 代码：6C2M，由 Pymol 软件显示）

素血症等风险，同时药物相互作用以及耐药性的出现限制了该药物的进一步使用。Rusere 等[33]以格佐匹韦为先导，通过剪切消除其连接 P2′-P4 部分的连接链，设计合成了一系列开环类 NS3/4A 蛋白酶抑制剂，并在左翼更换不同的环状取代基，使其更加充分地占据 S4 空腔，其中代表化合物 **4-36** 对突变株 A156T 具有更好的抗病毒活性。

如图 4-14 所示，化合物 **4-37** 为早期发现的 NS3/4A 蛋白酶抑制剂，将 **4-37** 的羧酸替换成环丙基酰基磺酰胺得到化合物 **4-38**，其抗病毒活性提高上百倍，这表明环丙基磺酰胺部分对 NS3/4A 蛋白酶抑制的活性十分重要。进一步的结构优化得到化合物 **4-39**，由于该化合物存在着严重的心血管风险，已终止临床前研究。再进一步对化合物 **4-39** 的 P2 异喹啉部分进行结构优化得到阿那匹韦（asunaprevir，**4-40**，图 4-14），该化合物不仅保持了良好的抗病毒活性和成药性（$F = 12\%$，$AUC = 1.0\mu mol \cdot L^{-1} \cdot h$），而且在兔心脏模型中没有心血管效应，安全性得到提高并已进入临床开发阶段[34]。

Zheng 等[35]通过在 P1 环丙基上引入含氟甲基，设计合成了一系列含氟甲基三肽酰基磺酰胺类抑制剂。该系列化合物通过引入 CHF_2 作为氢键供体，提高了抗病毒活性，但药代动力学性质不是十分理想，代表性化合物为 **4-41**（图 4-15，$F = 0.9\%$，$t_{1/2} = 2.6h$）。

（2）大环类 NS3/4A 蛋白酶抑制剂

随着 GT-3a 及 GT-1b 等多个耐药株耐药性的出现，早期 NS3/4A 蛋白酶抑制剂的临床治疗效果急剧下降，因此需要寻找活性更强、抗耐药株的化合物。研究者在早期工作中发现通过修饰 P2 喹啉区域可以提高化合物对耐药株 GT-3a 的活性。如图 4-16

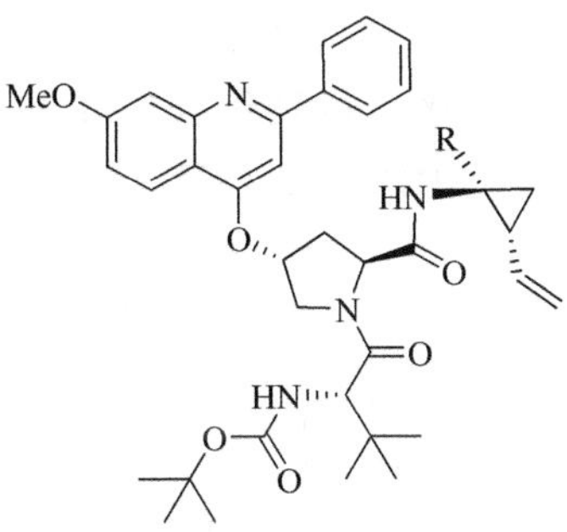

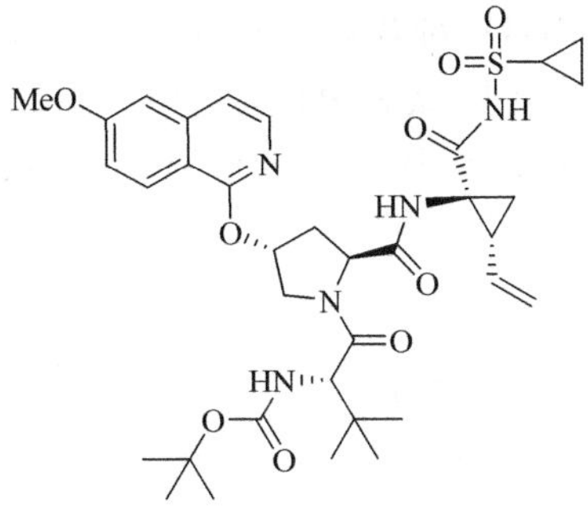

4-37　R = CO_2H　　　　　　　　　　**4-39**

4-38　R = 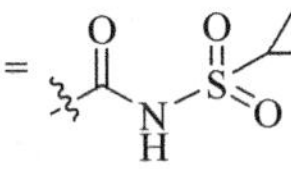

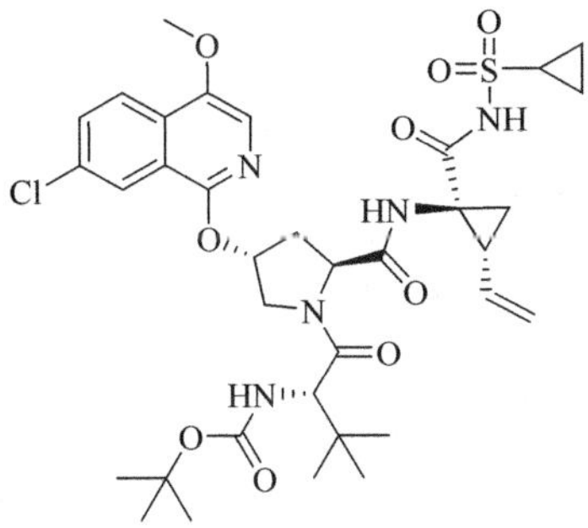

阿那匹韦 (**4-40**)

$EC_{50} < 10$ nmol·L^{-1}

$CC_{50} = 35$ mmol·L^{-1}

图 4-14　化合物 **4-37**～**4-40** 的结构

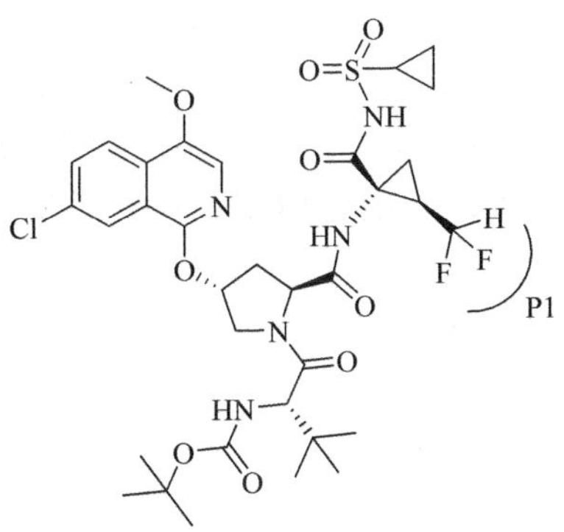

4-41

$IC_{50} = 1.0$ nmol·L^{-1}

图 4-15　化合物 **4-41** 的结构

所示，Merck 等将化合物 **4-42** 的 P2 区喹啉与脯氨酸部分替换为螺环得到化合物 **4-43**，其对 GT-1b、GT-3a 的酶抑制活性提升了近百倍。进一步通过 P1、P3 环化策略得到化

合物 **4-44**，**4-44** 对各病毒株的酶抑制活性又得到了数倍的提升。随后，对化合物 **4-44** 的 P2 芳香区域和 P4 氨基甲酸酯部位进行优化，得到化合物 **4-45**，该化合物不仅酶抑制活性得到了进一步提升，而且药代动力学性质（$F>17\%$）也得到了较好的改善[36]。

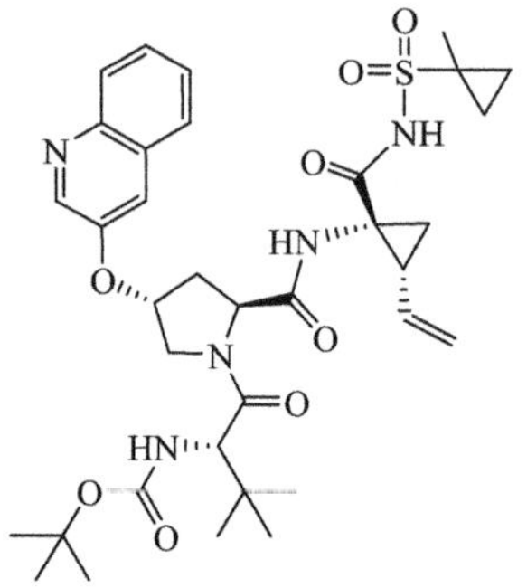

4-42

IC_{50} = 2.7 nmol·L^{-1} (GT-1b)

IC_{50} = 430 nmol·L^{-1} (GT-3a)

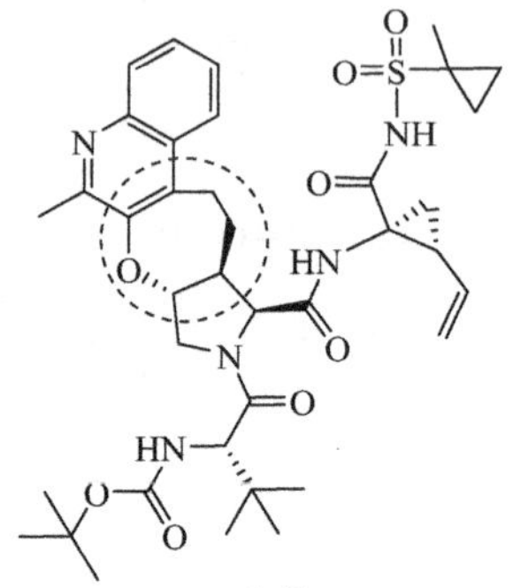

4-43

IC_{50} = 0.033 nmol·L^{-1} (GT-1b)

IC_{50} = 5.7nmol·L^{-1} (GT-3a)

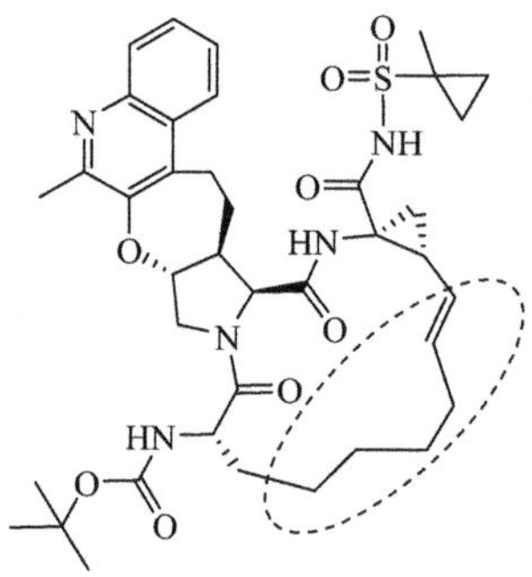

4-44

IC_{50} = 0.013 nmol·L^{-1} (GT-1b)

IC_{50} = 0.7 nmol·L^{-1} (GT-3a)

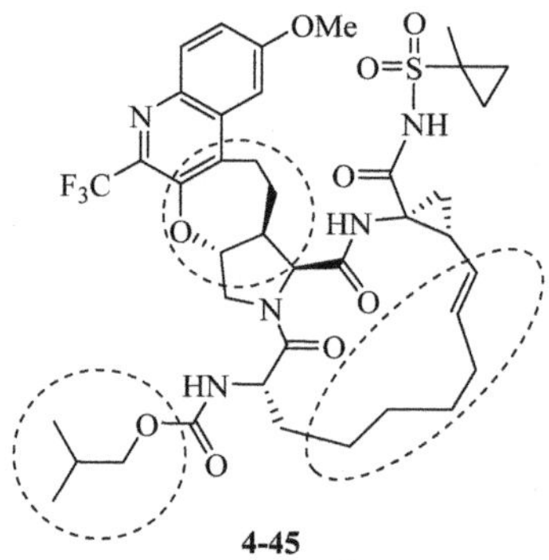

4-45

IC_{50} = 0.009 nmol·L^{-1} (GT-1b)

IC_{50} = 0.413 nmol·L^{-1} (GT-3a)

图 4-16　化合物 **4-42**～**4-45** 的结构

4.4

抗寨卡病毒药物

4.4.1　寨卡病毒及其蛋白酶

寨卡病毒（ZIKV）进入宿主细胞后，遗传物质被释放到宿主的细胞质中进行翻译，多聚蛋白水解为各种结构蛋白和非结构蛋白以保证病毒正常的活动[37]。其中，NS2B-NS3 蛋白酶可以修饰病毒多蛋白，该多蛋白被宿主蛋白酶和病毒 NS2B-NS3 蛋白酶加工成 3 个结构蛋白（衣壳蛋白、膜蛋白和包膜蛋白）和 7 个非结构蛋白（NS1、NS2A、NS2B、NS3、NS4A、NS4B 和 NS5），且该蛋白酶在黄病毒科中高度保守，理论上化合物作用于该酶使其失去正常的生理功能便可抑制病毒复制[38]。

4.4.2 寨卡病毒蛋白酶抑制剂

（1）短肽类寨卡病毒蛋白酶抑制剂

Nitsche 等[39]于 2016 年通过在寨卡病毒、西尼罗河病毒和登革热病毒蛋白酶的二肽抑制剂中引入硼酸，使化合物的抗病毒活性得到大幅度提高，K_i 值都在两位数的纳摩尔范围内。在设计合成的 8 种肽-硼酸类抑制剂中，化合物 **4-46**（图 4-17，EC_{50} = 0.25μmol·L^{-1}，CC_{50}＞100μmol·L^{-1}）的抗寨卡病毒活性较好。

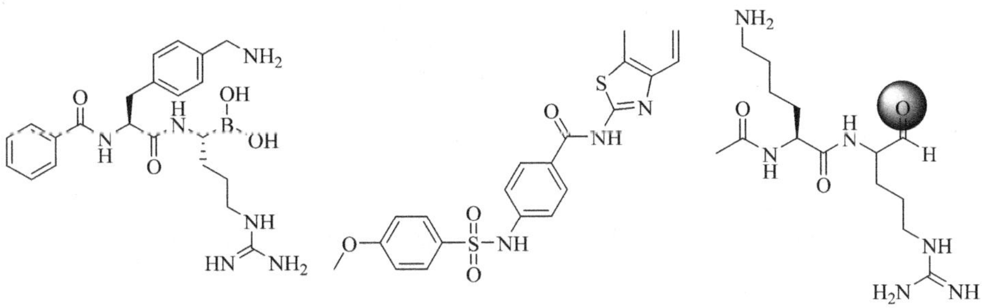

4-46 **4-47** **4-48**

图 4-17 化合物 **4-46**～**4-48** 的结构

2017 年，Lee 等[40]通过对 40000 个化合物进行高通量筛选，筛选出 10 个对寨卡病毒的 EC_{50} 值小于 50μmol·L^{-1} 的化合物。该系列化合物都含有磺酰胺结构，代表性化合物为 **4-47**（图 4-17，IC_{50}＜20μmol·L^{-1}）。

Li 等[41]设计合成了一系列二肽类 ZIKV 蛋白酶抑制剂，代表化合物为 **4-48**（图 4-17，IC_{50} = 208nmol·L^{-1}）。ZIKV 蛋白酶与 **4-48** 的晶体复合结构表明（图 4-18），该化合物的醛基与 NS3 的 Ser135 形成共价键，精氨酸和赖氨酸残基分别伸向了该酶的 S1 和 S2 口袋，同时蛋白酶采用封闭构象。利用溶液核磁共振光谱学进行结构和动力学研究，证实蛋白酶与该化合物形成了稳定的复合物。

（2）源自天然产物的寨卡病毒蛋白酶抑制剂

许多天然产物同样具有抑制寨卡蛋白酶的效果。Roy 等[42]于 2017 年发现杨梅素（**4-22**）、槲皮素（quercetin，**4-49**）、木犀草素（luteolin，**4-50**）、异鼠李素（isorhamnetin，**4-51**）、芹菜素（apigenin，**4-52**）、姜黄素（curcumin，**4-53**）这 6 种天然产物对寨卡病毒蛋白酶都有不同程度的抑制效果（图 4-19）。该类天然产物可以与活性位点背面的口袋进行结合，通过变构效应来抑制蛋白酶的活性，给蛋白酶抑制剂的设计提供了一个新的思路。

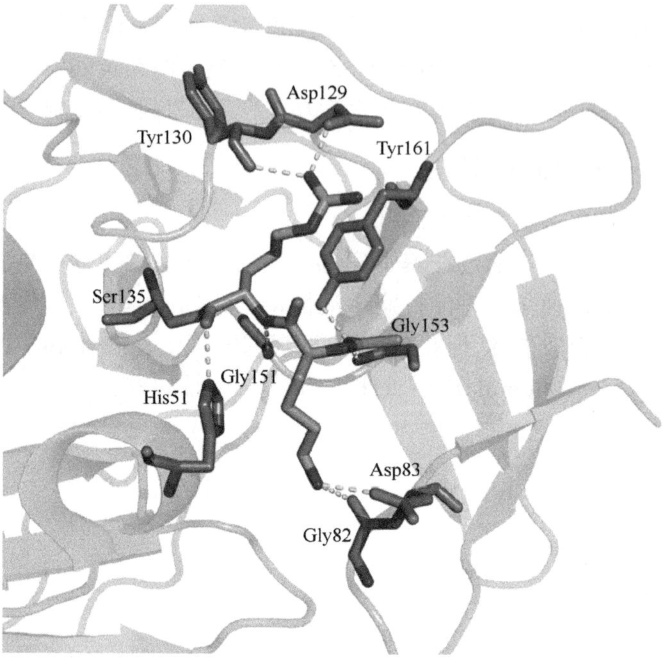

图 4-18 化合物 **4-48** 与 NS2B-NS3 蛋白酶的共晶结构（PDB 代码：5H6V，由 Pymol 软件显示）

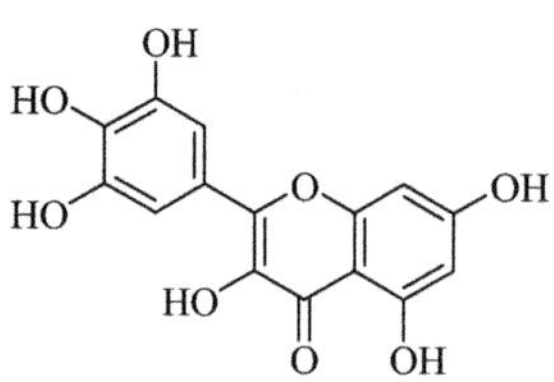

杨梅素 (**4-22**)
IC_{50} = (1.3±0.1) μmol·L^{-1}

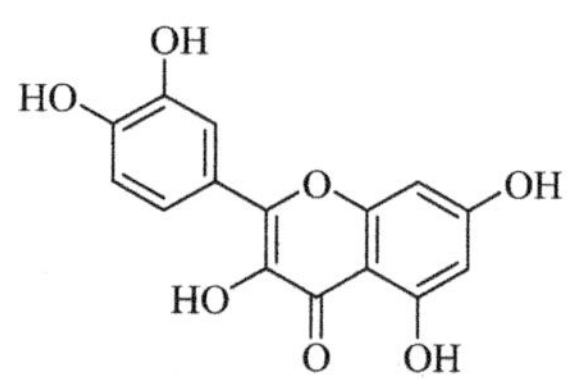

槲皮素 (**4-49**)
IC_{50} = (2.4±0.2) μmol·L^{-1}

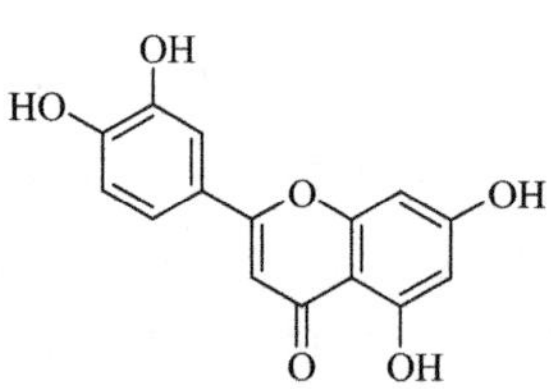

木犀草素 (**4-50**)
IC_{50} = (2.7±0.3) μmol·L^{-1}

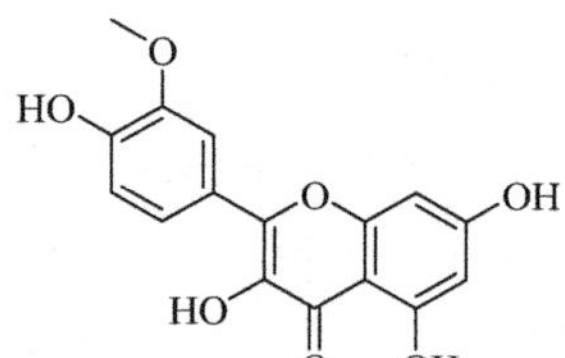

异鼠李素 (**4-51**)
IC_{50} = (15.5±0.7) μmol·L^{-1}

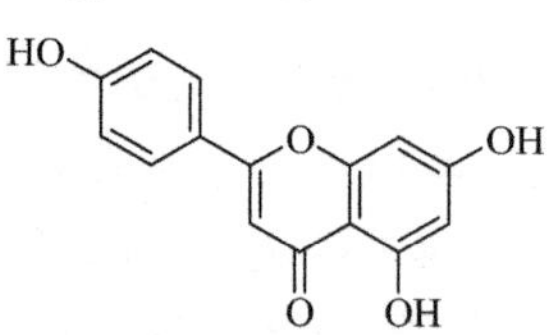

芹菜素 (**4-52**)
IC_{50} = (56.3±0.9) μmol·L^{-1}

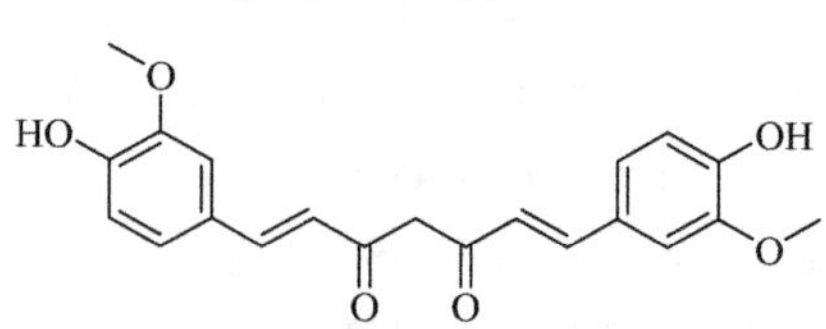

姜黄素 (**4-53**)
IC_{50} = (3.5±0.2) μmol·L^{-1}

图 4-19 化合物 **4-22**、**4-49**～**4-53** 的结构及活性

（3）基于老药新用策略的寨卡病毒蛋白酶抑制剂

Li 等[43]于 2017 年筛选了 2800 多种 FDA 已批准上市或在研的药物，发现了 23 个对寨卡病毒的 EC_{50} 值小于 15μmol·L^{-1} 的药物，其中替莫泊芬（temoporfin，**4-54**）、氯硝柳胺（niclosamide，**4-55**）、硝唑尼特（nitazoxanide, **4-56**）的抗病毒活性较好。替莫泊芬的抗病毒活性最为理想，并且在进行致死小鼠模型测试时，能够抑制病毒血症并可保护 83%的受感染小鼠。化合物 **4-54**～**4-56** 的结构如图 4-20 所示。

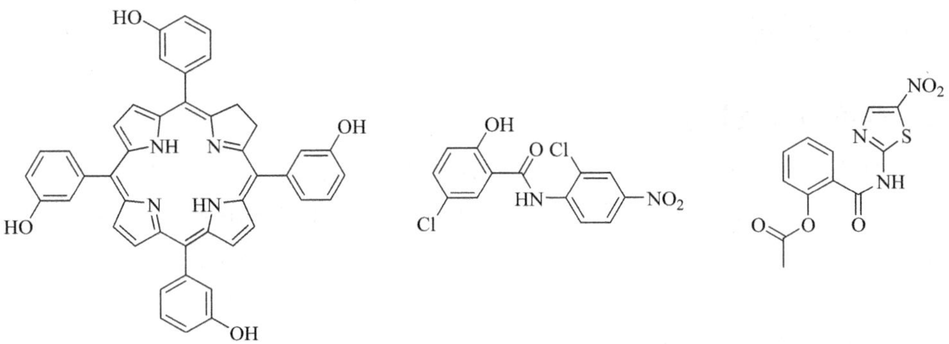

替莫泊芬 (**4-54**)
EC_{50} = (0.021±0.003) μmol·L^{-1}
CC_{50} = (40.7±0.7) μmol·L^{-1}

氯硝柳胺 (**4-55**)
EC_{50} = (0.48±0.06) μmol·L^{-1}
CC_{50} = (4.8±1.0) μmol·L^{-1}

硝唑尼特 (**4-56**)
EC_{50} = (1.48±0.18) μmol·L^{-1}
CC_{50} = (77±7.2) μmol·L^{-1}

图 4-20　化合物 **4-54**～**4-56** 的结构及活性

（4）寨卡病毒蛋白酶变构抑制剂

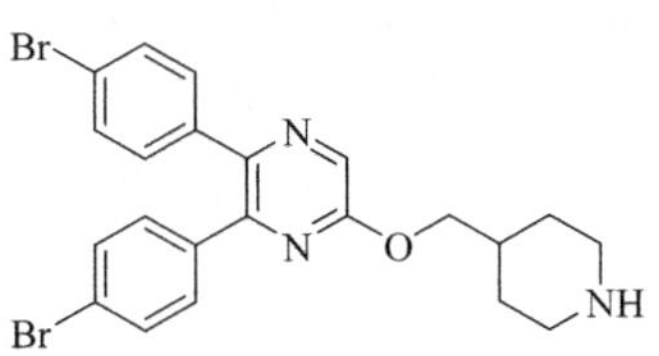

4-57

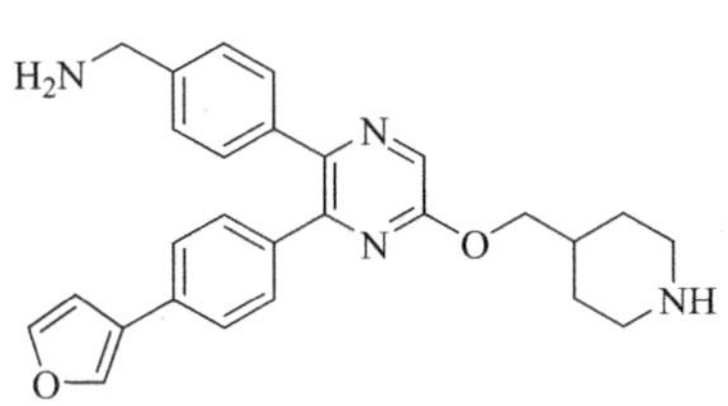

4-58

Nie 等[44]在含 1200 个以赖氨酸特异性脱甲基酶 1 等组蛋白修饰酶为靶点合成的化合物库中进行筛选，得到了化合物 **4-57**，其对寨卡病毒蛋白酶的 IC_{50} 值为 21.7μmol·L^{-1}。随即在对该化合物进行结构衍生化并探讨其构效关系的基础上，合成了一系列 2,5,6-三取代吡嗪类化合物。晶体结构显示，此类化合物可以与寨卡病毒蛋白酶的变构口袋相结合，其中化合物 **4-58**（IC_{50} = 0.20μmol·L^{-1}）的酶抑制活性相比于化合物 **4-57** 大幅提高。化合物 **4-58** 与登革病毒蛋白酶晶体结构表明，其新引入的氨基与 Asp75 之间形成了氢键等电性相互作用，同时 6 位引入的疏水基团也与周围氨基酸形成了疏水相互作用。鉴于两种病毒蛋白酶具有高度同源性，Nie 等通过酶动力学实验从侧面证实了化合物 **4-58** 与寨卡病毒蛋白酶结合的相似性。化合物 **4-58** 对同属黄病毒科的登革病毒（$IC_{50} = 0.59\mu mol \cdot L^{-1}$）及西尼罗河病毒（$IC_{50} = 0.78\mu mol \cdot L^{-1}$）同样具有抑制作用，此外该化合物对五类人类蛋白酶均无抑制作用，表现出了较高的选择性，具有进一步研发的价值。

4.5 登革病毒药物

4.5.1 登革病毒及其蛋白酶

登革病毒蛋白酶可分为 NS3 蛋白酶、NS2B-NS3 蛋白酶及 NS4B 蛋白酶等[45]，其中双组分蛋白酶 NS2B-NS3 不仅负责处理登革病毒中 NS4B/NS5、NS3/NS4A、NS2A/NS2B 和 NS2B/NS3 的连接部位，还负责处理 C、2A、NS4A 和 NS3 的内部位点。如此广泛的作用以及功能性使其成为药物发现的理想靶标[46]。

4.5.2 登革病毒蛋白酶抑制剂

（1）登革病毒 NS3 蛋白酶抑制剂

NS3 蛋白酶是一种丝氨酸蛋白酶，含有由 His51、Asp75、Ser135 组成的蛋白酶催化三联体。Byrd 等[47]于 2013 年通过高通量筛选发现了一种新的 NS3 蛋白酶抑制剂 **4-59**，其对 DENV-1、DENV-2、DENV-3、DENV-4 的 EC_{50} 值分别为$(0.236 \pm 0.06)\mu mol \cdot L^{-1}$、$(0.272 \pm 0.05)\mu mol \cdot L^{-1}$、$(0.256 \pm 0.17)\mu mol \cdot L^{-1}$、$(0.203 \pm 0.09)\mu mol \cdot L^{-1}$，$CC_{50} > 100\mu mol \cdot L^{-1}$。该化合物在细胞水平对 4 种血清型登革病毒均有抑制活性。但是登革病毒 NS3 蛋白解旋酶区域的 263 位丙氨酸突变为苏氨酸极大地影响了该化合物的抗病毒活性和应用前景，因此还需要对其进行进一步修饰以提高其抗耐药性。

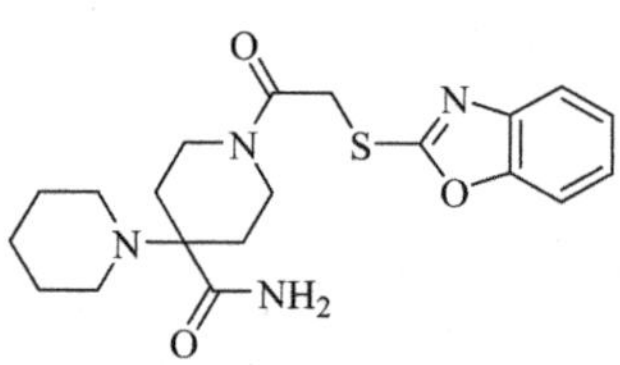

4-59

（2）NS2B-NS3 蛋白酶抑制剂

NS2B/NS3 蛋白酶在 4 种登革热病毒血清之间高度保守，所以 NS2B-NS3 蛋白酶抑制剂很可能对 4 种病毒血清有着同样的抑制作用。Lee 等[48]从台湾珊瑚的乙醇提取物中成功分离出 9 种化合物，并对它们进行了抑制登革病毒复制的测试。其中化合物

4-60 不仅对 DENV-2 的抑制活性 EC_{50} 值可以达到$(4.50\pm0.46)\mu mol\cdot L^{-1}$，且该化合物对 4 种血清型 DENV 均有抑制活性［DENV-1：$EC_{50}=(7.62\pm0.17)\mu mol\cdot L^{-1}$；DENV-3：$EC_{50}=(5.84\pm0.19)\mu mol\cdot L^{-1}$；DENV-4：$EC_{50}=(6.51\pm0.30)\mu mol\cdot L^{-1}$，$CC_{50}>100\mu mol\cdot L^{-1}$］。

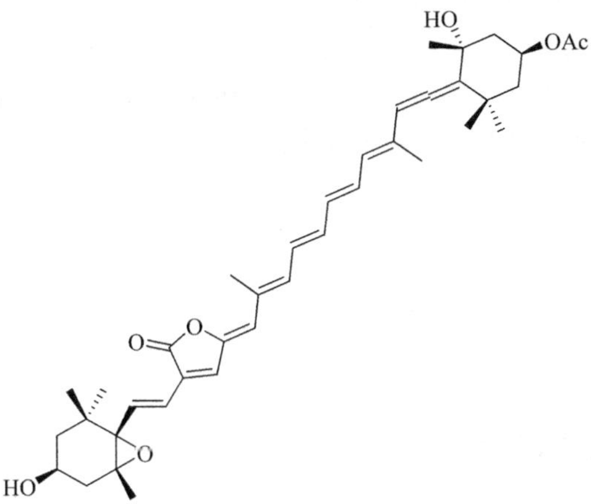

4-60

De 等[49]测试了植物中 6 种黄酮类化合物对 NS2B/NS3 蛋白酶的抑制活性，它们分别是长春花黄酮、槲皮苷、异槲皮苷、杨梅素、水合槲皮素和山柰酚。其中活性最好的化合物是长春花黄酮（**4-61**，图 4-21），其抑制 DENV-2 和 DENV-3 NS2B/NS3 蛋白酶的 IC_{50} 值分别为$(15.1\pm2.2)\mu mol\cdot L^{-1}$和$(17.5\pm1.4)\mu mol\cdot L^{-1}$。

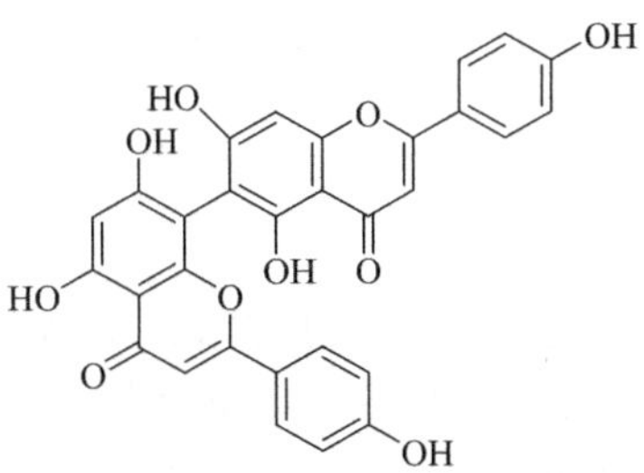

长春花黄酮 (**4-61**)

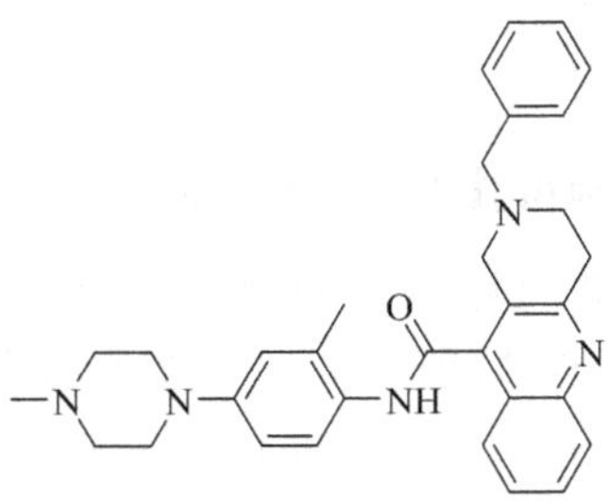

4-62

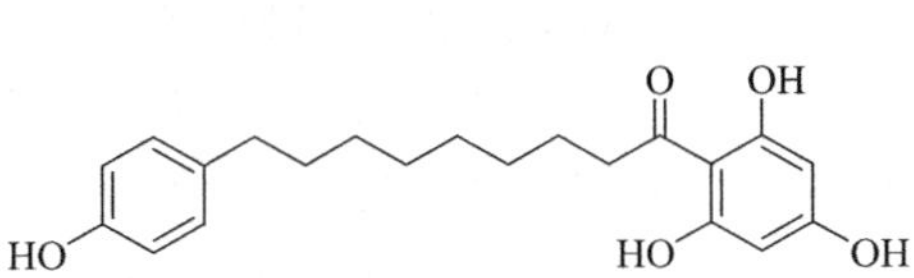

4-63

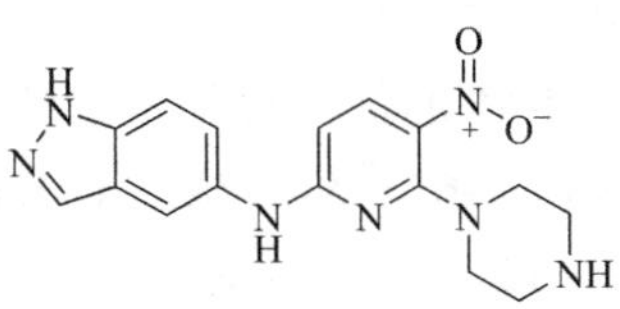

4-64

图 4-21　化合物 **4-61**～**4-64** 的结构

Li 等[50]通过高通量筛选在包含 500 万个分子的化学库中筛选出了 14 个目标化合

物进行研究，其中化合物 **4-62**（图 4-21）在 300μmol·L^{-1} 的浓度下对 NS2B/NS3 蛋白酶的抑制率为 85.3%，且对所有血清型的 DENV 都有效。

Sivasothy 等[51]从肉豆蔻的果实中分离得到化合物 **4-63**（图 4-21），并对其进行 NS2B/NS3 抑制活性测试［IC_{50} = (7.55±1.64)μmol·L^{-1}］，对接结果显示右侧苯环与 Tyr161 形成了 π-π 相互作用，同时该化合物还有较大的修饰空间。

Shin 等[52]对 467000 个化合物进行基于结构的虚拟筛选，并用荧光蛋白酶抑制实验对候选药物进行酶活测试，共 123 个化合物被选中，其中化合物 **4-64**（图 4-21，IC_{50} = 7.1μmol·L^{-1}）对 DENV-4 酶抑制活性较好。

4.6

抗肠病毒药物

4.6.1 肠病毒及其蛋白酶

肠病毒是一类小 RNA 病毒的总称，包括脊髓灰质炎病毒、柯萨奇病毒、埃可病毒及新型肠病毒 68～71 型。其中肠病毒 71 型（EV71）是手足口病主要的病原体，EV71 感染疾病是全球性疾病，该病在全球范围内均出现过不同大小规模的暴发。现阶段针对 EV71 防治主要依赖于疫苗，而药物主要用于对症治疗，因此研发高效、低毒的抗 EV71 药物刻不容缓[53]。

肠病毒 3C 蛋白酶具有一定的保守性，而且其活性位点为半胱氨酸，结构与丝氨酸蛋白酶、胰凝乳蛋白酶相似。有研究表明肠病毒蛋白酶会影响先天免疫应答，且在哺乳动物体内没有同源蛋白酶，因此是十分有前景的药物靶点[54]。

4.6.2 肠病毒蛋白酶 3C 抑制剂

（1）拟肽类肠病毒蛋白酶 3C 抑制剂

Schulz 等[55]通过基于药效团的虚拟筛选发现了活性片段 **4-65**［IC_{50} = (355±30)μmol·L^{-1}］；为进一步提高其活性，与周围氨基酸形成附加作用力，通过结构衍生化以及基于子结构的骨架跃迁策略得到化合物 **4-66**［K_{inact}/K_I = (16.8±5)L·mol^{-1}·s^{-1}］。化合物 **4-66** 的苯硫基酮片段可与酶活性中心的半胱氨酸形成共价键而抑制酶的活性。在化合物 **4-66** 的优势骨架上继续进行结构衍生化，在吡咯环 N 原子上引入苯丙烯基得到化合物 **4-67**［K_{inact}/K_I = (54.4±3.8)L·mol^{-1}·s^{-1}］。化合物 **4-67** 可以充分地占据蛋白酶的 S2 空腔，同时，其左侧骨架与 S1 空腔结合，与周围氨基酸形成额外的作用力，大大增强了化合物对蛋白酶 3C 的抑制作用。化合物 **4-65**～**4-67** 的结构如图 4-22 所示。

Ma 等[56]通过高通量虚拟筛选和酶抑制实验发现了蛋白酶 3C 抑制剂 **4-68**（图

4-22），其抑制肠病毒蛋白酶 3C 的 EC_{50} 值为$(22.09\pm1.07)\mu mol\cdot L^{-1}$，$CC_{50}$ 值大于 $200\mu mol\cdot L^{-1}$。

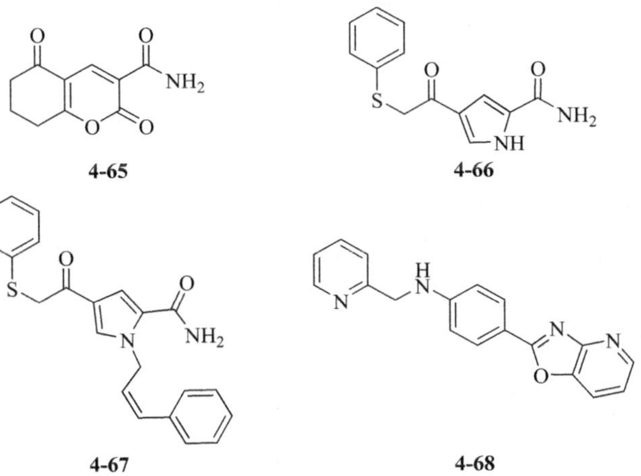

图 4-22 化合物 **4-65**～**4-68** 的结构

此后，Ma 等[57]针对已报道的 EV71 蛋白酶抑制剂 **4-69** 存在的稳定性差以及潜在毒性等问题，通过成环策略将氰醇部分进行修饰，得到了化合物 **4-70**（图 4-23），在保持原来的活性基础上半衰期得到了显著延长，具有成为抗 EV71 候选药物的潜力。

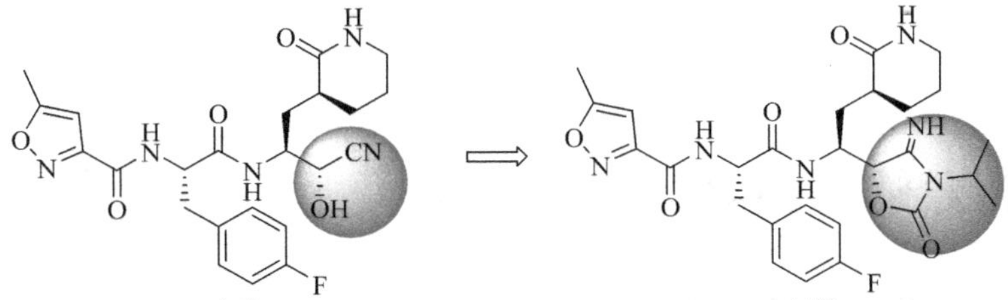

4-69
$EC_{50}=(0.088\pm0.006)\ \mu mol\cdot L^{-1}$
$CC_{50}>100\ \mu mol\cdot L^{-1}$
$t_{1/2}=4$ min

4-70
$EC_{50}=(0.1\pm0.02)\ \mu mol\cdot L^{-1}$
$CC_{50}>100\ \mu mol\cdot L^{-1}$
$t_{1/2}=76$ min

图 4-23 化合物 **4-70** 的发现

（2）肠病毒蛋白酶 3C 可逆共价抑制剂

Liu 等[58]利用双激活迈克尔受体开发了一系列肠病毒蛋白酶可逆共价抑制剂，他们在 P1 位置引入氰基和不同羰基取代基，以期与活性位点半胱氨酸反应，一方面，氰基不仅增强了双键的本征反应，同时通过 E1cb 消除机制导致可逆性的发生；另一方面，羰基取代基通过空间位阻减慢了消除速率，在保证了整体抑制效果的同时还可降低脱靶效应和免疫原性。代表化合物 **4-71** 表现出了优良的抗病毒活性［$EC_{50}=(30\pm8)nmol\cdot L^{-1}$］，在 $100\mu mol\cdot L^{-1}$ 条件下未检测到细胞毒性。

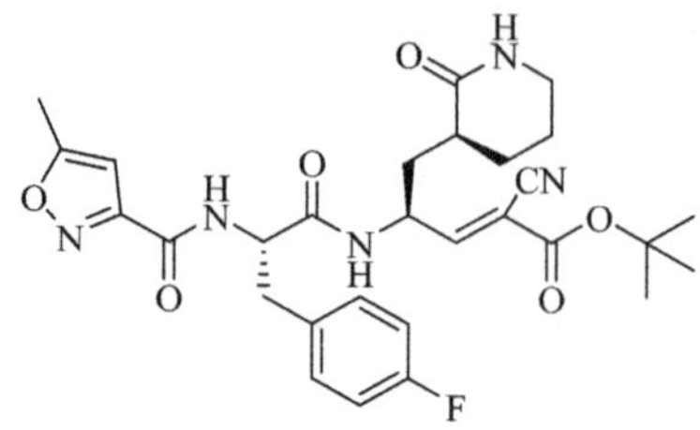

4-71

（3）源自天然产物的肠病毒蛋白酶 3C 抑制剂

2018 年，Lin 等[59]发现天然产物栀子苷（geniposide，**4-72**）可阻止 EV71 在人恶性胚胎横纹肌肉瘤细胞中的复制。使用 1～2mg·mL^{-1} 的栀子苷处理被 EV71 感染的人恶性胚胎横纹肌肉瘤细胞 36h 后，细胞中病毒 RNA 水平下降约 60%，这表明栀子苷在细胞内成功抑制了病毒复制。

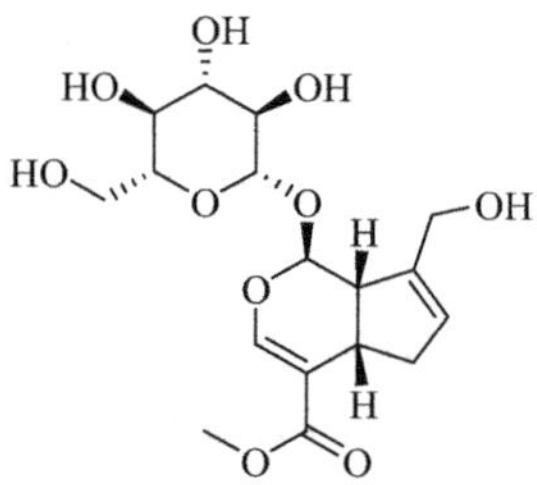

栀子苷 (**4-72**)

4.7

抗基孔肯雅病毒药物

4.7.1 基孔肯雅病毒及其蛋白酶

基孔肯雅病毒（CHIKV）含一个长为 11.6kb 的 RNA 基因组，基因组由两个编码非结构蛋白（nsp1-nsp2）和结构蛋白（C、E1、E2、E3、6K）的开放阅读框组成[60]。其中 nsp2 不仅可以使病毒 RNA 正常复制，还在关闭宿主细胞转录、抑制病毒反应和病毒粒子的形成等方面起着重要作用，而这些作用大部分与 nsp2 的 C 端蛋白酶相关，因此该蛋白酶是抗 CHIKV 药物研究中最有吸引力的靶点[61]。

4.7.2 CHIKV nsp2 蛋白酶抑制剂

（1）含有环丙基的 CHIKV nsp2 蛋白酶抑制剂

Ivanova 等[62]在先前发现的含有环丙基的 CHIKV 蛋白酶抑制剂 **4-73** 的基础上，运用计算机辅助药物设计等方法对其进行结构优化，合成了 158 个新的类似物，其中化合物 **4-74**（EC_{50} = 4.8μmol·L^{-1}，CC_{50}＞100μmol·L^{-1}）抗病毒活性较好。分子模拟结果表明，该化合物可能是阻断了 nsp2 的构象变化，而这是底物识别和结合所必需的。对化合物 **4-74** 的立体异构体进行抗病毒活性研究表明，其活性依赖于所有立体中心的空间构型，而全反式结构抗病毒活性最佳。

（2）硝基咪唑类 CHIKV nsp2 蛋白酶抑制剂

Ivanova 等[63]通过基于配体的药物设计策略，设计合成的硝基咪唑类 CHIKV 蛋白酶抑制剂 **4-75**（IC_{50} = 8.3μmol·L^{-1}）表现出了较好的酶抑制水平。该化合物与 nsp2 相互作用的分子动力学研究表明，其作用机制可能是通过阻断 nsp2 的活性位点和催化二元体而发挥作用。

（3）天然产物 CHIKV nsp2 蛋白酶抑制剂

Eberle 等[64]用两种柑橘类天然产物橙皮素（hesperetin，**4-76**）和橘皮苷（hesperidin，**4-77**）进行 CHIKV 蛋白酶抑制活性测试，结果表明两者活性均较好，IC_{50} 值分别为 (2.5±0.4)μmol·L^{-1}、(7.1±1.1)μmol·L^{-1} 且配体效率大于 0.3。

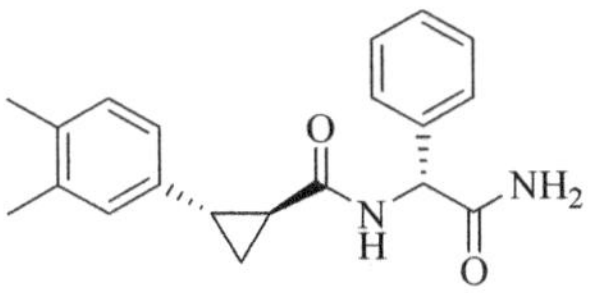

4-73

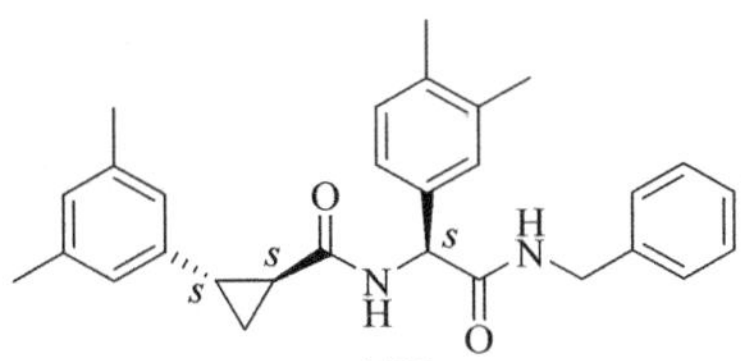

4-74

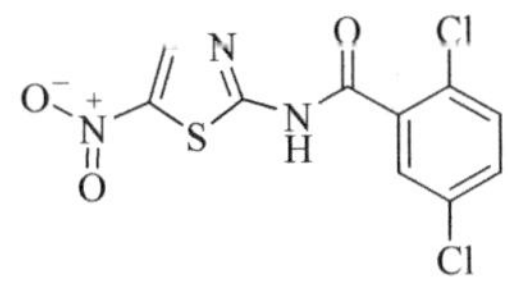

4-75

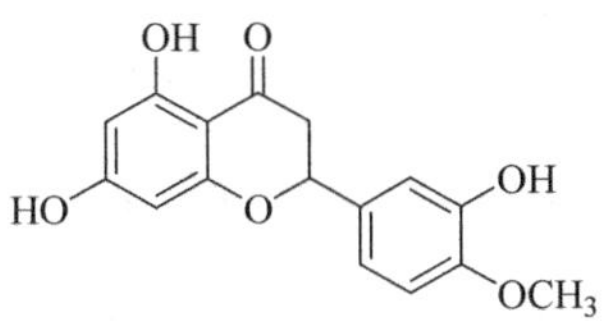

橙皮素 (**4-76**)

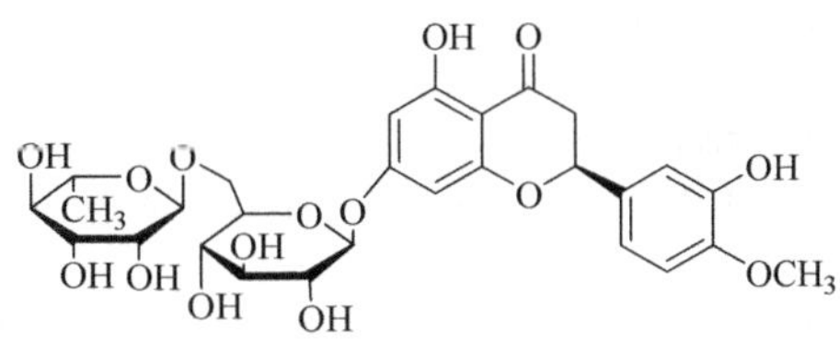

橘皮苷 (**4-77**)

4.8

总结与展望

蛋白酶在病毒的生命周期中发挥着至关重要的作用，且不同病毒的蛋白酶具有一定程度的相似性，此外在人体内没有同源蛋白酶，使其成为广谱抗病毒药物研发中理想的药物靶点[5]。

本章综述了几类对人类社会影响较为广泛的病毒及其蛋白酶抑制剂的研究进展。蛋白酶抑制剂按照其结构一般可分为拟肽类抑制剂和小分子抑制剂，通常拟肽类抑制剂通过与蛋白酶活性位点形成共价键，并充分占据结合口袋从而有着较好的活性；但是大多数拟肽类抑制剂存在口服吸收差、易分解、生物利用度低、毒性和不良反应大等亟须解决的问题。借助于基于靶标的计算机辅助药物设计，通过高通量筛选寻找小分子蛋白酶抑制剂已成为研究的热门方向。大部分小分子抑制剂以非共价的方式与蛋白酶相互作用，安全性较高但活性相对较弱。因此将非共价的小分子抑制剂的优势骨架与拟肽类抑制剂的优势骨架进行拼接，运用分子杂合原理整合两类抑制剂的优势，充分占据活性位点空腔，有望得到活性较好且毒性和不良反应小的蛋白酶抑制剂。

“底物包膜”假说可以使设计的化合物不受或少受蛋白酶突变带来的影响，成为抗耐药性药物设计新思路[65]。运用底物包膜假说，深入了解其他病毒蛋白酶的晶体结构，构建药效团模型，进行合理药物设计，并基于此进行数据库搜索、分子对接和分子动力学模拟，有望得到抗耐药性的蛋白酶抑制剂。

总之，蛋白酶作为发现广谱抗耐药性抗病毒药物的重要靶点，值得人们继续进行深入的研究。

参 考 文 献

[1] Ma-lauer Y, Lei J, Hilgenfeld R, et al. Virus-host interactomes—antiviral drug discovery[J]. Curr Opin Virol, 2012, 2(5): 614-621.

[2] Lu L, Su S, Yang H, et al. Antivirals with common targets against highly pathogenic viruses[J]. Cell, 2021, 184(6): 1604-1620.

[3] Jamal M, Bangash HI, Habiba M, et al. Immune dysregulation and system pathology in COVID-19[J]. Virulence, 2021, 12(1): 918-936.

[4] Anderson J, Schiffer C, Lee S K, et al. Viral protease inhibitors[J]. Handb Exp Pharmacol, 2009, 189(189): 85-110.

[5] Agbowuro AA, Huston WM, Gamble AB, et al. Proteases and protease inhibitors in infectious diseases[J]. Med Res Rev, 2018, 38(4): 1295-1331.

[6] Zhang YZ, Holmes EC. A genomic perspective on the origin and emergence of SARS-CoV-2[J]. Cell, 2020, 181(2): 223-227.

[7] Sabbah DA, Hajjo R, Bardaweel SK, et al. An updated review on SARS-CoV-2 main proteinase (M(Pro)): protein structure and small-molecule inhibitors[J]. Curr Top Med Chem, 2021, 21(6): 442-460.

[8] Li CM, Sun Q, Lu YB, et al. Advances in enzymatic activity regulation mechanism and inhibitor discovery of coronavirus 3C-like protease[J]. Sci Sin Chim, 2020, 50(10): 1250-1279.

[9] Dai W, Zhang B, Jiang XM, et al. Structure-based design of antiviral drug candidates targeting the SARS-CoV-2 main protease[J]. Science, 2020, 368(6497): 1331-1335.

[10] Zhang L, Lin D, Sun X, et al. Crystal structure of SARS-CoV-2 main protease provides a basis for design of improved α-ketoamide inhibitors[J]. Science, 2020, 368(6489): 409-412.

[11] Qiao J, Li YS, Zeng R, et al. SARS-CoV-2 M(pro) inhibitors with antiviral activity in a transgenic mouse model[J]. Science, 2021, 371(6536): 1374-1378.

[12] Huang C, Shuai H, Qiao J, et al. A new generation M^{pro} inhibitor with potent activity against SARS-CoV-2 Omicron variants[J]. Signal Transduct Target Ther, 2023, 8(1): 128.

[13] Mao L, Shaabani N, Zhang X, et al. Olgotrelvir, a dual inhibitor of SARS-CoV-2 M^{pro} and cathepsin L, as a standalone antiviral oral intervention candidate for COVID-19[J]. Med, 2024, 5(2): 169-171.

[14] Jiang X, Su H, Shang W, et al. Structure-based development and preclinical evaluation of the SARS-CoV-2 3C-like protease inhibitor simnotrelvir[J]. Nat Commun, 2023, 14(1): 6463.

[15] Liu P, Liu H, Sun Q, et al. Potent inhibitors of SARS-CoV-2 3C-like protease derived from *N*-substituted isatin compounds[J]. Eur J Med Chem, 2020, 206: 112702.

[16] Jin Z, Du X, Xu Y, et al. Structure of M(pro) from SARS-CoV-2 and discovery of its inhibitors[J]. Nature, 2020,

582(7811): 289-293.

[17] Chiou WC, Hsu MS, Chen YT, et al. Repurposing existing drugs: identification of SARS-CoV-2 3C-like protease inhibitors[J]. J Enzyme Inhib Med Chem, 2021, 36(1): 147-153.

[18] Su HX, Yao S, Zhao WF, et al. Discovery of baicalin and baicalein as novel, natural product inhibitors of SARS-CoV-2 3CL protease in vitro[J]. bioRxiv, 2020. DOI: 10.1101/2020.04.13.038687.

[19] Su H, Yao S, Zhao W, et al. Identification of pyrogallol as a warhead in design of covalent inhibitors for the SARS-CoV-2 3CL protease[J]. Nat Commun, 2021, 12: 3623.

[20] Fu Z, Kang D, Liu X, et al. Advances of research on target-based anti-AIDS drugs [J].Prog Pharm Sci, 2020, 44(9): 681-697.

[21] Sherry D, Worth R, Sayed Y. Elasticity-associated functionality and inhibition of the HIV protease[J]. Adv Exp Med Biol, 2022, 1371: 79-108.

[22] Bragman K. Saquinavir: an HIV proteinase inhibitor[J]. Adv Exp Med Biol, 1996, 394: 305-317.

[23] Zhu M, Zhou H, Ma L, et al. Design and evaluation of novel piperidine HIV-1 protease inhibitors with potency against DRV-resistant variants[J]. Eur J Med Chem, 2021, 220: 113450.

[24] Ghosh AK, William JN, Ho RY, et al. Design and synthesis of potent HIV-1 protease inhibitors containing bicyclic oxazolidinone scaffold as the P2 ligands: structure-activity studies and biological and X-ray structural studies[J]. J Med Chem, 2018, 61(21): 9722-9737.

[25] Bulut H, Hattori SI, Aoki-ogata H, et al. Single atom changes in newly synthesized HIV protease inhibitors reveal structural basis for extreme affinity, high genetic barrier, and adaptation to the HIV protease plasticity[J]. Sci Rep, 2020, 10(1): 10664.

[26] Rusere LN, Lockbaum GJ, Lee SK, et al. HIV-1 protease inhibitors incorporating stereochemically defined P2' ligands to optimize hydrogen bonding in the substrate envelope[J]. J Med Chem, 2019, 62(17): 8062-8079.

[27] Xu Z, Chen Q, Zhang Y, et al. Coumarin-based derivatives with potential anti-HIV activity[J]. Fitoterapia, 2021, 150: 104863.

[28] Li P, Wang S, Wang H, et al. Synthesis and biological evaluation of 3,9-dioxatetraasteranes as C(2)-symmetric HIV-1 protease inhibitors and docking study[J]. Biol Pharm Bull, 2019, 42(2): 261-267.

[29] Xie Y, Xie L, Chen A, et al. Anti-HIV/SIV activity of icariin and its metabolite anhydroicaritin mainly involve reverse transcriptase[J]. Eur J Pharmacol, 2020, 884: 173327.

[30] Wei Y, Ma CM, Hattori M. Synthesis and evaluation of a-seco type triterpenoids for anti-HIV-1protease activity[J]. Eur J Med Chem, 2009, 44(10): 4112-4120.

[31] 宋淑, 高萍, 展鹏, 等. 丙型肝炎病毒抑制剂研究进展[J]. 药学学报, 2020, 55(04): 652-668.

[32] Horner SM, Gale M JR. Regulation of hepatic innate immunity by hepatitis C virus[J]. Nat Med, 2013, 19(7): 879-88.

[33] Rusere LN, Matthew AN, Lockbaum GJ, et al. Quinoxaline-based linear HCV NS3/4A protease inhibitors exhibit potent activity against drug resistant variants[J]. ACS Med Chem Lett, 2018, 9(7): 691-696.

[34] Scola PM, Sun LQ, Wang AX, et al. The discovery of asunaprevir (BMS-650032), an orally efficacious NS3 protease inhibitor for the treatment of hepatitis C virus infection[J]. J Med Chem, 2014, 57(5): 1730-1752.

[35] Zheng B, D'andrea SV, Sun LQ, et al. Potent inhibitors of hepatitis C virus NS3 protease: employment of a difluoromethyl group as a hydrogen-bond donor[J]. ACS Med Chem Lett, 2018, 9(2): 143-148.

[36] Neelamkavil SF, Agrawal S, Bara T, et al. Discovery of MK-8831, a novel spiro-proline macrocycle as a pan-genotypic HCV-NS3/4a protease inhibitor[J]. ACS Med Chem Lett, 2016, 7(1): 111-116.

[37] Simpson DI. Zika virus infection in man[J]. Trans R Soc Trop Med Hyg, 1964, 58: 335-338.

[38] Zhang Z, Li Y, Loh YR, et al. Crystal structure of unlinked NS2B-NS3 protease from Zika virus[J]. Science, 2016, 354(6319): 1597-1600.

[39] Nitsche C, Zhang L, Weigel LF, et al. Peptide-boronic acid inhibitors of flaviviral proteases: medicinal chemistry and structural biology[J]. J Med Chem, 2017, 60(1): 511-516.

[40] Lee H, Ren J, Nocadello S, et al. Identification of novel small molecule inhibitors against NS2B/NS3 serine protease from Zika virus[J]. Antiviral Res, 2017, 139: 49-58.

[41] Li Y, Zhang Z, Phoo WW, et al. Structural dynamics of zika virus NS2B-NS3 protease binding to dipeptide

inhibitors[J]. Structure, 2017, 25(8): 1242-1250.
[42] Roy A, Lim L, Srivastava S, et al. Solution conformations of Zika NS2B-NS3pro and its inhibition by natural products from edible plants[J]. PLoS One, 2017, 12(7): e0180632.
[43] Li Z, Brecher M, Deng YQ, et al. Existing drugs as broad-spectrum and potent inhibitors for Zika virus by targeting NS2B-NS3 interaction[J]. Cell Res, 2017, 27(8): 1046-1064.
[44] Nie S, Yao Y, Wu F, et al. Synthesis, structure-activity relationships, and antiviral activity of allosteric inhibitors of flavivirus NS2B-NS3 protease[J]. J Med Chem, 2021, 64(5): 2777-2800.
[45] 侯凌欣, 鞠翰, 展鹏, 等. 抗登革病毒药物化学研究新进展[J]. 药学学报, 2020, 55(04): 669-678.
[46] Timiri AK, Sinha BN, Jayaprakash V. Progress and prospects on DENV protease inhibitors[J]. Eur J Med Chem, 2016, 117: 125-43.
[47] Byrd CM, Grosenbach DW, Berhanu A, et al. Novel benzoxazole inhibitor of dengue virus replication that targets the NS3 helicase[J]. Antimicrob Agents Chemother, 2013, 57(4): 1902-1912.
[48] Lee JC, Chang FR, Chen SR, et al. Anti-dengue virus constituents from formosan zoanthid palythoa mutuki[J]. Mar Drugs, 2016, 14(8): 151.
[49] De Sousa LR, Wu H, Nebo L, et al. Flavonoids as noncompetitive inhibitors of dengue virus NS2B-NS3 protease: inhibition kinetics and docking studies[J]. Bioorg Med Chem, 2015, 23(3): 466-470.
[50] Li L, Basavannacharya C, Chan KW, et al. Structure-guided discovery of a novel non-peptide inhibitor of dengue virus NS2B-NS3 protease[J]. Chem Biol Drug Des, 2015, 86(3): 255-64.
[51] Sivasothy Y, Liew SY, Othman MA, et al. Natural DENV-2 NS2B/NS3 protease inhibitors from myristica cinnamomea king[J]. Trop Biomed, 2021, 38(2): 79-84.
[52] Shin HJ, Kim MH, Lee JY, et al. Structure-based virtual screening: identification of a novel NS2B-NS3 protease inhibitor with potent antiviral activity against zika and dengue viruses[J]. Microorganisms, 2021, 9(3): 545.
[53] 陶昱岑, 郝霞, 刘新泳, 等. 抗肠病毒 71 型药物化学新进展[J]. 药学学报, 2020, 55(04): 744-753.
[54] Shang L, Xu M, Yin Z. Antiviral drug discovery for the treatment of enterovirus 71 infections[J]. Antiviral Res, 2013, 97(2): 183-94.
[55] Schulz R, Atef A, Becker D, et al. Phenylthiomethyl ketone-based fragments show selective and irreversible inhibition of enteroviral 3C proteases[J]. J Med Chem, 2018, 61(3): 1218-1230.
[56] Ma GH, Ye Y, Zhang D, et al. Identification and biochemical characterization of DC07090 as a novel potent small molecule inhibitor against human enterovirus 71 3C protease by structure-based virtual screening[J]. Eur J Med Chem, 2016, 124: 981-991.
[57] Ma Y, Shang C, Yang P, et al. 4-Iminooxazolidin-2-one as a bioisostere of the cyanohydrin moiety: inhibitors of enterovirus 71 3C protease[J]. J Med Chem, 2018, 61(22): 10333-10339.
[58] Liu M, Xu B, Ma Y, et al. Reversible covalent inhibitors suppress enterovirus 71 infection by targeting the 3C protease[J]. Antiviral Res, 2021, 192: 105102.
[59] Lin YJ, Lai CC, Lai CH, et al. Inhibition of enterovirus 71 infections and viral IRES activity by Fructus gardeniae and geniposide[J]. Eur J Med Chem, 2013, 62: 206-13.
[60] 姜向毅, 李敬, 魏晓颖, 等. 基孔肯雅病毒抑制剂研究进展[J]. 药学学报, 2020, 55(04): 754-762.
[61] Fros JJ, Van der Maten E, Vlak JM, et al. The C-terminal domain of chikungunya virus nsp2 independently governs viral RNA replication, cytopathicity, and inhibition of interferon signaling[J]. J Virol, 2013, 87(18): 10394-10400.
[62] Ivanova L, Rausalu K, Ošeka M, et al. Novel analogues of the chikungunya virus protease inhibitor: molecular design, synthesis, and biological evaluation[J]. ACS Omega, 2021, 6(16): 10884-10896.
[63] Ivanova L, Rausalu K, Žusinaite E, et al. 1,3-Thiazolbenzamide derivatives as chikungunya virus nsp2 protease inhibitors[J]. ACS Omega, 2021, 6(8): 5786-5794.
[64] Eberle RJ, Olivier DS, Pacca CC, et al. In vitro study of hesperetin and hesperidin as inhibitors of zika and chikungunya virus proteases[J]. PLoS One, 2021, 16(3): e0246319.
[65] Miao YP, Li AX, Liu T. Screening novel HIV-1 protease inhibitors based on the substrate envelope hypothesis[J]. Acta Chim Sinica, 2009, 67(10): 1098-1102.

第 5 章 以金属离子依赖性蛋白为靶标的抗病毒药物研究

前已述及，针对病毒疫情突发以及现有多类病毒尚无有效疗法的现状，靶向病毒复制周期中的共性环节或蛋白开展药物研发是发现广谱抗病毒药物研究的重要途径之一[1-10]。在蛋白类药物靶标中，需要依赖金属离子的结构或催化功能才能发挥作用的蛋白称为金属离子依赖性蛋白。结构金属离子是蛋白质正确折叠所必需的，也可通过影响蛋白质组装起到调节作用。功能性金属离子存在于金属蛋白的活性部位，通常与蛋白质中氨基酸残基的氧、氮或硫原子配位，执行电子传递、底物识别/结合和催化等多种过程。据估计，大约四分之一到三分之一的蛋白质需要一个或多个金属阳离子来实现它们的功能[11]。金属蛋白在众多疾病的发生与发展以及病毒等致病性病原体的复制中起着关键作用[12]。理论上讲，靶向病毒生命周期中的关键金属蛋白可以达到抑制病毒复制的目的，为抗病毒药物设计提供了新颖的途径。目前已有 HIV 整合酶抑制剂、流感病毒内切酶抑制剂等多种金属离子螯合剂作为抗病毒药物在临床使用[13-14]。本章重点介绍一些具有吸引力的病毒金属酶靶标以及这些靶标的抑制剂开发状况。

5.1 HIV 整合酶抑制剂

作为一类重要的金属酶，靶向 HIV 整合酶（HIV IN）的抗艾滋病药物研究近年来备受瞩目[15-19]。HIV IN 通过 3′-加工[20]和链转移[21]两个过程将病毒 cDNA 整合到人类宿主细胞基因组中，这是 HIV 病毒感染的最后一步。HIV IN 在逆转录病毒中高度保守，其活性位点含有 3 个必需的高度保守的酸性残基：Asp64、Asp116 和 Glu152，它们构成 DDE 催化基序。DDE 基序是金属结合位点，可以结合一个或两个具有催化活性的 Mn^{2+}或 Mg^{2+} [12]。DDE 结构域组成与构象的改变会导致催化活性显著降低。此外，在哺乳动物中没有对应的同源酶，因此，开发靶向 IN 的抑制剂具有特异性且毒性和不良反应相对较小的优点[22]。

2017 年，Lyumkis 团队[23]公布了一项关于 HIV-1 整合体三维结构的研究成果，该团队应用冷冻电子显微镜技术成功构建并解析了整合体-连转移复合物（strand transfer complex，STC）的三维原子模型。目前，HIV-1 整合酶链转移抑制剂已经成为国际上抗 AIDS 药物研究的热点。因而，获得高分辨率的整合体三维结构有助于新型链转移抑制剂药物的研究，并可有效解决 HIV-1 耐药性的难题，为药物设计提供结构基础[24-25]。

目前，已有五种 HIV IN 抑制剂拉替拉韦（raltigravir，**5-1**）[26]、恩替拉韦（elvitegravir，**5-2**）[27]、多替拉韦（dolutegravir，**5-3**）[28]、卡博特韦（cabotegravir，**5-4**）[29]、比替拉韦（bictegravir，**5-5**）[30]（图 5-1）被美国 FDA 批准用于抗 HIV 感染，其他许多小分子抑制剂处于临床前不同研究阶段[31]。

化合物 **5-1** 最初是由 Merck 公司在开发二酮酸衍生物时发现的，于 2007 年底被 FDA 批准为第一个靶向 HIV IN 的药物，其在大鼠和狗体内的口服生物利用度分别为 37%和 45%[26]。尽管 **5-1** 被认为是抗艾滋病药物的新秀，但由于整合酶催化结构域（catalytic core domain，CCD）的突变对 **5-1** 产生了耐药性，降低了 **5-1** 的抗 HIV 活性。随着对二酮酸衍生物生物等排体研究的深入，Japan Tobacco 开发了另一种整合酶抑制剂 **5-2**，并授权给吉利德科学公司（Gilead Sciences）进行临床开发。在正常人血清（normal human serum，NHS）存在下，化合物 **5-2** 表现出很好的靶标活性（IC_{50} = 7nmol·L^{-1}）和抗病毒活性（EC_{50} = 1.7nmol·L^{-1}）。在体内（大鼠和狗）药代动力学实验中，**5-2** 表现出良好的生物利用度（34%和 30%）、可接受的半衰期（2.3h 和 5.2h）以及较低的血浆清除率（8.3mL·min^{-1}·kg^{-1} 和 17mL·min^{-1}·kg^{-1}）[27]。然而，**5-2** 与 **5-1** 存在交叉耐药性。Shionogi 和葛兰素史克为提高药物 **5-1** 和 **5-2** 的抗耐药性，对一系列氨基甲酰吡啶酮类似物进行优化后发现了化合物 **5-3** [32-33]，其具有良好的抗病毒活性和药代动力学特性，在大鼠、犬和猴体内的生物利用度分别为 34%、35%和 25%，半衰期分别为 6.2h、5.2h、6.0h [32]。**5-3** 作为高选择性的 ST 反应抑制剂，在感染的外周血单核细胞中能够强烈抑制 HIV 的复制（EC_{50} = 0.5nmol·L^{-1}），并特异性地抑制重组 IN 的 ST 反应，IC_{50} 值为 2.7nmol·L^{-1}。三环氨基甲酰吡啶片段中的两个羰基和一个羟基可以螯合 IN 活性中心的两个二价金属离子[33]。研究表明，由于 **5-3** 与 IN 的结合比 **5-1** 和 **5-2** 与 IN 的结合更紧密，因此 **5-3** 表现出更高的耐药性屏障[34-36]。尽管 **5-3** 对大多数耐药株有效，但对 E138K、G140S 或 Q148H 突变株的活性较低。

化合物 **5-4** 为第二代 HIV-1IN 抑制剂，在体外抑制 HIV-1IN 的 IC_{50} 值处于纳摩尔级别，且可以高活性地抑制对化合物 **5-1** 和 **5-2** 耐药的毒株[37-38]。化合物 **5-5** 最早是由吉利德科学公司开发，虽然能特异性地抑制链转移反应（IC_{50} = 7.5nmol·L^{-1}），但对 HIV-1 IN 3′-加工的抑制作用要弱得多（IC_{50} = 241nmol·L^{-1}）。在 MT-2 和 MT-4 细胞中，抑制 HIV-1 复制的 EC_{50} 值分别为 $1.5nmol \cdot L^{-1}$ 和 $2.4nmol \cdot L^{-1}$。

此外，MK-2048（**5-6**）和 GSK364735（**5-7**）正在进行Ⅱ期临床试验[39-41]。随后，在构效关系的指导下，通过对 *N*-甲基嘧啶酮类羧酰胺类化合物的系统优化，发现了含有吗啉杂环的 BMS-707035（**5-8**），已被批准进入Ⅰ期临床试验[42-43]。这三种化合物结构见图 5-1。

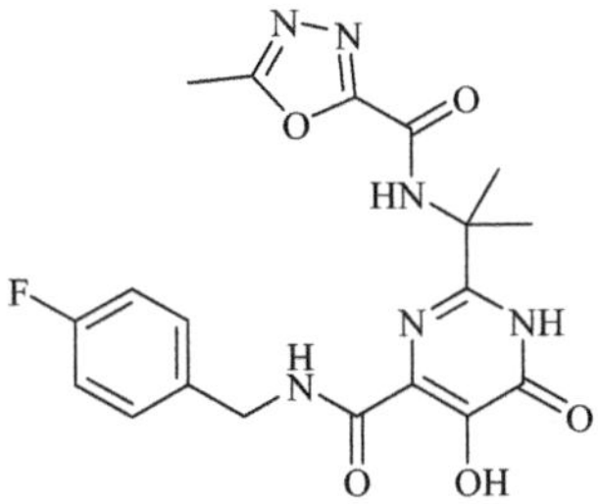

拉替拉韦 (**5-1**)

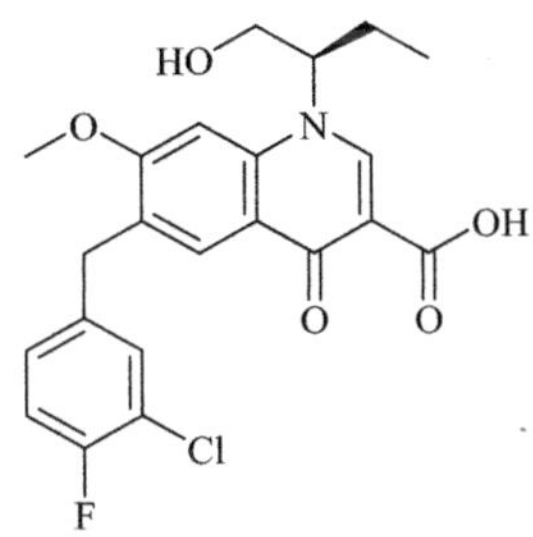

恩替拉韦 (**5-2**)

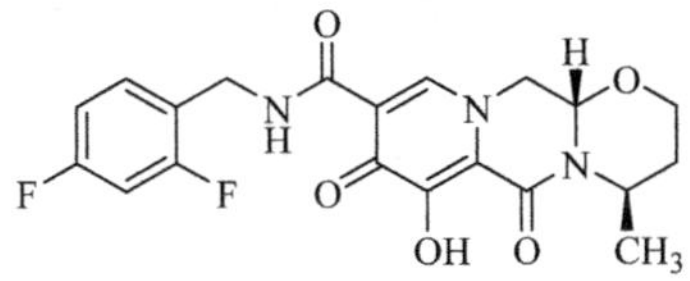

多替拉韦 (**5-3**)

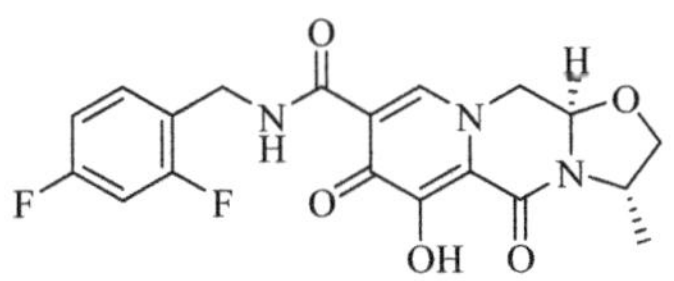

卡博特韦 (**5-4**)

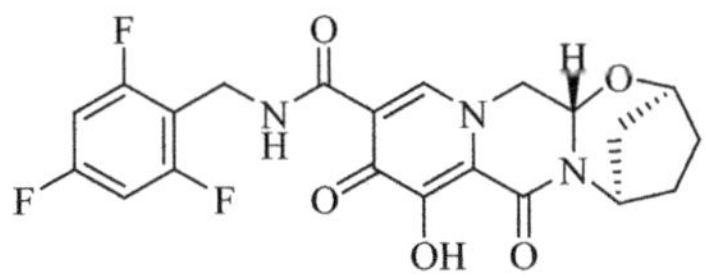

比替拉韦 (**5-5**)

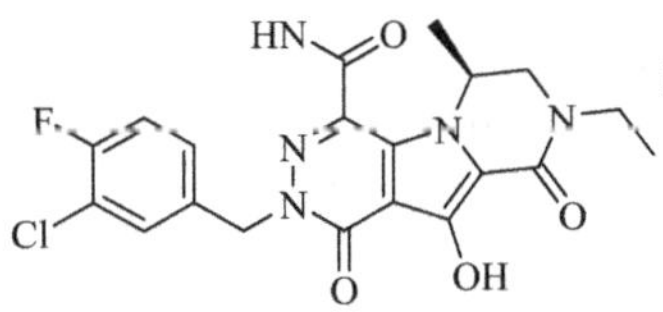

MK-2048 (**5-6**)

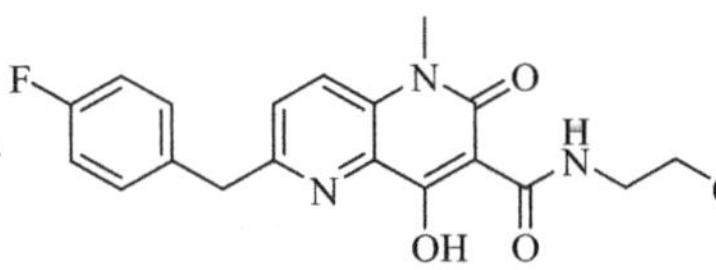

GSK364735 (**5-7**)

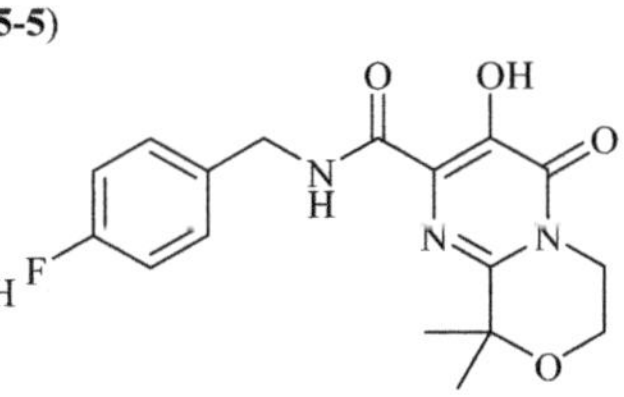

BMS-707035 (**5-8**)

图 5-1　化合物 **5-1**～**5-8** 的化学结构

二酮酸衍生物具有 *α,γ*-二酮酸官能团，是链转移反应的选择性抑制剂[44]，代表性化合物有 5-CITEP（**5-9**）、L-708906（**5-10**）、L-731988（**5-11**）、L-870810（**5-12**）、L-870812（**5-13**）和 S-1360（**5-14**）[12, 31]。但二酮酸类化合物的吸收、透膜和毒性问题限制了其疗效，因此在药物开发中往往使用其等排体。2019 年，Deo 等[45]合成了一系列二酮基喹啉类似物，代表化合物 **5-15** 和 **5-16** 抑制病毒复制的 EC_{50} 值均为 $0.08\mu mol \cdot L^{-1}$。化合物 **5-9**～**5-16** 的结构如图 5-2 所示。

Aknin 等通过高通量筛选发现了二苯乙烯二磺酸类 HIV IN 抑制剂，其中 NSC76027（**5-17**）[46]、NSC638352（**5-18**）和 NSC34931（**5-19**）在 $10\mu mol \cdot L^{-1}$ 时对链转移的抑制率分别为 77.8%、62.8%和 67.2%。进一步的研究表明，**5-19** 对 3′-加工和链转移均有抑制作用，IC_{50} 值分别为 $0.32\mu mol \cdot L^{-1}$ 和 $0.18\mu mol \cdot L^{-1}$，且细胞毒性较低（$CC_{50} = 59\mu mol \cdot L^{-1}$）。另一种二苯乙烯二磺酸衍生物 NSC34933（**5-20**）抑制 3′-加工和链转移的 IC_{50} 值分别为 $1.1\mu mol \cdot L^{-1}$ 和 $0.5\mu mol \cdot L^{-1}$。虽然 **5-20** 在体外抑制整合酶的效力略低

于 **5-19**，但它抑制病毒复制的 EC_{50} 值为 0.6μmol·L^{-1}，且细胞毒性低于 **5-19**（CC_{50}>100μmol·L^{-1}）[47]。化合物 **5-17**～**5-20** 的结构见图 5-3。

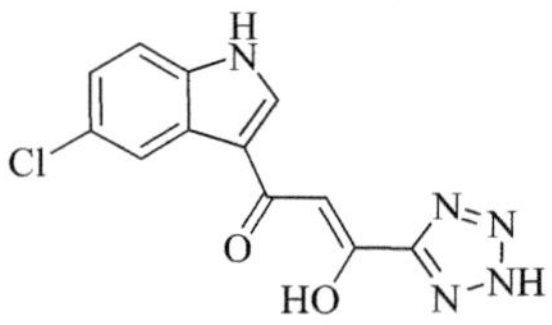
5-CITEP (**5-9**)

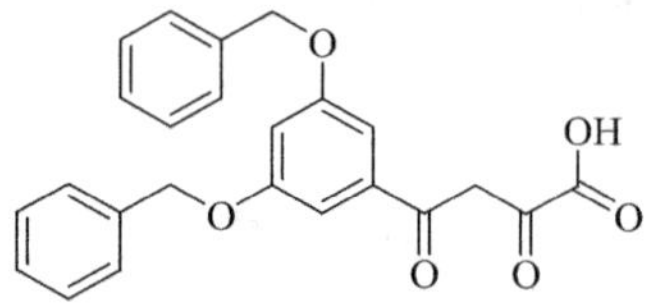
L-708906 (**5-10**)

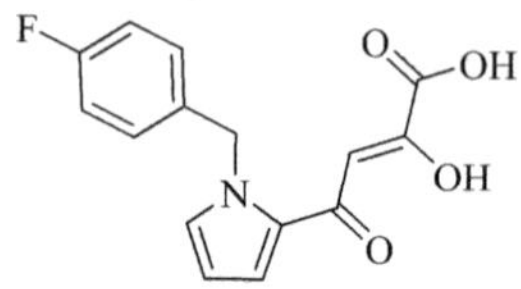
L-731988 (**5-11**)

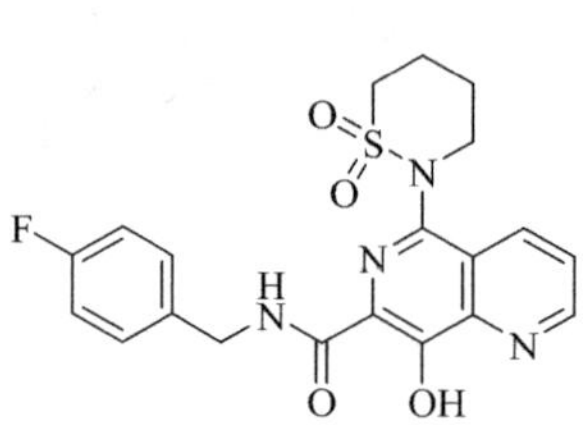
L-870810 (**5-12**)

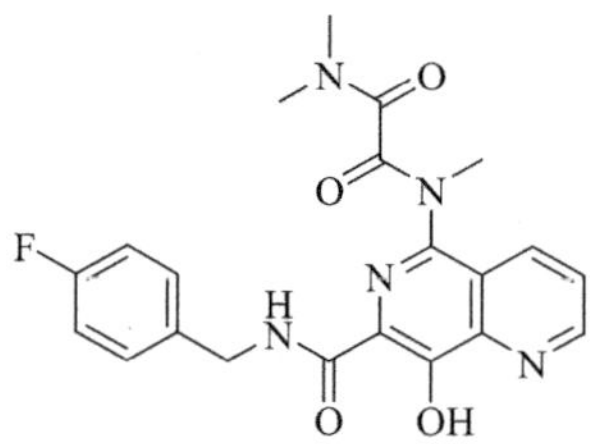
L-870812 (**5-13**)

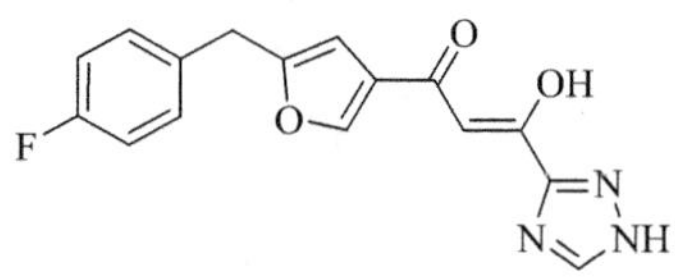
S-1360 (**5-14**)

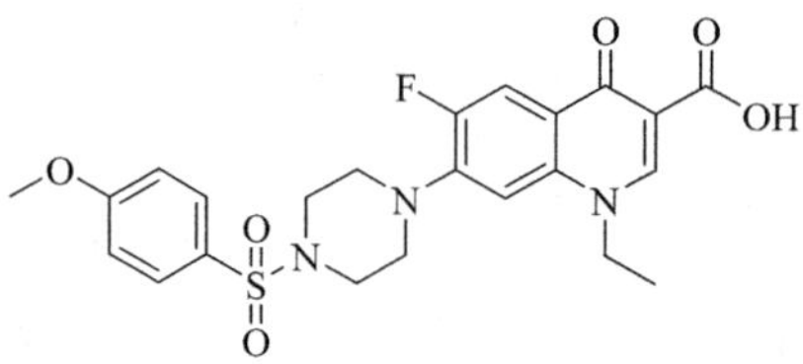
5-15

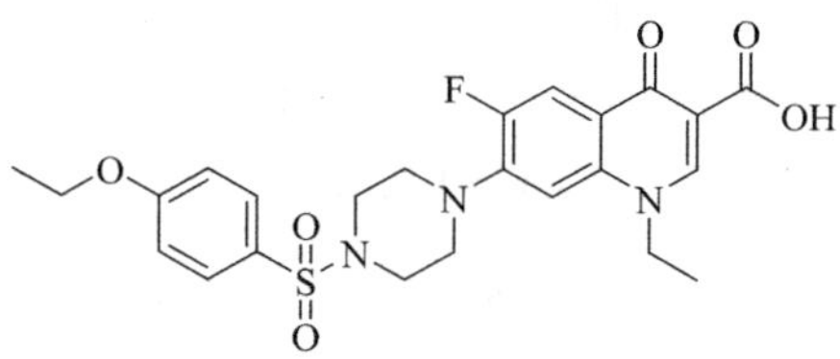
5-16

图 5-2　化合物 **5-9**～**5-16** 的化学结构

除了上述结构外，*N*-羟基衍生物[48-50]、3-羟基-吡喃-4-酮-2-甲酰胺衍生物[51]以及从天然产物中通过高通量筛选出来的多酚衍生物也具有 HIV IN 抑制活性[52-53]。

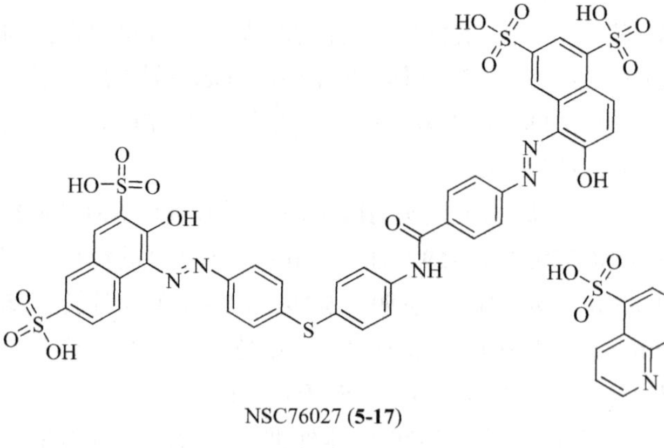
NSC76027 (**5-17**)

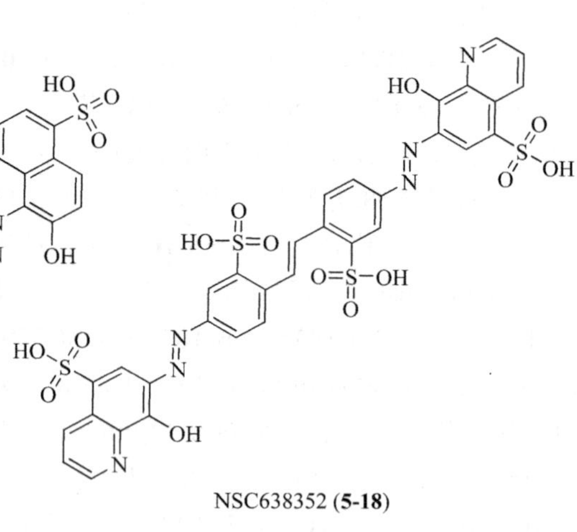
NSC638352 (**5-18**)

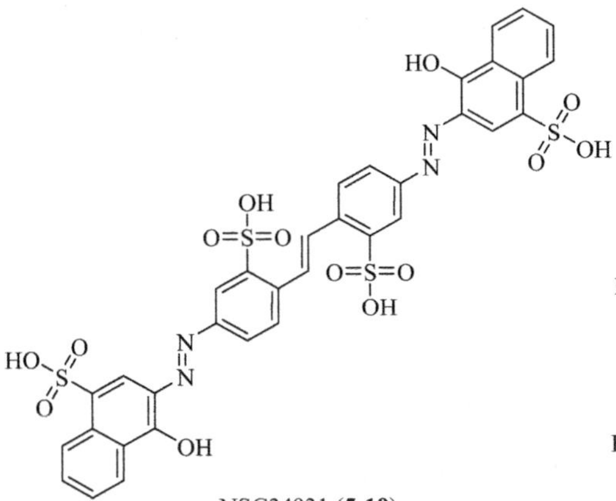
NSC34931 (**5-19**)

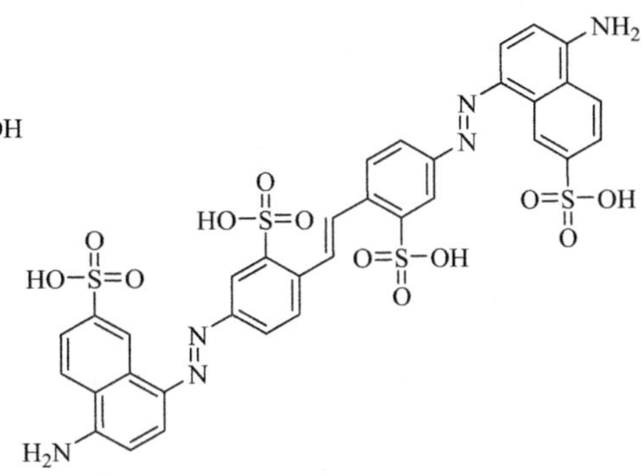
NSC34933 (**5-20**)

图 5-3　化合物 **5-17**～**5-20** 的化学结构

5.2 HIV RNase H 抑制剂

逆转录是 HIV-1 生命周期中的一个重要过程，这一过程需要逆转录酶（reversetranscriptase，RT）完成[54]。RT 具有两种不同功能的酶活性：RNA 和 DNA 依赖的 DNA 聚合酶活性和核糖核酸酶 H（RNase H）活性，二者在病毒基因组 RNA 产生双链 DNA 过程中起协同作用[55]。目前已批准的所有 RT 抑制剂都只针对 RT 聚合酶活性[56]，RNase H 是尚未完全开发的新靶点。根据作用机理的不同，可将目前报道的 RNase H 抑制剂分为活性位点抑制剂和变构抑制剂。由于变构结合位点的隐蔽性，限制了变构抑制剂的研究。因此，亟须开发基于 HIV-1 RNase H 活性位点抑制剂的抗 HIV 药物。

5.2.1 羟基托酚酮类抑制剂

天然产物羟基化托酚酮类化合物是早期的 HIV RNase H 抑制剂，代表化合物 β-thujaplicinol（**5-21**，图 5-4）通过高通量筛选获得[57]。一般认为其机理是通过模拟过渡态中间体发挥高抑制活性[58]。

5.2.2 二酮酸类抑制剂

二酮酸类化合物最初用于 HIV IN 抑制剂[59]，由于 HIV IN 和 RNase H 活性位点具有结构相似性，许多二酮酸类化合物已被重新用于 RNase H 抑制剂的开发[60]。其中 RDS1643（**5-22**）是第一个同时具有抑酶活性（IC_{50} = 13μmol·L^{-1}）和细胞水平抗 HIV-1 活性［EC_{50} = (7.3～18.9)μmol·L^{-1}］的 RNase H 抑制剂[61-62]。将化合物 **5-22** 中苯环的 4 位氟取代替换为 2 位氯取代得到 RDS1759（**5-23**，图 5-4），其可以选择性地抑制 RNase

H 活性，IC_{50}值为 7.3μmol·L^{-1}，并且可在低微摩尔水平（EC_{50} = 2.10μmol·L^{-1}）抑制 HIV-1 的复制，且无明显的细胞毒性（在 MT4 细胞中，CC_{50}＞50μmol·L^{-1}）[63]。

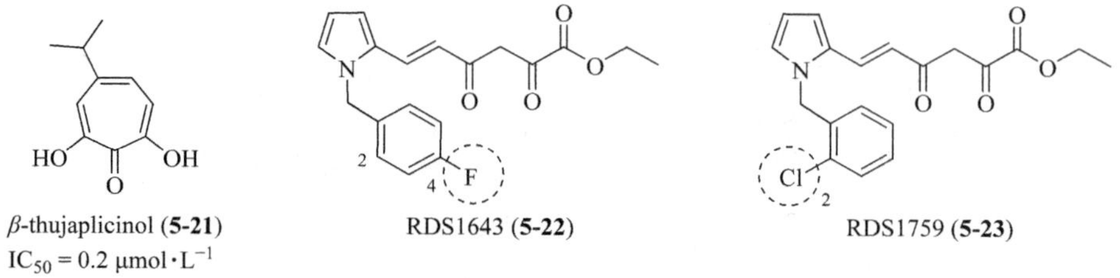

图 5-4　β-thujaplicinol 和二酮酸衍生物的化学结构

5.2.3　羟基吡啶酮羧酸类抑制剂

2016 年，王正强团队[64]以流感病毒核酸内切酶抑制剂 **5-24** 和已批准的 HIV IN 链转移抑制剂多替拉韦（**5-3**）共有的金属离子螯合基团——羟基吡啶酮羧酸为基本骨架，以亚甲基作为连接基团，通过引入具有不同取代基的苯环、萘环及联苯类结构设计并合成了一系列新型 RNase H 抑制剂［图 5-5（a）］。其中，化合物 **5-25** 在细胞水平具有强的抗病毒活性（EC_{50} = 10μmol·L^{-1}），并具有显著的 HIV-1 RNase H 抑制活性［IC_{50} = (2.7±0.6)μmol·L^{-1}］。在该系列中，化合物 **5-26** 的抑酶活性最强［IC_{50} = (0.65±0.05)μmol·L^{-1}］。最近报道的 HIV-1 RNase H 结构域与 **5-26** 的共晶结构显示[64]，**5-26** 吡啶酮上的羰基、羟基和羧基能够螯合两个 Mg^{2+}离子，并且吡啶酮的羟基和磺酰胺基团分别与 His539 和 Lys540 产生相互作用，从而与 RT 的 RNase H 结构域接触［图 5-5（b）］。推测这些额外的相互作用可能是 **5-26** 有效抑制 RNase H 的原因。

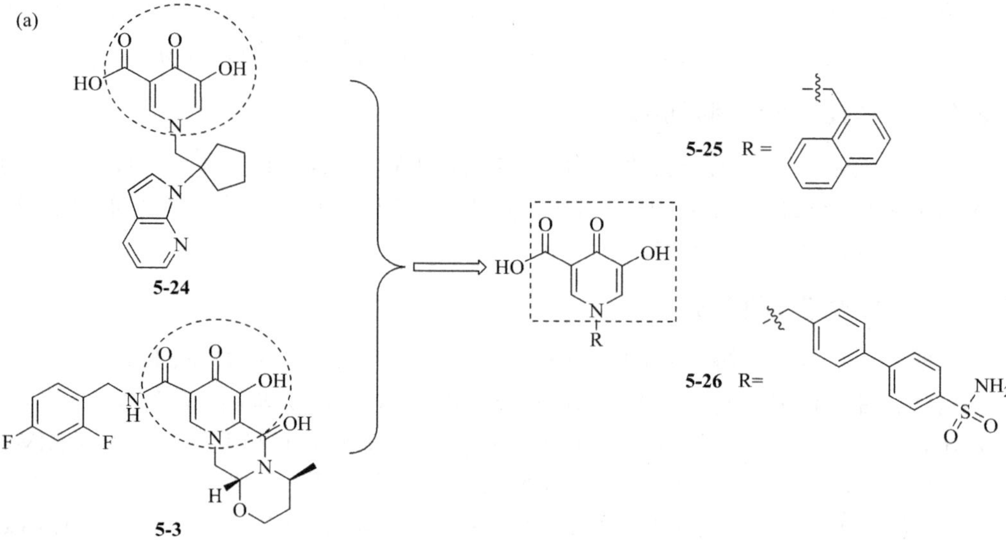

(b)

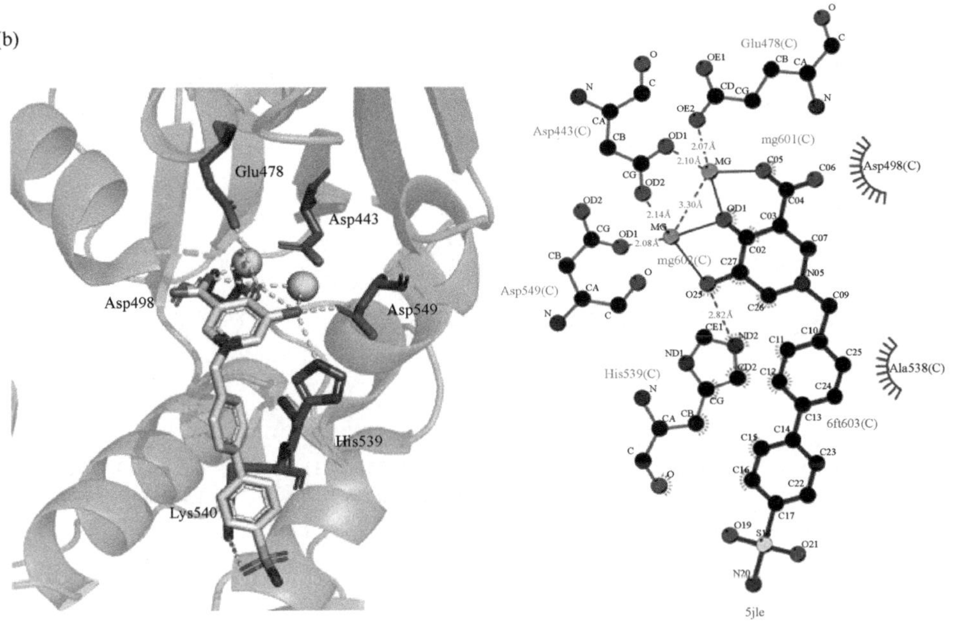

图 5-5 （a）羟基吡啶酮羧酸的分子设计与结构；（b）化合物 **5-26** 与 HIV-1 RT RNase H 结构域复合的晶体结构（PDB 代码：5J1E）

5.2.4 2-羟基异喹啉二酮类抑制剂

2-羟基异喹啉二酮类（2-hydroxylisoquinoline-1,3-diones，HID）化合物作为一种典型的 Mg^{2+}螯合剂，最早被报道是抑制 RNase H[65]的化学结构类型之一，后续研究表明其还能抑制流感病毒 PA 核酸内切酶[59]和丙型肝炎病毒 NS5B[66]。2015 年，王正强团队在 HID 的 6 位以亚甲基作为连接基团引入联苯结构得到的化合物 **5-27**，其对 HIV-1 RNase H 具有较强的抑制活性（IC_{50} = 0.8μmol·L^{-1}）[67]。然而由于 **5-27** 也能较强地抑制 DNA pol（IC_{50} = 1.6μmol·L^{-1}），因此不具有选择性。2017 年，该团队围绕 HID 结构进一步探讨其构效关系，通过在 HID 的 5 位引入苄基以及在 6 位以酰胺键作为连接基团引入苄基分别得到了 **5-28** 及 **5-29** 两种亚型的化合物[68]。活性测试表明，这两种亚型化合物均能在纳摩尔范围内抑制 HIV-1 RNase H，且抑制 DNA 聚合酶的活性较弱，选择性较好[68]，代表性化合物为 **5-28a** 和 **5-29a**（图 5-6）。

5.2.5 3-羟基嘧啶-2,4-二酮类抑制剂

由王正强团队设计的 3-羟基嘧啶-2,4-二酮类（3-hydroxypyrimidine-2,4-dione，HPD）化合物是 HIV-1 的 DNA pol 和 IN 双靶点抑制剂[69-71]，该类化合物是在非核苷类逆转录酶抑制剂 **5-30**[72]的 3 位氮原子上引入羟基，从而与两侧的两个羰基一起构成 Mg^{2+}螯合三元复合物，达到抑制 IN 的作用。其中，化合物 **5-31** 及其类似物对 RNase H 表现出微摩尔级别的抑制活性。基于前期对 HPD 类化合物构效关系的研究[71,73]，2016

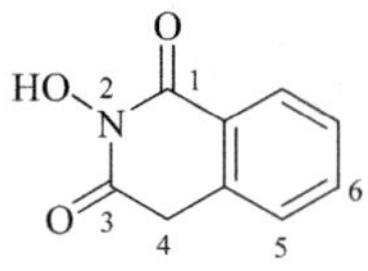

HID

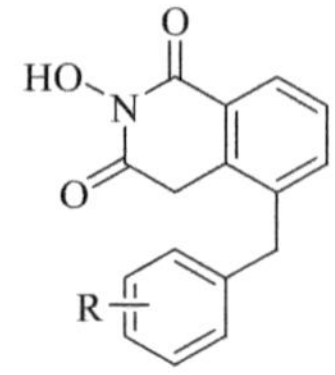

5-28

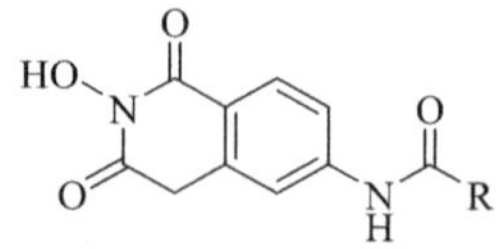

5-29

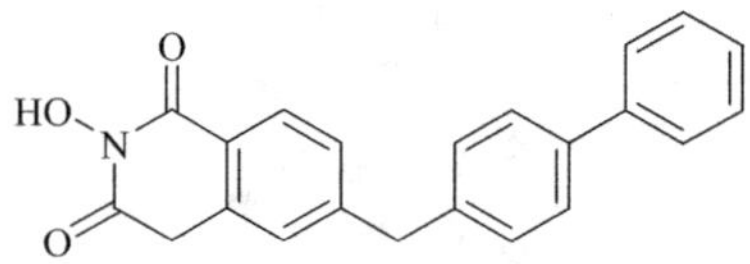

5-27

IC_{50} = 0.8 μmol·L^{-1} (RNase H)

IC_{50} = 1.6 μmol·L^{-1} (RT pol)

IC_{50} > 100 μmol·L^{-1} (INST)

EC_{50} = 3.0 μmol·L^{-1} (HIV-1)

CC_{50} = 50 μmol·L^{-1}

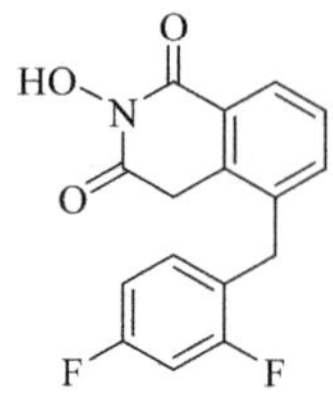

5-28a

IC_{50} = 0.8 μmol·L^{-1} (RNase H)

IC_{50} = 9.3 μmol·L^{-1} (RT pol)

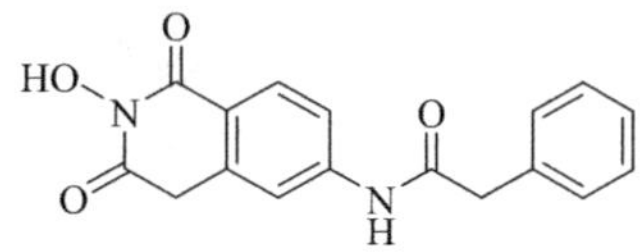

5-29a

IC_{50} = 0.2 μmol·L^{-1} (RNase H)

IC_{50} = 1.4 μmol·L^{-1} (RT pol)

图 5-6　HID 类骨架分子的化学结构

年，该团队[74]对 HPD 进一步修饰，通过消除或减小抑制 DNA pol 所必需的 N-1 和 C-5 取代基的体积，同时在 C-6 位以氮原子或氧原子作为连接基团引入对抑制 RT RNase H 十分重要的联苯基团，以实现选择性抑制 RNase H，设计并合成了一系列 HPD 衍生物 **5-32～5-34**（图 5-7）。活性结果表明 N-1 位被甲基取代的两个化合物 **5-32** 和 **5-33** 在低微摩尔水平抑制 RNase H，但没有表现出对 DNA 聚合酶的抑制活性。而 N-1 位未被取代的化合物 **5-34** 能够有效地抑制 RNase H（IC_{50} = 0.15μmol·L^{-1}），活性是抑制 RT DNA pol（IC_{50} = 7.3μmol·L^{-1}）的 49 倍，具有较好的选择性。分子模型预测的 HIV-1 RT 与化合物 **5-34** 之间的结合与 RNase H 活性位点抑制剂及其靶点间的结合具有相似性。HPD 螯合基团（2-C═O/3-OH/4-C═O）与活性位点上与酸性残基 Asp443、Glu478、Asp498 和 Asp549 配位的两个 Mg^{2+}离子之间的作用是相互结合的关键[74]。化合物 **5-34** 核心 1 位 NH 可以与在 RNase H 中高度保守的 His539 的咪唑侧链相互作用，联芳基部分与 Lys540 的侧链以及 RNase H 疏水区附近的酶残基或核酸之间还可能存在其他相互作用。虽然这些化合物在细胞水平的抗病毒活性尚未得到证实，但是 **5-34** 具有良好的抑酶活性，值得作为先导化合物进一步优化。

为进一步优化该类化合物的活性，王正强团队在 3-羟基嘧啶-2,4-二酮的 6 位引入亚甲基[75]、硫醚[76]和非柔性羰基[77]等几种不同的连接基团，得到化合物 **5-35～5-38**（图 5-8），以期发现同时具有靶标活性和细胞活性的 HPD 类 HIV-1 RNase H 抑制剂[78]。活性测试结果表明，化合物 **5-35～5-38** 对 RNase H 均具有强烈的抑制作用，IC_{50} 值为 0.005～0.027μmol·L^{-1}，同时它们在低微摩尔范围内表现出较强的细胞水平的抗病毒活性，且无细胞毒性。

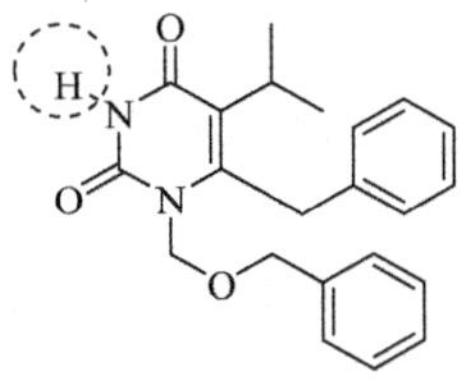

5-30

IC_{50} = 0.04 μmol·L^{-1} (RT pol)

IC_{50} > 333 μmol·L^{-1} (INST)

EC_{50} = 0.013 μmol·L^{-1} (HIV-1)

CC_{50} > 20 μmol·L^{-1}

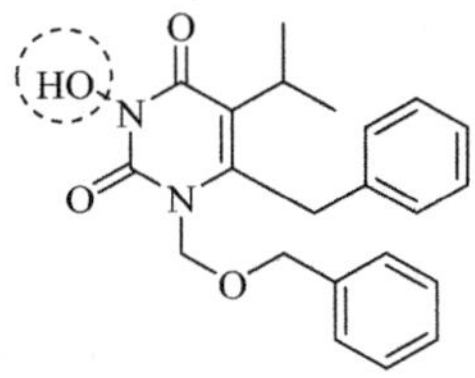

5-31

IC_{50} = 5.4 μmol·L^{-1} (RT pol)

IC_{50} = 21 μmol·L^{-1} (INST)

IC_{50} = 2.5 μmol·L^{-1} (RNase H)

EC_{50} = 0.008 μmol·L^{-1} (HIV-1)

CC_{50} > 20 μmol·L^{-1}

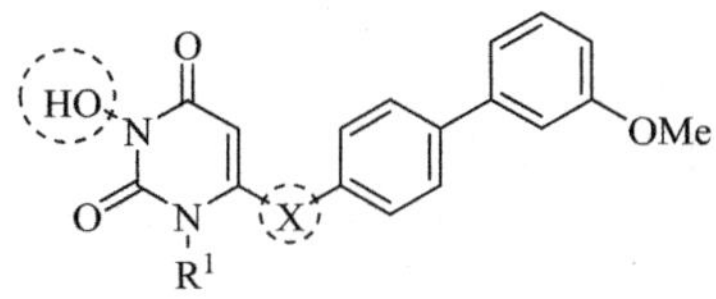

5-32 R^1 = Me, X = NH
IC_{50} = 0.80 μmol·L^{-1} (RNase H)

5-33 R^1 = Me, X = O
IC_{50} = 2.0 μmol·L^{-1} (RNase H)

5-34 R^1 = H, X = NH
IC_{50} = 0.15 μmol·L^{-1} (RNase H)

图 5-7 化合物 **5-30～5-34** 的化学结构

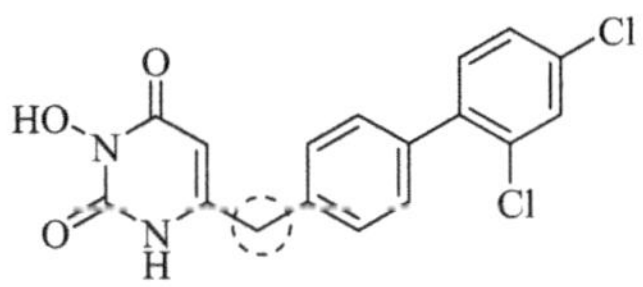

5-35

IC_{50} = 0.009 μmol·L^{-1} (RNase H)

IC_{50} > 10 μmol·L^{-1} (RT pol)

IC_{50} > 100 μmol·L^{-1} (INST)

EC_{50} = 13 μmol·L^{-1} (HIV-1)

CC_{50} > 100 μmol·L^{-1}

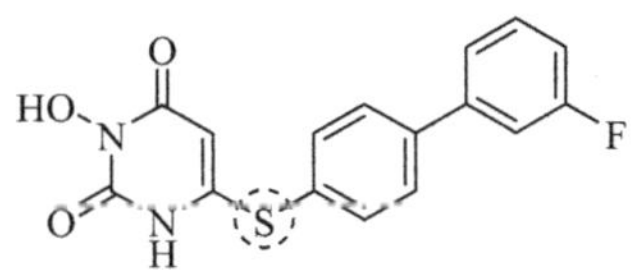

5-36

IC_{50} = 0.005 μmol·L^{-1} (RNase H)

IC_{50} = 10 μmol·L^{-1} (RT pol)

IC_{50} > 1.0 μmol·L^{-1} (INST)

EC_{50} = 7.2 μmol·L^{-1} (HIV-1)

CC_{50} > 100 μmol·L^{-1}

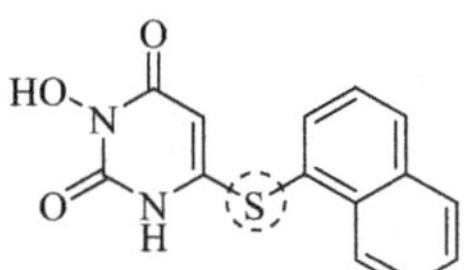

5-37

IC_{50} = 0.007 μmol·L^{-1} (RNase H)

IC_{50} = 10 μmol·L^{-1} (RT pol)

IC_{50} = 0.79 μmol·L^{-1} (INST)

EC_{50} = 6.3 μmol·L^{-1} (HIV-1)

CC_{50} > 100 μmol·L^{-1}

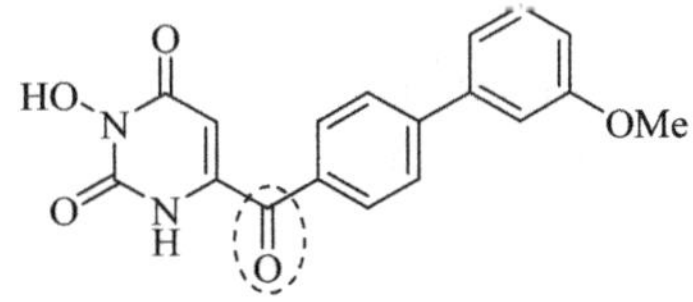

5-38

IC_{50} = 0.027 μmol·L^{-1} (RNase H)

IC_{50} > 10 μmol·L^{-1} (RT pol)

IC_{50} = 6.7 μmol·L^{-1} (INST)

EC_{50} = 9.0 μmol·L^{-1} (HIV-1)

CC_{50} > 100 μmol·L^{-1}

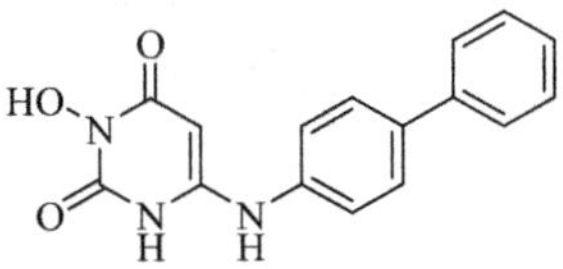

5-39

IC_{50} = 0.25 μmol·L^{-1} (RNase H)

EC_{50} > 25 μmol·L^{-1} (HIV-1)

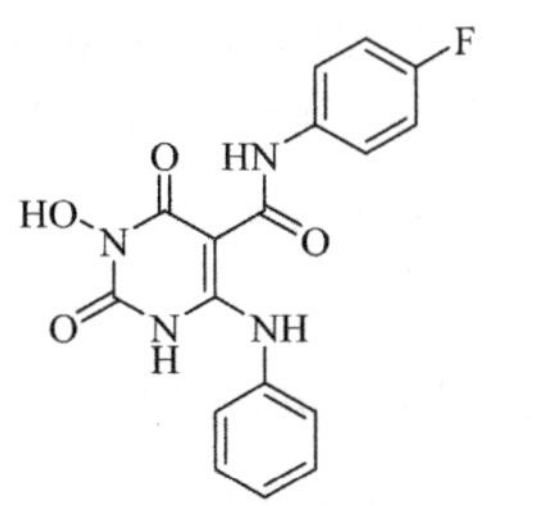

5-40

IC_{50} = 0.004 μmol·L^{-1} (RNase H)

EC_{50} = 6.1 μmol·L^{-1} (HIV-1)

图 5-8 化合物 **5-35～5-40** 的化学结构

化合物 **5-39**（图 5-8）[74]能够有效地选择性抑制 RNase H 活性，但是不具有细胞水平的抗病毒活性。为了解决这一问题，2017 年，王正强团队[79]利用“双翅膀”策略，设计并合成了一系列新的双翼 HPD 类化合物，即在 HPD 的 C-5 位置增加了一个翅膀，并对两翼的长度和灵活性进行了探讨。其中，化合物 **5-40**（图 5-8）对 HIV-1 RNase H 抑制活性最好（$IC_{50} = 0.004\mu mol \cdot L^{-1}$），且在细胞水平具有显著的抗病毒活性（$EC_{50} = 6.1\mu mol \cdot L^{-1}$）。

5.2.6 1-羟基-吡啶并嘧啶酮抑制剂

2014 年，Beilhartz 等[80]报道的 1-羟基-吡啶并嘧啶酮衍生物 GSK5750 (**5-41**)是一种新型 HIV-1 RNase H 活性位点抑制剂。机制实验证明[80]，化合物 **5-41** 以 Mg^{2+}依赖的方式结合在 RNase H 活性位点上，从而显著抑制 RNase H 的功能［$IC_{50} = (0.33 \pm 0.11)\mu mol \cdot L^{-1}$］。

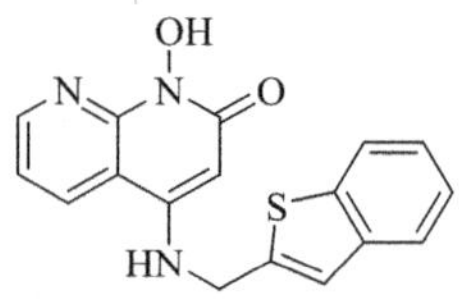

GSK5750 (**5-41**)

5.2.7 二羟基香豆素类抑制剂

2014 年，Himmel 等[81]通过高通量筛选发现了一个二羟基香豆素类化合物 F3284-8495 (**5-42**)，其可在低微摩尔水平抑制 RNase H（$IC_{50} = 4.8\mu mol \cdot L^{-1}$），并可与 HIV-1 RNase H 结构域中的活性位点结合。基于 **5-42** 与 RNase H 的共晶结构信息，Himmel 等[81]利用一系列较大的取代基取代 **5-42** 的乙酸部分，设计了一系列类似物，以期引入额外的作用力，进而提高抗病毒活性。结果发现化合物 F3385-2581（**5-43**）和 F3385-2590（**5-44**）（图 5-9）在亚微摩尔水平上显示出对 p15-EC RNase H 的抑制活性，IC_{50} 值分别为 $0.1\mu mol \cdot L^{-1}$ 和 $0.2\mu mol \cdot L^{-1}$。**5-44** 作为活性最强的类似物，可在生理条件下抑制 RT-RNase H，IC_{50} 值约为 $0.8\mu mol \cdot L^{-1}$，比先导化合物提高了 6 倍。化合物 **5-44** 的哌嗪环可与 ALa538 形成疏水相互作用，且连接在哌嗪环远端氮的间氯苯环可以与 RNase H 活性位点附近的 Trp535、Pro537 和 Lys540 等残基接触，这可能是其对 RNase H 结构域抑制活性较化合物 **5-42** 增强的原因[81]。

5.2.8 非二酮酸类抑制剂

2021 年，Messore 等采用生物电子等排法对喹啉二酮酸类化合物进行修饰，得到了一种非二酮酸喹啉酮衍生物（**5-45**），其抑制 RNase H 的 IC_{50} 值为 $1.51\mu mol \cdot L^{-1}$，并且对 HIV-1 整合酶无效[82]。此外，Messore 等还发表了非二酮酸类 RNase H 抑制剂 **5-46** 和 **5-47**（图 5-10）[83]。

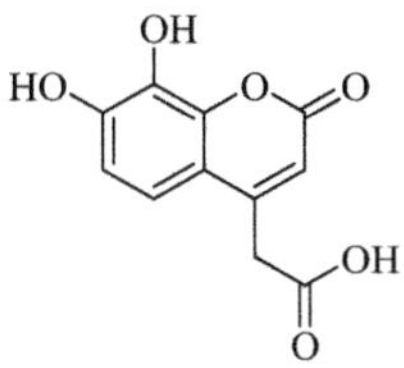

F3284-8495 (**5-42**)

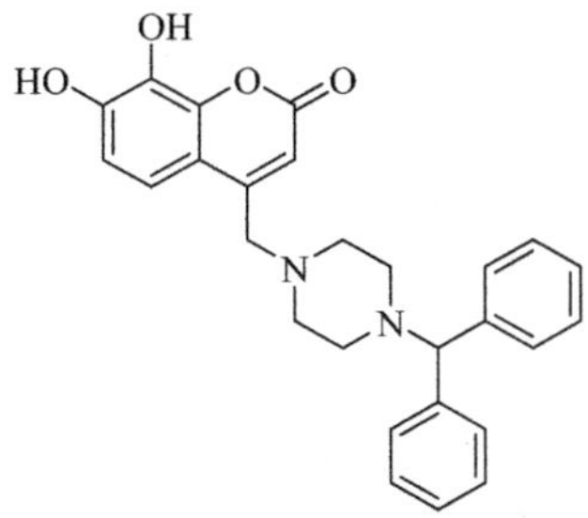

F3385-2581 (**5-43**)

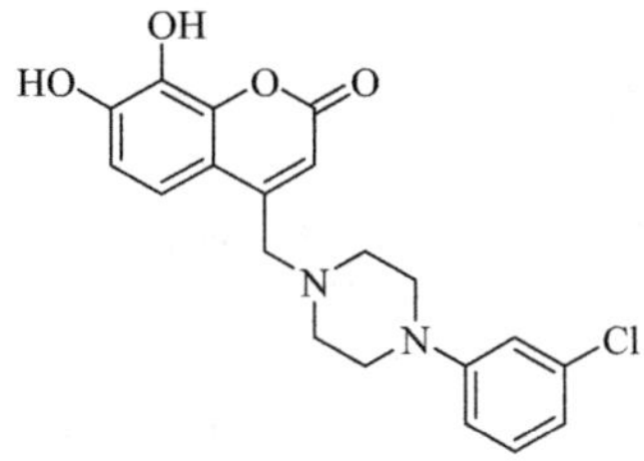

F3385-2590 (**5-44**)

图 5-9　二羟基香豆素类化合物的结构

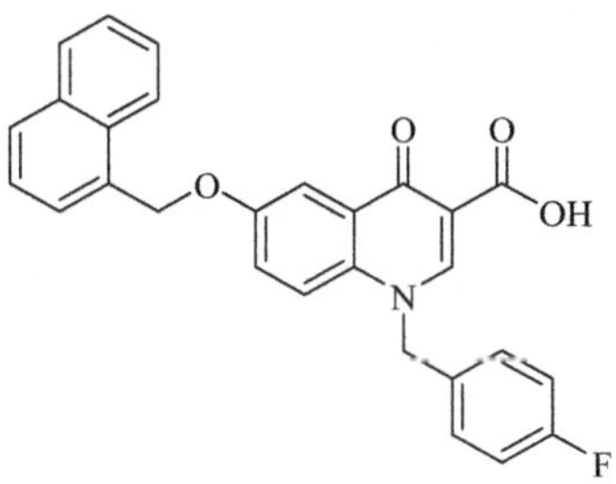

5-45

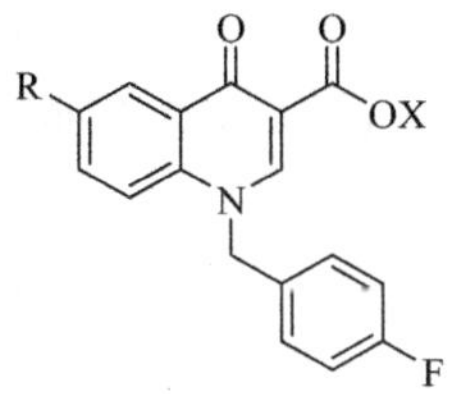

5-46

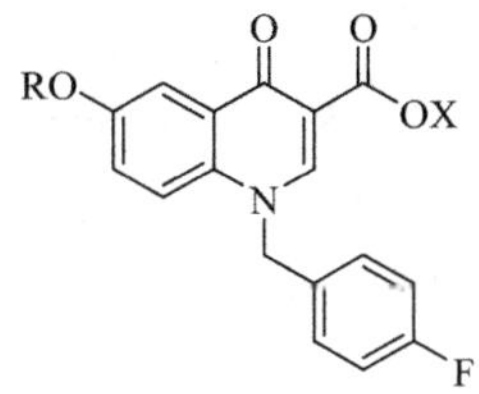

5-47

图 5-10　二羟基香豆素类化合物的结构

5.2.9　其他类抑制剂

近几年还报道了羟基硫代嘧啶-2,3-二酮类（**5-48**）[84]、多酚类（**5-49**、**5-50**）[85-87]、羟基吡啶并吡嗪酮类（**5-51**）[88-89]、羟基喹唑林类（**5-52**）[90]甾烷二萜类（**5-53**）[91]等结构类型的 RT-RNase H 抑制剂，代表性化合物结构见图 5-11。

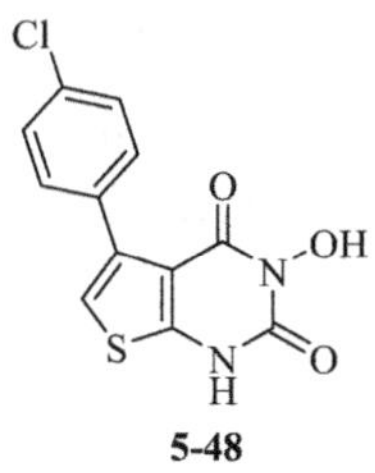

5-48

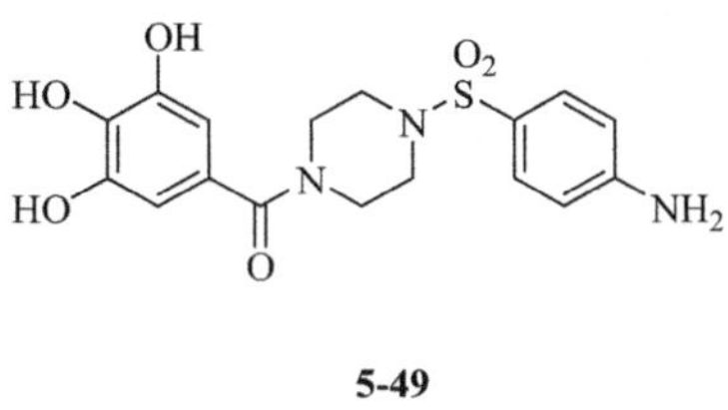

5-49

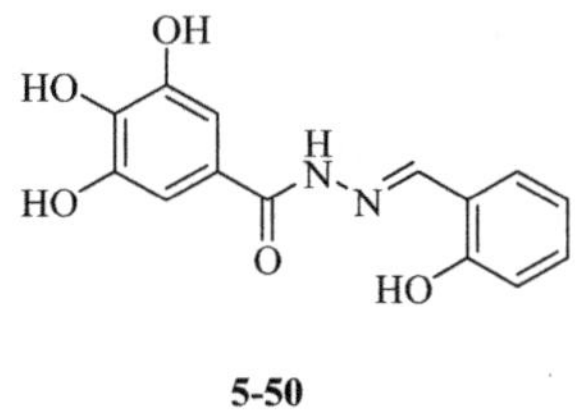

5-50

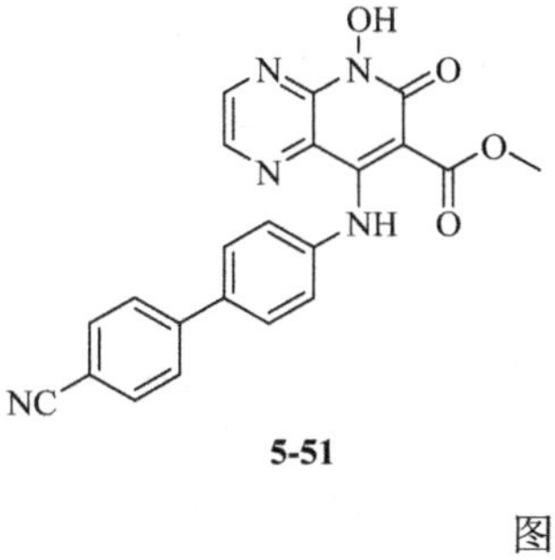

5-51

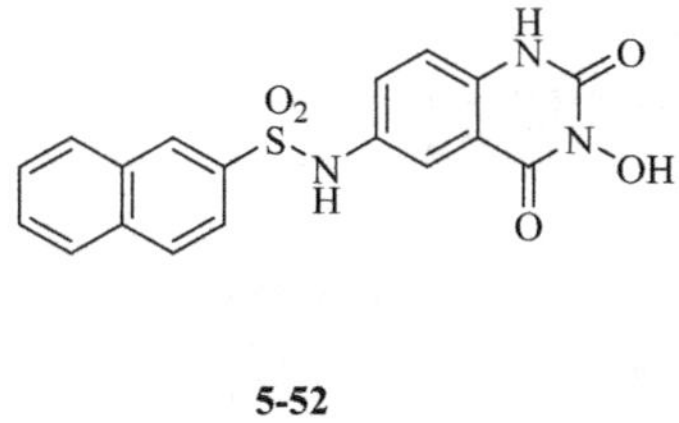

5-52

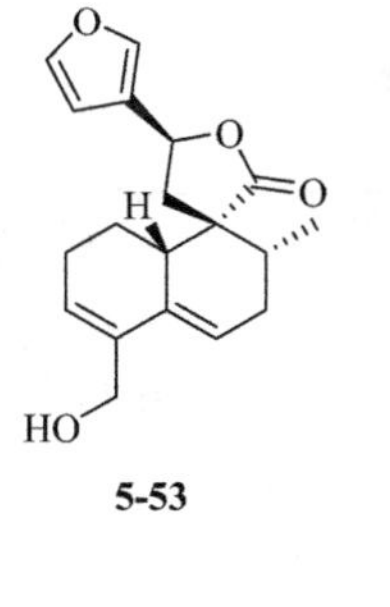

5-53

图 5-11　典型 HIV RNase H 抑制剂

5.3

HIV NCp7 抑制剂

核衣壳蛋白 7（nucleocapsid protein 7，NCp7）是一种含有 55 个氨基酸的蛋白，同时包含两个高度保守的锌指 Cys-Cys-His-Cys（CCHC）结构[92-95]。NCp7 在病毒的复制和成熟过程中发挥重要作用，它可以促进病毒 RNA 逆转录过程中的链转移以及病毒粒子的组装过程[96]，还可以结合病毒 RNA 并保护其不被降解，NCp7 的失活会产生非感染性的未成熟病毒体，是设计抗逆转录病毒药物的一个十分具有吸引力的靶标[97]。目前针对 NCp7 的抑制剂多为锌离子“逐出”剂。

2018 年，Sancineto 等[98]和 Iraci 等[99]全面综述了 NCp7 的共价与非共价抑制剂。随后，Nikolayevskiy 等[100]又进一步对巯基苯甲酰胺硫酯（SAMTs）类化合物的巯基苯甲酰胺侧链的构效关系进行了探索。代表性 HIV NCp7 抑制剂结构详见图 5-12。

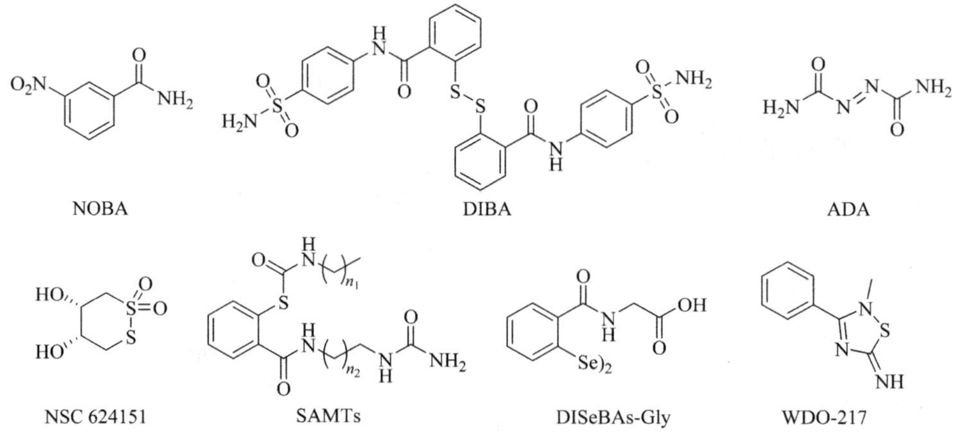

图 5-12　代表性 HIV NCp7 抑制剂

5.4

HBV RNase H 抑制剂

乙型肝炎病毒（HBV）是一种嗜肝性 DNA 病毒，长期感染 HBV 可引发慢性乙型肝炎、肝代谢失常、肝纤维化、肝硬化和肝癌等重大传染性疾病[101]。目前，HBV 感染的治疗主要是以多功能 HBV pol 蛋白逆转录酶为靶点的核苷（酸）类似物的单一疗法。但是，即使经过多年的药物治疗，HBV 仍然不能被完全清除。因此，研发具有新靶标、新机制的安全高效的新型 HBV 抑制剂显得尤为重要[102]，而直接靶向病毒的药物选择性强、安全性高，因此成为抗病毒药物设计的首选策略[103]。

HBV RNase H 在 HBV 生命周期中发挥重要作用，其负责降解病毒的前基因组 RNA（pgRNA）[104]。抑制 HBV RNase H 对病毒的两条 DNA 链（正链和负链）的合成均有影响[105]。RNase H 抑制剂会在产生负链 DNA 的过程中阻断正链 DNA 的合成，使得病毒无法正常复制，因此，HBV RNase H 是潜在的药物靶标[106-108]。HBV 和 HIV 的 RNase H 同属于核苷酸转移酶家族，二者的 RNase H 氨基酸序列具有 23%的同一性[109]。因此超过 20%的 HIV RNase H 抑制剂同样对 HBV RNase H 有抑制活性。对 HBV RNase H 有抑制作用的化合物包括托酚酮类、*N*-羟基嘧（吡）啶二酮类和 *N*-羟基异喹啉二酮类化合物[110]。

如前所述，化合物 **5-21**（图 5-4）通过与 HIV-1 RNase H 活性位点的 Mg^{2+}螯合来发挥抑制 HIV-1 RNase H 的作用[57]。另外，**5-21** 对 HBV D 型（IC_{50} = 5.9μmol·L^{-1}）和 H 型（IC_{50} = 2.3μmol·L^{-1}）RNase H 也具有一定的抑制活性[111]。2017 年，Lu 等[112]通过高通量筛选技术发现了一系列羟基托酚酮类衍生物，其中化合物 **5-54**（图 5-13）在细胞水平的抗 HBV 活性最佳（EC_{50} = 0.34μmol·L^{-1}）。其构效关系（SAR）表明，左翼 *α*-羟基酮为活性必需，右翼 R^2 为含羰基的短链取代基可以增强抗 HBV 活性。

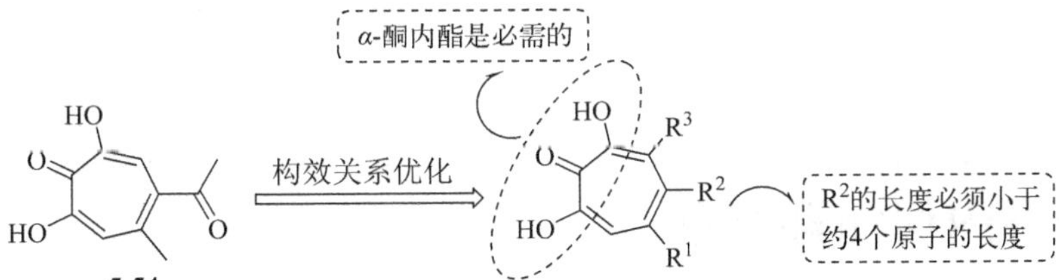

图 5-13　羟基托酚酮衍生物 **5-54** 和初级构效关系优化的结构

2017 年，Edwards 等[113]发现 HPDs 可以通过靶向 RNase H 抑制 HBV 在细胞中的复制。其中化合物 **5-55** 和 **5-56**（图 5-14）抗 HBV 活性最佳，在微摩尔至亚微摩尔水平发挥抑制活性，值得进一步研究。

如前所述，2-羟基异喹啉二酮类化合物（HIDs）已被广泛应用于抗 HIV RNase H 研究[66-67]。研究发现，超过 20%的 HIDs 化合物也具有一定的 HBV RNase H 抑制作用。Cai 等[114]于 2014 年通过基于细胞活性的表型筛选得到一系列 HIDs 衍生物，其中，化合物 **5-57**（图 5-14）抗 HBV 活性较好（EC_{50} = 4.2μmol·L^{-1}）。

2017 年，Edwards 等[113]通过深入研究对 HIDs 类化合物的构效关系进行了总结（图 5-14）：①六元含氮 HPD 环是最小的药效团，替换为五元环活性大大降低。在 *N*-羟基吡啶二酮母环的 5 位和 6 位桥接一个六元环，形成了 HID 骨架。②HID 基本骨架的 C-1～C-3 位形成一个金属螯合位点，为活性必需。③C-4 位为含有羰基的酯或酰胺基团，通过增加相连氢的酸性，可以增强其螯合 Mg^{2+}的能力。同时，R 基团为较大的疏水性基团（芳基或醛基）时活性增加。而目前已有的HBV RNase H抑制剂含有较多的羟基，存在极性较强、透膜性差、水溶性差及抗病毒活性弱的问题[112]，加快HBV RNase H结构生物学研究并研发成药性好、抗病毒活性强的新型HBV RNase H抑制剂是重要的研究方向。

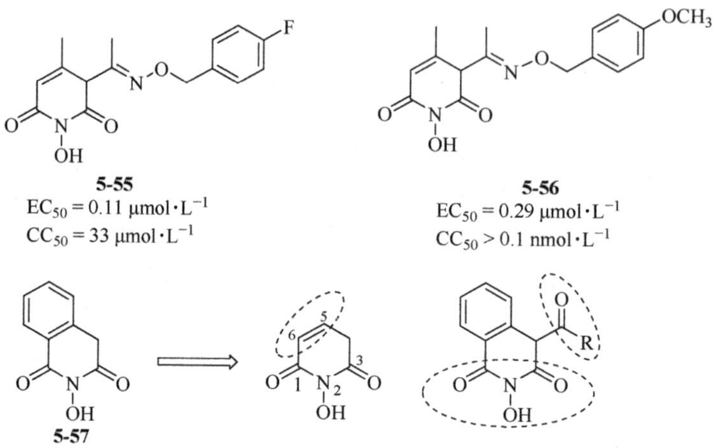

图 5-14　HBV RNase H 抑制剂的结构

5.5

流感病毒内切酶抑制剂

流感病毒（IFV）是一种单股负链RNA病毒。疫苗和小分子抗流感药物是目前控制IFV感染的主要方式，但是由于不同年份流行的IFV毒株难以准确预测，疫苗的预防效果并不能得到保证，同时由于流感病毒具有变异性高、毒性强且易产生耐药性等特点，因此开发具有新靶点与新机制的IFV抑制剂迫在眉睫[115]。

流感病毒RNA聚合酶复合体中的酸性蛋白（polymerase acidic，PA）是一种双核金属酶，在流感病毒生命周期中发挥重要作用，且在各种流感毒株中都是高度保守的，因此是开发新的抗流感病毒药物的热门靶点[116]。PA可分为N末端（PA-Nter）和C末端（PA-Cter）结构域，它们通过一条长的柔性肽链连接。PA-Nter的双核金属螯合活性位点是一个带负电荷的口袋，由组氨酸（His41）、赖氨酸（Lys134）和3个酸性残基（Glu80、Asp108和Glu119）组成，并结合了2个二价金属离子（Mg^{2+}或Mn^{2+}）（图5-15）。存在于催化位点的二价金属离子对于PA活性至关重要。因此，金属螯合策略可以有效抑制酶的活性。目前，已报道的PA活性位点抑制剂，如丙烯酰胺类、二氢嘧啶类、二酮酸衍生物、氟酰亚胺衍生物、羟基吡啶酮类、邻苯二酚衍生物、2,3-二羟基苯甲酸类等都是通过与金属离子配位来发挥作用的[12,117-122]。

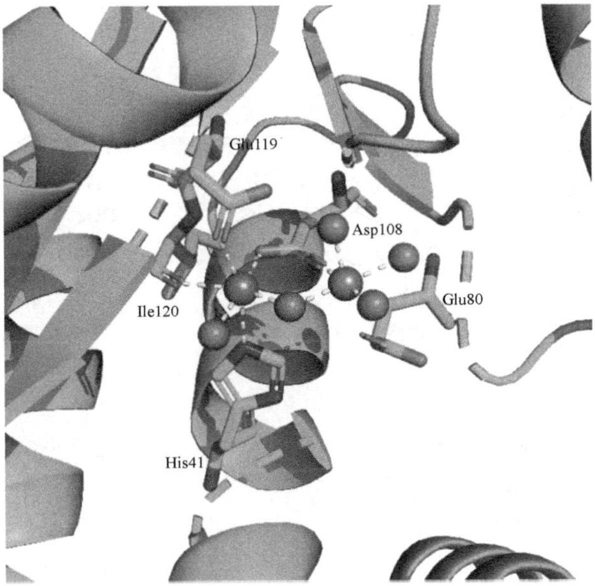

图 5-15　PA 亚单位活性位点的结构（PDB 代码：5DES）

2016 年，Jones 报道的稠环抑制剂 RO7（**5-58**，图 5-16）是一种有效的 PA 抑制剂，EC_{50} 值为 5～15nmol·L^{-1} [123]。另外，巴洛沙韦（**3-1**）是首个，也是目前唯一一个经 FDA 批准上市的 PA 抑制剂，商品名为 Xofluza，用于治疗甲型和乙型流感[124]。巴洛沙韦酸（baloxavir acid，BXA，**3-2**）是巴洛沙韦的一种活性形式，其结构呈蝴蝶状，其中一翼包含的极性噁嗪-吡啶三嗪-二酮可以与 PA 活性中心中的两个二价阳离子结合，从而抑制 PA 的活性，发挥抗病毒作用。另一翼是亲脂的二氟-二氢-二苯并噻庚可通过范德华力与活性中心口袋的特异性残基接触（图 5-17）。巴洛沙韦酸是基于 HIV IN 的链转移抑制剂多替拉韦（**5-3**）的双金属药效团概念，通过合理的分子设计开发得到的[32]。由于 PA 和 HIV IN 都使用两个二价金属离子作为酶活性的辅助因子，而 DTG 可以与 HIV IN 活性部位的金属离子结合，因此认为 DTG 的金属螯合化学骨架也可用于 PA 抑制剂的开发。

2020 年，Zhang 等[125]利用虚拟筛选技术从天然产物中筛选能够有效抑制 PA 核酸内切酶及其突变体 I38T[126]的抑制剂，其中白果素（bilobetin，**5-59**）能够与 PA_N 和 PA_N-I38T 的活性口袋形成较强的相互作用，其对 PA_N 和 PA_N-I38T 的 IC_{50} 值分别为 26.62μmol·L^{-1} 和 38.84μmol·L^{-1}。

2022 年，Liu 课题组[127]发现 6,7-二羟基-1,2,3,4-四氢异喹啉衍生物 **5-60** 对 PA_N 的抑制活性较好，其 IC_{50} 值为 1.88μmol·L^{-1}，但是在 20μmol·L^{-1} 的浓度下，**5-60** 没有表现出细胞水平的抗病毒活性。因此，为提高其抗病毒活性，它们采用片段生长策略，对化合物 **5-60** 进行系统深入的构效关系研究，最终得到抗病毒活性有极大提升的化合物 **5-61**（图 5-16），其 EC_{50} 值为 4.50μmol·L^{-1}。进一步的机制研究表明，**5-61** 通过抑制 PA_N 的活性来发挥抗病毒作用，其 IC_{50} 值为 1.88μmol·L^{-1}。

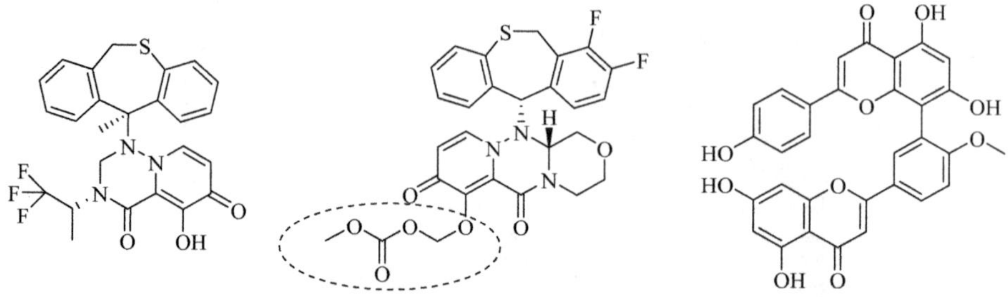

RO7 (**5-58**)　　巴洛沙韦 (**3-1**)　　白果素 (**5-59**)

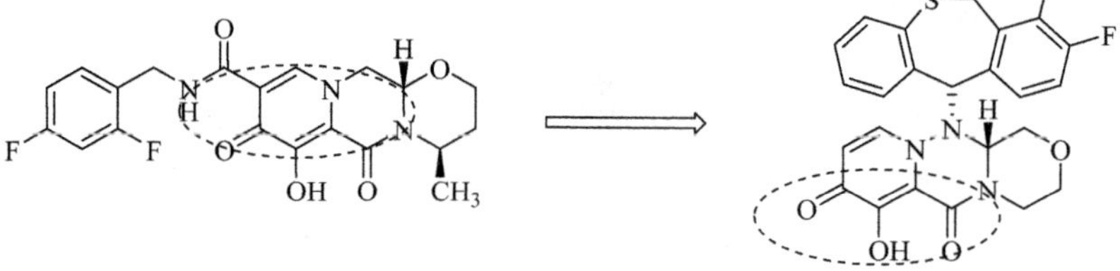

5-3　　BXA (**3-2**)

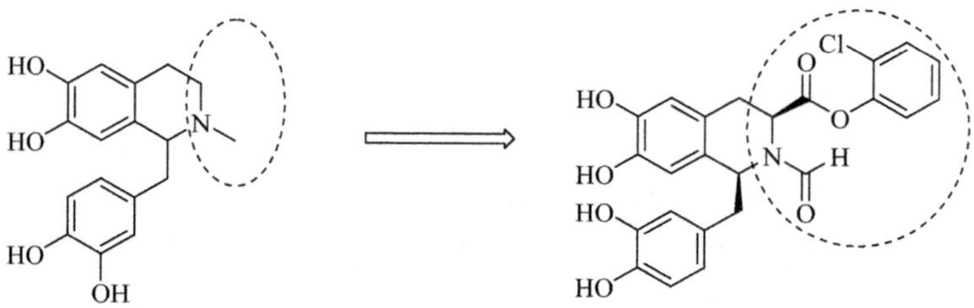

5-60　　**5-61**

图 5-16　PA 抑制剂的结构和优化过程

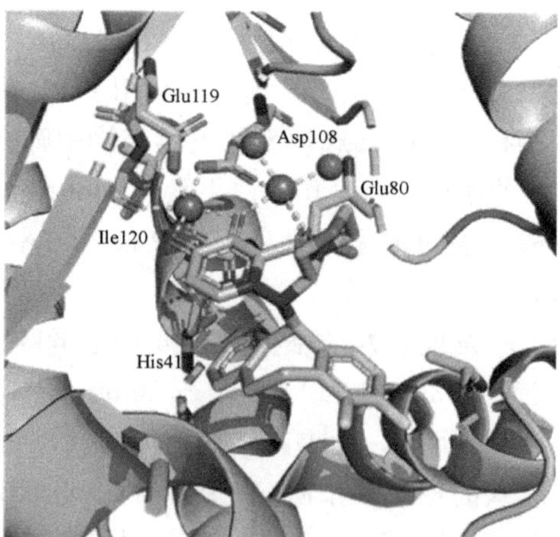

图 5-17　巴洛沙韦酸和 H1N1 内切酶的晶体结构（PDB 代码：6FS6）

5.6

SARS-CoV-2 螺旋酶抑制剂

冠状病毒 SARS-CoV-2 是一种正链 RNA 病毒[128-129]，在感染宿主细胞后会形成一个非结构蛋白（nsp）多亚基复合物，此复合物主要包括亚基 nsp7/nsp82/nsp12 与一系列辅助因子，在病毒的生命周期中能够促进转录和复制[130]。在已知的 16 种冠状病毒 nsp 蛋白中，解旋酶 nsp13 是一种 Mg^{2+}依赖性蛋白，序列高度保守，且含有锌结合域，在病毒基因组复制过程中发挥着极其重要的作用，因此这种金属离子依赖性蛋白是开发广谱抗新冠病毒药物的一个非常有前途的靶标。

为了能够快速地得到可用于临床治疗新冠肺炎的药物，诸多研究人员采用老药新用[131]、虚拟筛选等方法，以新冠病毒解旋酶 nsp13 为靶点，对现有的已被 FDA 批准的或者已被研究的药物进行筛选以期获得潜在的抗 SARS-CoV-2 抑制剂（见图 5-18）。

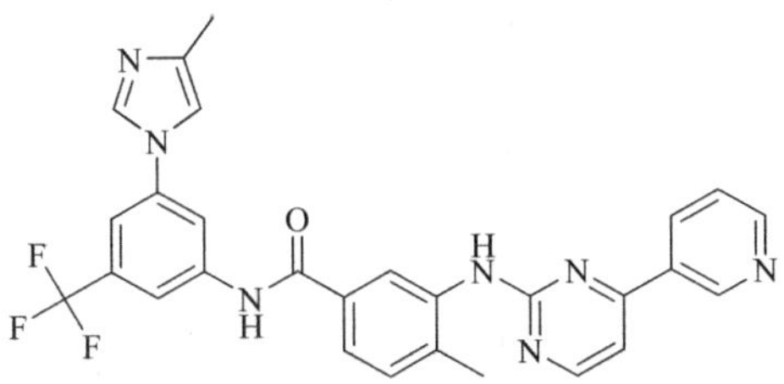

尼洛替尼 (**5-62**)

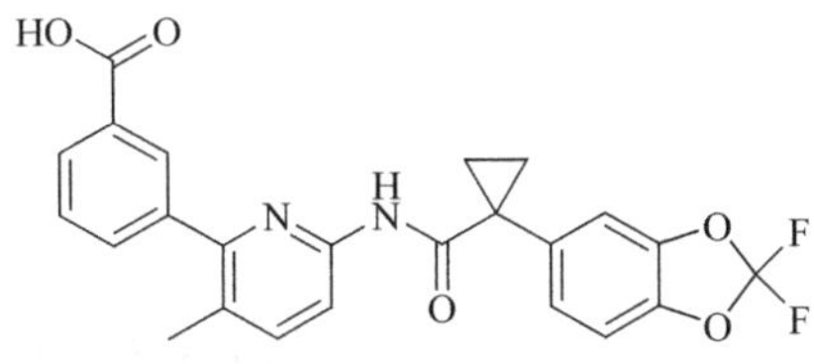

鲁马卡托 (**2-2**)

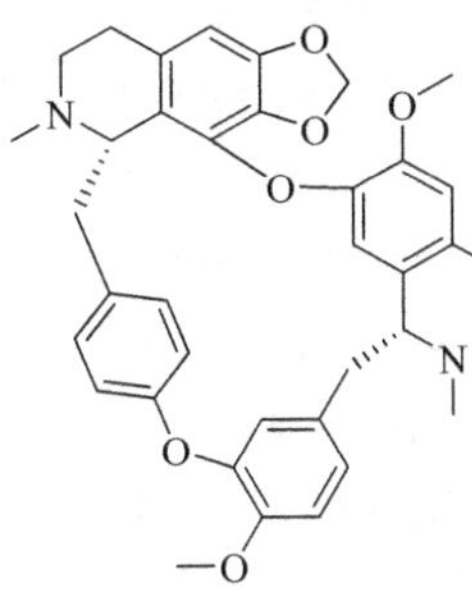

千金藤素 (**5-63**)

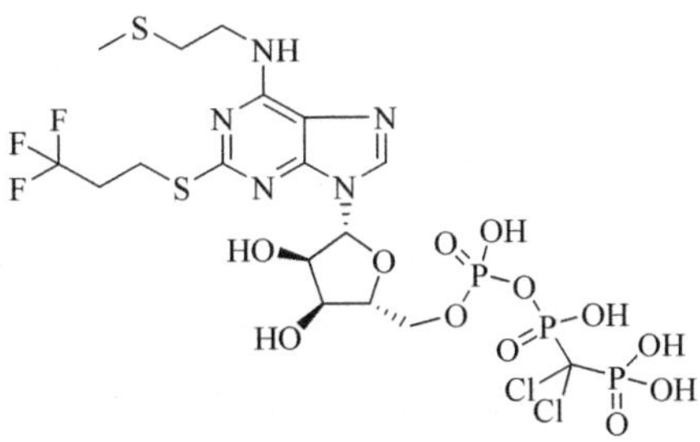

坎格雷洛 (**5-64**)

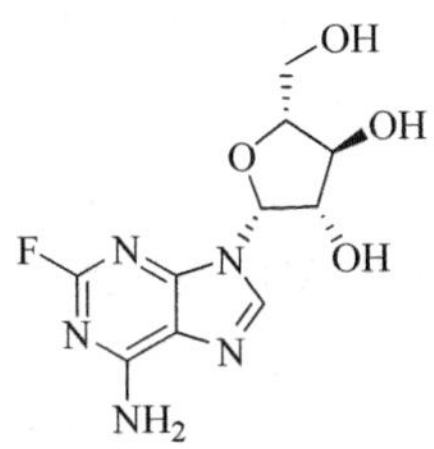

氟达拉滨 (**5-65**)

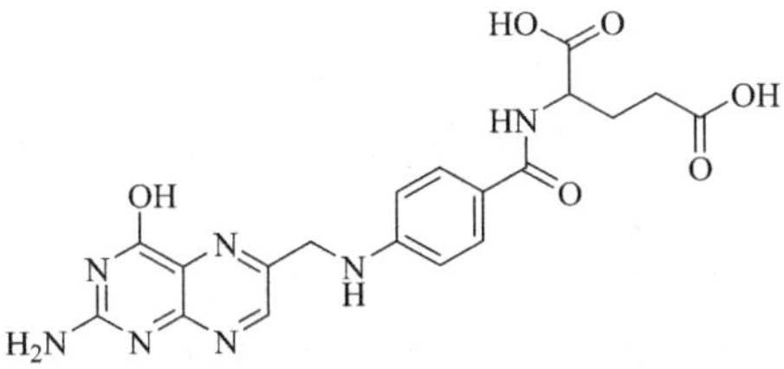

叶酸 (**5-66**)

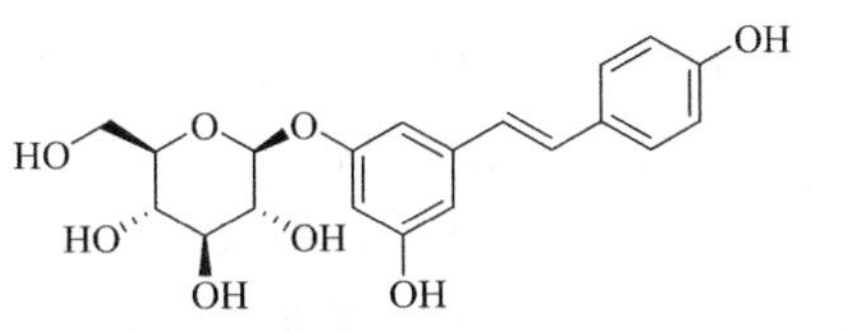

白藜芦醇苷 (**5-67**)

图 5-18

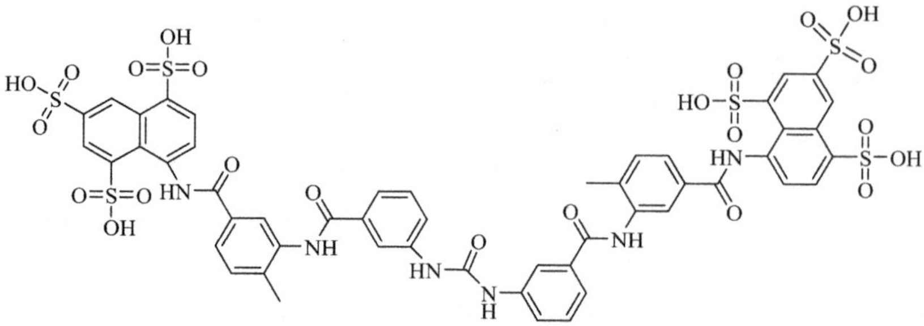

苏拉明 (**3-18**)

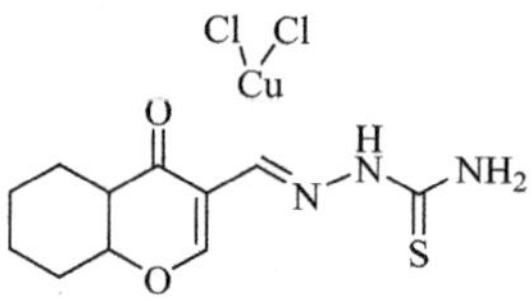

FPA-124 (**5-68**)

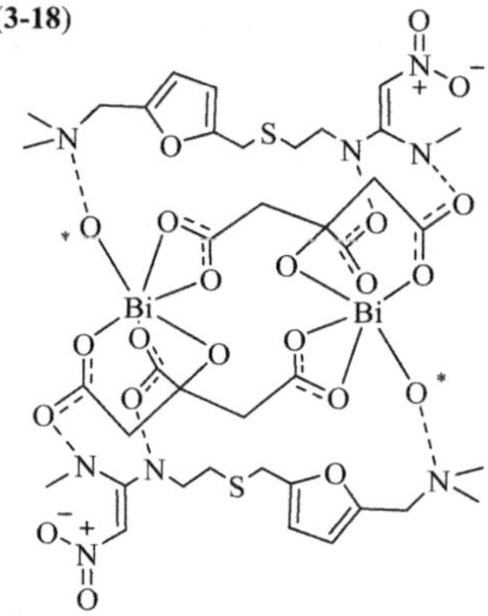

RBC (**5-69**)

图 5-18　COVID-19 nsp13 抑制剂的结构

White 等[132]利用同源建模的方式生成了 nsp13 的载脂蛋白和 ATP/RNA 结合状态下的结构模型，以 nsp13 蛋白的 ATP 结合位点作为主要对接位点，对 970000 种化合物进行高通量虚拟筛选和分子对接，以期发现潜在的 SARS-CoV-2 抑制剂。其中尼洛替尼（nilotinib，**5-62**）和鲁马卡托（**2-2**）获得了较高的分数。化合物 **5-62** 是一种 BCR-ABL 酪氨酸激酶抑制剂[133]，据报道其还对新型冠状病毒的 nsp12-nsp7-nsp8 复合物具有潜在的抑制活性[134]。为了验证高通量虚拟筛选的结果，White 等测试了 10 个打分较高的化合物在体外对重组新冠病毒 nsp13 蛋白 ATP 酶的抑制活性，结果表明，化合物 **2-2** 和千金藤素（cepharanthine，**5-63**）可以抑制 nsp13 的 ATP 酶，其 IC_{50} 值分别约为 0.3μmol·L^{-1} 和 0.4μmol·L^{-1}。

Ugurel 等[135]分析了从世界各地分离的多个新型冠状病毒基因组序列，发现 C17747T 和 A17858G 的突变发生率相较其他突变要高，这些突变均发生在 nsp13 蛋白上。他们通过同源建模和分子动力学模拟评估了错义突变对蛋白质结构及蛋白质与药物的相互作用的影响，最终发现最佳的药物能够与 ATP 水解活性位点附近的关键氨基酸残基发生相互作用。他们[135]以 nsp13 中的 ATP 结合口袋作为靶标对 FDA 已批准的药物库进行高通量虚拟筛选，其中坎格雷洛（cangrelor，**5-64**）、氟达拉滨（fludarabine，**5-65**）、叶酸（folic acid，**5-66**）和白藜芦醇苷（polydatin，**5-67**）被认为十分具有前景，具有抑制野生型和突变型新型冠状病毒解旋酶的活性。

Zeng 等[136]开发了基于高通量荧光共振能量转移的体外 nsp13 解旋酶活性测定的方法，他们用该方法筛选了 5000 多个已知化合物，其中 FPA-124（**5-68**）和苏拉明（**3-18**）最有潜力。**5-68** 是一种细胞渗透性 Akt 抑制剂，可诱导多种癌细胞系凋亡[137]，结果表明该化合物作用于 nsp13 的 IC_{50} 值约为 9μmol·L^{-1}。化合物 **5-68** 其结构类似物在体外抑制 nsp13 的 IC_{50} 值约为 1μmol·L^{-1}，在细胞水平抑制病毒的 EC_{50} 值约为 10μmol·L^{-1}，且具有广谱抗病毒作用[138]。

2020 年，Yuan 等[139]基于老药新用的策略发现一种临床常用的含有金属铋的抗溃疡药物枸橼酸铋雷尼替丁（ranitidine bismuth citrate，RBC，**5-69**）具有抗新冠病毒的潜力。RBC 可以抑制 SARS-CoV-2 的复制，并能显著降低新型冠状病毒的载量（病毒数目），同时缓解与病毒相关的炎症。RBC 通过结构中的铋（Ⅲ）不可逆地置换解旋酶中的锌离子，对 SARS-CoV-2 螺旋酶的 ATP 酶（IC_{50} = 0.69μmol·L^{-1}）和 DNA 解旋酶（IC_{50} = 0.70μmol·L^{-1}）的活性均有抑制作用。这一发现表明含金属铋（Ⅲ）或其他金属的药物对治疗 SARS-CoV-2 感染具有重要的意义。

2022 年，Corona 等[140]通过建立 SARS-CoV-2 nps13 相关酶活性的生化检测方法，基于虚拟筛选一个小型的内部天然化合物库，发现杨梅素、槲皮素、山柰酚和黄酮具备 SARS-CoV-2 nps13 抑制活性，类黄酮类化合物效果最佳。深入研究的结果显示，类黄酮虽能够与病毒蛋白相互作用并抑制某些酶活性，但很少抑制病毒复制，因此不适合用作药物。但通过对其结构进一步的修饰与优化，有望产生新型、有效的既抑制酶活性又抑制病毒复制的衍生物。

5.7 HCMV 终止酶抑制剂

人巨细胞病毒（human cytomegalovirus，HCMV）是一种 β-人类疱疹病毒[141-142]，其在初次感染后会建立终身潜伏期，之后当病毒受到外界刺激后会出现再次激活或者再次感染的现象。目前临床上尚无疫苗可用于预防 HCMV 感染且用于治疗 HCMV 的药物大多为 DNA pro 抑制剂，其作用靶点较为单一，在长期使用过程中病毒对该类药物已产生一定的耐药性，而且其仅具有中等强度的抗病毒活性且存在着生物利用度较差、具有一定毒性等问题[143]。因此，当前亟须发现一些新的作用靶点，开发新的抗 HCMV 药物。

在 HCMV 基因组 DNA 复制和包装的过程中，除 DNA 聚合酶外，终止酶复合物也发挥着不可或缺的作用。病毒基因组 DNA 在复制的过程中会先产生结构复杂的多聚体，然后由终止酶复合物将其切割成单个单位长度的基因组 DNA 并且包装进衣壳中。终止酶复合物是由 pUL51、pUL52、pUL56、pUL77、pUL89、pUL93 和 pUL104

组成的蛋白质复合体[4]。由于终止酶复合物在疱疹病毒间具有功能保守性，而且不存在于哺乳动物细胞中，所以特异性的终止酶抑制剂毒性和不良反应相对较小。

目前已有多种针对 HCMV 终止酶复合物的抑制剂（图 5-19），例如非核苷类抑制剂莱特莫韦（letermovir，**5-70**）具有潜在抗病毒活性，其主要作用于终止酶复合物中的 pUL56 亚基[144-145]。化合物 BDCRB（**5-71**）通过阻断 pUL104 和 pUL56 的相互作用进而使其基因组 DNA 无法插入到衣壳中，发挥抗 HCMV 活性[146-147]。2018 年，Bongarzone 等[148]发现终止酶复合物中的 pUL89 亚基的 C 末端（pUL89-C）具有核酸酶活性，且其结构与 HIV 整合酶结构相关。受到 HIV 抑制剂拉替拉韦（**5-1**）可以抑制 pUL89 的核酸酶功能的启发，Bongarzone 等以 **5-1** 为先导化合物，合成了一系列的 α,γ-二酮酸类衍生物。其中，化合物 **5-72** 和 **5-73** 能够在低微摩尔范围内抑制 pUL89，IC_{50} 值分别为 $50\mu mol \cdot L^{-1}$ 和 $4.5\mu mol \cdot L^{-1}$。分子对接结果表明，**5-72** 和 **5-73** 的二酮酸片段与 pUL89 终止酶催化位点的两个 Mn^{2+} 发生螯合作用，且末端苯环与 Asn536、Met579 和 Thr537 相互作用有助于将抑制剂定位在活性中心附近，从而发挥抑酶活性。

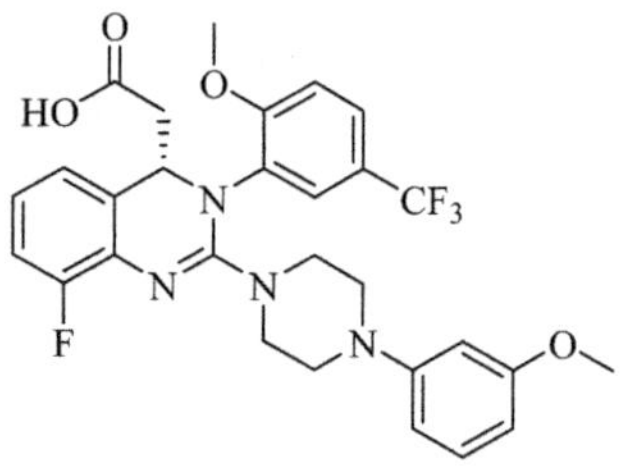

莱特莫韦 (**5-70**)

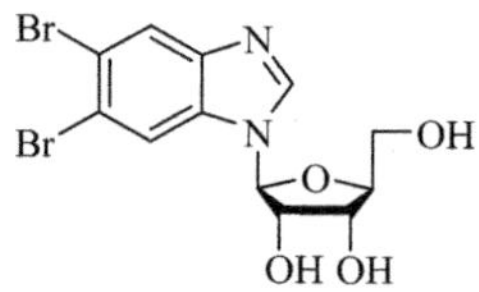

BDCRB (**5-71**)

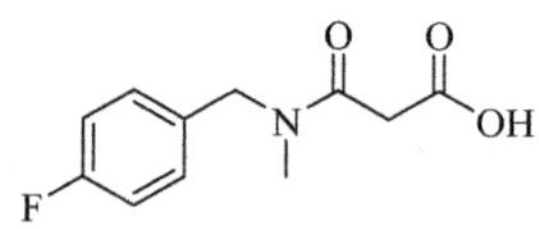

5-72

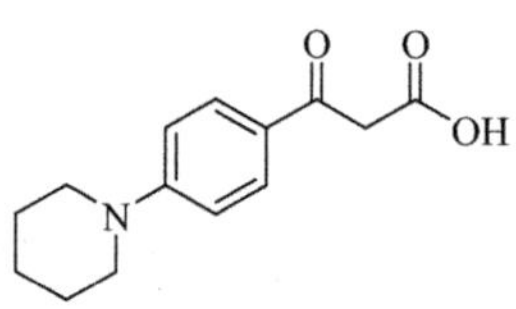

5-73

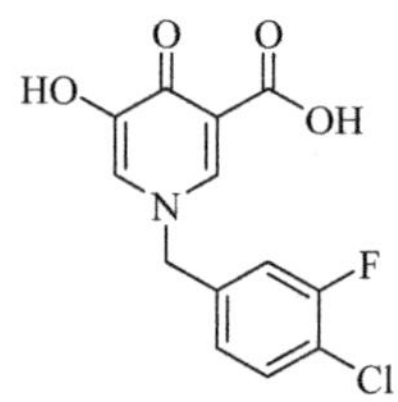

5-74

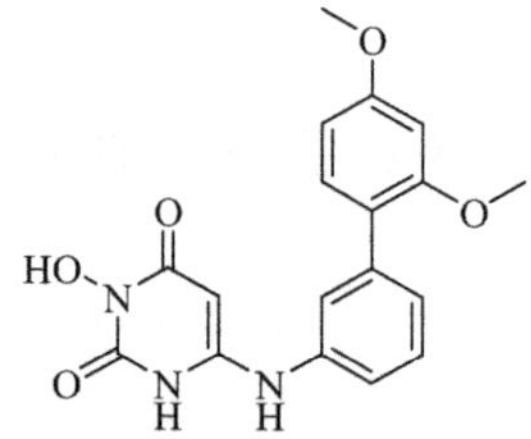

5-75

图 5-19　HCMV 末端酶抑制剂的结构

由于 pUL89-C 有一个类似 RNase H/ IN 的活性位点折叠，其功能依赖于二价金属离子，且可以被 HIV IN 抑制剂拉替拉韦抑制[149]，表明抑制 pUL89-C 的活性位点可能需要一个类似 RNase H 和 IN 抑制剂的金属螯合药效团。通过筛选已合成的螯合化合物，王正强团队发现羟基吡啶酮羧酸和 3-羟基嘧啶-2,4-二酮骨架具有抑制 pUL89 的活性，其中代表性化合物 **5-74** 和 **5-75**（图 5-19）的活性最好，IC_{50} 值分别为 $6.2\mu mol \cdot L^{-1}$ 和 $2.3\mu mol \cdot L^{-1}$ [150-151]。

5.8

总结与展望

综上，通过药物化学家和生物学家几十年的合作与努力，抗病毒药物已经取得了瞩目的成就。但迅速出现的病毒耐药性等问题迫切需要开发高效、低毒及抗耐药性的抗病毒药物和新的抗病毒疗法。发现新靶点是解决病毒耐药性问题的一种有效途径。随着结构生物学的快速发展，存在于多种病毒生命周期的金属依赖性蛋白被确定为有力的抗病毒靶点，如 HIV IN、HIV/HBV RNase H、HIV NCp7、流感内切酶、新冠螺旋酶以及 HCMV 终端酶等。

基于药效团模型的合理药物设计是开发金属酶抑制剂的重要策略之一。金属依赖的金属酶抑制剂包括分子骨架与金属离子螯合基团，其中金属离子螯合基团与金属离子结合，而分子骨架对于靶点的选择性具有决定性作用。因此，相较于非金属依赖的小分子抑制剂，金属依赖的金属酶抑制剂尽管具有类似的金属离子螯合基团，但是并没有表现出更严重的脱靶效应[11]。基于金属酶活性位点晶体结构进行分子模拟可以指导双靶点药物的合理设计[152]，从而减少给药量，降低药物慢性毒性和耐药性出现的概率。

除了与金属离子螯合发挥抗病毒活性外，干扰金属离子的转运、靶向非催化金属蛋白的金属离子等也是理想的抗病毒药物开发理念。通过应用现代药物化学的方法，包括基于靶标结构的药物设计、基于片段的药物发现和高通量筛选等[153]，将发现更多具有新结构、新机制的以金属离子依赖性蛋白为靶标的抗病毒药物。以生物无机化学领域的多种手段（电子顺磁共振波谱、X 射线吸收光谱等波谱方法）作为辅助，能够更好地理解抑制剂的作用机制，从而进一步指导新药设计与开发。然而，由于配位数、配体空间排列等因素无法得到准确计算，目前现有的分子模拟方法对金属蛋白的研究仍存在局限性[154]。

总之，发现以病毒金属离子依赖性蛋白作为靶点的抑制剂是治疗严重病毒感染性疾病的重要方向之一。尽管目前多种病毒的金属依赖性蛋白得到了广泛的研究，但是尚有很多未知区域待探索，因此开发小分子金属依赖性蛋白抑制剂仍具有广阔的前景。

参 考 文 献

[1] 付志鹏, 周忠霞, 刘新泳, 等. 天然产物抗病毒药物的研究进展[J]. 药学学报, 2020, 55(04): 703-719.

[2] Zhu N, Zhang D, Wang W, et al. A novel coronavirus from patients with pneumonia in China, 2019 [J]. N Engl J Med, 2020, 382(8): 727-733.

[3] Li Q, Guan X, Wu P, et al. Early transmission dynamics in Wuhan, China, of novel coronavirus-infected pneumonia [J]. N Engl J Med, 2020, 382(13): 1199-1207.

[4] Wu F, Zhao S, Yu B, et al. A new coronavirus associated with human respiratory disease in China [J]. Nature, 2020, 579(7798): 265-269.

[5] Karol B, Olga C, Mateusz D, et al. Development of potent and effective SARS-CoV-2 main protease inhibitors based on maleimide analogs for the potential treatment of COVID-19[J]. Journal of enzyme inhibition and medicinal chemistry, 2024, 39(1): 2290910-2290910.

[6] Cagno V, Tintori C, Civra A, et al. Novel broad spectrum of virucidal molecules against enveloped viruses [J]. PloS one, 2018, 13(12): e0208333.

[7] 宋淑, 高萍, 展鹏, 等. 丙型肝炎病毒抑制剂研究进展[J]. 药学学报, 2020, 55(04): 652-668.

[8] Matsui Y, Miura Y. Advancements in Cell-Based Therapies for HIV Cure[J]. Cells, 2023, 13(1): 64.

[9] Fu Z, Kang D, Liu X, et al. Recent advances in target-based anti-HIV drug research [J]. Prog Pharm Sci, 2020, 44(9): 681-697.

[10] Antoine A, Abrar S, Ahmed S, et al. From HIV to COVID-19, molecular mechanisms of pathogens'trade-off and persistence in the community, potential targets for new drug development [J]. Bull Natl Res Cent, 2022, 46(1): 194.

[11] Day JA, Cohen SM. Investigating the selectivity of metalloenzyme inhibitors [J]. J Med Chem, 2013, 56(20): 7997-8007.

[12] Chen AY, Adamek RN, Dick BL, et al. Targeting metalloenzymes for therapeutic intervention [J]. Chem Rev, 2019, 119(2): 1323-1455.

[13] Yang Y, Hu XQ, Li QS, et al. Metalloprotein inhibitors for the treatment of human diseases [J]. Curr Top Med Chem, 2016, 16(4): 384-396.

[14] Giannakopoulou E, Pardali V, Zoidis G. Metal-chelating agents against viruses and parasites [J]. Future Med Chem, 2018, 10(11): 1283-1285.

[15] Kumari N, Ahmad A, Junior BC, et al. Antiviral response and HIV-1 inhibition in sickle cell disease [J]. iScience, 2024, 27(2): 108813.

[16] Frankel AD, Young JA. HIV-1: fifteen proteins and an RNA [J]. Annu Rev Biochem, 1998, 67: 1-25.

[17] Davey RT Jr, Bhat N, Yoder C, et al. HIV-1 and T cell dynamics after interruption of highly active antiretroviral therapy (HAART) in patients with a history of sustained viral suppression [J]. Proc Natl Acad Sci U S A, 1999, 96(26): 15109-15114.

[18] Feinstein MJ, Achenbach CJ, Stone NJ, et al. A systematic review of the usefulness of statin therapy in HIV-infected patients [J]. Am J Cardiol, 2015, 115(12): 1760-1766.

[19] 霍志鹏, 左晓芳, 康东伟, 等. 抗艾滋病药物新靶标及其小分子抑制剂的研究进展[J]. 药学学报, 2018, 53(03): 356-374.

[20] Bénard C, Zouhiri F, Normand-Bayle M, et al. Linker-modified quinoline derivatives targeting HIV-1 integrase: synthesis and biological activity [J]. Bioorg Med Chem Lett, 2004, 14(10): 2473-2476.

[21] Chi G, Neamati N, Nair V. Inhibition of the strand transfer step of HIV-1 integrase by non-natural dinucleotides [J]. Bioorg Med Chem Lett, 2004, 14(19): 4815-4817.

[22] Jinchuan S, Gaoxiang Y, Rongrong Z, et al. Clinical significance and management of low-level HIV viremia in the era of integrase strand transfer inhibitors [J]. HIV Med, 2023.

[23] Passos OD, Li M, Yang R, et al. Cryo-EM structures and atomic model of the HIV-1 strand transfer complex intasome [J]. Science, 2017, 355(6320): 89-92.

[24] Métifiot M, Maddali K, Johnson BC, et al. Activities, crystal structures, and molecular dynamics of dihydro-1H-isoindole derivatives, inhibitors of HIV-1 integrase [J]. ACS Chem Biol, 2013, 8(1): 209-217.

[25] Desimmie BA, Demeulemeester J, Suchaud V, et al. 2-Hydroxyisoquinoline-1,3(*2H*,*4H*)-diones (HIDs), novel inhibitors of HIV integrase with a high barrier to resistance [J]. ACS Chem Biol, 2013, 8(6): 1187-1194.

[26] Summa V, Petrocchi A, Bonelli F, et al. Discovery of raltegravir, a potent, selective orally bioavailable HIV-integrase inhibitor for the treatment of HIV-AIDS infection [J]. J Med Chem, 2008, 51(18): 5843-5855.

[27] Serrao E, Odde S, Ramkumar K, et al. Raltegravir, elvitegravir, and metoogravir: the birth of "me-too" HIV-1 integrase inhibitors [J]. Retrovirology, 2009, 6: 25.

[28] Hare S, Smith SJ, Métifiot M, et al. Structural and functional analyses of the second-generation integrase strand transfer inhibitor dolutegravir (S/GSK1349572) [J]. Mol Pharmacol, 2011, 80(4): 565-572.

[29] Hassounah SA, Alikhani A, Oliveira M, et al. Antiviral activity of bictegravir and cabotegravir against integrase inhibitor-resistant SIVmac239 and HIV-1 [J]. Antimicrob Agents Chemother, 2017, 61(12): e01695-17.

[30] Tsiang M, Jones GS, Goldsmith J, et al. Antiviral activity of bictegravir (GS-9883), a novel potent HIV-1 integrase strand transfer inhibitor with an improved resistance profile [J]. Antimicrob Agents Chemother, 2016, 60(12): 7086-7097.

[31] Zhang C, Xie Q, Wan CC, et al. Recent advances in small-molecule HIV-1 integrase inhibitors [J]. Curr Med Chem, 2021, 28(24): 4910-4934.

[32] Johns BA, Kawasuji T, Weatherhead JG, et al. Carbamoyl pyridone HIV-1 integrase inhibitors 3. A diastereomeric approach to chiral nonracemic tricyclic ring systems and the discovery of dolutegravir (S/GSK1349572) and (S/GSK1265744) [J]. J Med Chem, 2013, 56(14): 5901-5916.

[33] Jiang J, Xu X, Guo W, et al. Dolutegravir (DTG, S/GSK1349572) combined with other ARTs is superior to RAL- or EFV-based regimens for treatment of HIV-1 infection: a meta-analysis of randomized controlled trials [J]. AIDS Res Ther, 2016, 13(1): 30.

[34] Steegen K, Van Zyl G, Letsoalo E, et al. Resistance in patients failing integrase strand transfer inhibitors: a call to replace raltegravir with dolutegravir in third-line treatment in South Africa [J]. Open Forum Infect Dis, 2019, 6(10): ofz377.

[35] Rhee SY, Grant PM, Tzou PL, et al. A systematic review of the genetic mechanisms of dolutegravir resistance [J]. J Antimicrob Chemother, 2019, 74(11): 3135-3149.

[36] Charpentier C, Descamps D. Resistance to HIV integrase inhibitors: about R263K and E157Q mutations [J]. Viruses, 2018, 10(1): 41.

[37] KovačL, Časar Z. A literature review of the patent application publications on cabotegravir - an HIV integrase strand transfer inhibitor [J]. Expert Opin Ther Pat, 2020, 30(3): 195-208.

[38] Ivashchenko AA, Ivanenkov YA, Koryakova AG, et al. Synthesis, biological evaluation and in silico modeling of novel integrase strand transfer inhibitors (INSTIs) [J]. Eur J Med Chem, 2020, 189: 112064.

[39] Pandey KK, Bera S, Vora AC, et al. Physical trapping of HIV-1 synaptic complex by different structural classes of integrase strand transfer inhibitors [J]. Biochemistry, 2010, 49(38): 8376-8387.

[40] Garvey EP, Johns BA, Gartland MJ, et al. The naphthyridinone GSK364735 is a novel, potent human immunodeficiency virus type 1 integrase inhibitor and antiretroviral [J]. Antimicrob Agents Chemother, 2008, 52(3): 901-908.

[41] Johns BA, Kawasuji T, Weatherhead JG, et al. Naphthyridinone (NTD) integrase inhibitors: N1 protio and methyl combination substituent effects with C3 amide groups [J]. Bioorg Med Chem Lett, 2013, 23(2): 422-425.

[42] Naidu BN, Walker MA, Sorenson ME, et al. The discovery and preclinical evaluation of BMS-707035, a potent HIV-1 integrase strand transfer inhibitor [J]. Bioorg Med Chem Lett, 2018, 28(12): 2124-2130.

[43] Maninder K, KR R, Goutam R, et al. Structure based drug design: clinically relevant HIV-1 integrase inhibitors [J]. Curr Top Med Chem, 2019, 18(31): 2664-2680.

[44] Sari O, Roy V, Métifiot M, et al. Synthesis of dihydropyrimidineα,γ-diketobutanoic acid derivatives targeting HIV integrase [J]. Eur J Med Chem, 2015, 104: 127-138.

[45] Deo KD, Singhvi IJ, Patil SR, et al. Docking, synthesis and biological evaluation of novel diketoquinoline analogues as HIV-1 integrase inhibitor [J]. Asian J Chem, 2019, 31(9): 2000-2008.

[46] Purushottam T, PP C, Ahmed S, et al. Covalent complex of DNA and bacterial topoisomerase: implications in antibacterial drug development [J]. ChemMedChem, 2020, 15(7): 623-631.

[47] Aknin C, Smith EA, Marchand C, et al. Discovery of novel integrase inhibitors acting outside the active site through high-throughput screening [J]. Molecules, 2019, 24(20): 3675.

[48] Johnson TW, Tanis SP, Butler SL, et al. Design and synthesis of novel N-hydroxy-dihydronaphthyridinones as potent and orally bioavailable HIV-1 integrase inhibitors [J]. J Med Chem, 2011, 54(9): 3393-3417.

[49] Muriel B, Virginie S, Fabrice B, et al. 4-substituted 2-hydroxyisoquinoline-1,3(*2H,4H*)-diones as a novel class of HIV-1 integrase inhibitors [J]. ACS Med Chem Lett, 2013, 4(7): 606-611.

[50] Zhao XZ, Smith SJ, Métifiot M, et al. Bicyclic 1-hydroxy-2-oxo-1,2-dihydropyridine-3-carboxamide-containing HIV-1 integrase inhibitors having high antiviral potency against cells harboring raltegravir-resistant integrase mutants [J]. J Med Chem, 2014, 57(4): 1573-1582.

[51] Sirous H, Chemi G, Gemma S, et al. Identification of novel 3-Hydroxy-pyran-4-One derivatives as potent HIV-1 integrase inhibitors using in silico structure-based combinatorial library design approach [J]. Front Chem, 2019, 7: 574.

[52] Righi G, Pelagalli R, Isoni V, et al. Synthesis of potential HIV integrase inhibitors inspired by natural polyphenol structures [J]. Nat Prod Res, 2018, 32(16): 1893-1901.

[53] Liu X, Wei F, Wang X, et al. Research progress on the biological activities of polyphenols [J]. Chin J Pharm, 2021, 52(4): 471-483.

[54] Da F, Xiaofang Z, Fabao Z, et al. Identification of dual-site-binding diarylpyrimidines targeting both NNIBP and the NNRTI adjacent site of the HIV-1 reverse transcriptase [J]. Eur J Med Chem, 2022, 247: 115045.

[55] Sarafianos SG, Marchand B, Das K, et al. Structure and function of HIV-1 reverse transcriptase: molecular mechanisms of polymerization and inhibition [J]. J Mol Biol, 2009, 385(3): 693-713.

[56] 周忠霞, 孙林, 康东伟, 等. 具有新作用机制的 HIV-1 逆转录酶抑制剂研究进展[J]. 药学学报, 2018, 53: 691-700.

[57] Budihas SR, Gorshkova I, Gaidamakov S, et al. Selective inhibition of HIV-1 reverse transcriptase-associated ribonuclease H activity by hydroxylated tropolones [J]. Nucleic Acids Res, 2005, 33(4): 1249-1256.

[58] Himmel DM, Maegley KA, Pauly TA, et al. Structure of HIV-1 reverse transcriptase with the inhibitor β-Thujaplicinol bound at the RNase H active site [J]. Structure, 2009, 17(12): 1625-1635.

[59] Parkes KE, Ermert P, Fässler J, et al. Use of a pharmacophore model to discover a new class of influenza endonuclease inhibitors [J]. J Med Chem, 2003, 46(7): 1153-1164.

[60] Tarrago-Litvak L, Andreola ML, Fournier M, et al. Inhibitors of HIV-1 reverse transcriptase and integrase: classical and emerging therapeutical approaches [J]. Curr Pharm Des, 2002, 8(8): 595-614.

[61] Tramontano E, Esposito F, Badas R, et al. 6-[1-(4-Fluorophenyl)methyl-1*H*-pyrrol-2-yl]-2,4-dioxo-5-hexenoic acid ethyl ester a novel diketo acid derivative which selectively inhibits the HIV-1 viral replication in cell culture and the ribonuclease *H* activity in vitro [J]. Antiviral Res, 2005, 65(2): 117-124.

[62] Angela C, Anna S, Kristian S, et al. Inhibition of foamy virus reverse transcriptase by human immunodeficiency virus type 1 RNase H inhibitors [J]. Antimicrob Agents Chemother, 2014, 58(7): 4086-4093.

[63] Corona A, Di Leva FS, Thierry S, et al. Identification of highly conserved residues involved in inhibition of HIV-1 RNase H function by diketo acid derivatives [J]. Antimicrob Agents Chemother, 2014, 58(10): 6101-6110.

[64] Kankanala J, Kirby KA, Liu F, et al. Design, synthesis, and biological evaluations of hydroxypyridonecarboxylic acids as inhibitors of HIV reverse transcriptase-associated RNase H [J]. J Med Chem, 2016, 59(10): 5051-5062.

[65] Klumpp K, Hang JQ, Rajendran S, et al. Two-metal ion mechanism of RNA cleavage by HIV RNase H and mechanism-based design of selective HIV RNase H inhibitors [J]. Nucleic Acids Res, 2003, 31(23): 6852-6859.

[66] Chen YL, Tang J, Kesler MJ, et al. The design, synthesis and biological evaluations of C-6 or C-7 substituted 2-hydroxyisoquinoline-1,3-diones as inhibitors of hepatitis C virus [J]. Bioorg Med Chem, 2012, 20(1): 467-479.

[67] Vernekar SK, Liu Z, Nagy E, et al. Design, synthesis, biochemical, and antiviral evaluations of C6 benzyl and C6 biarylmethyl substituted 2-hydroxylisoquinoline-1,3-diones: dual inhibition against HIV reverse transcriptase-associated RNase H and polymerase with antiviral activities [J]. J Med Chem, 2015, 58(2): 651-664.

[68] Tang J, Vernekar SKV, Chen YL, et al. Synthesis, biological evaluation and molecular modeling of 2-Hydroxyisoquinoline-1,3-dione analogues as inhibitors of HIV reverse transcriptase-associated ribonuclease H and polymerase [J]. Eur J Med Chem, 2017, 133: 85-96.

[69] Tang J, Maddali K, Dreis CD, et al. N-3 hydroxylation of pyrimidine-2,4-diones yields dual inhibitors of HIV reverse transcriptase and integrase [J]. ACS Med Chem Lett, 2011, 2(1): 63-67.

[70] Tang J, Maddali K, Métifiot M, et al. 3-Hydroxypyrimidine-2,4-diones as an inhibitor scaffold of HIV integrase [J]. J Med Chem, 2011, 54(7): 2282-2292.

[71] Tang J, Maddali K, Dreis CD, et al. 6-Benzoyl-3-hydroxypyrimidine-2,4-diones as dual inhibitors of HIV reverse transcriptase and integrase [J]. Bioorg Med Chem Lett, 2011, 21(8): 2400-2402.

[72] Hopkins AL, Ren J, Esnouf RM, et al. Complexes of HIV-1 reverse transcriptase with inhibitors of the HEPT series reveal conformational changes relevant to the design of potent non-nucleoside inhibitors [J]. J Med Chem, 1996, 39(8): 1589-1600.

[73] Tang J, Kirby KA, Huber AD, et al. 6-Cyclohexylmethyl-3-hydroxypyrimidine-2,4-dione as an inhibitor scaffold of HIV reverse transcriptase: impacts of the 3-OH on inhibiting RNase H and polymerase [J]. Eur J Med Chem, 2017, 128: 168-179.

[74] Tang J, Liu F, Nagy E, et al. 3-Hydroxypyrimidine-2,4-diones as selective active site inhibitors of HIV reverse transcriptase-associated RNase H: design, synthesis, and biochemical evaluations [J]. J Med Chem, 2016, 59(6): 2648-2659.

[75] Wang L, Tang J, Huber AD, et al. 6-Biphenylmethyl-3-hydroxypyrimidine-2,4-diones potently and selectively inhibited HIV reverse transcriptase-associated RNase H [J]. Eur J Med Chem, 2018, 156: 680-691.

[76] Wang L, Tang J, Huber AD, et al. 6-Arylthio-3-hydroxypyrimidine-2,4-diones potently inhibited HIV reverse transcriptase-associated RNase H with antiviral activity [J]. Eur J Med Chem, 2018, 156: 652-665.

[77] Tang J, Do HT, Huber AD, et al. Pharmacophore-based design of novel 3-hydroxypyrimidine-2,4-dione subtypes as inhibitors of HIV reverse transcriptase-associated RNase H: tolerance of a nonflexible linker [J]. Eur J Med Chem, 2019, 166: 390-399.

[78] Wang L, Sarafianos SG, Wang Z. Cutting into the substrate dominance: pharmacophore and structure-based approaches toward inhibiting human immunodeficiency virus reverse transcriptase-associated ribonuclease H [J]. Acc Chem Res, 2020, 53(1): 218-230.

[79] Vernekar SKV, Tang J, Wu B, et al. Double-winged 3-Hydroxypyrimidine-2,4-diones: potent and selective inhibition against HIV-1 RNase H with significant antiviral activity [J]. J Med Chem, 2017, 60(12): 5045-5056.

[80] Beilhartz GL, Ngure M, Johns BA, et al. Inhibition of the ribonuclease H activity of HIV-1 reverse transcriptase by GSK5750 correlates with slow enzyme-inhibitor dissociation [J]. J Biol Chem, 2014, 289(23): 16270-16277.

[81] Himmel DM, Myshakina NS, Ilina T, et al. Structure of a dihydroxycoumarin active-site inhibitor in complex with the RNase H domain of HIV-1 reverse transcriptase and structure-activity analysis of inhibitor analogs [J]. J Mol Biol, 2014, 426(14): 2617-2631.

[82] Messore A, Corona A, Madia VN, et al. Quinolinonyl non-diketo acid derivatives as inhibitors of HIV-1 ribonuclease H and polymerase functions of reverse transcriptase [J]. J Med Chem, 2021, 64(12): 8579-8598.

[83] Messore A, Corona A, Madia VN, et al. Pyrrolyl pyrazoles as non-diketo acid inhibitors of the HIV-1 ribonuclease H function of reverse transcriptase [J]. ACS Med Chem Lett, 2020, 11(5): 798-805.

[84] Kankanala J, Kirby KA, Huber AD, et al. Design, synthesis and biological evaluations of N-Hydroxy thienopyrimidine-2,4-diones as inhibitors of HIV reverse transcriptase-associated RNase H [J]. Eur J Med Chem, 2017, 141: 149-161.

[85] Gao P, Wang X, Sun L, et al. Design, synthesis, and biologic evaluation of novel galloyl derivatives as HIV-1 RNase H inhibitors [J]. Chem Biol Drug Des, 2019, 93(4): 582-589.

[86] Corona A, Ballana E, Distinto S, et al. Targeting HIV-1 RNase H: *N'*-(2-Hydroxy-benzylidene)-3,4,5- Trihydroxybenzoylhydrazone as selective inhibitor active against NNRTIs-resistant variants [J]. Viruses, 2020, 12(7): 729.

[87] Zhang L, Wei F, Borrego D, et al. Design, synthesis, and biological evaluation of novel double-winged galloyl derivatives as HIV-1 RNase H inhibitors [J]. Eur J Med Chem, 2022, 240: 114563.

[88] Sun L, Gao P, Dong G, et al. 5-Hydroxypyrido[2,3-b]pyrazin-6(5*H*)-one derivatives as novel dual inhibitors of HIV-1 reverse transcriptase-associated ribonuclease H and integrase [J]. Eur J Med Chem, 2018, 155: 714-724.

[89] Velthuisen EJ, Johns BA, Gerondelis P, et al. Pyridopyrimidinone inhibitors of HIV-1 RNase H [J]. Eur J Med Chem, 2014, 83: 609-616.

[90] Gao P, Cheng X, Sun L, et al. Design, synthesis and biological evaluation of 3-hydroxyquinazoline-2,4(1*H*,3*H*)-diones as dual inhibitors of HIV-1 reverse transcriptase-associated RNase H and integrase [J]. Bioorg Med Chem,

2019, 27(17): 3836-3845.
[91] Fois B, Corona A, Tramontano E, et al. Flavonoids and acid-hydrolysis derivatives of neo-clerodane diterpenes from Teucrium flavum subsp. glaucum as inhibitors of the HIV-1 reverse transcriptase-associated RNase H function [J]. J Enzyme Inhib Med Chem, 2021, 36(1): 749-757.
[92] Berg JM. Potential metal-binding domains in nucleic acid binding proteins [J]. Science, 1986, 232(4749): 485-487.
[93] Cornille F, Mély Y, Ficheux D, et al. Solid phase synthesis of the retroviral nucleocapsid protein NCp10 of Moloney murine leukaemia virus and related “zinc-fingers” in free SH forms. Influence of zinc chelation on structural and biochemical properties [J]. Int J Pept Protein Res, 1990, 36(6): 551-558.
[94] Morellet N, Jullian N, De Rocquigny H, et al. Determination of the structure of the nucleocapsid protein NCp7 from the human immunodeficiency virus type 1 by ^{1}H NMR [J]. EMBO J, 1992, 11(8): 3059-3065.
[95] Sarwat Z, Nedal T, Manon Z, et al. The human cellular protein NoL12 is a specific partner of the HIV-1 nucleocapsid protein NCp7 [J]. J Virol, 2023, 97(9): e0004023.
[96] Muriaux D, Darlix JL. Properties and functions of the nucleocapsid protein in virus assembly [J]. RNA Biol, 2010, 7(6): 744-753.
[97] 贾海永, 俞霁, 刘昕浩, 等. HIV-1 核壳体蛋白 NCp7 抑制剂研究新进展[J]. 药学学报, 2017, 52(11): 1652-1659.
[98] Sancineto L, Iraci N, Tabarrini O, et al. NCp7: targeting a multitasking protein for next-generation anti-HIV drug development part 1: covalent inhibitors [J]. Drug Discov Today, 2018, 23(2): 260-271.
[99] Iraci N, Tabarrini O, Santi C, et al. NCp7: targeting a multitask protein for next-generation anti-HIV drug development part 2. Noncovalent inhibitors and nucleic acid binders [J]. Drug Discov Today, 2018, 23(3): 687-695.
[100] Nikolayevskiy H, Robello M, Scerba MT, et al. The structure-activity profile of mercaptobenzamides' anti-HIV activity suggests that thermodynamics of metabolism is more important than binding affinity to the target [J]. Eur J Med Chem, 2019, 178: 818-837.
[101] Ott JJ, Stevens GA, Groeger J, et al. Global epidemiology of hepatitis B virus infection: new estimates of age-specific HBsAg seroprevalence and endemicity [J]. Vaccine, 2012, 30(12): 2212-2219.
[102] Lin X, Yuan ZH, Wu L, et al. A single amino acid in the reverse transcriptase domain of hepatitis B virus affects virus replication efficiency [J]. J Virol, 2001, 75(23): 11827-11833.
[103] 周加慧, 王硕, 丁当, 等. 直接靶向 HBV 的小分子抑制剂研究进展[J]. 药学学报, 2023, 58(11): 3270-3284.
[104] Perez-Perez MJ, Saiz JC, Priego EM, et al. Antivirals against (re)emerging flaviviruses: should we target the virus or the host? [J]. ACS Med Chem Lett, 2022, 13: 5-10.
[105] Edwards TC, Ponzar NL, Tavis JE. Shedding light on RNaseH: a promising target for hepatitis B virus (HBV) [J]. Expert Opin Ther Targets, 2019, 23(7): 559-563.
[106] Wei F, Kang D, Cherukupalli S, et al. Discovery and optimizing polycyclic pyridone compounds as anti-HBV agents [J]. Expert Opin Ther Pat, 2020, 30(9): 715-721.
[107] Lok AS, McMahon BJ, Brown RS Jr, et al. Antiviral therapy for chronic hepatitis B viral infection in adults: a systematic review and meta-analysis [J]. Hepatology, 2016, 63(1): 284-306.
[108] Liu J, Liu M. Progress and challenges in achieving WHO 2030 hepatitis B elimination goals in China [J]. Chin J Epidemiol, 2019, 40(6): 605-609.
[109] Tavis JE, Lomonosova E. The hepatitis B virus ribonuclease H as a drug target [J]. Antiviral Res, 2015, 118: 132-138.
[110] 魏粉菊, 马悦, 俞霁, 等. 基于新靶标的 HBV 抑制剂研究进展(2): RNase H 及其他靶标[J]. 药学学报, 2020, 55(04): 566-574.
[111] Hu Y, Cheng X, Cao F, et al. β-Thujaplicinol inhibits hepatitis B virus replication by blocking the viral ribonuclease H activity [J]. Antiviral Res, 2013, 99(3): 221-229.
[112] Lu G, Lomonosova E, Cheng X, et al. Hydroxylated tropolones inhibit hepatitis B virus replication by blocking viral ribonuclease H activity [J]. Antimicrob Agents Chemother, 2015, 59(2): 1070-1079.
[113] Edwards TC, Lomonosova E, Patel JA, et al. Inhibition of hepatitis B virus replication by *N*-hydroxyisoquinolinediones and related polyoxygenated heterocycles [J]. Antiviral Res, 2017, 143: 205-217.

[114] Cai CW, Lomonosova E, Moran EA, et al. Hepatitis B virus replication is blocked by a 2-hydroxyisoquinoline-1,3 (2H,4H)-dione (HID) inhibitor of the viral ribonuclease H activity [J]. Antiviral Res, 2014, 108: 48-55.
[115] Nakazawa M, Kadowaki SE, Watanabe I, et al. PA subunit of RNA polymerase as a promising target for anti-influenza virus agents [J]. Antiviral Res, 2008, 78(3): 194-201.
[116] Han J, Jian Z, Boshi H, et al. Inhibitors of influenza virus polymerase acidic (PA) endonuclease: contemporary developments and perspectives [J]. J Med Chem, 2017, 60(9): 3533-3551.
[117] Kowalinski E, Zubieta C, Wolkerstorfer A, et al. Structural analysis of specific metal chelating inhibitor binding to the endonuclease domain of influenza pH1N1 (2009) polymerase [J]. PLoS Pathog, 2012, 8(8): e1002831.
[118] Dubois RM, Slavish PJ, Baughman BM, et al. Structural and biochemical basis for development of influenza virus inhibitors targeting the PA endonuclease [J]. PLoS Pathog, 2012, 8(8): e1002830.
[119] Sagong HY, Bauman JD, Patel D, et al. Phenyl substituted 4-hydroxypyridazin-3(2*H*)-ones and 5-hydroxypyrimidin-4(3*H*)-ones: inhibitors of influenza A endonuclease [J]. J Med Chem, 2014, 57(19): 8086-8098.
[120] Bauman JD, Patel D, Baker SF, et al. Crystallographic fragment screening and structure-based optimization yields a new class of influenza endonuclease inhibitors [J]. ACS Chem Biol, 2013, 8(11): 2501-2508.
[121] Ju H, Zhang J, Huang B, et al. Inhibitors of influenza virus polymerase acidic (PA) endonuclease: contemporary developments and perspectives [J]. J Med Chem, 2017, 60(9): 3533-3551.
[122] 修思雨, 张健, 鞠翰, 等. 抗流感病毒药物靶标及其小分子抑制剂的研究进展[J]. 药学学报, 2020, 55(04): 611-626.
[123] Jones JC, Marathe BM, Lerner C, et al. A novel endonuclease inhibitor exhibits broad-spectrum anti-influenza virus activity in vitro [J]. Antimicrob Agents Chemother, 2016, 60(9): 5504-5514.
[124] Heo YA. Baloxavir: first global approval [J]. Drugs, 2018, 78(6): 693-697.
[125] Zhang J, Wang Y. Bilobetin, a novel small molecule inhibitor targeting influenza virus polymerase acidic (PA) endonuclease was screened from plant extracts [J]. Nat Prod Res, 2020: 1-4.
[126] Omoto S, Speranzini V, Hashimoto T, et al. Characterization of influenza virus variants induced by treatment with the endonuclease inhibitor baloxavir marboxil [J]. Sci Rep, 2018, 8(1): 9633.
[127] Zhihao L, Shuyin G, Xiang Z, et al. Discovery and optimization of new 6,7-dihydroxy-1,2,3,4-tetrahydroisoquinoline derivatives as potent influenza virus PAN inhibitors [J]. Eur J Med Chem, 2022, 227: 113929.
[128] Marra MA, Jones SJ, Astell CR, et al. The genome sequence of the SARS-associated coronavirus [J]. Science, 2003, 300(5624): 1399-1404.
[129] 李敬, 姜向毅, 徐淑静, 等. 冠状病毒抑制剂研究的药物化学策略[J]. 药学学报, 2020, 55(04): 537-553.
[130] Fung TS, Liu DX. Human coronavirus: host-pathogen interaction [J]. Annu Rev Microbiol, 2019, 73: 529-557.
[131] Ashburn TT, Thor KB. Drug repositioning: identifying and developing new uses for existing drugs [J]. Nat Rev Drug Discov, 2004, 3(8): 673-683.
[132] White MA, Lin W, Cheng X. Discovery of COVID-19 inhibitors targeting the SARS-CoV-2 nsp13 helicase [J]. J Phys Chem Lett, 2020, 11(21): 9144-9151.
[133] Weisberg E, Manley PW, Breitenstein W, et al. Characterization of AMN107, a selective inhibitor of native and mutant Bcr-Abl [J]. Cancer Cell, 2005, 7(2): 129-141.
[134] Ruan Z, Liu C, Guo Y, et al. SARS-CoV-2 and SARS-CoV: virtual screening of potential inhibitors targeting RNA-dependent RNA polymerase activity (nsp12) [J]. J Med Virol, 2021, 93(1): 389-400.
[135] Ugurel OM, Mutlu O, Sariyer E, et al. Evaluation of the potency of FDA-approved drugs on wild type and mutant SARS-CoV-2 helicase (nsp13) [J]. Int J Biol Macromol, 2020, 163: 1687-1696.
[136] Zeng J, Weissmann F, Bertolin AP, et al. Identifying SARS-CoV-2 antiviral compounds by screening for small molecule inhibitors of nsp13 helicase [J]. Biochem J, 2021, 478(13): 2405-2423.
[137] Barve V, Ahmed F, Adsule S, et al. Synthesis, molecular characterization, and biological activity of novel synthetic derivatives of chromen-4-one in human cancer cells [J]. J Med Chem, 2006, 49(13): 3800-3808.
[138] Mastrangelo E, Mazzitelli S, Fabbri J, et al. Delivery of suramin as an antiviral agent through liposomal systems [J]. ChemMedChem, 2014, 9(5): 933-939.

[139] Yuan S, Wang R, Chan JF, et al. Metallodrug ranitidine bismuth citrate suppresses SARS-CoV-2 replication and relieves virus-associated pneumonia in Syrian hamsters [J]. Nat Microbiol, 2020, 5(11): 1439-1448.
[140] Corona A, Wycisk K, Talarico C, et al. Natural compounds inhibit SARS-CoV-2 nsp13 unwinding and ATPase enzyme activities [J]. ACS Pharmacol Transl Sci, 2022, 5(4): 226-239.
[141] 魏文秀, 荆兰兰, 刘新泳, 等. 抗疱疹病毒药物化学研究新进展[J]. 药学学报, 2020, 55(04): 575-584.
[142] 李敬, 刘新泳, 展鹏. 人巨细胞病毒抑制剂研究进展[J]. 药学学报, 2020, 55(04): 585-596.
[143] Britt WJ, Prichard MN. New therapies for human cytomegalovirus infections [J]. Antiviral Res, 2018, 159: 153-174.
[144] Goldner T, Hewlett G, Ettischer N, et al. The novel anticytomegalovirus compound AIC246 (Letermovir) inhibits human cytomegalovirus replication through a specific antiviral mechanism that involves the viral terminase [J]. J Virol, 2011, 85(20): 10884-10893.
[145] Lischka P, Hewlett G, Wunberg T, et al. In vitro and in vivo activities of the novel anticytomegalovirus compound AIC246 [J]. Antimicrob Agents Chemother, 2010, 54(3): 1290-1297.
[146] Krosky PM, Borysko KZ, Nassiri MR, et al. Phosphorylation of β-D-ribosylbenzimidazoles is not required for activity against human cytomegalovirus [J]. Antimicrob Agents Chemother, 2002, 46(2): 478-486.
[147] Dittmer A, Bogner E. Analysis of the quaternary structure of the putative HCMV portal protein PUL104 [J]. Biochemistry, 2005, 44(2): 759-765.
[148] Bongarzone S, Nadal M, Kaczmarska Z, et al. Structure-driven discovery of α,γ-diketoacid inhibitors against UL89 herpesvirus terminase [J]. ACS Omega, 2018, 3(8): 8497-8505.
[149] Nadal M, Mas PJ, Blanco AG, et al. Structure and inhibition of herpesvirus DNA packaging terminase nuclease domain [J]. Proc Natl Acad Sci U S A, 2010, 107(37): 16078-16083.
[150] Kankanala J, Wang Y, Geraghty RJ, et al. Hydroxypyridonecarboxylic acids as inhibitors of human cytomegalovirus pUL89 endonuclease [J]. ChemMedChem, 2018, 13(16): 1658-1663.
[151] Wang Y, Tang J, Wang Z, et al. Metal-chelating 3-hydroxypyrimidine-2,4-diones inhibit human cytomegalovirus pUL89 endonuclease activity and virus replication [J]. Antiviral Res, 2018, 152: 10-17.
[152] Patyar S, Prakash A, Medhi B. Dual inhibition: a novel promising pharmacological approach for different disease conditions [J]. J Pharm Pharmacol, 2011, 63(4): 459-471.
[153] Baggio C, Cerofolini L, Fragai M, et al. HTS by NMR for the identification of potent and selective inhibitors of metalloenzymes [J]. ACS Med Chem Lett, 2018, 9(2): 137-142.
[154] Riccardi L, Genna V, De Vivo M. Metal-ligand interactions in drug design [J]. Nat Rev Chem, 2018, 2(7): 100-112.

第 6 章 以衣壳蛋白为靶标的抗病毒药物研究

具备衣壳（capsid，CA）的病毒中心是核酸[1-2]，外层包被着由衣壳蛋白单体组装形成的衣壳，较复杂的病毒还存在由糖蛋白和脂质构成的包膜。病毒衣壳的形态主要有二十面体型、螺旋型和复合型等[3-5]。病毒的衣壳可以保护内部的核酸，使其免受核酸酶的破坏，同时衣壳参与病毒的感染和成熟过程。正确解离和组装的衣壳对于病毒的正常生命过程是必需的。因此，通过设计结合于病毒衣壳的抑制剂，干扰衣壳的稳定性可以达到阻断病毒生命周期的作用。本章精选了近年作用于病毒衣壳的抑制剂，从药物化学的角度总结了多种病毒衣壳蛋白抑制剂的研究进展。

6.1 HIV-1 衣壳蛋白抑制剂

HIV-1 的衣壳蛋白（capsid protein）也称为 p24 蛋白，是由 *gag* 基因编码的前体蛋白 $Pr55^{Gag}$ 剪切后获得的结构蛋白[6]，其单体由 N 末端结构域（N-terminal domain，NTD）和 C 末端结构域（C-terminal domain，CTD）组成。其中 N 末端结构域由 7 个 α 螺旋（H1～H7）、1 个 β 折叠和 1 个亲环素 A 结合环组成，而 C 末端结构域由 1 个 3_{10} 螺旋、4 个 α 螺旋（H8～H11）和 1 个 N 末端延伸链组成，两个结构域通过一段柔性的连接部分连接起来。衣壳蛋白单体通过 NTD-NTD 和 NTD-CTD 界面相互作用组装成五聚体和六聚体，五聚体和六聚体通过 CTD-CTD 界面的同二聚化效应组装成完整的圆锥形衣壳（图 6-1）[7-9]。

HIV-1 的衣壳是其重要的结构蛋白，在保护病毒核酸和关键酶、逃脱宿主细胞免疫因子监视、逆转录和核导入、组装与成熟等生命过程中发挥着重要作用[10-11]。因此，干扰衣壳的解离与组装对于阻断病毒的生命周期具有重要作用，使 HIV-1 衣壳蛋白抑制剂成为抗 HIV 药物研发的热点之一[12]。目前已经发现的 HIV-1 衣壳蛋白抑制剂的主要作用位点包括 CTD、NTD 和 NTD-CTD 界面。

6.1.1 靶向 CTD 的衣壳蛋白抑制剂

Sticht 等[13]通过对 HIV-1 衣壳蛋白二聚化的界面区进行高通量筛选，获得了一种

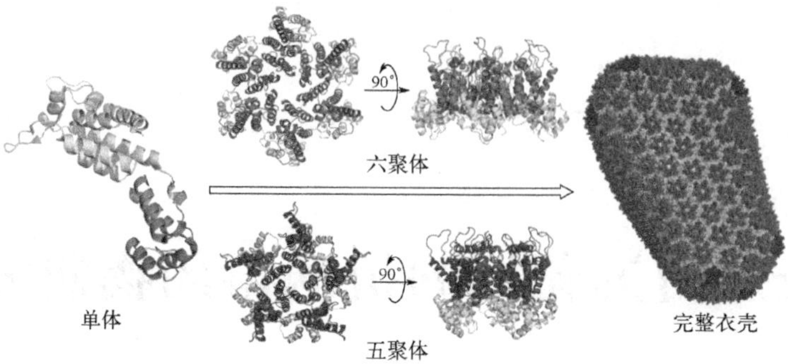

图 6-1 HIV 衣壳蛋白单体（PDB 代码：6WAP）、六聚体（PDB 代码：4XFX）、五聚体（PDB 代码：5MCY）和完整衣壳（PDB 代码：3J3Q）的结构

短肽 CAI（**6-1**）。但由于肽类抑制剂存在细胞透膜能力差、生物利用度低、半衰期短等缺点，因此不能直接作为治疗 HIV-1 感染的药物[14]。Zhang 等[15]对 CAI 进行修饰得到了 NYAD-1（**6-2**），其细胞膜的通透性得到增强，且对多种 HIV-1 毒株均有抑制作用（IC_{50} = 4～15μmol·L^{-1}）。Machara 等[16]发现的 2-芳基喹啉类化合物 **6-3** 和 Kožíšek 等[17]发现的 2-吡啶嘧啶类化合物 **6-4** 与 CAI 结合在 CTD 的同一疏水口袋，影响同一个衣壳蛋白的 NTD，从而抑制成熟衣壳的组装。Thenin-Houssier 等[18]利用时间分辨荧光能量转移高通量筛选技术对一个由 1280 个化合物组成的化合物库进行筛选，得到活性最好的依布硒（**4-14**），其可以抑制 HIV-1 生命周期的早期事件。依布硒分子中的硒原子与 HIV-1 衣壳蛋白 CTD 的 Cys198 和 Cys218 形成硒硫键，其抑制 CTD 二聚化的 IC_{50} 值为 0.0467μmol·L^{-1}，HIV-1 单轮感染实验中 EC_{50} 为 4.25μmol·L^{-1}。Tsuji 等[19-20]基于 HIV-1 衣壳蛋白螺旋 H9 的氨基酸序列合成了一系列肽类抑制剂，其中 CA-19-2L（**6-5**）的活性最强（HIV-1_{NL4-3}：EC_{50} = 5.6μmol·L^{-1}，HIV-1_{NLAD8}：EC_{50} = 8.1μmol·L^{-1}，CC_{50} = 34μmol·L^{-1}），其可能在衣壳蛋白的组装中发挥抑制作用，有望成为衣壳蛋白抑制剂的新候选药物和阐明衣壳功能的新工具。上述化合物结构见图 6-2。

ITFEDLLDYYGP

6-1

ITF-X-DLL-X-YYGP

X = (*S*)-2-(2′-戊烯基)丙氨酸

6-2

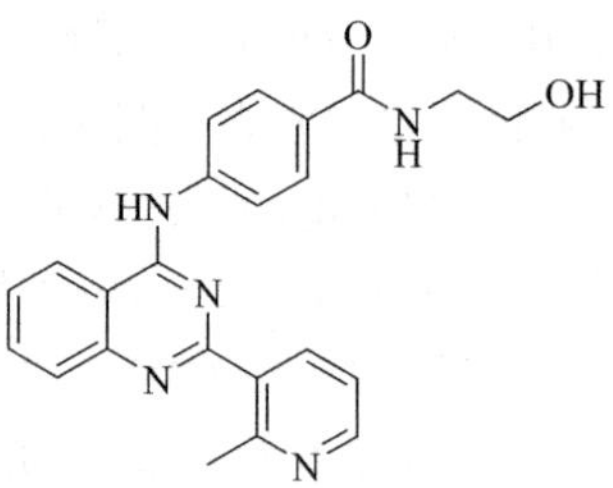

6-3

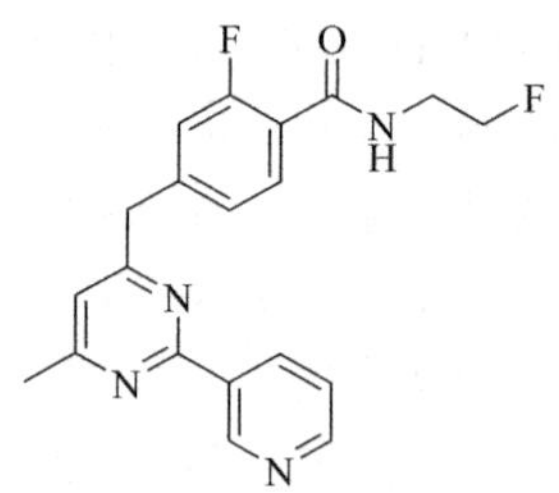

6-4

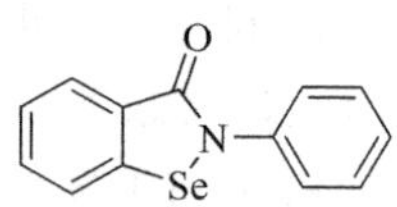

依布硒 (**4-14**)

Ac-SQE-VKNWM-TEELL-VQNAN-PDCKT-ILKAL-GC(CH_2CO-R_8-NH_2)-NH_2

6-5

图 6-2 结合于 HIV 衣壳蛋白 CTD 的代表性抑制剂的化学结构

6.1.2 靶向 NTD 的衣壳蛋白抑制剂

结合于 HIV 衣壳蛋白 NTD 的代表性抑制剂如图 6-3 所示。其中，CAP-1（**6-6**）是 Tang 等[21]通过虚拟筛选获得的，其在 HIV-1 生命周期的后期与 NTD 结合，改变了衣壳蛋白的构象，导致多个氨基酸残基发生位移，从而破坏了衣壳蛋白之间的极性相互作用，导致衣壳蛋白无法形成规则的衣壳[22-23]。Fader 等[24]通过高通量筛选获得的苯二氮䓬类化合物。在多轮修饰后发现，BD-1（**6-7**）具有更好的抑制活性（EC_{50} = 0.070μmol·L^{-1}），衣壳解离试验（capsid disassembly assay，CDA）的 IC_{50} 值为 0.16μmol·L^{-1}。Tremblay 等[25]发现的苯并咪唑类化合物 BM-1（**6-8**）具有良好的抗病毒活性（EC_{50} = 0.062μmol·L^{-1}，CDA IC_{50} = 0.061μmol·L^{-1}）。实验证明，CAP-1、苯二氮䓬类化合物、苯并咪唑类化合物均结合于 NTD 的同一疏水口袋中。

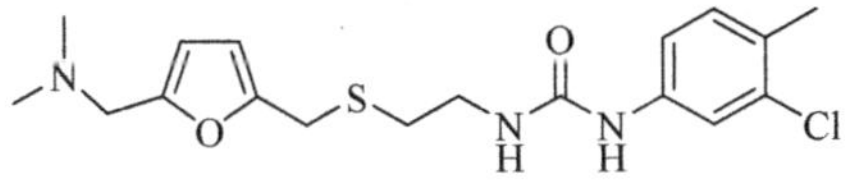

6-6

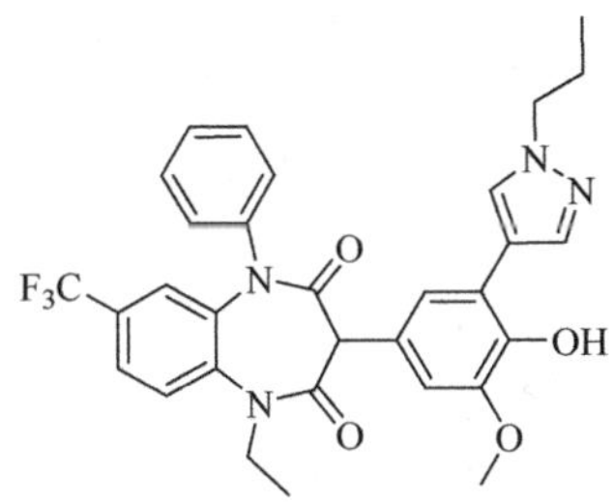

6-7

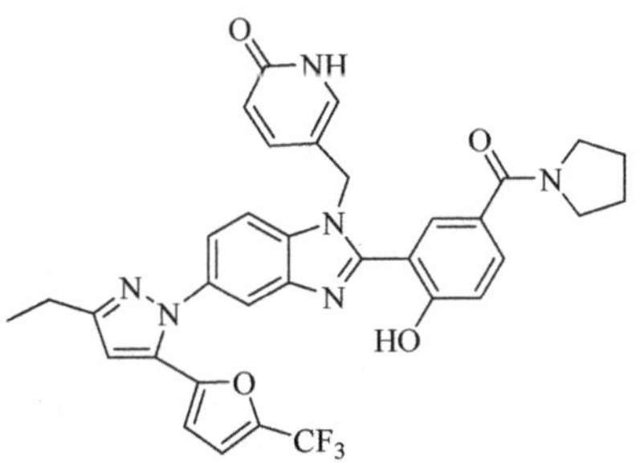

6-8

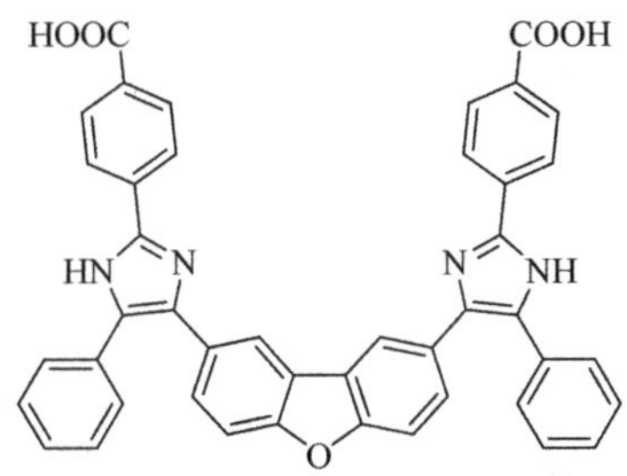

6-9

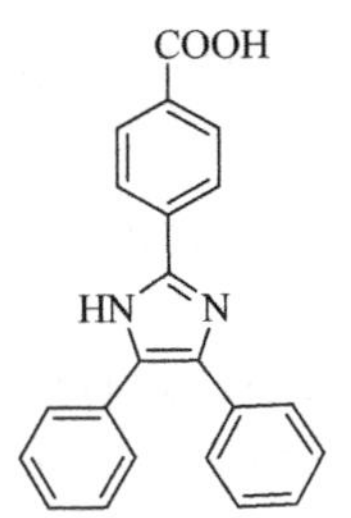

6-10

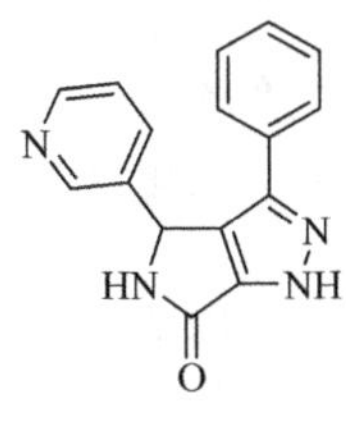

6-11

图 6-3 结合于 HIV 衣壳蛋白 NTD 的代表性抑制剂的化学结构

Kortagere 等[26]通过基于结构的虚拟筛选方法得到了化合物 **6-9**，其在单轮 HIV-1

感染试验中表现出中等的抗病毒活性（EC_{50} = 33.3μmol·L^{-1}），但对 HIV-1 在外周血单核细胞中的复制没有抑制作用，推测是由于类药性差所致。为了改善类药性，研究人员通过减小分子直径、优化理化性质、提高脂/水分配系数、提高渗透性等方法得到了化合物 **6-10**，其可在外周血单核细胞中抑制 HIV-1 的复制（EC_{50} = 22.5μmol·L^{-1}）。Lamorte 等[27]利用 HIV-1 单周期报告载体从 60000 种化合物中筛选出的化合物 **6-11** 在 HIV-1 单轮感染实验（EC_{50} = 1.8μmol·L^{-1}）及多轮感染实验中（EC_{50} = 1.4μmol·L^{-1}）均具有抗病毒活性。

6.1.3 靶向 NTD-CTD 界面的衣壳蛋白抑制剂

PF74（**6-12**，EC_{50} = 0.57μmol·L^{-1}）[28]是由辉瑞公司通过高通量筛选和结构优化后发现的，它能够同时干扰 HIV-1 生命周期的早期和晚期。在早期，PF74 可以破坏衣壳蛋白的稳定性，引起过早脱壳，在晚期可以降低逆转录产物含量并干扰完整病毒颗粒的产生。PF74 结合于 NTD-CTD 界面处，占据剪切及多聚腺苷酸化特异性因子 6（cleavage and polyadenylation specific factor 6，CPSF6）和 153kDa 核孔蛋白（nucleoporin 153，NUP153）的结合位点，该结合位点位于由同一衣壳蛋白六聚体中一个亚基的 NTD 和相邻亚基 CTD 组成的蛋白界面处[29-30]。PF74 的苯丙氨酸骨架与 NTD 界面上的 Asn53、Asn57、Ilu56、Gln63、Met66、Leu69、Lys70、Ile73、Ala105、Thr107 和 Tyr130 相互作用；甲基吲哚基团与相邻亚基 CTD 中的 Arg173 形成相互作用（图 6-4）[31]。然而，PF74 具有效价低、代谢稳定性差等缺点，因此对 PF74 结构的优化成为研究者关注的热点，详细介绍如下，此类抑制剂的代表性化合物如图 6-5 所示。

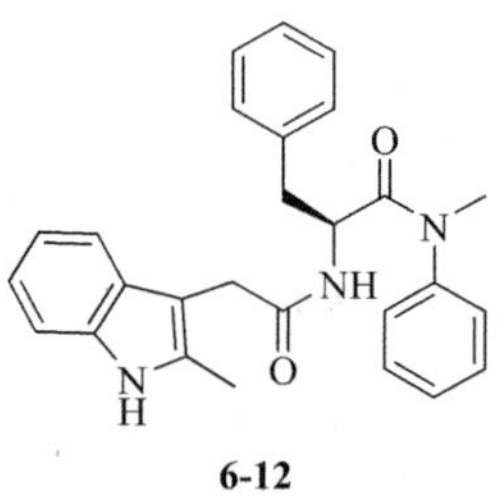

6-12

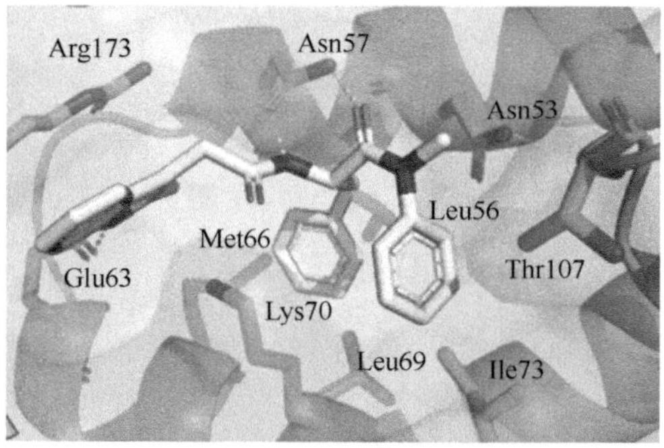

图 6-4 PF74（**6-12**）的化学结构及其与 HIV 衣壳蛋白的结合模式图（PDB 代码：5HGL）

吉利德公司基于 PF74 的结构，在保留苯丙氨酸核心骨架的基础上设计了 GS-CA1（**6-13**）[32]。GS-CA1 在外周血单核细胞中 EC_{50} 值为 140pmol·L^{-1}，能有效抑制所有主要的 HIV-1 和 HIV-2 病毒株。GS-CA1 的代谢稳定性得到大幅改善，半衰期为 7.2～18.7h，表明其具有长效作用的潜力。由 GS-CA1 修饰得到的 GS-6207（**6-14**）[33-34]是目前唯一进入临床阶段的 HIV-1 衣壳蛋白抑制剂，其在 MT-4 细胞中表现出优秀的抗病毒活性（EC_{50} = 100pmol·L^{-1}，CC_{50} = 27μmol·L^{-1}），且代谢稳定性进一步提升

（$t_{1/2}$ = 15～38h）。GS-6207 通过稳定衣壳并抑制其在细胞中的解聚从而发挥抑制作用。此外，GS-6207 能够干扰衣壳与宿主因子 CPSF6 和 NUP153 的结合[35]。临床 Ⅰb 试验表明，GS-6207 单次皮下注射后可迅速降低病毒载量，有可能成为一种长效衣壳蛋白抑制剂。吉利德公司发布的Ⅱ/Ⅲ期 CAPELLA 试验结果评估了 GS-6207 治疗先前接受过多种药物治疗的 HIV-1 多药耐药患者的疗效和安全性。结果显示，在 14 天的单一疗法结束时，GS-6207 治疗组中有 88%（n = 21/24）的患者 HIV-1 病毒载量至少降低了 0.5log10，而安慰剂组中这一比例仅为 17%（n = 2/12）[36]。

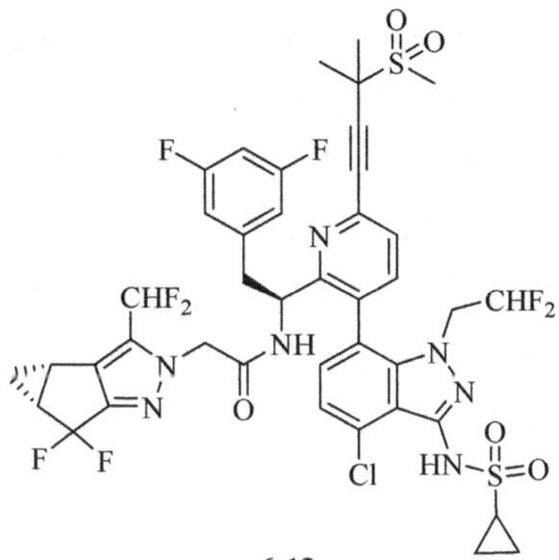

6-13

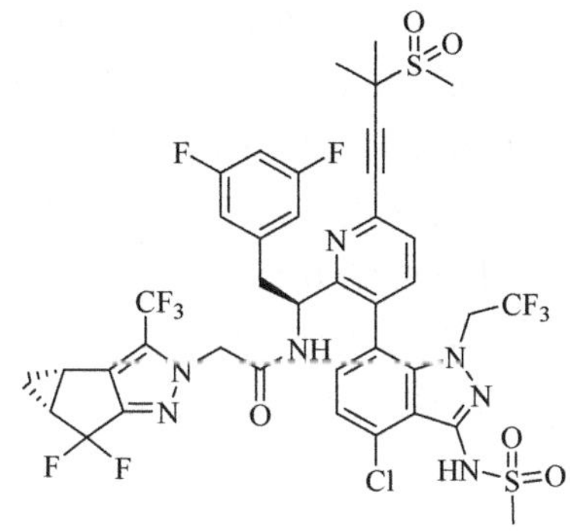

6-14

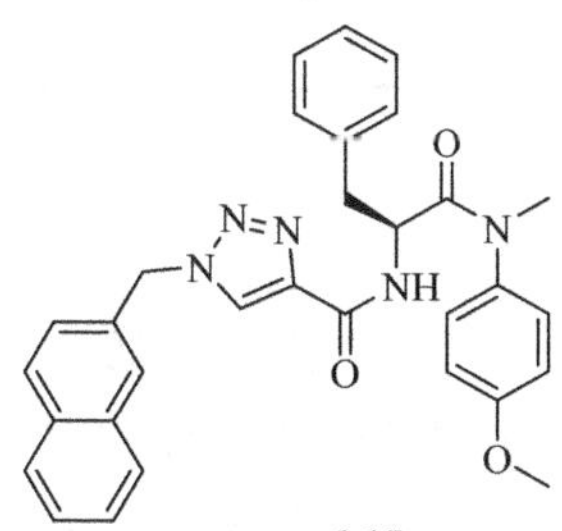

6-15

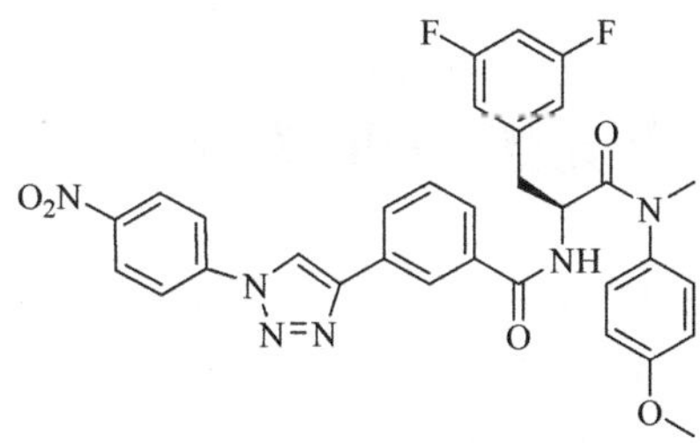

6-16

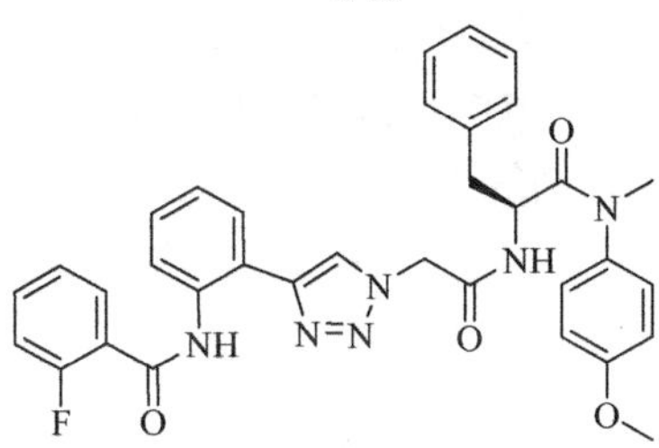

6-17

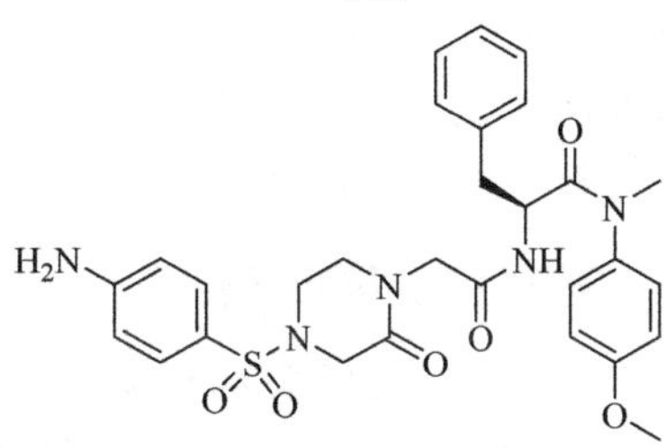

6-18

图 6-5　结合于 HIV 衣壳蛋白 NTD-CTD 界面的代表性抑制剂的化学结构

刘新泳/展鹏课题组为进一步探索该类化合物的构效关系并改善溶解性，在 PF74 的苯丙氨酸骨架上应用 Cu(Ⅰ)催化的炔叠氮 1,3-偶极环加成反应（CuAAC），引入了 1,2,3-三氮唑基团作为连接基团，得到了一系列化合物[37-38]。大多数合成的化合物在 HIV-1 生命周期的早期和晚期显示出抗病毒活性，其中化合物**6-15**的活性最好（$EC_{50} = 4.33\mu mol \cdot L^{-1}$，$CC_{50} > 57.74\mu mol \cdot L^{-1}$，SI＞13.33）。此外，在表面等离子共振（SPR）实验中，化合物**6-15**与重组 HIV-1 衣壳蛋白的相互作用较强。另外，该课题组利用 CuAAC 反应设计合成的另一类含 1,2,3-三氮唑基团的苯丙氨酸衍生物中[39]，化合物**6-16**活性最好（$EC_{50} = 2.13\mu mol \cdot L^{-1}$，$CC_{50} > 35.49\mu mol \cdot L^{-1}$）。构效关系表明，苯丙氨酸的苯环 3,5-位被氟原子取代有利于提升抗病毒活性。同时，CTD 的氨基酸残基与吲哚部分之间的 π-π 堆积作用是其抗病毒活性所必需的。另外，将吲哚环替换为非极性芳环将导致活性大幅降低。

2020 年，该课题组报道了一类利用 CuAAC 反应合成的基于 PF74 的新型苯丙氨酸衍生物[40]。其中，化合物**6-17**在 HIV-1_{NL4-3} 单轮感染实验的早期（$IC_{50} = 8.18\mu mol \cdot L^{-1}$）和晚期（$IC_{50} = 0.32\mu mol \cdot L^{-1}$）对假病毒表现出不同的抑制作用。为了提高抑制剂与衣壳蛋白的亲和力，本课题组基于靶标结构进一步设计合成了一系列含苯磺酰胺的苯丙氨酸衍生物[41]，并采用骨架跃迁和生物电子等排等经典药物化学策略来改善药效和类药物参数。其中化合物**6-18**与 PF74 相比表现出纳摩尔级的抗病毒活性、更好的安全性和更长的半衰期［$EC_{50} = 90nmol \cdot L^{-1}$，SI = 851.48，$t_{1/2}$ (plasma) = 844.6min］。另外，化合物**6-18**还具有抗 HIV-2 的活性，其抑制 HIV_{ROD} 的 EC_{50} 值为 $31nmol \cdot L^{-1}$，可作为抑制 HIV-2 的先导化合物。

6.2 HBV 衣壳蛋白抑制剂

乙型肝炎病毒（HBV）作为一种 DNA 病毒[42]，其衣壳蛋白在病毒生命周期的多个关键步骤（前基因组 RNA 逆转录、自由环状 DNA 的合成和病毒颗粒的成熟）中发挥重要作用[43]。HBV 衣壳蛋白单体聚合成为核心二聚体，90 或 120 个核心二聚体通过疏水作用聚集成 HBV 衣壳蛋白，二聚体间结合较为松散[44]，具有成为药物靶点的潜力（图 6-6）。根据结构与作用机制的不同可将 HBV 衣壳蛋白抑制剂分为二氢嘧啶类抑制剂、苯磺酰胺类抑制剂、丙烯酰胺类抑制剂等[3]。

6.2.1 二氢嘧啶类抑制剂

（1）第一代二氢嘧啶类抑制剂

2001 年，Bayer 公司[45]报道了有体外抗 HBV 活性的第一代二氢嘧啶类（heteroaryldihydropyrimidines，HAPs）化合物 Bay41-4190（**6-19**），其在 HepG2.2.15 细胞系中抑制 HBV DNA 复制的 EC_{50} 值为 $0.05\mu mol \cdot L^{-1}$，CC_{50} 值为 $7\mu mol \cdot L^{-1}$。Bay41-4190 可与拉米夫定同等程度降低小鼠血清与肝脏中的病毒 DNA 水平，且能够降低细胞质中的乙型肝炎核心抗原（HBcAg）水平，因此其与拉米夫定有不同的作用机制，但在兔体内表现出一定的肝毒性。

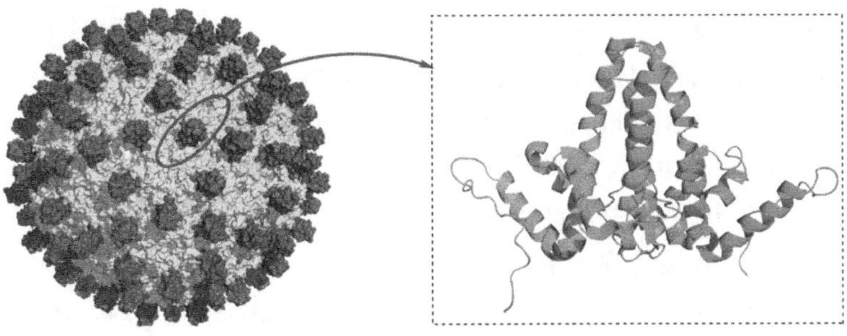

图 6-6　HBV 衣壳的结构（PDB 代码：1QBT）和 HBV 核心蛋白二聚体的结构（PDB 代码：2G34）

2003 年，Deres 等[46]报道了毒性降低的 Bay38-7690（**6-20**，EC_{50} = 0.15μmol·L^{-1}，CC_{50} = 50μmol·L^{-1}）和 Bay 39-5493（**6-21**，EC_{50} = 0.05μmol·L^{-1}，CC_{50} = 25μmol·L^{-1}），其可以干扰衣壳蛋白的正常装配并促进衣壳的降解。2005 年，Stray 等[47]报道了 HAP1（**6-22**），其通过变构调节作用介导病毒衣壳的异常装配。

第一代二氢嘧啶类抑制剂（图 6-7）的毒性较强，理化性质差，但抗病毒活性较优，抗病毒机制新颖，有进一步修饰研究的潜力。

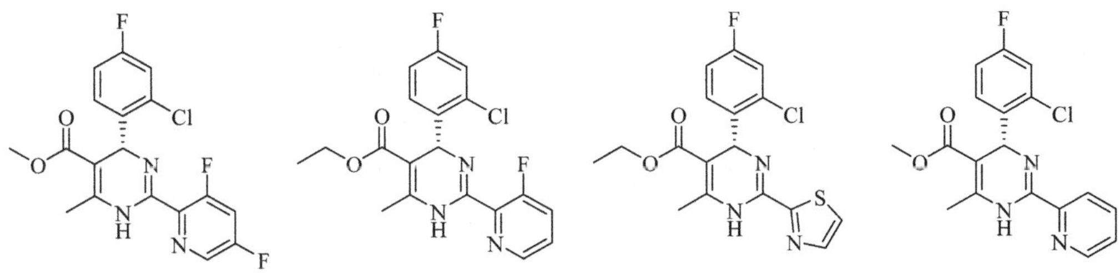

图 6-7　第一代 HAPs 代表性化合物的化学结构

（2）第二代二氢嘧啶类衍生物

2012 年，Wu 等[48]报道了 GLS4［**6-23**，图 6-8（a）］，其表现出较强的抗病毒活性（HepAD38 细胞：EC_{50} = 62.24nmol·L^{-1}）和较低的毒性（原代肝细胞：CC_{50} = 115μmol·L^{-1}）。GLS4 通过诱导形成异常的衣壳颗粒从而抑制病毒产生，并能够降解衣壳蛋白。另外，GLS4 还可抑制 HBcAg 的表达，从而抑制 HBV 在感染细胞的细胞质中进行复制。

甲磺酸莫非赛定是 GLS4 的甲磺酸盐，现已进入临床研究。在Ⅰa 期临床试验中，甲磺酸莫非赛定低剂量组的半衰期（$t_{1/2}$）为 1.0～2.8h，高剂量的半衰期则为 54.1～58.7h。随着甲磺酸莫非赛定浓度的增大，其 c_{max} 和 $AUC_{0\text{-}168h}$ 也随之增大[49]。临床Ⅰb 期试验中，甲磺酸莫非赛定联合利托那韦（ritonavir，RTV）使用可有效降低 HBV DNA 血清学指标，且耐受性良好[50]。在安全性和耐受性试验中，与药物有关的不良事件中最常见的是血细胞血清钾计数降低、谷丙转氨酶升高、恶心、乏力、贫血等[49]。临床Ⅱa 期试验中，在 HBV 患者经过 24 周用药治疗时，观察到甲磺酸莫非赛定联合利托那韦安全性、耐受性良好且表现出有效的抗病毒活性，且联合运用时 HBV DNA、乙型肝炎表面抗原（hepatitis B surface antigen，HBsAg）、前基因组 RNA（pgRNA）、乙型肝炎 E 抗原（hepatitis B e antigen，HBeAg）、乙型肝炎病毒核心抗原相关抗原（hepatitis B core-related antigen，HBcrAg）的水平下降幅度均大于单独接受甲磺酸莫非赛定的受试者[50]。Ⅱb 期临床试验的中期结果表明，甲磺酸莫非赛定/RTV 与恩替卡韦（ETV）联合治疗的抗病毒疗效显著优于 ETV 单药治疗[51]。

2015 年，Klumpp 等[52]报道了化合物 NVR-010-001-E2［**6-24**，图 6-8（a）］，其 EC_{50} 为 11nmol·L^{-1}（HepG2.2.15 细胞系）。由 NVR-010-001-E2 与 HBV 衣壳的共晶结构［图 6-8（b）］可以发现，NVR-010-001-E2 的二氢嘧啶母环上 2 位的噻唑环伸入由 Phe23、Trp102、Tyr118 和 Phe122 等氨基酸残基形成的疏水口袋，氮原子与 Tyr118 形成氢键，同时噻唑基团与相邻亚基的 Thr128 也存在着作用力；3 位氮原子与 Trp102 形成氢键，4 位的 2′氟-4′-溴取代的苯基位于由 Pro25、Asp29、Leu30、Thr33、Trp102、Ile105 和 Ser106 形成的较大的疏水口袋中。其中，氟原子与相邻亚基的 Val124 相互作用，溴原子伸入口袋的深处；5 位的酯基位于 Thr109、Phe110、Thr33 和 Leu37 形成的腔穴顶部；吗啉与相邻亚基的 Val124、Trp125、Thr128 和 Pro134 相互作用。

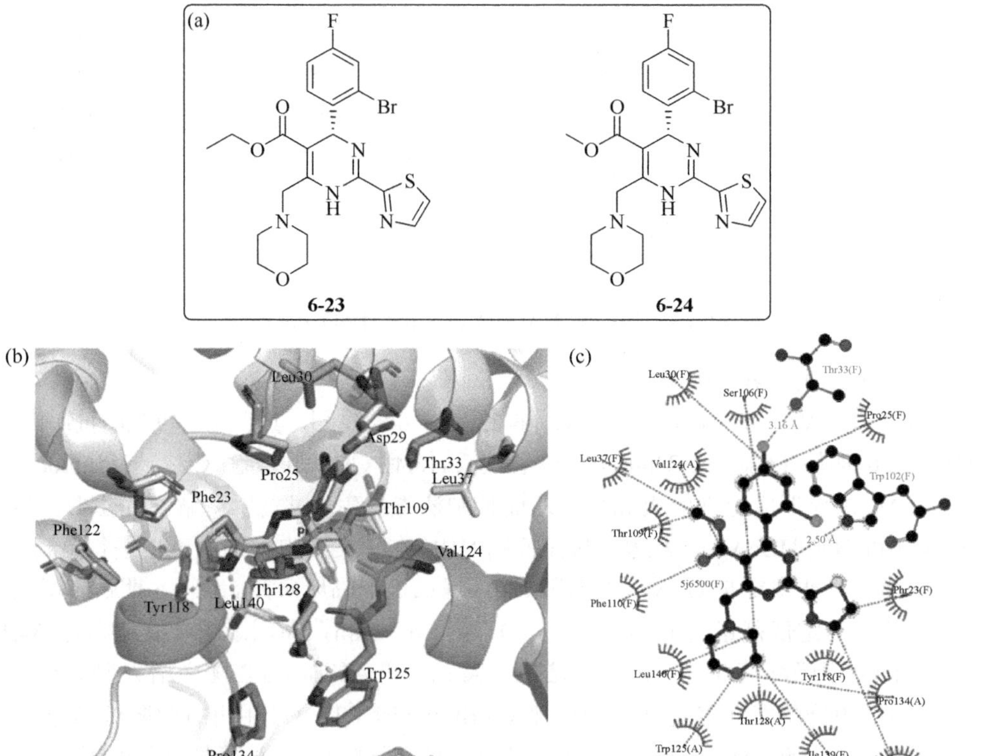

图 6-8 （a）第二代 HAPs 代表性化合物的化学结构；（b）化合物 **6-24** 与 HBV 衣壳蛋白的共晶结构及（c）结合模式示意图（PDB 代码：5E0I）

第二代二氢嘧啶类抑制剂（图 **6-8**）相比于第一代的抗 HBV 活性进一步提高，且毒性大幅降低。但是第二代二氢嘧啶类抑制剂体内代谢稳定性较差，是进一步修饰优化的方向之一。

（3）第三代二氢嘧啶类抑制剂（图 6-9）

2016 年，罗氏制药对二氢嘧啶类抑制剂的构效关系进行总结，并研究发现了一系列 4-甲基二氢嘧啶类衍生物[53]。其中，化合物 **6-25** 抑制 HBV 复制的活性最佳，且选择性较高（HepDE19 细胞系中 $EC_{50} = 84nmol \cdot L^{-1}$，$CC_{50} = 160\mu mol \cdot L^{-1}$，SI = 1904），在 CD-1 小鼠体内的口服半衰期为 0.8h，生物利用度为 36%。从化合物 **6-25** 与 HBV 衣壳蛋白的共晶结构可以发现，四氢吡咯环所连的羧基与 Ser141 形成了氢键［图 6-9（b)］。2017 年，该课题组对化合物 **6-25** 进一步修饰得到了一系列不含 4-甲基取代的二氢嘧啶衍生物，其中化合物 **6-26**（$EC_{50} = 3nmol \cdot L^{-1}$，$CC_{50} > 100\mu mol \cdot L^{-1}$）和 **6-27**（$EC_{50} = 3nmol \cdot L^{-1}$，$CC_{50} = 65\mu mol \cdot L^{-1}$）的体外抗 HBV 活性较优秀。化合物 **6-27** 与 HBV 衣壳的结合模式［图 6-9（c)］与 **6-25** 相似[54]。2019 年，该课题组报道了一系列能够耐受 CY3A4 的二氢嘧啶衍生物，其中化合物 **6-28**（$EC_{50} = 10nmol \cdot L^{-1}$，$CC_{50} > 100\mu mol \cdot L^{-1}$）对 CYP3A4 的诱导率显著低于化合物 **6-26**，原因在于 **6-28** 的二氢嘧啶 4 位苯基和二氢嘧啶环之间二面角的微小变化[55]。化合物 **6-25**～**6-28** 的结构见图 6-9（a）。

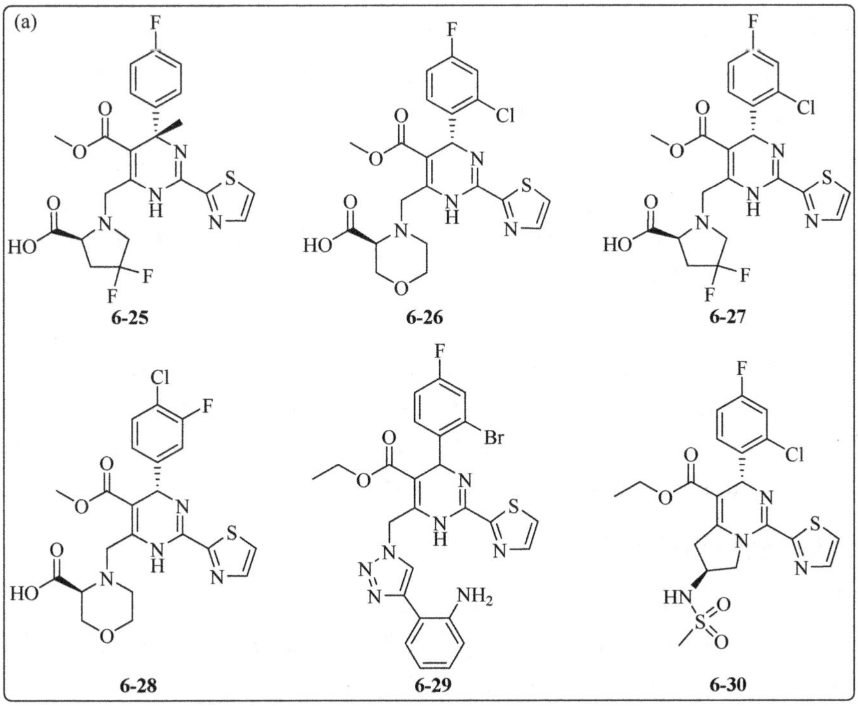

图 6-9

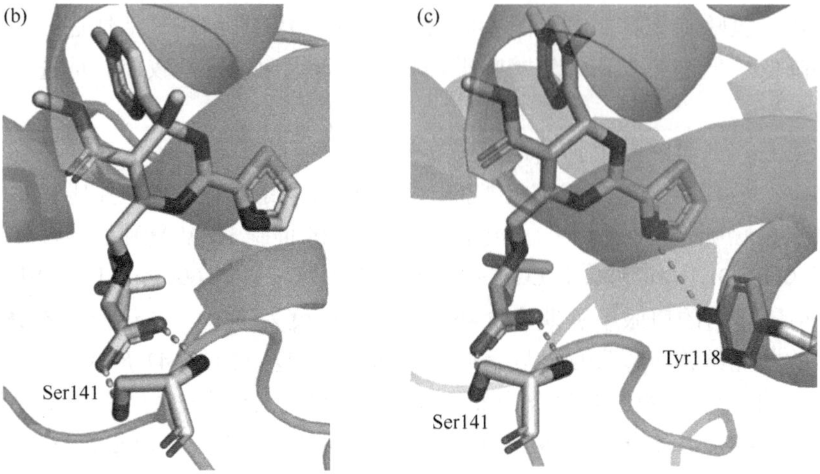

图 6-9 （a）第三代 HAPs 代表性化合物的化学结构；（b）化合物 **6-25** 与 HBV 衣壳蛋白的结合模式图（PDB 代码：5GMZ）；（c）化合物 **6-27** 与 HBV 衣壳蛋白的结合模式图（PDB 代码：5WRE）

2017 年，笔者课题组基于已报道的二氢嘧啶类抑制剂的构效关系以及对配体-蛋白结合模式的分析，设计合成了一系列含有三氮唑基团的二氢嘧啶衍生物[56-57]，其中化合物 **6-29** 的抗 HBV 活性（EC_{50} = 0.35μmol·L^{-1}）强于拉米夫定（EC_{50} = 0.54μmol·L^{-1}），但对 HBsAg 和 HBeAg 无抑制活性。同年，Li 等[58]报道了一系列含四氢吡咯并[1,2-*c*]嘧啶的稠环类二氢嘧啶类化合物，其特点是在溶剂开口区引入了磺酰胺基团。其中化合物 **6-30** 的活性最优（EC_{50} = 10nmol·L^{-1}），以 10mg·kg^{-1} 的剂量口服给药时，小鼠体内生物利用度（54%）远高于 GLS4（14%）。化合物 **6-29** 和 **6-30** 结构见图 6-9（a）。

第三代二氢嘧啶类抑制剂在溶剂开口区引入极性基团后，抗病毒活性和安全性有了一定提升，且水溶性和药代动力学显著提高。

（4）第四代二氢嘧啶类抑制剂

由于二氢嘧啶类抑制剂 6 位取代基朝向溶剂开口区，修饰潜力巨大，因此第四代二氢嘧啶类抑制剂的修饰主要在这一区域。专利报道的一系列并环化合物相较上一代抑制剂有了较大提升[59]，例如化合物 **6-31**～**6-34**（图 6-10）对 HBV 的 EC_{50} 值分别为 4nmol·L^{-1}、0.8nmol·L^{-1}、1nmol·L^{-1}、1nmol·L^{-1}。

6.2.2 苯磺酰胺类抑制剂

2013 年，Campagna 等[60]通过高通量筛选获得了一类苯磺酰胺类衍生物，其可以显著降低胞质内 HBV 的 DNA 含量。其中 DVR-23（**6-35**）在 AML12HBV10 细胞系（EC_{50} = 0.3μmol·L^{-1}，CC_{50}＞50μmol·L^{-1}）、HepDES19 细胞系（EC_{50} = 0.1μmol·L^{-1}，CC_{50}＞50μmol·L^{-1}）中均表现出中等的抗 HBV 活性。该类化合物可以通过干预 pgRNA

和衣壳蛋白的组装过程抑制 HBV 的生命周期。

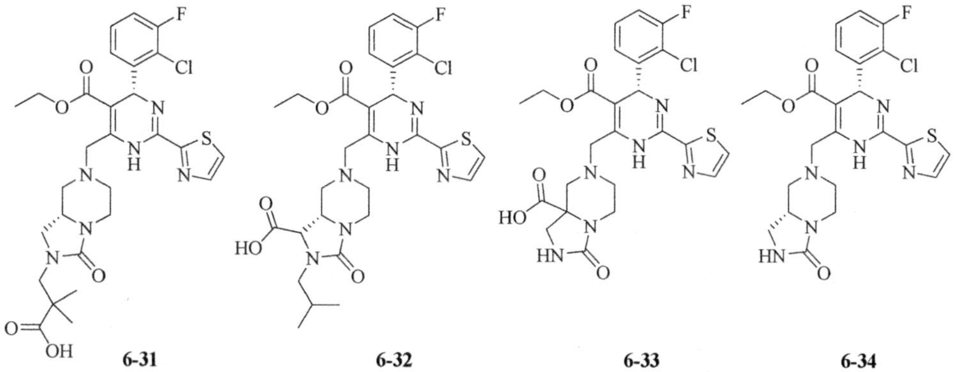

6-31　　6-32　　6-33　　6-34

图 6-10　第四代 HAPs 代表性化合物的化学结构

2018 年，Wu 等[61]报道了 ENAN-34017（**6-36**），其对于 HBV 的野生株和突变株均具有良好的抑制作用，EC_{50} 值分别为 0.06μmol·L^{-1} 和 0.05μmol·L^{-1}。同时，该化合物还具有较低的细胞毒性（AML12HBV10 细胞系：CC_{50}＞50μmol·L^{-1}）。

诺华公司开发的候选化合物 NVR3-778（**6-37**）正在进行临床试验，其在 HepG2.2.15 细胞系中具有抑制 HBV 的 DNA 的作用（EC_{50} = 0.4μmol·L^{-1}，CC_{50} = 14.5μmol·L^{-1}），同时对于多个耐药株（rtL180M/M204V、rtL180M/M204V/N236T、rtA181V、rtN236T 和 rtA181V/N236T）均表现出抑制活性，IC_{50} 值为 0.85～1.4μmol·L^{-1}。此外，NVR3-778 与核苷类药物联用具有协同作用，且其药代动力学性质好，口服利用度高达 84.6%[62]。该化合物与二氢嘧啶类抑制剂作用于相似的结合口袋，但结合模式并不相同，其酰胺键与 Trp102、Thr128 形成了氢键作用，但与 Phe122、Tyr118、Phe23 形成的疏水口袋无作用［图 6-11（b）］，意味着其与二氢嘧啶类抑制剂可能在抗耐药性方面具有互补性[63]。上述 3 种代表性氨基磺酰胺类抑制剂结构见图 6-11（a）。

6.2.3　丙烯酰胺类抑制剂

1998 年，King 等[64]报道了一种高效高选择性的丙烯酰胺类 HBV 抑制剂 AT-61（**6-38**），其在多种不同的细胞系中均表现出了抗病毒活性，在 HepAD38、HepG2、HepG2.2.15 和 M539V 细胞系中的 EC_{50} 值分别为 1.9μmol·L^{-1}、2.9μmol·L^{-1}、5.7μmol·L^{-1}、0.6μmol·L^{-1}。Perni 等[65]对 AT-61 进一步修饰获得了活性提升的化合物 **6-39**，其 EC_{50} 值为 0.13μmol·L^{-1}［图 6-12（a）］。Katen 等[66]发现丙烯酰胺类化合物可以结合到衣壳组装的中间体上从而加速衣壳的正常装配过程，从而形成不含有 pgRNA 的空衣壳，最终导致病毒死亡[67]。化合物 **6-39** 结合于二聚体界面区，与 Trp102、Ser106、Asp29 和 Thr33 形成了氢键作用，而哌啶基团则伸入一个疏水空腔中［图 6-12（b）］[68]。

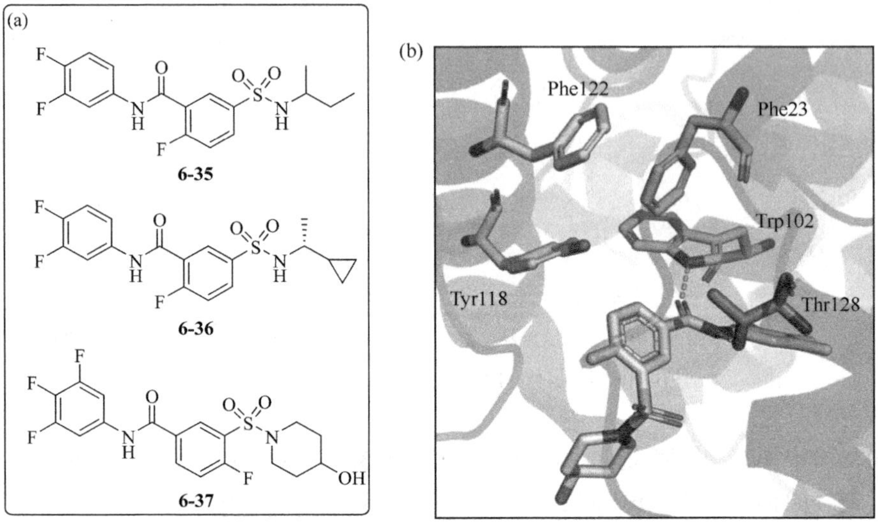

图 6-11　（a）代表性氨基磺酰基苯甲酰胺衍生物的化学结构；（b）化合物 **6-37** 和 HBV 衣壳蛋白的结合模式图（PDB 代码：5T2P）

6.2.4　其他类型抑制剂

ABI-H0731（**6-40**，图 6-13）是由 Assembly Biosciences 公司开发的靶向于 HBV 衣壳的抑制剂，被 FDA 授予了快速通道资格，目前已进入临床Ⅱ期研究[69-70]。其在 HepG2 细胞系、HepAD38 细胞系、HepG2-NTCP 细胞系以及原代人肝细胞中均表现出对 HBV DNA 复制的选择性抑制（EC_{50} = 173～307nmol·L^{-1}）。在受试的慢性乙肝患者中，给予 300mg 剂量时并未观察到不良事件，除个别受试者在接受 400mg 剂量时出现了严重的不良反应外，其余不良事件均为非特异性的。在接受 ABI-H0731 联合恩替卡韦治疗的患者中，pgRNA 下降大于 2 个对数单位，HBeAg 和 HBcAg 显著下降。此外，ABI-H2158 是由该公司开发的第二代 HBV 衣壳抑制剂，正处于临床Ⅰb 期研究中。在接受 ABI-H2158 治疗的患者中有 38%（8/21）出现不良反应事件，接受安慰剂治疗的患者中有 50%出现了不良反应事件。大部分不良反应事件属于 1 级且未出现 3 级或 4 级不良反应。ABI-H3733 是该公司另一个处于临床Ⅰ期研究阶段的化合物[71]，其对 HepAD38 细胞和原代人肝细胞的病毒 DNA 复制有较强的抑制作用（EC_{50} 值分别为 5nmol·L^{-1} 和 12nmol·L^{-1}）。ABI-H3733 能够阻断 pgRNA 的包膜并破坏预先形成的衣壳（EC_{50} = 133nmol·L^{-1}），导致在感染期间含有 rcDNA 的衣壳在运输到细胞核的过程中过早解离。此外 ABI-H3733 还可以抑制 cccDNA 的形成。但是，ABI-H2158 和 ABI-H3733 的化学结构尚未公开。

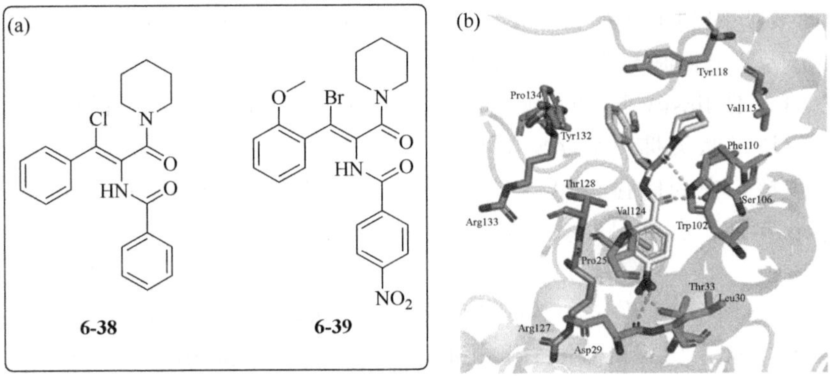

图 6-12 （a）代表性丙烯酰胺衍生物的化学结构；（b）化合物 **6-39** 和 HBV 衣壳蛋白的结合模式图（PDB 代码：5G93）

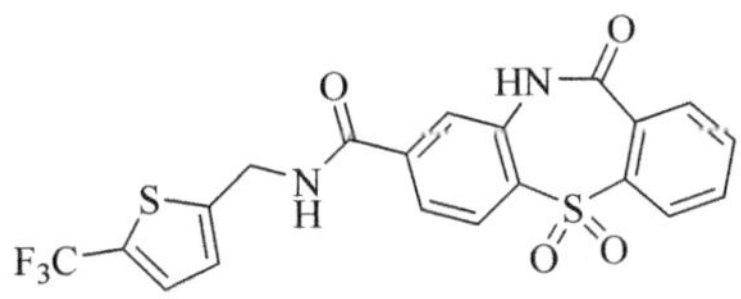

6-40

图 6-13 其他类型抑制剂代表性结构

JNJ 56136379 是由杨森公司开发的新型 HBV 衣壳抑制剂[72-76]，其目前已进入临床Ⅱ期阶段，其对核苷酸类似物发生耐药突变（EC_{50} = 2～25nmol·L^{-1}）或基底核启动子前核心区突变（EC_{50} = 13～20nmol·L^{-1}）或 PC 突变（EC_{50} = 11nmol·L^{-1}）的突变株仍保持活性；RG7907 是由罗氏制药开发的 HBV 衣壳蛋白抑制剂，现已进入临床Ⅰ期研究，其可以阻断 99.3%的 pgRNA 的包被，从而导致 HBV 的 DNA 和 RNA 水平均下降[77]。此外，由 Enanta 公司研发的 EDP-514 正处于临床Ⅱ期研究阶段，其临床Ⅰb 试验表明，该药物支持每日 1 次给药，具有安全性与耐受性的药代动力学特征，服用 28 天后，受试者体内的 HBV RNA 平均降低 1 $\log_{10}$。但上述化合物的化学结构尚未公开。

6.3 登革病毒衣壳蛋白抑制剂

登革病毒（dengue virus，DENV）作为一种包膜单链 RNA 病毒[78]，其衣壳蛋白亦称 C 蛋白，是由 4 个 α 螺旋构成的蛋白单体组成的，其在登革病毒生命周期的多个阶段发挥重要作用，如脱壳、进入以及成熟释放等[79]。但由于目前针对 C 蛋白的研究相对较少，因此限制了针对 DENV 衣壳抑制剂的开发。目前作用于 DENV 衣壳的抑制剂主要分为肽类抑制剂和小分子抑制剂两类。

2013 年，Balinsky 等[80]发现了 DENV 的衣壳蛋白与核仁蛋白的相互作用和共定位，并报道了肽类抑制剂 AS1411，其与衣壳蛋白竞争性地与核仁结合，从而抑制蛋白质在核仁中的储存。2014 年，Faustino 等[81]基于 DENV 的 C 蛋白保守片段设计了 pep14-23，其通过与多种磷脂相互作用从而抑制 DENV 衣壳与宿主细胞脂滴的结合。

Chelsea 等[82]报道了小分子抑制剂 ST-148（**6-41**），其对 DENV 的 EC_{50} 值为 16nmol·L^{-1}。衣壳蛋白四聚体每个蛋白亚基的 7 个残基（Thr30、Phe33、Leu35、Met37、Leu38、Leu50 和 Phe53）共同构成抑制剂的结合口袋，两分子抑制剂结合于该口袋中，导致衣壳结构刚性增大，从而干扰病毒衣壳的组装与释放（图 6-14）[83-84]。

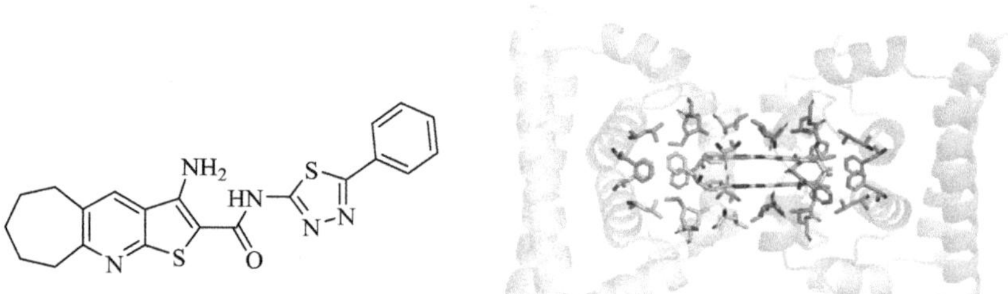

ST-148 (**6-41**)

图 6-14 ST-148 的化学结构及其与 DENV 衣壳蛋白的结合模式图（PDB 代码：6VG5）

6.4 肠病毒衣壳蛋白抑制剂

肠病毒（enterovirus，EV）是无包膜单正链 RNA 病毒，其中肠病毒 71 型（EV71）是我国手足口病的主要致病原[85]，EV71 是直径约 25nm 的二十面体，其衣壳蛋白由 VP1、VP2、VP3 和 VP4 组成[86]。其中，由于 VP1 蛋白具有一个保守的疏水口袋[87]，因此是主要的抗病毒靶标。

1999 年，Pevear 等[88]发现，0.001～1.05μmol·L^{-1} 的普可那利（**6-42**）能够抑制多种肠病毒株。在与衣壳结合后，普可那利能够诱导衣壳的构象发生改变，从而阻断病毒的脱壳过程。但是在人横纹肌肉瘤细胞系中，其并未表现出对 EV71 的抑制活性。2002 年，Shia 等[89]以 WIN 类化合物的骨架为模板，筛选得到了一系列咪唑啉酮类化合物，其对柯萨奇病毒 A9 和 A24 显示出较强的抑制活性，同时构效关系研究表明，苯氧基环对位带有芳基取代基的咪唑啉酮类化合物表现出较强的抗 EV71 活性，其中

化合物 **6-43** 和 **6-44** 的活性最强，EC_{50} 值分别为 $0.04\mu mol \cdot L^{-1}$ 和 $0.06\mu mol \cdot L^{-1}$。2017 年，Li 等[90]以化合物 **6-44** 为先导化合物，通过多轮修饰，保留活性所必需的吡啶环和五元环，将五元环的羰基替换为磺酰基，在吡啶环上引入多种取代基，同时将苯氧基的苯环通过骨架跃迁和生物电子等排等方式进行衍生化，最终得到了活性得到提高的化合物 **6-45**（$EC_{50} = 0.9nmol \cdot L^{-1}$，$CC_{50} > 100\mu mol \cdot L^{-1}$）和 **6-46**（$EC_{50} = 4nmol \cdot L^{-1}$，$CC_{50} = 42\mu mol \cdot L^{-1}$）。代表性 EV 衣壳蛋抑制剂的结构优化过程详见图 6-15。

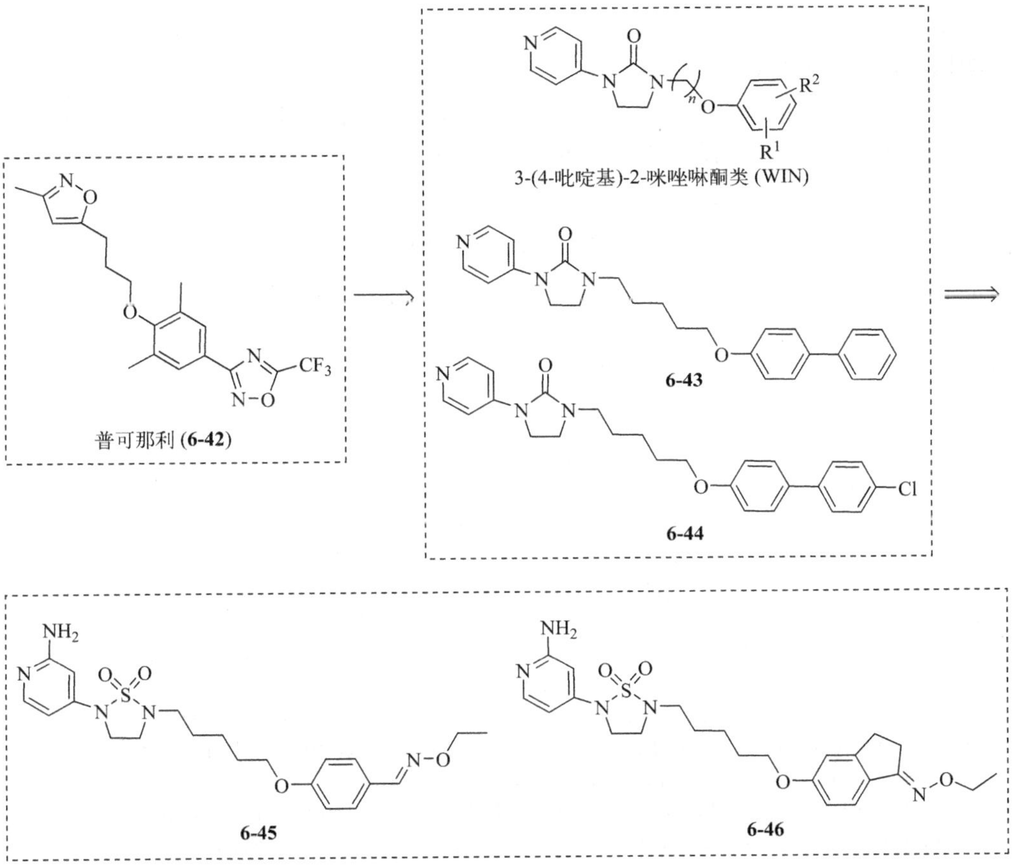

图 6-15　代表性 EV 衣壳蛋白抑制剂的化学结构优化过程

6.5

总结与展望

衣壳蛋白是病毒重要的结构蛋白，能够保护病毒内部结构，并参与病毒感染宿主细胞的多个过程，同时衣壳的结构通常是高度保守的，因此成了抗耐药性药物研发的热门靶标。病毒衣壳通常是由衣壳蛋白单体组装而成的，可以通过破坏蛋白自组装从而干扰病毒的生命周期。对蛋白自组装的抑制可以通过在蛋白亚基之间插入配体、直接破坏多聚复合物或促进非活性的寡聚态形成来实现。与活性位点抑制剂相比，靶向蛋白自组装的抑制剂可以增强选择性、刺激蛋白质降解、抑制和绕过代偿机制。

目前，针对病毒衣壳蛋白的先导化合物的发现策略主要有高通量筛选、虚拟筛选、表型筛选和基于靶标全新药物设计等[91-92]。虚拟筛选与基于靶标的全新药物设计策略需要解析靶标结构，而高通量筛选和表型筛选则在得到化合物的抑制病毒活性后再进行靶标确定，验证是否作用于衣壳蛋白。

总之，针对目前抗病毒药物存在的诸多问题，设计靶向于衣壳的抗病毒药物已成为降低耐药性影响、提高药物靶向性的热点问题。

参考文献

[1] 付志鹏, 康东伟, 刘新泳, 等. 基于靶标的抗艾滋病药物研究新进展[J]. 药学进展, 2020, 44(9): 681-697.

[2] 孙彦莹, 左晓芳, 展鹏, 等. 抗腺病毒药物化学研究新进展[J]. 药学学报, 2020, 55(4): 720-733.

[3] 马悦, 魏粉菊, 俞霁, 等. 基于新靶标的 HBV 抑制剂研究进展(1)：衣壳蛋白抑制剂[J]. 药学学报, 2020, 55(4): 554-565.

[4] 杨璐, 吴硕, 李玉环. 乙型肝炎病毒衣壳蛋白装配调节剂研究进展[J]. 中国药理学通报, 2019, 35(11): 1481-1487.

[5] 王子瑜, 张建琼. HIV-1 衣壳蛋白的结构研究进展及应用策略分析[J]. 病毒学报, 2016, 32(5): 634-639.

[6] Henrich TJ, Kuritzkes DR. HIV-1 entry inhibitors: recent development and clinical use[J]. Curr Opin Virol, 2013, 3(1): 51-57.

[7] Sun L, Zhang X, Xu S, et al. An insight on medicinal aspects of novel HIV-1 capsid protein inhibitors[J]. Eur J Med Chem, 2021, 217: 113380.

[8] Asahchop EL, Wainberg MA, Sloan RD, et al. Antiviral drug resistance and the need for development of new HIV-1 reverse transcriptase inhibitors[J]. Antimicrob Agents Chemother, 2012, 56(10): 5000-5008.

[9] Freed EO. HIV-1 assembly, release and maturation[J]. Nat Rev Microbiol, 2015, 13(8): 484-496.

[10] Ding D, Xu S, Zhang X, et al. The discovery and design of novel HIV-1 capsid modulators and future perspectives[J]. Expert Opin Drug Discov, 2023, 18(1): 5-12.

[11] 李俊, 王巍. HIV 衣壳蛋白结构及其药物小分子研究进展[J]. 药学学报, 2015, 50(9): 1088-1095.

[12] Christensen DE, Ganser-Pornillos BK, Johnson JS, et al. Reconstitution and visualization of HIV-1 capsid-dependent replication and integration in vitro[J]. Science, 2020, 370(6513): eabc8420.

[13] Sticht J, Humbert M, Findlow S, et al. A peptide inhibitor of HIV-1 assembly in vitro[J]. Nat Struct Mol Biol, 2005, 12(8): 671-677.

[14] Bartonova V, Igonet S, Sticht J, et al. Residues in the HIV-1 capsid assembly inhibitor binding site are essential for maintaining the assembly-competent quaternary structure of the capsid protein[J]. J Biol Chem, 2008, 283(46): 32024-32033.

[15] Zhang H, Zhao Q, Bhattacharya S, et al. A cell-penetrating helical peptide as a potential HIV-1 inhibitor[J]. J Mol Biol, 2008, 378(3): 565-580.

[16] Machara A, Lux V, Kožíšek M, et al. Specific inhibitors of HIV capsid assembly binding to the C-terminal domain of the capsid protein: evaluation of 2-arylquinazolines as potential antiviral compounds[J]. J Biol Chem, 2016, 59(2): 545-558.

[17] Kožíšek M, Štěpánek O, Parkan K, et al. Synthesis and evaluation of 2-pyridinylpyrimidines as inhibitors of HIV-1 structural protein assembly[J]. Bioorg Med Chem Lett, 2016, 26(15): 3487-3490.

[18] Thenin-Houssier S, de Vera IM, Pedro-Rosa L, et al. Ebselen, a small-molecule capsid inhibitor of HIV-1 replication[J]. Antimicrob Agents Chemother, 2016, 60(4): 2195-2208.

[19] Tsuji K, Owusu KB, Kobayakawa T, et al. Exploratory studies on CA-15L, an anti-HIV active HIV-1 capsid fragment[J]. Bioorg Med Chem, 2020, 28(11): 115488.

[20] Tsuji K, Wang R, Kobayakawa T, et al. Potent leads based on CA-19L, an anti-HIV active HIV-1 capsid fragment[J]. Bioorg Med Chem, 2021, 30: 115923.

[21] Tang C, Loeliger E, Kinde I, et al. Antiviral inhibition of the HIV-1 capsid protein[J]. J Mol Biol, 2003, 327(5): 1013-1020.

[22] Kelly BN, Kyere S, Kinde I, et al. Structure of the antiviral assembly inhibitor CAP-1 complex with the HIV-1 CA protein[J]. J Mol Biol, 2007, 373(2): 355-366.

[23] Du S, Betts L, Yang R, et al. Structure of the HIV-1 full-length capsid protein in a conformationally trapped unassembled state induced by small-molecule binding[J]. J Mol Biol, 2011, 406(3): 371-386.

[24] Fader LD, Bethell R, Bonneau P, et al. Discovery of a 1,5-dihydrobenzo[*b*][1,4]diazepine-2,4-dione series of inhibitors of HIV-1 capsid assembly[J]. Bioorg Med Chem Lett, 2011, 21(1): 398-404.

[25] Tremblay M, Bonneau P, Bousquet Y, et al. Inhibition of HIV-1 capsid assembly: optimization of the antiviral potency by site selective modifications at N1, C2 and C16 of a 5-(5-furan-2-yl-pyrazol-1-yl)-1*H*-benzimidazole scaffold[J]. Bioorg Med Chem Lett, 2012, 22(24): 7512-7517.

[26] Kortagere S, Madani N, Mankowski MK, et al. Inhibiting early-stage events in HIV-1 replication by small-molecule targeting of the HIV-1 capsid[J]. J Virol, 2012, 86(16): 8472-8481.

[27] Lamorte L, Titolo S, Lemke CT, et al. Discovery of novel small-molecule HIV-1 replication inhibitors that stabilize capsid complexes[J]. Antimicrob Agents Chemother, 2013, 57(10): 4622-4631.

[28] Blair WS, Pickford C, Irving SL, et al. HIV capsid is a tractable target for small molecule therapeutic intervention[J]. PLoS Pathog, 2010, 6(12): e1001220.

[29] Bhattacharya A, Alam SL, Fricke T, et al. Structural basis of HIV-1 capsid recognition by PF74 and CPSF6[J]. Proc Natl Acad Sci USA, 2014, 111(52): 18625-18630.

[30] Shi J, Zhou J, Shah VB, et al. Small-molecule inhibition of human immunodeficiency virus type 1 infection by virus capsid destabilization[J]. J Virol, 2011, 85(1): 542-549.

[31] Saito A, Ferhadian D, Sowd GA, et al. Roles of capsid-interacting host factors in multimodal inhibition of HIV-1 by PF74[J]. J Virol, 2016, 90(12): 5808-5823.

[32] Yant SR, Mulato A, Hansen D, et al. A highly potent long-acting small-molecule HIV-1 capsid inhibitor with efficacy in a humanized mouse model[J]. Nat Med, 2019, 25(9): 1377-1384.

[33] Link JO, Rhee MS, Tse WC, et al. Clinical targeting of HIV capsid protein with a long-acting small molecule[J]. Nature, 2020, 584: 614-618.

[34] Bauer LE, Gorman EM, Mulato AS, et al. Preparation of cyclopropacyclopentapyrazolylacetamide compounds useful for treatment of multidrug resistant HIV infections: WO, 2020018459A1[P]. 2020-01-23.

[35] Bester SM, Wei G, Zhao H, et al. Structural and mechanistic bases for a potent HIV-1 capsid inhibitor[J]. Science, 2020, 370(6514): 360-364.

[36] Margot N, Ram R, Rhee M, et al. Absence of lenacapavir (GS-6207) phenotypic resistance in HIV Gag cleavage site mutants and in isolates with resistance to existing drug classes[J]. Antimicrob Agents Chemother, 2021, 65(3): e02057-20.

[37] Wu G, Zalloum WA, Meuser ME, et al. Discovery of phenylalanine derivatives as potent HIV-1 capsid inhibitors from click chemistry-based compound library[J]. Eur J Med Chem, 2018, 158: 478-492.

[38] Jiang X, Gao Z, Sharma PP, et al. Discovery of low-molecular-weight phenylalanine derivatives as novel HIV capsid modulators with improved antiretroviral activity and metabolic stability. J Med Virol. 2024 Apr; 96(4): e29594.

[39] Jiang X, Wu G, Zalloum WA, et al. Discovery of novel 1,4-disubstituted 1,2,3-triazole phenylalanine derivatives as HIV-1 capsid inhibitors[J]. RSC Adv, 2019, 9(50): 28961-28986.

[40] Sun L, Huang T, Dick A, et al. Design, synthesis and structure-activity relationships of 4-phenyl-1*H*-1,2,3-triazole phenylalanine derivatives as novel HIV-1 capsid inhibitors with promising antiviral activities[J]. Eur J Med Chem, 2020, 190: 112085.

[41] Sun L, Dick A, Meuser ME, et al. Design, synthesis, and mechanism study of benzenesulfonamide-containing Phenylalanine derivatives as novel HIV-1 capsid inhibitors with improved antiviral activities[J]. J Med Chem, 2020, 63(9): 4790-4810.

[42] 魏粉菊, 马悦, 俞霁, 等. 基于新靶标的 HBV 抑制剂研究进展(2)：RNase H 及其他靶标[J]. 药学学报, 2020, 55(4): 566-574.

[43] Wang M, Zhang J, Dou Y, et al. Design, Synthesis, and Biological Evaluation of Novel Thioureidobenzamide (TBA) Derivatives as HBV Capsid Assembly Modulators[J]. J Med Chem, 2023, 66(20): 13968-13990.

[44] Starr CA, Nair S, Huang SY, et al. Engineering Metastability into a Virus-like Particle to Enable Triggered Dissociation[J]. J Am Chem Soc, 2023, 145(4): 2322-2331.

[45] Weber O, Schlemmer KH, Hartmann E, et al. Inhibition of human hepatitis B virus (HBV) by a novel non-nucleosidic compound in a transgenic mouse model[J]. Antiviral Res, 2002, 54(2): 69-78.

[46] Deres K, Schröder CH, Paessens A, et al. Inhibition of hepatitis B virus replication by drug-induced depletion of nucleocapsids[J]. Science, 2003, 299(5608): 893-896.

[47] Stray SJ, Bourne CR, Punna S, et al. A heteroaryldihydropyrimidine activates and can misdirect hepatitis B virus capsid assembly[J]. Proc Natl Acad Sci USA, 2005, 102(23): 8138-8143.

[48] Wu G, Liu B, Zhang Y, et al. Preclinical characterization of GLS4, an inhibitor of hepatitis B virus core particle assembly[J]. Antimicrob Agents Chemother, 2013, 57(11): 5344-5354.

[49] Zhao N, Jia B, Zhao H, et al. A first-in-human trial of GLS4, a novel inhibitor of hepatitis B virus capsid assembly, following single- and multiple-ascending-oral-dose studies with or without ritonavir in healthy adult volunteers[J]. Antimicrob Agents Chemother, 2019, 64(1): e01686-19.

[50] Zhang H, Wang F, Zhu X, et al. Antiviral activity and pharmacokinetics of the HBV capsid assembly modulator GLS4 in patients with chronic HBV infection[J]. Clin Infect Dis, 2021, 73(2): 175-182.

[51] Zhang M, Zhang J, Tan Y, et al. SAT452 - Efficacy and safety of GLS4/ritonavir combined with entecavir in HBeAg-positive patients with chronic hepatitis B: interim results from phase 2b, multi-center study[J]. J Hepatol, 2020, 73: S878-S880.

[52] Klumpp K, Lam AM, Lukacs C, et al. High-resolution crystal structure of a hepatitis B virus replication inhibitor bound to the viral core protein[J]. Proc Natl Acad Sci USA, 2015, 112(49): 15196-15201.

[53] Qiu Z, Lin X, Zhou M, et al. Design and synthesis of orally bioavailable 4-methyl heteroaryldihydropyrimidine based hepatitis B virus (HBV) capsid inhibitors[J]. J Med Chem, 2016, 59(16): 7651-7666.

[54] Qiu Z, Lin X, Zhang W, et al. Discovery and pre-clinical characterization of third-generation 4-*H* heteroaryldihydropyrimidine (HAP) analogues as hepatitis B virus (HBV) capsid inhibitors[J]. J Med Chem, 2017, 60(8): 3352-3371.

[55] Lin X, Shi H, Zhang W, et al. A new approach of mitigating CYP3A4 induction led to the discovery of potent hepatitis B virus (HBV) capsid inhibitor with optimal ADMET profiles[J]. J Med Chem, 2019, 62(22): 10352-10361.

[56] Yu J, Jia H, Guo X, et al. Design, synthesis, and evaluation of novel heteroaryldihydropyrimidine derivatives as non-nucleoside hepatitis B virus inhibitors by exploring the solvent-exposed region[J]. Chem Biol Drug Des, 2020, 95(6): 567-583.

[57] Liu X, Jia H, Zhan P, et al. Preparation of dihydropyrimidine-triazole derivatives useful as anti-HBV agents: CN, 107501257A[P]. 2017-12-22.

[58] Li X, Zhou K, He H, et al. Design, synthesis, and evaluation of tetrahydropyrrolo[1,2-*c*]pyrimidines as capsid assembly inhibitors for HBV treatment[J]. ACS Med Chem Lett, 2017, 8(9): 969-974.

[59] Guo L, Hu T, Kou B, et al. Preparation of novel 6-fused heteroaryldihydropyrimidines for the treatment and prophylaxis of hepatitis B virus (HBV) infection: US, 20160083383A1[P]. 2016-3-24.
[60] Campagna MR, Liu F, Mao R, et al. Sulfamoylbenzamide derivatives inhibit the assembly of hepatitis B virus nucleocapsids[J]. J Virol, 2013, 87(12): 6931-6942.
[61] Wu S, Zhao Q, Zhang P, et al. Discovery and mechanistic study of benzamide derivatives that modulate hepatitis B virus capsid assembly[J]. J Virol, 2017, 91(16): e00519-17.
[62] Lam AM, Espiritu C, Vogel R, et al. Preclinical characterization of NVR 3-778, a first-in-class capsid assembly modulator against hepatitis B virus[J]. Antimicrob Agents Chemother, 2019, 63(1): e01734-18.
[63] Zhou Z, Hu T, Zhou X, et al. Heteroaryldihydropyrimidine (HAP) and Sulfamoylbenzamide (SBA) Inhibit Hepatitis B Virus Replication by Different Molecular Mechanisms[J]. Scientific Reports, 2017, 7: 42374.
[64] King RW, Ladner SK, Miller TJ, et al. Inhibition of human hepatitis B virus replication by AT-61, a phenylpropenamide derivative, alone and in combination with (−)beta-L-2',3'-dideoxy-3′-thiacytidine[J]. Antimicrob Agents Chemother, 1998, 42(12): 3179-3186.
[65] Perni RB, Conway SC, Ladner SK, et al. Phenylpropenamide derivatives as inhibitors of hepatitis B virus replication[J]. Bioorg Med Chem Lett, 2000, 10(23): 2687-2690.
[66] Katen SP, Chirapu SR, Finn MG, et al. Trapping of hepatitis B virus capsid assembly intermediates by phenylpropenamide assembly accelerators[J]. ACS Chem Biol, 2010, 5(12): 1125-1136.
[67] Zlotnick A, Venkatakrishnan B, Tan Z, et al. Core protein: a pleiotropic keystone in the HBV lifecycle[J]. Antiviral Res, 2015, 121: 82-93.
[68] Liu N, Zhao F, Jia H, et al. Non-nucleoside anti-HBV agents: advances in structural optimization and mechanism of action investigations[J]. Medchemcomm, 2015, 6(4): 521-535.
[69] Huang Q, Cai D, Yan R, et al. Preclinical profile and characterization of the hepatitis B virus core protein inhibitor ABI-H0731[J]. Antimicrob Agents Chemother, 2020, 64(11): e01463-20.
[70] Yuen MF, Agarwal K, Gane EJ, et al. Safety, pharmacokinetics, and antiviral effects of ABI-H0731, a hepatitis B virus core inhibitor: a randomised, placebo-controlled phase 1 trial[J]. Lancet Gastroenterol Hepatol, 2020, 5(2): 152-166.
[71] Huang Q, Haydar S, Zhou Y, et al. PS-073-Preclinical profile of HBV core protein inhibitor, ABI-H3733, a potent inhibitor of cccDNA generation in HBV infected cells[J]. J Hepatol, 2019, 70(1): E48.
[72] Vandenbossche J, Jessner W, van den Boer M, et al. Pharmacokinetics, safety and tolerability of JNJ-56136379, a novel hepatitis B virus capsid assembly modulator, in healthy subjects[J]. Adv Ther, 2019, 36(9): 2450-2462.
[73] Berke JM, Dehertogh P, Vergauwen K, et al. Antiviral properties and mechanism of action studies of the hepatitis B virus capsid assembly modulator JNJ-56136379[J]. Antimicrob Agents Chemother, 2020, 64(5): e02439-19.
[74] Zoulim F, Lenz O, Vandenbossche JJ, et al. JNJ-56136379, an HBV capsid assembly modulator, is well-tolerated and has antiviral activity in a phase 1 study of patients with chronic infection[J]. Gastroenterology, 2020, 159(2): 521-533.e9.
[75] Verbinnen T, Hodari M, Talloen W, et al. Virology analysis of chronic hepatitis B virus-infected patients treated for 28 days with JNJ-56136379 monotherapy[J]. J Viral Hepat, 2020, 27(11): 1127-1137.
[76] Verbinnen T, Tan Y, Wang G, et al. Anti-HBV activity of the HBV capsid assembly modulator JNJ-56136379 across full-length genotype A-H clinical isolates and core site-directed mutants in vitro[J]. J Antimicrob Chemother, 2020, 75(9): 2526-2534.
[77] Gonçalves A, Lemenuel-Diot A, Cosson V, et al. What drives the dynamics of HBV RNA during treatment?[J]. J Viral Hepat, 2021, 28(2): 383-392.
[78] 侯凌欣，鞠翰，展鹏，等. 抗登革病毒药物化学研究新进展[J]. 药学学报, 2020, 55(4): 669-678.
[79] Byk LA, Gamarnik AV. Properties and Functions of the Dengue Virus Capsid Protein[J]. Annu Rev Virol, 2016, 3(1): 263-281.
[80] Balinsky CA, Schmeisser H, Ganesan S, et al. Nucleolin interacts with the dengue virus capsid protein and plays a role in formation of infectious virus particles[J]. J Virol, 2013, 87(24): 13094-13106.

[81] Faustino AF, Guerra GM, Huber RG, et al. Understanding dengue virus capsid protein disordered N-Terminus and pep14-23-based inhibition[J]. ACS Chem Biol, 2015, 10(2): 517-526.

[82] Byrd CM, Dai D, Grosenbach DW, et al. A novel inhibitor of dengue virus replication that targets the capsid protein[J]. Antimicrob Agents Chemother, 2013, 57(1): 15-25.

[83] Scaturro P, Trist IM, Paul D, et al. Characterization of the mode of action of a potent dengue virus capsid inhibitor[J]. J Virol, 2014, 88(19): 11540-11555.

[84] Xia H, Xie X, Zou J, et al. A cocrystal structure of dengue capsid protein in complex of inhibitor[J]. Proc Natl Acad Sci USA, 2020, 117(30): 17992-18001.

[85] 陶昱岑, 郝霞, 刘新泳, 等. 抗肠病毒 71 型药物化学新进展[J]. 药学学报, 2020, 55(4): 744-753.

[86] Wei Y, Liu H, Hu D, et al. Recent Advances in Enterovirus A71 Infection and Antiviral Agents[J]. Lab Invest, 2024, 104(2): 100298.

[87] Zhang M, Wang Y, He W, et al. Design, Synthesis, and Evaluation of Novel Enterovirus 71 Inhibitors as Therapeutic Drug Leads for the Treatment of Human Hand, Foot, and Mouth Disease[J]. J Med Chem, 2020, 63(3): 1233-1244.

[88] Pevear DC, Tull TM, Seipel ME, et al. Activity of pleconaril against enteroviruses[J]. Antimicrob Agents Chemother, 1999, 43(9): 2109-2115.

[89] Shia KS, Li WT, Chang CM, et al. Design, synthesis, and structure-activity relationship of pyridyl imidazolidinones: a novel class of potent and selective human enterovirus 71 inhibitors[J]. J Med Chem, 2002, 45(8): 1644-1655.

[90] Li P, Yu J, Hao F, et al. Discovery of potent EV71 capsid inhibitors for treatment of HFMD[J]. ACS Med Chem Lett, 2017, 8(8): 841-846.

[91] 黄天广, 孙林, 展鹏, 等. 广谱抗病毒药物研究进展[J]. 药学学报, 2020, 55(4): 679-693.

[92] Xu S, Sun L, Huang B, et al. Medicinal chemistry strategies of targeting HIV-1 capsid protein for antiviral treatment[J]. Future Med Chem, 2020, 12(14): 1281-1284.

第 7 章 人冠状病毒广谱抑制剂研究

冠状病毒（coronaviruses，CoVs）在自然界中广泛分布，1947 年由啮齿类动物分离得到，其常在多个宿主间传播，对多种家畜、野生动物及人类具有潜在威胁[1]。冠状病毒在物种间传播至人类，即形成人冠状病毒（HCoV）。至今已出现 7 种对人类具有传染性的冠状病毒，分别为 HCoV-229E、HCoV-NL63、HCoV-OC43、HCoV-HKU1、MERS-CoV、SARS-CoV 和 SARS-CoV-2[2]。常见的人冠状病毒如 HCoV-229E 和 HCoV-OC43 可导致上呼吸道感染、消化道及神经系统症状，不严重且能自愈[3-4]，因此在较长时间内未受到重视。

2003 年暴发的重症急性呼吸综合征（severe acute respiratory syndrome，SARS）疫情和 2019 年底暴发的新型冠状病毒感染（coronavirus disease-2019，COVID-19）疫情促使人类加快对冠状病毒广谱抑制剂的研究[5]。广谱抗病毒药物可作用于某一类病毒或某种病毒不同的变异株，具有独特的优势。本章聚焦冠状病毒生命周期中的关键靶标，探讨了开发广谱抗冠状病毒药物的思路。

7.1 冠状病毒的基本结构

冠状病毒的遗传物质为单正链 RNA，可以作为病毒增殖时的遗传物质及复制模板，也能以 mRNA 的形式参与合成相应的蛋白质，或直接组装入子代病毒颗粒。冠状病毒基因组从 5′端开始，前三分之二序列由两个重合的开放阅读框组成，编码多聚蛋白 pp1ab，其最终转化为 16 种非结构蛋白（non-structural protein, nsp），与病毒基因组转录与复制有关。3′端附近的序列编码冠状病毒所共有的 4 种结构蛋白，包括核衣壳蛋白（nucleocapsid protein，N 蛋白）、刺突糖蛋白（spike glycoprotein，S 蛋白）、膜蛋白（membrane protein，M 蛋白）和高度疏水的包膜蛋白（envelope protein，E 蛋白）（图 7-1）[6]。

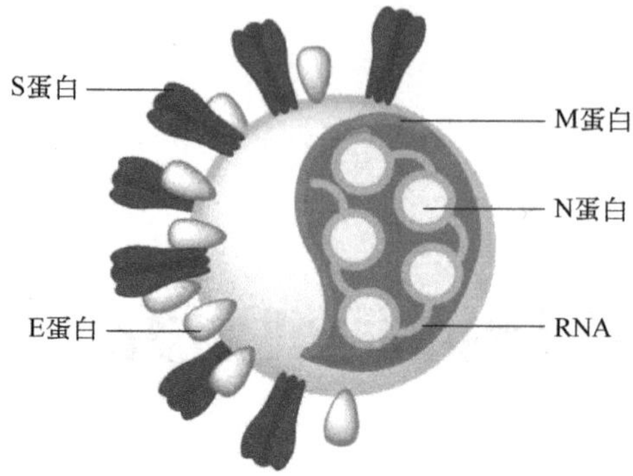

图 7-1　冠状病毒的结构（以 SARS-CoV-2 为代表）

7.2 冠状病毒的生命周期

冠状病毒的生命周期包括侵入宿主细胞、基因组复制和结构蛋白合成、子代病毒组装和释放等基本步骤（图 7-2）。S 蛋白介导病毒入侵时，由宿主半胱氨酸组织蛋白酶和跨膜丝氨酸蛋白酶（transmembrane protease serines 2，TMPRRS2）催化，裂解为 S1、S2 两个亚单位[7]。S1 和 S2 分别负责病毒与细胞受体结合以及与细胞膜融合，二

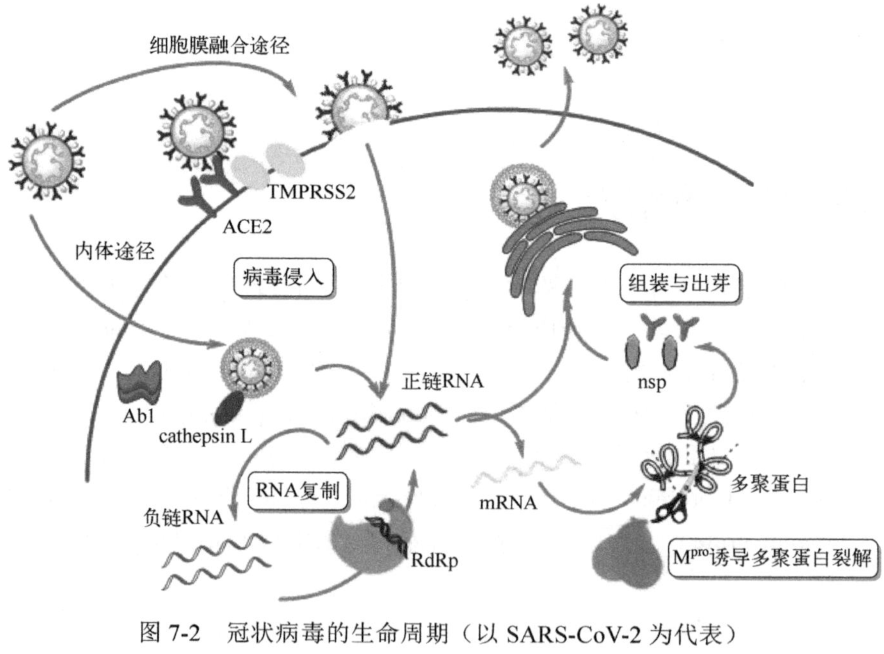

图 7-2　冠状病毒的生命周期（以 SARS-CoV-2 为代表）

者协同介导病毒与细胞表面血管紧张素转化酶 2（ACE2）结合，引起 S 蛋白进一步的空间结构改变，使病毒以脱壳或膜融合方式纳入细胞[8]。相比于 SARS-CoV，SARS-CoV-2 和宿主细胞膜融合也可有成对碱性氨基酸蛋白酶（PACE，也称 Furin 蛋白酶）的参与。其通过选择性水解 S 蛋白中的氨基酸片段，预活化刺突蛋白以增强其与 ACE2 的结合力，提高对宿主细胞的侵染能力[9]。

病毒侵入后，RNA 复制产生子代 RNA，并以之为模板合成多聚蛋白，后者在胞质中受到主蛋白酶（M^{pro} 或 $3CL^{pro}$）与木瓜样蛋白酶（PL^{pro}）的协同作用，裂解生成功能性蛋白[10]。PL^{pro} 除此之外还具有去泛素活性，能在宿主细胞内将蛋白质脱除泛素和类泛素蛋白 ISG15，以抑制宿主的抗病毒免疫反应[11]。最终，在功能性蛋白的作用下合成子代病毒颗粒的各个组分，装配并释放出胞。

7.3 抗冠状病毒药物的主要靶点

通过将 SARS-CoV-2 的基因测序结果与不同的人冠状病毒基因序列对照，可以辨识出一系列高度保守的序列。这些序列编码各种关键酶或蛋白质，包括 S 蛋白、主蛋白酶、木瓜样蛋白酶及依赖 RNA 的 RNA 聚合酶（RdRp）等[12]。进一步研究表明，以上酶的活性位点在 SARS-CoV-2、SARS-CoV、MERS-CoV 乃至其他冠状病毒中保持高度相似[13]，因此这些酶都是广谱抗病毒药物研发的重要靶点。同时，病毒增殖的过程中高度依赖宿主细胞的物质、能量与酶，因此靶向宿主细胞中与病毒生命周期密切相关的靶点，也是广谱抗病毒药物开发的重要策略[14]。靶向宿主的广谱冠状病毒抑制剂可充分克服病毒耐药性、突变性与种间差异性，具有较大的发展空间[15]。

7.4 广谱冠状病毒抑制剂

本文讨论的冠状病毒广谱抑制剂是针对冠状病毒与宿主的关键靶点开发的抗病毒化合物。现阶段，根据这类化合物靶向的生理过程不同，分别靶向冠状病毒的侵入过程、RNA 复制过程、多聚蛋白裂解过程以及宿主靶标。

7.4.1 靶向冠状病毒侵入过程的抑制剂

在抗病毒药物中，侵入抑制剂可以使病毒的生命周期停止在第一步，使其对宿主的危害最小化。SARS-CoV 和 SARS-CoV-2 是通过刺突蛋白与人类呼吸道上皮细胞的 ACE2 结合而侵入[16]，而 MERS 侵入所利用的胞外受体是 CD26，也称作二肽基肽酶

（DPP4）。

S 蛋白是一种 I 型跨膜蛋白（图 7-3），分子表面高度糖基化，它组装成三聚体后，分布在病毒颗粒的最外层，形成了冠状病毒独特的外观。所有冠状病毒刺突蛋白的胞外部分都是由两个相同的结构域结合而成：氨基端的 S1 亚单位与受体结合相关，含有受体结合域（receptor binding domain，RBD）；羧基端的 S2 亚单位含有融合肽，与病毒融合相关。在 S1 完成结合后，S2 被细胞表面的 TMPRSS2 蛋白酶裂解，该过程是病毒与宿主细胞膜融合所必需的[17]。因此，靶向 S 蛋白或 TMPRSS2 的分子可成为有效的冠状病毒侵入抑制剂。

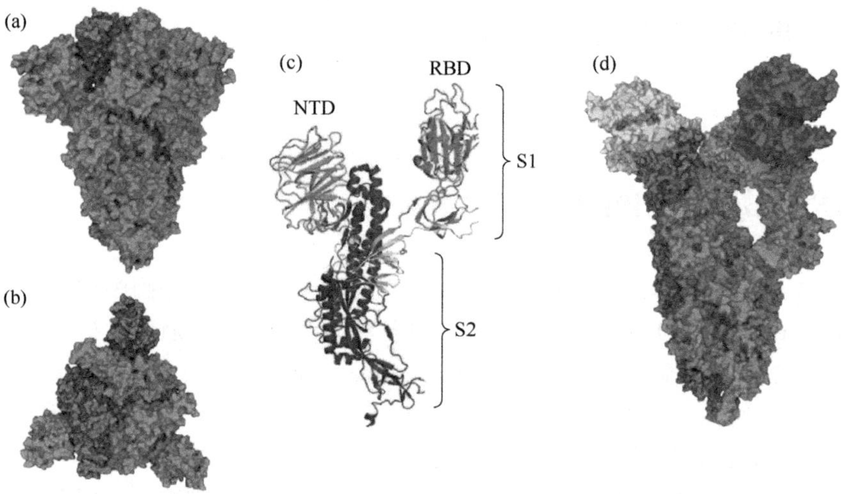

图 7-3 （a）（b）从不同视角观察到的 S 蛋白三聚体的结构（PDB 代码：6XM5）；（c）具有 NTD 和 RBD 结合域的 S 蛋白单体；（d）S 蛋白与 ACE2 的结合（PDB 代码：7KNY）

7.4.1.1 靶向病毒 S 蛋白的侵入抑制剂

在 S 蛋白抑制剂中，肽类具有高效、低毒的优势[18]。基于 ACE2 胞外序列设计的水溶性肽作为潜在的侵入抑制剂曾受到重视，但其体内半衰期短，难以转运到肺泡[19]。为提高成药性，Lei 等[20]将 ACE2 片段与人免疫球蛋白 IgG1 的 Fc 结构域结合，提高了血浆中的稳定性并增强了结合力。

目前，已设计并合成了一系列模拟 ACE2 的 N 端螺旋结构域的肽类化合物，如 Barh 等[21]通过扫描现有的抗菌、抗病毒肽类数据库，得到了 10 个可能有效阻断 S 蛋白 RBD 区域与人 ACE2 作用的肽类，但其体内外活性有待进一步研究。在此基础上，Larue 等[22]设计了一系列针对 S 蛋白的 ACE2 多肽类似物（SAP1～SAP6，表 7-1），并在编码荧光素酶并负载 SARS-CoV-2 刺突蛋白的慢病毒侵染 HEK293T-ACE2 细胞体系中测定各个多肽对病毒侵入的抑制作用，各物质活性以半数抑制浓度（IC_{50}）计量，活性最高为 SAP6[$(1.90 \pm 0.14) mmol \cdot L^{-1}$]。同时，上述多肽对 SARS-CoV-2S 蛋白 RBD

区域的亲和力（K_d）最高为(0.53±0.01)mmol·L^{-1}（SAP1）。

表 7-1 靶向 S 蛋白的 ACE2 衍生物的氨基酸序列

化合物	序列	区域
SAP1	27-TFLDKFNHEAEDLFYQ-42	Helix-1
SAP2	37-EDLFYQSSL-45	Helix-1
SAP3	79-LAQMYPL-85	Helix-3
SAP4	352-GKGDFRYL-359	Helix-11
SAP5	24-QAKTFLDKFNHEA-36	Helix-1
SAP6	37-EDLFYQ-42	Helix-1

Curreli 等[23]基于 ACE2 蛋白结合区中 30 个氨基酸残基长度的螺旋结构，以 C_8～C_{11} 的不饱和烃链连接肽链上一定跨度的邻近氨基酸，设计了 4 个高度螺旋化的装订肽（stapled peptide）NYBSP-1～NYBSP-4，并在 HT1080/ACE2 细胞与人肺 A549/ACE2 细胞系中使用基于假病毒的单循环方法测定了上述多肽分子的 EC_{50} 值。其中有 3 个多肽分子显示出了潜在的抗病毒活性：HT1080/ACE2 中的 EC_{50} 值为 1.9～4.1μmol·L^{-1}，A549/ACE2 中 EC_{50} 值为 2.2～2.8μmol·L^{-1}，且在最高测试剂量时，未显示出任何细胞毒性。使用 SARS-CoV-2 病毒侵染 Vero E6 细胞时，NYBSP-1 显示出了最高的抑制活性，浓度在 17.2μmol·L^{-1} 时可完全阻止细胞病理效应。NYBSP-2 和 NYBSP-4 活性稍低，EC_{100} 值为 33μmol·L^{-1}。此外，NYBSP-4 在血浆中的半衰期为 289min，代谢稳定性好。

Glasgow 采用“受体陷阱”（receptor trap）策略，合成出高亲和性、高溶解性的 ACE2 胞外部分结构域，阻止病毒刺突蛋白与人体细胞表面的 ACE2 的结合与入侵[24]。此策略设计的肽类分子使冠状病毒难以产生抗药性，并可以抑制几乎所有通过 ACE2 侵入细胞的冠状病毒[25]。在进一步研究中，Glasgow 等[24]利用计算机/实验组合的蛋白质工程方法，重新设计了能与 SARS-CoV-2 刺突蛋白结合的 ACE2 胞外可溶性区域（氨基酸 18～614），最终得到的 ACE2 变体对于单体刺突蛋白 RBD 区域的 K_d 值已接近 100pmol·L^{-1}。同时，最理想的“受体陷阱”分子抑制 SARS-CoV-2 假病毒和真正 SARS-CoV-2 病毒的 IC_{50} 值已达到 10～100ng·mL^{-1} 的范围。这类多肽分子有望真正实现针对利用 ACE2 入侵宿主细胞的冠状病毒的广谱抑制。

由于 S 蛋白分子高度糖基化，可与多糖衍生物产生多种相互作用，引导人们去探索针对 S 蛋白的多糖类抑制物。早在 2013 年，Milewska 就证实了 *N*-(2-羟丙基)-3-三甲氨基甲壳素氯化物（HTCC，**7-1**，图 7-4）及其疏水性修饰的同系物（HM-HTCC）是 HCoV-NL63 的潜在抑制剂[26]，并制备了不同比例的氨基被甲壳素取代的 HTCC 衍生物，各自具有对不同种类人冠状病毒的抑制作用[27]。

近期，文献报道了在人呼吸道上皮细胞中，HTCC 具有抑制 SARS-CoV-2 和 MERS-CoV 的活性。尽管 HTCC 中单个正电基团对于靶标的作用较弱，但冠状病毒连环化的特性和多聚物分子中的多个位点协同作用使得 HTCC 可以稳定结合 S 蛋白。目前，虽然 HTCC 仍未被批准用于临床，但实验已经证明其在肺部局部给药的可行性，且毒性和不良反应极低[28]。综合考虑，上述各种甲壳素衍生物联合使用，有望成为广谱抗人冠状病毒感染的防治药物。

格瑞弗森（griffithsin，**7-2**，图 7-4）是由海藻中分离得到的天然血凝素，可利用糖基结构域结合病毒包膜糖蛋白中特定的寡糖[29]。已有研究表明，格瑞弗森可以与多种病毒表面的糖蛋白相互作用，包括 HIV gp120 以及 SARS-CoV 的 S 蛋白[30-31]。2016 年，Millet 等[32]报道了格瑞弗森对于 MERS-CoV 的抑制作用。在 $2\mu g \cdot mL^{-1}$ 浓度下，格瑞弗森抑制了 MERS 病毒对 Huh-7、MRC-5 和 Vero-81 细胞系 90%以上的感染性。针对迅速暴发的新型冠状病毒肺炎疫情，一系列针对格瑞弗森抗 SARS-CoV-2 活性的研究正在展开。Xia 等[33]首先发现格瑞弗森对 SARS-CoV-2 假病毒侵染呈现剂量依赖性的抑制作用，EC_{50} 值为 $293nmol \cdot L^{-1}$。Cai 等[34]进一步在体外试验中测定了格瑞弗森对 SARS-CoV-2 的抑制活性，结果表明，格瑞弗森对 SARS-CoV-2 活病毒的 EC_{50} 值达 $63nmol \cdot L^{-1}$，同时对 S 蛋白介导的细胞间融合的 EC_{50} 值为 $323nmol \cdot L^{-1}$。值得注意的是，该研究团队还报道了格瑞弗森与肽类冠状病毒侵入抑制剂 EK1 的协同作用。未来，格瑞弗森可以单独或与 EK1 联合制成鼻喷剂、吸入剂或凝胶，以预防或治疗新冠肺炎。

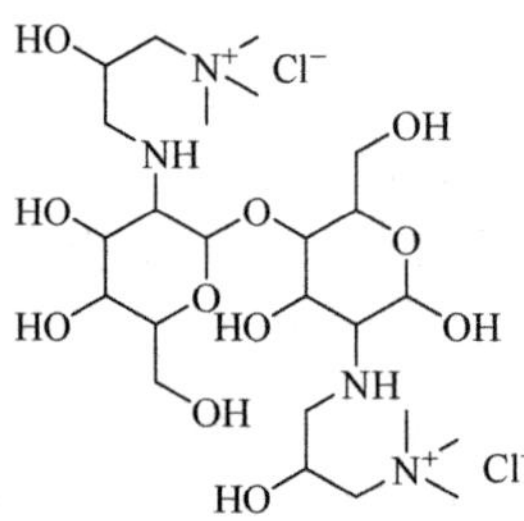

HTCC (**7-1**)

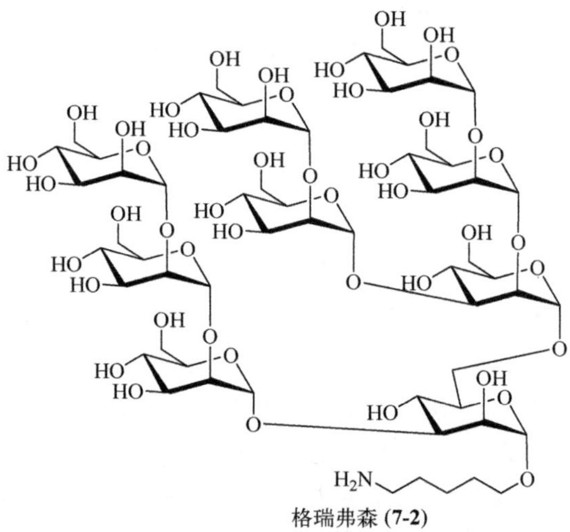

格瑞弗森 (**7-2**)

图 7-4 HTCC (**7-1**) 和格瑞弗森 (**7-2**) 的结构

GRFT 与 EK1 联合使用对 SARS-CoV-2 感染具有很强的抑制活性。在此基础上，Cai 等[35]设计并构建了 3 个由 GRFT 和 EK1 组分组成的二价蛋白 GRFT-L15-EK1、GRFT-L25-EK1 和 GRFTL35-EK1（图 7-5），并利用基于 HIV 的 SARS-CoV-2 假病毒（PsV），在 HuH-7 细胞中评估这 3 个二价蛋白对野生型 SARS-CoV-2 的抑制活性。结果表明 GL15E、GL25E 和 GL35E 对 SARS-CoV-2 PsV 感染的抑制活性较单独使用

GRFT（IC_{50}值为 511nmol·L^{-1}）和 EK1（IC_{50}值为 2459nmol·L^{-1}）明显提高，IC_{50}值分别为 67nmol·L^{-1}、20nmol·L^{-1}和 24nmol·L^{-1}，GL25E 的抑制活性最强。并且 GL25E 还能有效抑制 S 蛋白单氨基酸突变的 SARS-CoV-2（V341I、R408I、G476S、V483A 和 N501Y）PsV 的感染，IC_{50}分别为 83nmol·L^{-1}、52nmol·L^{-1}、95nmol·L^{-1}、109nmol·L^{-1}和 113nmol·L^{-1}。GL25E 也能显著抑制 HCoV-OC43 和 HCoV-229E 感染介导的细胞病变效应，IC_{50}分别为 0.2nmol·L^{-1}和 177nmol·L^{-1}。GL25E 对 SARS-CoV-2 及其突变体以及其他冠状病毒的感染表现出高效、广谱的抑制活性，有望作为广谱抗冠状病毒治疗和预防药物进一步开发，用于治疗和预防 COVID-19 及其他新发冠状病毒疾病。

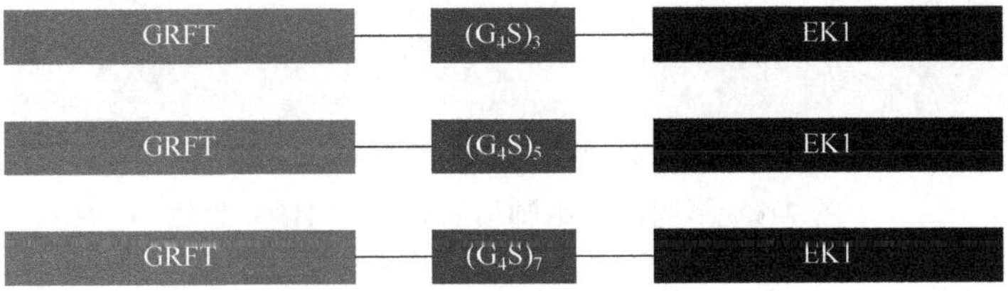

图 7-5 GL15E、GL25E 和 GL35E 的设计

7.4.1.2 靶向宿主 ACE2 的侵入抑制剂

ACE2 的 RBD 结合位点与其催化位点不重叠[36]，因此假设用抗体靶向 ACE2 上的 RBD 结合位点可以阻断所有 ACE2 依赖性冠状病毒的进入，同时保留 ACE2 的生理活性。理论上，这种抗体可以用于管理当前和未来的冠状病毒暴发，并耐受病毒突变。

为了验证这一假设，Chen 等[37]采用构建杂交瘤细胞的方法制备了一种单克隆抗体 3E8，针对 ACE2 上的 RBD 结合位点，采用酶联免疫吸附法（ELISA）和生物层干涉法（BLI）检测 3E8 与 His 标记的人 ACE2 蛋白的结合亲和力，ELISA 的 EC_{50}值为 15.3nmol·L^{-1}，BLI 的解离平衡常数 K_d为 30.5nmol·L^{-1}，表明 3E8 以中等亲和力结合人 ACE2。同时研究了 3E8 阻断冠状病毒 S1 亚基或 RBD 与 ACE2 结合的能力，结果表明 3E8 有效阻断了 SARS-CoV-2、SARS-CoV-2-D614G、B.1.1.7、B.1.351、B.1.617.1、P.1、SARS-CoV 和 HCoV-NL63 中 S1 亚基或 RBD 与 ACE2 的结合，IC_{50}值分别为 7.1nmol·L^{-1}、13.8nmol·L^{-1}、10.0nmol·L^{-1}、3.7nmol·L^{-1}、10.5nmol·L^{-1}、9.3nmol·L^{-1}、13.7nmol·L^{-1}和 5.0nmol·L^{-1}。接下来，采用 SARS-CoV-2、SARS-CoV-2- D614G、B.1.1.7、B.1.351、B.1.617.1、SARS-CoV 和 HCoV-NL63 的全长 S 蛋白构建伪型冠状病毒，3E8 完全消除了所有假病毒的传染性，IC_{50} 值分别为 0.1nmol·L^{-1}、0.1nmol·L^{-1}、0.07nmol·L^{-1}、0.3nmol·L^{-1}、0.08nmol·L^{-1}、0.2nmol·L^{-1}和 1.1nmol·L^{-1}。相比之下，目前正在临床研究的 SARS-CoV-2 RBD 靶向抗体 B38 仅能抑制 SARS-CoV-2、SARS-CoV-2d614g、B.1.1.7 和 B.1.617.1 的感染性，而不能抑制 B.1.351、SARS-CoV 和 HCoV-NL63

的感染性。这说明 3E8 的抑制作用不仅范围更广，而且效果更显著，与 B38 相比，3E8 的 IC_{50} 值提高了数百倍。更重要的是，在 COVID-19 小鼠预防模型中验证了 3E8 的中和能力，3E8 的应用保护了肺部免受病毒感染，肺部病毒载量降低了约 40 倍，并改善了组织损伤（图 7-6）。相比之下，B38 处理小鼠的病毒载量仅有对照组小鼠的大约 20%。

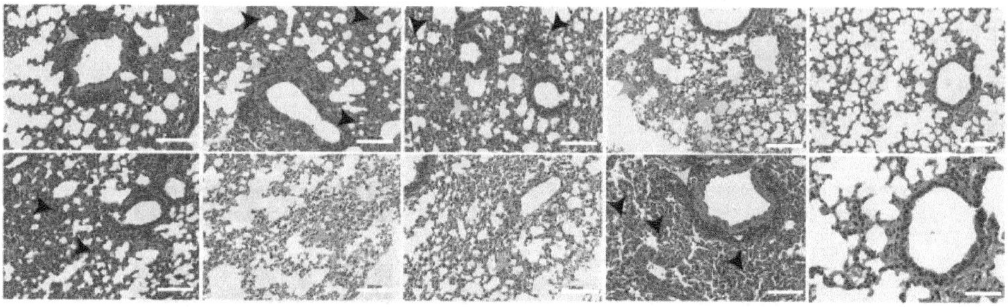

图 7-6 不同治疗组肺器官标本的 H&E 染色

PBS 及同型处理小鼠出现严重间质性肺炎，表现为肺泡间隔大面积增厚，大量炎性细胞浸润，甚至在血管周围形成血管袖带、出血区、肺泡腔渗出物质。相比而言，B38 治疗的小鼠出现的组织学肺炎略少，3E8 处理小鼠肺中仅观察到炎症细胞浸润和血管周围形成的血管袖带

7.4.1.3 TMPRSS2 抑制剂

在 SARS-CoV 或 MERS-CoV 的 S 蛋白发挥作用之前，要依赖宿主细胞的跨膜蛋白酶 TMPRSS2 将其裂解为 S1 和 S2 亚基[38]。针对这类蛋白酶的抑制剂也可用于阻断各种冠状病毒的入侵过程。

如图 7-7 所示，萘莫司他（nafamostat，**7-3**）最初用于治疗胰腺炎，后发现也是 TMPRSS2 抑制剂，对 MERS-CoV 具有拮抗活性[39]。进一步研究发现，萘莫司他甲磺酸盐对 SARS-CoV-2 的 EC_{50} 值达到了纳摩尔级[40]。同时，在日本批准用于治疗胰腺炎的药物甲磺酸卡莫司他（**2-6**）同样具有抑制 TMPRSS2 的活性[17]，在微摩尔浓度即可有效抑制 MERS-CoV 感染中合胞体的形成[41]，EC_{50} 值达到 $0.11\mu mol \cdot L^{-1}$ [42]；对 SARS-CoV-2 的 EC_{50} 值为 $87nmol \cdot L^{-1}$ [40]。现阶段仍无法确定该化合物能否在肺部达到抑制病毒的有效浓度[43]，但已有临床研究正在评估其对新冠肺炎的治疗作用。

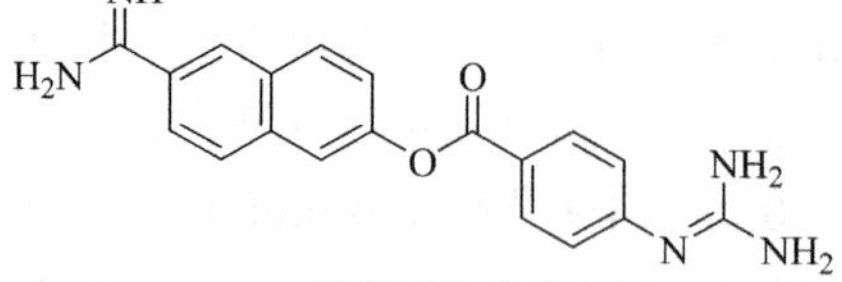

萘莫司他 (**7-3**)

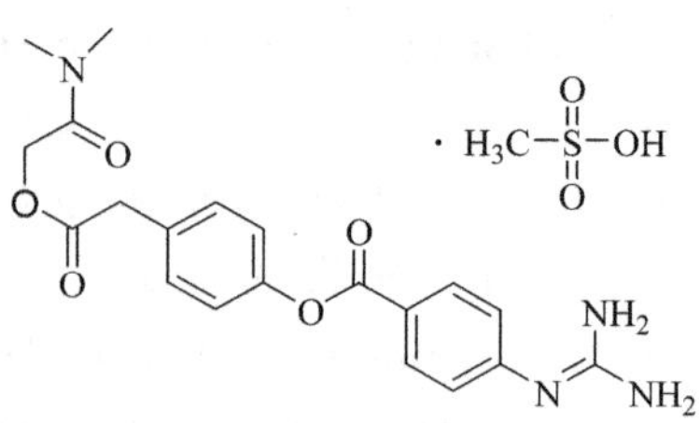

甲磺酸卡莫司他 (**2-6**)

图 7-7 萘莫司他（**7-3**）和甲磺酸卡莫司他（**2-6**）的结构

7.4.1.4 宿主细胞激酶抑制剂

病毒在生命周期中利用了宿主细胞的若干信号通路。冠状病毒以内吞方式入侵宿主细胞的过程中，除 S 蛋白与 ACE2 的作用外，还需要 Abelson 激酶（Abl）的介导。Abl 是细胞中重要的管家蛋白，参与正常细胞的多个生理过程，同时也与病毒的入侵与复制密切联系，是开发广谱冠状病毒抑制剂的有效靶点[44]。伊马替尼（imatinib，**7-4**，图 7-8）是 Abl 的抑制剂，已被批准用于治疗慢性粒细胞白血病。已有研究证实，伊马替尼通过阻断病毒颗粒与胞内体膜融合，从而抑制病毒以内吞路径入胞，并在感染早期抑制 SARS-CoV 和 MERS-CoV 的增殖[45]。据报道，伊马替尼针对 SARS-CoV-2 增殖的 EC_{50} 达到 130nmol·L^{-1}，同时对 SARS-CoV-2 S 蛋白的 RBD 区域结合活性高达 2.32μmol·L^{-1}，可通过双靶点作用有效抑制 SARS-CoV-2 的侵入[46]。但在细胞实验中，其毒性较为明显，用于治疗新冠肺炎或其他冠状病毒感染前还要经过充分评估。目前，世界范围内已有多项伊马替尼针对新冠肺炎的临床试验正在进行（NCT04394416、EudraCT2020-001236-10、NCT04357613）。

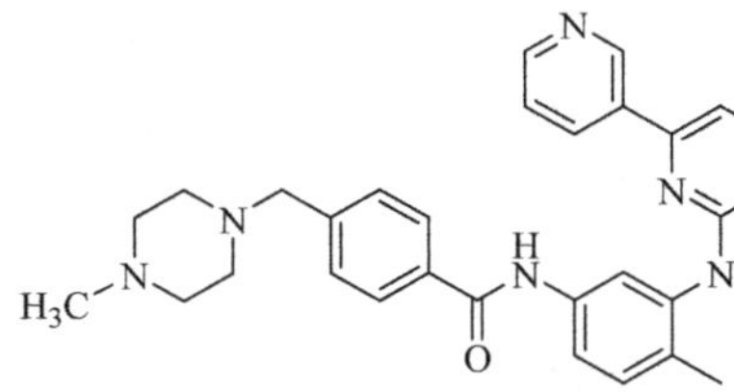

伊马替尼 (**7-4**)

图 7-8 伊马替尼的结构

7.4.1.5 组织蛋白酶 L 与 Furin 蛋白酶抑制剂

组织蛋白酶 L 位于宿主细胞的胞内体，在无 TMPRSS2 表达的细胞中，组织蛋白酶 L 发挥裂解活性，介导病毒粒子与胞内体膜融合，从而完成侵入过程[47]。2003 年，SARS-CoV 疫情引起了人们对组织蛋白酶 L 抑制剂研发的重视。随后的十几年内，已发现数种具有抗冠状病毒活性的组织蛋白酶 L 抑制剂。其中，K11777（**7-5**，图 7-9）是通过筛选 2000 余个人组织蛋白酶抑制剂发现的[48]，其对人体或某些寄生虫的半胱氨酸蛋白酶具有显著抑制作用。K11777 抑制 SARS-CoV 和 MERS-CoV 感染的 EC_{50} 分别达到 0.68nmol·L^{-1} 与 46nmol·L^{-1}，但其不可逆的共价结合机制可能导致较强的毒性和不良反应。目前，K11777 仅作为锥虫病治疗药物进行临床试验[49]，其针对 SARS-CoV-2 的抑制作用有待于进一步确证。

SARS-CoV-2 S 蛋白的裂解过程也可依赖 Furin 蛋白酶进行。Cheng 等[50]研究了以萘基荧光素（**7-6**，图 7-9）为代表的数个 Furin 蛋白酶抑制剂，证实了此类分子可抑制 SARS-CoV-2 的感染进程及细胞病理效应。但冠状病毒侵入细胞的不同路径中的关键酶具有互补作用，因此单一种类的蛋白酶抑制剂难以起效[51]，而多种抑制剂联用的毒性可能大幅度增加。针对冠状病毒生命周期中宿主蛋白酶的药物应用尚存在一定的风险与挑战。

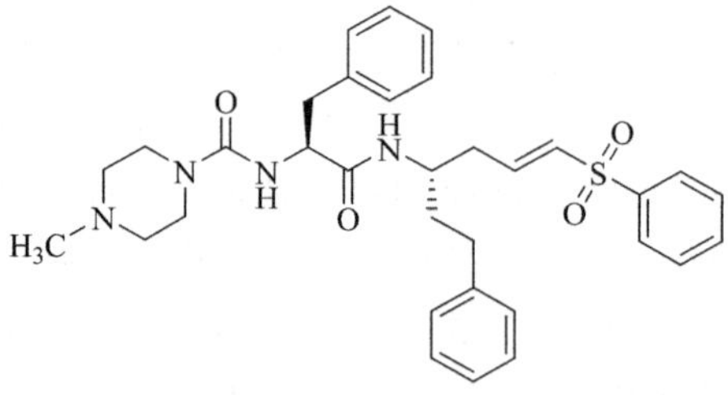

K11777 (**7-5**)

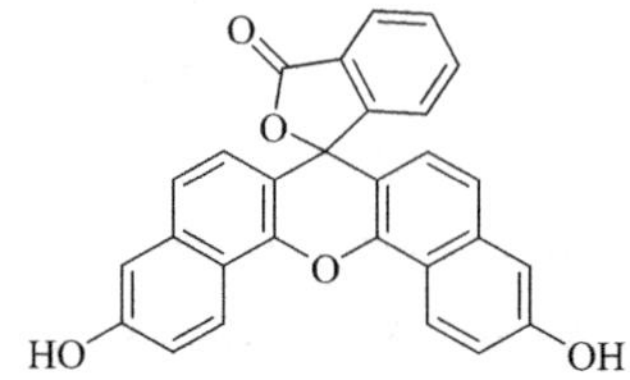

萘基荧光素 (**7-6**)

图 7-9　K11777 (**7-5**)和萘基荧光素(**7-6**)的结构

7.4.2　靶向冠状病毒 RNA 复制的抑制剂

针对冠状病毒另一类极为重要的治疗靶标是 RNA 依赖的 RNA 聚合酶（RdRp），由非结构蛋白 nsp12、nsp7 与 nsp8 结合构成。其活性位点高度保守，包括在一个 β 转角中突出的两个连续的天冬氨酸残基[52]，在不同的正链 RNA 病毒如冠状病毒和 HCV 中结构相似[53]。RdRp 作为 RNA 复制的工具，在病毒的复制中具有重要作用[54]。同时该酶结构高度特异化，人体无同源酶，是药物开发的优良靶点。

7.4.2.1　RNA 依赖的 RNA 聚合酶抑制剂

瑞德西韦（**3-14**）是一种腺苷酸类似物，作为 RNA 聚合酶的广谱抑制剂，能够抑制人与鼠冠状病毒[55]。更为重要的是，研究证明瑞德西韦在体外针对 SARS-CoV-2 具有抑制活性，其抑制 SARS-CoV-2 的 EC_{50} 为 0.77$\mu mol \cdot L^{-1}$，且 CC_{50} 大于 100$\mu mol \cdot L^{-1}$[56]。基于“老药新用”的原则，2020 年 10 月 23 日，瑞德西韦获得美国 FDA 的正式使用批准，用于治疗 12 岁以上的新冠肺炎患者[57]。

作为一种核苷类似物，瑞德西韦可以与 SARS-CoV、MERS-CoV 和 SARS-CoV-2 RdRp 的三磷酸核糖核苷（NTP）结合位点相互作用。其代谢后以核苷母体 GS-441524（**3-16**，图 3-10）掺入新生的子代 RNA 链中，但允许子链 RNA 的进一步延长。瑞德西韦在新生链中移动到 4 位时，分子中 1′-氰基与 RdRp 侧链的 Ser861 残基发生空间上的碰撞，阻碍了 RdRp 在 RNA 链上的进一步移动，进而导致 RNA 复制终止（图 7-10）。由于终止作用并非在瑞德西韦结合 RdRp 后立即发生，该过程称为延迟链终止[58]。

延迟链终止机制的 RdRp 抑制剂针对冠状病毒具有一定的抗耐药性。包括 SARS-CoV-2 在内的冠状病毒会编码具有核酸外切酶活性的 nsp14，该酶可以在 3′端切除掺入 RNA 链的异常碱基，并重启正确的 RNA 合成[59]。在此机制下，导致 RNA 合成即时终止的分子，如去除 3′-羟基的核苷类似物，在插入后会被 nsp14 切除。相对地，在一定延迟后使 RNA 链合成终止的 RdRp 抑制剂可有效逃脱 nsp14 的校对。但研究证实，核酸外切酶仍会识别并切除部分含有瑞德西韦的子链 RNA，并重启 RNA 复制[60]。同时，病毒体外传代实验中发现了针对瑞德西韦的耐药现象。与 SARS-CoV-2 相似的鼠肝炎病毒（MHV）传代培养至 23 代后，其 RdRp 中出现了不利于瑞德西韦结合的氨基酸突变[61]。

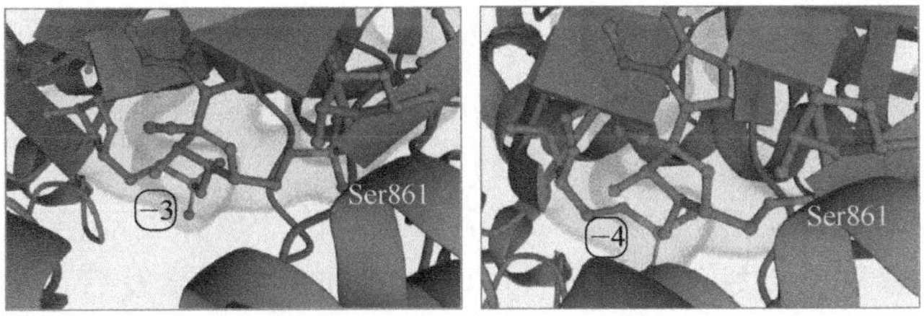

图 7-10　瑞德西韦诱导的延迟链终止过程

一系列瑞德西韦的临床试验也引起了研究人员对其临床疗效的争议。2020 年 5 月，原研公司吉利德发布了适应性试验的“最终报告”（NCT04280705）[62]，称瑞德西韦在临床中可缩短住院时间，改善呼吸系统症状。但 WHO 在 2020 年 12 月 2 日发表的“团结实验”（NCT04315948）结果显示，瑞德西韦无法显著改善总体死亡率、通气时间与住院时间，疗效仍待改进[63]。Spinner 等[64]在为期 11 天的周期内研究了瑞德西韦针对新冠肺炎轻中症患者的疗效（NCT04292730），结果表明，在治疗期间内，虽然患者的某些临床数据出现显著改变，但并不表示任何程度的病情改善。

近日，Li 等[65]在一系列细胞实验中比较了瑞德西韦与核苷母体 GS-441524 在体外细胞中的抗病毒能力。结果显示，GS-441524 在 Vero E6 细胞系中对 SARS-CoV-2 的抑制能力略强于瑞德西韦，但在 Calu-3 和 Caco-2 细胞系中活性稍弱。GS-441524 亦可显著提高感染鼠肝炎病毒（MHV）小鼠的生存率，初步展示出广谱抗病毒作用。由于 GS-441524 合成方便、成本低、可口服，同样有望成为治疗 SARS-CoV-2 的候选药物。

法匹拉韦（**3-7**，图 3-5）最早在日本上市，用于治疗流感，其通过与 RdRp 活性位点结合发挥抑制活性[66]，对所有种类及亚型的流感病毒均有拮抗作用，具有治疗多种 RNA 病毒感染的潜力。此外，法匹拉韦在抑制病毒 RdRp 的同时，不对哺乳动物机体的 RNA 及 DNA 合成路径产生影响[67-68]。虽然法匹拉韦在体外试验中对 SARS-CoV-2 的抗病毒活性较低（$EC_{50} = 62\ \mu mol \cdot L^{-1}$），但在两次临床试验中均显示出良好的效果[69-70]。

利巴韦林（**3-6**，图 3-5）是已上市的广谱抗病毒药物，已被批准用于治疗丙型肝炎与呼吸道合胞病毒感染。其作用机制是通过靶向病毒 RdRp 而使病毒基因组 RNA 中出现多位点突变，最终导致病毒 mRNA 加帽终止，进而抑制病毒 RNA 合成[71]。利巴韦林的疗效已经在 SARS-CoV 和 MERS 感染者中得到了证实，但严重的不良反应限制了其临床应用[72]。且在体内外实验中，利巴韦林对 SARS-CoV-2 感染的疗效比瑞德西韦低约 100 倍[56]。综合考虑，利巴韦林治疗 SARS-CoV-2 感染的药效、安全性及潜在的毒性作用有待在临床试验中进一步研究。

加利司韦（galidesivir，BCX4430，**7-7**，图 7-11）也是腺苷酸类似物，曾是治疗丙型肝炎候选药物，且对多种 RNA 病毒如 SARS-CoV、MERS-CoV、Ebola 病毒和 Marburg 病毒具有广谱抑制活性。在生物体内，加利司韦首先被转化成相应的三磷酸核苷，再以此形式插入病毒新合成的 RNA 链中，导致 RNA 转录或复制的提前终止[73]。因此，其有望成为治疗新冠肺炎的候选药物[74]。

阿兹夫定（azvudine，FNC，**7-8**，图 7-11）是首个核苷类双靶点 HIV 抑制剂，针对多种 HIV 耐药毒株有良好的抑制活性[75]。新冠肺炎疫情暴发后，在我国进行的一项临床试验（ChiCTR2000029853）显示，阿兹夫定可以显著缩短新冠肺炎轻中症状患者的核酸转阴时间，对重症患者也具有潜在的治疗作用。同时临床上未观察到任何与药物有关的不良反应，安全性有充分保障。目前针对阿兹夫定更大样本的临床试验正在进行中[76]。

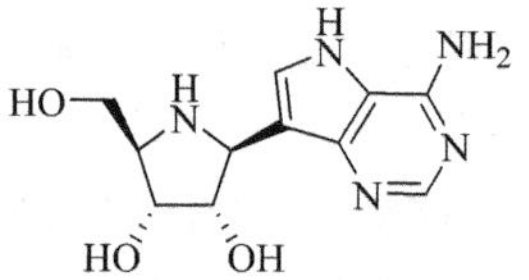

加利司韦 (**7-7**)

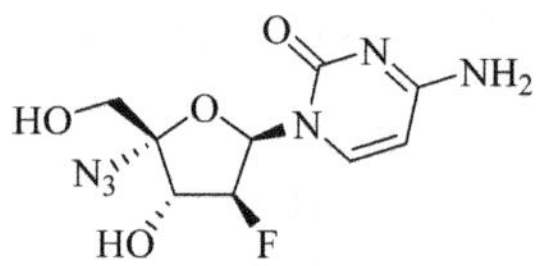

阿兹夫定 (**7-8**)

图 7-11　化合物 **7-7** 和 **7-8** 的结构

核苷类似物 β-D-N^4-羟基胞苷（**7-9**，NHC，图 7-12）针对多种 RNA 病毒具有广泛抑制作用[77]。研究已证明，NHC 可有效抑制 α 属冠状病毒 HCoV-NL63 和 β 属冠状病毒 SARS-CoV、MERS-CoV[78-79]，且针对 SARS-CoV-2 感染，其在 Vero E6（EC_{50} = 0.3μmol·L^{-1}）和 Calu-3（EC_{50} = 0.08μmol·L^{-1}）细胞中作用显著[79]，同时其酯类前药莫那匹韦（**7-10**，图 7-12）针对 SARS-CoV-2 的 EC_{50} 值也达到 0.22μmol·L^{-1} [80]。与其他的核苷类似物相同，NHC 或莫那匹韦在细胞内代谢为三磷酸核苷，并作为假底物与 RdRp 结合。由于 NHC 的碱基存在互变异构形式，两种异构体分别可与腺嘌呤（A）及鸟嘌呤（G）配对结合，插入病毒 RNA 后可导致由 G 到 A 和由 C 到 U 的碱基突变。突变积累至一定程度即产生功能错误或丧失的子代 RNA，且无法被核酸外切酶校正，最终导致病毒增殖活动终止[77, 81]。

虽然细胞水平研究显示 NHC 有对哺乳动物造成突变的风险[82]，但 NHC 的前药莫那匹韦已在治疗 SARS-CoV-2 的Ⅰ期临床试验中充分证明其安全性，Ⅲ期临床评估正在展开[83]。此外，NHC 口服吸收好，给药方便，有望使发病早期居家隔离的患者显著降低恶化率与住院率。

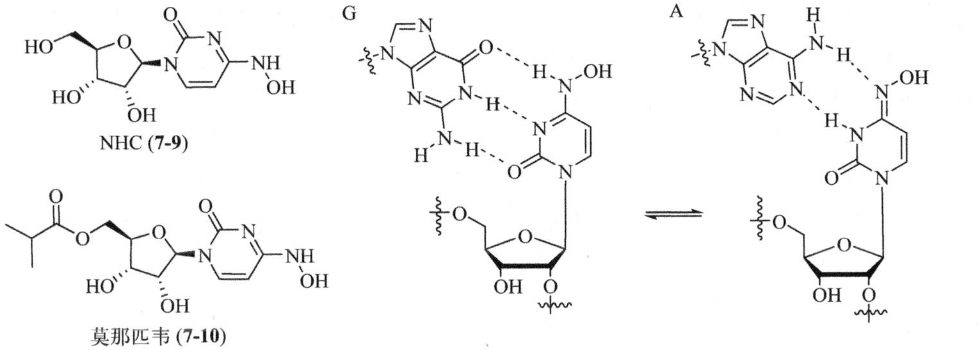

图 7-12 NHC（**7-9**）和莫那匹韦（**7-10**）的结构以及 NHC 与鸟苷和腺苷的双重氢键相互作用

7.4.2.2 DHODH 抑制剂

二氢乳清酸脱氢酶（DHODH）是哺乳动物体内嘧啶生物碱合成的关键酶[84]，病毒的增殖必须依赖宿主的核苷酸等物质，因此该酶的抑制剂具有开发为广谱抗 RNA 病毒药物的潜力。如图 7-13 所示，来氟米特（leflunomide，**7-11**）与其体内代谢物特立氟胺（teriflunomide，**7-12**）是目前仅有的 FDA 批准上市的 DHODH 抑制剂，用于治疗自身免疫病[85]。李洪林团队的研究结果表明[86]，在 Vero E6 细胞系中，来氟米特与特立氟胺针对 SARS-CoV-2 的 EC_{50} 分别为 26.06μmol·L^{-1} 和 63.56μmol·L^{-1}。该团队基于靶标结构，进一步设计了一系列 DHODH 抑制剂[86]，其中 S312（**7-13**）与 S416（**7-14**）在相同条件下的对 SARS-CoV-2 的 EC_{50} 分别为(1.56±0.32)μmol·L^{-1} 和(0.017±0.002)μmol·L^{-1}。特别是 S416 的选择指数达到 10000 以上，且无激酶抑制活性，在治疗浓度下对宿主细胞毒性极小，基本克服了脱靶效应，作为广谱抗冠状病毒抑制剂具有极大的开发潜力。此外，DHODH 抑制剂有望在新冠肺炎的治疗中发挥免疫抑制作用，降低“细胞因子风暴”产生的炎症损伤。

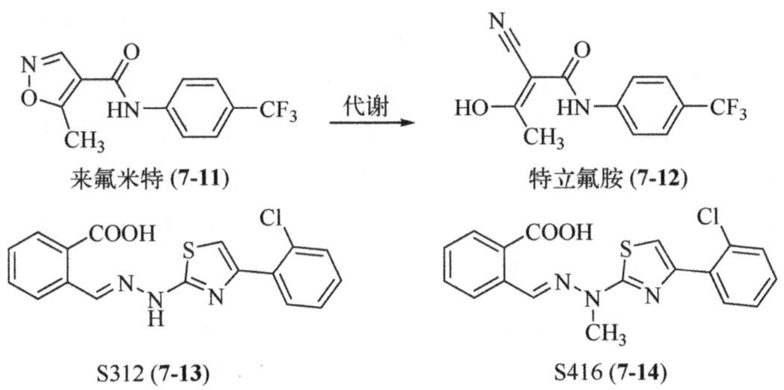

图 7-13 化合物 **7-11**～**7-14** 的结构

7.4.3 靶向冠状病毒多聚蛋白裂解过程的抑制剂

SARS-CoV-2 进入细胞后完成生命周期并制造出子代病毒的关键步骤是多聚蛋白

的裂解，这个过程依赖的是病毒自身产生的蛋白酶 M^{pro} 和 PL^{pro}[87]。测序结果表明，编码 SARS-CoV-2 和 SARS-CoV 蛋白酶的 RNA 序列显示出高度的一致性[12]。因此针对上述蛋白酶的抑制剂是阻断各种冠状病毒在宿主细胞内增殖的有效手段。

在抗病毒药物治疗中已经有多种蛋白酶抑制剂在临床上用于治疗 HIV 等病毒感染。随着对 M^{pro} 活性催化位点及其周边结构的认识不断深入（图 7-14），基于靶标的合理药物设计也促进了此类药物的发现与发展。在针对 SARS-CoV-2 的治疗中，大多数蛋白酶抑制剂仅处于计算机模拟（in silico）研究阶段，急需进一步的体外与临床研究数据。

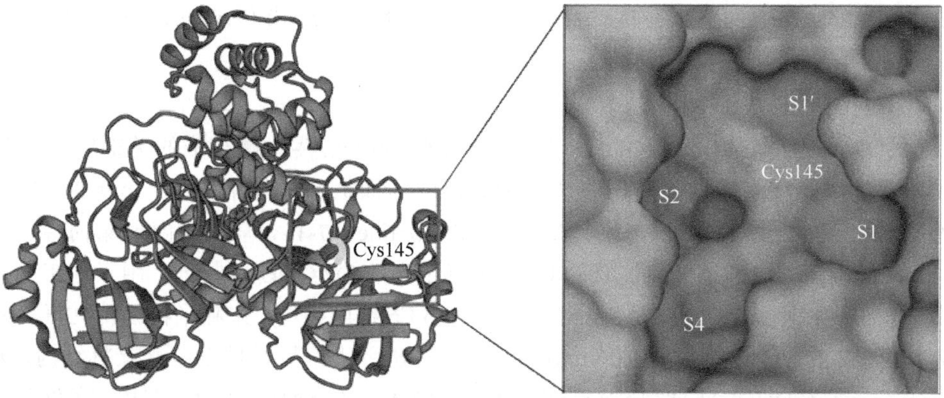

图 7-14　SARS-CoV-2 M^{pro} 二聚体及其催化口袋的结构（PDB 代码：7ALI）

7.4.3.1　主蛋白酶（M^{pro}）抑制剂

洛匹那韦（lopinavir，**7-15**，图 7-15）是已经上市的拟肽类 HIV 蛋白酶抑制剂[88]。利托那韦（ritronavir，**7-16**，图 7-15）可抑制药物代谢酶，常与洛匹那韦联合使用以起到增效作用[89]，二者组成的复方制剂 Kaletra 相对于单一的洛匹那韦作用时间更长[90]。2004 年一项非盲临床试验显示，在 SARS-CoV 感染者中，服用洛匹那韦-利托那韦（400mg+100mg）的实验组产生负面临床结果的风险以及病毒载量明显降低[91]。洛匹那韦针对 MERS-CoV 也有抑制作用[92-93]，但仍需进一步的临床试验确认。洛匹那韦在体外细胞中抑制 SARS-CoV-2 的 EC_{50} 为 26.1μmol·L^{-1}，但单一的利托那韦无抗病毒活性。洛匹那韦-利托那韦复方疗法在新冠治疗中受到普遍关注[94-96]。

N3（**4-7**）是含有迈克尔受体的拟肽类冠状病毒抑制剂[97]。作为共价抑制剂，N3 分子的乙烯基与 SARS-CoV-2 的 M^{pro} 催化中心的 Cys145 共价结合，并通过 3 个侧链分别结合于催化中心周边的各个口袋，形成额外的作用力。同时，α-酮酰胺片段作为高效的共价结合基团，可增强分子柔性、提高稳定性和透膜性，常用于病毒蛋白酶抑制剂的设计[98]。基于此，Zhang 等[99]设计了一系列以 α-酮酰胺为“共价弹头”的广谱主蛋白酶抑制剂，针对 α 属、β 属冠状病毒与肠病毒 M^{pro} 均有良好的抑制活性。其中

代表化合物为 **7-17**（图 7-16），其抑制 SARS-CoV 与 HCoV-NL63 主蛋白酶的 IC_{50} 分别为 0.71μmol·L^{-1} 和 12.27μmol·L^{-1}，在 Huh-7 细胞系中针对 MERS-CoV 的 EC_{50} 达到 0.0004μmol·L^{-1}。为进一步开发酮酰胺类抑制剂针对 SARS-CoV-2 的抑制作用，Zhang 等[100]针对化合物 **7-17** 的结构进行修饰，将疏水性过强的肉桂酰基替换为具有一定亲水性的基团从而得到一系列化合物（图 7-16），其中化合物 **7-18** 抑制 SARS-CoV-2、SARS-CoV 与 MERS-CoV 主蛋白酶的 IC_{50} 分别为(0.67±0.18)μmol·L^{-1}、(0.90±0.29)μmol·L^{-1} 与(0.58±0.22)μmol·L^{-1}。

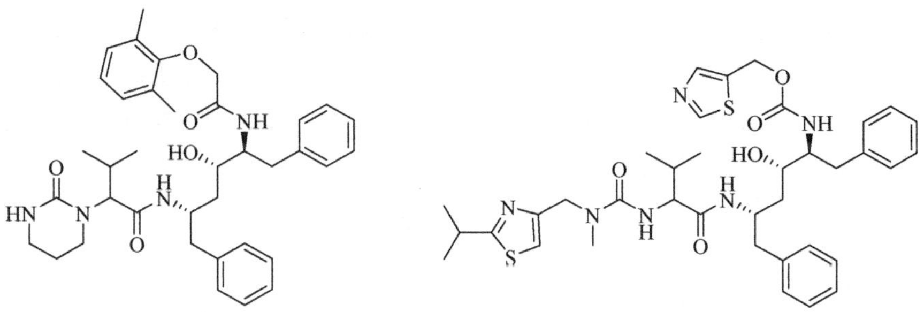

洛匹那韦 (**7-15**)　　利托那韦 (**7-16**)

图 7-15　洛匹那韦（**7-15**）和利托那韦（**7-16**）的结构

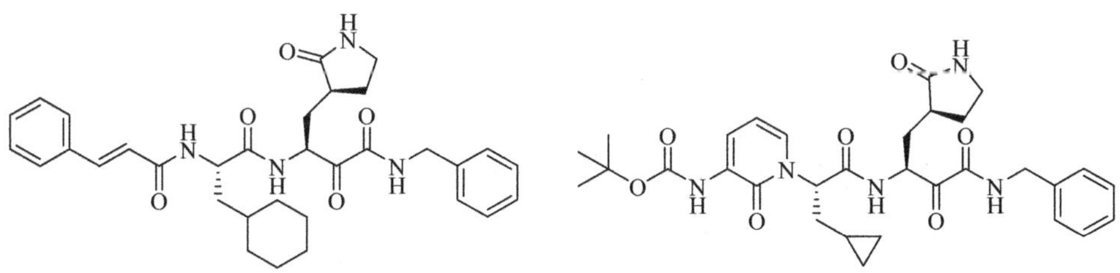

7-17　　**7-18**

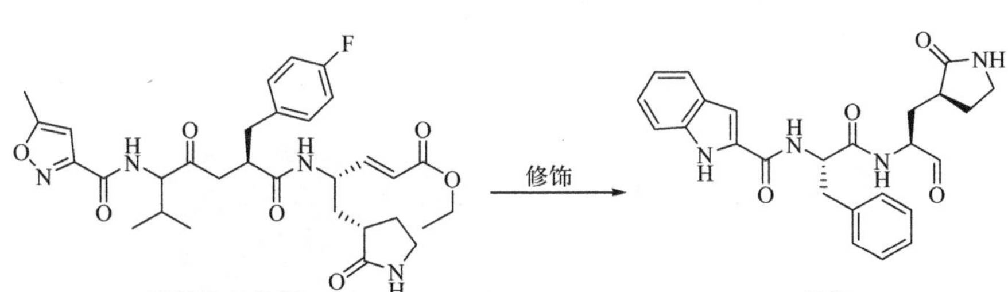

芦平曲韦 (**7-19**)　　**7-20**

图 7-16　化合物 **7-17**～**7-20** 的结构

芦平曲韦（Rupintrivir，AG7088，**7-19**）针对肠道病毒 EV71 与鼻病毒有突出的抑制作用，但对冠状病毒活性不佳[101]。Dai 等[102]通过解析 AG7088 与 EV71 $3C^{pro}$ 的共晶结构，以醛基共价弹头取代了易水解失活的 *α,β*-不饱和酯基，并结合数个蛋白酶抑制剂的优势结构，设计了一类靶向肠道病毒 EV71 3C 蛋白酶的共价抑制剂。高亲电性的醛基作为共价弹头，与主蛋白酶 Cys145 的巯基结合稳定，广泛用于设计高活性的蛋白酶抑制剂。其中代表化合物 **7-20**（图 7-16）对各种肠道病毒、鼻病毒有广谱抑制作用。与先导化合物及同时合成的其他修饰物相比，化合物 **7-20** 具有更好的药代动力学特性与广谱抗冠状病毒作用，对 SARS-CoV-2 M^{pro} 及病毒复制均有较好的抑制剂作用（IC_{50} =0.034μmol·L^{-1}，EC_{50} = 0.29μmol·L^{-1}）。

四川大学杨胜勇团队基于 SARS-CoV-2 的 M^{pro} 催化中心周边结构，结合已上市蛋白酶抑制剂的优势片段，设计了以双环脯氨酸为核心骨架的拟肽分子，部分化合物为 **7-21**～**7-26**（图 7-17）[103]，并首次在动物模型中测定了所合成化合物对新冠病毒感染的抑制作用。其中，以环状 *γ*-丁内酰胺基团（P1）靶向 S1 区域，脂肪稠环结构（P2）靶向 S2 区域，并以结构多样的取代芳环（P3）靶向 S4 区域（图 7-18）。在 P2 提高分子刚性与疏水性、增强靶标结合力的同时，P3 大小合适的疏水芳基有助于进一步分子的增强活性与代谢稳定性。

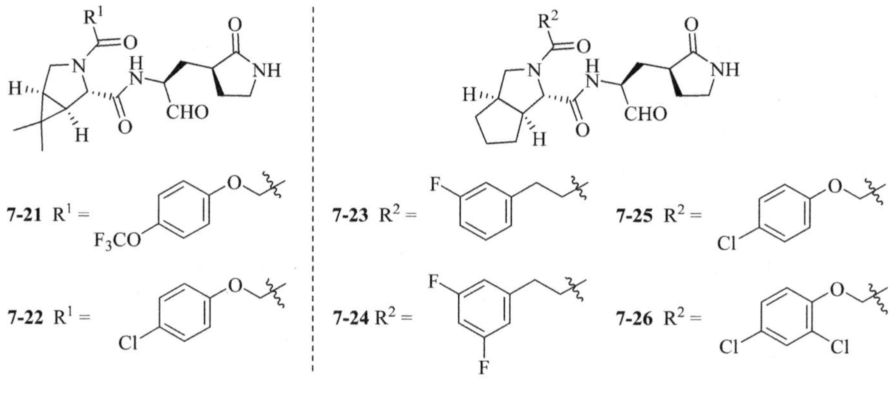

图 7-17　化合物 **7-21**～**7-26** 的结构

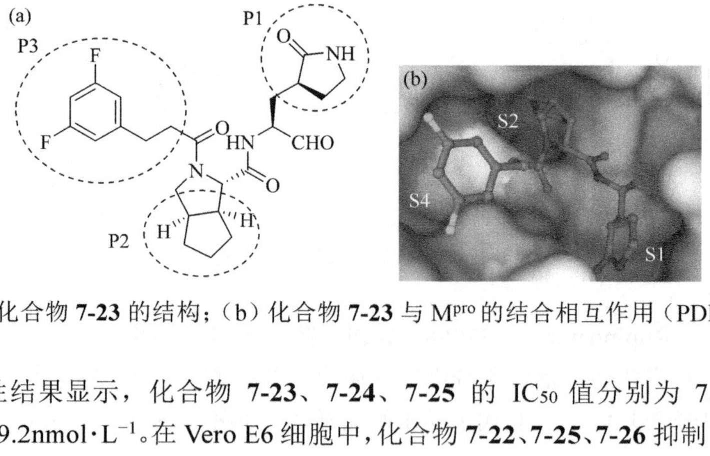

图 7-18　（a）化合物 **7-23** 的结构；（b）化合物 **7-23** 与 M^{pro} 的结合相互作用（PDB 代码：7D3I）

抑酶活性结果显示，化合物 **7-23**、**7-24**、**7-25** 的 IC_{50} 值分别为 7.6nmol·L^{-1}、7.6nmol·L^{-1}、9.2nmol·L^{-1}。在 Vero E6 细胞中，化合物 **7-22**、**7-25**、**7-26** 抑制 SARS-CoV-2

复制的 EC_{50} 分别为 0.53μmol·L^{-1}、0.54μmol·L^{-1}、0.67μmol·L^{-1}（表 7-2）。在体内活性测试中，化合物 **7-26** 的药代动力学性质较好，在鼠体内有效抑制了 SARS-CoV-2 的增殖，显著降低了病理损伤，经治疗的感染小鼠未出现任何体重损失与异常状况。

表 7-2　化合物 7-21～7-26 的 M^{pro} 抑制活性、抗 SARS-CoV-2 活性和毒性指数

化合物	IC_{50}/(nmol·L^{-1})	EC_{50}/(μmol·L^{-1})	CC_{50}/(μmol·L^{-1})
7-21	15.2±0.4	0.86±0.07	＞500
7-22	19.0±0.6	0.53±0.07	＞500
7-23	7.60±0.2	2.97±0.81	＞500
7-24	7.60±0.1	5.63±1.09	＞500
7-25	9.20±0.2	0.67±0.06	＞500
7-26	30.0±0.4	0.54±0.13	＞500

Luttens 等[104]探索了在超大化合物库中寻找 SARS-CoV-2 主蛋白酶抑制剂的两种虚拟筛选策略。首先，采用基于结构的对接筛选针对活性位点的 2.35 亿个虚拟化合物，对 100 个排名靠前的化合物进行了结合和酶促试验。其次，通过对数百万精细分子的对接和 93 种化合物的实验测试，对晶体学筛选发现的片段进行优化。得到 3 个活性良好的化合物（**7-27**、**7-28** 和 **7-29**，图 7-19），并对这三种化合物进行了活性测定，这 3 种化合物对细胞病变效应（CPE）的抑制呈剂量依赖性，EC_{50} 值分别为 1.7μmol·L^{-1}、1.6μmol·L^{-1} 和 0.077μmol·L^{-1}，在 Vero E6 细胞（CC_{50}＞20μmol·L^{-1}）的最高浓度测试下没有明显的细胞毒性。其中化合物 **7-28** 的活性最好。对之前报道的 M^{pro} 抑制剂 GC376、ML188 和 X77 也在基于 CPE 的实验中进行了测试以进行比较，共价拟肽抑制剂 GC376 和非共价抑制剂 ML188 和 X77 在 Vero E6 细胞中表现出抗病毒作用（EC_{50} 分别为 4.4μmol·L^{-1}、14.1μmol·L^{-1} 和 34.3μmol·L^{-1}），均不如化合物 **7-29**。除此之外，化合物 **7-29** 还抑制了 SARS-CoV-1（EC_{50} = 0.39μmol·L^{-1}, Vero E6 细胞）和 MERS-CoV（EC_{50} = 0.20μmol·L^{-1}, Hu h7 细胞）的细胞病变效应。说明化合物 **7-29** 具有作为广谱冠状病毒药物开发起点的潜力。

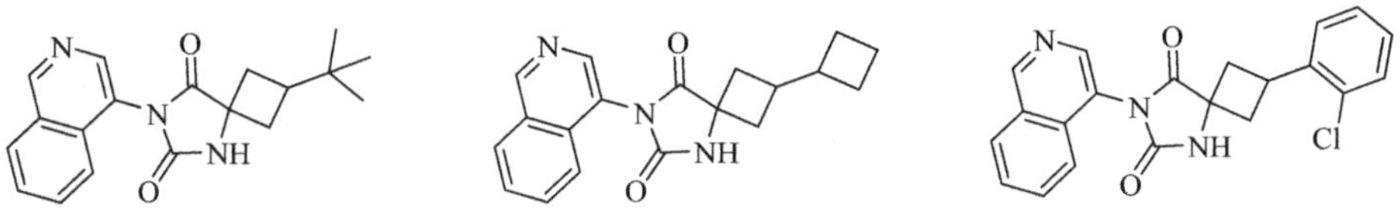

7-27　　**7-28**　　**7-29**

图 7-19　化合物 **7-27**～**7-29** 的结构

Hou 等[105]采用 DNA 编码文库（DEL）技术筛选得到了两个针对 SARS-CoV-2M^{pro} 抑制活性最好的化合物 **7-30** 和 **7-31**（图 7-20），它们的 IC_{50} 分别为 71nmol·L^{-1} 和 72nmol·L^{-1}；还评估了化合物 **7-31** 对具有单个突变的 SARS-CoV-2 突变株 P132H 的 M^{pro} 抑制活性，IC_{50} 为 53nmol·L^{-1}，与野生型 M^{pro} 相似。化合物 **7-31** 在 Caco-2 细胞

和 A549 细胞中抑制德尔塔变体的 EC_{50} 分别为 21nmol·L^{-1} 和 10nmol·L^{-1}，且在 Caco-2 细胞中抑制奥密克戎变体的 EC_{50} 为 24nmol·L^{-1}，活性略优于 PF-07321332。另外又评估了化合物 **7-31** 对 SARS-CoV 和 MERS-CoV 的 M^{pro} 的抑制活性，IC_{50} 分别为（55±3）nmol·L^{-1} 和（1020±65）nmol·L^{-1}。同时药代动力学研究表明化合物 **7-31** 是一种有前途的治疗 COVID-19 和其他冠状病毒疾病的广谱抗病毒候选药物。

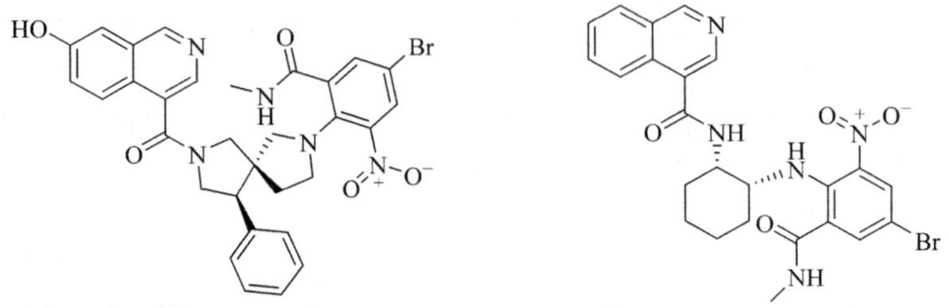

WU-02 (**7-30**)　　WU-04 (**7-31**)

图 7-20　化合物 **7-30** 和 **7-31** 的结构

7.4.3.2　PL^{pro} 抑制剂

PL^{pro} 在不同的冠状病毒中具有类似的氨基酸序列与空间构象，显示出高度相似性（图 7-21）。因此，针对特定冠状病毒 PL^{pro} 抑制剂也具有开发为广谱 PL^{pro} 抑制剂的潜力。

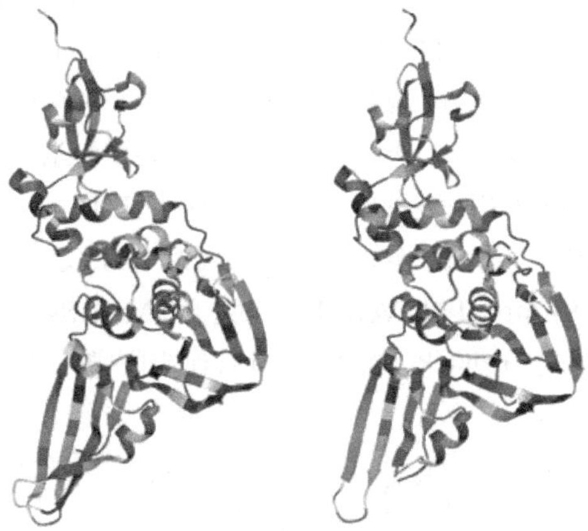

SARS-CoV PL^{pro}　　SARS-CoV-2PL^{pro}

图 7-21　SARS-CoV PL^{pro}（PDB 代码：2FE8）和 SARS-CoV-2 PL^{pro}（PDB 代码：7CMD）的构象及氨基酸序列

Ratia 等[106]建立了基于荧光的高通量筛选方法，在包含上万种类药分子的化合物库中发现了先导化合物 **7-32**（图 7-22），其 *R* 型异构体抑制 SARS-CoV PL^{pro} 的 IC_{50} 为(8.7±0.7)μmol·L^{-1}。此类分子结构按药效团可分为"头部-连接子-尾部"三部分，其中，"头部基团"一般是 1-萘基或 2-萘基，而"连接子"中的亚氨基作为氢键供体对分子活性至关重要，*N*-甲基化修饰的化合物 **7-33**（图 7-22）活性则明显减弱（IC_{50} = 22.6μmol·L^{-1}）。

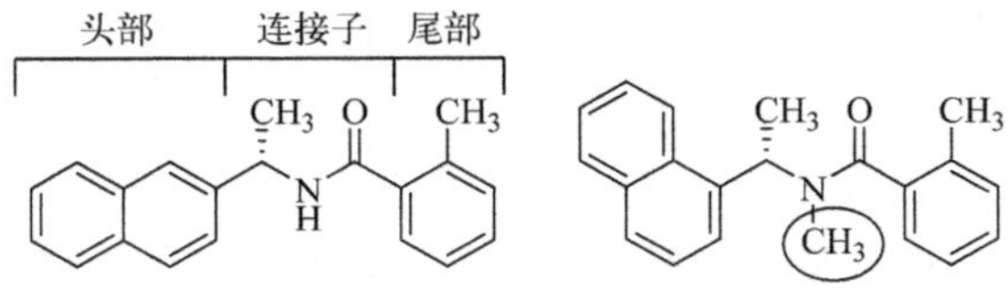

7-32 **7-33**

图 7-22 化合物 **7-32** 和 **7-33** 的结构

为进一步提高药效，Báez-Santos[107]结合萘乙基哌啶类分子中的先导化合物 **7-34**［图 7-23（a）］与 SARS-CoV PL^pro 的共晶结构以及构效关系，设计了尾部含有不同取代苯基的新一代 SARS-CoV PL^pro 抑制剂 **7-35**～**7-38**，共晶结构显示此类分子结合于 Tyr269 与活性中心围绕而成的狭长空腔内［图 7-23（b）和（c）］，活性与代谢稳定性均有提高，数据如表 7-3 所示。

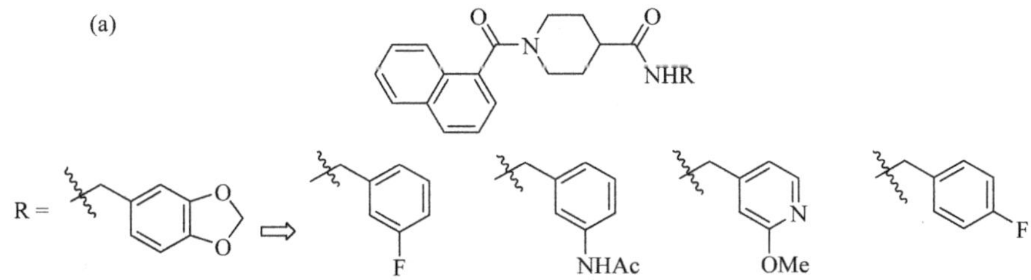

7-34 **7-35** **7-36** **7-37** **7-38**

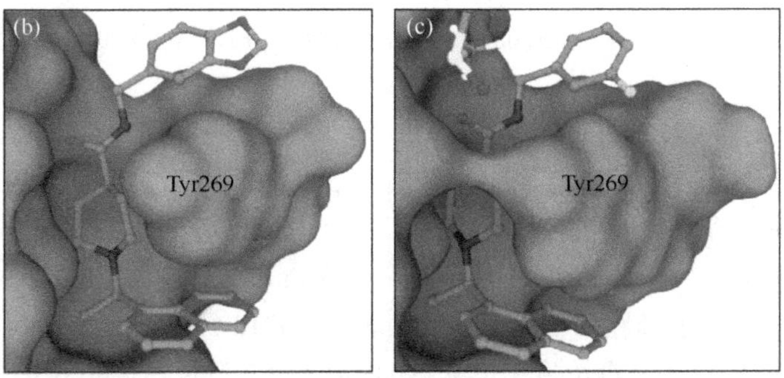

图 7-23 （a）化合物 **7-34**～**7-38**（对 SARS-CoV 有活性）的结构；（b）化合物 **7-34** 与 SARS-CoV PL^pro 的共晶结构；（c）化合物 **7-35** 与 SARS-CoV PL^pro 的共晶结构

表 7-3 化合物 7-34～7-38 的 M^pro 抑制活性和抗 SARS-CoV-2 活性

化合物	$IC_{50}/(\mu mol \cdot L^{-1})$	$EC_{50}/(\mu mol \cdot L^{-1})$
7-34	0.67	12.8
7-35	0.15	5.4
7-36	0.39	8.3
7-37	0.35	9.5
7-38	0.49	11.6

双硫仑（**4-19**，图 4-7）是乙醛脱氢酶抑制剂，用于辅助矫正酒精成瘾[108]。2018年，Lin 等[109]发现双硫仑针对 SARS-CoV 主蛋白酶具有竞争性抑制作用，针对 MERS-CoV PL^{pro} 则具有变构抑制作用。证据表明，双硫仑通过分子中的硫原子与金属离子配位，或与蛋白质巯基相互作用，因此可以靶向 PL^{pro} 和 M^{pro} 中具有催化作用的半胱氨酸[110]。在以往的临床实践中，双硫仑表现出小的毒性和不良反应、作用机理明确、成本低的独特优势。但其针对包括 SARS-CoV-2 在内的多种冠状病毒的体外实验及临床试验尚待完成。

巯嘌呤即 6-巯基嘌呤（6-MP，**7-39**，图 7-24）早已广泛用于治疗急性淋巴细胞白血病和急性髓系白血病。2008 年，Chou 等[111]首先报道了巯嘌呤作为 SARS-CoV PL^{pro} 小分子可逆抑制剂的活性。在 MERS-CoV 与 SARS-CoV 的蛋白酶的相似性被确证之后，Cheng 等[112]又发现了巯嘌呤针对 MERS-CoV PL^{pro} 的竞争性抑制作用。

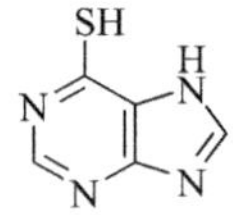

7-39

图 7-24　6-MP（**7-39**）的结构

但不可忽视的是，PL^{pro} 抑制剂的设计与研发相对存在一定难度。候选分子中的游离巯基可能与人体内各种蛋白质的半胱氨酸残基发生作用，导致专一性较差以及毒性和不良反应增强[106]。此外，宿主细胞的去泛素酶与 PL^{pro} 的相似性还会带来抑制剂脱靶的风险。

Yuan 等[113]对 SARS2-PL^{pro} 裂解活性进行了基于荧光的高通量筛选。用 384 孔板对 50080 种不同的化合物进行初步筛选并对其中 54 个具有超过 40%的 PL^{pro} 抑制活性的化合物进行了确认和二次分析，最终得到了 3 个活性最好的化合物（F0213、F0326 和 F0393，图 7-25），IC_{50} 分别为 7.4μmol·L^{-1}、8.2μmol·L^{-1} 和 15.8μmol·L^{-1}。之后他们对这 3 个化合物进行了细胞活性检测，结果表明 F0213（EC_{50} = 4.5μmol·L^{-1}）和 F0326（EC_{50} = 7.6μmol·L^{-1}）在无毒浓度下具有 SARS-COV-2 活性，而 F0393 在＞10μmol·L^{-1} 时表现出相当大的细胞毒性。考虑到 F0213 对 SARS-CoV-2 和 MERS-CoV 的 EC_{50} 最低，选择 F0213 进行后续鉴定。在病毒复制的相应细胞系中对 MERS-CoV、hCoV-229E 和 hCoVOC43 进行了病毒载量降低试验。感染 MERS-CoV 的 Huh-7 细胞的细胞培养上清液中的病毒产量下降了约 3 个对数单位，感染 hCoV-229E 的人胚胎肺成纤维细胞的病毒产量下降了约 2 个对数单位，感染 hCoV-OC43 的猴 BSC-1 细胞的病毒产量下降了约 1.5 个对数单位。值得注意的是，在上述广谱抗冠状病毒抑制评估中，F0213 在相应细胞系中表现出可忽略不计的细胞毒性。总体而言，F0213 表现出广谱抗冠状病毒功效，并在人原代细胞模型中抑制 SARS-CoV-2 复制。

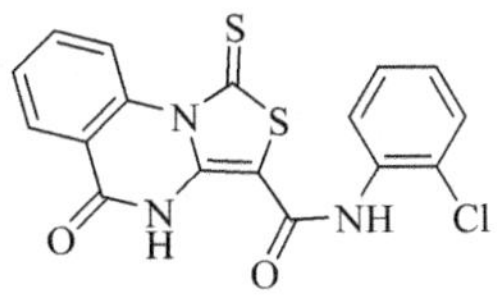
F0213 (**7-40**)

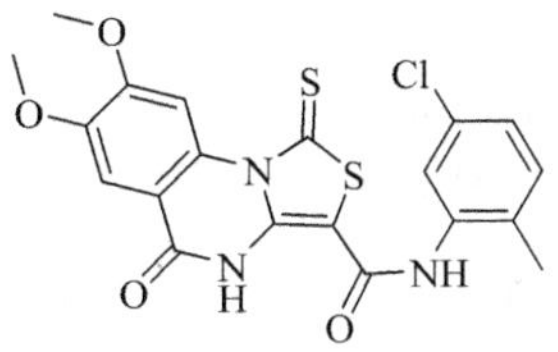
F0326 (**7-41**)

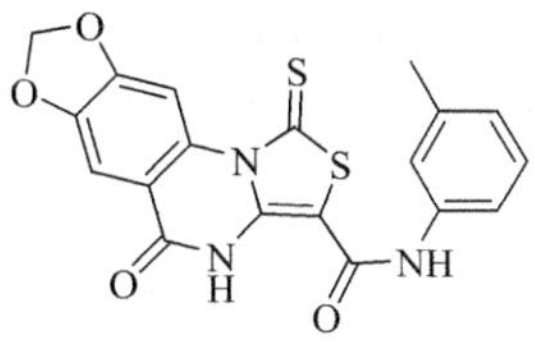
F0393 (**7-42**)

图 7-25　化合物 **7-40**～**7-42** 的结构

7.5 总结与展望

本章总结了靶向冠状病毒刺突蛋白、RdRp、蛋白酶及宿主靶标的一系列冠状病毒广谱抑制剂。针对冠状病毒的高效广谱抑制剂，是疫情暴发初期迅速响应危机并在第一时间治疗患者的法宝[114]。21 世纪初的三次冠状病毒流行提醒人类，本次新冠肺炎大暴发可能不是最后一次冠状病毒疫情。对冠状病毒广谱抑制剂的发现、评估和修饰，是人类对抗未来的公共卫生危机的重要战略举措。对于具有“老药新用”潜力的已上市药物，要尽快开展科学严谨的大规模双盲临床试验，为大范围推广提供最真实可靠的依据，最大程度保护患者的生命健康。

长远看来，从头研发出一款针对新型冠状病毒的“魔弹”药物需要进行漫长的设计、开发及疗效验证。一方面，不同的冠状病毒生命周期中发挥关键作用的生物大分子有明显的种间同源性，为基于靶标结构寻找广谱抑制剂提供了重要信息；另一方面，从治疗新型冠状病毒的中药方剂中寻找天然来源的先导化合物，也是开发抗冠状病毒药物的重要源泉。

参考文献

[1] Bailey OT, Pappenheimer AM, Cheever FS, et al. A murine virus (JHM) causing disseminated encephalomyelitis with extensive destruction of myelin: I. Isolation and biological properties of the virus [J]. J Exp Med, 1949, 90: 195-212.

[2] Ye ZW, Yuan S, Yuen KS, et al. Zoonotic origins of human coronaviruses [J]. Int J Biol Sci, 2020, 16: 1896-1897.

[3] Weiss SR, Navas-martin S. Coronavirus pathogenesis and the emerging pathogen severe acute respiratory syndrome coronavirus [J]. Microbiol Mol Biol Rev, 2005, 69: 635-64.

[4] De wit E, Van doremalen N, Falzarano D, et al. SARS and MERS: recent insights into emerging coronaviruses [J]. Nat Rev Microbiol, 2016, 14: 523-524.

[5] World Health Organization. [EB/OL]. [2021-08-23]. WHO Coronavirus Disease (COVID-19) Dashboard.

[6] Yang D, Leibowitz JL. The structure and functions of coronavirus genomic 3′ and 5′ ends [J]. Virus Res, 2015, 206: 120-133.

[7] Lan J, Ge J, Yu J, et al. Structure of the SARS-CoV-2 spike receptor-binding domain bound to the ACE2 receptor [J].

Nature, 2020, 581: 215-220.
[8] Hamming I, Timens W, Bulthuis ML, et al. Tissue distribution of ACE2 protein, the functional receptor for SARS coronavirus. A first step in understanding SARS pathogenesis [J]. J Pathol, 2004, 203: 631-637.
[9] Hoffmann M, Kleine-weber H, Pöhlmann S. A multibasic cleavage site in the spike protein of SARS-CoV-2 is essential for infection of human lung cells [J]. Mol Cell, 2020, 78: 779-784.
[10] Huang J, Song W, Huang H, et al. Pharmacological therapeutics targeting RNA-dependent RNA polymerase, proteinase and spike protein: from mechanistic studies to clinical trials for COVID-19 [J]. J Clin Med, 2020, 9: 1131.
[11] Pitsillou E, Liang J, Ververis K, et al. Identification of small molecule inhibitors of the deubiquitinating activity of the SARS-CoV-2 papain-like protease: in silico molecular docking studies and in vitro enzymatic activity assay [J]. Front Chem, 2020, 8: 623971.
[12] Morse JS, Lalonde T, Xu S, et al. Learning from the past: possible urgent prevention and treatment options for severe acute respiratory infections caused by 2019-nCoV [J]. Chembiochem, 2020, 21: 730-738.
[13] Cohen MS. Hydroxychloroquine for the prevention of Covid-19 - searching for evidence [J]. N Engl J Med, 2020, 383: 585-586.
[14] 陈思奥. 基于宿主的广谱抗病毒药物研究[D]. 武汉：武汉工程大学, 2019.
[15] 罗翔. 以宿主为靶标的广谱抗病毒药物设计、合成与生物活性评价[D]. 武汉：武汉工程大学, 2016.
[16] Zumla A, Chan JF, Azhar EI, et al. Coronaviruses - drug discovery and therapeutic options [J]. Nat Rev Drug Discov, 2016, 15: 327-347.
[17] Hoffmann M, Kleine-weber H, Schroeder S, et al. SARS-CoV-2 cell entry depends on ACE2 and TMPRSS2 and is blocked by a clinically proven protease inhibitor [J]. Cell, 2020, 181: 271-280.
[18] Castel G, Chtéoui M, Heyd B, et al. Phage display of combinatorial peptide libraries: application to antiviral research [J]. Molecules, 2011, 16: 3499-3518.
[19] Monteil V, Kwon H, Prado PH, et al. Inhibition of SARS-CoV-2 infections in engineered human tissues using clinical-grade soluble human ACE2 [J]. Cell, 2020, 181: 905-913.
[20] Lei C, Qian K, Li T, et al. Neutralization of SARS-CoV-2 spike pseudotyped virus by recombinant ACE2-Ig [J]. Nat Commun, 2020, 11, 2070.
[21] Barh D, Tiwari S, Silva AB, et al. Potential chimeric peptides to block the SARS-CoV-2 spike receptor-binding domain [J]. F1000Res, 2020, 9: 576.
[22] Larue RC, Xing E, Kenney AD, et al. Rationally designed ACE2-derived peptides inhibit SARS-CoV-2 [J]. Bioconjug Chem, 2021, 32: 215-223.
[23] Curreli F, Victor SMB, Ahmed S, et al. Stapled peptides based on human angiotensin-converting enzyme 2 (ACE2) potently inhibit SARS-CoV-2 infection *in vitro* [J]. mBio, 2020; 11: e02451-20.
[24] Glasgow A, Glasgow J, Limonta D, et al. Engineered ACE2 receptor traps potently neutralize SARS-CoV-2 [J]. Proc Natl Acad Sci USA, 2020, 117: 28046-28055.
[25] Peng MY, Liu WC, Zheng JQ, et al. Immunological Aspects of SARS-CoV-2 Infection and the Putative Beneficial Role of Vitamin-D [J]. Int J Mol Sci, 2021, 22: 5251.
[26] Milewska A, Ciejka J, Kaminski K, et al. Novel polymeric inhibitors of HCoV-NL63 [J]. Antiviral Res, 2013, 97: 112-121.
[27] Milewska A, Kaminski K, Ciejka J, et al. HTCC: Broad range inhibitor of coronavirus entry [J]. PLoS On, 2016, 11: e0156552.
[28] Milewska A, Chi Y, Szczepanski A, et al. HTCC as a polymeric inhibitor of SARS-CoV-2 and MERS-CoV [J]. J Virol, 2020, 95: e01622-20.
[29] Lusvarghi S, Bewley CA. Griffithsin: an antiviral lectin with outstanding therapeutic potential [J]. Viruses, 2016, 8: 296.
[30] Lee C. Griffithsin, a Highly Potent Broad-Spectrum Antiviral Lectin from Red Algae: From Discovery to Clinical Application [J]. Mar Drugs, 2019, 17: 567.
[31] Fischer K, Nguyen K, Liwang PJ. Griffithsin retains anti-HIV-1 potency with changes in gp120 glycosylation and

complements broadly neutralizing antibodies PGT121 and PGT126 [J]. Antimicrob Agents Chemother, 2019, 64: e01084-19.

[32] Millet JK, Séron K, Labitt RN, et al. Middle East respiratory syndrome coronavirus infection is inhibited by griffithsin [J]. Antiviral Res, 2016, 133: 1-8.

[33] Xia S, Liu M, Wang C, et al. Inhibition of SARS-CoV-2 (previously 2019-nCoV) infection by a highly potent pan-coronavirus fusion inhibitor targeting its spike protein that harbors a high capacity to mediate membrane fusion [J]. Cell Res, 2020, 30: 343-355.

[34] Cai YX, Xu W, Gu C, et al. Griffithsin with a broad-spectrum antiviral activity by binding glycans in viral glycoprotein exhibits strong synergistic effect in combination with a pan-coronavirus fusion inhibitor targeting SARS-CoV-2 spike S2 subunit [J]. Virol Sin, 2020, 35: 857-860.

[35] Cai YX, Xu W, Tang JY, et al. A bivalent protein targeting glycans and HR1 domain in spike protein potently inhibited infection of SARS-CoV-2 and other human coronaviruses [J]. Cell Biosci, 2021, 11:128.

[36] Moore MJ, Dorfman T, Li WH, et al. Retroviruses pseudotyped with the severe acute respiratory syndrome coronavirus spike protein efficiently infect cells expressing angiotensin-converting enzyme 2 [J]. J Virol, 2004, 78: 10628-10635.

[37] Chen YN, Zhang YN, Yan RH, et al. ACE2-targeting monoclonal antibody as potent and broad-spectrum coronavirus blocker [J]. Signal Transduct Target Ther, 2021, 6:315.

[38] Sanders JM, Monogue ML, Jodlowski TZ, et al. Pharmacologic treatments for coronavirus disease 2019 (COVID-19): a review [J]. JAMA, 2020, 323: 1824-1836.

[39] Yamamoto M, Matsuyama S, Li X, et al. Identification of nafamostat as a potent inhibitor of middle east respiratory syndrome coronavirus S protein-mediated membrane fusion using the split-protein-based cell-cell fusion assay [J]. Antimicrob Agents Chemother, 2016, 60: 6532-6539.

[40] Hoffmann M, Schroeder S, Kleine-weber H, et al. Nafamostat mesylate blocks activation of SARS-CoV-2: new treatment option for COVID-19 [J]. Antimicrob Agents Chemother, 2020, 64: e00754-20.

[41] Shirato K, Kawase M, Matsuyama S. Middle East respiratory syndrome coronavirus infection mediated by the transmembrane serine protease TMPRSS2 [J]. J Virol, 2013, 87: 12552-12561.

[42] Hoffmann M, Hofmann-winkler H, Smith JC, et al. Camostat mesylate inhibits SARS-CoV-2 activation by TMPRSS2-related proteases and its metabolite GBPA exerts antiviral activity [J]. EBioMedicine, 2021, 65: 103255.

[43] Kupferschmidt K. These drugs don't target the coronavirus—they target us. Science, New York [EB/OL]. https://www.sciencemag.org/news/2020/04/these-drugs-don-t-target-coronavirus-they-target-us.

[44] Pillaiyar T, Laufer S. Kinases as potential therapeutic targets for anti-coronaviral therapy [J]. J Med Chem, 2022, 65: 955-982.

[45] Coleman CM, Sisk JM, Mingo RM, et al. Abelson kinase inhibitors are potent inhibitors of severe acute respiratory syndrome coronavirus and middle east respiratory syndrome coronavirus fusion [J]. J Virol, 2016, 90: 8924-8933.

[46] Mulgaonkar N, Wang H, Mallawarachchi S, et al. Bcr-Abl tyrosine kinase inhibitor imatinib as a potential drug for COVID-19 [J]. bioRxiv, 2020.

[47] Bayati A, Kumar R, Francis V, et al. SARS-CoV-2 infects cells following viral entry via clathrin-mediated endocytosis [J]. J Biol Chem, 2021, 296: 100306.

[48] Zhou Y, Vedantham P, Lu K, et al. Protease inhibitors targeting coronavirus and filovirus entry [J].Antiviral Res, 2015, 116: 76-84.

[49] Chaparro JD, Cheng T, Tran UP, et al. Two key cathepsins, TgCPB and TgCPL, are targeted by the vinyl sulfone inhibitor K11777 in in vitro and in vivo models of toxoplasmosis [J]. PLoS One, 2018, 13: e0193982.

[50] Cheng YW, Chao TL, Li CL, et al. Furin inhibitors block SARS-CoV-2 spike protein cleavage to suppress virus production and cytopathic effects [J]. Cell Rep, 2020, 33: 108254.

[51] Chen Z, Du R, Galvan AJM, et al. SARS-CoV-2 cell entry and targeted antiviral development [J]. Acta Pharm Sin B, 2021, 11: 3879-3888.

[52] Elfiky AA. Anti-HCV, nucleotide inhibitors, repurposing against COVID-19 [J]. Life Sci, 2020, 248: 117477.

[53] Anand K, Ziebuhr J, Wadhwani P, et al. Coronavirus main proteinase (3CLpro) structure: basis for design of anti-SARS drugs [J]. Science, 2003, 300: 1763-1767.

[54] Elfiky AA. Ribavirin, remdesivir, sofosbuvir, galidesivir, and tenofovir against SARS-CoV-2 RNA dependent RNA polymerase (RdRp): A molecular docking study [J]. Life Sci, 2020, 253: 117592.

[55] De WE, Feldmann F, Cronin J, et al. Prophylactic and therapeutic remdesivir (GS-5734) treatment in the rhesus macaque model of MERS-CoV infection [J]. Proc Natl Acad Sci USA, 2020, 117: 6771-6776.

[56] Wang M, Cao R, Zhang L, et al. Remdesivir and chloroquine effectively inhibit the recently emerged novel coronavirus (2019-nCoV) in vitro [J]. Cell Res, 2020, 30: 269-271.

[57] FDA. FDA Approves First Treatment for COVID-19 [EB/OL]. [2021-08-23]. https://www.fda.gov/news-events/press-announcements/fda-approves-first-treatment-covid-19

[58] Kokic G, Hillen HS, Tegunov D, et al. Mechanism of SARS-CoV-2 polymerase stalling by remdesivir [J]. Nat Commun, 2021, 12: 279.

[59] Everett CS, HervéB, Marco V, et al. Coronaviruses lacking exoribonuclease activity are susceptible to lethal mutagenesis: evidence for proofreading and potential therapeutics [J]. PLOS Pathog, 2013, 9: e1003565.

[60] Ogando NS, Zevenhoven-dobbe JC, Van der meer Y, et al. The enzymatic activity of the nsp14 exoribonuclease is critical for replication of MERS-CoV and SARS-CoV-2 [J]. J Virol, 2020; 94: e01246-20.

[61] Agostini ML, Andres EL, Sims AC, et al. Coronavirus susceptibility to the antiviral remdesivir (GS-5734) is mediated by the viral polymerase and the proofreading exoribonuclease [J]. mBio, 2018, 9: e00221-18.

[62] Beigel JH, Tomashek KM, Dodd LE, et al. Remdesivir for the treatment of Covid-19 - final report [J]. N Engl J Med, 2020, 383: 1813-1826.

[63] WHO Solidarity Trial Consortium, Pan H, Peto R, et al. Repurposed antiviral drugs for Covid-19 - Interim WHO solidarity trial results [J]. N Engl J Med, 2021, 384: 497-511.

[64] Spinner CD, Gottlieb RL, Criner GJ, et al. Effect of remdesivir vs standard care on clinical Status at 11 days in patients with moderate COVID-19: A randomized clinical trial [J]. JAMA, 2020, 324: 1048-1057.

[65] Li Y, Cao L, Li G, et al. Remdesivir metabolite GS-441524 effectively inhibits SARS-CoV-2 infection in mouse models [J]. J Med Chem, 2022, 65: 2785-2793.

[66] Shannon A, Selisko B, Le N, et al. Favipiravir strikes the SARS-CoV-2 at its Achilles heel, the RNA polymerase [J]. bioRxiv, 2020, 098731.

[67] Furuta Y, Takahashi K, Kuno-maekawa M, et al. Mechanism of action of T-705 against influenza virus[J]. Antimicrob Agents Chemother, 2005, 49: 981-986.

[68] Furuta Y, Gowen BB, Takahashi K, et al. Favipiravir (T-705), a novel viral RNA polymerase inhibitor [J]. Antiviral Res, 2013, 100: 446-454.

[69] Li G, De clercq E. Therapeutic options for the 2019 novel coronavirus (2019-nCoV) [J]. Nat Rev Drug Discov, 2020, 19: 149-150.

[70] Jeanna B. flu drug used in Japan shows promise in treating COVID-19 [EB/OL]. [2021-08-23]. http://www.livescience.com/flu-drug-could-treat-coronavirus.html

[71] Stockman LJ, Bellamy R, Garner P. SARS: systematic review of treatment effects [J]. PLoS Med, 2006, 3: e343.

[72] Arabi YM, Shalhoub S, Mandourah Y, et al. Ribavirin and interferon therapy for critically ill patients with middle east respiratory syndrome: A Multicenter Observational Study [J]. Clin Infect Dis, 2020, 70: 1837-1844.

[73] Warren TK, Wells J, Panchal RG et al. Protection against filovirus diseases by a novel broad-spectrum nucleoside analogue BCX4430 [J]. Nature, 2014, 508: 402-405.

[74] Westover JB, Mathis A, Taylor R, et al. Galidesivir limits rift valley fever virus infection and disease in syrian golden hamsters [J]. Antiviral Res, 2018, 156: 38-45.

[75] Sun L, Peng Y, Yu W, et al. Mechanistic insight into antiretroviral potency of 2′-deoxy-2′-β-fluoro-4′-azidocytidine (FNC) with a long-lasting effect on HIV-1 prevention [J]. J Med Chem, 2020, 63: 8554-8566.

[76] Ren ZG, Luo H, Yu ZJ, et al. A randomized, open-label, controlled clinical trial of azvudine tablets in the treatment of mild and common COVID-19, a Pilot Study [J]. Adv Sci (Weinh), 2020, 7: 2001435.

[77] Agostini ML, Pruijssers AJ, Chappell JD, et al. Small-molecule antiviral beta-D-N-4-hydroxycytidine inhibits a proofreading-intact coronavirus with a high genetic barrier to resistance [J]. J Virol, 2019, 93: e01348-19.
[78] Ko M, Chang SY, Byun SY, et al. Screening of FDA-approved drugs using a MERS-CoV clinical isolate from South Korea identifies potential therapeutic options for COVID-19 [J]. Viruses, 2021, 13: 651.
[79] Sheahan TP, Sims AC, Zhou S, et al. An orally bioavailable broad-spectrum antiviral inhibits SARS-CoV-2 in human airway epithelial cell cultures and multiple coronaviruses in mice [J]. Sci Transl Med, 2020, 12: eabb5883.
[80] Zhao J, Guo S, Yi D, et al. A cell-based assay to discover inhibitors of SARS-CoV-2 RNA dependent RNA polymerase [J]. Antiviral Res, 2021, 190: 105078.
[81] Freistadt MS, Meades GD, Cameron CE. Lethal mutagens: broad-spectrum antivirals with limited potential for development of resistance? [J]. Drug Resist Updat, 2004, 7: 19-24.
[82] Zhou S, Hill CS, Sarkar S, et al. β-D-N-4-hydroxycytidine (NHC) inhibits SARS-CoV-2 through lethal mutagenesis but is also mutagenic to mammalian cells [J]. J Infect Dis, 2021, 224: 415-419.
[83] Painter WP, Holman W, Bush JA, et al. Human safety, tolerability, and pharmacokinetics of molnupiravir, a novel broad-spectrum oral antiviral agent with activity against SARS-CoV-2 [J]. Antimicrob Agents Chemother, 2021, 65, e02428-20.
[84] Evans DR, Guy HI. Mammalian pyrimidine biosynthesis: fresh insights into an ancient pathway [J]. J Biol Chem, 2004, 279, 33035-8.
[85] Leflunomide approved for rheumatoid arthritis, other drugs nearing approval [J]. Am J Health Syst Pharm, 1998, 55: 2225-2226.
[86] Xiong R, Zhang L, Li S, et al. Novel and potent inhibitors targeting DHODH are broad-spectrum antivirals against RNA viruses including newly-emerged coronavirus SARS-CoV-2 [J]. Protein Cell, 2020, 11: 723-739.
[87] Shereen MA, Khan S, Kazmi A, et al. COVID-19 infection: Origin, transmission, and characteristics of human coronaviruses [J]. J Adv Res, 2020, 24: 91-98.
[88] Hurst M, Faulds D. Lopinavir [J]. Drugs, 2000, 60: 1371-1379.
[89] Zeldin RK, Petruschke RA. Pharmacological and therapeutic properties of ritonavir-boosted protease inhibitor therapy in HIV-infected patients [J]. J Antimicrob Chemother, 2004, 53: 4-9.
[90] Jonathan S. Lopinavir/ritonavir in the treatment of HIV-1 infection: a review [J]. Ther Clin Risk Manag, 2008, 4: 1023-1033.
[91] Chu CM, Cheng VC, Hung IF, et al. Role of lopinavir/ritonavir in the treatment of SARS: initial virological and clinical findings [J]. Thorax, 2004, 59: 252-6.
[92] De WAH, Jochmans D, Posthuma CC, et al. Screening of an FDA-approved compound library identifies four small-molecule inhibitors of Middle East respiratory syndrome coronavirus replication in cell culture [J]. Antimicrob Agents Chemother, 2014, 58: 4875-84.
[93] Chan JF, Yao Y, Yeung ML, et al. Treatment with lopinavir/ritonavir or interferon-β1b improves outcome of MERS-CoV infection in a nonhuman primate model of common marmoset [J]. J Infect Dis, 2015, 212: 1904-1913.
[94] Cao B, Wang Y, Wen D, et al. A trial of lopinavir-ritonavir in adults hospitalized with severe covid-19 [J]. N Engl J Med, 2020, 382: 1787-1799.
[95] Kupferschmidt K, Cohen J. WHO launches global megatrial of the four most promising coronavirus treatments. [EB/OL]. [2021-08-23]. https://www.sciencemag.org/news/2020/03/who-launches-global-megatrial-four-most-promising-coronavirus-treatments.
[96] 中华人民共和国国家卫生健康委员会. 新型冠状病毒肺炎诊疗方案(试行第八版) [J]. 中华临床感染病杂志, 2020, 13: 321-328.
[97] Yang H, Xie W, Xue X, et al. Design of wide-spectrum inhibitors targeting coronavirus main proteases [J]. PLoS Biol, 2005, 3: e324.
[98] 李敬, 姜向毅, 徐淑静, 等. 冠状病毒抑制剂研究的药物化学策略[J]. 药学学报, 2020, 55: 537-553.
[99] Zhang L, Lin D, Kusov Y, et al. α-Ketoamides as broad-spectrum inhibitors of coronavirus and enterovirus replication: structure-based design, synthesis, and activity assessment [J]. J Med Chem, 2020, 63: 4562-4578.

[100] Zhang L, Lin D, Sun X, et al. Crystal structure of SARS-CoV-2 main protease provides a basis for design of improved a-ketoamide inhibitors [J]. Science, 2020, 368: 409-412.

[101] Hayden FG, Turner RB, Gwaltney JM, et al. Phase Ⅱ, randomized, double-blind, placebo-controlled studies of Ruprintrivir nasal spray 2-percent suspension for prevention and treatment of experimentally induced rhinovirus colds in healthy volunteers [J]. Antimicrob. Agents Chemother, 2003, 47: 3907-3916.

[102] Dai W, Jochmans D, Xie H, et al. Design, synthesis, and biological evaluation of peptidomimetic aldehydes as broad-spectrum inhibitors against enterovirus and SARS-CoV-2 [J]. J Med Chem, 2022, 65: 2794-2808.

[103] Qiao J, Li YS, Zeng R, et al. SARS-CoV-2 M^{pro} inhibitors with antiviral activity in a transgenic mouse model [J]. Science, 2021, 371: 1374-1378.

[104] Luttens A, Gullberg H, Abdurakhmanov E, et al. Ultralarge Virtual Screening Identifies SARS-CoV-2 Main Protease Inhibitors with Broad-Spectrum Activity against Coronaviruses [J]. J Am Chem Soc, 2022, 144: 2905-2920.

[105] Hou NK, Shuai L, Zhang LJ, et al. Development of Highly Potent Noncovalent Inhibitors of SARS-CoV-2 3CLpro [J]. ACS Cent Sci, 2023, 9: 217-227.

[106] Ratia K, Pegan S, Takayama J, et al. A noncovalent class of papain-like protease/deubiquitinase inhibitors blocks SARS virus replication [J]. Proc. Natl. Acad. Sci. U. S. A., 2008, 105: 16119-16124.

[107] Báez-santos YM, Barraza SJ, Wilson MW, et al. X-ray structural and biological evaluation of a series of potent and highly selective inhibitors of human coronavirus papain-like proteases [J]. J Med Chem, 2014, 57: 2393-2412.

[108] Schroeder JP, Cooper DA, Schank JR, et al. Disulfiram attenuates drug-primed reinstatement of cocaine seeking via inhibition of dopamine β-hydroxylase [J]. Neuropsychopharmacology, 2010, 35: 2440-2449.

[109] Lin MH, Moses DC, Hsieh CH, et al. Disulfiram can inhibit MERS and SARS coronavirus papain-like proteases via different modes [J]. Antiviral Res, 2018, 150: 155-163.

[110] Lee YM, Duh Y, Wang ST, et al. Using an old drug to target a new drug site: Application of disulfiram to target the Zn-Site in HCV NS5A Protein [J]. J Am Chem Soc, 2016, 138: 3856-3862.

[111] Chou CY, Chien CH, Han YS, et al. Thiopurine analogues inhibit papain-like protease of severe acute respiratory syndrome coronavirus [J]. Antiviral Res, 2008, 75: 1601-1609.

[112] Cheng KW, Cheng SC, Chen WY, et al. Thiopurine analogs and mycophenolic acid synergistically inhibit the papain-like protease of Middle East respiratory syndrome coronavirus [J]. Antiviral Res, 2015,115:9-16.

[113] Yuan SF, Gao XP, Tang KM, et al. Targeting papain-like protease for broad-spectrum coronavirus inhibition [J]. Protein Cell, 2022, 13:940-953.

[114] 黄天广, 孙林, 展鹏, 等. 广谱抗病毒药物研究进展[J]. 药学学报, 2020, 55(4): 679-693.

Huang TG, Sun L, Zhan P, et al. Recent advances in the research of broad-spectrum antiviral agents [J]. Acta Pharm Sin, 2020, 55: 679-693.

第 8 章
抗 SARS-CoV-2 药物研究

冠状病毒（coronavirus，CoVs）是一类广泛存在、可感染人畜并引起严重急慢性呼吸道系统疾病的病原体。冠状病毒科分为 α、β、γ、δ 四个属，目前已知有 7 种冠状病毒可引起人类疾病，分别为 HCoV-229E、HCoV-NL63、HCoV-OC43、HCoV-HKU1、SARS-CoV、MERS-CoV 和 SARS-CoV-2。其中 SARS-CoV、MERS-CoV 及 SARS-CoV-2 具有高致病性，对人类生命健康有较大的威胁[1]。

SARS-CoV-2 是一种单股正链 RNA 病毒，其复制周期分为侵入、转录、复制、组装和分泌等几个阶段[2-7]（图 8-1）。首先，病毒颗粒通过刺突蛋白（S 蛋白）与细胞附着因子结合，并与细胞受体（血管紧张素转化酶 2，ACE2）和宿主因子（细胞表面丝氨酸蛋白酶，TMPRSS2）发生特异性相互作用，促进病毒在细胞膜或内体膜上的摄取和融合；进入宿主细胞后释放出病毒遗传物质 RNA，并附着在宿主核糖体上；宿主核

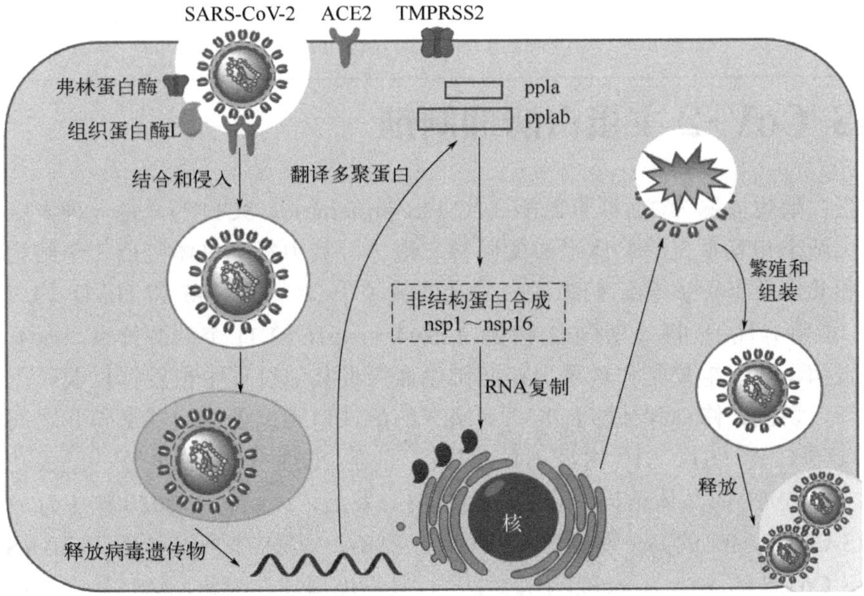

图 8-1　SARS-CoV-2 的生命周期

糖体将开放阅读框 ORF1a/b 翻译成两个多聚蛋白 pp1a 和 pp1ab，随后经木瓜样蛋白酶（PL^{pro}）和主蛋白酶（M^{pro}）切割后产生多种非结构蛋白并形成病毒复制酶-转录酶复合物。病毒基因组的正链 RNA 转录形成反义负链 RNA，并以负链 RNA 为模板经转录复制形成新的正链 RNA。在该过程中病毒的亚基因组 mRNA 翻译合成其他病毒结构蛋白。经过与病毒基因组的 RNA 组装形成成熟病毒颗粒，最后以胞吐的方式释放到细胞外[8]。

理论上，阻断病毒生命周期中的任一环节，均可抑制病毒复制[9]。相较于其他靶标，M^{pro} 具有无可比拟的优点：在冠状病毒种间相似性极高，高度保守不易变异，现有的突变株在 M^{pro} 上基本没有突变位点，主要突变在 S 蛋白上（故中和抗体类药物的劣势在此）；M^{pro} 对病毒至关重要，如果 M^{pro} 缺失，病毒的复制将无法完成；M^{pro} 与人类蛋白酶的同源性较低，因此安全性更好。这些优点使 M^{pro} 成为业界普遍认可的最理想抗新冠病毒口服特效药靶标。此外，S 蛋白在 SARS-CoV-2 与宿主细胞膜受体结合及膜融合中发挥关键作用，以 S 蛋白为靶标的抗病毒药物研发已成为热点之一。

天然产物是新药创制的重要物质基础，它的毒性和不良反应小、疗效显著，能多靶点协同作用，还可系统调控机体通路，且资源丰富、廉价易得。研究显示，天然产物能作用于冠状病毒复制周期的多个靶点，在抗击新冠感染方面极具潜力，有望提供新的治疗策略。

本章以点带面，总结了主蛋白酶抑制剂及其筛选方法、刺突蛋白抑制剂及活性筛选方法，以及天然产物来源的抗 SARS-CoV-2 药物研究进展。

8.1

SARS-CoV-2 主蛋白酶抑制剂

主蛋白酶也被称为 3C 样蛋白酶（3C-like proteinase，$3CL^{pro}$），是一种半胱氨酸蛋白酶，由两个相互垂直的单体组成的同源二聚体。其中每个单体包括 3 个结构域，结构域Ⅰ和Ⅱ由反平行 β-桶结构组成，其之间缝隙中心的 Cys145 和 His41 构成了催化二联体，能特异性识别和切割非结构蛋白 nsp4～nsp16 的 11 个裂解位点。nsp4～nsp16 主要负责病毒基因组复制和转录，在病毒生命周期其他过程中也发挥重要作用，如蛋白质翻译、切割、修饰和核酸合成[10]。M^{pro} 的活性口袋位于结构域Ⅰ和Ⅱ之间的裂隙中，由 4 个口袋（S1、S1′、S2、S4）组成。早在 2003 年，Yang 等[11]就成功解析了 SARS-CoV-1 M^{pro} 的晶体结构。新冠肺炎疫情暴发后，该团队于 2020 年 1 月成功解析了 SARS-CoV-2 M^{pro} 的高分辨率三维结构[12]（图 8-2）。基因序列比对显示，SARS-CoV-1 与 SARS-CoV-2 的 M^{pro} 有 96%的同源性[13]，且高度保守。因此，M^{pro} 是广谱抗新冠药物研发的理想靶标。

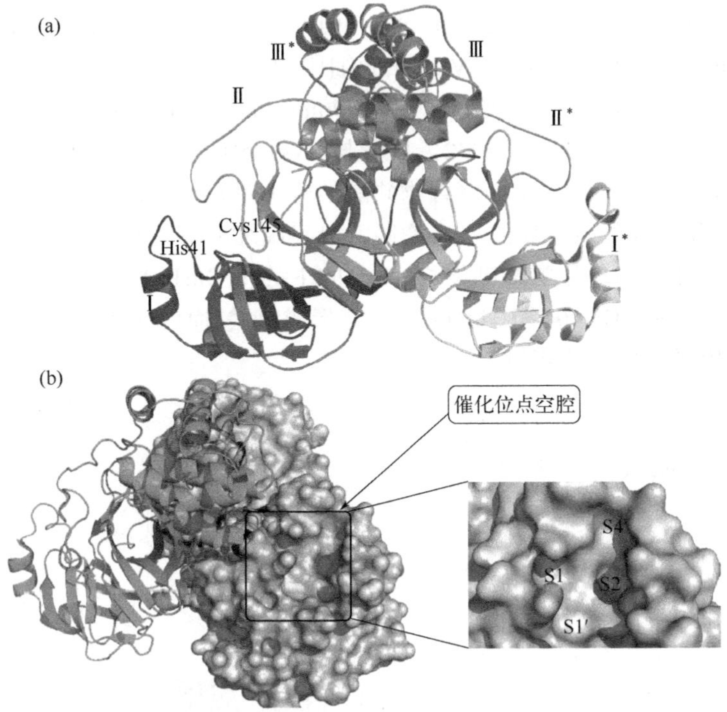

图 8-2 （a）SARS-CoV-2 M^{pro} 的三维结构示意图；（b）催化位点的特写视图（PDB 代码：6Y2G；由 Pymol 2.5 软件显示）

根据新冠主蛋白酶抑制剂的结构类型，可以分为拟肽类、非拟肽类和天然产物类 M^{pro} 抑制剂。本文对抑制剂的结构、活性、设计思路及优缺点进行了总结，概述了自 2020 年以来最具潜力的 M^{pro} 抑制剂的研究现状，为抗新冠感染药物的研发提供参考。

8.1.1 拟肽类抑制剂

根据抑制剂与 M^{pro} 的作用模式，拟肽类抑制剂可分为非共价和共价拟肽类抑制剂。拟肽类非共价抑制剂是通过氢键、范德华相互作用、疏水相互作用等与配体结合，非共价抑制剂通常选择性更强，毒性较低。拟肽类共价抑制剂的作用机制通常包括两个过程，首先是模拟天然肽底物的拟肽体与 M^{pro} 结合并形成非共价复合物，随后共价弹头在空间上非常接近 M^{pro} 活性位点的催化残基，随后 Cys145 的巯基通过亲核进攻弹头以形成共价键。即先通过非键相互作用结合到蛋白表面，再发生化学反应形成共价键。这些弹头主要有迈克尔（Michael）受体、醛酮、氰基和 α-酮酰胺等[14]。下文根据弹头的种类对拟肽类 M^{pro} 抑制剂分类描述。

（1）以醛基为弹头的拟肽类 M^{pro} 抑制剂

化合物 **8-1** 是一种用于治疗猫感染性腹膜炎的二肽蛋白酶抑制剂。2020 年，Ma 等[15]将建立的基于荧光共振能量转移（FRET）的酶促分析方法应用于 SARS-CoV-2

M^{pro} 抑制剂的筛选中，发现化合物 **8-1** 展现出优异的抗 SARS-CoV-2 M^{pro} 活性（IC_{50} = 0.030μmol·L^{-1}），同时在 Vero E6 细胞中也具有显著的抗病毒效果（EC_{50} = 3.37μmol·L^{-1}），且细胞毒性较低（CC_{50}＞100μmol·L^{-1}）。**8-1** 的作用机制如图 8-3（a）所示，其首先转化为肽醛化合物 **8-2**，后者与 Cys145 的巯基形成 C—S 共价键来抑制 M^{pro}。SARS-CoV-2 M^{pro} 与 **8-1** 的复合物共晶结构［图 8-3（b）（c）］表明，化合物 **8-1** 占据了主蛋白酶底物结合口袋的 4 个空腔，以半硫缩醛形式共价结合到 SARS-CoV-2 M^{pro} 的 Cys145 上，氨基甲酸酯键与 Glu166 的主链和 Gln189 的侧链形成氢键。P1 位的谷氨酰胺替代物与 His164 和 Glu166 的侧链形成氢键，而内酰胺环的 N 原子与 Glu166 侧链及 Phe140 的主链形成氢键。

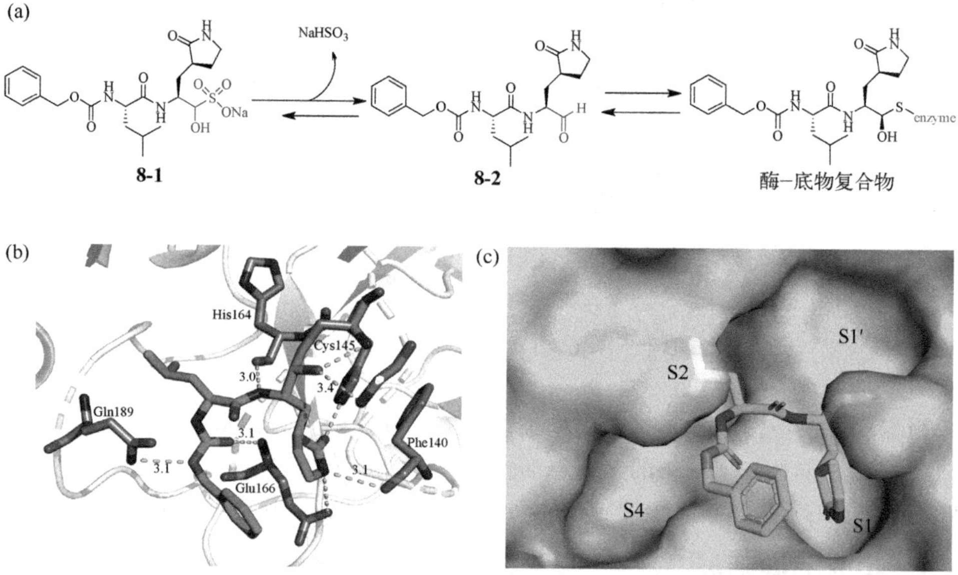

图 8-3 （a）化合物 **8-1** 转化为 M^{pro} 醛类抑制剂 **8-2** 的路线示意图；（b）化合物 **8-1** 与 SARS-CoV-2 M^{pro} 的共晶（PDB 代码：7JSU）；（c）化合物 **8-1** 在 M^{pro} 活性位点的空间占据（由 Pymol 2.5 软件显示）

2020 年，上海药物研究所柳红团队[16]在多年抗 EV71 病毒药物研究经验的基础上，发现了两个高活性拟肽类共价 SARS-CoV-2 M^{pro} 抑制剂化合物 **8-3** 和 **8-4**［图 8-4（a）］，它们在体外均展现出对主蛋白酶极佳的抑制活性，IC_{50} 值分别达到 0.053 和 0.040μmol·L^{-1}，同时在 Vero E6 细胞中也具有显著的抗 SARS-CoV-2 效果（EC_{50} 分别为 0.53μmol·L^{-1} 和 0.72μmol·L^{-1}），且细胞毒性较低（CC_{50}＞100μmol·L^{-1}）。为了探究其与 M^{pro} 的作用机制，该团队解析了 SARS-CoV-2 M^{pro} 与化合物 **8-3** 的复合物晶体结构［1.5Å，图 8-4（b）］。结果显示 **8-3** 的醛基弹头和 Cys145 的硫原子形成键长 1.8Å 的 C—S 共价键。在 S1 位点，内酰胺的氧原子与 His163 的咪唑环形成氢键，NH 基团与 Phe140 的主链形成氢键。P2 处的环己基与 Met49、Tyr54、Met165、Asp187 和 Arg188 存在多个疏水作用，并与占据 S2 口袋的 His41 的咪唑环具有 π-π 堆积作用。P3 处的吲哚基团暴露于溶剂中，与 Glu166 形成关键氢键，并与 Pro168 和 Gln189 形成疏水作用。进一步研究表明化合物 **8-3** 在小鼠体内具有良好的体内药代动力学性质，$t_{1/2}$ 为 4.27h（腹腔注射），生物利用度为 87.8%，代谢稳定性良好（CL = 17.4mL·min^{-1}·kg^{-1}），优于化合物 **8-4**。随后，在 SD 大鼠和比格犬中对化合物 **8-3** 进行了急性毒性研究，未见明显毒性，表明其是具有临床价值的候选化合物。

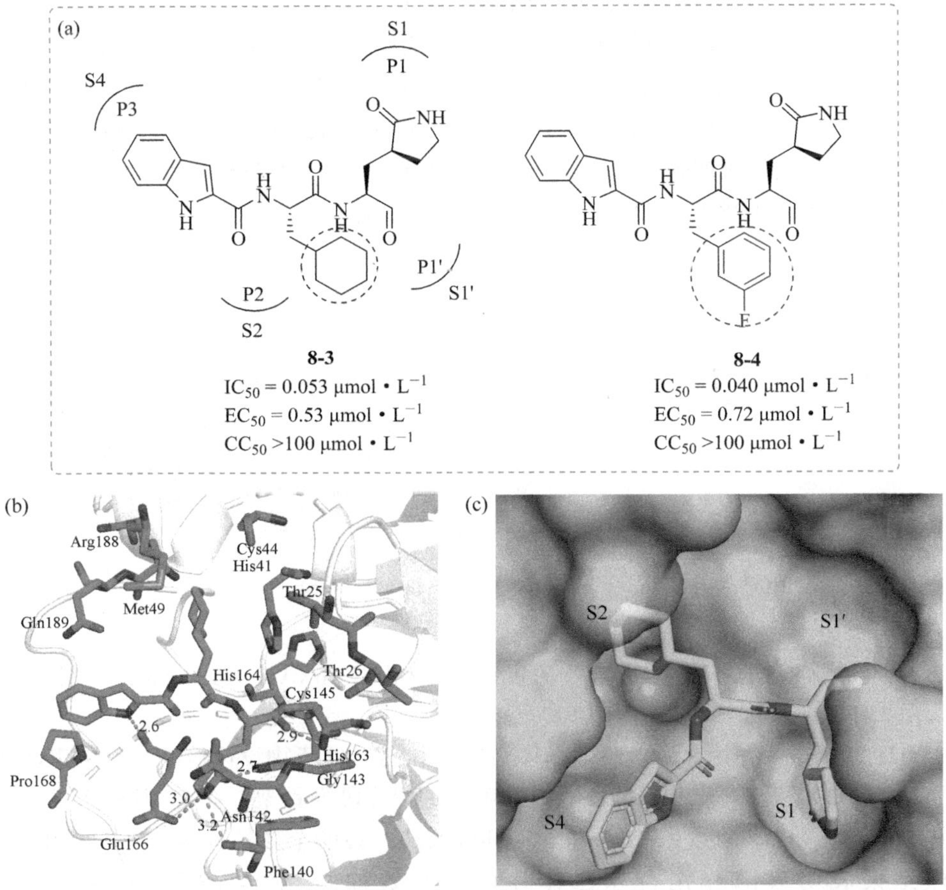

图 8-4 （a）化合物 **8-3** 与 **8-4** 的结构；（b）化合物 **8-3** 与 SARS-CoV-2 M^{pro} 的共晶结构（PDB 代码：6LZE）；（c）化合物 **8-3** 在 M^{pro} 活性位点的空间占据（由 Pymol 2.5 软件显示）

由于化合物 **8-3** 对主要流行的 SARS-CoV-2 变异病毒株阿尔法、贝塔、德尔塔、奥密克戎均具有高效广谱抑制活性，且无须联合药代动力学增强剂（如利托那韦等），可以减少因使用药代动力学增强剂出现的潜在药物相互作用风险。2021 年 3 月，博福特韦（bofutrelvir），即化合物 **8-3**，在美国启动 I 期临床研究，目前已获批开展国际多中心Ⅱ/Ⅲ期临床试验。2022 年 11 月 23 日前沿生物披露，雾化吸入用博福特韦，拟用于治疗轻型、普通型新冠肺炎患者的Ⅱ/Ⅲ期临床试验方案[17-18]。

2020 年，Ma 等[15]基于 FRET 从 Selleckchem 化合物库中筛选出的钙蛋白酶抑制剂Ⅱ（**8-5**）在体外能有效抑制 SARS-CoV-2 主蛋白酶活性，其 IC_{50} 为 0.97μmol·L^{-1}，同时在 Vero E6 细胞中展现出较好的抗病毒效果（EC_{50} = 2.07μmol·L^{-1}，CC_{50}＞100μmol·L^{-1}）。Sacco 等[19]通过解析 M^{pro} 与化合物 **8-5** 的共晶结构发现亲电弹头醛基与 Cys145 以共价键形式结合。与其他以醛基为弹头的肽类抑制剂类似，**8-5** 受 Cys145 进攻后，形成的半硫缩醛占据了由 Gly143、Ser144 和 Cys145 的主链酰胺基团形成的氧阴离子空腔；P1 蛋氨酸侧链占据 S1 位点且硫原子与 His163 形成氢键；P2 亮氨酸侧链在 S2 位点中形成疏水作用，而 P3 亮氨酸朝向溶剂界面附近的 S3 位点。钙蛋白酶抑制剂Ⅱ的主链也与 M^{pro} 中的 His164、Met165 的主链之间形成多个氢键（图 8-5）。此外，**8-5** 还能够有效抑制人组织蛋白酶 L 的活性，抑制常数 K_i 为 50nmol·L^{-1}，表明可以针对性设计 SARS-CoV-2 M^{pro} 和人类组织蛋白酶 L 的双靶点抑制剂。

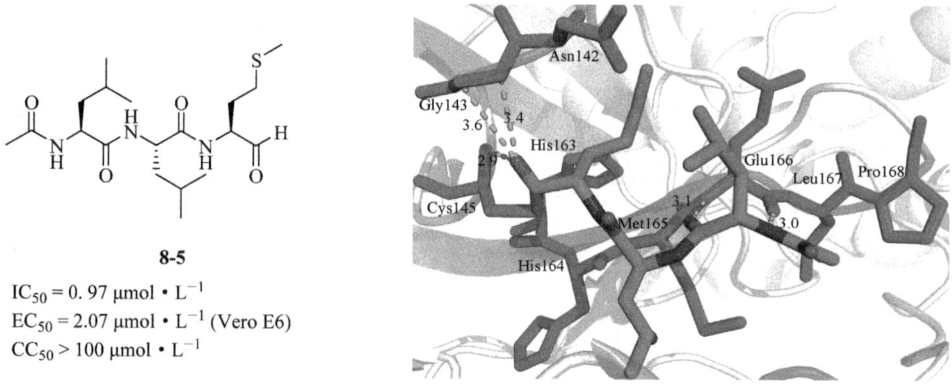

图 8-5　化合物 **8-5** 的结构及其与 M^{pro} 的共晶（PDB 代码：6XA4，由 Pymol 2.5 软件显示）

2021 年，Qiao 等[20]基于 M^{pro} 晶体结构，利用合理药物设计策略，以上市药物特拉匹韦（**13-3**）和波普瑞韦（**4-11**）的双环脯氨酸片段为骨架，在 S4 腔引入多种亲脂基团，设计并合成了两系列 32 个包含双环脯氨酸片段的全新结构 M^{pro} 小分子抑制剂。活性结果表明大部分化合物在体外均可有效抑制 M^{pro} 活性，IC_{50} 在 7.6～748.5nmol·L^{-1}。其中化合物 **8-6**［图 8-6（a）］抑制效果最佳，IC_{50} 为 7.6nmol·L^{-1}。通过解析其与 M^{pro} 复合物的晶体结构，发现其醛基与 Cys145 形成共价键的同时，醛基的氧原子与 Cys145 和 Gly143 的主链酰胺形成两个氢键。P1 处的内酰胺环伸向 S1 腔中，内酰胺的氧原子和氮原子分别与 His163 的侧链和 Phe140 的主链成两个氢键。由于脯氨酸结构中固有的构象限制，刚性双环脯氨酸采用反式外构象，伸向 S2 疏水口袋。在对 SD 大鼠的药代动力学（PK）实验中，化合物 **8-7** 和 **8-8** 则表现出相对良好的 PK 特性［图 8-6（b）］，口服生物利用度分别为 11.2%和 14.6%，具有开发成口服药物的潜力[21]。化合物 **8-7** 腹腔注射时的 $t_{1/2}$ 为 4.53h，生物利用度为 78.0%，化合物 **8-8** 的 $t_{1/2}$ 为 3.8h（腹腔注射），生物利用度为 76.2%，二者均具有良好的代谢稳定性（CL 分别为 22.67mL·min^{-1}·kg^{-1} 和 17.10mL·min^{-1}·kg^{-1}），可作为候选药物进一步开发。

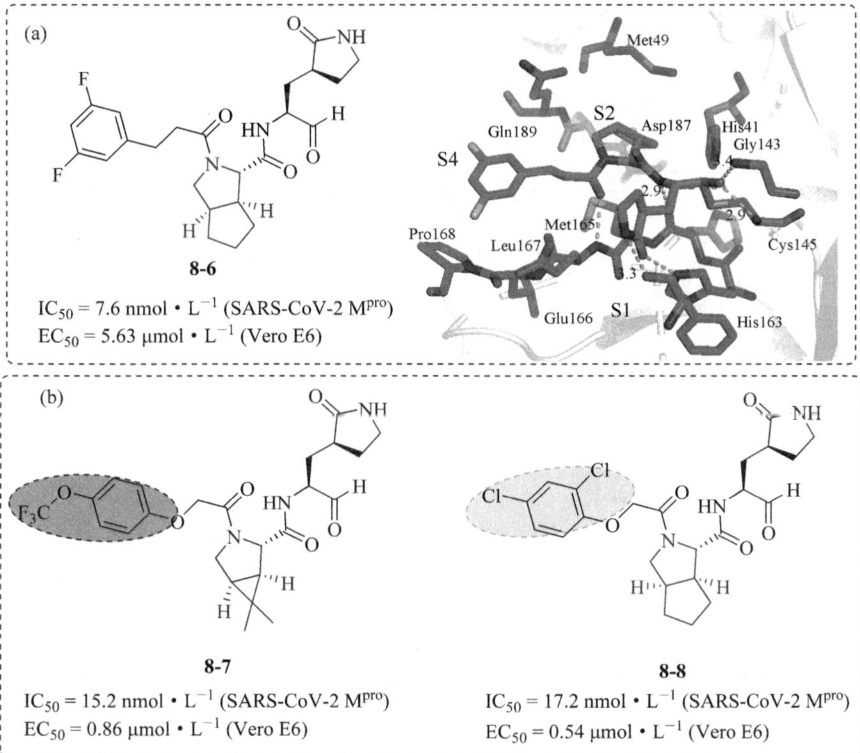

图 8-6 （a）化合物 **8-6** 的结构及其与 SARS-CoV-2 M^{pro} 的共晶结构（PDB 代码：7D3I，由 Pymol 2.5 软件显示）；（b）化合物 **8-7** 和 **8-8** 的结构

奥格特韦（**4-9**）是一种高生物利用的口服前药，在血浆中能转化为其活性形式 AC1115（**4-10**，图 4-5）。2024 年，Mao 等[22]通过酶促分析和 **4-10** 与 SARS-CoV-2 M^{pro} 和组织蛋白酶 L（CTSL）的共晶体结构证实了奥格特韦和 AC1115 的双重作用机制，即可靶向 M^{pro} 和 CTSL，同时对奈玛特韦的 M^{pro} E166 突变株显示出有效的抗病毒活性，其对野生型 SARS-CoV-2 M^{pro} 的 IC_{50}=2.44nmol·L^{-1}，对奥密克戎突变株 M^{pro} 的 IC_{50} = 14.27nmol·L^{-1}，在Ⅰ期研究显示出良好的安全性和抗病毒活性。

Mao 等在 1.8Å 分辨率下测定了 **4-10** 与 SARS-CoV-2 M^{pro} 的高分辨率共晶结构，其结果表明，醛基弹头和 M^{pro} 催化活性位点 Cys145 的硫原子之间存在共价键，这在所有 SARS-CoV-2 突变株中都是 100%保守的，且能与 M^{pro} 形成多种有利的疏水性和亲水性相互作用。化合物的内酰胺占据 M^{pro} 的 S1 位点，并与 Glu166 和 His163 的侧链以及 Leu141 的主链形成氢键。化合物的亮氨酸侧链适配 S2 口袋，在活性位点的缝隙内形成有利的相互作用。吲哚环位于化合物 **4-10** 的末端，吲哚环通过由残基 189～192 组成的柔性环与 M^{pro} 形成相互作用。在化合物和蛋白质之间总共观察到 7 个氢键，另外的水介导的氢键也很明显（图 8-7）。

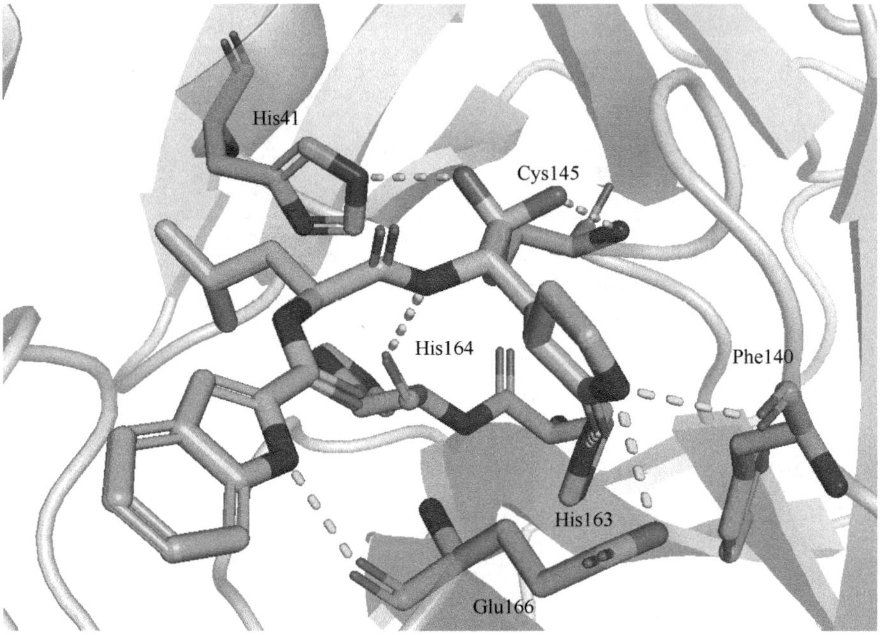

图 8-7 化合物 **4-10** 与 SARS-CoV-2 M^{pro} 的共晶结构，氢键相互作用由黄线表示（PDB 代码：8UAB，由 Pymol 2.5 软件显示）

（2）以氰基为弹头的拟肽类抑制剂

辉瑞公司的口服新冠病毒药物帕克洛维德（paxlovid）在临床试验中显示出了巨大的前景，与安慰剂相比，在出现症状的 5 天内给药，可将因 COVID-19 住院或死亡的风险降低 88%。基于该结果，美国 FDA 于 2021 年 12 月底批准了帕克洛维德的紧急使用许可，用于轻中度新冠肺炎患者的临床治疗[23]。帕克洛维德是 M^{pro} 抑制剂奈玛特韦与细胞色素 P450 酶抑制剂利托那韦（**7-16**）的复方制剂，对奥密克戎、德尔塔等变异毒株同样有较好的抑制效果。遗憾的是，在 2022 年 4 月 29 日，辉瑞公司对外公布了帕克洛维德用于暴露后预防的Ⅱ/Ⅲ期临床（EPIC-PEP）研究情况，结果显示该药用于成人暴露后预防效果不佳[24]。

早在 2003 年 SARS 暴发时，辉瑞公司就报道了化合物 **8-9**（图 8-8）具有抑制 SARS-CoV-1 M^{pro} 的活性。由于 SARS-CoV-1 和 SARS-CoV-2 M^{pro} 在底物结合位点上的序列同源性为 100%[25]，因此 **8-9** 也能有效抑制 SARS-CoV-2 M^{pro}（$K_i = 0.271 nmol \cdot L^{-1}$），同时在 Vero E6 细胞中也具有显著的抗 SARS-CoV-2 活性（$EC_{50} = 231 nmol \cdot L^{-1}$）。

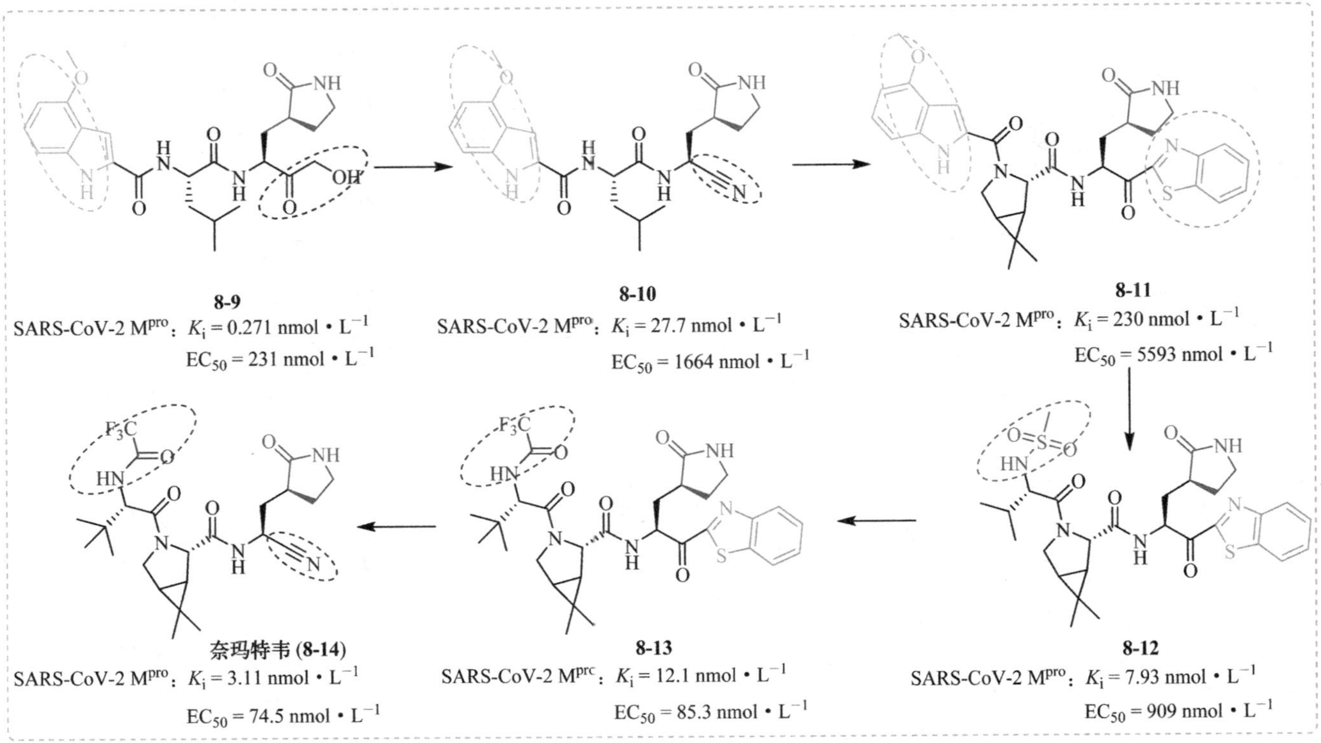

图 8-8　奈玛特韦（**8-14**）的发现历程

针对 **8-9** 的透膜性和口服生物利用度较差这一问题，研究人员尝试减少 P1′位的氢键供体，并引入氰基和苯并噻唑-2-基酮两种共价弹头[26]。引入氰基的化合物 **8-10** 在大鼠体内口服吸收显著提高，代谢稳定性较好，但对主蛋白酶的抑制作用及体外抗病毒活性均有所降低。在 P1′位引入苯并噻唑-2-基酮、P2 位引入环状亮氨酸拟肽类似物后得到的 **8-11** 可显著提高透膜性，但对主蛋白酶抑制作用降低，主要是由于缺少了与 Gln189 之间的氢键。为此，进一步引入甲磺酰胺基团得到的化合物 **8-12** 伸向 Gln189 下方，增强与 P3 口袋残基的结合，提高与 Glu166 的氢键作用。与 **8-11** 相比，化合物 **8-12** 对主蛋白酶的体外抑制活性、抗病毒活性及口服生物利用度均有所提高。通过对 P3 位端头进行优化，得到 S4 口袋为三氟乙酰胺基团的化合物 **8-13**，其不但保持了对主蛋白酶的高效抑制作用，还提高了抗病毒活性、透膜性、代谢稳定性和口服生物利用度。随后，弹头替换为氰基后得到化合物 **8-14**，即奈玛特韦（nirmatrelvir），其通过抑制 SARS-CoV-2 M^{pro} 的活性而阻断病毒复制。化合物 **8-14** 对 M^{pro} 的体外抑制活性得到进一步提高，同时还增强了抗 SARS-CoV-2 的活性（EC_{50} 值从 85.3nmol·L^{-1} 降低至 74.5nmol·L^{-1}）、代谢稳定性和口服生物利用度 F（大鼠体内的 PK 实验中，F 从 33% 提升至 50%）。通过将 **8-14** 与主蛋白酶共孵育实验证明了 **8-14** 是 SARS-CoV-2 主蛋白酶的可逆性共价抑制剂。研究者将化合物 **8-14** 确定为临床候选药物，是由于其易于大规模合成，且溶解度有所提高，便于进一步的毒理学研究。此外，P1 立体中心的外嵌化倾向有所降低。**8-14** 与 SARS-CoV-2 主蛋白酶复合物的晶体结构显示 **8-14** 充分占据 S1、S2 和 S4 亚位点，并与催化残基 Cys145 共价结合（图 8-9）[27]。

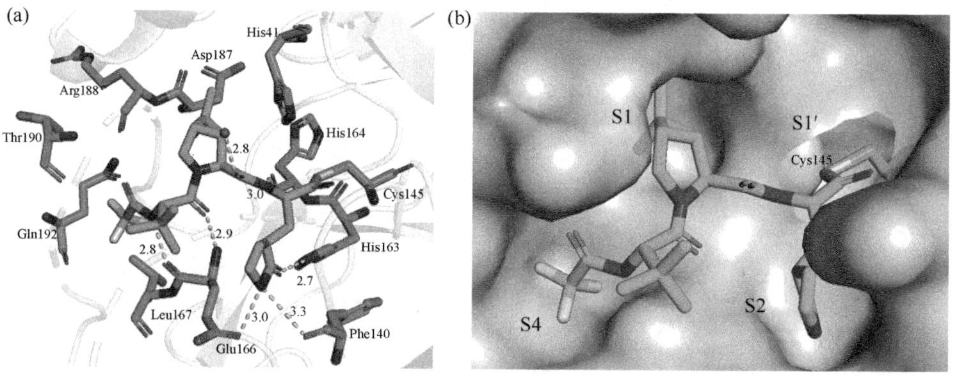

图 8-9　（a）化合物 **8-14** 与 SARS-CoV-2 M^{pro} 的共晶结构（PDB 代码：7VH8）；（b）底物结合口袋的放大视图（化合物 **8-14** 与 Cys145 形成共价键）（该图由 Pymol 2.5 软件显示）

（3）以酮酰胺为弹头的拟肽类抑制剂

2020 年 3 月，吕贝克大学 Rolf 团队[28]解析了 SARS-CoV-2 M^{pro} 的晶体结构（分辨率 1.75Å）。此外，该研究还探讨了一种 α-酮酰胺抑制剂的作用。在前期工作中，研究人员鉴定了拟肽类 α-酮酰胺可作为 α 和 β 冠状病毒 M^{pro} 广谱抑制剂。其中，化合物

8-15［图 8-10（a）］在 Huh7 细胞中抗 MERS-CoV 效果最佳。在此基础上，为了延长化合物的半衰期，研究人员对 **8-15** 进行了修饰，将 P3-P2 酰胺键隐藏在吡啶酮环中。此外，为增加化合物在血浆中的溶解度并减少其与血浆蛋白的结合，再用疏水性较低的 Boc 基团代替疏水的肉桂酰基，得到化合物 **8-16**。为了增强抗 SARS-CoV-2 活性，用较小的环丙基代替 P2 环己基，得到化合物 **8-17**，但广谱性欠佳。化合物 **8-17** 和 SARS-CoV-2 M^{pro} 复合物晶体结构表明，由于 Cys145 的巯基对 **8-17** 酮羰基的亲核进攻，形成了硫代半缩酮。硫代半缩酮通过与残基 His41 形成氢键而稳定在氧阴离子空穴中，酰胺氧作为氢受体基团与 Gly143、Cys145 和 Ser144 形成氢键。S1 位点通过与 Phe140 和 Glu166 羧酸的氢键结合容纳内酰胺环，羰基氧与 His163 的咪唑环形成氢键，而吡啶酮环的羰基氧与 Glu166 主链的酰胺形成氢键［图 8-10（b）］。

化合物 **8-16** 和 **8-17** 的药代动力学研究表明，**8-17** 的 ADME 参数与 **8-16** 类似，与人血浆蛋白的结合率为 90%。同时，其在血浆中的平均保留时间延长至 2.7h，半衰期约为 1.8h。与 **8-16** 相比，**8-17** 在血浆中的清除速度较慢。此外，研究人员监测了 **8-17** 的肺组织水平，发现 4h 后其在小鼠肺组织中浓度仍达到 $13ng \cdot g^{-1}$。鉴于 COVID-19 对肺部有较大影响，故 **8-16** 和 **8-17** 展现出的这种肺向性是有益的。除皮下给药外，研究者还使用吸入装置以 $3mg \cdot kg^{-1}$ 对小鼠进行了雾化给药。24h 后，小鼠肺组织中存在 **8-17** 的浓度为 $33ng \cdot g^{-1}$。实验结果表明吸入耐受良好，小鼠未显示任何不良反应，这表明了化合物 **8-17** 用于肺部给药的可行性。

(a)

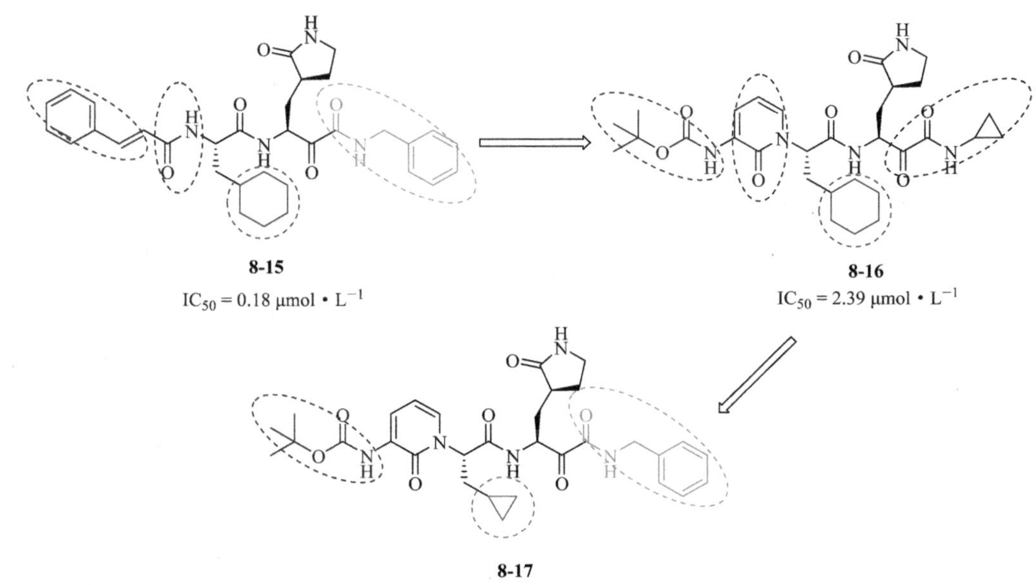

8-15

$IC_{50} = 0.18\ \mu mol \cdot L^{-1}$

8-16

$IC_{50} = 2.39\ \mu mol \cdot L^{-1}$

8-17

$IC_{50} = 0.67\ \mu mol \cdot L^{-1}$

图 8-10

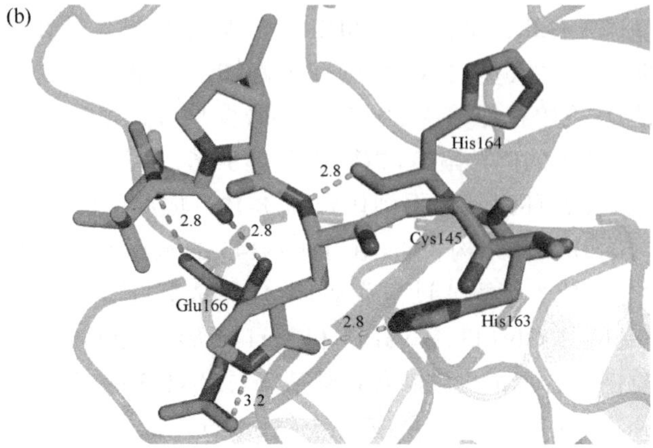

图 8-10 （a）化合物 **8-15～8-17** 的结构；（b）化合物 **8-17** 与 SARS-CoV-2 M^{pro} 的共晶结构（PDB 代码：6Y2F，由 Pymol 2.5 软件显示）

Ma 等[15]通过基于 FRET 的酶分析，对已上市和在研的蛋白酶抑制剂进行筛选，发现抗丙肝药物波普瑞韦（**4-11**）和 calpain 抑制剂Ⅻ（**8-18**，图 8-11）具有较好的主蛋白酶抑制活性。利用酶动力学研究、热位移结合试验和生物质谱进一步表征了两种化合物与 SARS-CoV-2 M^{pro} 的结合。研究显示，波普瑞韦和 **8-18** 抑制 SARS-CoV-2 M^{pro} 的 IC_{50} 值分别为 4.13μmol·L^{-1} 和 0.45μmol·L^{-1}，细胞水平抗病毒活性的 EC_{50} 分为 1.31μmol·L^{-1} 和 0.49μmol·L^{-1}。前期研究表明钙蛋白酶抑制剂Ⅱ和Ⅻ也对人类组织蛋白酶 L（一种对病毒入侵非常重要的宿主蛋白酶）有活性[17]。因此，calpainⅫ抑制剂对 M^{pro} 和组织蛋白酶具有双重抑制作用。由于波普瑞韦是已上市药物，在剂量、不良反应和药代动力学方面均存在大量已知数据，故可加速其用于 SARS-CoV-2 治疗的研发进程。

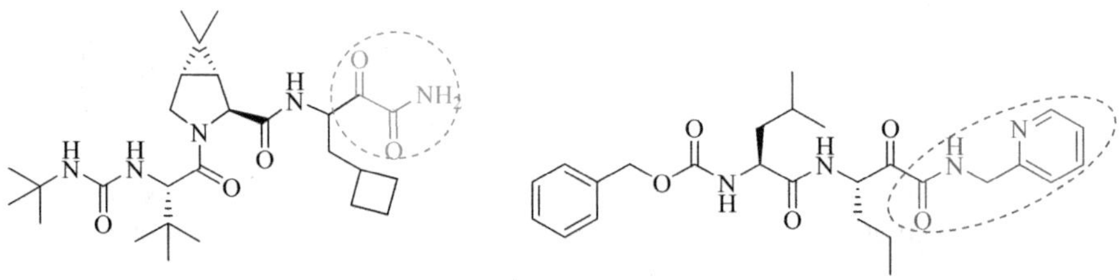

波普瑞韦 (**4-11**)
IC_{50} = 4. 13 μmol • L^{-1}
EC_{50} = 1.31 μmol • L^{-1}

calpain抑制剂 Ⅻ (**8-18**)
IC_{50} = 0.45 μmol • L^{-1}
EC_{50} = 0.49 μmol • L^{-1}

图 8-11 抗丙肝药物波普瑞韦与 **8-21** 的结构及活性

（4）以苯并噻唑基酮为弹头的拟肽类抑制剂

2013 年，Thanigaimalai 等[29]针对 SARS-CoV-1 M^{pro} 设计合成了一系列以苯并噻唑基酮为弹头的拟肽化合物，并且通过对 P3 位置的刚性取代基变换，得到了化合物

8-19～**8-22**（图 8-12）。该系列化合物对 SARS-CoV-1 M^{pro} 显示出较好的活性，其中化合物 **8-22** 的 K_i 值为 6.3nmol·L^{-1}。鉴于 SARS-CoV-2 与 SARS-CoV-1 的主蛋白酶有 96% 的基因同源性，故当新冠疫情暴发后，研究者发现 **8-22** 可以有效阻断 SARS-CoV-2 的复制[30]，其 K_i 值为 34.7nmol·L^{-1}。为了探究 **8-22** 与 M^{pro} 的结合模式，研究者解析了其与 SARS-CoV-2 M^{pro} 的复合物的共晶结构［分辨率 1.65Å，图 8-12（b）］，晶体结构分析表明，**8-22** 以非共价结合形式充分占据底物结合口袋，Cys145 在 P1′位与羰基碳形成四面体半硫酮键，同时与主链氨基酸形成多个氢键作用，P1 位置的吡咯烷的羰基和 NH 分别与 His163 和 Glu166 的侧链形成氢键，苯并噻唑的氮原子和硫原子分别与活性位点周围的水分子和 His41 形成氢键网络；Gln189 的侧链羰基在 P2 位置与主链

(a)

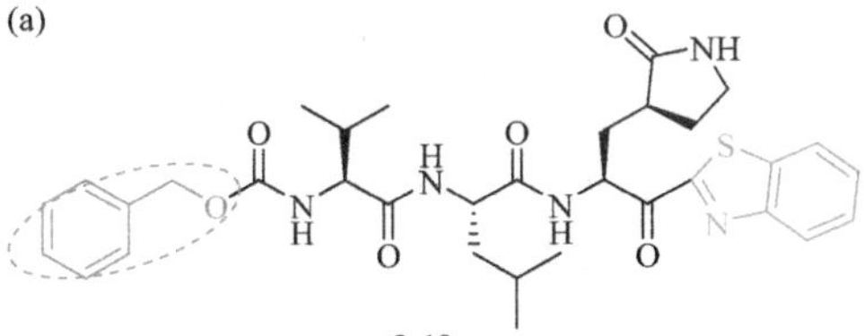

8-19

SARS-CoV-1 M^{pro}：IC_{50} = 9.5 μmol·L^{-1}

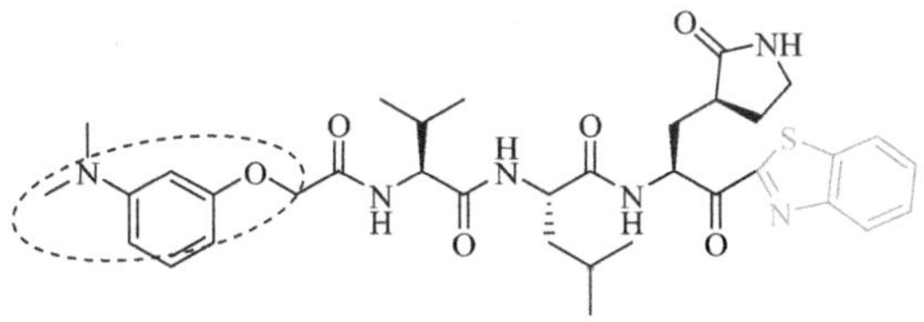

8-20

SARS-CoV-1 M^{pro}：K_i = 0.0031 μmol·L^{-1}

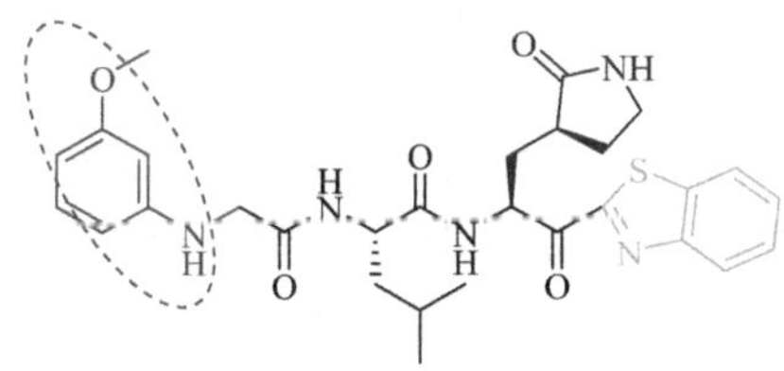

8-21

SARS-CoV-1 M^{pro}：K_i = 0.39 μmol·L^{-1}

IC_{50} = 10.0 μmol·L^{-1}

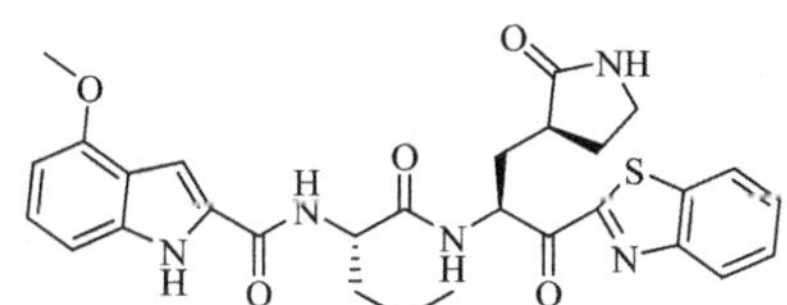

8-22

SARS-CoV-1 M^{pro}：K_i = 6.3 nmol·L^{-1}

SARS-CoV-2 M^{pro}：K_i = 34.7 nmol·L^{-1}

(b)

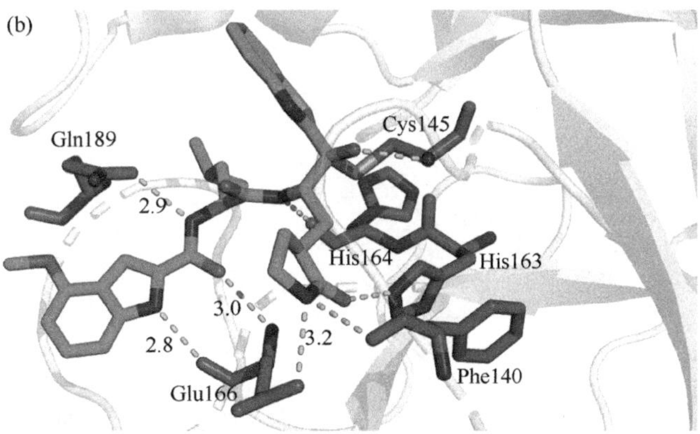

图 8-12 （a）化合物 **8-19**～**8-22** 的结构；（b）化合物 **8-22** 与 SARS-CoV-2 M^{pro} 的共晶结构（PDB 代码：7E18，该图由 Pymol 2.5 软件显示）

的酰胺基团形成氢键。随后研究者采用 CPE 法测定了 **8-22** 对 SARS-CoV-2 的抑制作用，研究显示在 10μmol·L^{-1}浓度下 **8-22** 也能完全阻断病毒的增殖，且细胞毒性较低（CC_{50}＞100μmol·L^{-1}）。此外，ADME 特征、体内药代动力学及代谢分析等结果表明 **8-22** 是非常值得开发的抗 SARS-CoV-2 药物的先导化合物。

（5）以取代甲基酮为弹头的拟肽类抑制剂

2020 年，Hoffman 等[31]通过研究甲基酮弹头处的各种取代基对 SARS-CoV-2 抑制活性的影响，最终发现化合物 **8-23**［图 8-13（a）］强烈抑制主蛋白酶的活性，其 K_i 值为 0.27nmol·L^{-1}。研究者解析了其与 SARS-CoV-2 M^{pro} 的复合物晶体结构［图 8-13（b）］，羟甲基酮弹头部分的羰基碳与 M^{pro} 活性位点 Cys145 形成共价键，生成四面体甲醇配合物（C−S 键长为 1.8Å）。该甲醇羟基通过水桥与 Cys145 的主链 NH 和 Gly143 的酰胺 NH 形成氢键。在 S1 口袋中，**8-23** 的内酰胺羰基与 His163 的侧链形成氢键，Glu166 的主链羰基和 NH 与 **8-23** 的吲哚片段的 NH 和 C2 羰基形成"β-折叠型"氢键，结构中亲酯性亮氨酸片段结合在由 Asp187、Arg188、Gln189、Met49 和 His41 残基形成的疏水 S2 口袋中并与 Gln189 侧链形成氢键。抑制剂 P1 位的 NH 与 His164 的主链羰基形成氢键。临床前实验显示 **8-23** 的药代动力学性质良好，但是其渗透性和口服利用度较低，难以口服给药。因此 Boras 等[32]设计了 **8-27** 的磷酸酯前药化合物 **8-24**，实验表明其溶解性更佳。因此，目前 **8-23** 在临床上是以其前药形式即 **8-24** 对 COVID-19 住院患者进行静脉治疗。

Bai 等[33]报道了含有 α-乙酰氧基甲基酮结构的拟肽类共价抑制剂 **8-25** 和 **8-26** 抑制 SARS-CoV-2 M^{pro} 的 IC_{50} 分别为 1.5nmol·L^{-1} 和 19.5nmol·L^{-1}，细胞水平抗 SARS-CoV-2 活性的 EC_{50} 值分别为 21.5μmol·L^{-1} 和 10.1μmol·L^{-1}。为进一步提高其抗病毒活性，对 **8-25** 和 **8-26** 构效关系分析并优化得到 **8-27**（图 8-14），其 IC_{50} 值为 19.0nmol·L^{-1}，EC_{50} 值为 0.3μmol·L^{-1}。此外，结构生物学研究表明，**8-27** 与 Cys145 共价结合。优化得到的化合物 **8-27** 具有较好的抗 SARS-CoV-2 活性，表明其具有成为候选药物的较大潜力。

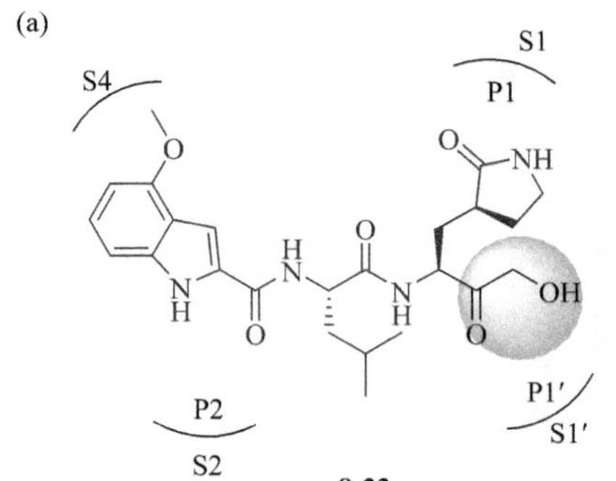

8-23

EC_{50} = 0.23 μmol · L^{-1} (Vero E6-en ACE2)

K_i = 0.27 nmol · L^{-1}

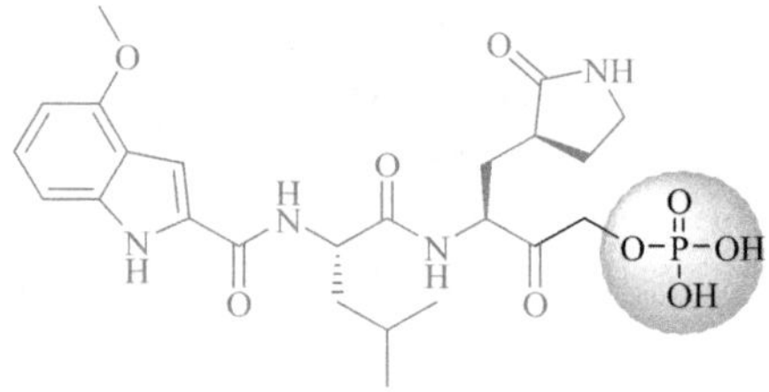

8-24

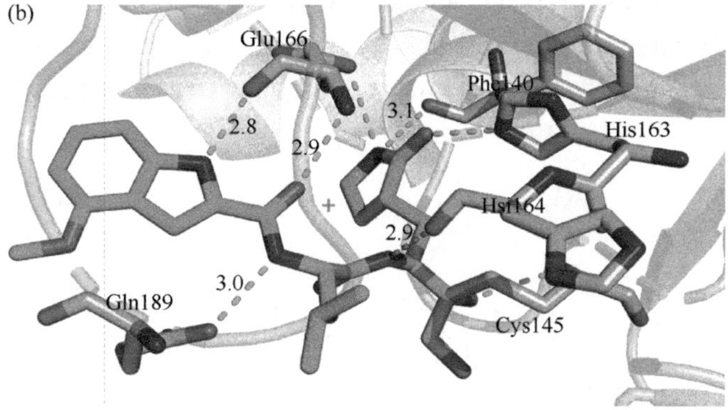

图 8-13 （a）化合物 **8-23** 与 **8-24** 的结构；（b）化合物 **8-23** 与 SARS-CoV-2 M^{pro} 的共晶结构（PDB 代码：6XHM，由 Pymol 2.5 软件显示）

(a)

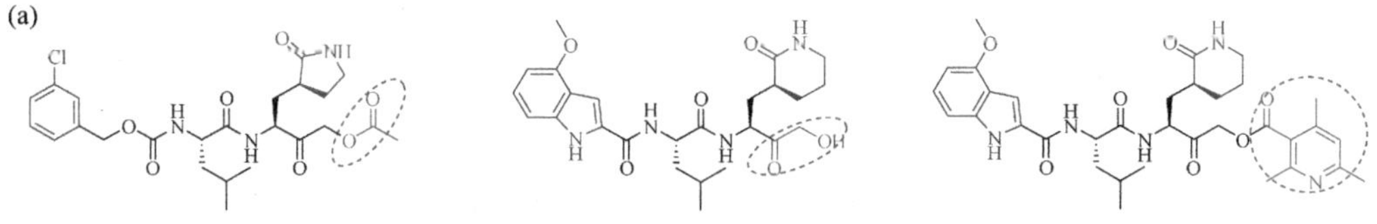

8-25	**8-26**	**8-27**
SARS-CoV-2 M^{pro}：IC_{50} = 1.5 nmol·L^{-1}	SARS-CoV-2 M^{pro}：IC_{50} = 19.5 nmol·L^{-1}	SARS-CoV-2 M^{pro}：IC_{50} = 19.0 nmol·L^{-1}
EC_{50} = 21.5 μmol·L^{-1}	EC_{50} = 10.1 μmol·L^{-1}	EC_{50} = 0.3 μmol·L^{-1}
CC_{50} > 200 μmol·L^{-1}	CC_{50} > 200 μmol·L^{-1}	CC_{50} > 200 μmol·L^{-1}

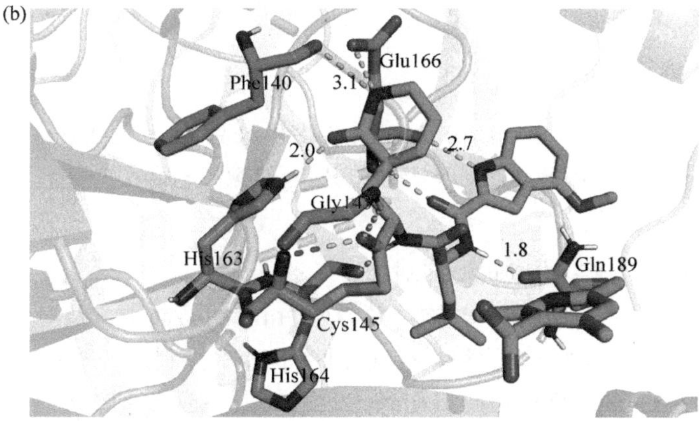

图 8-14 （a）化合物 **8-25**～**8-27** 的结构；（b）化合物 **8-27** 与 SARS-CoV-2 M^{pro} 的共晶结构（PDB 代码：7MBI，由 Pymol 2.5 软件显示）

（6）以 Michael 受体为弹头的拟肽类抑制剂

Jin 等[34]基于从头设计的研究策略发现含 Michael 受体的化合物 **8-28**（图 8-15）是

主蛋白酶的强效抑制剂[$k_{obs}/[I] = (11300 \pm 880) L \cdot mol^{-1} \cdot s^{-1}$]，并率先解析了 SARS-CoV-2 M^{pro} 与 **8-28** 复合物的晶体结构，结果表明乙烯基的碳原子和 Cys145 的硫原子之间发生 Michael 加成，形成键长为 1.8Å 的 C—S 共价键，证实了化合物 **8-28** 的共价结合模式。

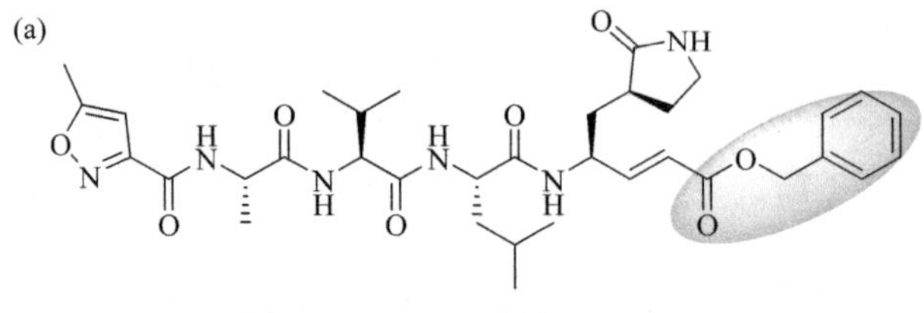

8-28

$k_{obs}/[I] = (11300 \pm 880)$ L • mol^{-1} • s^{-1}

$EC_{50} = 16.77$ μmol • L^{-1}

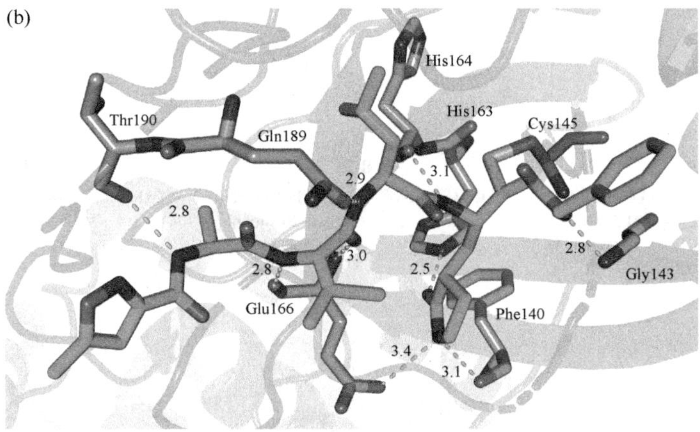

图 8-15　（a）化合物 **8-28** 的结构；（b）化合物 **8-28** 与 SARS-CoV-2 M^{pro} 的共晶结构（PDB 代码：6LU7，由 Pymol 2.5 软件显示）

（7）以酮酰胺为弹头的拟肽类抑制剂

四川大学黄冲等[35]通过解析 M^{pro} 与化合物 Hit-1 的共晶结构及对先导化合物 Hit-1 进行结构优化得到了一种强效的和具有选择性的 M^{pro} 抑制剂——SY110（**4-8**）。该团队发现 Hit-1 的 P2 基团直接指向溶剂区域，通过固定噻唑（P1′）、苄基（P1），对苯基（P2）片段进行结构优化，最终得到了化合物 **4-8**。通过 **4-8** 与奥密克戎变异株的 M^{pro} 共晶可知，**4-8** 的 P1′（噻唑环）插入 S1 口袋，而 P1（苄基）占据 S1′位点。P2 手性醚链指向溶剂区域，并且 P3（3,3-二氟环己基）置于 S2 口袋中。**4-8** 的 α-酮酰胺基序的羰基碳与 *R* 构型的 Cys145 生成可逆共价键，该硫半缩酮部分的氧阴离子与 His41 的侧链形成氢键。同时，**4-8** 的酰胺氧位于经典的“氧阴离子孔”中，并分别与

Cys145 和 Gly143 的主链酰胺产生两个氢键。P1′的酰胺氮与 His164 的主链氧形成氢键，P1′的噻唑氮与 His163 的侧链形成另一个氢键。P1 苄基部分显示出与 Thr25 的 Cα、Cβ、Cγ 和 Leu27 的 Cβ、Cδ 的疏水相互作用［图 8-16（c）］，而 P2 手性醚链靠近柔性环（141Leu-Asn-Gly-Ser144）且 P2 的 Cα 为 *R* 构型，从而使 **4-8** P3 部分指向 S2 口袋，使得 3,3-二氟环己基部分与残基 Met49、Met165 和 Gln189 形成广泛的疏水相互作用。

4-8 与 M^{pro} 采用了独特的结合模式：P1′和 P1 呈现相反的构象，P2 中 Cα 的 *R* 构型以及指向 S2 口袋的 P3 与 M^{pro} 呈现出独特的结合模式。特别地，**4-8** 不与 E166 的侧链形成氢键，使得其具有一定的抗耐药性。此外，**4-8** 具有良好的 PK 特性，具有较高的口服生物利用度，且具有突出的安全性。总之，这项研究为对抗奥密克戎和 SARS-CoV-2 的其他变种提供了一种有前景的新药候选。

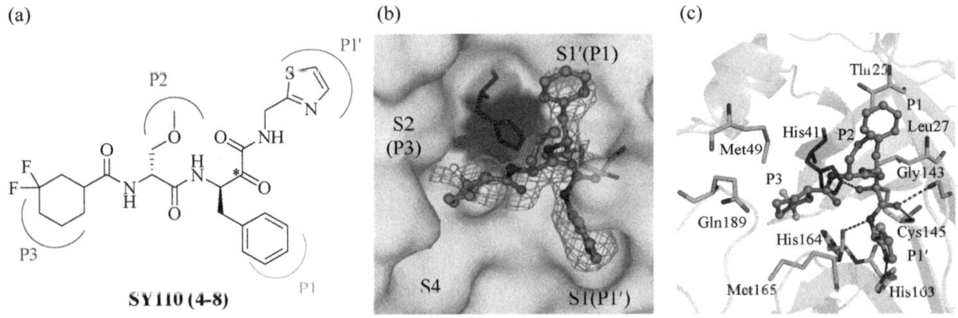

图 8-16　（a）化合物 **4-8** 的化学结构，弹头碳标有黑色星号；（b）**4-8** 与 M^{pro} 的底物结合口袋示意图；（c）M^{pro} 和 **4-8** 之间的相互作用，虚线表示氢键（PDB 代码：8HHU，由 Pymol 2.5 软件显示）

（8）以三氟甲基酮为弹头的拟肽类抑制剂

2023 年 1 月 29 日，口服抗新冠病毒药物先诺欣在中国上市，该药由上海药物所、武汉病毒所与先声药业合作研发。新冠疫情初期，该研究团队[36]发现已上市可口服 HCV 蛋白酶抑制剂波普瑞韦（**4-11**）能够抑制 SARS-CoV-2 M^{pro} 活性（IC_{50} = 8596 nmol·L^{-1}），于是，该团队通过分析其与 SARS-CoV-2 M^{pro} 的共晶结构对 P1′～P4 基团进行逐步的药物设计与优化最终得到了先诺欣活性成分——先诺特韦。

针对 P1 基团，该研究团队用极性的丁内酰胺替换疏水性的环丁烷，从而与 His163/Glu166 的侧链和 Phe140 主链形成氢键，能较好地适配亲水性的 S1 空腔；针对 P1′基团，该团队探索了体积较小的 *α*,*β*-不饱和酮、醛和氰基等含 O 或 N 原子的共价弹头，以与“氧阴离子空穴”形成氢键相互作用，接着评估三种弹头与谷胱甘肽的反应性（GSH$t_{1/2}$），发现以氰基为弹头的化合物 **8-29** 具有最低的反应性（$t_{1/2}$ = 962min），与 Cys145 形成可逆共价键，随后在 Vero E6 细胞上进行细胞活性测定得到 EC_{50}=319nmol·L^{-1}。通过进一步解析化合物 **8-2** 与 SARS-CoV-2 M^pro^ 的共晶结构，发现疏水的 S2 空腔未被充分占据，因而在 P2 采用体积较大的二硫戊烷螺环取代的脯氨酸得到化合物 **8-30**，其与蛋白酶的亲和力和抗病毒活性均有所提高（图 8-17）。由于 P3 基团朝向溶剂区，故未对其进行优化。最后，该团队针对 P4 基团进行优化，发现在引入三氟乙酰基时对 SARS-CoV-2 M^{pro}的抑酶活性最优（$IC_{50} = 9\ nmol \cdot L^{-1}$），得到化合物 **4-12**（先诺特韦），在细胞水平对 SARS-CoV-2 WIV04、德尔塔及奥密克戎毒株的细胞活性 EC_{50} 分别为 $26\ nmol \cdot L^{-1}$、$34\ nmol \cdot L^{-1}$ 及 $43\ nmol \cdot L^{-1}$。

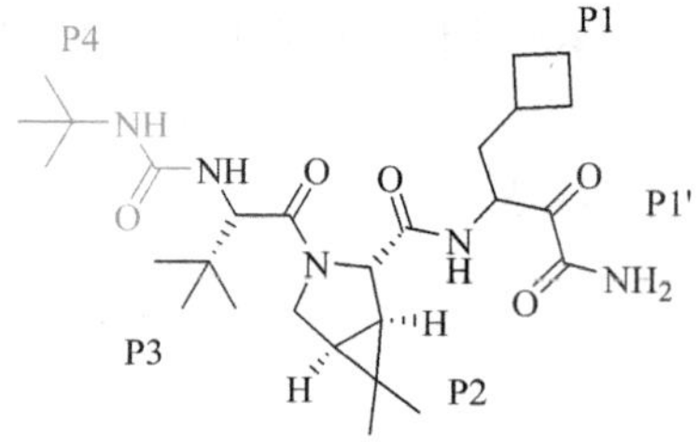

波普瑞韦 (**4-11**)

$IC_{50} = (8596 \pm 731)\ nmol \cdot L^{-1}$

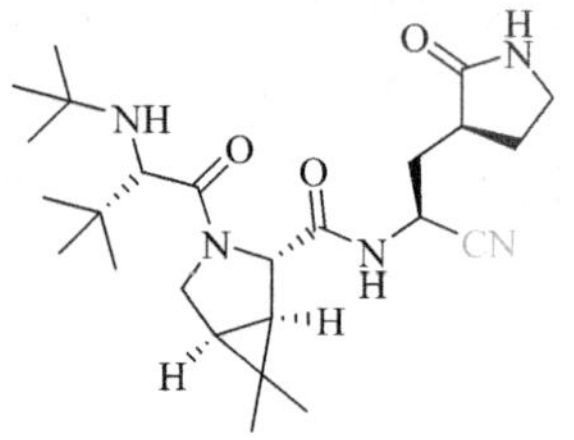

8-29

$IC_{50} = (20 \pm 4)\ nmol \cdot L^{-1}$

$EC_{50}^{CP} = (319 \pm 125)\ nmol \cdot L^{-1}$

$CC_{50} > 500\ \mu mol \cdot L^{-1}$

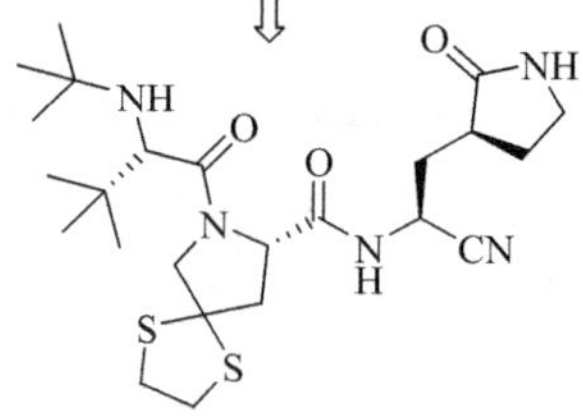

8-30

$IC_{50} = (23 \pm 3)\ nmol \cdot L^{-1}$

$EC_{50}^{CP} = (220 \pm 91)\ nmol \cdot L^{-1}$

$CC_{50} > 500\ \mu mol \cdot L^{-1}$

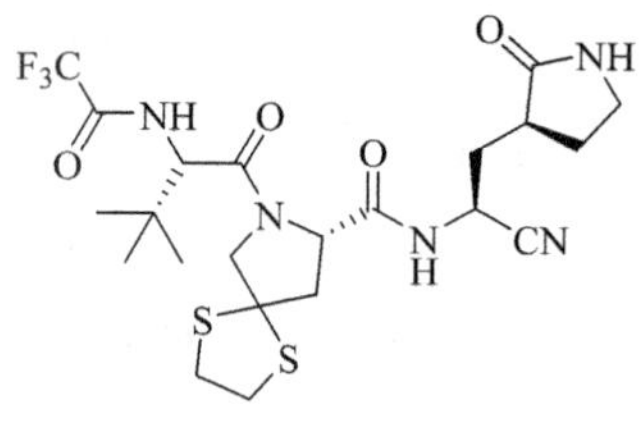

先诺特韦 (**4-12**)

$IC_{50} = (9 \pm 1)\ nmol \cdot L^{-1}$

$EC_{50}^{CP} = (34 \pm 9)\ nmol \cdot L^{-1}$

$CC_{50} > 500\ \mu mol \cdot L^{-1}$

图 8-17　由波普瑞韦（**4-11**）到先诺特韦（**4-12**）的结构优化与设计过程

（9）拟肽类非共价抑制剂

Andrea 等[37]从分析环氧酮抑制剂 WRR182 与 SARS-CoV 主蛋白酶的共晶模式开始，保留其优势结构 *N*-苄氧羰基-L-苯丙氨酸残基，用二氮杂环己烷支架替代先导化合物的环氧酮部分并通过酰胺键和苄基接头将两者连接，合成了一种活性较好［$IC_{50}=(4.1 \pm 0.6)\mu mol \cdot L^{-1}$］的抑制剂 MPD112（**8-31**），且与 PL^{pro} 相比该分子对 SARS-CoV-2 M^{pro}表现出很大的选择性，并在体外对 HTC-8 细胞表现出良好的安全性（$CC_{50}>400\mu mol \cdot L^{-1}$）。通过分子对接发现，**8-31** 的三氟甲基二氮嗪与 Cys145 的相互作用可以解释其强大的抑制活性。此外，**8-31** 含有疏水部分，如 3 个芳香基团，它们可以与蛋白质结合位点上的残基形成疏水相互作用，并有利于蛋白质与配体的结合，如苄基氨基甲酸酯基团与 Phe140 和 Glu166 侧链的非极性原子建立了疏水相互作用；苄基残基与 Pro168 的疏水性环状侧链、非极性氨基酸 Leu167 和残基 Gln189 的非极性区域形成疏水性相互作用。且苄基氨基甲酸酯基团与残基 Glu166 的骨架氧原子建立的氢键与二氮嗪取代的苄酰胺基团和 Thr26 的侧链之间形成的卤键一起将 **8-31** 更好地固定在 M^pro^ 位点（图 8-18）。

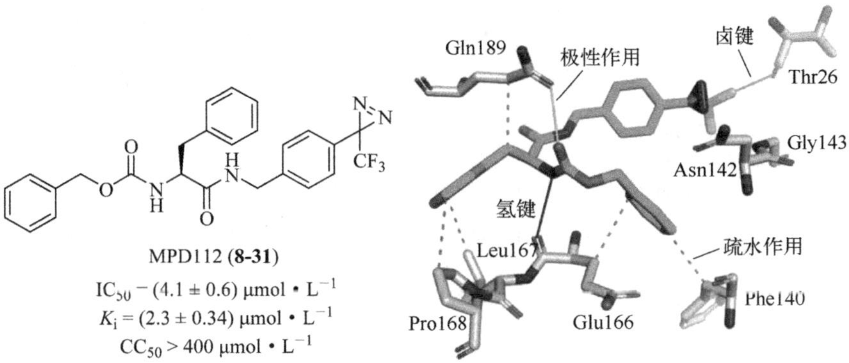

图 8-18　化合物 **8-31** 的结构及其与 SARS-CoV-2 M^{pro} 的共晶结构（PDB 代码：7NG3，由 Pymol 2.5 软件显示）

8.1.2　非肽类抑制剂

（1）共价非肽类 M^{pro} 抑制剂

5-氟尿嘧啶（5-FU）的衍生物卡莫氟（**4-15**）是一种有效的抗肿瘤药物，用于治疗胃癌、乳腺癌等[38,39]。2020 年，Jin 等[40]通过筛选一万多个化合物，发现卡莫氟体外抑制 SARS-CoV-2 M^{pro} 的 IC_{50} 值为 1.82μmol·L^{-1}，在 Vero E6 细胞内抑制病毒复制的 EC_{50} 为 24.3μmol·L^{-1}。**4-15** 与 M^{pro} 的复合物晶体结构表明其结构中脂肪酸的羰基“弹头”与催化位点 Cys145 形成 C—S 共价键。此外，**4-15** 还通过与氨基酸残基形成大量氢键和疏水作用使化合物稳定结合在主蛋白酶的活性中心。羰基氧占据氧阴离子孔，与 Gly143 和 Cys145 的主链酰胺形成氢键。以延伸构象出现的脂肪酸尾部则占据疏水的 S2 腔中，与 His41、Asp187 和 Met165 的侧链形成疏水相互作用（图 8-19）。该研究也为基于卡莫氟基本结构而合理设计 COVID-19 药物提供了相关依据。

维生素 K3 是维生素 K 的人工合成形式之一，又称甲萘醌，可作为凝血药物和维生素补充剂使用。Wang 等[41]通过 FRET 法从 FDA 批准的药物库中筛选发现维生素 K3（**8-32**，图 8-20）对 SARS-CoV-2 M^{pro} 具有显著抑制活性，IC_{50} 为 4.78μmol·L^{-1}。维生素 K3 通过醌结构的 Michael 加成与半胱氨酸的硫醇进行共价结合。此外还发现，维生素 K3 的抑酶活性具有时间依赖性，在 3min 和 33min 时，其 IC_{50} 分别为 20.96μmol·L^{-1}

和 4.78μmol·L^{-1}，K_i 和 K_{inact} 值分别为 112.2μmol·L^{-1} 和 0.305min^{-1}，这一实验结果证实了化合物 **8-32** 可以与 M^{pro} 以共价键形式结合。

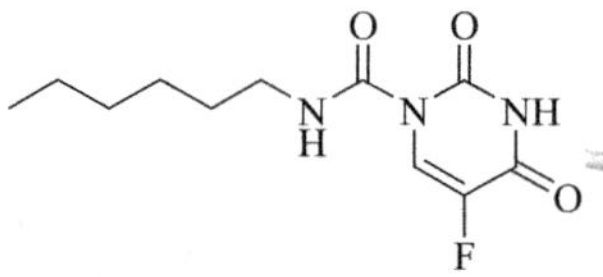

卡莫氟 (**4-15**)

IC_{50} = 1.82 μmol · L^{-1}

EC_{50} = 24.30 μmol · L^{-1}

CC_{50} = 133.37 μmol · L^{-1}

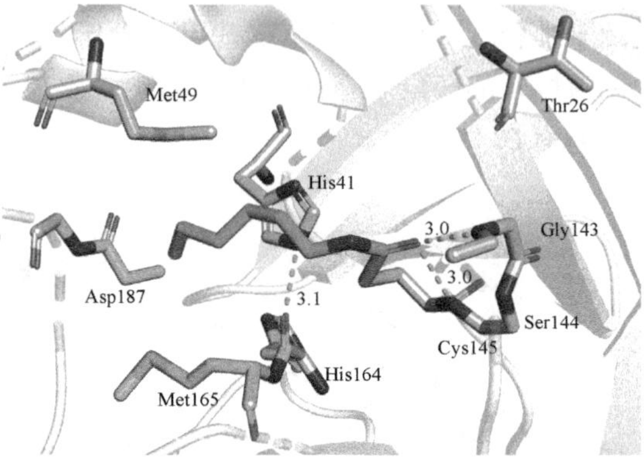

图 8-19　卡莫氟分子与 SARS-CoV-2 M^{pro} 的共晶结构（PDB 代码：7BUY，由 Pymol 2.5 软件显示）

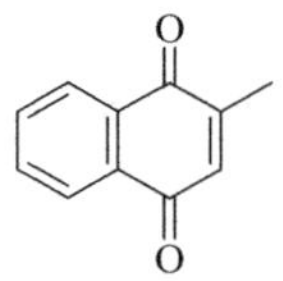

8-32

IC_{50} = 4.78 μmol · L^{-1}

(SARS-CoV-2 M^{pro})

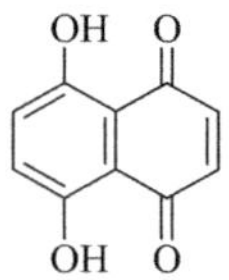

8-33

IC_{50} = 0.49 μmol · L^{-1}

(SARS-CoV-2 M^{pro})

图 8-20　化合物 **8-32 和 8-33** 的结构及活性

基于上述结果，研究者进一步评估了一系列维生素 K3 类似物对 SARS-CoV-2 M^{pro} 的抑制活性，发现其类似物 5,8-二羟基-1,4-萘醌（**8-33**）的抑制活性是 **8-32** 的 9.8 倍，IC_{50} 为 0.49μmol·L^{-1}。此外，研究者还测定了 **8-32** 和 **8-33** 对 SARS-CoV-1 M^{pro} 的抑制活性，显示对 SARS-CoV-1 M^{pro} 呈现出剂量依赖性抑制，IC_{50} 分别为 10.21μmol·L^{-1} 和 1.75μmol·L^{-1}。因此，**8-32** 和 **8-33** 具有成为广谱抗冠状病毒药物的潜力。

2020 年，饶子和团队[34]通过基于结构的药物设计、计算机虚拟筛选和高通量筛选策略，同时结合其团队前期解析的高分辨 M^{pro} 三维结构，对 10000 多个老药、临床药物以及天然活性产物进行筛选，发现依布硒（**4-14**，图 8-21）对主蛋白酶有显著抑制作用。依布硒此前已用于治疗听力障碍等多种疾病的Ⅱ期临床试验（NCT01452607），并表现出良好的安全性。研究显示其对 M^{pro} 的 IC_{50} 为 0.67μmol·L^{-1}，当浓度为 10μmol·L^{-1} 时，该化合物在 Vero 细胞中显示出较强的抗 SARS-CoV-2 效果（EC_{50} = 4.67μmol·L^{-1}）。结构生物学研究表明，依布硒的硒原子可和 M^{pro} 的 S1′腔的 Cys145 形成共价键。目前依布硒作为 SARS-CoV-2 M^{pro} 候选药物，在美国已获批进入Ⅱ期临床试验（NCT04483973、NCT04484025）。同时，Huff 等[42]以依布硒为先导化合物，运用合理药物设计策略得到一系列苯并硒唑酮类化合物，其中化合物 **8-34** 在 Vero E6 细胞中的抗病毒活性较依布硒有较大提升（$EC_{50} = 0.8\mu mol \cdot L^{-1}$）。类似的，Amporndanai 等[43]通过对依布硒进行结构修饰，得到抗病毒活性更优的化合物 **8-35**，其对 SARS-CoV-2 M^{pro} 的 IC_{50} 为 $0.82\mu mol \cdot L^{-1}$，在 Vero E6 细胞中的抗病毒活性为 $1.78\mu mol \cdot L^{-1}$。优化得到的化合物 **8-34** 和 **8-35** 抗 SARS-CoV-2 活性均有所提升，由此证明了以依布硒为先导进行结构修饰的有效性。

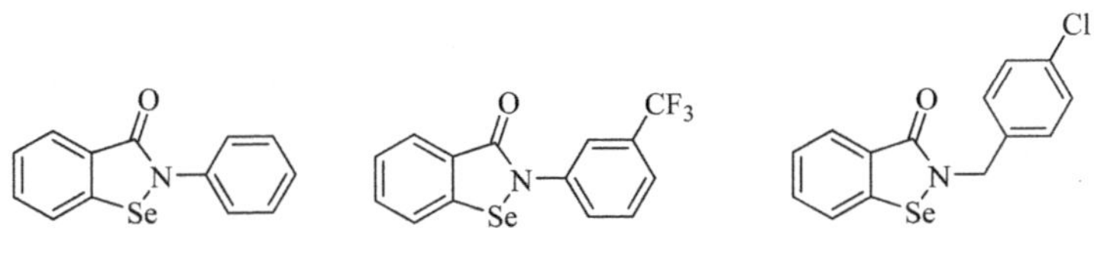

依布硒 (**4-14**)
$IC_{50} = 0.67\ \mu mol \cdot L^{-1}$
$EC_{50} = 4.67\ \mu mol \cdot L^{-1}$

8-34
$IC_{50} = 2.77\ \mu mol \cdot L^{-1}$
$EC_{50} = 0.8\ \mu mol \cdot L^{-1}$

8-35
$IC_{50} = 0.82\ \mu mol \cdot L^{-1}$
$EC_{50} = 1.78\ \mu mol \cdot L^{-1}$

图 8-21 依布硒及化合物 **8-41** 和 **8-42** 的结构及活性对比

2020 年，Ma 等[44]利用 Ugi 四组分反应合成了一系列新型非肽类共价主蛋白抑制剂，涉及一些尚未在半胱氨酸蛋白酶抑制剂中被应用的新弹头。其中化合物 **8-36** 和 **8-37**（图 8-22）活性较好，抑制 SARS-CoV-2 M^{pro} 的 IC_{50} 值分别为 $0.43\mu mol \cdot L^{-1}$ 和 $0.08\mu mol \cdot L^{-1}$，在 Vero E6 和 Caco2-hACE2 细胞中显著抑制 SARS-CoV-2 复制，EC_{50} 值在微摩尔至亚微摩尔范围。M^{pro} 与 **8-36** 的共晶结构表明结构中的吡啶环与 M^{pro} 的 S1 口袋中的 His163 形成氢键，联苯基团伸向疏水性 S2 口袋，并与催化碱 His41 形成 π-π 堆积作用；另外，吡啶环和 α-甲基苯的酰胺片段分别与 Glu166 的主链形成氢键。这个 α-甲基苯基向下翻转到底物通道的核心，并与联苯基团形成额外的 π-π 堆积作用，二氯乙酰胺弹头与 Cys145 形成共价键。研究人员发现的新型半胱氨酸反应弹头和高靶标特异性的共价 M^{pro} 抑制剂，证明了二卤代和三卤代乙酰胺作为新型半胱氨酸反应弹头的可行性，有利于进一步开发抗 SARS-CoV-2 药物。

（2）非共价非肽类 M^{pro} 抑制剂

为了提高发现非共价 SARS-CoV-2 M^{pro} 抑制剂的效率，盐野义公司[45]综合运用计算机辅助药物筛选，分析多个主蛋白酶晶体，构建合适的药效团模型，采用质谱法对得分前 300 的化合物进行体外活性筛选，得到一批苗头化合物（$IC_{50} < 10\mu mol \cdot L^{-1}$）。其中，化合物 **8-38** 不但对 M^{pro} 具有较好的抑酶活性（$IC_{50} = 8.6\mu mol \cdot L^{-1}$），而且具有良好的 PK 特征。如图 8-23 所示，研究者以化合物 **8-38** 为先导，首先对其 P1′片段进行优化且保持与 Thr26 的氢键作用，使其能够更好地契合 S1′口袋，获得了化合物 **8-39**。**8-39** 保持了良好的 PK 特征，且抑酶活性提高了 90 倍。接着，研究者对 **8-39** 的 P1 酰

(a)

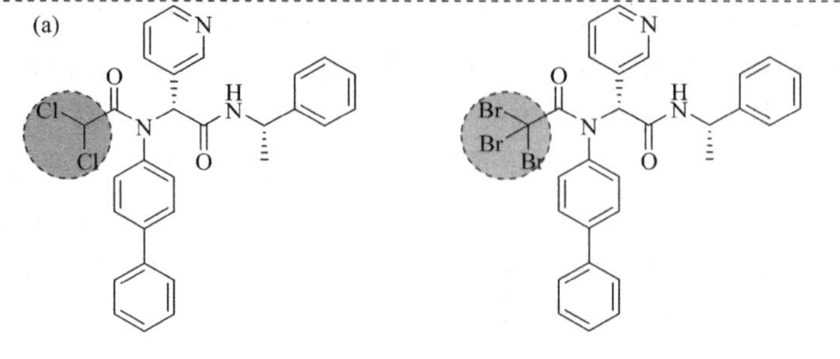

8-36

IC_{50} = 0.43 μmol • L^{-1}

EC_{50} = 0.90 μmol • L^{-1} (Vero E6)

CC_{50} >100 μmol • L^{-1} (Vero)

8-37

IC_{50} = 0.08 μmol • L^{-1}

EC_{50} = 0.58 μmol • L^{-1} (Vero E6)

CC_{50} = 5.48 μmol • L^{-1} (Vero)

(b)

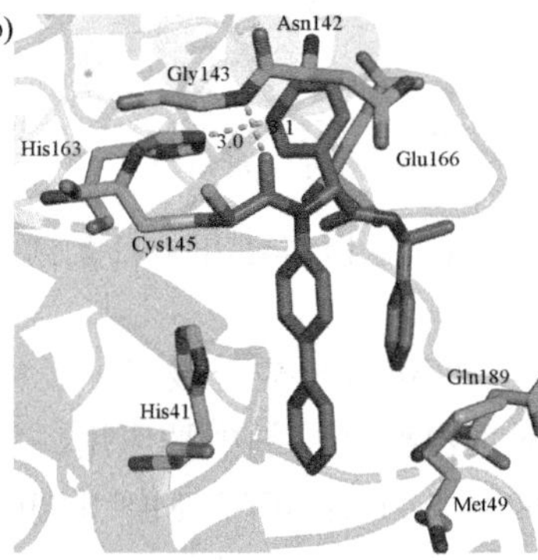

图 8-22 （a）化合物 **8-36** 和 **8-37** 的结构；（b）化合物 **8-36** 与 SARS-CoV-2 M^{pro} 的共晶结构（PDB 代码：7RN1，由 Pymol 2.5 软件显示）

胺部分用杂环进行取代，最终得到临床候选药物化合物 **8-40**，其 IC_{50} 值为 13nmol·L^{-1}，细胞水平抑制病毒复制的 EC_{50} 为 0.37μmol·L^{-1}。化合物 **8-40** 与 M^{pro} 的晶体复合物结构显示，*N*-甲基三唑环与 His163 的侧链 NH 形成氢键，2,4,5-三氟苯环与翻转后的 His41 形成 π-π 堆叠作用，6-氯-2-甲基-吲哚与 Thr26 主链的 NH 形成氢键。此外，**8-40** 还具有较好的 PK 特征，如高代谢稳定性（人和大鼠肝微粒体分别为 96%和 88%）、高口服生物利用度（F = 97%）和大鼠体内低清除率（CL = 1.70mL·min^{-1}·kg^{-1}），在猴和犬体内的 $t_{1/2}$ 较长，分别为 10h 和 30h。化合物 **8-40** 较好的体内代谢性质，表明其不需要与利托那韦联合用药，而且 **8-40** 具有较高的口服生物利用度，可以开发为口服药物。此外，体外实验显示 **8-40** 对 SARS-CoV-2 的各种变异毒株、SARS-CoV-1、MERS 等冠状病毒均有较强抑制活性，具有广谱抗病毒特性；且对组织蛋白酶 B、L 等宿主细胞蛋白酶的抑制活性微弱（IC_{50}＞100μmol·L^{-1}），表明其对 M^{pro} 具有高选择性。综上，化合物 **8-40**，也即恩塞特韦（ensitrelvir），是首个非肽类、非共价、可口服的抗 SARS-CoV-2 临床候选药物。2022 年 2 月，盐野义宣布已完成恩塞特韦的Ⅱb 期临床试验。6 月，日本厚生劳动省理事会以“未表现临床症状改善”等为由，延缓了其上市批准。次月，日本政府再次延缓了其上市申请，专家组认为需要更多的数据支持，最终于 2022 年 11 月 22 日获得厚生劳动省的紧急监管批准。

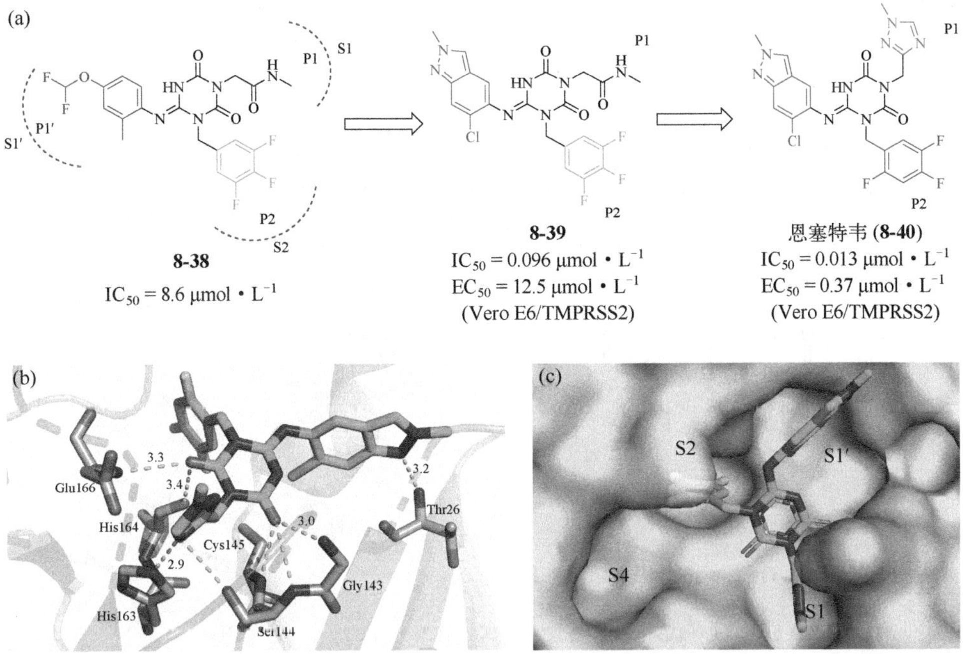

图 8-23　(a) 化合物 **8-40** 的优化历程；(b) 化合物 **8-40** 与 SARS-CoV-2 M^{pro} 的共晶结构（PDB 代码：7VU6，由 Pymol 2.5 软件显示）；(c) 化合物 **8-40** 在 M^{pro} 活性位点的空间占据

Jacobs 等[46]利用针对 SARS-CoV-1 M^{pro} 的 NIH 分子库（约含 293000 个化合物），对其进行高通量筛选，得到具有较好抑制活性（IC_{50} = 2.2μmol·L^{-1}）的二肽化合物 **8-41** [图 8-24（a）]，并在此基础上，通过 Ugi 四组分反应快速高效地发现了具有较高活性的化合物 **8-42**（IC_{50} = 4.5μmol·L^{-1}，EC_{50} = 12.9μmol·L^{-1}）。基于靶标相似性，研究人员发现化合物 **8-42** 对 SARS-CoV-2 M^{pro} 也具有较好的抑制活性（IC_{50} = 2.5μmol·L^{-1}）[47]。2021 年，Kitamura 等[48]运用基于结构的药物设计策略和 Ugi 四组分反应，快速高效地发现了化合物 **8-43** [图 8-24（b）]，其抑制 SARS-CoV-2 M^{pro} 的 IC_{50} 为 0.31μmol·L^{-1}，在 Vero E6 细胞中抑制 SARS-CoV-2 复制的 EC_{50} 为 1.27μmol·L^{-1}。此外，结构生物学表明，**8-43** 和 SARS-CoV-2 主蛋白酶为非共价结合，对主蛋白酶具有较好的选择性。其呋喃环部分占据 S1′腔，甲酰胺羰基与氧阴离子孔的顶端残基 Gly143 形成氢键，直接连接在呋喃酰胺部分的是 P2 联苯基团和 P1 吡啶环。P2 联苯基团伸向 S2 口袋中，P1 吡啶环占据 S1 口袋。

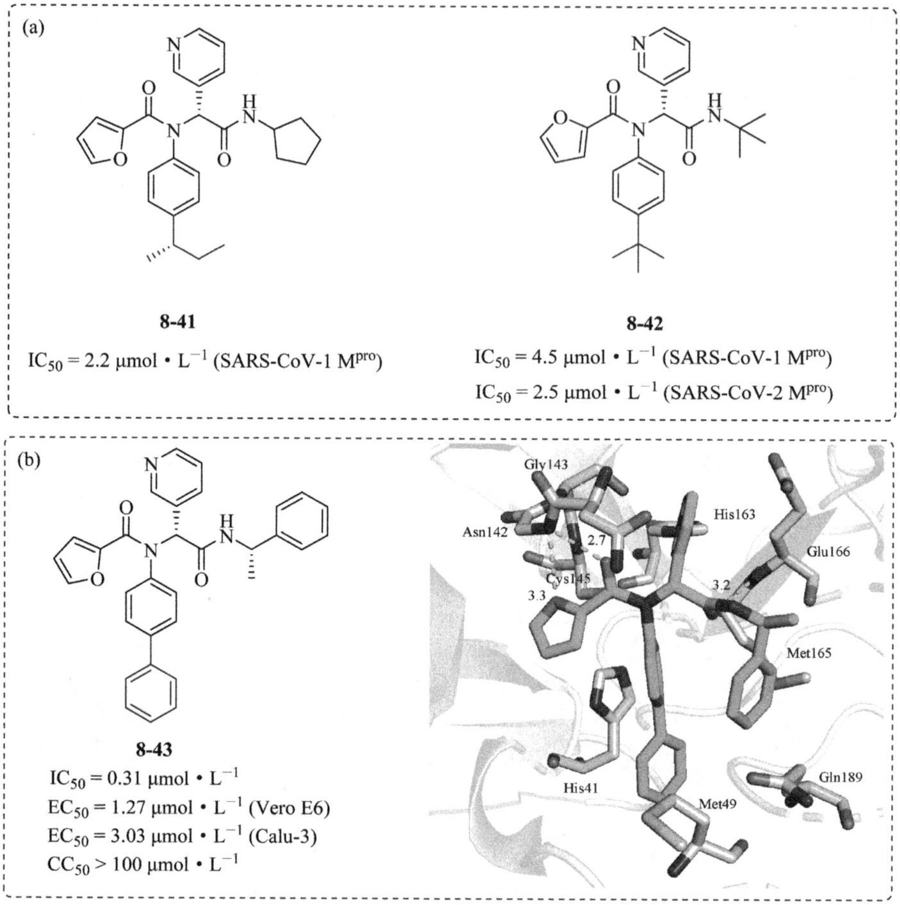

图 8-24 （a）化合物 **8-41** 和 **8-42** 的结构；（b）共价抑制剂 **8-43** 的结构及其与 SARS-CoV-2 M^{pro} 的共晶结构（PDB 代码：7KX5，由 Pymol 2.5 软件显示）

2021 年，研究人员基于“老药新用”的策略，通过高通量筛选从 1900 种已安全使用的药物中发现了马赛替尼（masitinib，**8-44**，图 8-25），该药物是一种口服的酪氨酸激酶抑制剂，能够竞争性抑制新冠病毒主蛋白酶的活性，从而抑制新冠病毒的复制[49]。其抑酶活性的 IC_{50} 为 2.5μmol·L^{-1}，细胞水平抗病毒活性为 1.6μmol·L^{-1}。为探究 **8-44** 的作用机制，研究者解析了 **8-44** 和 SARS-CoV-2 主蛋白酶的复合物结构，其中 **8-44** 吡啶环的氮原子与 S1 口袋底部的 His163 形成氢键，氨基噻唑环的氨基与 His164 形成氢键，疏水性甲基苯环占据 S2 口袋，与 His41 形成了 π-π 堆积作用，苯甲酰胺基团远离 S4 口袋。这表明 **8-44** 是一个非共价的抑制剂，且能较好地契合主蛋白酶的活性位点，值得进一步修饰。

Kneller 等[50]通过高通量虚拟筛选发现了哌嗪类 SARS-CoV-2 主蛋白酶非共价抑制剂化合物 **8-45**，其 IC_{50} 为 0.68μmol·L^{-1}，但未测定其细胞活性和毒性。M^{pro} 与 **8-45** 的

共晶结构显示 **8-45** 以非共价形式结合到 M^{pro} 的活性位点，并占据 S1 和 S2 亚位点。该配体的尿嘧啶 P1 基团占据 S1 亚位点，连接在 P1 尿嘧啶和中心哌嗪连接子之间的羰基与 Gly143 形成直接的氢键作用，芳香族二氯苯 P2 基团与 His41 产生 π-π 堆积作用［图 8-26（a）］。随后，研究者利用计算机模拟契合到 M^{pro} 的结构中，对化合物 **8-45** 的骨架进行修饰。通过改变苯环 3、4 和 5 位的取代基对 P2 基团进行了广泛的修饰，发现 **8-46** 和 **8-47**［图 8-26（b）］的抑酶活性较好，对 M^{pro} 的 IC_{50} 值均为 0.29μmol·L^{-1}。因此，化合物 **8-45** 是一个良好的先导化合物，值得进一步进行结构修饰。

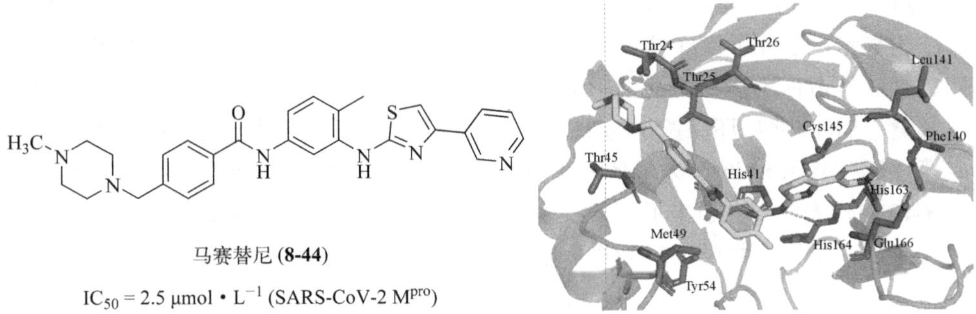

图 8-25　马赛替尼（**8-44**）的结构及其与 SARS-CoV-2 M^{pro} 的共晶结构（PDB 代码：7JU7，由 Pymol 2.5 软件显示）

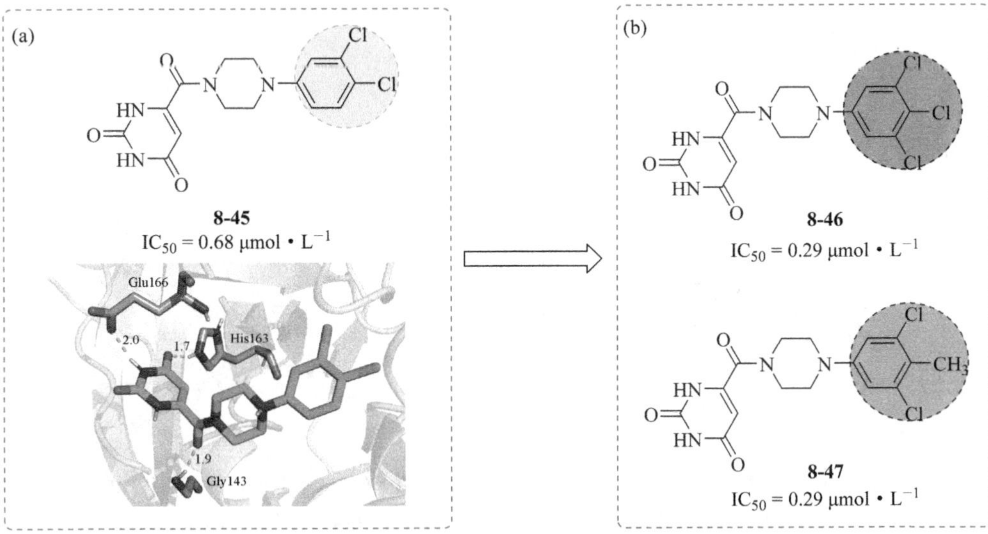

图 8-26　（a）化合物 **8-45** 的结构及其与 SARS-CoV-2 M^{pro} 的共晶结构（PDB 代码：7N8C，由 Pymol 2.5 软件显示）；（b）化合物 **8-46** 和 **8-47** 的结构

本团队[51]基于化合物 **8-45** 与主蛋白酶的复合物晶体结构，运用多位点结合以及优势片段组装策略，引入现有高活性 M^{pro} 抑制剂在各结合口袋的优势基团，使其同时占据活性中心的多个亚位点，提高配体与 M^{pro} 的亲和力。首先在哌嗪环上引入酰胺基团，

连接优势取代基以占据 S4 口袋，筛选得到化合物 **8-48**（图 8-27），对 M^{pro} 抑制活性较好，IC_{50} 为 0.40μmol·L^{-1}，但由于该化合物透膜性差，导致细胞活性较弱（EC_{50}＞50μmol·L^{-1}）。为了改善其透膜性，将占据 S1 腔的乳清酸片段用结构多样的优势片段取代，通过靶标及细胞活性测试、靶标特异性实验、结合模式确证以及初步的成药性评价，最终发现化合物 **8-49** 有较强的抑酶活性（IC_{50} = 0.40μmol·L^{-1}），细胞水平抑制 SARS-CoV-2 的 EC_{50} 为 1.1μmol·L^{-1}，是上市药物瑞德西韦的 3 倍左右，且细胞毒性极低（CC_{50}＞100μmol·L^{-1}）。该化合物对 SARS-CoV-2 M^{pro} 具有良好的靶标选择性（对人组织蛋白酶 B、F、K 和 L 以及半胱天冬酶 3 的 IC_{50}＞50μmol·L^{-1}）。**8-49** 与 M^{pro} 的共晶结构显示，该分子以非共价形式稳定结合在 M^{pro} 催化位点。新引入的酰基噻吩甲胺侧链可额外占据主蛋白酶活性中心的 S3、S4 亚位点，与关键氨基酸 Glu166 的主链形成氢键；S1 的吡啶环保留了与 His163 的关键作用力，同时有助于提高透膜性。初步成药性研究显示 **8-49** 在大鼠体内半衰期为 1.73h，口服生物利用度 F = 7.2%。以化合物 **8-49** 为代表的非共价非肽类 M^{pro} 抑制剂展现出了优异的抗 SARS-CoV-2 活性及高靶标选择性，结构生物学信息为进一步的结构优化奠定基础。

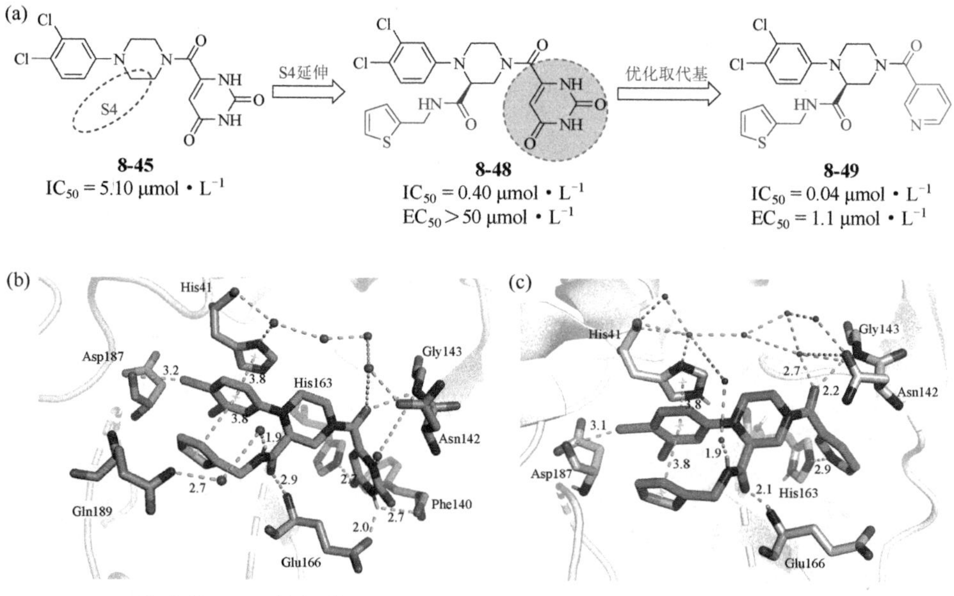

图 8-27 （a）化合物 **8-47** 的优化历程；（b）化合物 **8-46** 与 SARS-CoV-2 M^{pro} 的共晶结构（PDB 代码：8ACD，由 Pymol 2.5 软件显示）；（c）化合物 **8-47** 与 SARS-CoV-2 M^{pro} 的共晶结构（PDB 代码：8ACL，由 Pymol 2.5 软件显示）

Zhang 等[52]基于已建立的荧光共振能量转移实验分析发现了 9,10-二氢菲类非共价 SARS-CoV-2 M^{pro} 抑制剂，尤其以化合物 **8-50** 和 **8-51** 的抑酶活性最强，IC_{50} 分别为 1.55μmol·L^{-1} 和 1.81μmol·L^{-1}（图 8-28）。进一步的酶动力学分析表明，它们通过混合动力学方式剂量依赖性地抑制 M^{pro}。分子对接模拟揭示了 **8-50** 在二聚体界面和靶标的底物结合腔中的结合模式。此外，**8-50** 在胃肠道、人血浆和人肝微粒体中表现较好的代谢稳定性，表明该化合物具有开发为口服药物的潜力。

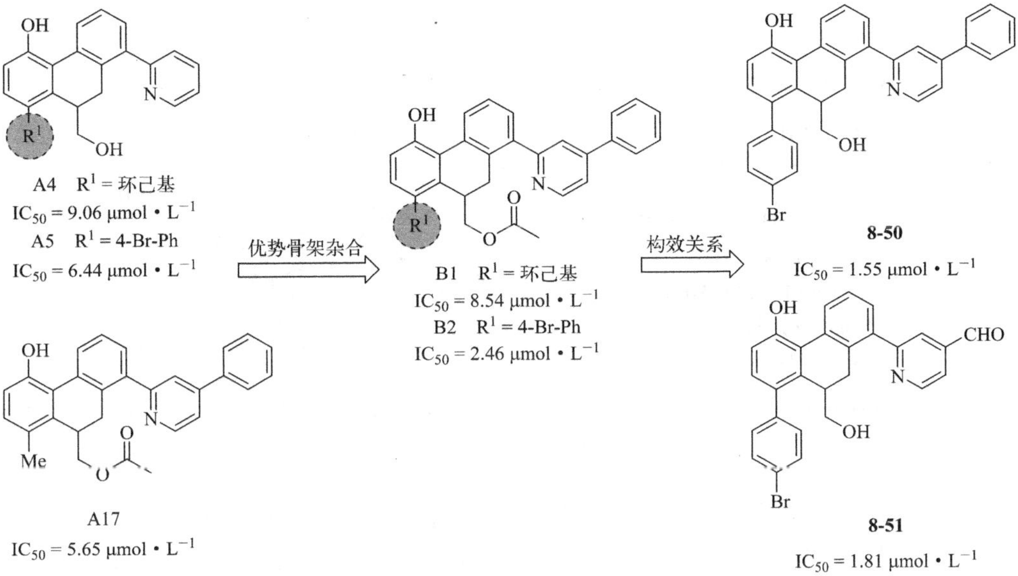

图 8-28　化合物 **8-50** 和 **8-51** 的优化历程

2022 年，西湖大学基于 DNA 编码化合物库的筛选技术（DEL）发现了一类强效特异性 SARS-CoV-2 M^{pro} 非共价抑制剂[53]。其中化合物 **8-52**（图 8-29）在体外抑制 SARS-CoV-2 M^{pro} 的 IC_{50} 为 72nmol·L^{-1}；在 A549-hACE2 细胞中抑制 SARS-CoV-2 的 EC_{50} 为 12nmol·L^{-1}，且细胞毒性低（CC_{50}＞20μmol·L^{-1}）。**8-52** 对 SARS-CoV-2 突变株也显示出良好活性，在 Caco-2 和 A549-TMPRSS2-ACE2 细胞系统中，化合物 **8-52** 抑制德尔塔变异株的 EC_{50} 分别为 21nmol·L^{-1} 和 10nmol·L^{-1}，在 Caco-2 细胞抗奥密克戎变异株的 EC_{50} 为 24nmol·L^{-1}，略优于奈马特韦。

由于 SARS-CoV-1、MERS-CoV 与 SARS-CoV-2 的 M^{pro} 之间分别具有 96%和 50%的序列相似性，因此对 **8-52** 进行了 SARS-CoV 和 MERS-CoV 的 M^{pro} 抑制活性测试，IC_{50} 分别为 55nmol·L^{-1} 和 1μmol·L^{-1}。在 Calu-3 细胞水平上抑制 SARS-CoV 和 MERS-CoV 活性的 EC_{50} 分别为 19nmol·L^{-1} 和 53nmol·L^{-1}。此外，**8-52** 与 3 种冠状病毒的晶体复合物非常相似，表明化合物 **8-52** 是一个广谱冠状病毒 M^{pro} 抑制剂。**8-52** 与 SARS-CoV-2 M^{pro} 的共晶结果显示，其异喹啉占据 S1 空腔，氮原子和羰基分别与 His163 和 Asn142 的侧链形成氢键；苯环上的硝基和溴分别占据 S2 和 S4 空腔，羰基氧与 Glu166 的主链酰胺形成氢键；苯环和 Gln189 侧链的氨基-π 相互作用有助于提高 **8-52** 的结合力，硝基的强吸电子能力使芳香环带正电荷，从而增强了氨基-π 相互作用，也增加了溴和 Thr190 羰基之间的卤键强度。研究者以小鼠模型评价了化合物 **8-52** 体内抗 SARS-CoV-2

的活性，结果显示，在 K18-hACE2 转基因小鼠实验中，其活性与奈马特韦相当。但药代动力学研究表明，**8-52** 需要与 CYP3A4 抑制剂利托那韦联合使用。目前，化合物 **8-52** 已完成临床前研究，2022 年 9 月 6 日获国家药品审评中心批准正式进入临床试验。

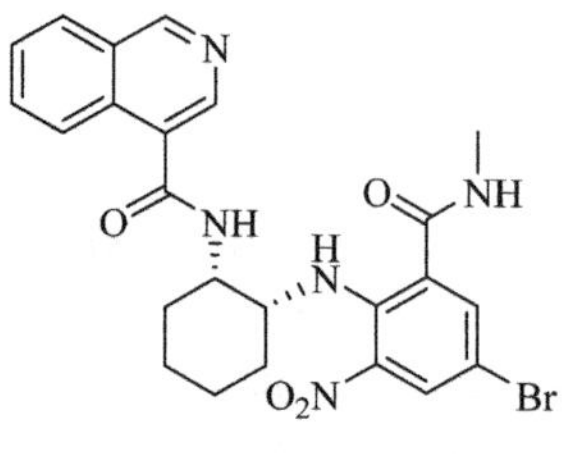

8-52

IC_{50} = 72 nmol • L^{-1} (SARS-CoV-2)

EC_{50} = 12 nmol • L^{-1} (A549-hACE2)

CC_{50} > 20 μmol • L^{-1}

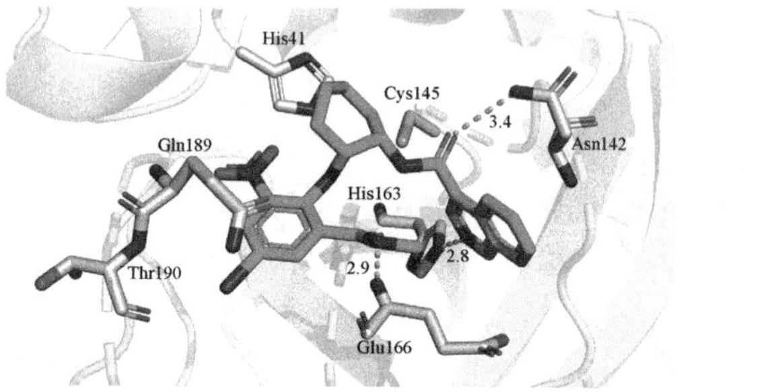

图 8-29　化合物 **8-52** 的结构及其与 SARS-CoV-2 M^{pro} 的共晶结构（PDB 代码：7EN8，由 Pymol 2.5 软件显示）

2023 年，康奈尔大学医学院的 Melissa 等[54]通过晶体片段筛选，发现了多个潜在的抑制剂化合物。该研究合成了 2400 多种化合物，并通过 X 射线晶体学确定了 490 多个配体结合结构。Melissa 等以 TRY-UNI-714a760b-6 为先导化合物，通过计算化学方法探讨分析 SAR，发现 P1 口袋适配具有高刚性和定向氢键相互作用的基团，故采用异喹啉代替吡啶来增强抗病毒效力；P2 口袋是一个可塑性较强的疏水空腔，在自由能计算的指导下，将苯并二氢吡喃环替换为四氢异喹啉，可提高抑酶作用和细胞抗病毒能力，最终得到了 MAT-POS-e194df51-1（**8-53**，图 8-30），显示出良好的细胞活性（EC_{50} = 0.064μmol·L^{-1}），且具有良好的安全性，并提高了口服生物利用度，但药代动力学尚未达到理想状态。

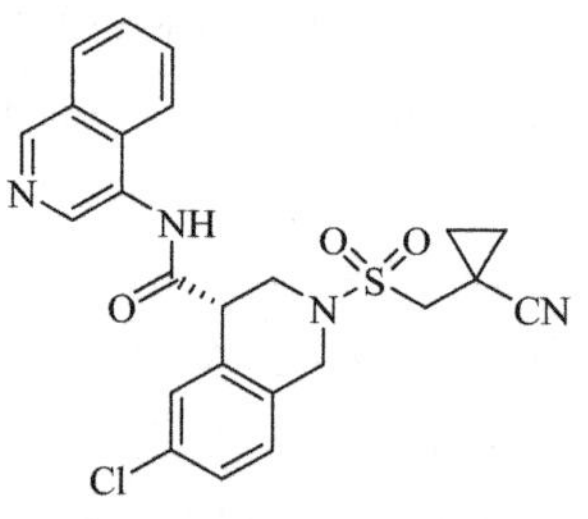

MAT-POS-e194df51-1 (**8-53**)

IC_{50} = 0.0368 μmol • L^{-1}

EC_{50} = 0.064 μmol • L^{-1}

图 8-30　化合物 **8-53** 的结构及活性

8.1.3　天然产物类抑制剂

中药在治疗新冠感染当中起着至关重要的作用。由于中药的安全性和在预防中的独特作用，在新冠肺炎疫情中对患者采用中西医结合的方式，能够缩短患者的病程和减少重症的发生率[55-57]。然而，人们对于中药活性成分抑制新冠病毒的分子机制并不了解。紫草素（shikonin，**8-54**）属于萘醌类化合物，是中药紫草根的主要活性成分，具有抗病毒、抗菌、抗炎和抗肿瘤的作用[58-59]。靶标活性测试表明紫草素抑制主蛋白酶的 IC_{50} 为 15.75μmol·L^{-1}[34]。2020 年，SARS-CoV-2 主蛋白酶与紫草素复合物晶体结构被报道[60]，揭示了中药活性成分紫草素抑制新冠病毒 M^{pro} 的分子机制，发现紫草素以非共价形式结合在活性中心的 S1、S2 和 S3 口袋中，其萘醌基团位于催化活性位点 His41 和 Cys145 之间，与 His41 形成 π-π 相互作用，紫草素尾部异己烯侧链的羟基和甲基分别与 S3 位的 Arg188 和 Gln189 形成氢键相互作用（图 8-31）。

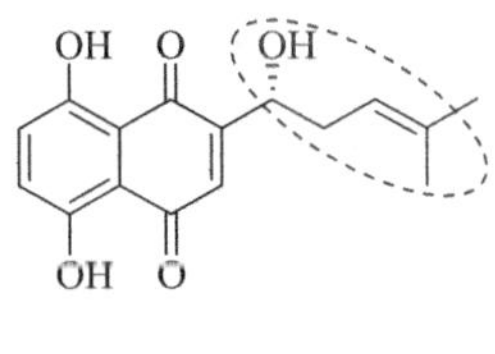

紫草素 (**8-54**)

IC_{50} = 15.75 μmol • L^{-1}

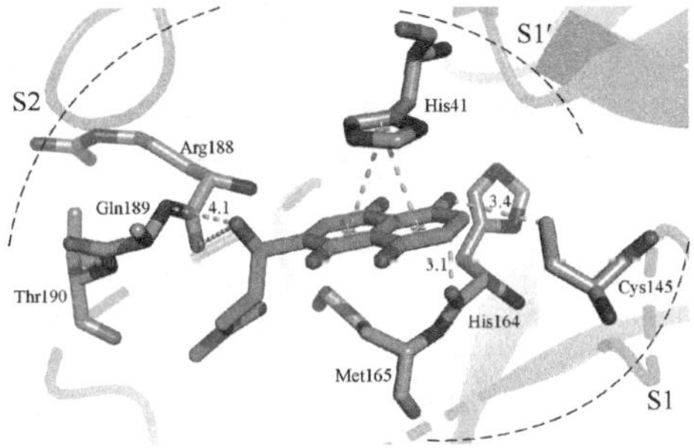

图 8-31　非共价抑制剂 **8-54** 的结构及其与 SARS-CoV-2 M^{pro} 的共晶结构（PDB 代码：7CA8，由 Pymol 2.5 软件显示）

2020 年，许叶春课题组[61]报道了黄芩苷和黄芩素作为 SARS-CoV-2 主蛋白酶抑制剂，具体研究细节详见第 4 章图 4-8 及文字表述。受黄芩苷和黄芩素类新冠病毒主蛋白酶抑制剂研究的启发[61]，2021，研究者[62]对黄酮类天然产物进行筛选后发现了两个 SARS-CoV-2 主蛋白酶的强效小分子抑制剂——杨梅素（**4-22**）和二氢杨梅素（**8-55**），IC_{50} 分别为 0.63μmol·L^{-1} 和 1.14μmol·L^{-1}。SARS-CoV-2 M^{pro} 与杨梅素复合物的晶体结构表明（见图 4-9），Cys145 的巯基和邻苯三酚基团的 C6 原子形成 C-S 共价键，羟基与 Thr26 的主链之间形成氢键，色酮部分与 Glu189 和 His164 的侧链形成氢键。

尽管杨梅素和黄芩素均是 SARS-CoV-2 M^{pro} 抑制剂，且它们都具有类黄酮骨架和邻苯三酚基团，但它们与蛋白酶结合的相关作用模式和结构决定因素却迥异。具体来说，黄芩素是非共价抑制剂，而杨梅素与催化位点的 Cys145 建立 C-S 共价键。黄芩素的邻苯三酚基团与 Leu141、Gly143 的主链以及 Ser144 的侧链形成多个氢键，固定了氧阴离子环的构象，其用于稳定蛋白质水解反应的四面体过渡状态。而杨梅素的邻苯三酚基团作为亲电体与 Cys145 共价结合。基于杨梅素的结合模式，研究者[62]设计了一系列杨梅素衍生物 **8-56**～**8-59**（图 8-32），其中 **8-57** 具有较好的抗病毒活性，且口服生物利用度达 18.1%，具有作为口服药物开发的潜力。

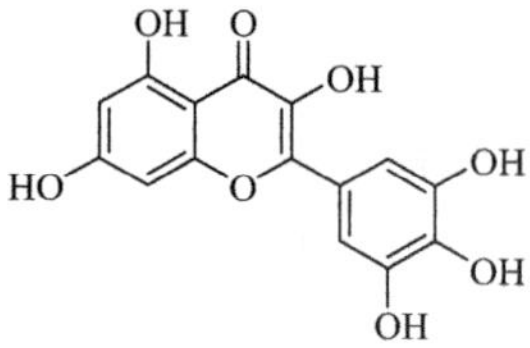

杨梅素 (**4-22**)
IC_{50} = 0.63 μmol • L^{-1}
EC_{50} = 8.00 μmol • L^{-1}

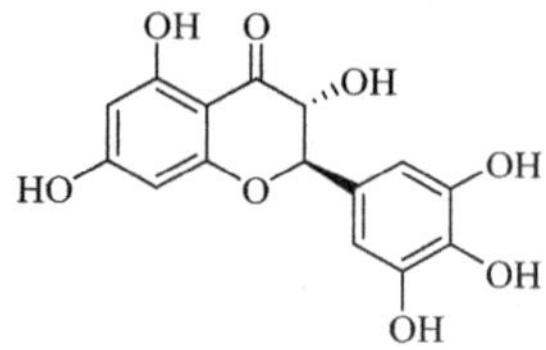

二氢杨梅素 (**8-55**)
IC_{50} = 1.14 μmol • L^{-1}
EC_{50} = 13.56 μmol • L^{-1}

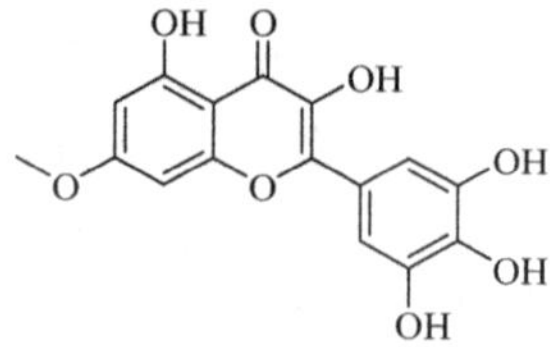

8-56
IC_{50} = 0.30 μmol • L^{-1}
EC_{50} = 12.59 μmol • L^{-1}

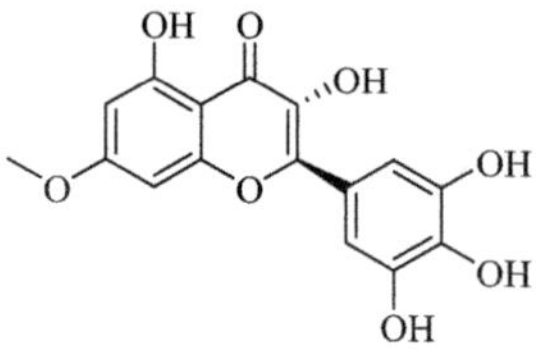

8-57
IC_{50} = 0.26 μmol • L^{-1}
EC_{50} = 11.50 μmol • L^{-1}

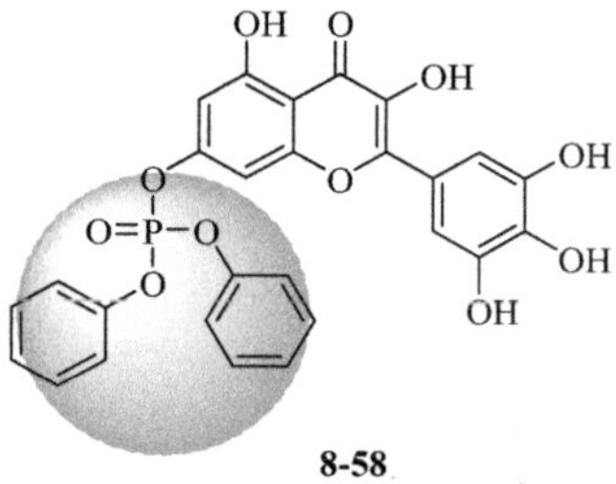

8-58
IC_{50} = 3.13 μmol • L^{-1}
EC_{50} = 3.15 μmol • L^{-1}

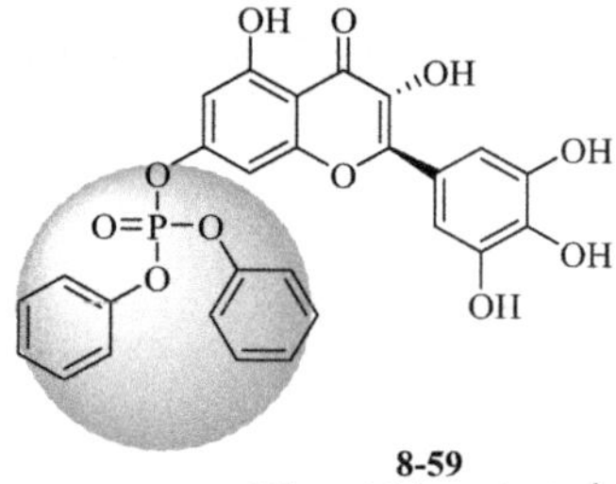

8-59
IC_{50} = 1.84 μmol • L^{-1}
EC_{50} = 9.03 μmol • L^{-1}

图 8-32　化合物 **4-22**、**8-55**～**8-59** 的结构

靛红，又名 2,3-吲哚醌或二氢吲哚-2,3-二酮，是一种从菘蓝属植物中提取出的常见天然小分子化合物，在抗菌、抗肿瘤、抗病毒、抗结核等方面具有重要药理活性[63-64]。2006 年，Zhou 等[65]运用基于靶标的药物设计策略合成一系列靛红衍生物，其中，化合物 **8-60** 抑制 SARS-CoV-1 主蛋白酶的 IC_{50} 为 0.37μmol·L^{-1}，且其对木瓜蛋白酶、糜蛋白酶和胰蛋白酶均无抑制作用，选择性较高。由于 SARS-CoV-2 与 SARS-CoV-1 的 M^{pro} 有 96%序列同源性，受此启发，Liu 等[66]发现 **8-60** 抑制 SARS-CoV-2M^{pro} 的 IC_{50} 为 0.045μmol·L^{-1}。为进一步提高其抗病毒活性，研究者又根据靶标结构设计合成了一系列新化合物，其中化合物 **8-61** 和 **8-62** 活性较好，其 IC_{50} 分别为 0.053μmol·L^{-1} 和 0.047μmol·L^{-1}。化合物 **8-60**～**8-62** 的抑酶活性均达到了纳摩尔级别（图 8-33），但靛红类化合物均存在细胞毒性大等问题，因此，有待进一步进行改造以降低细胞毒性。

冬凌草甲素是冬凌草的主要成分，具有抗肿瘤、抗炎、神经保护及抗菌等多种药理活性[67-68]，临床应用广泛。如图 8-34 所示，2022 年，Zhong 等[69]从中草药小分子库中发现冬凌草甲素（oridonin，**8-63**）可直接抑制 SARS-CoV-2 M^{pro} 的活性，其 IC_{50} 为 2.16μmol·L^{-1}。主蛋白酶与 **8-63** 复合物的晶体结构（图 8-34）表明其与主蛋白酶的 Cys145 发生亲核加成反应，Cys145 上的巯基作为亲核基团与冬凌草甲素上的 α,β-不饱和酮发生化学反应，形成 C—S 共价键，以此导致主蛋白酶失活，从而达到抑制病毒的目的。

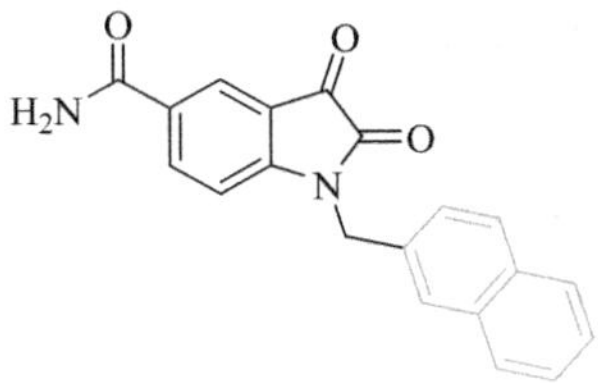

8-60
$IC_{50} = 0.045\ \mu mol \cdot L^{-1}$

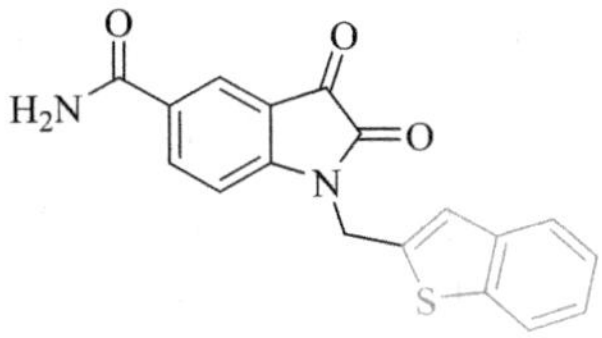

8-61
$IC_{50} = 0.053\ \mu mol \cdot L^{-1}$

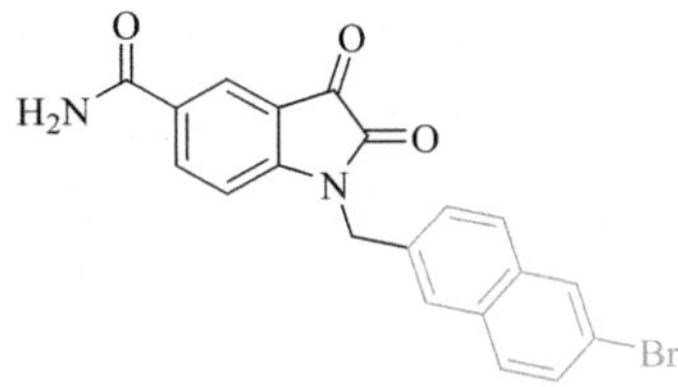

8-62
$IC_{50} = 0.047\ \mu mol \cdot L^{-1}$

图 8-33　靛红类化合物 **8-60～8-62** 的结构及抑制 SARS-CoV-2 M^pro^ 的活性

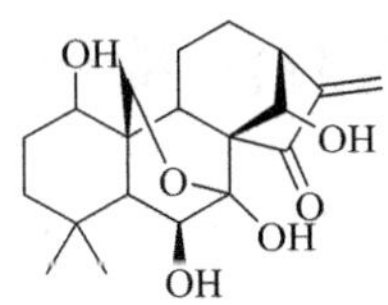

冬凌草甲素 (**8-63**)

$IC_{50} = 2.16\ \mu mol \cdot L^{-1}$
$EC_{50} = 4.95\ \mu mol \cdot L^{-1}$
$CC_{50} = 24.94\ \mu mol \cdot L^{-1}$

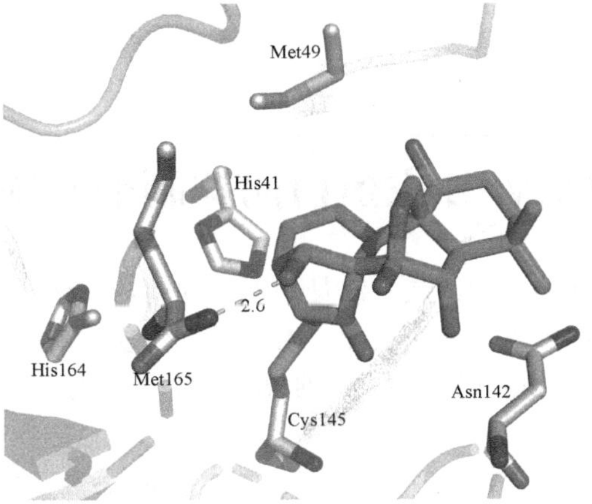

图 8-34　化合物 **8-63** 的结构及其与 SARS-CoV-2 M^{pro} 的共晶结构（PDB 代码：7VIC，由 Pymol 2.5 软件显示）

8.1.4　小结与展望

尽管新冠疫情已经过去，开发高效广谱的抗新冠药物以应对未来可能暴发的疫情依然是重要的科研任务[70]。其中，小分子口服药物具有无可比拟的优势，被寄予厚望。

SARS-CoV-2 的复制是一个复杂、连续多步的过程，其中发挥重要作用的蛋白酶 M^{pro}，是治疗冠状病毒感染的关键药物靶标。迄今为止，科学家们已解析了数百个小分子与 SARS-CoV-2 M^{pro} 的晶体结构，为基于靶标的精准药物设计提供了丰富的信息。

与传统的非共价抑制剂相比，共价抑制剂具有延长药效、提高活性以及降低给药剂量的显著优势。因此可以预见，共价结合将成为 SARS-CoV-2 M^{pro} 抑制剂的重要方向。当前，向非共价 M^{pro} 抑制剂引入弹头的模式非常成功，运用此策略实现的共价抑制剂大多是靶向催化位点的半胱氨酸等残基，在此情况下不容忽视弹头的非键相互作用。此外，由于已有非共价抑制剂为了与催化活性位点形成较强的相互作用，在空间上一般已与活性位点形成良好的匹配，留给额外引入的共价弹头的化学空间往往不够，从而导致非共价抑制剂向共价抑制剂转变的结构改造程度和难度激增。因此，“弹头”优先的基于共价片段的结构进化策略[71]以及靶向非催化位点残基的共价修饰、新“弹头”的开发将成为 SARS-CoV-2 M^{pro} 抑制剂设计的新热点。

另外，不同类型 M^{pro} 非共价抑制剂中，吡啶、稠环吡啶和含氮杂环等结构出现频次较高，属于 M^{pro} 抑制剂的“优势结构”及“高效药效团元素”。因此，基于这些优势片段结构，构建基于模块化反应微量合成的化合物库[72]或基于合成方法学的自建化合物库[73]（synthetic methodology-based library）等技术，将极大地提高发现高活性 M^{pro} 抑制剂的效率。

高效抗耐药性将成为未来 SARS-CoV-2 M^{pro} 抑制剂的重要指标。交叉融通与整合创新是解决药物发现中新科学问题的“金钥匙”[74-77]，例如，多靶标药物设计、“底物包膜”理念、蛋白降解（PROTAC）等将成为设计抗耐药性 M^{pro} 抑制剂的重要策略。

8.2 SARS-CoV-2 主蛋白酶抑制剂的筛选方法及应用

高效便捷的药物筛选方法是快速发现新药的必要工具[78]。本文以 M^{pro} 为靶标，从分子水平和细胞水平两个层面，对目前广泛应用的 SARS-CoV-2 M^{pro} 抑制剂的筛选方法进行了详细综述（图 8-35），期望为筛选和开发有效的 M^{pro} 抑制剂提供借鉴。

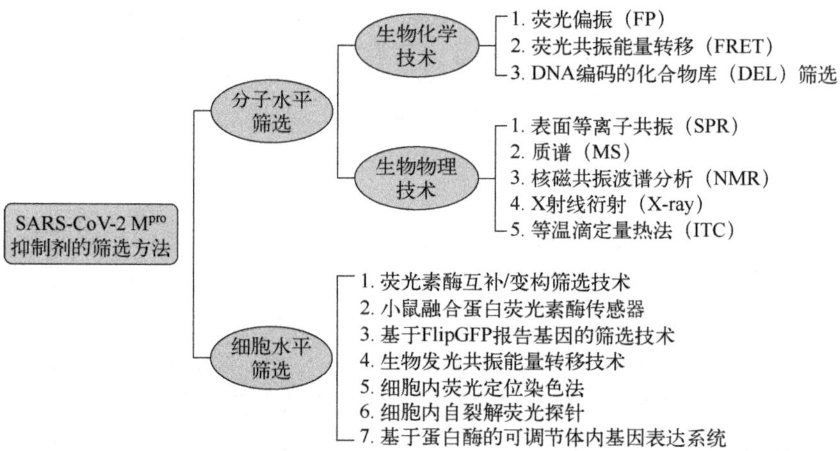

图 8-35　主蛋白酶抑制剂的筛选方法

8.2.1　分子水平的高通量筛选

分子水平的筛选多以微孔板作为实验载体，靶蛋白经表达和纯化后，采用荧光偏振（fluorescence polarization，FP）技术、荧光共振能量转移（fluorescence resonance energy transfer，FRET）技术或比色法等生物化学技术，测定化合物对靶蛋白功能的影响；或者采用核磁共振波谱（nuclear magnetic resonance，NMR）技术、质谱（mass spectrum，MS）技术、表面等离子体共振（surface plasmon resonance，SPR）技术、X

射线衍射或等温滴定量热法（isothermal titration calorimetry，ITC）等生物物理技术测定化合物与靶蛋白的亲和力。这些方法多具有操作简便、结果直观等优点，经此阶段筛选后的活性化合物通常还需在细胞内进一步测定抗病毒活性及细胞毒性[79]。

8.2.1.1 生物化学技术

（1）荧光偏振技术

在外界条件保持恒定情况下，偏振荧光强弱与荧光分子的分子量呈正相关，以此为原理建立了荧光偏振（FP）技术，并被广泛应用于高通量筛选。若质量较大的荧光分子中包含 M^{pro} 底物切割序列，经 M^{pro} 切割后能产生相对分子量较小的荧光分子，通过判断反应终点偏振荧光的强弱即可快速筛选到可以抑制 M^{pro} 活性的化合物。荧光偏振技术操作简便、检测灵敏、成本低廉，与荧光共振能量转移技术（FRET）相比，不易出现假阳性结果。

Yan 等[80-81]将荧光偏振技术与生物素-抗生物素蛋白系统（biotin-avidin system，BAS）相结合，开发了一种新型的三明治样荧光偏振筛选法（图 8-36）。将荧光偏振示踪剂与抗生物素蛋白相连，并与 M^{pro} 共同孵育，荧光偏振信号强度与未裂解示踪剂的相对量成正比。具有抑制活性的化合物使 M^{pro} 活性降低，未被切割的荧光偏振示踪剂仍与抗生物素结合产生强的偏振荧光；无活性化合物存在时，示踪剂被 M^{pro} 切割生成的低分子量片段产生较弱荧光。研究者用此方法筛选天然产物化合物库，先筛选出二鹅掌菜酚（dieckol，**8-64**），$IC_{50} = (4.5 \pm 0.4)\mu mol \cdot L^{-1}$，通过 SPR 分析与分子对接模型，证实了二鹅掌菜酚与 SARS-CoV-2 M^{pro} 的催化位点形成了多重氢键作用。随后又运用该方法筛选出白果酸 C15:1（ginkgolic acid C15:1，**8-65**）和漆树酸（anacardic acid，**8-66**）两种化合物，二者的 IC_{50} 分别是$(11.29 \pm 0.48)\mu mol \cdot L^{-1}$和$(12.19 \pm 0.50)\mu mol \cdot L^{-1}$（图 8-37），并通过 HPLC-Q-TOF-MS 阐明了它们与 SARS-CoV-2 M^{pro} 的非共价结合作用。

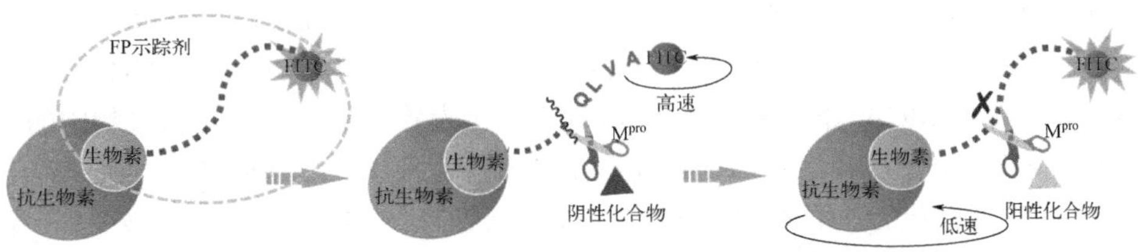

图 8-36 三明治样荧光偏振筛选方法示意图

Zang 等[82]为了筛选活性良好的 M^{pro} 抑制剂，在大肠杆菌中大规模表达具有天然 N 和 C 末端的 M^{pro} 蛋白样品。用荧光标记的底物 MCA-AVLQSGFR-Lys(Dnp)-Lys-NH_2 检测蛋白酶活性。为了更好地进行高通量筛选，通过筛选最佳底物和酶浓度对检测体系进行优化，浓度分别为 $20\mu mol \cdot L^{-1}$ 和 $40nmol \cdot L^{-1}$。初步筛选共获得 9742 个化合物。这些化合物分别在 $1\mu g \cdot mL^{-1}$ 和 $10\mu g \cdot mL^{-1}$ 化合物浓度的第二次测试中得到进一步证实，并得到了 2358 个在 $1\mu g \cdot mL^{-1}$ 浓度下抑制率高于 50%的化合物。进一步测定了这些化合物的 IC_{50}，其中，1851 个化合物表现出剂量依赖性，0.4%（8 个）化合物的 IC_{50} 低于 50nmol·L^{-1}, 2.2%（41 个）化合物在 50～200nmol·L^{-1}，13.7%（253 个）化合物在 200～1000μmol·L^{-1}，56.4%（1044 个）化合物在 1～10μmol·L^{-1}，27.3%（505 个）化合物在 10～100μmol·L^{-1}之间。利用化学信息学方法对 1851 个化合物进行分析，进一步划分出 400 多种不同的化学结构，显示出化学支架的巨大多样性和未来药物开发的巨大潜力。

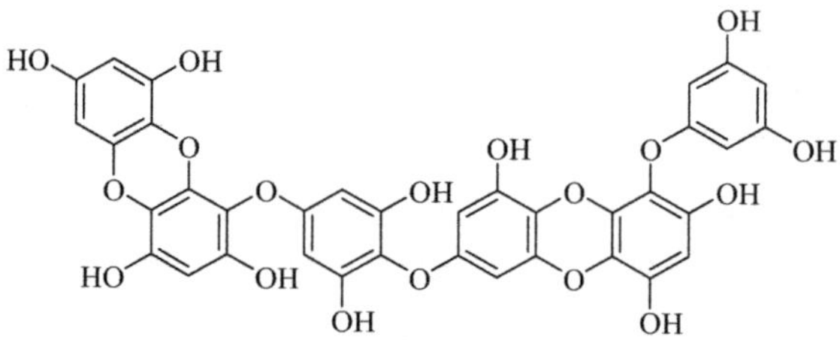

二鹅掌菜酚 (**8-64**)
$IC_{50} = (4.5 \pm 0.4)\ \mu mol \cdot L^{-1}$

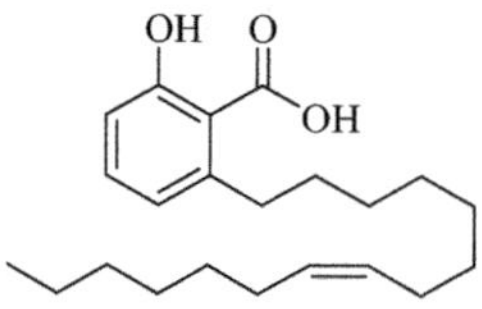

白果酸 C15:1 (**8-65**)
$IC_{50} = (11.29 \pm 0.48)\ \mu mol \cdot L^{-1}$

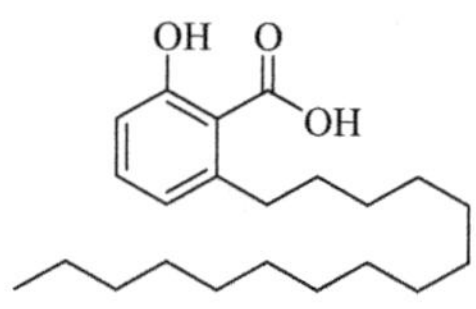

漆树酸 (**8-66**)
$IC_{50} = (12.19 \pm 0.50)\ \mu mol \cdot L^{-1}$

图 8-37　通过三明治样荧光偏振筛选法获得的三个化合物结构

（2）荧光共振能量转移技术

荧光共振能量转移（FRET）是一种非辐射能量跃迁，通过分子间的电偶极相互作用，将供体激发态能量转移到受体激发态。为表征酶的活性并对活性分子进行高通量筛选，Jin 等[34]开发了基于 FRET 原理高通量筛选 M^{pro} 抑制剂的技术。根据 M^{pro} 水解新型冠状病毒多聚蛋白的天然切割位点，设计并合成了荧光标记底物 MCA-AVLQ↓SGFRK（DNP）K，其中 MCA 作为荧光标志物，DNP 作为猝灭基团，由多肽底物中的 M^{pro} 裂解序列隔开。M^{pro} 水解底物后，荧光标记的多肽片段因失去 FRET 效应而产生增强型荧光。当有活性化合物存在时，M^{pro} 的水解受到抑制，MCA 发出荧光被 DNP 猝灭，因此产生的荧光强度大大降低。研究者使用这一方法筛选了 10000 余种上市药物、临床试验候选药物和天然产物，得到了 6 种分子对 SARS-CoV-2 M^{pro} 具有较强抑制作用，包括双硫仑（**4-19**）、卡莫氟（**4-15**）2 种已批准的药物和依布硒（**4-14**）、紫草素（**8-54**）、tideglusib（**8-67**）、PX-12（**8-68**）等 4 种临床前或临床试验候选药物。

Samrat 等[83]利用 FRET 技术筛选了一个含 300 多种氯硝柳胺衍生物的化合物库，其中结果最好的 3 个分子 JMX0286（**8-69**，$IC_{50} = 4.8\mu mol \cdot L^{-1}$）、JMX0301（**8-70**，$IC_{50} = 4.5\mu mol \cdot L^{-1}$）和 JMX0941（**8-71**，$IC_{50} = 3.9\mu mol \cdot L^{-1}$）对 SARS-CoV-2 M^{pro} 的抑制能力均略优或相当于波普瑞韦（**4-11**，$IC_{50} = 4.9\mu mol \cdot L^{-1}$），且 JMX0286（$EC_{50} = 2.3\mu mol \cdot L^{-1}$，$CC_{50} = 53.1\mu mol \cdot L^{-1}$）和 JMX0941（$EC_{50} = 1.7\mu mol \cdot L^{-1}$，

$CC_{50} = 30\mu mol \cdot L^{-1}$）在细胞内均有较高的抗病毒活性和较低毒性（图 8-38）。分子对接与动力学模拟表明，前三者均可作为 SARS-CoV-2 M^{pro} 的非竞争性强效抑制剂，特异性地结合于 M^{pro} 单体结构域Ⅱ和Ⅲ之间的变构位点；在高浓度时，它们也可能作为竞争性抑制剂与催化位点作用，属于混合机制的 M^{pro} 抑制剂。

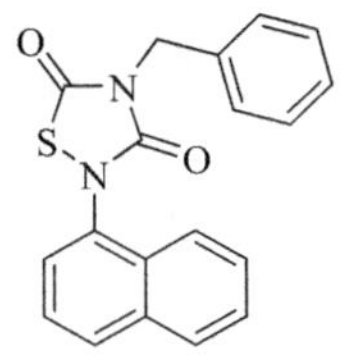

Tideglusib (**8-67**)
$IC_{50} = (1.55 \pm 0.30)\ \mu mol \cdot L^{-1}$

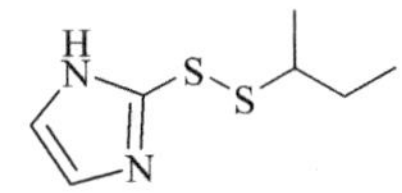

PX-12 (**8-68**)
$IC_{50} = (21.39 \pm 7.06)\ \mu mol \cdot L^{-1}$

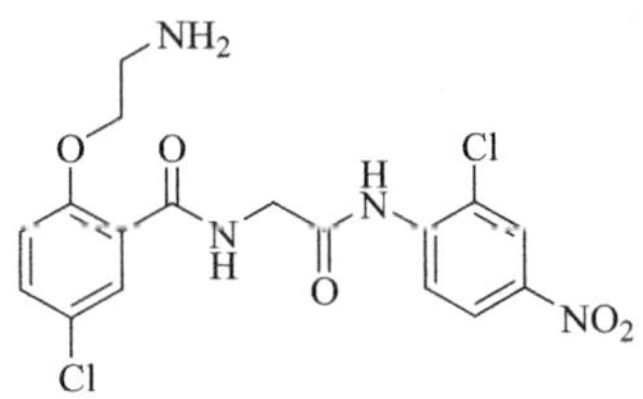

JMX0286 (**8-69**)
$IC_{50} = 4.8\ \mu mol \cdot L^{-1}$
$EC_{50} = 2.3\ \mu mol \cdot L^{-1}$
$CC_{50} = 53.1\ \mu mol \cdot L^{-1}$

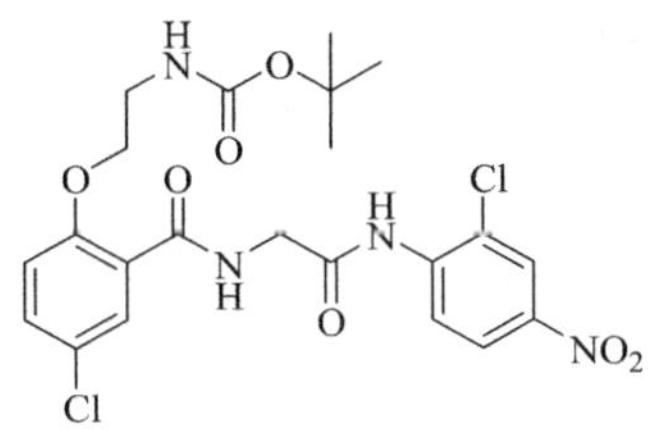

JMX0301 (**8-70**)
$IC_{50} = 4.5\ \mu mol \cdot L^{-1}$
EC_{50} (无数据)
$CC_{50} = 342.4\ \mu mol \cdot L^{-1}$

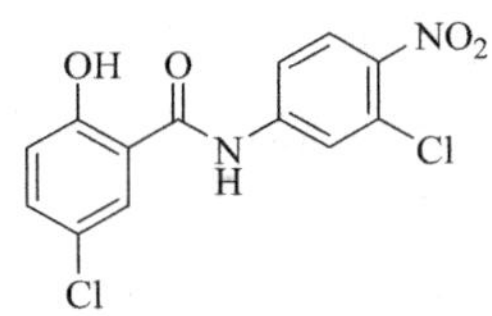

JMX0941 (**8-71**)
$IC_{50} = 3.9\ \mu mol \cdot L^{-1}$
$EC_{50} = 1.7\ \mu mol \cdot L^{-1}$
$CC_{50} = 30\ \mu mol \cdot L^{-1}$

图 8-38　化合物 **8-67**～**8-71** 的化学结构

（3）比色法

比色法应用于 M^{pro} 抑制剂筛选时，通常是将 M^{pro} 对底物肽段的裂解定量表征为体系溶液对特定波长光的吸收程度，以此精准测定 M^{pro} 的活性或待筛选化合物的抑酶活性。

Yan 等[84]优化了基于比色法的高通量筛选模型并对天然产物库进行了筛选。将所筛选的化合物与 M^{pro} 一起孵育，后加入底物 TSAVLQ-pNA（PNA 为对硝基苯胺），使用多功能酶标仪检测 A_{405}（405nm 处吸光度）值，并设置阴性和空白对照组。M^{pro} 抑制剂可抑制酶裂解底物释放 pNA，导致体系中 A_{405} 值出现不同程度降低（图 8-39）。随后以 GraphPad Prism 8.0 拟合化合物的抑制曲线，选出苗头化合物（抑制率＞50%）并在复筛中测定其 IC_{50}。其中白果酸 C13:0（**8-72**）对 M^{pro} 的抑制作用有明显的量效关系，IC_{50} 为$(16.11 \pm 1.2)\mu mol \cdot L^{-1}$。

Feng 等[85]基于金纳米粒子和肽底物在电极表面的共组装，开发了一种结合比色法与电化学检测方法的新型生物传感器，具有操作简单、灵敏度高、可直接观察的优点。体系中的肽底物可以通过静电作用诱导金纳粒内子的聚集并产生颜色改变，而 M^{pro} 切割肽底物可抑制此效应。因此，通过观察悬液的颜色变化可以对 M^{pro} 的活性进行直观的可视化分析。此外，在电极表面进行金纳粒内子和肽的共组装，此过程中肽底物经 M^{pro} 切割可限制其自组装。使用电化学阻抗谱（electrochemical impedance spectroscopy，EIS）可以很容易地监测到这一过程中电化学信号的变化，弥补了比色法灵敏度低和抗干扰能力弱的缺点。

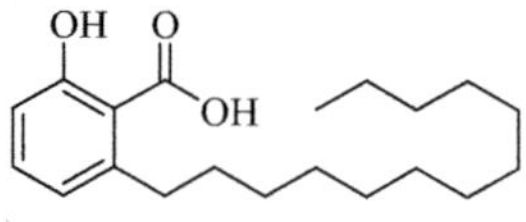

白果酸 C13:0 (**8-72**)

IC_{50} = (16.11 ± 1.2) μmol・L^{-1}

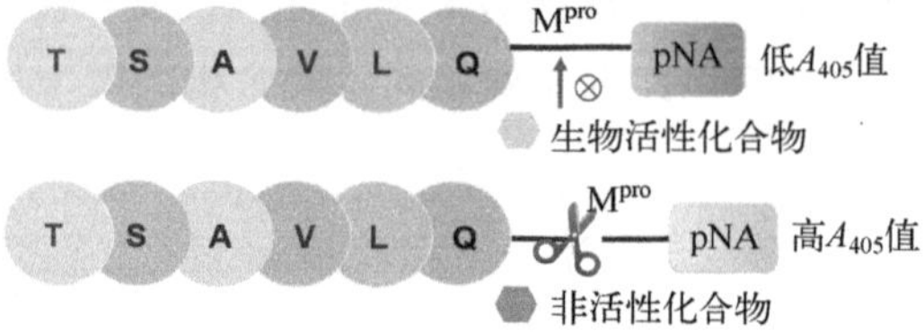

图 8-39　比色筛选法示意图

（4）DNA 编码化合物库筛选技术

DNA 编码化合物库（DNA encoded compound library，DEL）技术即在分子水平上给每个化合物连接一段特定的 DNA 进行“编码”。在化合物与靶标蛋白进行孵育并相互作用后，裂解下高活性化合物的 DNA 片段，对 DNA 序列的“解码”并对照化合物库记录信息，得到苗头化合物的结构。

Hou 等[53]将一个 DEL 中的编码化合物与结合于 Ni^{2+}-NTA 磁珠的 SARS-CoV-2 M^{pro} 共同孵化，裂解 DNA 片段并“解码”后确定了 5 种含有异喹啉和脂肪胺骨架的非共价小分子化合物（图 8-40）。经 FRET 体外酶活测定，其中化合物 **7-31** 的抑酶效果最

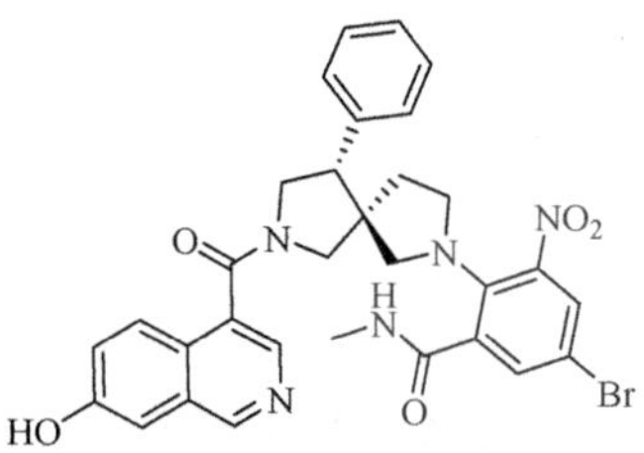

7-30

IC_{50} = (71 ± 4) nmol・L^{-1}

EC_{50} = (54 ± 10) nmol・L^{-1}

CC_{50} > 20 μmol・L^{-1}

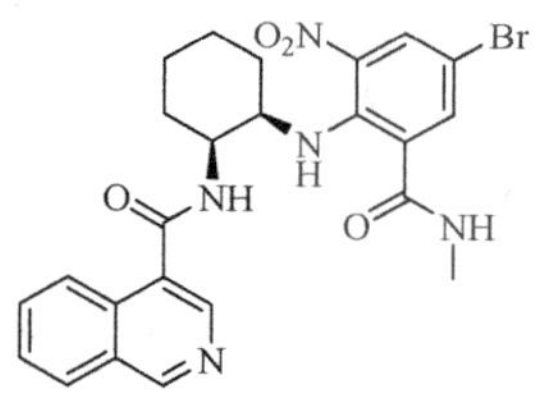

7-31

IC_{50} = (72 ± 6) nmol・L^{-1}

EC_{50} = (12 ± 1) nmol・L^{-1}

CC_{50} > 20 μmol・L^{-1}

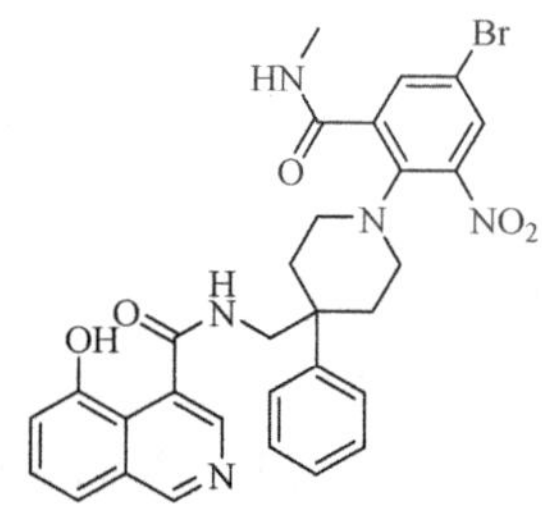

8-73

无活性

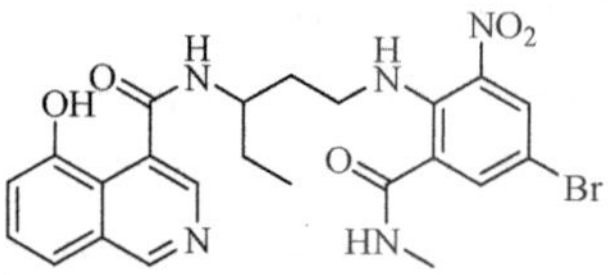

8-74

IC_{50} = (648 ± 68) nmol・L^{-1}

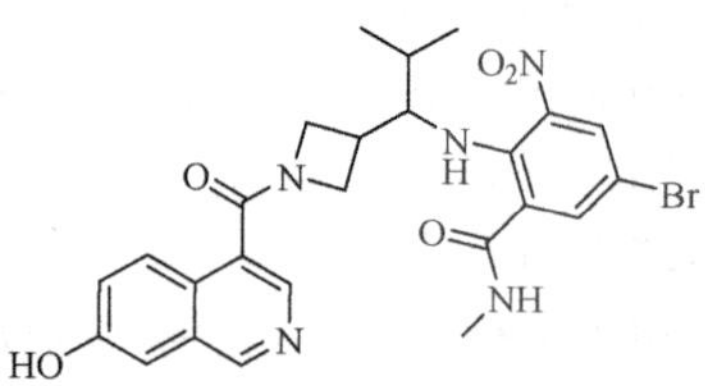

8-75

IC_{50} = (122 ± 16) nmol・L^{-1}

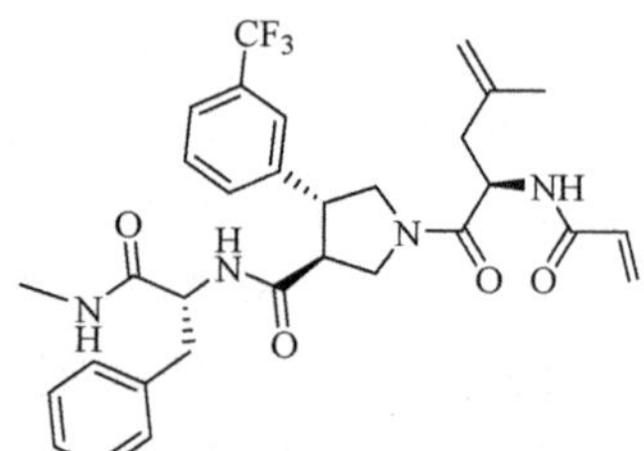

8-76

IC_{50} = 2.0 μmol・L^{-1}

EC_{50} = 33 μmol・L^{-1}

CC_{50} > 100 μmol・L^{-1}

图 8-40　通过 DEL 技术筛选获得的 6 个化合物结构

好（IC_{50} = 72nmol·L^{-1}），可以有效阻断 SARS-CoV-2 在宿主细胞中的复制且安全性高（EC_{50} = 12nmol·L^{-1}，CC_{50}＞20μmol·L^{-1}）。当口服剂量相同时，化合物 **7-31** 与辉瑞开发的 PF-07321332 在 K18-hACE2 小鼠中具有相当的抗 SARS-CoV-2 活性。

Ge 等[86]选择几种靶向半胱氨酸的常见共价亲电试剂，通过组合化学构建了由不同亲电“弹头”组成的含有 6 亿个小分子的化合物库。经 DEL 技术筛选，发现两系列丙烯酰胺类化合物与 SARS-CoV-2 M^{pro} 具有亲和作用。通过 LC-MS 技术验证发现它们可选择性共价结合于 M^{pro}，经测定其中化合物 **8-76** 的抑酶活性最强（IC_{50} = 2.0μmol·L^{-1}），且在细胞水平具有中等的抗病毒活性（EC_{50} = 33μmol·L^{-1}，CC_{50}＞100μmol·L^{-1}）。

8.2.1.2 生物物理技术

（1）表面等离子共振技术

表面等离子共振（surface plasmon resonance, SPR）是一种光学物理现象。当发射光激发金属涂层表面产生的等离子体与全内反射消失波的频率和波数相等时，二者产生共振，反射光强度下降产生峰值。将 SPR 应用于蛋白质-配体相互作用分析，若引入缓冲液的大分子靶点与固定化的配体结合，靠近金属涂层表面的缓冲溶液折射率发生变化，共振峰进而不同。该技术可预测大分子靶点与小分子配体的结合，也可用于测量速率和平衡结合常数[87]。

Du 等[88]通过总结 COVID-19 患者的临床资料，发现了 3 种有效的中药方剂，经初步分析其中 7 种常用的单体化合物可能通过与 SARS-CoV-2 M^{pro} 结合发挥抗病毒作用。进而，研究者用 SPR 生物传感器证实所有化合物均以剂量依赖性方式与 M^{pro} 有亲和作用。其中槲皮素、木犀草素、山萘酚、柚皮素和表没食子儿茶素-3-没食子酸酯（EGCG）对 M^{pro} 的结合亲和力（以 K_d 表示）分别为 1.24μmol·L^{-1}、1.63μmol·L^{-1}、1.70μmol·L^{-1}、2.87μmol·L^{-1} 和 6.17μmol·L^{-1}。利用 FRET 技术测得 EGCG（**8-77**，图 8-41）对 M^{pro} 活性的抑制效果最好（IC_{50} = 0.847μmol·L^{-1}），且分子对接显示，EGCG 与 Cys145 和 His41 这两个重要氨基酸残基形成氢键作用，为进一步开发提供了参考。

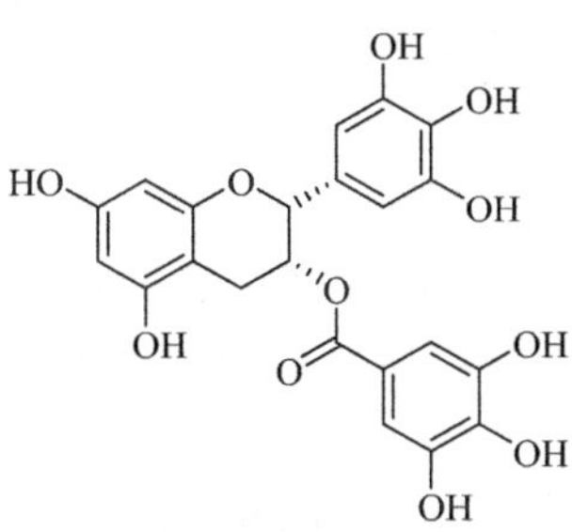

EGCG (**8-77**)
IC_{50} = 0.847 μmol · L^{-1}

图 8-41 EGCG 的化学结构及活性

（2）核磁共振谱技术

核磁共振谱（NMR）技术在结构生物学领域有普遍的应用，在药物发现与设计过程中也十分重要。在溶液中进行核磁共振分析可以探究关于 SARS-CoV-2 M^{pro} 的相关信息，包括底物结合、活性位点构象和二聚体之间的相互作用。在底物结合方面通过观察 M^{pro} 催化位点关键氨基酸的位置信息是否发生变化，可推测化合物与靶标的结合状态。

在接近生理 pH 和温度的 SARS-CoV-2 M^{pro} 溶液中，Cantrelle 等[89]通过两步基于 NMR 技术的化合物片段筛选，即包括 ^{1}H Water-LOGSY 和 ^{19}F 1D NMR 谱图的初步筛选及 2D ^{1}H,^{15}N-TROSY-HSQC NMR 谱图的二次筛选，在 960 个化学片段中依次筛选出了 38 个苗头化合物片段，并确证了位于活性位点和二聚体界面的 3 个作用位点。其中片段 F01（**8-78**）与 M^{pro} 活性位点的亲和力最高，经 NMR 滴定实验测得其 K_d 值为 73μmol·L^{-1}，并确定为非共价可逆性结合模式。体外酶活测定 **8-78** 的 IC_{50} 值为 54μmol·L^{-1}，在细胞体系中具有较弱的抗 SARS-CoV-2 活性（EC_{50} = 150μmol·L^{-1}，CC_{50}＞400μmol·L^{-1}）。作为一个小分子片段，**8-78** 在占据 S1、S2 空腔的同时，由两个羰基氧原子分别与 Glu166、His163 形成了关键氢键作用，值得进一步研究（图 8-42）。NMR 技术有助于更好地理解 M^{pro} 复杂的构效关系和设计靶向 M^{pro} 的特异性抑制剂。

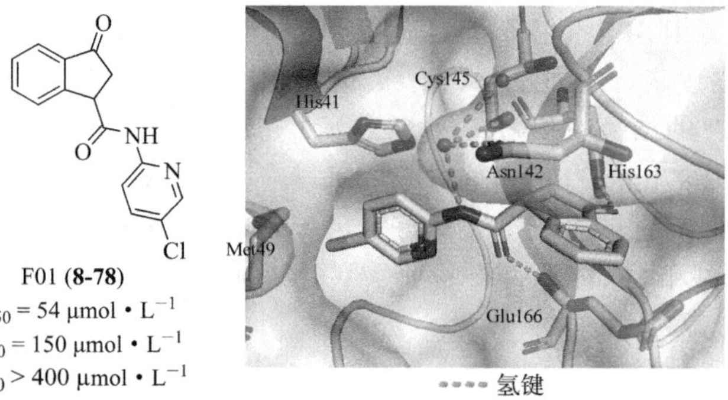

F01 (**8-78**)

IC_{50} = 54 μmol • L^{-1}

EC_{50} = 150 μmol • L^{-1}

CC_{50} > 400 μmol • L^{-1}

图 8-42　F01 与 M^{pro} 活性位点结合示意图（PDB 代码：7P51，由 Pymol 2.5 软件显示）

（3）质谱技术

质谱技术不仅可以提供丰富的化合物结构信息，还可以定量测定小分子与蛋白靶标的亲和力，如使用质谱技术来筛选蛋白酶抑制剂，可以直接量化酶的底物和产物。

Zhang 等[90]建立了由声学液滴喷射（acoustic droplet ejection，ADE）技术、开放端口接口和电喷雾电离集成运作的质谱分析平台 AEMS。该系统可以高速分析无标记的少量样品，且重现性好、适用化合物范围广泛。Tsukasa 等[91]将此技术用于筛选

SARS-CoV-2 M^{pro} 抑制剂，在 12 小时内完成了 32033 个化学样品的初筛。在进行选择性、剂量依赖性分析及细胞内病毒抑制作用测定后，有 8 个化合物显示出抗病毒活性（图 8-43）。

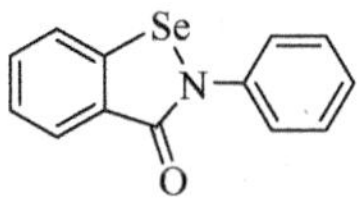

依布硒 (**4-14**)
$IC_{50} < 0.25\ \mu mol \cdot L^{-1}$
$EC_{50} = 2.1\ \mu mol \cdot L^{-1}$
$CC_{50} = 9.1\ \mu mol \cdot L^{-1}$

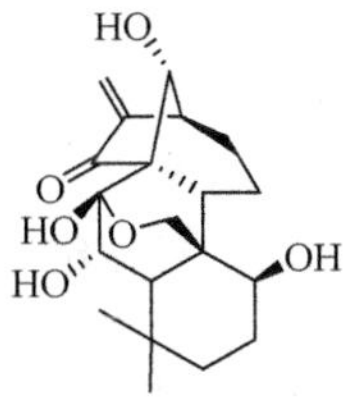

冬凌草甲素 (**8-63**)
$IC_{50} = 3.2\ \mu mol \cdot L^{-1}$
$EC_{50} = 0.6\ \mu mol \cdot L^{-1}$
$CC_{50} = 6.9\ \mu mol \cdot L^{-1}$

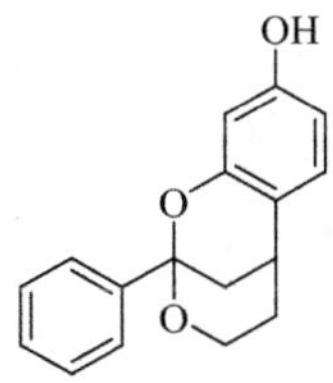

DDI-2 (**8-79**)
$IC_{50} = 3.4\ \mu mol \cdot L^{-1}$
$EC_{50} = 0.6\ \mu mol \cdot L^{-1}$
$CC_{50} > 10.0\ \mu mol \cdot L^{-1}$

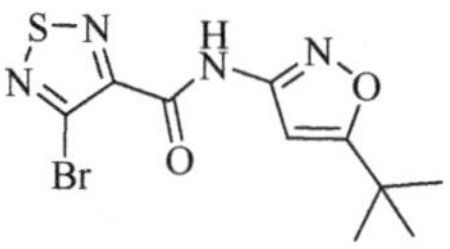

DDI-4 (**8-80**)
$IC_{50} = 3.2\ \mu mol \cdot L^{-1}$
$EC_{50} = 2.2\ \mu mol \cdot L^{-1}$
$CC_{50} = 6.4\ \mu mol \cdot L^{-1}$

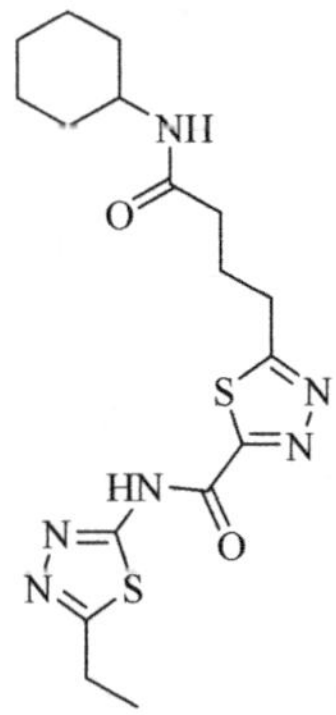

DDI-5 (**8-81**)
$IC_{50} = 2.7\ \mu mol \cdot L^{-1}$
$EC_{50} = 3.1\ \mu mol \cdot L^{-1}$
$CC_{50} = 7.8\ \mu mol \cdot L^{-1}$

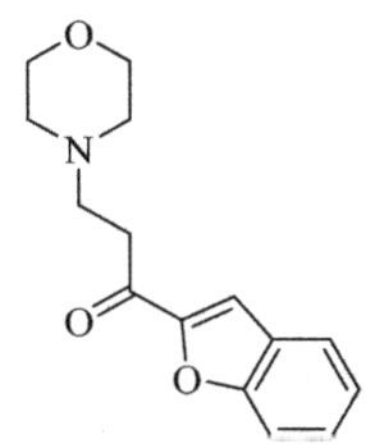

DDI-6 (**8-82**)
$IC_{50} = 2.9\ \mu mol \cdot L^{-1}$
$EC_{50} = 4.1\ \mu mol \cdot L^{-1}$
$CC_{50} = 10.0\ \mu mol \cdot L^{-1}$

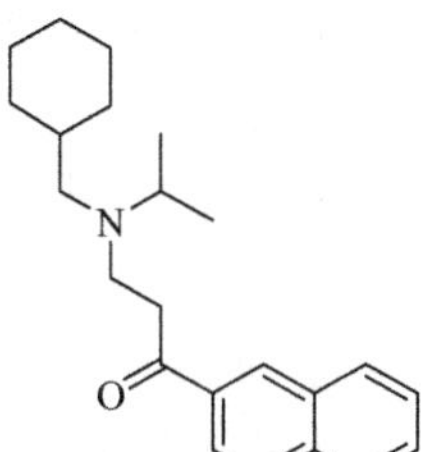

ZM39923 (**8-83**)
$IC_{50} = 1.2\ \mu mol \cdot L^{-1}$
$EC_{50} = 4.5\ \mu mol \cdot L^{-1}$
$CC_{50} = 7.3\ \mu mol \cdot L^{-1}$

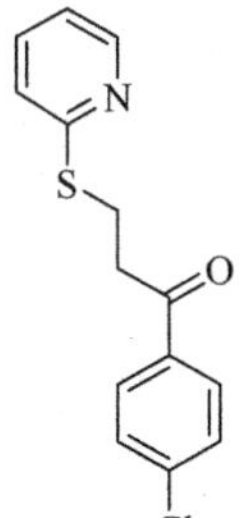

DDI-8 (**8-84**)
$IC_{50} = 2.9\ \mu mol \cdot L^{-1}$
$EC_{50} = 4.9\ \mu mol \cdot L^{-1}$
$CC_{50} = 5.2\ \mu mol \cdot L^{-1}$

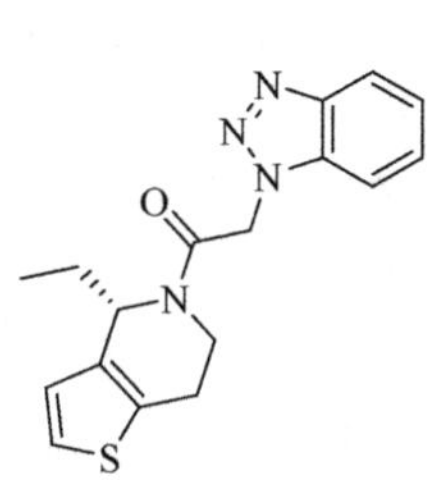

4-S (**8-85**)
$IC_{50} = 5.48\ \mu mol \cdot L^{-1}$
$EC_{50} = 14.9\ \mu mol \cdot L^{-1}$
$CC_{50} > 100\ \mu mol \cdot L^{-1}$

图 8-43　通过 AEMS 平台和抑菌活性分析筛选出 8 个苗头化合物的化学结构

Michael 等[92]建立了双重无标记自组装单层解吸电离质谱（SAMDI-MS）技术，将金膜表面的自组装单层烷基硫醇与基质辅助激光解吸电离飞行时间质谱（MALDI-TOF-MS）相结合，可以用于同时筛选 SARS-CoV-2 M^{pro} 和人鼻病毒 3C 蛋白酶抑制剂。通过底物和产物发出信号，SAMDI-MS 分析避免了可能干扰固定化的化合物（如生物素类似物）导致的假阳性，此方法稳定性好，可重复性高。研究者筛选了一个含有 30 万小分子的类药化合物库，经多次使用 SAMDI-MS 和 FRET 分析技术，筛选出了 11 种高活性分子，进一步的剂量依赖性分析表明 4-S（**8-85**）是 SARS-CoV-2 M^{pro} 的选择性抑制剂（$IC_{50}=5.48\mu mol\cdot L^{-1}$），具有较高抗病毒活性且无细胞毒性（$EC_{50}=14.9\mu mol\cdot L^{-1}$，$CC_{50}>100\mu mol\cdot L^{-1}$）（图 8-43）。经过进一步构效关系探索，发现哌啶并噻吩双环和苯并三唑骨架是靶向 M^{pro} 的重要药效基团。

（4）基于 X 射线衍射的结构生物学技术

Douangamath 等[93]在筛选与 SARS-CoV-2 M^{pro} 作用的共价或非共价片段的过程中，通过对大量化合物片段进行浸泡法（soaking）处理以形成配体-复合物结晶，将质谱技术与 X 射线晶体学联合应用其中，并采用了 panDDA（pan-dataset density analysis）算法[94]更好地显示化合物片段与 M^{pro} 活性口袋的结合状态。panDDA 解析的晶体结构更清晰，在电子密度低时受干扰较小，更易筛选出与空腔适配的片段分子。在质谱初步筛选出的亲电片段和外加 7 个片段库中，研究者最终确定了与 M^{pro} 活性位点结合良好的 23 个非共价和 48 个亲电共价片段。非共价片段根据不同的结构特征（吡啶等含氮杂环、疏水性芳香基团等）分别适配于 S1、S1′、S2 或 S4 子位点，与 Glu166、His163、Met49、His41 等关键氨基酸形成氢键、π-π 堆积作用等作用力；亲电弹头则主要与 Cys145 及 S1′子位点形成强效共价作用力。此外，3 个片段分子可结合于 M^{pro} 二聚体界面，破坏了其二聚化，因此有可能间接抑制催化活性，为变构抑制剂的设计提供了参考。

同样的，Boby 等[54]采用浸泡法得到多于 1250 个独特片段复合物晶体，通过 X 射线衍射技术筛选确定了 71 个密集分布在活性位点的化合物片段，随后，在基于荧光的酶活性分析中，非共价片段没有显示出可检测到的酶抑制活性。然而，他们提供了化合物与主蛋白酶关键相互作用的高分辨率图，后续优化的化合物可以利用这些相互作用来抑制 M^{pro}。

片段筛选虽不能像一般的筛选技术一样，在分子水平或细胞水平提供量化的 SARS-CoV-2 M^{pro} 抑制水平的信息，但可以以极高的效率获得大量片段分子与靶蛋白各个位点的结合模式，这对基于靶标合理药物设计具有重要的指导意义。

8.2.2 细胞水平的高通量筛选

一般情况下，对于分子水平的体系筛选出的化合物，未必在细胞内有相当的抑酶活性，主要影响因素包括：化合物的透膜性、在胞质内的稳定性以及细胞中酶复合物与独立酶在功能上的显著差异等。因此细胞水平的 M^{pro} 抑制剂筛选，尤其是在细胞内构建无活病毒的微体系，可以作为分子水平筛选的辅助或替代，对筛选结果给予有效的佐证或排除假阳性化合物。细胞水平的筛选不需人工大量表达与纯化蛋白酶，且能提供药物细胞毒性和透膜性的相关信息[95]，但也具有周期长、操作繁琐、成本较高等缺点，值得进一步优化。

8.2.2.1 荧光素酶互补/变构筛选技术

荧光素酶（luciferase）报告基因的筛选技术具有直观和重现性好等优点，被广泛用于细胞内的蛋白酶活性分析及抑制剂筛选。基于此原理（图 **8-44**），研究者设计了多种高效、高灵敏度的 M^{pro} 抑制剂筛选方法。

Chen 等[96]利用荧光素酶互补技术，开发了一种高灵敏度的细胞内实验方法，可用于检测 SARS-CoV-2 M^{pro} 的活性及抑制剂筛选。该技术以慢病毒为载体，在细胞中共表达 M^{pro} 和通过切割位点互相连接的两条反向荧光素酶片段。切割位点被 M^{pro} 裂解会导致荧光素酶互补丧失，荧光强度随之下降；当 M^{pro} 抑制剂存在时，荧光素酶被激活，荧光强度仍处于高水平（图 **8-45**）。研究者首先对一个自有化合物库进行基于药效团的虚拟筛选，得到了 359 个分子，后加入经分子对接技术筛选出的另一个含 161 个潜力抑制剂的化合物库。同时对 520 个分子进行荧光素酶互补筛选，发现了 2 种活性化合物 **8-86** 和 **8-87**，EC_{50} 分别为 7.2μmol·L^{-1} 和 4.7μmol·L^{-1}，CC_{50} 值均高于 50μmol·L^{-1}。

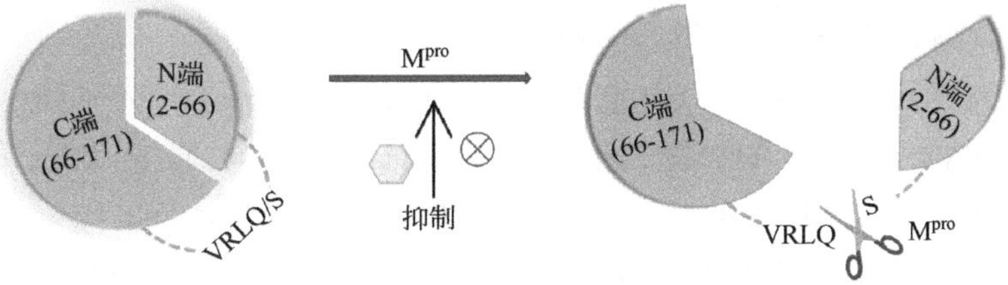

图 8-44 荧光素酶报告基因筛选技术的原理示意图

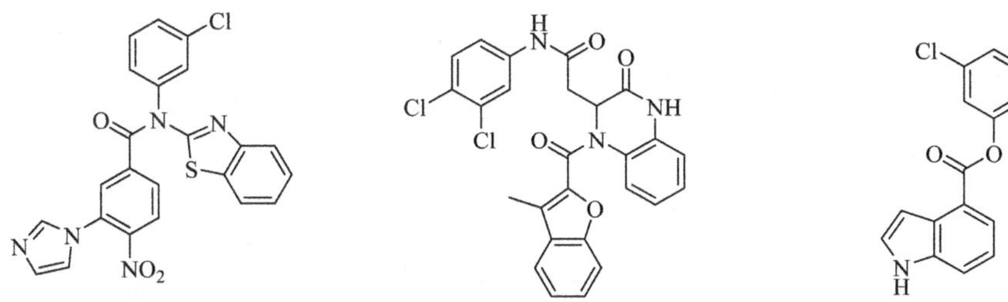

(**8-86**)
IC_{50} = (74 ± 22) μmol • L^{-1}
EC_{50} = 7.2 μmol • L^{-1}
CC_{50} > 50 μmol • L^{-1}

(**8-87**)
IC_{50} = (18 ± 4) μmol • L^{-1}
EC_{50} = 4.7 μmol • L^{-1}
CC_{50} > 50 μmol • L^{-1}

GRL-0496 (**8-88**)
IC_{50} = 3.41 μmol • L^{-1}
EC_{50} = 3.29 μmol • L^{-1}
CC_{50} = 96.74 μmol • L^{-1}

图 8-45 化合物 **8-86**～**8-88** 的结构及活性

O'Brien 等[97]设计了一种生物传感器（pGlo-VRLQS biosensor），用于筛选 SARS-CoV-2 M^{pro} 抑制剂（图 8-46）。具体方法为，细胞转染表达 SARS-CoV-2 M^{pro} 的质粒后，所表达的 M^{pro} 可以在生物传感器中裂解底物中的保守序列 VRLQS，使荧光素酶变构为活性形式进而发出荧光。当抑制剂存在时，M^{pro} 活性被抑制，荧光强度将明显下降。使用此方法测得市售冠状病毒抑制剂 GRL-0496（**8-88**）对 SARS-CoV-2 产生了剂量依赖性的抑制作用，IC_{50} 值为 3.41μmol·L^{-1}，且在 Vero 细胞中具有抗病毒活性（EC_{50} = 3.29μmol·L^{-1}，CC_{50} = 96.74μmol·L^{-1}）。该方法的可行性与准确性高，可用于高通量筛选抗病毒药物。

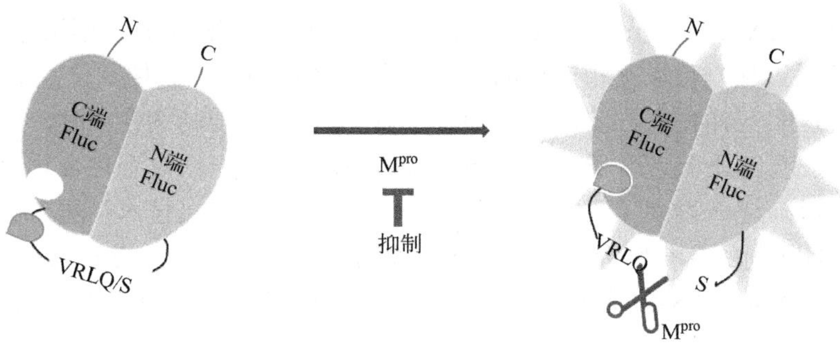

图 8-46　pGlo-VRLQS 生物传感器被 SARS-CoV-2 M^{pro} 裂解激活用于筛选酶活性的原理示意图

8.2.2.2　小鼠融合蛋白荧光素酶传感器

Zhang 等[98]基于 Gaussia 荧光素酶（Gluc）构建了一种细胞水平的生物传感器，可用于检测 SARS-CoV-2 M^{pro} 在细胞中的裂解活性（图 8-47）。当 Gluc 的 N 端融合 pro-interleukin（IL）-1β（iGluc）时，可诱导 Gluc 蛋白聚集，使之失去荧光活性。依据此原理，将 M^{pro} 的裂解序列（AVLQ/SGFR）插入 pro-（IL）-1β 的 C 端与 Gluc 之间，当生物传感器与 M^{pro} 共同孵育时裂解位点则被切割，导致蛋白质单体化，GLuc 激活发出强光。对于已报道的 M^{pro} 共价抑制剂 GC376（**8-89**），使用此检测方法可观察到其在细胞中产生剂量依赖性的抑酶作用，证实了此方法的可行性。此方法具有灵敏度高、可量化、适合高通量等特点。

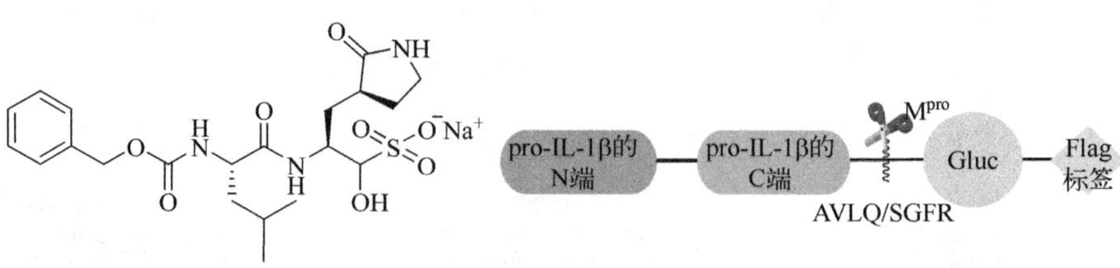

图 8-47　i-MS-Gluc 生物传感器的原理示意图

8.2.2.3 基于 FlipGFP 报告基因的筛选技术

2019 年，Zhang 等[99]通过翻转 GFP 的 β 链，首次报道了一种基于 GFP 的荧光蛋白酶报告基因“FlipGFP”。GFP 可分裂为两个部分，即 β1-9 与 β10-11。当处于反平行位置的 β10 和 β11 与 β1-9 结合时，迅速产生绿色荧光。使用含有 M^{pro} 切割位点的连接序列将 β11 与 β10 保持在平行状态，可以防止分裂 GFP 的自组装。当冠状病毒 M^{pro} 在细胞体系中表达后，切割位点被裂解，β11 与 β10 被释放形成反平行结构，进而与 β1-9 自组装产生绿色荧光（图 8-48）。通过已知 M^{pro} 抑制剂 GC376 进行验证，使用 FlipGFP 报告基因对 M^{pro} 抑制剂进行分析的方法准确且有效，可应用在抗 SARS-CoV-2 药物筛选中。

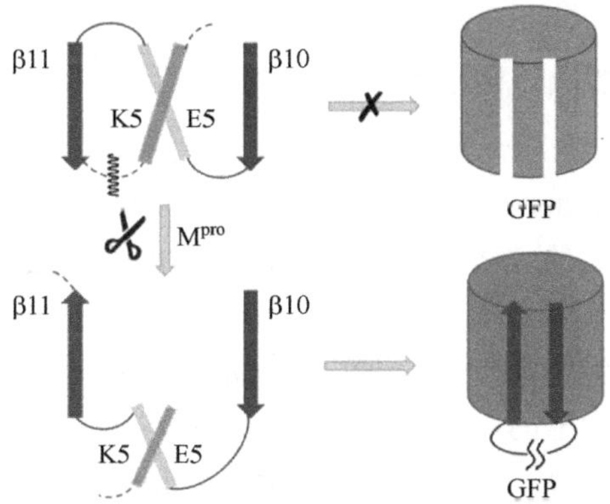

图 8-48 绿色荧光蛋白酶报告基因“FlipGFP”的原理示意图

Rothan 等[100]利用 FlipGFP 技术，以波普瑞韦为参考化合物，筛选了含有 50 个小分子的内部化合物库，发现喹唑啉衍生物可使 GFP 荧光强度明显降低。其中化合物 QZ4（**8-90**，图 8-49）作用最为显著（48h 时：$EC_{50}=6.5\mu mol\cdot L^{-1}$，$CC_{50}>100\mu mol\cdot L^{-1}$）（图 8-50）。随后，分子对接表明，QZ4 可与关键氨基酸残基 Gln189、Gln192、Arg188 形成氢键，稳定占据在 M^{pro} 底物的结合区域。

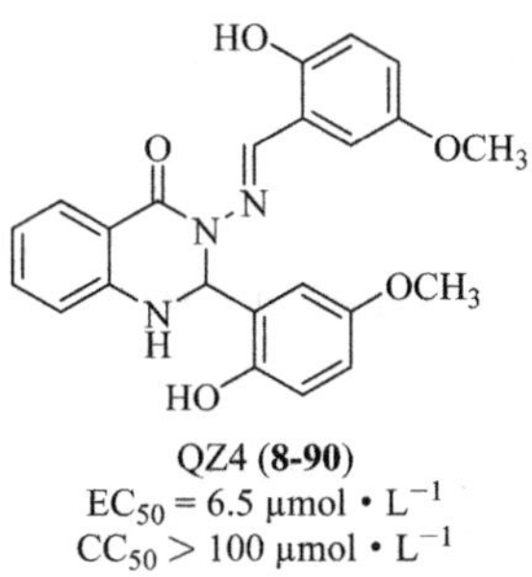

QZ4 (**8-90**)
$EC_{50}=6.5\ \mu mol\cdot L^{-1}$
$CC_{50}>100\ \mu mol\cdot L^{-1}$

图 8-49 QZ4 的化学结构

Tan 等[101]设计了一系列非共价 M^{pro} 抑制剂。为了促进化合物在 SARS-CoV-2 抗病毒试验中的优先级，并验证许多其他已报道的 M^{pro} 抑制剂，开发了基于细胞的 FlipGFP M^{pro} 检测试验，以表征合理设计的 M^{pro} 抑制剂的细胞靶向性。酶促测定结果可用于预测细胞抗病毒活性，在蛋白酶测定缓冲液中加入还原试剂二硫苏糖醇（DTT）、*β*-巯基乙醇、谷胱甘肽（GSH）或三(2-羧乙基)膦（TCCP）以避免非特异性氧化造成的假阳性。细胞活性测定具有排除细胞毒性、膜不渗透性和代谢不稳定性的化合物的优点。接下来，采用 FlipGFP 实验、酶法实验和热位移结合实验，系统地验证了文献中报道的 M^{pro} 抑制剂，在存在还原试剂的情况下，FlipGFP 检测结果与酶促检测结果之间存在正相关，而在不存在还原试剂的情况下，则不存在正相关。此外，FlipGFP 实验的建立极大地促进了先导物优化，通常依靠 FlipGFP 实验结果来优先考虑 M^{pro} 抑制剂用于 SARS-CoV-2 抗病毒实验。

8.2.2.4 生物发光共振能量转移技术

Ma 等[102]参考 FRET 原理开发了一种细胞水平的高通量筛选技术，即生物发光共振能量转移（bioluminescence resonance energy transfer，BRET）技术。将 M^{pro} 底物连接肽（ITSAVLQSGFRK）的编码序列插入增强型黄色荧光蛋白（EYFP）和 *Renilla* 荧光素酶（RLuc）的编码序列之间，构建表达载体后与 M^{pro} 表达质粒共转染 HEK293T 细胞。当 RLuc 催化底物腔肠素时可产生 475nm 的荧光。当 EYFP 与 RLuc 之间的距离小于 100Å 时，RLuc 发出的荧光将产生能量转移，激发 EYFP 产生 535nm 的荧光。当 M^{pro} 切割底物时二者分离，不产生能量转移，475nm 处的发射光强度更高；有活性抑制剂存在时，535nm 处激发光强度则更高（图 8-50）。

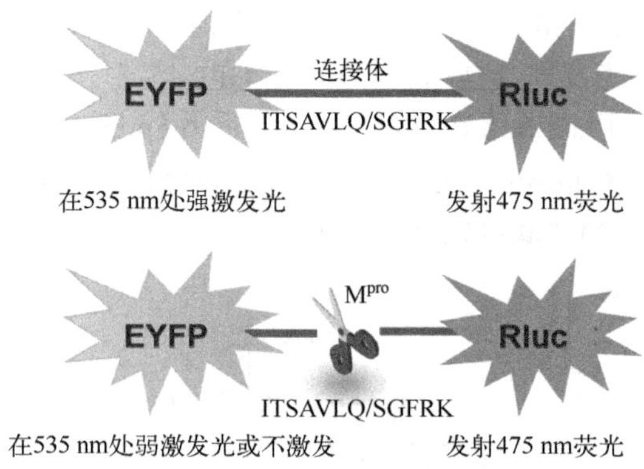

图 8-50 生物发光共振能量转移筛选技术原理示意图

Hou 等[103]基于 BRET 原理建立了一种自裂解生物传感器，模拟病毒在宿主细胞内由 M^{pro} 催化多聚蛋白自裂解进行复制过程。该生物传感器将绿色荧光蛋白（GFP2）与 *Renilla* 荧光素酶（RLuc8）分别与 nsp5（M^{pro}）的 N 端和 C 端相连。N 端由 nsp4

和 nsp5 之间的裂解序列连接，C 端由 nsp5 与 nsp6 间的裂解序列连接。当含有此生物传感器的质粒转染到 HEK293T 细胞并表达后，M^{pro} 可自动将连接位点序列切割，共振能量转移效应消失。加入活性抑制剂后，M^{pro} 的催化活性下降，BRET 比值明显升高。基于此原理设计的传感器体系也可用于多种病毒蛋白酶的抑制剂筛选，如 HIV 蛋白酶和 HCV 的 N53 蛋白酶抑制剂。

8.2.2.5 细胞内荧光定位染色法

Narayanan 等[104]构建了一种可以在细胞内定位发光的荧光探针，可以快速识别低细胞毒性的 SARS-CoV-2 M^{pro} 抑制剂（图 8-51）。将绿色荧光蛋白（mEmerald）编码序列与细胞核定位信号（NLS）相结合，并通过寨卡病毒中的 NS2B 蛋白序列与 M^{pro} 编码序列相连，NS2B 可将探针定位于内质网膜。将此探针与内质网标志物 mCherry Sec61β 共同转染到 HEK293T 细胞中，当探针未被 M^{pro} 裂解时，探针定位于细胞内质网膜并在图像中呈现红色荧光；当被 M^{pro} 裂解后，mEmerald-NLS 游离并定位于细胞核呈现绿色荧光。活性抑制剂存在时，细胞核染色与总染色比例显著下降，因此可用于快速筛选 SARS-CoV-2 M^{pro} 抑制剂。由于此过程在活细胞内进行，也可以通过观察细胞死亡比例来测定候选化合物的细胞毒性，排除部分高毒化合物。

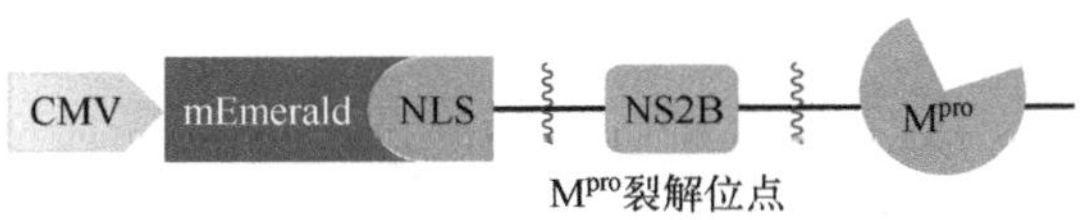

图 8-51 用于细胞内蛋白酶测定的荧光探针技术原理示意图

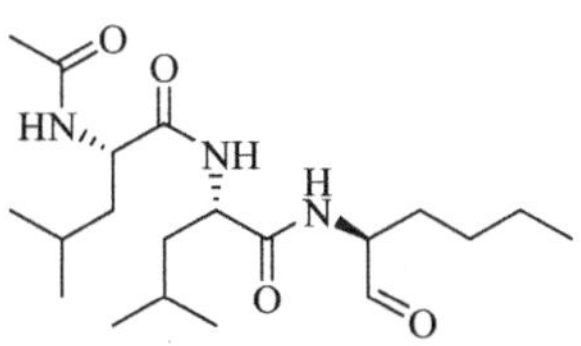

MG-101 (**8-91**)
IC_{50} = (2.89 ± 0.86) μmol • L^{-1}
EC_{50} = 0.038 μmol • L^{-1}
CC_{50} = 36.95 μmol • L^{-1}

研究者利用该方法筛选了一个含有 64 个已批准药物的化合物库，其中 3 种药物在细胞中显示出对 SARS-CoV-2 M^{pro} 的抑制作用，经体外 FRET 技术检测，拟肽类化合物 MG-101（**8-91**）可以明显抑制 M^{pro} 的裂解活性，IC_{50} = (2.89±0.86)μmol·L^{-1}，而其他两种药物无活性。同时 MG-101 的安全性较高（EC_{50} = 0.038μmol·L^{-1}，CC_{50} = 36.95μmol·L^{-1}），值得进一步开发。X 射线晶体结构显示，该抑制剂与活性位点 Cys145 残基之间形成共价键，使 M^{pro} 不可逆失活。将此模型的 M^{pro} 编码序列和裂解位点替换为 PL^{pro} 相关序列，也可进而筛选 PL^{pro} 抑制剂，两种抑制剂的联合使用可以更有效地应对快速变异的新冠病毒。

8.2.2.6 细胞内自裂解荧光探针

Xu 等[105]构建了一种新型的自裂解荧光探针 MP590，将 M^{pro} 可裂解多肽（Abu-Tle-Leu-Gln）与荧光基团（试卤灵）通过自裂解芳香体（4-氨基苄醇）相连（图

8-52）。此探针可用于在转染 M^{pro} 质粒或感染 SARS-CoV-2 的细胞中，高选择性和高灵敏度地检测 SARS-CoV-2 M^{pro} 的活性或筛选 M^{pro} 的抑制剂。细胞内表达的 M^{pro} 可将多肽和连接体之间的酰胺键裂解，荧光基团游离并激活产生荧光；当有抑制活性的化合物存在时，探针裂解相对减少，细胞图像中荧光信号减弱。HPLC 和质谱分析均证实了这一机制，M^{pro} 抑制剂 GC376 验证了此探针在抑制剂筛选方面的可行性，随着抑制剂浓度的增加，细胞内的荧光信号明显降低。此方法可视化强，对蛋白干扰物表现出很高的选择性，有望成为 SARS-CoV-2 诊断和 M^{pro} 靶向药物发现的重要工具。

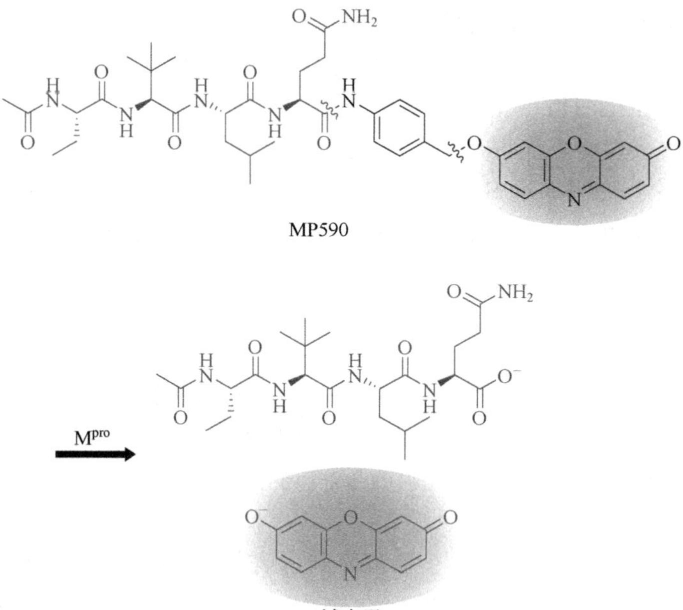

图 8-52　自裂解荧光探针 MP590 检测 M^{pro} 的化学机制图

8.2.2.7　基于蛋白酶的可调节体内基因表达系统

Franko 等[106]设计了一种主要靠合成转录因子（synTF）的体内模块化蛋白自裂解基因表达调控系统（tunable autoproteolytic gene switches，TAGS），它的核心部位为模块化 DNA 结合区域（DB）和转录激活区域（TA），二者通过 M^{pro} 裂解位点（CS）相连，M^{pro} 通过 GS 连接子结合于 DB 区域的 N 端（图 8-53）。正常情况下，M^{pro} 可直接裂解 CS 使合成转录因子失活，无法启动 DNA 的转录；当 M^{pro} 抑制剂存在时，转录因子正常工作启动转录过程。因此该系统可以监测细胞内 M^{pro} 的活性并灵敏地筛选具有抑制活性的化合物。

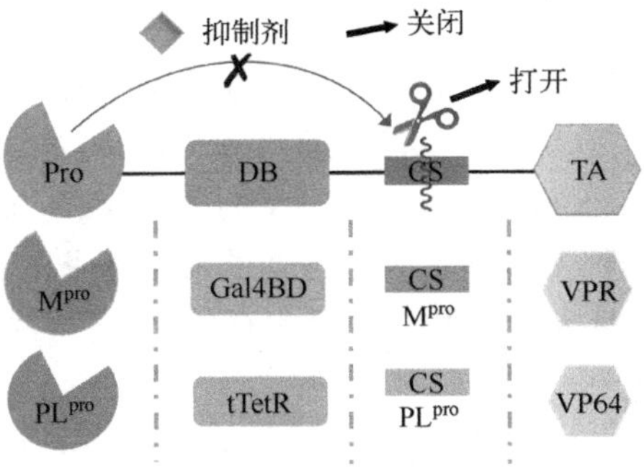

图 8-53　TAGS 的原理示意图

该方法依赖于特定序列的转录表达来测定 Mpro 活性，假阳性率低，并且可以很好地预测化合物在细胞中抑制病毒复制的有效浓度。同时此调控系统也可以用于检测 Mpro 突变体，识别参与催化裂解作用的重要氨基酸，进而更好地设计小分子抑制剂。此合成转录因子的最大优势在于其每个模块可根据不同蛋白酶的检测需要进行替换改造，因此它普遍适用于多种病毒蛋白酶，可在未来新型病毒暴发时提供快速、有效的检测和筛选工具。

Bram 等[107]同样基于调控基因表达系统构建了一种定量检测 Mpro 细胞内活性的方法。将转录因子（GAL4）与细胞膜表面的多巴胺受体 D1（DRD1）通过 SARS-CoV-2 Mpro 裂解位点相连，当细胞转染含 Mpro 的质粒或感染 SARS-CoV-2 时，Mpro 可以裂解并释放转录因子，后者移位到细胞核内启动荧光报告基因（Citrine-T2A-Gluc）的转录，可监测到强荧光信号。当有抑制活性的化合物存在时，荧光报告基因无法激活，荧光信号强度显著降低。研究者基于此方法筛选了三个化合物库，以发现 SARS-CoV-2 Mpro 抑制剂。其中，两种化合物 parthenolide（PRT，**8-92**，$IC_{50} = 0.66\mu mol \cdot L^{-1}$）和 mundulone（MND，**8-93**，$IC_{50} = 0.40\mu mol \cdot L^{-1}$）活性最好（图 8-54），且均可以在肺上皮细胞内显著抑制病毒 RNA 的表达。分子动力学模拟与分子对接表明 MND-(*R*)更倾向于直接作用于 Mpro 的催化二分体，而 PRT 和 MND-(*S*)则主要通过作用于二聚体界面，改变催化位点的活性构象来抑制 Mpro 的催化功能。

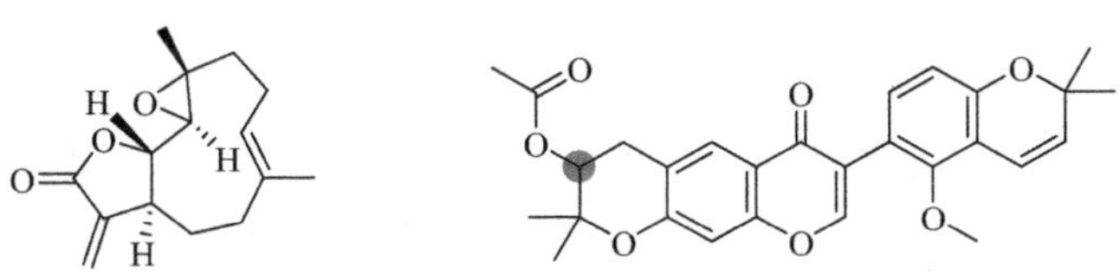

PRT (**8-92**)
$IC_{50} = 0.66\ \mu mol \cdot L^{-1}$

MND (**8-93**)
$IC_{50} = 0.40\ \mu mol \cdot L^{-1}$

图 8-54　抑制效果最好的两个苗头化合物的结构

8.2.3 小结与展望

新型冠状病毒肺炎疫情暴发以来，以 M^{pro} 为靶标的抗 SARS-CoV-2 药物不断被报道并有多个进入临床研究(新一代 M^{pro} 抑制剂 PF-07817883 刚刚启动 I 期临床试验)[108]，但仅有辉瑞公司开发的 Paxlovid[109]以及盐野义的 Xocova[110]批准上市，因此安全可靠、广谱的新型 M^{pro} 抑制剂依然是当前及未来迫切的临床需求。无论是基于计算机辅助药物设计、老药新用，还是从天然产物库中寻找有效单体化合物，建立高效便捷的筛选方法是药物发现的关键环节。

本节所述及不同筛选模型在预测化合物与 M^{pro} 的亲和力、功能抑制及作用模式方面各有利弊，因此仅依赖单一筛选方法往往误差较大、易出现假阳性或假阴性的情况。这提示我们在实际的研究中，要综合运用不同原理、不同层次的筛选方法，相互补充与配合，并且在进行靶标筛选后利用细胞水平的表型筛选法，通过细胞病变效应（cytopathic effects，CPE）、病毒 RNA 表达量的检测等来评估化合物的抗病毒活性[111]，从而全面可靠地评估其抗病毒潜力和细胞毒性等指标。在此基础上，也可通过高内涵、类器官模型等筛选方法进行早期类药性评价，辅助运用人工智能技术进行类药性虚拟评价[112-113]，实现药物筛选技术的“整合创新”[74]，为高效快捷地发现高品质先导化合物奠定基础。

8.3 SARS-CoV-2 刺突蛋白抑制剂活性筛选方法

8.3.1 引言

刺突蛋白（S 蛋白）是高度糖基化的同源三聚体，其每个单体都含有 2 个功能不同的亚基 S1 和 S2（图 8-55）[114]。通常，S1 亚基呈球形，主要包括 N 端结构域（N-terminal domain, NTD）、受体结构域（receptor-binding domain, RBD）、C 端结构域 1（C-terminal domain 1, CTD1）和 C 端结构域 2（C-terminal domain 2, CTD2）等结构域，其中 RBD 负责与宿主细胞 ACE2 结合过程；S2 亚基主要包括七肽重复序列 1（heptad repeat 1, HR1）、七肽重复序列 2（heptad repeat 2, HR2）和胞内结构域（cytoplasmic domain, CD）等结构域，负责促进病毒与宿主细胞的膜融合过程。S 蛋白与 ACE2 结合的过程中存在构象的变化，在结合 ACE2 前，S 蛋白三聚体以亚稳定融合前构象存在；结合 ACE2 后，S1 亚基脱落，S2 亚基形成融合后构象[4]。综上，S 蛋白的结构生物学研究阐述了 S 蛋白在 SARS-CoV-2 与宿主细胞膜受体结合及膜融合过程中起到的功能和作用，也为 S 蛋白小分子抑制剂的设计提供了理论依据。

目前，以 SARS-CoV-2 S 蛋白为靶标的抗病毒药物研发已成为热点之一。众所周知，活性筛选作为药物研发的关键环节，建立便捷、完整、高效的活性筛选体系是药物研发的瓶颈问题。下面介绍以 S 蛋白为靶标的小分子抑制剂活性筛选方法，有望为抗新冠病毒药物的研发提供参考。

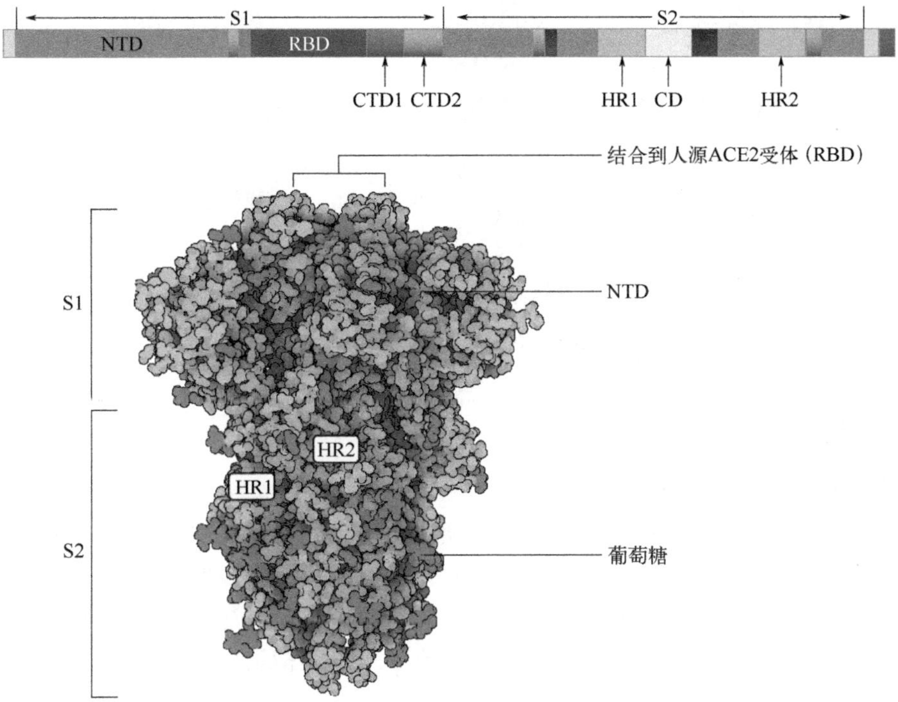

图 8-55　S 蛋白的生物学结构

以 S 蛋白为靶标的小分子抑制剂活性筛选方法可以分为生物物理技术、生物化学技术和生物工程技术。生物物理技术主要用于小分子-蛋白或蛋白-蛋白之间的亲和力测试，包括表面等离子共振技术、等温滴定量热技术和均相时间分辨荧光技术等方法；生物化学技术主要用于直观呈现小分子化合物对 SARS-CoV-2 S 蛋白的作用强度，包括细胞融合实验、免疫共沉淀技术和免疫荧光显微技术等方法[115-117]；生物工程技术，用于直观呈现小分子化合物对蛋白-蛋白相互作用（S-ACE2）的抑制强度，包括蛋白片段互补分析技术等（图 8-56）。

除了生物物理、生物化学和生物工程的筛选方法外，虚拟筛选和表型筛选等化合物库筛选技术也应用于 S 蛋白抑制剂的发现。与本节中提及的其他技术相比，虚拟筛选与表型筛选的结果与作用机制仍需后续生物物理和生物化学技术的佐证。因此，本节仅对虚拟筛选和表型筛选做概要性介绍，着重综述不同生物物理技术、生物化学技术和生物工程技术的原理、优缺点、应用范围等方面。

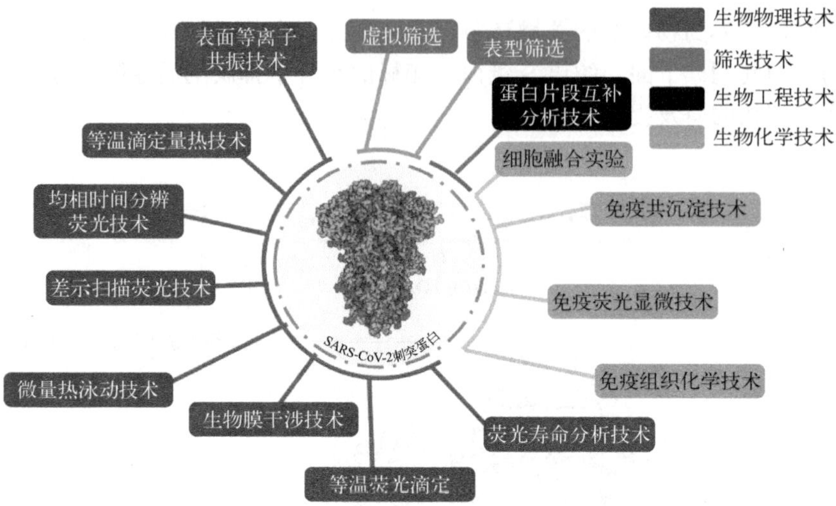

图 8-56 SARS-CoV-2 S 蛋白抑制剂活性筛选方法

8.3.2 生物物理技术

8.3.2.1 表面等离子共振技术

当光透过光疏介质产生的消逝波与介质中的等离子波发生共振时，能量从光子转移到表面等离子，使反射光的能量减少，从而检测到反射光强度大幅减弱。依据此原理建立的表面等离子共振（surface plasmon resonance, SPR）与传统检测分子相互作用方法相比，具有操作简单、耗时短、灵敏度高、可以无标记地实时测量动力学数据等优点[118]。

SPR 光学传感器（图 8-57）主要由光源、棱镜、传感芯片及检测器构成[119]。在 SPR 检测中，以靶标蛋白或小分子修饰传感器表面，分析物流经传感器（表面镀有金膜）后，蛋白-蛋白或蛋白-小分子识别结合作用会导致传感器表面折射率发生变化，随之引起 SPR 共振角或波长变化，进而对分析物进行定量分析。同时，SPR 还可以实时地记录分析物与配体的结合速率与解离速率。因此，在药物评价作用中可以通过拟合分子间相互作用直至达到整个动态平衡的过程，计算活性分子与受体间的结合/解离常数来判断该分子间亲和力大小，推断药物的作用机制。

2022 年 3 月，Shin 等[120]通过酶联免疫分析（enzyme-linked immunosorbent assay，ELISA）筛选发现了一种抑制 RBD 和 ACE2 之间蛋白-蛋白相互作用的新型杂环骨架。其中 SB27012（**8-94,** 图 8-58），可以抑制 SARS-CoV-2 S 蛋白-RBD 与 ACE2 的相互作用，IC_{50} 为 7.7μmol·L^{-1}。为了确定 SB27012 的直接靶点，以人源 ACE2（h-ACE2）为配体，将其固定在 CM5 芯片上（Biacore T200 仪器），在不同浓度下（0.1～100μmol·L^{-1}），测量 SB27012 与 h-ACE2 的结合常数。结果表明 SB27012 与 h-ACE2 具有高亲和力（K_d = 210nmol·L^{-1}），然后使用不同浓度的 SARS-CoV-2 S 蛋白-RBD

（0.1～100nmol·L^{-1}），测量其与 SB27012 的亲和力，结果表明 SB27012 与 RBD 无直接结合作用。综上，SB27012 可能只与 hACE-2 直接结合，破坏 RBD-ACE2 的相互作用。

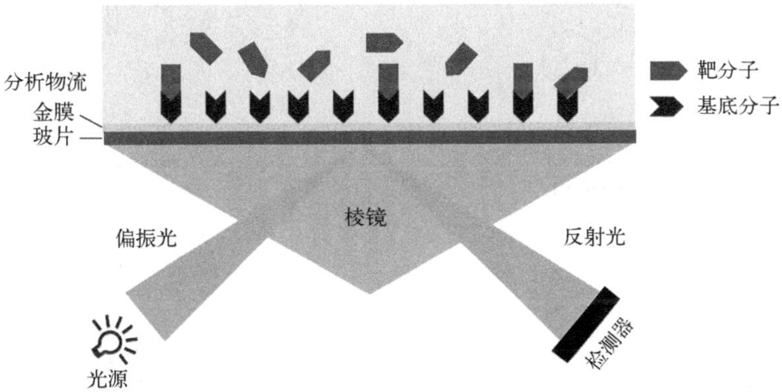

图 8-57 SPR 技术原理示意图

2022 年 2 月，Wang 等首先使用一种粗粒化分子动力学模拟方法，发现 S 蛋白具有整体协同性，即它的不同部分之间存在着相互影响的运动，其中一个重要的变构调节路径为 S 蛋白上的 RBD 与其下方的两个亚域的连接处之间存在着相关运动[121]。基于这个发现，设计小分子插入到 S 蛋白的两个亚域之间，可以阻碍蛋白质的构象变化从而抑制 S 蛋白与 ACE2 受体结合。为此，研究者使用 SiteMap 软件，在两个亚域附近识别到一个暴露且适合插入化合物的候选位点，经两轮虚拟筛选，从数千种化合物中筛选出 3 个潜在的有效变构调节剂：CPD7、CPD20 和 CPD26（**8-95**、**8-96** 和 **8-97**，图 8-58）。然后，他们利用 SPR 技术测定这 3 种化合物与 S 蛋白结合力，来验证计算机预测结果。将 SARS-CoV-2 全长 S 蛋白固定在芯片上，注入梯度浓度待测化合物通过芯片，结果显示 CPD7、CPD20 和 CPD26 都表现出与全长 S 蛋白浓度依赖性的结合，K_d 值分别为 32.0μmol·L^{-1}、22.6μmol·L^{-1} 和 14.6μmol·L^{-1}。最后，细胞水平（Vero E6）抗病毒实验证明这三种化合物都能有效抑制 SARS-CoV-2 复制，在 100μmol·L^{-1} 浓度下，抑制率均大于 80%（$n=6$）。

2021 年 9 月，Singh 等采用了一种基于羧基传感器芯片的 SPR 技术，将重组的 SARS-CoV-2 S 蛋白 S2 亚基作为配体固定在传感器上，并用不同浓度 erythrodiol（**8-98**，图 8-58）注入传感器芯片上，分析 erythrodiol 与 SARS-CoV-2 S 蛋白 S2 亚基之间的结合曲线，结果显示[122]：两者结合速率常数 K_{on} 为 1.93×10^{3}L·mol^{-1}·s^{-1}；解离速率常数 K_{off} 为 2.21×10^{-3}s^{-1}；动力学平衡解离常数 K_d 为 1.15μmol·L^{-1}，这表明两者之间有较高的亲和力。因此，erythrodiol 是一种有效的 SARS-CoV-2 S 蛋白抑制剂。

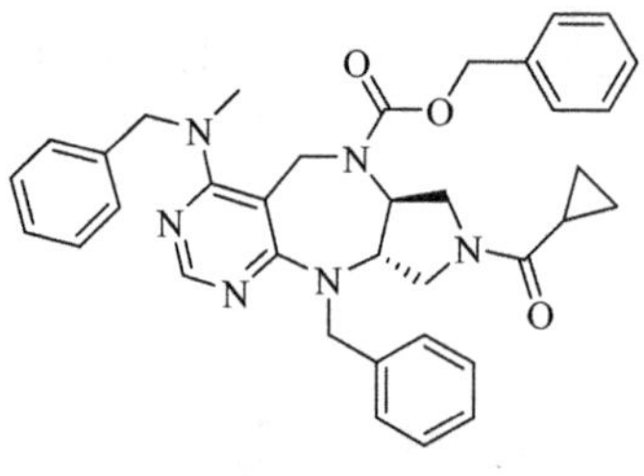

SB27012 (**8-94**)
$IC_{50} = 7.7\ \mu mol \cdot L^{-1}$
$K_d = 210\ nmol \cdot L^{-1}$

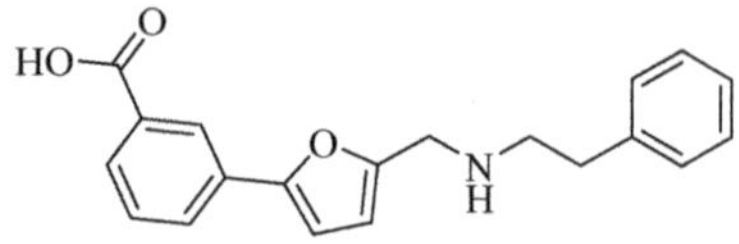

CPD7 (**8-95**)
$K_d = 32.0\ \mu mol \cdot L^{-1}$

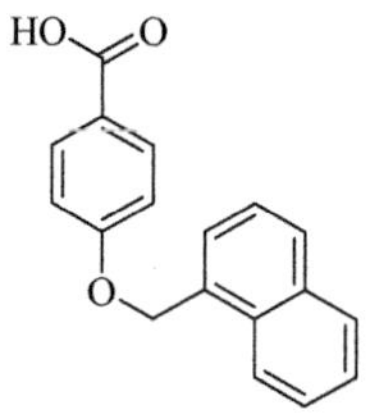

CPD20 (**8-96**)
$K_d = 22.6\ \mu mol \cdot L^{-1}$

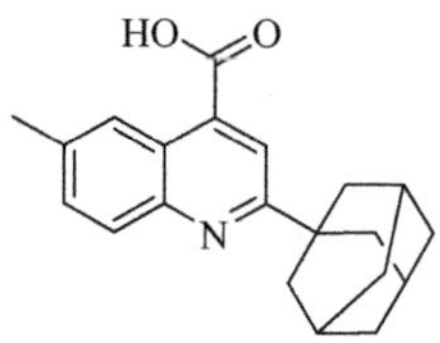

CPD26 (**8-97**)
$K_d = 14.6\ \mu mol \cdot L^{-1}$

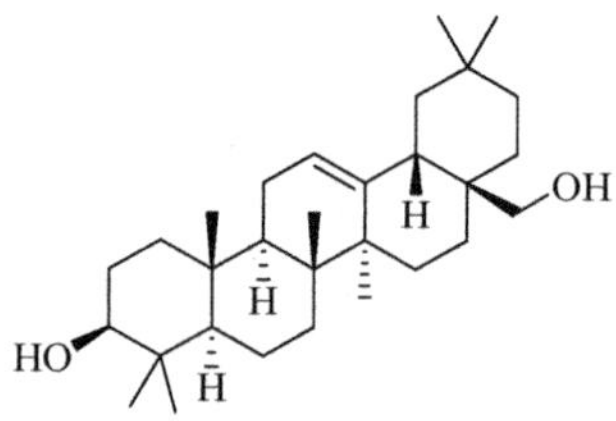

erythrodiol (**8-98**)
$K_{on} = 1.93 \times 10^3\ L \cdot mol^{-1} \cdot s^{-1}$
$K_{off} = 2.21 \times 10^{-3} s^{-1}$
$K_d = 1.15\ \mu mol \cdot L^{-1}$

图 8-58 化合物 **8-94**～**8-98** 的化学结构

8.3.2.2 差示扫描荧光技术

差示扫描荧光法（differential scanning fluorimetry, DSF）是一种评价蛋白质热稳定性的方法，该方法利用荧光定量 PCR 仪缓慢加热蛋白质样品，并检测结构逐渐改变的蛋白质与荧光染料相结合的量，从而测定出蛋白质的熔解温度（T_m）。DSF 方法具有操作简单、样品消耗少、适用范围广等优点，可以用于筛选蛋白质稳定性影响因素、优化蛋白质结晶条件、发现新型配体等方面。DSF 原理（图 8-59）为当蛋白质处于正常折叠状态时，疏水部分包裹于蛋白质分子内部，荧光染料无法结合。当外界温度升高时，蛋白质折叠结构逐渐展开，隐藏在内部的疏水部分暴露，对疏水部分亲和力高的荧光染料逐渐结合到蛋白质上导致体系荧光信号增强。当温度上升到临界值（T_m）时，舒展的蛋白质发生聚集，并排斥荧光染料的结合。脱落的荧光染料回归到周围环境中或在高温环境下猝灭，导致体系荧光信号强度下降。因此，通过检测荧光信号随温度变化的曲线，可以测定出蛋白质的 T_m。当有配体与蛋白质结合时，则会改变蛋白质折叠结构和稳定性，并影响 T_m 值大小[123-124]。

纳米差示扫描荧光法（Nano-DSF）是根据色氨酸残基在蛋白质折叠和去折叠

状态下荧光发射波长的不同，直接测量蛋白质构象变化的无标记方法。其中，埋藏在亲脂核心中的色氨酸在 330nm 处发射，而暴露在水环境中的色氨酸最大发射波长为 350nm。因此，监测 330nm 和 350nm 之间的发射强度差异可以反映蛋白质构象完整性。

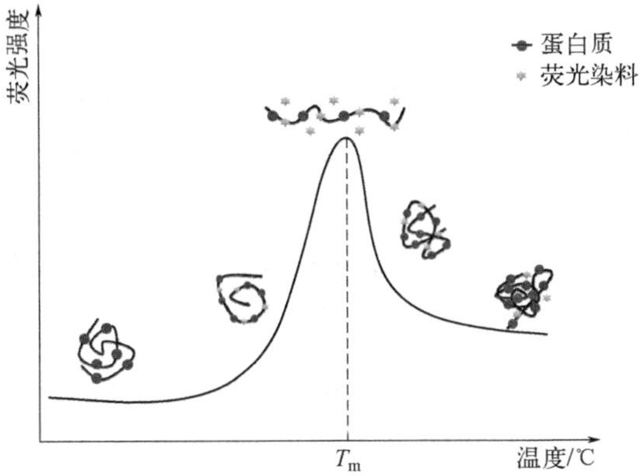

图 8-59　DSF 技术的原理示意图

2022 年 5 月，Schmidt 利用 Nano-DSF 筛选了几种膳食多酚对 h-ACE2 受体和 SARS-CoV-2 S 蛋白-RBD 的结合能力[125]。结果表明，咖啡因、咖啡酸、氯原酸、芹菜素、芹菜苷、芥子油苷和白藜芦醇等多酚能够显著降低刺突蛋白的 T_m，表明它们可能与 SARS-CoV-2 S 蛋白-RBD 形成复合物。其中，咖啡因和氯原酸的结合能力最强，熔解温度分别降低了 6.5℃和 5.9℃。此外，这些多酚还能够影响 ACE2 的稳定性，其中咖啡因和氯原酸能够提高 ACE2 的 T_m，而其他多酚则能够降低 ACE2 的 T_m。这些结果表明，这些多酚可能通过干扰刺突蛋白和 ACE2 之间的相互作用，从而具有抗 SARS-CoV-2 的潜力。

2021 年 6 月，Bojadzic 等利用无细胞 ELISA 模型分析技术发现了一批有机染料小分子能够阻断 SARS-CoV-2 S 蛋白与 h-ACE2 间的相互作用。在进一步蛋白质热位移实验中[126]，DRI-23041（**8-99**，图 8-60）的存在会导致 SARS-CoV-2 S 蛋白-RBD 的熔融温度曲线发生明显左移，而对 h-ACE2 熔融温度曲线无明显影响，因此证明小分子的靶点很可能是 SARS-CoV-2 S 蛋白-RBD。假病毒实验证明这些小分子具有抗 SARS-CoV-2 活性（$EC_{50}=5.6\mu mol\cdot L^{-1}$），且细胞毒性低（$CC_{50}>45\mu mol\cdot L^{-1}$，A549 细胞）。

8.3.2.3　微量热泳动技术

微量热泳动法（microscale thermophoresis, MST）是一种能够灵敏地检测生物分子相互作用的方法，它可以通过测量结合后生物分子大小、电荷和水化层变化所引起的热泳动性变化来反映亲和力[127]。MST 实验原理为：首先用红外激光对含有荧光标记或色氨酸残基的样品进行局部加热，形成一个微小的温度梯度场。然后，观察并定量样品分子在温度梯度场中发生的定向运动。最后，根据荧光强度变化计算出不同温度下受体、供体和供受体复合物之间已结合的数量比例，并推算出二者的亲和常数（图 8-61）。

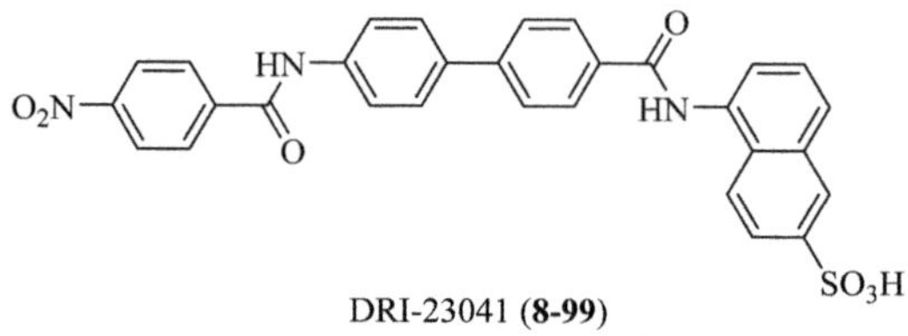

DRI-23041 (**8-99**)

EC_{50} = 5.6 μmol • L^{-1}

CC_{50} (A549) > 45 μmol • L^{-1}

图 8-60　化合物 **8-99** 的化学结构及活性

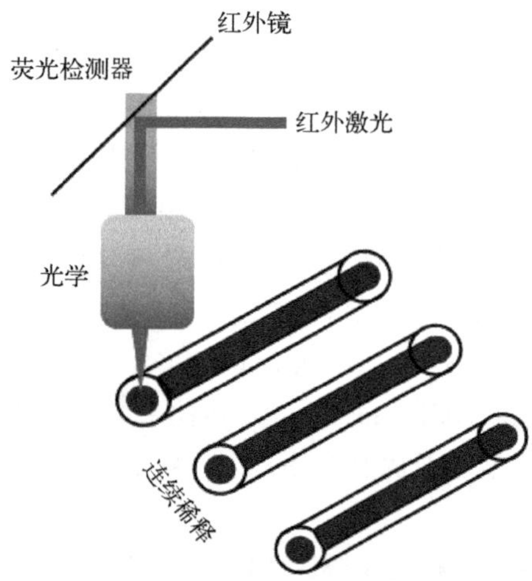

图 8-61　MST 技术的原理示意图

2022 年 5 月，Schmidt 等人利用 Nano-DSF 筛选了几种膳食多酚对 h-ACE2 受体和 SARS-CoV-2 S 蛋白-RBD 的结合能力，并证明这些多酚可能干扰 SARS-CoV-2 S 蛋白-RBD 和 ACE2 之间的相互作用。随后研究人员在多酚存在下进行基于荧光标记 S 蛋白和 ACE2 热泳动性变化的实验[125]，最初利用 Nano-red 标签标记 SARS-CoV-2 S 蛋白-RBD 赖氨酸残基，然而得到的滴定曲线没有显示稳定的响应。替换为含有镍的 NTC-red 标签标记 SARS-CoV-2 S 蛋白-RBD 后，在不含膳食多酚的情况下，ACE2 受体和 SARS-CoV-2 S 蛋白-RBD 之间的 K_d 为 7nmol·L^{-1}。加入 250μmol·L^{-1} 的 5-CQA

（**8-100**，图 8-62）后 K_d 值增大近 10 倍（$K_d = 67nmol \cdot L^{-1}$），这表明加入 5-CQA 后 S 蛋白与 ACE2 的亲和力大大降低。说明 5-CQA 可能具有抑制 SARS-CoV-2 感染人细胞的潜力。

2020 年 5 月，Ekins[128]利用计算机构建了 SARS-CoV-2 S 蛋白-RBD 的 3D 预测模型，并从美国 FDA 批准的 2400 个药物中筛选出具有结合潜力的化合物。随后 Ana C. Puhl 等人在虚拟筛选基础上利用微量热泳动测量技术测定了上述药物与 SARS-CoV-2 S 蛋白-RBD 的亲和力[129]，确定了五种 β-受体阻滞剂（卡维地洛、艾司洛尔、比索洛尔、布新洛尔和普萘洛尔）能够与 SARS-CoV-2 S 蛋白-RBD 结合，其中卡维地洛（carvedilol，**8-101**，图 8-62）与 SARS-CoV-2 S 蛋白-RBD 亲和力较高（$K_d = 364nmol \cdot L^{-1}$），并显示出体外抗 SARS-CoV-2 活性（$EC_{50} = 7.57\mu mol \cdot L^{-1}$），且细胞毒性较低（$CC_{50} = 18.07\mu mol \cdot L^{-1}$，CALU-3 细胞）。此外，还发现卡维地洛能够降低感染小鼠肺部组织中 SARS-CoV-2 RNA 水平，并改善肺部组织损伤，具有进一步研究的价值。

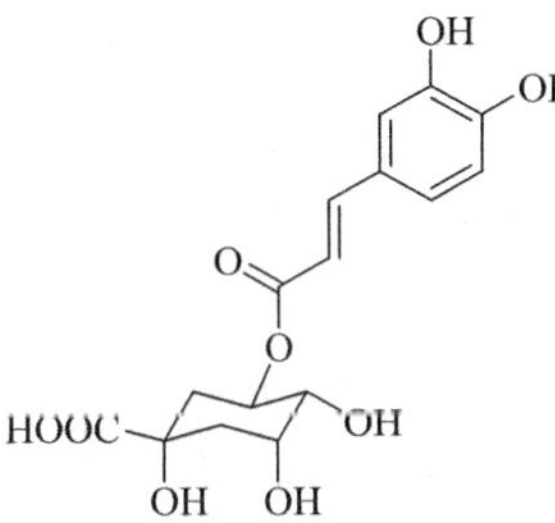

5-CQA (**8-100**)

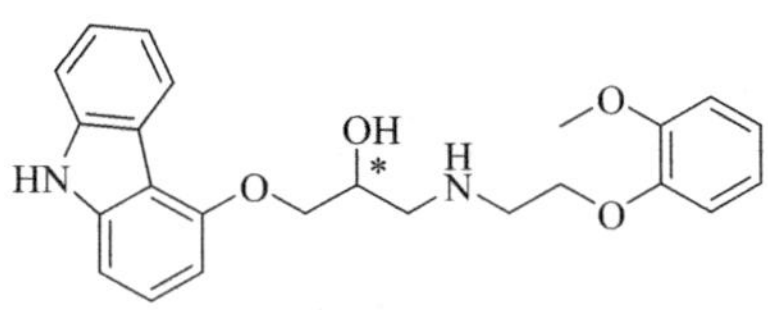

卡维地洛 (**8-101**)
$EC_{50} = 7.57\ \mu mol \cdot L^{-1}$
$K_d = 0.364\ \mu mol \cdot L^{-1}$
$CC_{50} = 18.07\ \mu mol \cdot L^{-1}$ (CALU-3)

图 8-62　化合物 **8-100** 和 **8-101** 的化学结构及活性

8.3.2.4　等温滴定量热技术

等温滴定量热法（isothermal titration calorimetry，ITC）是一种研究生物热力学与生物动力学的重要方法，广泛用于蛋白质-蛋白质、蛋白质折叠/去折叠和蛋白质-小分子以及酶-抑制剂相互作用等领域[130]。ITC 基本原理（图 8-63）为：将反应物溶液放置在温控样品池中，通过一个热电偶回路与参比池偶联，另一种反应物作为配体置于注射器中。保持外界条件相同，利用绝热装置将样品池和参比池分隔。在恒定温度下，注射器恒速向样品池中滴加配体，反应一定时间后，样品池与参比池之间产生热差，仪器显示出一个吸热或放热的峰[130-132]。该方法可用于计算溶液中两个或多个分子之间反应结合焓、定压热容（ΔC_p）、结合位点数（n）、结合平衡常数（K_a）和动力学数据（如酶促反应的米氏常数 K_m 和催化速率常数 K_{cat}）[133]，从而得出反应的吉布斯自由能（ΔG）和熵变（ΔS）。

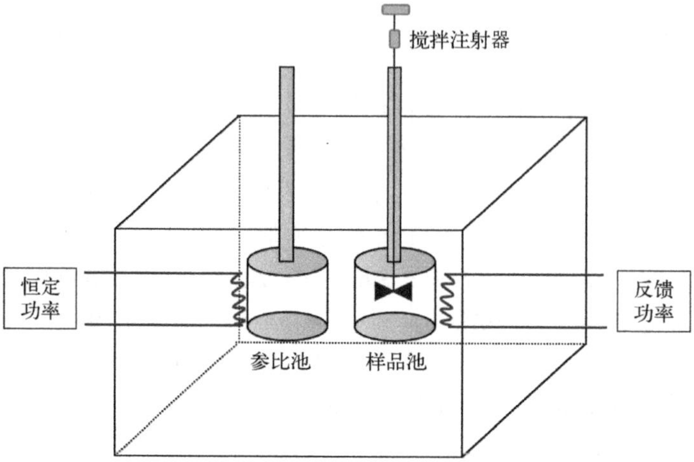

图 8-63 ITC 技术的原理示意图

凝集素是一种能与病毒表面糖链结合，从而阻断病毒侵入过程的蛋白质。它广泛存在于植物、无脊椎动物和高等动物中[134]。2022 年 3 月，Jordana 等在前期研究的基础上[135]发现了一种抗病毒凝集素重组蓝藻抗病毒蛋白 N（CV-N），它对 SARS-CoV-2 有很强的抑制活性[136]。基于假病毒的实验表明，针对 6 种不同 SARS-CoV-2 毒株，CV-N 的 EC_{50} 值在 31～112nmol·L^{-1} 之间。SPR 实验中，CV-N 与 S 蛋白表现出较高的亲和力（K_d = 15nmol·L^{-1}），与 RBD（K_d＞1000nmol·L^{-1}）和 ACE2（K_d = 3500nmol·L^{-1}）的亲和力较低，说明 CV-N 作用于 S 蛋白上非 RBD 结构域的特殊靶点。ITC 实验中，分别测定 CV-N 和 S 蛋白三聚体或者单聚体的结合常数和结合热力学参数。发现 CV-N 和蛋白三聚体有很强的结合，K_d 为 15nmol·L^{-1}，而且每个 S 蛋白三聚体可以结合两个 CV-N 分子。而 CV-N 和 S 蛋白单聚体的结合则较弱，K_d 为 1200nmol·L^{-1}，并且每个 S 蛋白单聚体只能结合一个 CV-N 分子。这些数据表明 CV-N 可以识别并优先结合至 S 蛋白三聚体上。此外，CV-N 可以显著降低接种 SARS-CoV-2 的小鼠鼻腔内的病毒载量，并提高小鼠存活率（CV-N 处理组小鼠存活率为 80%，而对照组存活率为 20%）。

2022 年 1 月，Guan 等利用基于结构的虚拟筛选从一个包含了近万种天然产物的化合物库中，筛选出与 SARS-CoV-2 S 蛋白结合能力最高的 50 种苗头分子，并采用等温滴定量热法验证化合物的结合亲和力[137]。结果显示薯蓣皂苷元（diosgenin，**8-102**，图 8-64）与 SARS-CoV-2 S 蛋白 S1 亚基有较高的结合能力，滴定曲线在 4000～5000s 之间达到平衡，K_d = 0.468μmol·L^{-1}，ΔG 值在−37～−26kJ/mol 之间。在进一步的假型慢病毒颗粒感染实验中，薯蓣皂苷在 8.69mg/L（10μmol·L^{-1}）的浓度下阻止了 80%以上的病毒感染细胞。

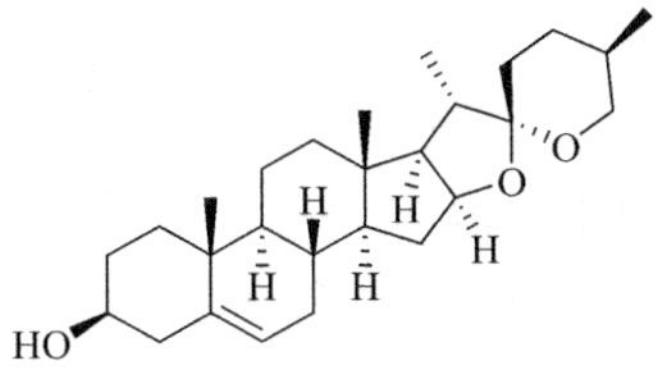

薯蓣皂苷元 (**8-102**)

$K_d = 0.468\ \mu mol \cdot L^{-1}$

图 8-64 化合物 **8-102** 的化学结构

8.3.2.5 生物膜干涉技术

生物膜干涉技术（bio-layer interferometry, BLI）是一种实时检测分子间相互作用的技术，原理为在光纤传感器的表面固定一种特定的配体分子（基底分子），当光通过传感器时，会在生物膜内发生反射和折射而形成干涉图案，当该配体分子与靶分子结合时，会改变传感器表面的生物膜厚度。生物膜厚度的变化会导致干涉图案发生位移，从而反映出目标分子与配体分子之间的结合情况（图 8-65）[138]。

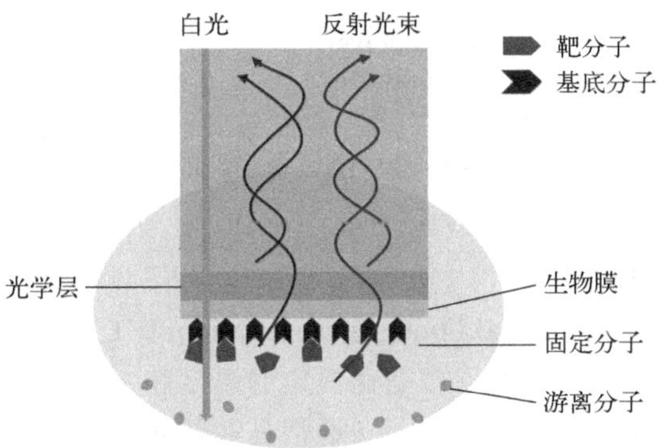

图 8-65 BLI 技术的原理示意图

2021 年 9 月，Paolo 等[139]利用虚拟筛选、分子动力学模拟和生物膜层干涉等方法，来评估不同抗疟药物与 SARS-CoV-2 S 蛋白-RBD 和 ACE2 之间的相互作用强度和稳定性。生物膜干涉实验中，将 S 蛋白-RBD 与 ACE2 分别固定在生物传感器上，然后将其暴露在不同的配体浓度下。图 8-66 显示青蒿酮（artemisone，**8-103**）表现出与 RBD 较高的亲和力（$K_d = 0.363\mu mol \cdot L^{-1}$），与 ACE2 则亲和力较差（$K_d = 681\mu mol \cdot L^{-1}$）；亚甲基蓝（**8-104**）与前者相似，与 RBD 亲和力较高（$K_d = 0.226\mu mol \cdot L^{-1}$），与 ACE2 亲和力较差（$K_d = 475\mu mol \cdot L^{-1}$）。青蒿酮、亚甲基蓝都与 SARS-CoV-2 S 蛋白-RBD 有良好的亲和力，且远优于与 ACE2 的亲和力，这表明这两种分子在能够结合抑制 S 蛋白-RBD 的同时，避免与 ACE2 结合。进一步研究发现，青蒿酮和亚甲基蓝都能够显著降低假病毒感染人类细胞系 Huh7.5/ACE2 的效率。

2021 年 7 月，Li 等[140]从 1800 多种天然化合物中经虚拟筛选发现了潜在的 SARS-CoV-2 S 蛋白-RBD 抑制剂。进而在生物膜干涉实验中，多酚类化合物柯里拉京（corilagin，**8-105**，图 8-66）与 S 蛋白-RBD 的结合呈剂量依赖性关系，K_d = 17.4μmol·L^{-1}。h-ACE2 与柯里拉京的结合呈剂量依赖性关系，属于 1∶1 的简单结合模式，K_d = 1.39μmol·L^{-1}。这表明柯里拉京可能通过与病毒 S 蛋白-RBD 及宿主细胞 ACE2 受体的双重结合发挥抗病毒效果。此外，在 ELISA 实验、体外假病毒系统及体内小鼠模型中均证明了柯里拉京能够有效抑制 SARS-CoV-2 与宿主细胞 ACE2 受体的相互作用，并降低病毒感染率和脑部损伤程度。

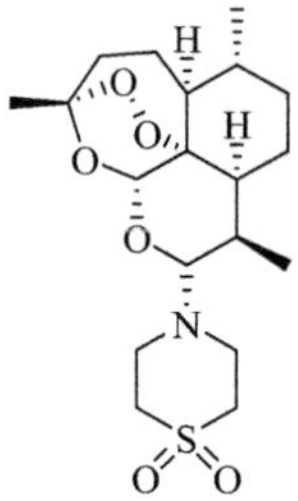

青蒿酮 (**8-103**)
K_d (RBD) = 0.363 μmol • L^{-1}
K_d (ACE2) = 681 μmol • L^{-1}

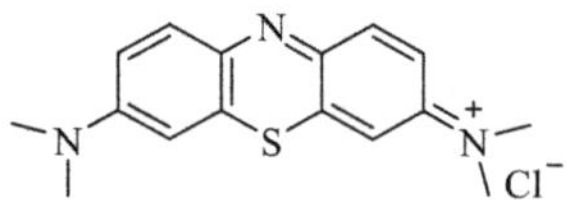

亚甲基蓝 (**8-104**)
K_d (RBD) = 0.226 μmol • L^{-1}
K_d (ACE2) = 475 μmol • L^{-1}

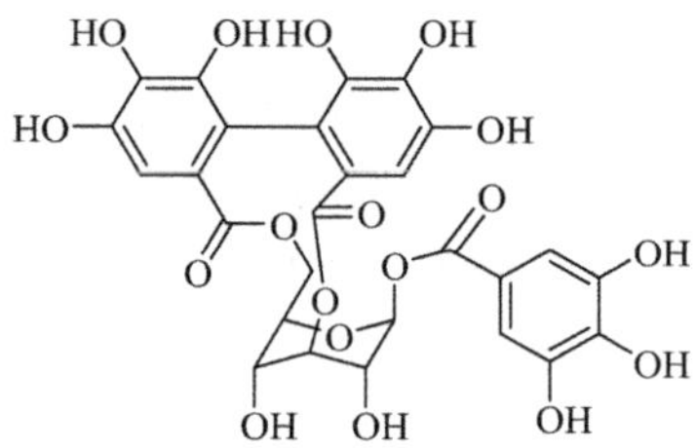

柯里拉京 (**8-105**)
K_d (RBD) = 17.4 μmol • L^{-1}
K_d (ACE2) = 1.39 μmol • L^{-1}

图 8-66　化合物 **8-103**～**8-105** 的化学结构

8.3.2.6　等温荧光滴定技术

等温荧光滴定法（isothermal fluorescence titration, IFT）是一种利用荧光信号来研究分子间相互作用的技术。它的原理是在恒定的温度和 pH 条件下，将一种分子（通常是荧光分子）逐步滴定到另一种分子（通常是非荧光分子）的溶液中，观察荧光信号的变化。如果两种分子之间存在结合作用，那么荧光信号会随着结合物的形成而发生变化，例如增强或减弱、红移或蓝移等[141]。通过对荧光信号的拟合和分析，可以得到结合反应的相关参数，如结合常数、化学计量、自由能、焓变和熵变等。

与许多其他病原体一样，SARS-CoV-2 感染细胞也依赖其表面的 S 蛋白与靶细胞的糖胺聚糖（glycosaminoglycans, GAG）的相互作用[142]，已有研究表明硫酸乙酰肝素（heparan sulfate, HS）是 SARS-CoV-2 感染级联反应中的关键辅助因子，并表征了 HS 与 SARS-CoV-2 的刺突糖蛋白的结合[143-144]。2021 年，Maria 等[145]用等温荧光滴定法测定了 SARS-CoV-2 S 蛋白的两个结构域（RBD 和 FL）与依诺肝素（enoxaparin）、硫酸乙酰肝素和硫酸皮肤素（dermatan sulfate, DS）的亲和力。他们发现，在 RBD 与 GAG 的结合中，HS 的亲和力最高［K_d = (600±78.6)nmol·L^{-1}］，其次是依诺肝素［K_d = (678.4±116.1)nmol·L^{-1}］、DS［K_d = (912.5±63.4)nmol·L^{-1}］。然而，在 FL 与 GAG 的结合中，依诺肝素反而有最高的亲和力［K_d = (604.3±67.4)nmol·L^{-1}］，HS 略低［K_d = (680.3±

66.8)nmol·L^{-1}]，而 DS 仍然是最低［K_d = (784.8±65.6)nmol·L^{-1}］。这表明，外源添加依诺肝素可能作为天然 GAG 的竞争性抑制剂，阻碍 SARS-CoV-2 黏附在细胞表面的过程。

8.3.2.7 荧光寿命分析技术

荧光寿命是指荧光团从激发态跃迁到基态的平均时间，它反映了荧光团所处的微环境和相互作用的信息[146]。荧光寿命分析技术（fluorescence lifetime analysis, FLT）的原理是利用激发光源（如激光或 LED）产生窄脉冲光，激发样品发射荧光，然后检测单个荧光分子到达探测器的时间。通过多次重复该过程，可以得到荧光寿命的分布。

2022 年，Sneha 等[147]开发了一种基于荧光共振能量转移（fluorescence resonance energy transfer, FRET）生物传感器的活细胞荧光寿命检测方法，用于监测 SARS-CoV-2 S 蛋白的组装和构象变化。他们将 SARS-CoV-2 S 蛋白基因分别克隆到两个质粒中，构建了一个由 SARS-CoV-2 S 蛋白-meGFP（供体）和 SARS-CoV-2 S 蛋白-TagRFP（受体）表达质粒组成的生物传感器系统。然后，他们将得到的质粒瞬时转染到 HEK293T 细胞中，抑制剂以 10μmol·L^{-1} 浓度进行 FLT 实验，筛选出两种显著改变 FLT-FRET 读数的抑制剂（图 8-67）：氨基苯托品（aminobenztropine，**8-106**）增强了 FLT 反应，而阿莫沙平（amoxapine，**8-107**）则相反，显著降低 FLT 反应。进一步的热位移实验表明化合物 **8-106** 和 **8-107** 均选择性地改变 SARS-CoV-2 S 蛋白-RBD 的熔融温度。这说明二者都可以与 SARS-CoV-2 S 蛋白-RBD 结合，但会引起 SARS-CoV-2 S 蛋白-RBD 不同的构象变化。最后，**8-106** 和 **8-107** 两种抑制剂在细胞水平表现出较好的抗病毒活性（EC_{50} 分别为 73.5μmol·L^{-1} 和 17.3μmol·L^{-1}），且细胞毒性都较低（CC_{50} 分别为＞200μmol·L^{-1} 和 47.1μmol·L^{-1}，A549 细胞）。

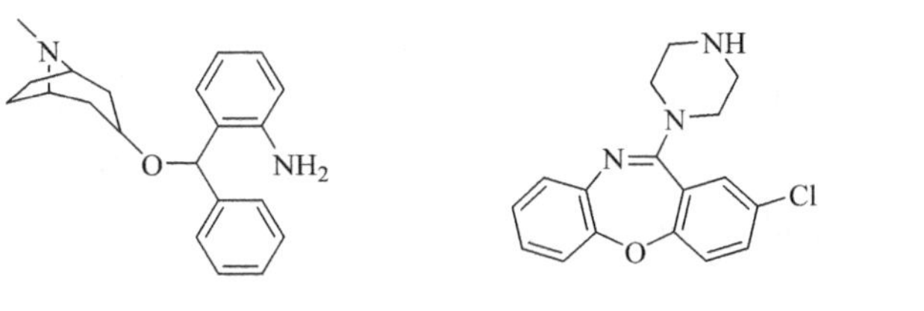

氨基苯托品 (**8-106**)
EC_{50} = 73.5 μmol • L^{-1}
CC_{50} (A549) > 200 μmol • L^{-1}

阿莫沙平 (**8-107**)
EC_{50} = 17.3 μmol • L^{-1}
CC_{50} (A549) = 47.1 μmol • L^{-1}

图 8-67 化合物 **8-106** 和 **8-107** 的化学结构及活性

8.3.2.8 均相时间分辨荧光技术

时间分辨荧光能量转移技术（time-resolved fluorescence energy transfer, TR-FRET）是一种结合了荧光共振能量转移（FRET）和时间分辨荧光免疫技术（time resolved fluoroimmunoassay, TRFIA）的超微量检测技术。它利用稀土离子作为供体荧光团，与受体荧光团形成能量转移。当供体和受体之间的距离很近时会产生信号。由于稀土离子的荧光寿命很长，可以通过延迟检测来消除背景干扰，提高信噪比和灵敏度[148]。均相时间分辨荧光技术（HTRF）是基于 TR-FRET 技术的进一步改良，主要区别为使用纳米微球作为信号放大载体。原理为当标记 His 标签的供体蛋白和标记 GST 标签的受体蛋白相互作用时，受体磁珠和供体磁珠随之靠近，发生共振能量转移现象（图 8-68）。而当分子抑制两者的作用时，共振能量转移现象减弱。共振能量转移现象的减弱程度反映了分子对蛋白-蛋白相互作用抑制的强弱。

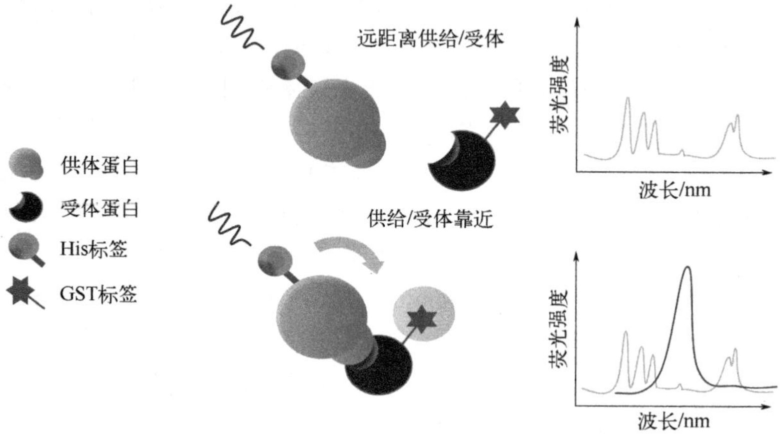

图 8-68　TR-FRET 技术的原理示意图

2022 年 7 月，Li 等[149]通过一种基于 HTRF 技术的高通量筛选平台，筛选了两个化合物库，共计 2864 种分子。其中 DA 化合物库中的单宁酸、TopScience 化合物库中的 TS-984（9-甲氧基铁屎米-6-酮，**8-108**，图 8-69）和 TS1276（蒽醌）具有抗 SARS-CoV-2 活性。单宁酸、TS-984 和蒽醌的 EC_{50}（HTRF）分别为 49.71μmol·L^{-1}、36.21μmol·L^{-1}和 55.9μmol·L^{-1}。在 ACE2 过表达的 Capan2 细胞上测试了这 4 种化合物的抗病毒活性，发现 TS984 的抑制作用最强，且呈剂量依赖关系。

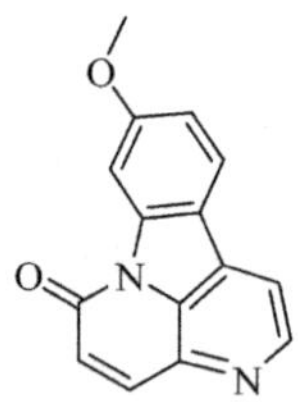

TS-984 (**8-108**)

EC_{50} (HTRF) = 36.21 μmol • L^{-1}

图 8-69　化合物 **8-108** 的化学结构及抗病毒活性

2022 年 1 月，Erika Cecon 等[150]报道了 TR-FRET 检测方法可以在活细胞中实时监测 RBD 与 ACE2 之间的结合，并探索了 ACE2 与活细胞质膜上的 SARS-CoV-2 S 蛋白的相互作用。他们发现，细胞特异性的膜成分或辅助因子，如 heparan sulfate proteoglycans（HSPGs）、transmembrane protease serine 2（TMPRSS2）和 cluster of differentiation（CD4）等，可以显著增强 RBD/ACE2 的相互作用。例如，通过 SPR 和 BLI 测定的 RBD/ACE2 复合体 K_{on} 值为（1.8 ± 1.1）$\times 10^5 mol^{-1} \cdot s^{-1}$，而通过 TR-RET 法测得 HEK293 细胞中 RBD 与 ACE2 结合的 K_{on} 值为（$1.3 \times 10^6 \pm 5.1 \times 10^5$）$mol^{-1} \cdot s^{-1}$，后者是前者的 7.2 倍。

8.3.3 生物化学技术

8.3.3.1 免疫组织化学检测技术

免疫组织化学检测（immunohistochemistry, IHC）的主要原理是用携带显色标记的抗体或抗原与细胞原位相应抗原或抗体特异性结合发生呈色反应，使用显微镜或电子显微镜可以对相应抗原进行定位、定性和定量测定[151]。

桑黄已被证明具有抗肿瘤、抗氧化、抗炎、抗糖尿病、肝脏保护、神经保护和免疫调节等生物活性[152-154]。2022 年 9 月，Chien 等[155]研究了桑黄及其酚类化合物对体内外 ACE2 和 TMPRSS2 蛋白表达的影响，将小鼠模型内脏组织用石蜡包装，切片 3μm，用 ACE2 一抗或 TMPRSS2 一抗对小鼠肝、肾组织进行染色。结果显示桑黄（100mg/kg）组大鼠肾脏染色程度明显减弱，说明桑黄的存在使肾脏部位 ACE2 和 TMPRSS2 表达明显减少，在肝脏中的表达也略有下降。这表明，桑黄可明显阻断肾组织中 ACE2 和 TMPRSS2 的表达。

2021 年 7 月，Li 等人利用 BLI 及免疫细胞化学检测证实柯里拉京（**8-105**）可以干扰病毒 S 蛋白-RBD 和宿主细胞 ACE2 受体的相互作用，进而发挥抗病毒作用。此外，还发现柯里拉京以剂量依赖性方式抑制 SARS-CoV-2 S 蛋白-RBD 与 ACE2 的结合。需要强调的是，有报道认为柯里拉京是一种针对 SARS-CoV-2 RdRp 的抑制剂[156]。因此，柯里拉京可能具有双重靶向抗 SARS-CoV-2 作用。

8.3.3.2 免疫荧光显微技术

免疫荧光显微技术（IF）是使用荧光标记抗体与标本切片中组织或细胞表面的抗原进行反应，洗涤除去游离的荧光抗体后，于荧光显微镜下观察，在黑暗背景上可见明亮的特异荧光的显微技术[157]，包括直接法和间接法（图 8-70）。这种技术主要靠观察切片标本上荧光抗体的染色结果作为抗原鉴定和定位的方法。

Yi 等[158]以 SARS-CoV-2 S 蛋白-RBD 为靶点进行虚拟配体筛选，从甘草成分中筛选出 125 种小分子，然后用 ELISA 法测定了甘草化合物对 SARS-CoV-2 S 蛋白的抑制活性。在 $10 mmol \cdot L^{-1}$ 时，甘草次酸（glycyrrhetinic acid, GA）（**8-109**）和甘草皂苷（A3，**8-110**）的抑制率分别为 51.9%和 45.1%，显著高于其他甘草成分。在 Vero E6 细胞中，GA 抑制 SARS-CoV-2 复制的 EC_{50} 为 $3.17 \mu mol \cdot L^{-1}$，A3 的 EC_{50} 为 $75 nmol \cdot L^{-1}$（图 8-71）。随后，利用间接免疫荧光法验证其抗病毒效果的准确性，分别用 $3 mmol \cdot L^{-1}$ 和

10mmol·L^{-1}的 GA 和 0.11mmol·L^{-1}和 0.33mmol·L^{-1}的 A3 预处理病毒 24h 后感染细胞，并使用抗病毒 S 蛋白一抗进行检测，结果显示与无药组细胞相比，GA 和 A3 以剂量依赖性的方式显著抑制 SARS-CoV-2 感染，证实了 GA 和 A3 抗病毒活性结果的准确性。有研究发现 A3 的优异活性（是 GA 的 40 多倍），可能不止源自与 RBD 一个靶点结合[159]。因此，他们随后测试了 A3 针对 $3CL^{pro}$和 RdRp 的活性。SPR 结果显示，A3 与 nsp7（RdRp 的重要组成部分）结合紧密（K_d = 167nmol·L^{-1}），将 A3 与 nsp7（从 nsp7-nsp8 复合物晶体结构中剥离得到）进行分子对接时发现存在 7 个氢键，结合能量为−8.7kcal/mol。因此，nsp7 很可能是 A3 的新作用靶点。

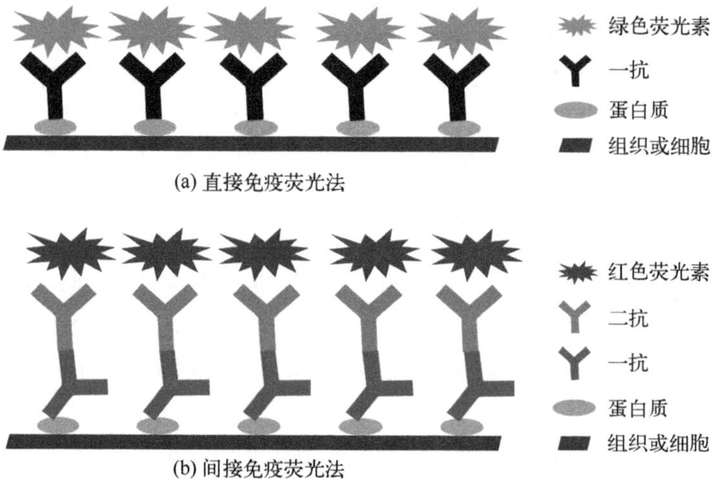

图 8-70　IF 技术的原理示意图

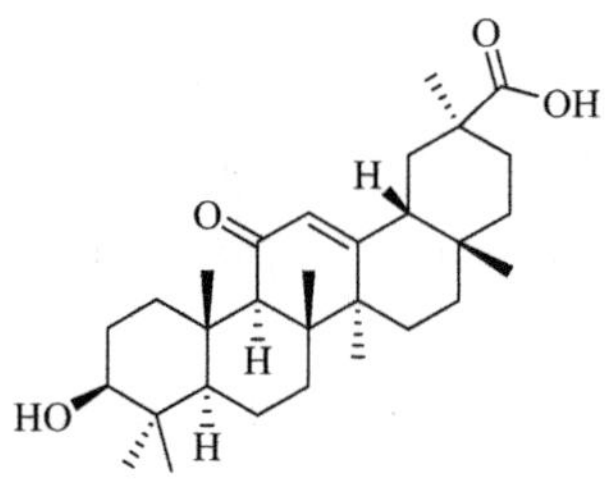

GA (**8-109**)
EC_{50} = 3.17 μmol • L^{-1}

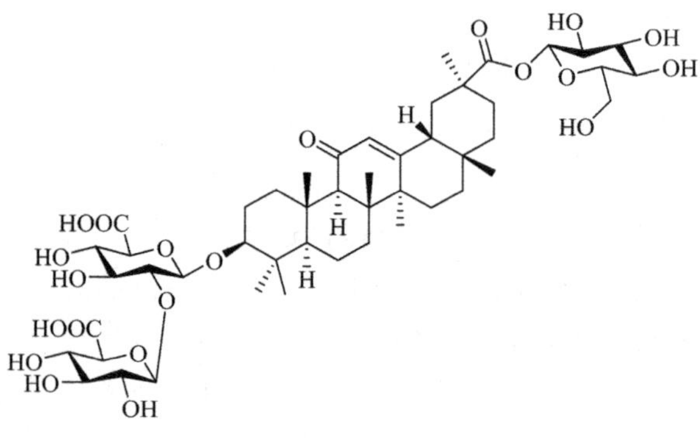

A3 (**8-110**)
EC_{50} = 0.075 μmol • L^{-1}

图 8-71　化合物 **8-109 和 8-110** 的化学结构

Cys488 是 SARS-CoV-2 中位于 RBD-ACE2 相互作用表面的保守残基，其可以在 SARS-CoV-2 S 蛋白中形成二硫化物桥，2022 年，Mana 等[160]利用免疫荧光显微技术证明破坏该二硫化物桥可以大幅削弱病毒的感染活性。在 C488A 突变株中，Cys488 被丙氨酸取代，不再形成二硫化物桥。用荧光标记的 S 蛋白 C488A 突变株感染过表达 ACE2 的 HEK293T 细胞，12h 后于荧光显微镜下观察发现，与野生株相比，突变株视野内绿色荧光细胞（合胞体）数量明显减少，因此证明了 Cys488 形成二硫化物桥在病毒侵入过程中发挥关键作用。

8.3.3.3 细胞融合检测技术

细胞融合（图 8-72）是在自然条件下或用人工方法使两个或两个以上的细胞合并形成一个细胞的过程[161]。对 SARS-CoV-2 来讲，S 蛋白与 ACE2 结合后，可引发后续膜融合形成合胞体，通过检测合胞体的数量，可一定程度反映病毒的感染率，对照组与实验组合胞体的数量差异则反映出化合物抑制能力的强弱。

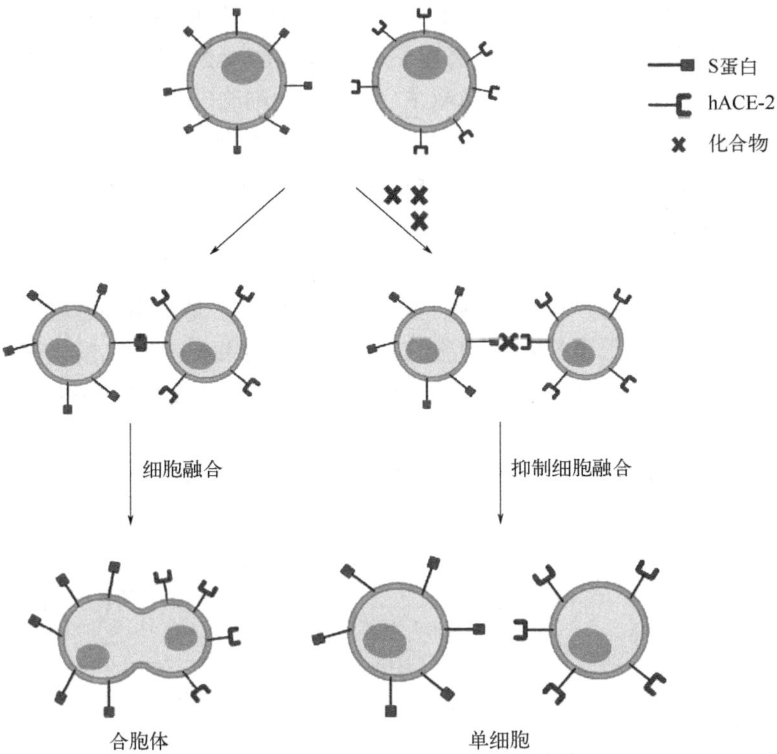

图 8-72　细胞融合技术的原理示意图

2022 年，Johansen 等[162]早期研究中发现几种阳离子两亲性药物（cationic amphiphilic drug, CAD）可以作为病毒的侵入抑制剂。因此，Chen 等对 FDA 批准的 CAD 药物进行筛选，结果表明舍曲林（sertraline, SRT）对 SARS-CoV-2 假病毒感染的抑制作用最强，EC_{50} 为(0.765±0.446)μmol·L^{-1}。他们随后研究了舍曲林在 SARS-CoV-2 S 蛋白介导的细胞融合中的潜在作用[163]。以表达 SARS-CoV-2 S 蛋白和增强型绿色荧光蛋白

（EGFP）的 293T 细胞为效应细胞，表达 h-ACE2 受体的 Vero E6 细胞为靶细胞，将二者共培养。结果显示，舍曲林浓度为 1.25μmol·L^{-1}、2.5μmol·L^{-1}和 5μmol·L^{-1}时，均显著抑制效应细胞和靶细胞之间的融合，形成的合胞体数量随抑制剂浓度梯度增加而减少。同时，不表达 S 蛋白的 293T 细胞组未见合胞体形成。此外，舍曲林结合实验中舍曲林与 S 蛋白具有较强的结合能力（K_d = 142nmol·L^{-1}）。与 S1 亚基、S2 亚基、RBD 和 ACE2 的亲和力测定结果表明舍曲林与 S1 亚基亲和力（K_d = 127nmol·L^{-1}）大于 S2 亚基（K_d = 422nmol·L^{-1}），与 RBD 结构域的亲和力最高（K_d = 46.5nmol·L^{-1}），与 ACE2 的亲和力最低（K_d = 50300nmol·L^{-1}）。这说明，舍曲林靶向 S 蛋白 RBD 结构域发挥抑制膜融合作用。

糖尿病是发生严重 COVID-19 的高风险因素[164-165]，为探究糖尿病患者更易感染 SARS-CoV-2 的原因，Tong 等从人血液中鉴定了几种具有抗 SARS-CoV-2 活性的小分子代谢物，其中 1,5-脱水-D-葡糖醇（1,5-AG）（**8-111**，图 8-73）与糖尿病相关。为验证 1,5-AG 在膜融合中的作用，研究者以表达 SARS-CoV-2 S 蛋白的 293T 细胞为效应细胞，以表达 h-ACE2 蛋白的 293T/hACE2 细胞为靶细胞，进行了细胞融合实验[166]。结果证实 1,5-AG 可抑制效应细胞和靶细胞之间合胞体的形成。此外，1,5-AG 在细胞水平显示出一定的抗病毒活性（EC_{50} = 27.44μmol·L^{-1}）。

由于 S 蛋白的 RBD 含有几个二硫键或半胱氨酸残基，这些残基附近可能形成二硫化物，在一些病毒中已被证明对还原性物质较敏感。2021 年，Manček-Keber 等[167]推测影响半胱氨酸残基可以抑制病毒细胞进入的靶标，于是利用细胞融合技术，测试了几种具有硫醇结构的上市药物对细胞融合的影响。结果表明 *N*-乙酰半胱氨酸不抑制细胞融合；然而，其衍生物 *N*-乙酰半胱氨酸酰胺（NACA，**8-112**，图 8-73）表现出强烈抑制合胞体形成的能力，与对照相比，10mmol·L^{-1}浓度下合胞体减少 70%左右；此外，L-抗坏血酸（**8-113**，图 8-73）也有效地抑制细胞融合，10mmol·L^{-1} 浓度下，合胞体数量减少 75%左右。

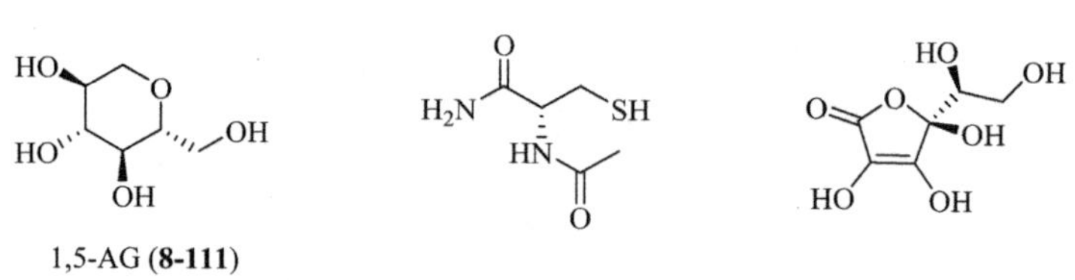

1,5-AG (**8-111**)
EC_{50} = 27.44 μmol • L^{-1}

NACA (**8-112**)

L-抗坏血酸 (**8-113**)

图 8-73　化合物 **8-111**～**8-113** 的化学结构

8.3.3.4　免疫共沉淀技术

免疫共沉淀法（Co-IP, 图 8-74）用于研究蛋白质与其他分子间（如蛋白质、DNA、RNA 和小分子等）相互作用，细胞在非变性条件下被裂解时，能够保留细胞内自然状态下大部分蛋白质间的相互作用，将蛋白质 A 预先固化在磁珠上，当用抗体免疫沉淀

A 蛋白时，与 A 蛋白相互结合的蛋白质 B 也会一起沉淀下来。洗脱沉淀下来的蛋白后，通过蛋白免疫印迹（Western blotting, WB）或十二烷基硫酸钠-聚丙烯酰胺凝胶电泳（SDS-PAGE）对洗脱下来的蛋白进行鉴定和分析[168]。

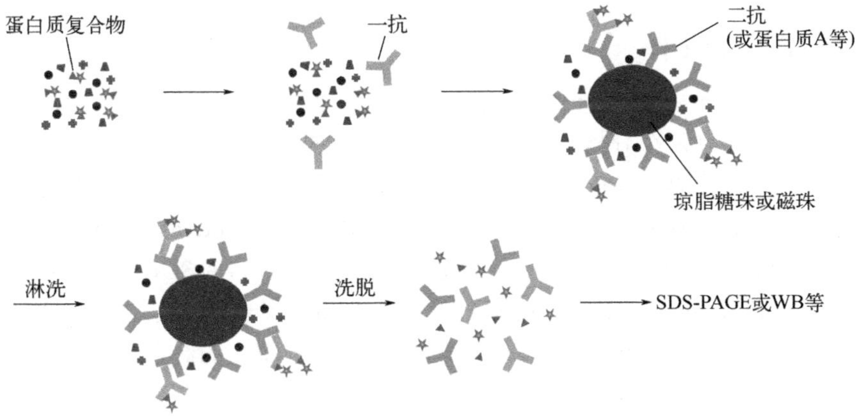

图 8-74　Co-IP 技术的原理示意图

早期研究已证实熊果酸（UA）衍生物能在低微摩尔水平有效阻止 HIV 和流感病毒等多种包膜病毒的侵入过程[169-170]。2022 年，Li 等人在此基础上对 UA 进行了结构修饰，活性测试表明 UA-30（**8-114**，图 8-75）在 Vero E6 细胞中抗 SARS-CoV-2 活性较高［EC_{50} = (2.05±0.27)μmol·L^{-1}］，细胞毒性低（CC_{50}＞100μmol·L^{-1}）；SPR 实验证明 UA-30 与 SARS-CoV-2 S 蛋白的亲和力高（K_d = 0.78μmol·L^{-1}），这表明 S 蛋白是 UA-30 发挥抗 SARS-CoV-2 作用的主要靶标。为进一步探讨 UA-30 的准确作用位点，

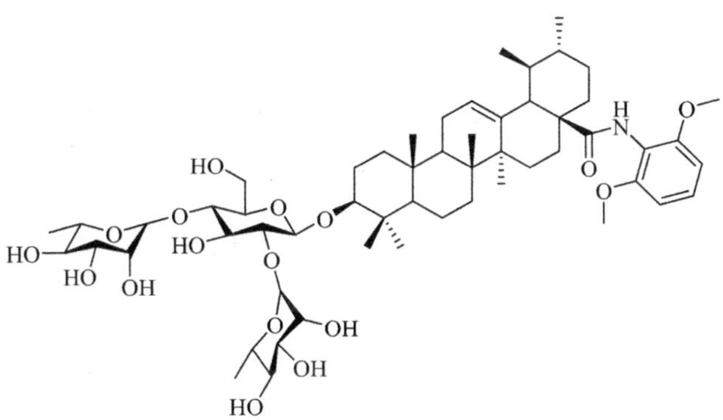

UA-30 (**8-114**)
EC_{50} = (2.05 ± 0.27) μmol • L^{-1}
CC_{50} > 100 μmol • L^{-1} (Vero E6)
SI > 48.78

图 8-75　化合物 **8-114** 的化学结构及活性

研究人员进行了免疫共沉淀实验及 WB 实验[171]，结果显示 UA-30 不能阻断 S1 亚单位的受体结合域与人 ACE2 受体的相互作用，说明 S1 并不是 UA-30 的作用位点。随后发现 UA-30 能够在 Vero E6 细胞系中以剂量依赖的方式显著地抑制融合巨细胞的形成，表明其抗病毒特性可能与其阻断由 SARS-CoV-2 S2 亚基介导的膜融合作用相关。

8.3.4 生物工程技术

蛋白片段互补分析技术（PCA）是将报告蛋白分割成两个无活性的片段（如 N 段和 C 段）分别融合到两个分析蛋白上，当两分析蛋白结合时报告蛋白两个片段彼此靠近，从而发生特异性的非共价互补重新组装成完整蛋白质，并恢复蛋白质的活性。该技术被广泛应用于分析蛋白-蛋白相互作用（protein-protein interaction, PPI）。

2023 年，Yang 等[172]设计了一种可逆荧光报告蛋白，命名为 SURF（split UnaG-based reversible and fluorogenic PPI reporter）。将 SURF 的 C 端和 N 端组件（即 cSURF 和 nSURF）分别融合到 S-RBD 和 ACE2 上，S-RBD 与 ACE2 的结合可使 SURF 的两个片段靠近，从而发生可逆结合并发出荧光。当 S-RBD 与 ACE2 间相互作用被抑制，SURF 的两个片段解离导致荧光消失。随后，应用该系统进行高通量筛选，基于 SURF 荧光强度评估 PPI 抑制强度，共鉴定了 19 种可抑制 S-RBD 和 ACE2 相互作用的化合物。其中和蟾蜍他灵（gamabufotalin，**8-115**，图 8-76）的抗病毒活性最强，抑制 PPI 的 $IC_{50} = 2.7nmol \cdot L^{-1}$，抑制 SARS-CoV-2 假病毒的 $EC_{50} = 5.3nmol \cdot L^{-1}$。

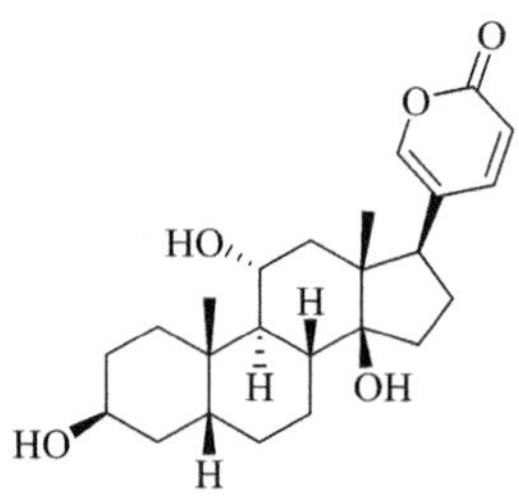

和蟾蜍他灵 (**8-115**)
$IC_{50} = 2.7\ nmol \cdot L^{-1}$
$EC_{50} = 5.3\ nmol \cdot L^{-1}$

图 8-76 化合物 **8-115** 的化学结构及活性

8.3.5 虚拟筛选技术

虚拟筛选（virtual screening, VS）是指在进行生物活性筛选之前，利用分子对接软件模拟靶点与候选分子间的结合模式和相互作用，预测两者间的亲和力大小[173]，以降低实际筛选化合物数目，同时提高先导化合物发现效率。

2023 年，Wang 等[174]针对游离脂肪酸（free fatty acids, FFA）结合口袋，采用基于结构的分层虚拟筛选发现了多类小分子 SARS-CoV-2 S 蛋白抑制剂。具体做法是：首先对一个包含 323426 种分子的 In-house 化合物库进行分子对接；然后，将评分靠前的 6 万个分子进行基于最小化的分子力学/泊松-玻尔兹曼（广义波恩）表面积（minimization-based molecular mechanics generalized-Born surface area, MM-GB/ SA）计算和重新评分；再逐个分析了排名靠前的 1000 个结合构象，并根据 SILCS FragMaps 标准筛选出 54 个化合物进行 SPR 实验验证。最终，化合物 **8-116～8-118** 表现出较高的亲和力，K_d 分别为 15.5μmol·L^{-1}、18.7μmol·L^{-1} 和 19.8μmol·L^{-1}（图 8-77）。

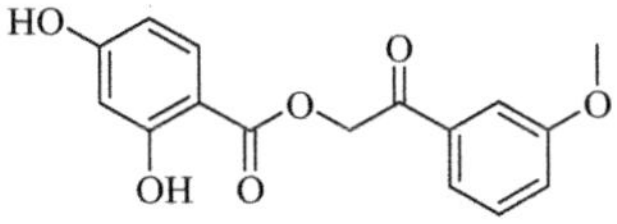

8-116
K_d = 15.5 μmol • L^{-1}

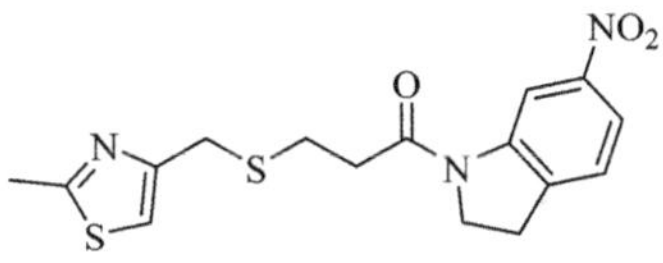

8-117
K_d = 18.7 μmol • L^{-1}

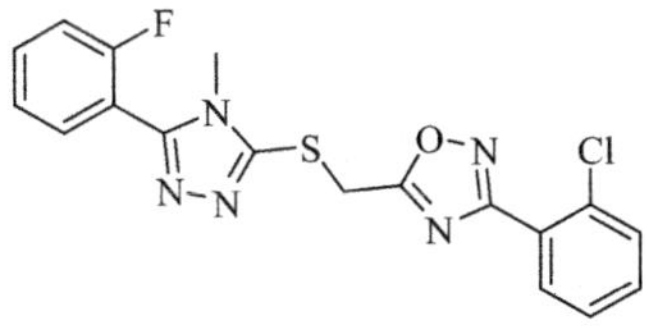

8-118
K_d = 19.8 μmol • L^{-1}

图 8-77　化合物 **8-116～8-118** 的化学结构

三唑结构广泛存在于各种药物中[175]，其衍生物具有抗菌、抗真菌、抗高血压、抗癌和抗病毒等广泛的药理作用，引起普遍关注[176]。鉴于此，2022 年，Jehan 等[177]利用 MOE 软件进行分子对接，预测了 1,2,3-三氮唑-磺胺杂化产物与 SARS-CoV-2 S 蛋白和奥密克戎 S 蛋白的结合特性和亲和力，并在细胞水平（Vero E6）具有抗 SARS-CoV-2 活性[177]。此外，化合物 **8-119** 能有效地抑制 SARS-CoV-2（EC_{50} = 80.4μg/mL），且毒性低（CC_{50} = 1028.28μg/mL）（图 8-78）。

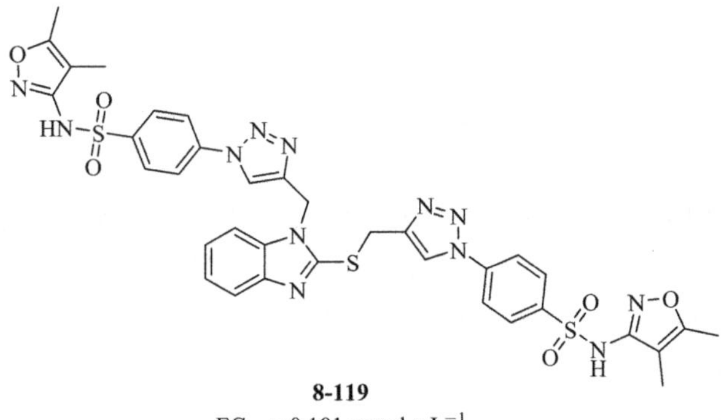

8-119
EC_{50} = 0.101 mmol • L^{-1}
CC_{50} = 1.288 mmol • L^{-1}
SI = 12.78

图 8-78　化合物 **8-119** 的化学结构及活性

2021 年，Xiong 等人首先依据 Pain 规则对 SPECS 数据库进行筛选，将筛选出的 202829 个化合物针对 SARS-CoV-2 S 蛋白-RBD/h-ACE2 复合体的晶体结构进行虚拟筛选，按照 SP 得分排名前 10%化合物的结合模式，以精确模式重新对接。再根据 XP

得分排名前 20%的候选化合物进行聚类分析和目测筛选。最终，109 个候选化合物被挑选出来，购买进行生物测试[178]。结果显示 DC-RA016（**8-120**）和 DC-RA052（**8-121**）对 SARS-CoV-2 S 蛋白-RBD 和 h-ACE2 的结合具有中等的抑制作用，EC_{50} 分别为 26.63μmol·L^{-1} 和 62.08μmol·L^{-1}，且细胞（HEK293 细胞）毒性较低（CC_{50} 均大于 100μmol·L^{-1}）。另外，假病毒检测中 DC-RA016 和 DCR-A052 也表现出中等的抗病毒活性（EC_{50} 分别为 22.44μmol·L^{-1} 和 68.00μmol·L^{-1}）。详见图 8-79。

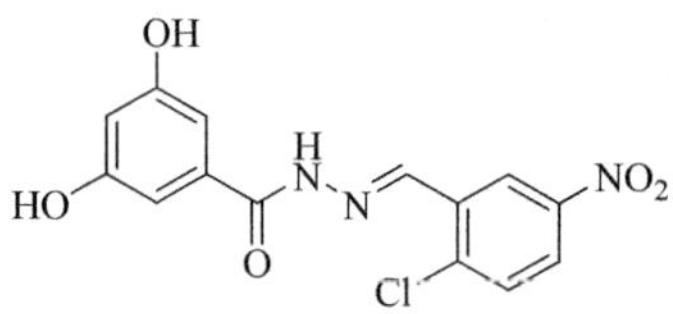

8-120

EC_{50} = 26.63 μmol • L^{-1}

EC_{50} = 22.44 μmol • L^{-1} (假病毒)

CC_{50} > 100 μmol • L^{-1} (HEK293)

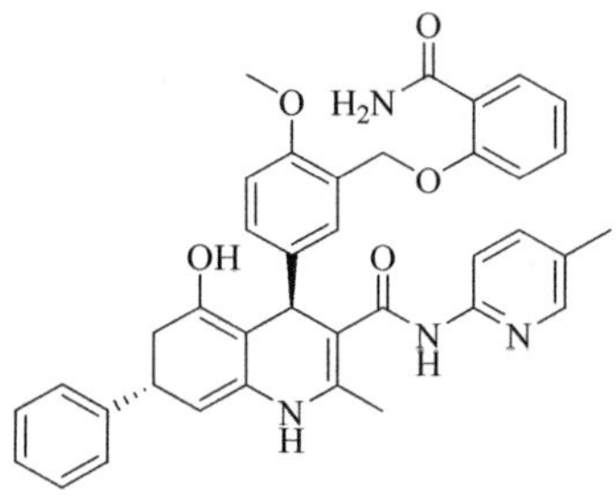

8-121

EC_{50} = 62.08 μmol • L^{-1}

EC_{50} = 68.00 μmol • L^{-1} (假病毒)

CC_{50} > 100 μmol • L^{-1} (HEK293)

图 8-79　化合物 **8-120** 和 **8-121** 的化学结构

随着后疫情时代来临，广谱小分子抑制剂的研发成为重点。通过计算模拟获得关键的保守序列并针对保守序列进行虚拟筛选，在 S 蛋白小分子抑制剂的发现中发挥了巨大作用。2024 年，Yang 等[179]通过分析 SARS-CoV-2 多种突变株 RBD 区域的序列和结构发现了 Tyr 453～Gly 476［硫酸乙酰肝素（HS）结合位点］高度保守，并通过分子对接结合分子动力学模拟预测了 RBD-HS 结合模式，氨基酸点突变计算模拟确定了 Arg 454 和 Glu 471 为“热点”氨基酸。基于这两个热点氨基酸从 NRICM101 中药方剂的 1382 个天然产物筛选得到 6 种（**8-122**～**8-127**，图 8-80）评分较高的化合物（Libdock Score＞80），并且通过分子动力学模拟、MM-GBSA 结合能计算和残基能量分解有力证明了 6 种化合物可稳定结合于 HS 位点，并可能与受体产生更高的亲和力，从而阻断 HS 的结合，抑制感染。

8.3.6　表型筛选技术

传统的表型筛选是指基于动物疾病模型，通过观测药物对机体表型的改变来鉴定活性分子。而随着技术进步，所观测的表型改变已经由机体拓展到更小生命元件，如细胞、蛋白、基因等。基于细胞的表型筛选逐渐被应用于抗病毒药物的研发。

2023 年，Gargantilla 等[180]利用表达 S 蛋白的水疱性口炎病毒（VSV-S）颗粒对实验室内部多聚色氨酸衍生物库进行高通量筛选，发现化合物 **8-128**（图 8-81）是一种高效低毒的侵入抑制剂（EC_{50} = 0.64μmol·L^{-1}, CC_{50}＞100μmol·L^{-1}），并且通过高分辨

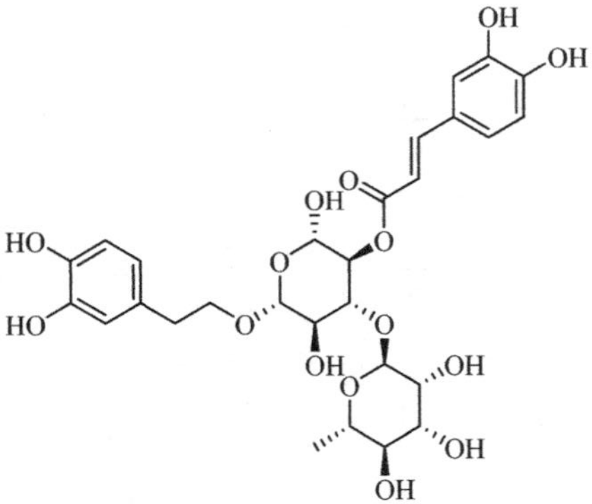

acetoside (**8-122**)

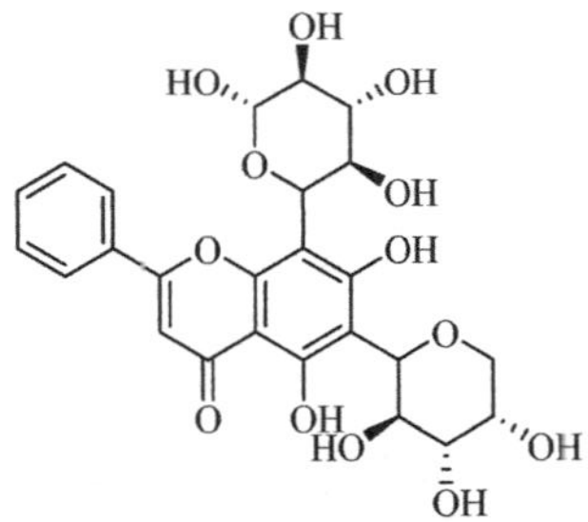

白杨素6-*C*-阿拉伯糖8-*C*-葡萄糖苷 (**8-123**)

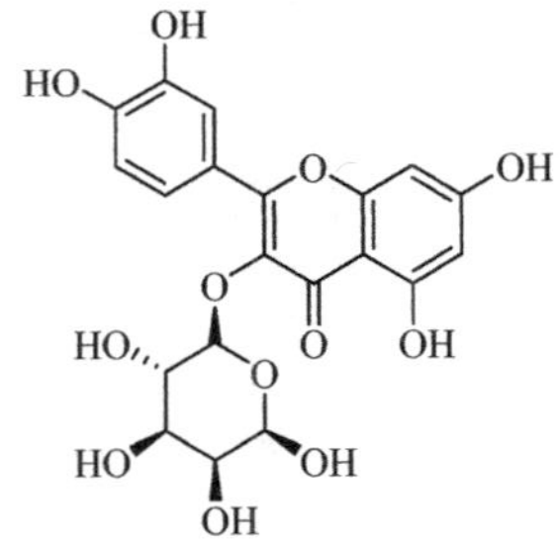

金丝桃苷 (**8-124**)

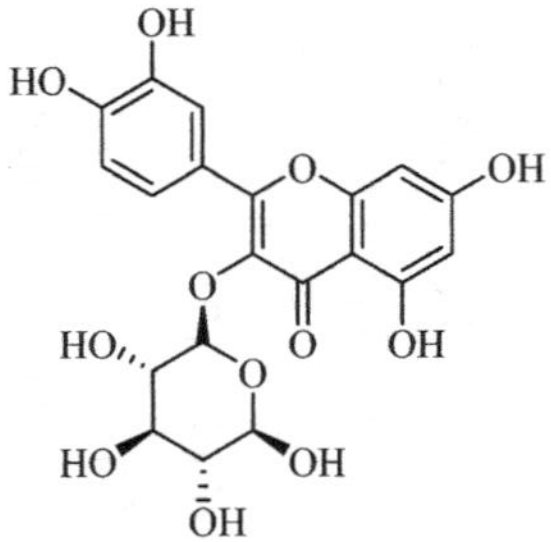

异槲皮苷 (**8-125**)

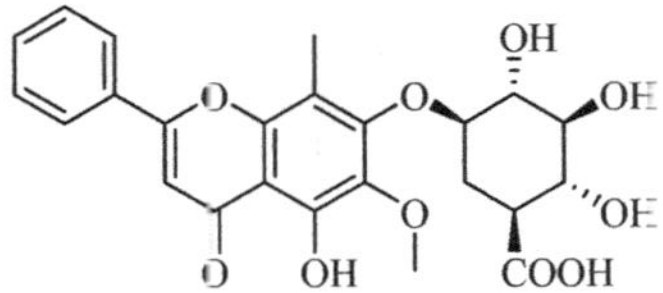

oroxyloside (**8-126**)

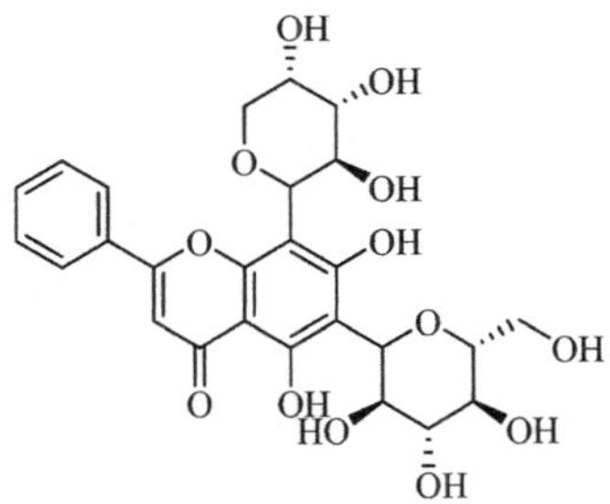

白杨素6-*C*-葡萄糖8-*C*-阿拉伯糖苷 (**8-127**)

图 8-80　化合物 **8-122**～**8-127** 的化学结构

率冷冻电镜解析发现在 3 个 RBD 结构域中处于“下”状态的颗粒里仅有小于 2%的颗粒里没有药物，这表明药物可能通过抑制 RBD 区域的开放来抑制病毒感染。这证明了表型筛选技术在发现新骨架、新机制小分子化合物方面的重要作用。

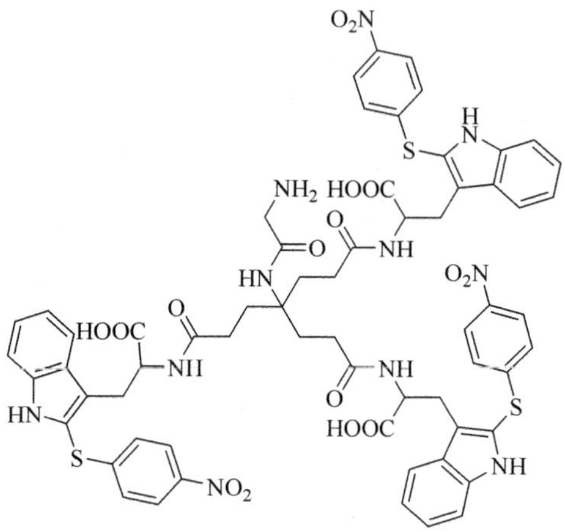

8-128

$EC_{50} = 0.6\ \mu mol \cdot L^{-1}$

$CC_{50} > 100\ \mu mol \cdot L^{-1}$

图 8-81　化合物 **8-128** 的化学结构及活性

8.3.7　小结与展望

本文介绍了 SARS-CoV-2 S 蛋白结构及功能、综述了目前用于 SARS-CoV-2 S 蛋白抑制剂的活性筛选方法包括：表面等离子共振技术、差示扫描荧光技术、微量热泳动技术、等温滴定量热技术、生物膜干涉技术、等温荧光滴定技术、荧光寿命分析技术和均相时间分辨荧光技术等生物物理方法；以及免疫组织化学检测技术、免疫荧光显微技术、细胞融合检测技术和免疫共沉淀技术等生物化学方法；蛋白片段互补分析技术等生物工程方法。此外，还介绍了虚拟筛选和表型筛选方法在 S 蛋白配体发现中的应用。

表 8-1 汇总了靶向 SARS-CoV-2 刺突蛋白的活性筛选方法优缺点，可以看到，本文所述的不同方法在测试化合物与 S 蛋白亲和力、作用靶点、功能抑制等方面各有千秋。其中，生物物理方法具有灵敏度高，耗时短和用样量小等优势，但存在操作难度较高、设备昂贵且后续数据处理复杂等不足；生物化学方法操作简单、现象明显、可以直观地反应亲和力大小或抑制作用强弱，但仍存在假阳/阴性概率高、重复实验耗时长、不能模拟复杂的体内环境等不足。因此，多数研究往往需要联合运用生物物理和生物化学方法来验证结果的可靠性。值得关注的是，随着类器官技术的不断成熟，近期，人呼吸道类器官模型已被用于评估 SARS-CoV-2 在人体呼吸道细胞的感染和复制能力[181]，这预示这类器官药物在 SARS-CoV-2 侵入抑制剂筛选领域的潜力。

表 8-1　靶向 SARS-CoV-2 刺突蛋白的活性筛选方法的优缺点汇总

方法	优点	缺点	鉴定的化合物及文献
表面等离子共振技术	实时监测、无须标记、灵敏度高	需要高纯度样品，且容易受环境影响	SB27012 (**8-94**)[120] $K_d = 0.21\mu mol \cdot L^{-1}$ $IC_{50} = 7.7\mu mol \cdot L^{-1}$
差示扫描荧光技术	高通量、样品损耗小、温度变化范围广	需要高纯度样品	DRI-23041 (**8-99**)[126] $EC_{50} = 5.8\mu mol \cdot L^{-1}$
微量热泳动技术	无须标记、对样品要求不高（浓度、颜色、透明度），可以在生理条件下进行测量	需要高灵敏度仪器，实验条件要求较高	卡维地洛 (**8-101**)[129] $K_d = 0.364\mu mol \cdot L^{-1}$ $EC_{50} = 7.57\mu mol \cdot L^{-1}$
等温滴定量热技术	精确度高、样品用量小、对反应体系的要求不高（透光度、浑浊度、黏滞度）	需要高纯度样品，不能检测非共价结合和非热力学平衡状态下的反应	薯蓣皂苷元 (**8-102**)[137] $K_d = 0.468\mu mol \cdot L^{-1}$
生物膜干涉技术	检测时间短、样品耗量少、无须标记	灵敏度低于 SPR	亚甲基蓝 (**8-104**)[139] $K_d = 0.226\mu mol \cdot L^{-1}$
等温荧光滴定技术	精确度高、样品用量小、对反应体系的要求不高（透光度、浑浊度、黏滞度）	需要高纯度样品，不能同时检测多种物质，不能检测非荧光物质和非均相体系	—
荧光寿命分析技术	既可以测量样品中荧光染料的寿命、浓度、分布情况，还可以测量样品中荧光染料的环境	需要高纯度样品，不能同时检测多种物质，不能检测非荧光物质和非均相体系	阿莫沙平 (**8-107**)[147] $EC_{50} = 17.3\mu mol \cdot L^{-1}$
均相时间分辨荧光技术	快速、稳定、不需洗涤、易于自动化和微型化	需要高纯度样品，不能同时检测多种物质，不能检测非荧光物质和非均相体系	TS-984 (**8-108**)[150] $EC_{50} = 36.21\mu mol \cdot L^{-1}$
免疫组织化学技术	可以在组织中定位和定量特定抗原、具有高度特异性、可以同时检测多种抗原、可以检测非荧光物质、可以对组织进行定性和定量分析	需要高纯度样品，不能检测非蛋白质抗原和非免疫反应的抗原，不能检测非特异性结合	柯里拉京 (**8-105**)[140] $K_d(RBD) = 17.4\mu mol \cdot L^{-1}$ $K_d(ACE2) = 1.39\mu mol \cdot L^{-1}$
免疫荧光显微技术	特异性强、灵敏度高、快速简便，可以进行定量分析，可以确定组织中某种抗原的定位以及定量分析	需要高纯度样品，不能检测非蛋白质抗原和非免疫反应的抗原	A3 (**8-110**)[158] $EC_{50} = 0.075\mu mol \cdot L^{-1}$
细胞融合检测技术	可以检测未知的融合突变	需要高纯度样品，不能检测非蛋白质抗原和非免疫反应的抗原	1,5-AG (**8-111**)[162] $EC_{50} = 27.44\mu mol \cdot L^{-1}$
免疫共沉淀技术	可以从原始的细胞裂解物中分离并富集目标蛋白，并确定两种蛋白质在完整细胞内生理性相互作用	需要较高纯度的样品，不能检测非蛋白质抗原和非免疫反应的抗原	UA-30 (**8-114**)[171] $EC_{50} = (2.05 \pm 0.27)\mu mol \cdot L^{-1}$
蛋白片段互补分析技术	灵敏度高、信噪比高、可定量和高通量化、适用范围广	需要较高纯度的样品	和蟾蜍他灵 (**8-115**)[172] $IC_{50} = 2.7nmol \cdot L^{-1}$ $EC_{50} = 5.3nmol \cdot L^{-1}$

此外，SARS-CoV-2 由大量高度糖基化的蛋白质修饰[182]，S 蛋白的糖基化广泛影响病毒感染细胞的识别、穿透和结合[183-184]，但绝大多数的活性筛选方法都未将 S 蛋

白糖基化带来的屏蔽作用或其他影响涵盖在测试范围内，这可能导致筛选出的高活性抑制剂在细胞水平测试时，受 S 蛋白糖基化影响使得活性并不理想。

因此，在未来研究中，将生物物理及生物化学等多种方法进行综合评价，开发更多高通量、高效率、低成本、低风险的活性筛选方法，以减少误差较大、假阳性或假阴性的出现。此外，需要深入探究 SARS-CoV-2 S 蛋白在不同条件下（如温度、pH 值、离子浓度等）及不同变异株中（如阿尔法株、德尔塔株等）发生构象变化或功能改变对抑制剂活性的影响机制。再者，利用分子生物学技术表达出 S 蛋白的糖部分，重现糖基化过程，再结合不同筛选方法进行更严格的筛选以提高精准度。最后，还需要加强对已知或潜在抑制剂（如 ACE2 类似物、RBD 类似物、中和抗体等）在临床试验中表现出来的有效性和安全性进行跟踪监测。

总之，随着对病毒结构生物学研究的不断深入及药物设计策略应用的不断丰富，再结合便捷、完整、高效的活性测试体系，相信不久的将来可以实现通过靶向病毒 S 蛋白阻断侵入环节来“御病毒于国门之外”。

8.4 天然产物来源的抗 SARS-CoV-2 药物

天然产物是新药创制的重要源泉，天然产物具有毒性和不良反应小、疗效显著，可多组分、多途径、多靶点协同发挥作用等特点，可系统调控机体相关通路。与传统的合成小分子药物相比，天然产物还具有资源丰富、廉价易得等优点[185-186]。据报道天然产物可以作用于冠状病毒复制周期的多个靶点，包括刺突蛋白、聚合酶、蛋白酶等[187]。天然产物也将为抗击新冠病毒感染提供了新的治疗策略，在 COVID-19 的治疗中具有重大潜力和应用前景。一般地，从 FDA 批准、临床候选药物库和天然化合物库等初筛出苗头化合物，进而对苗头化合物进行体内外评估，筛选出有潜力的先导化合物，再进行结构优化以提高活性与成药性，这是发现候选药物的常规思路。

下面根据 SARS-CoV-2 生命周期重要靶点 S 蛋白、RdRp、M^{pro} 和 PL^{pro} 分类，综述具有抗 SARS-CoV-2 活性的天然产物，以期为研发广谱抗病毒药物和应对未来的冠状病毒提供参考。

8.4.1 靶向侵入过程的天然产物抑制剂

病毒表面的 S 蛋白与肺部上皮细胞表面的 ACE2 受体结合，是病毒侵染宿主细胞的第一步，ACE2 是 SARS-CoV-2 进入细胞的受体，故 ACE2 与 S 蛋白的相互作用是抗 COVID-19 药物的理想靶标。侵入抑制剂具有预防和治疗的双重作用，故从天然产物中筛选可阻断 SARS-CoV-2 入侵的先导化合物是抗新冠药物发现的重要途径。

Gangadevi 等[188]通过对天然化合物库进行虚拟筛选，发现白藜芦醇四聚体化合物蒿草酚 A（kobophenol A，**8-129**）可以阻断 ACE2 与 SARS-CoV-2 的刺突受体结合域（S1-RBD）的相互作用，通过酶联免疫吸附试验（ELISA）对该化合物进行了体外活性测试，抑制侵入活性的 IC_{50} 为 1.81μmol·L^{-1}，在 Vero E6-EGFP 细胞中具有一定的抗 SARS-CoV-2 活性（EC_{50} = 71.6μmol·L^{-1}），细胞毒性较低（CC_{50}＞100μmol·L^{-1}）。随后研究者通过盲对接（blind docking）确定了其两个潜在作用位点为 ACE2 疏水口袋和 S1/ACE2 界面，分子动力学模拟表明其作用机制可能是破坏了与两个潜在位点的结合而引起相互作用或构象变化。

Lan 等[189]对 512 种天然产物进行了 RBD 与 ACE2 结合实验的高通量筛选，发现蒿草酚 A（**8-129**）、(–)-hopeaphenol（**8-130**，IC_{50} = 0.11μmol·L^{-1}）、vatalbinoside A（**8-131**，IC_{50} = 0.24μmol·L^{-1}）和 vaticanol B（**8-132**，IC_{50} = 0.067μmol·L^{-1}）可有效抑制 RBD 与 ACE2 的结合从而阻断病毒入侵（图 8-82）。活体病毒和 S 蛋白假病毒实验表明，化合物 **8-130** 在细胞水平对变异株 B.1.1.7/α（EC_{50} = 14.8μmol·L^{-1}）和 B.1.351/β（EC_{50} = 2.3μmol·L^{-1}）也有较好的抑制作用，其活性与野生株 USA-WA1/2020 相当（EC_{50} = 10.2μmol·L^{-1}）。此外，还发现化合物 **8-130**～**8-132** 对 SARS-CoV-2 M^{pro} 也有

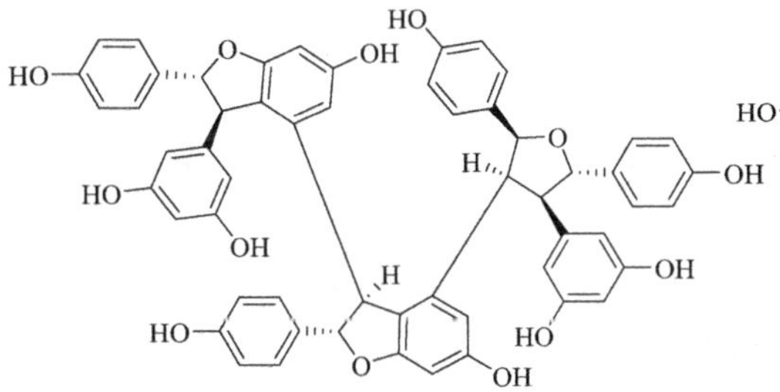

蒿草酚A (**8-129**)
IC_{50} = 1.81 μmol • L^{-1}
EC_{50} = 71.6 μmol • L^{-1}
CC_{50} > 100 μmol • L^{-1}

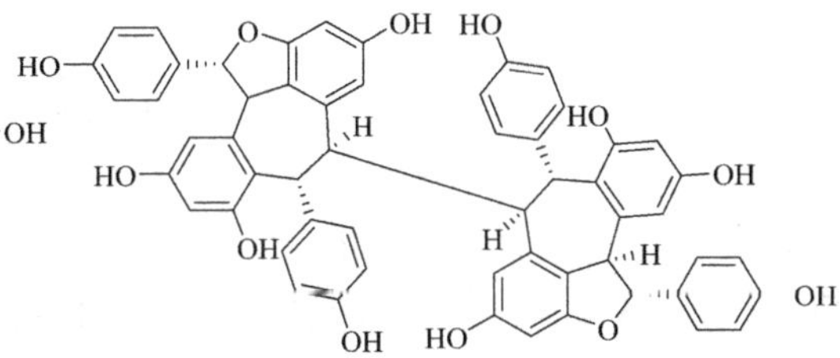

(–)-hopeaphenol (**8-130**)
IC_{50} = 0.11 μmol • L^{-1}
EC_{50} = 10.2 μmol • L^{-1}
CC_{50} > 100 μmol • L^{-1}

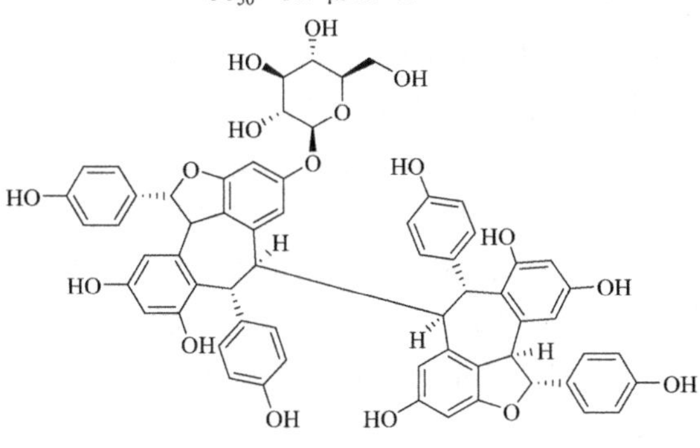

vatalbinoside A (**8-131**)
IC_{50} = 0.24 μmol • L^{-1}
EC_{50} = 13.8 μmol • L^{-1}
CC_{50} > 100 μmol • L^{-1}

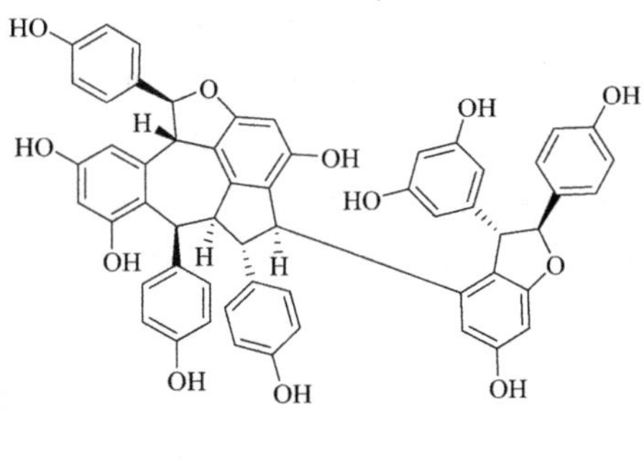

vaticanol B (**8-132**)
IC_{50} = 0.067 μmol • L^{-1}
EC_{50} = 37.0 μmol • L^{-1}
CC_{50} > 100 μmol • L^{-1}

图 8-82 化合物 **8-129**～**8-132** 的化学结构及活性

一定的抑制作用，IC_{50}值分别为 42.5μmol·L^{-1}、68.7μmol·L^{-1}、47.6μmol·L^{-1}。因此，该类二苯乙烯类（芪类）化合物可作为侵入抑制剂的先导化合物进一步结构修饰。

甘草苷（liquiritin，**8-133**，图 8-83）是从甘草中分离得到的一种具有抗炎作用的三萜皂苷。2020 年，研究者通过其自主研发的人工智能药效预测系统发现甘草苷能阻断 SARS-CoV-2 的复制（EC_{50} = 2.39μmol·L^{-1}，Vero E6 细胞）[190]。进一步的作用机制研究发现甘草苷通过模仿Ⅰ型干扰素抑制 SARS-CoV-2，通过 MTS 法测定了甘草苷的细胞毒性（CC_{50} = 29.46μmol·L^{-1}，Vero E6 细胞），小鼠体内的评价显示其安全性较好。此外，有研究报道甘草酸（glycyrrhizic acid，**8-134**）可显著阻断 SARS-CoV-2 S 蛋白和 ACE2 的结合[191]。从临床抗 SARS-CoV-2 有效的中药方剂出发，通过计算机辅助筛选和表面等离子共振（SPR）技术，发现甘草酸（K_d = 0.47μmol·L^{-1}）、小檗碱（**8-135**，K_d = 7.39μmol·L^{-1}）人参皂苷 Ra2（**8-136**，K_d = 0.67μmol·L^{-1}）、人参皂苷 Rb1（**8-137**，K_d = 3.45μmol·L^{-1}）及人参皂苷 Rb3（**8-138**，K_d = 0.25μmol·L^{-1}）均与 SARS-CoV-2 S 蛋白具有较好的亲和力（图 8-83）。接着该团队通过 NanoBit 荧光素酶互补技术及药理学研究，证明了甘草酸可抑制 SARS-CoV-2 S 蛋白和 ACE2 的相互作用（IC_{50} = 22μmol·L^{-1}），细胞毒性较低（CC_{50}＞100μmol·L^{-1}，HEK293 细胞）。进一步的实验表明以上 5 个分子还可与 SARS 和 MERS 的 S 蛋白结合，具有广谱抗冠状病毒 S 蛋白的活性。

2022 年，有研究报道源自佛手柑的呋喃香豆素类佛手柑素（bergamottin，**8-139**，图 8-84）在细胞水平具有显著的抗 SARS-CoV-2 活性（EC_{50} = 9.64μmol·L^{-1}）[192]，该化合物还可有效抑制 SARS-CoV-2 两种流行突变株（α，EC_{50} = 8.15μmol·L^{-1}；β，EC_{50} = 14.16μmol·L^{-1}）；在动物实验中，**8-139** 能显著降低感染地鼠鼻甲及肺组织中的病毒载量。进一步通过以水疱性口炎病毒（VSV）为基础的 SARS-CoV-2 S 蛋白假病毒（pseudovirus）和双分裂蛋白（DSP）细胞膜融合实验分析其作用机制是干扰了病毒生命周期的多个阶段，特别是阻断了 S 蛋白介导的膜融合，并有效地减少了病毒 RNA 的合成。此外，研究者还发现 **8-139** 对冠状病毒 hCoV-OC43（EC_{50} = 0.27μmol·L^{-1}）和 hCoV-229E（EC_{50} = 5.69μmol·L^{-1}）也具有一定的抑制活性。He 等[193]曾报道 **8-139** 可使细胞色素 P450 3A4 失活，因此，**8-139** 具有广谱抗冠状病毒潜力，且适合联合用药。

2021 年，研究团队采用带有荧光素酶报告基因的 HIV-1 慢病毒载体成功构建了高滴度的 SARS-CoV-2 S 假病毒系统，从天然产物库中筛选鉴定出一类双苄四氢异喹啉类生物碱能够作为 SARS-CoV-2 的侵入抑制剂（图 8-84）[194]，包括千金藤素（**5-63**）、鹤氏唐松草碱（hernandezine，**8-140**）、汉防己碱（**2-73**）、甲基莲心碱（neferine，**8-141**）和 SC171（**8-142**），在体外能够有效地保护三种细胞系（293T、Calu-3、A594）免受不同冠状病毒的感染，其 EC_{50} 为 0.1～10μmol·L^{-1}。此外，研究者通过无钙培养基和钙离子螯合剂处理发现 SARS-CoV-2 进入宿主细胞依赖于 Ca^{2+}，而该类双苄四氢异喹啉类生物碱恰作为钙离子通道抑制剂（CCBs）[195]，能够阻断钙离子依赖的膜融合阶段从而抑制病毒进入宿主细胞，因此该类双苄四氢异喹啉类生物碱能够抑制 S 蛋白介导的膜融合过程。早在 2020 年，研究报道穿山甲冠状病毒 GX_P2V 与 SARS-CoV-2 基因组序列具有高同源性[196]。基于前期的发现，研究者将 GX_P2V 感染细胞作为药物筛选模型，从 2406 个临床药物中筛选发现千金藤素（**5-63**，EC_{50} = 0.98μmol·L^{-1}，CC_{50} = 39.3μmol·L^{-1}）具有最高的抗 SARS-CoV-2 活性。随后有研究者基于“老药新用”的策略，同样发现了千金藤素具有显著的抗 SARS-CoV-2 作用（EC_{50} = 0.35μmol·L^{-1}），进一步探究了其作用机制是阻断病毒 S 蛋白与 ACE2 的结合，从而抑制 SARS-CoV-2 入侵过程[197]。

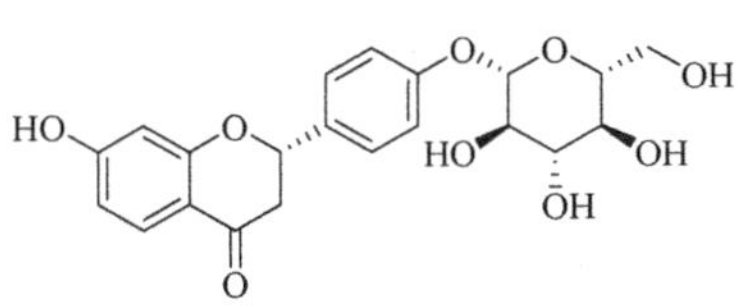

甘草苷 (**8-133**)
EC_{50} = 2.39 μmol • L^{-1}
CC_{50} = 29.46 μmol • L^{-1}

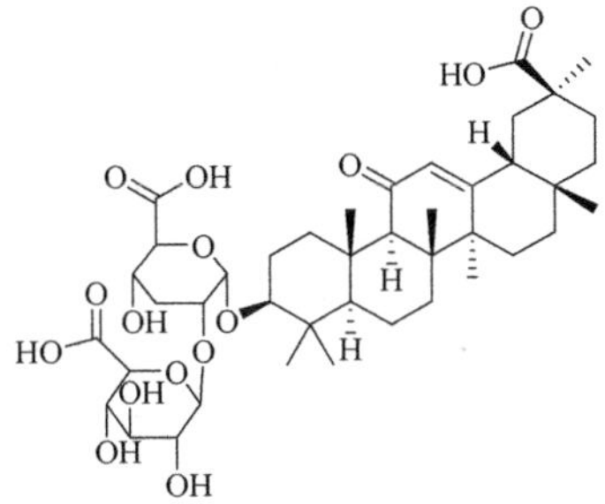

甘草酸 (**8-134**)
K_d = 0.47 μmol • L^{-1}
CC_{50} > 100 μmol • L^{-1}

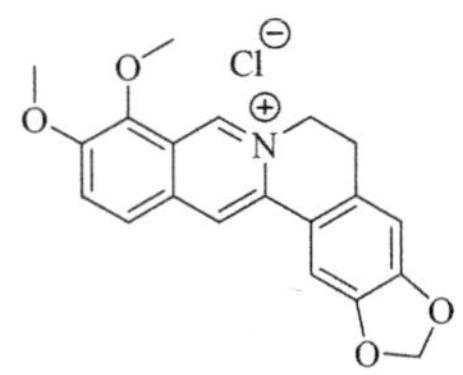

小檗碱 (**8-135**)
K_d = 7.39 μmol • L^{-1}
CC_{50} > 100 μmol • L^{-1}

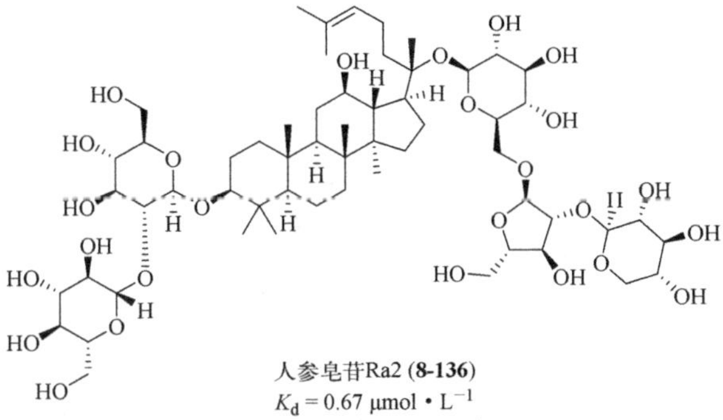

人参皂苷Ra2 (**8-136**)
K_d = 0.67 μmol • L^{-1}
CC_{50} > 100 μmol • L^{-1}

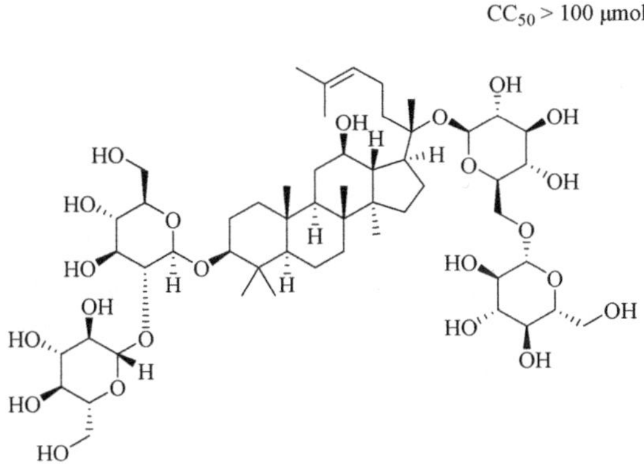

人参皂苷Rb1 (**8-137**)
K_d = 3.45 μmol • L^{-1}
CC_{50} > 100 μmol • L^{-1}

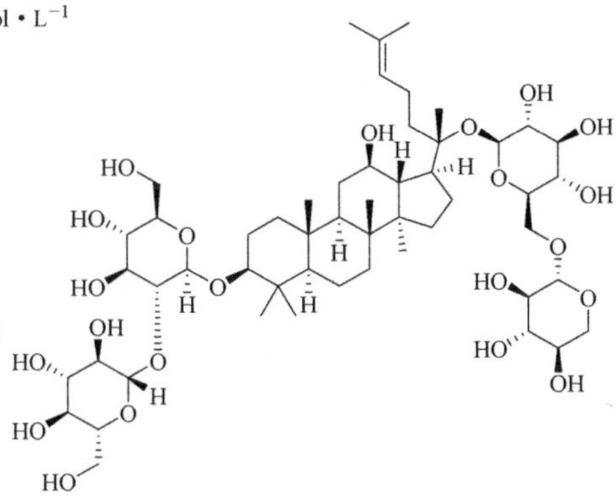

人参皂苷Rb3 (**8-138**)
K_d = 0.25 μmol • L^{-1}
CC_{50} >100 μmol • L^{-1}

图 8-83　化合物 **8-133**～**8-138** 的化学结构

Wang 等[198]以 SARS-CoV-2 S 蛋白为靶点，通过分子对接和体外实验发现化合物 **8-143**～**8-147**（图 8-84）均可通过与 SARS-CoV-2 S 蛋白的 RBD 结构域结合，从而不同程度地阻滞病毒的侵入。进一步通过质谱和 SPR 进行确证。其中，化合物 **8-147** 具有较强的结合亲和力，其 K_d 为 0.09μmol·L^{-1}，IC_{50} 为 85.75μmol·L^{-1}。

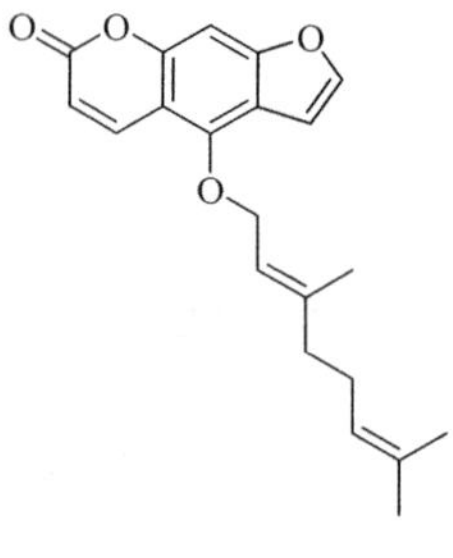

佛手柑素 (**8-139**)
IC_{50} = 9.64 μmol • L^{-1} (SARS-CoV-2)
IC_{50} = 48.83 μmol • L^{-1} (SARS-CoV-2 S pv)
CC_{50} >100 μmol • L^{-1}

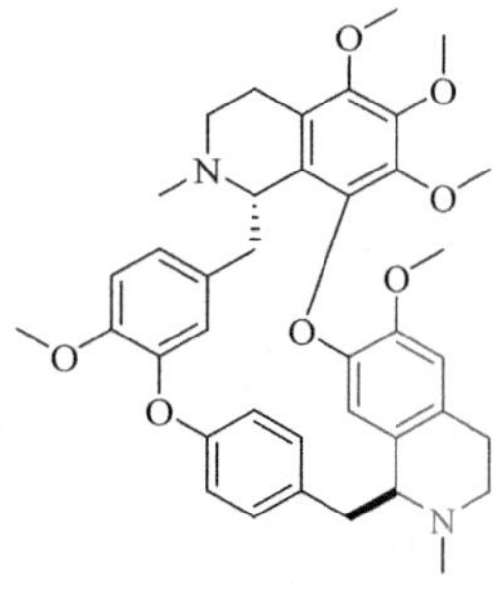

鹤氏唐松草碱 (**8-140**)
EC_{50} = 0.11 μmol • L^{-1}

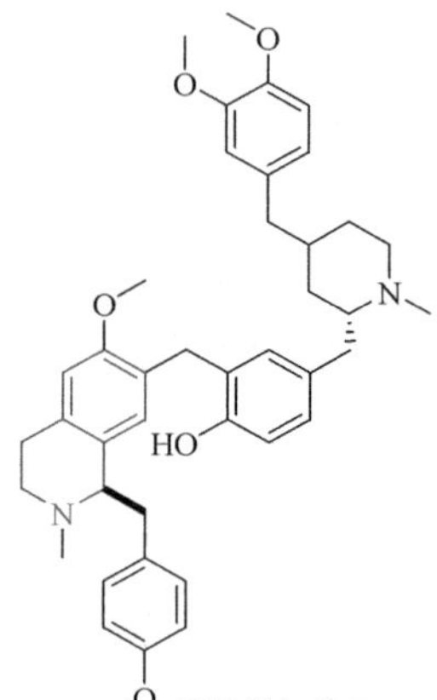

甲基莲心碱 (**8-141**)

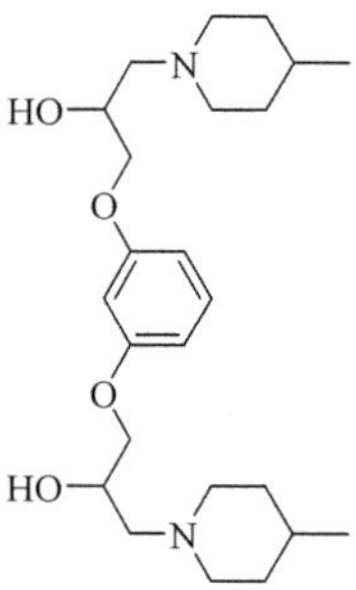

SC171 (**8-142**)
EC_{50} = 10.3 μmol • L^{-1}

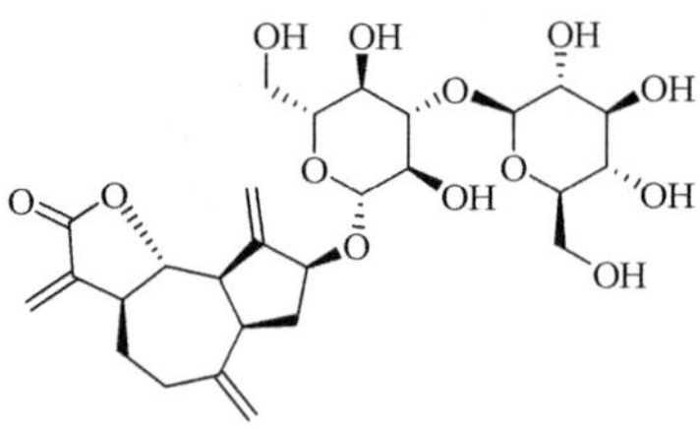

MCCS-B (**8-143**)
K_d = 3.56 μmol • L^{-1}

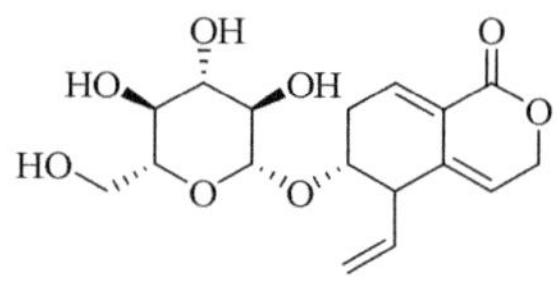

GTCP (**8-144**)
K_d = 29.56 μmol • L^{-1}

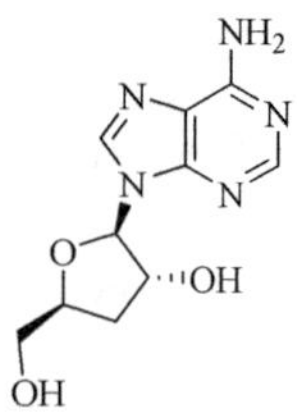

CDCP (**8-145**)
K_d = 20.46 μmol • L^{-1}

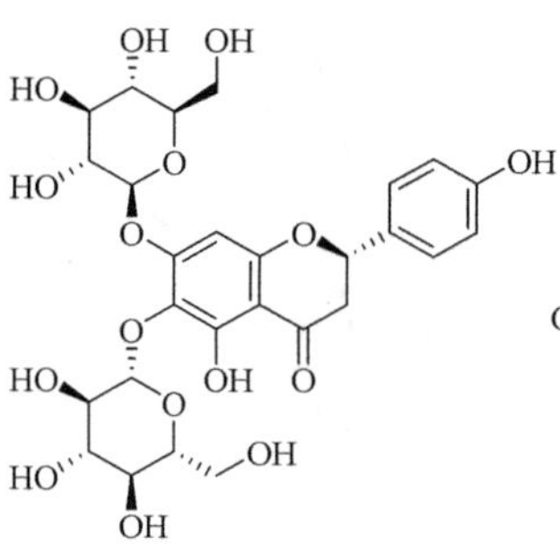

H61D1 (**8-146**)
K_d = 2.15 μmol • L^{-1}

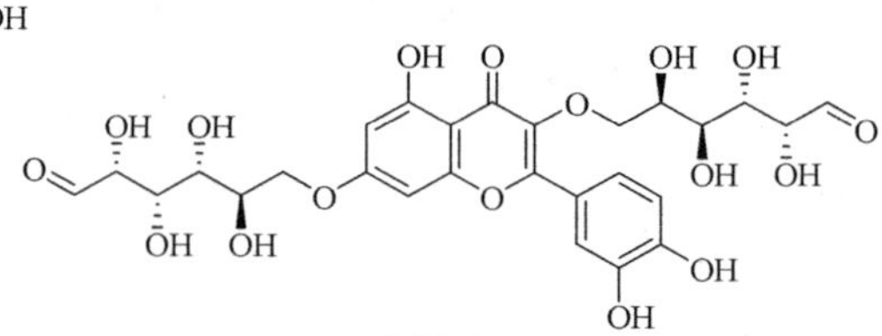

H69C2 (**8-147**)
K_d = 0.09 μmol • L^{-1}
IC_{50} = 85.75 μmol • L^{-1} (SARS-CoV-2)
CC_{50} > 250 μmol • L^{-1}

图 8-84 化合物 **8-139**～**8-147** 的化学结构及活性

8.4.2 靶向 SARS-CoV-2 RNA 复制过程的天然产物抑制剂

RdRp 作为负责产生 RNA 的酶复合物，在 SARS-CoV-2 复制周期中发挥着至关重要的作用。RdRp 的催化亚基是 nsp12，由两个辅助因子 nsp7 和 nsp8 结合组成。RdRp 在单链 RNA 病毒中高度保守，是研发广谱抗病毒药物的重要靶点。

Zandi 等[199]发现黄芩素（**4-21**）和黄芩苷（**4-20**）是 SARS-CoV-2 RdRp 抑制剂。其在 Vero 细胞水平的 EC_{50} 值分别为 4.5μmol·L^{-1}、9.0μmol·L^{-1}，Calu3 人类肺细胞水平的 EC_{50} 值分别为 1.2μmol·L^{-1}、8.0μmol·L^{-1}。两者的 CC_{50} 值分别为 86、＞100μmol·L^{-1}，均无明显的细胞毒性。热转移试验（TSA）表明黄芩素对 RdRp（nsp12）具有更稳定的作用。此外，Su 等[200]发现黄芩素和黄芩苷抑制 SARS-CoV-2 主蛋白酶（M^{pro}）活性的 IC_{50} 分别为 2.94μmol·L^{-1}、27.87μmol·L^{-1}，可见，黄芩素和黄芩苷可能通过双重靶点抑制 SARS-CoV-2 的复制。

Li 等[156]对含有 15220 个分子的化合物库进行了基于结构的虚拟筛选，选取对 RdRp 结合能最强的 50 个苗头化合物，采用生物膜层干涉技术（BLI）验证了这 50 个化合物与 RdRp 的结合亲和力，有 6 种化合物可与 RdRp 直接结合，K_d 值为 0.54～220μmol·L^{-1}，其中柯里拉京（RAI-S-37，**8-105**，图 8-66）的抑酶活性最好，其 K_d 值为 0.54μmol·L^{-1}。研究者开发了一种以 Gluc（gaussia 荧光素酶）为报告子的细胞报告实验，评估了化合物 **8-105** 抑制 RdRp 的活性（EC_{50} = 0.13μmol·L^{-1}），分析其作用机制可能是通过阻止 RdRp 的构象变化发挥作用。此外，研究还发现 **8-105** 与瑞德西韦的联合用药可增强抑制 SARS-CoV-2。因此 **8-105** 有望成为一种新型非核苷类抗 SARS-CoV-2 药物。

Wang 等[201]报道了棉花中的天然产物棉酚（gossypol，**8-148**，图 8-85）可抑制多种冠状病毒，通过 Cryo-EM（冷冻电镜）和生化分析表明 **8-148** 结合在 SARS-CoV-2 RdRp 的活性口袋，干扰 RNA 引物与模板的结合，从而抑制 RdRp 的活性及 SARS-CoV-2 的复制（IC_{50} = 14.15μmol·L^{-1}，EC_{50} = 0.31μmol·L^{-1}），且在有效抗病毒浓度范围内，**8-148** 无明显的细胞毒性（CC_{50} = 36.18μmol·L^{-1}）。此外，该化合物被发现对猪流行性腹泻病毒、猪急性腹泻综合征冠状病毒等具有抗性，表明其具有广谱性。

Hamdy 等[202]发现类黄酮类化合物水飞蓟宾（silibinin，**8-149**，图 8-85）可通过多靶向活性显著干扰 SARS-CoV-2 的侵入和复制。通过体外酶抑制实验发现其对 S 蛋白（IC_{50} = 0.029μmol·L^{-1}）、M^{pro}（IC_{50} = 0.021μmol·L^{-1}）、RdRp（IC_{50} = 0.042μmol·L^{-1}）均具有抑制活性。分子对接显示 **8-149** 与 RdRp 结合亲和力较高，并且与活性中心周围碱基 U-20 及氨基酸残基 Asp618 和 Ile548 形成多重氢键，与两个 Mg^{2+} 存在金属键，与 Asp618 存在 π-π 堆积作用，与 Arg836 存在疏水相互作用（图 8-86）。此外 **8-149** 为 FDA 批准的药物，安全性已得到评价，因此以水飞蓟宾为先导，有望设计出更广谱的黄酮木脂素类抗 SARS-CoV-2 药物。

Wang 等[203]基于“老药新用”的策略，筛选出一种异喹啉类生物碱吐根碱（emetine，**8-150**，图 8-85）能有效抑制 SARS-CoV-2 的复制（EC_{50} = 0.007μmol·L^{-1}，Vero 细胞），

其细胞毒性较低（选择性指数 SI = 280）。此外，其在 Vero 细胞上表现出低剂量的病毒进入阻断作用（EC_{50} = 0.019μmol·L^{-1}）。体内动物药代动力学（PK）研究表明，**8-150** 在肺组织中大量富集，具有较长的滞留时间（超过 12h）。在 1mg/kg 的单次口服剂量下，吐根碱在肺部的有效浓度高达 1.8μmol·L^{-1}（小鼠）和 1.6μmol·L^{-1}（大鼠），强效的体外抗病毒复制效果和靶组织中的富集，结合文献报道其人体内的安全性良好，表明低剂量的吐根碱可能是一种潜在有效的抗 SARS-CoV-2 药物。

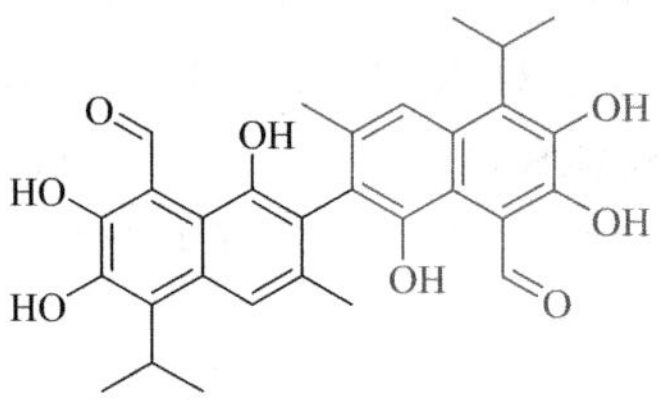

棉酚 (**8-148**)
IC_{50} = 14.15 μmol • L^{-1}
EC_{50} = 0.31 μmol • L^{-1}
CC_{50} = 36.18 μmol • L^{-1}

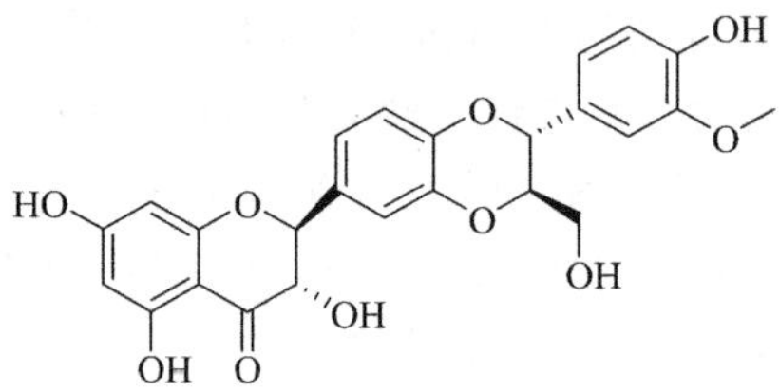

水飞蓟宾 (**8-149**)
IC_{50} = 0.042 μmol • L^{-1}
CC_{50} = 34.3 μmol • L^{-1}

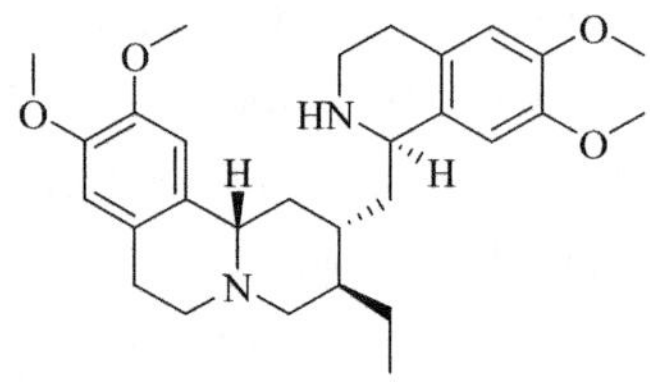

吐根碱 (**8-150**)
EC_{50} = 0.007 μmol • L^{-1}

图 8-85　化合物 **8-148**～**8-150** 的化学结构及活性

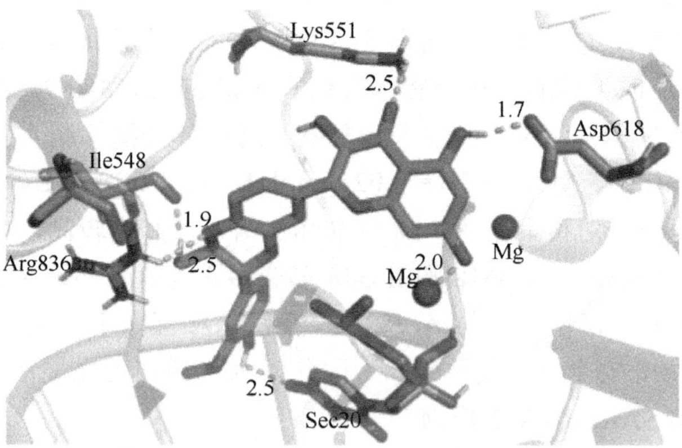

图 8-86　化合物 **8-149** 与 SARS-CoV-2 RdRp 的对接模型（PDB 代码：7BV2，由 Pymol 2.5 软件显示）

8.4.3 靶向病毒多聚蛋白裂解过程的天然产物抑制剂

8.4.3.1 靶向主蛋白酶（M^{pro}）的天然产物抑制剂

SARS-CoV-2 M^{pro} 作为病毒必需的半胱氨酸蛋白酶，可切割多聚蛋白从而产生至少 11 种非结构蛋白使其组装成复制酶复合物，参与病毒转录与复制。M^{pro} 在进化中高度保守，是开发广谱抗病毒药物理想靶标[34]。

（1）黄酮类化合物

黄酮类成分广泛存在于各种中草药中，具有抗炎、抗病毒和免疫调节等作用，黄酮中的黄酮醇、黄烷醇、黄烷酮醇和双黄酮具有抗病毒作用[204]。Al-Karmalawy 等[205]从 *Anastatica hierochuntica* L.、*Citrus reticulata* Blanco 和 *Kickxia aegyptiaca* (L.) Nabelek 的甲醇水解提取物中分离鉴定了 5 个黄酮苷元（图 8-87），分别为二氢槲皮素（**8-151**，taxifolin）、柳穿鱼黄素（**8-152**，pectolinarigenin）、橘皮素（**8-153**，tangeretin）、栀子黄素 B（**8-154**，gardenin B）和高车前素（**8-155**，hispidulin），发现它们均对 SARS-CoV-2 M^{pro} 具有一定的抑制活性，以 **8-152** 和 **8-153** 抑酶活性最好，IC_{50} 值分别为 12.4mg·L^{-1}、2.5mg·L^{-1}。

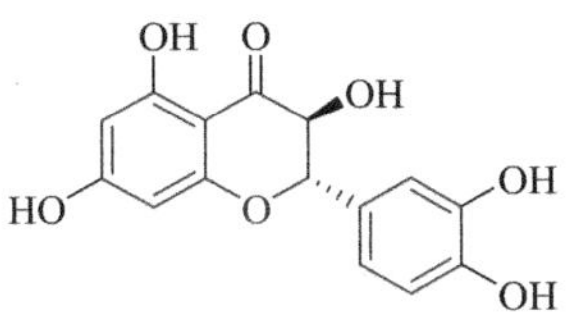

二氢槲皮素 (**8-151**)
IC_{50} > CC50
CC_{50} = 78690 mg • L^{-1}

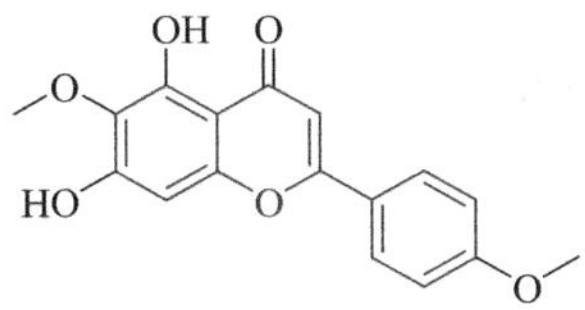

柳穿鱼黄素 (**8-152**)
IC_{50} = 12.4 mg • L^{-1}
CC_{50} = 48660 mg • L^{-1}

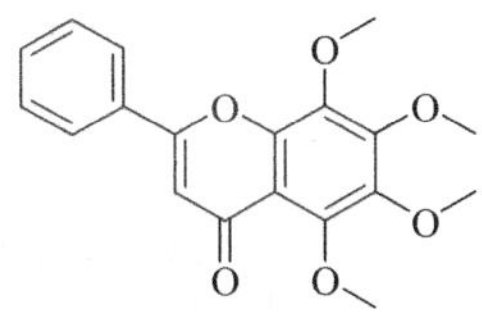

橘皮素 (**8-153**)
IC_{50} = 2.5 mg • L^{-1}
CC_{50} = 37250 mg • L^{-1}

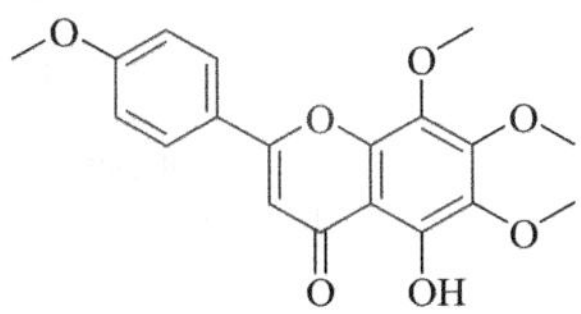

栀子黄素 B (**8-154**)
IC_{50} = 128 mg • L^{-1}
CC_{50} = 14120 mg • L^{-1}

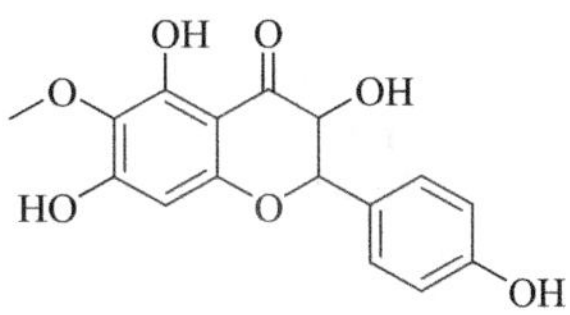

高车前素 (**8-155**)
IC_{50} = 883 mg • L^{-1}
CC_{50} = 14130 mg • L^{-1}

图 8-87 化合物 **8-151**～**8-155** 的化学结构

2022 年，Xiong 等[206]以 Dabcyl-KNSTLQSGLRKE-Edans 为荧光底物，对 105 个中药提取物进行筛选，发现藤茶提取物对 SARS-CoV-2 M^{pro} 具有较强的抑制活性，进一步采用生物活性导向的分离纯化和 MS 分析等策略来鉴定其关键成分，其中 5 种黄酮类化合物：二氢杨梅素（**8-55**，IC_{50} = 4.91μmol·L^{-1}）、异二氢杨梅素（isodihydromyricetin，

8-156，$IC_{50}=3.73\mu mol\cdot L^{-1}$，图 8-88）、杨梅苷（myricitrin，**8-157**，$IC_{50}=14.22\mu mol\cdot L^{-1}$，图 8-88）、二氢槲皮素（**8-151**，$IC_{50}=72.72\mu mol\cdot L^{-1}$）和杨梅素（**4-22**，$IC_{50}=1.21\mu mol\cdot L^{-1}$）对 M^{pro} 具有抑制作用。其中 **8-55**、**8-156** 和 **4-22** 抑酶活性较强，同时具有剂量和时间依赖性。这 3 种化合物中的邻苯三酚结构被氧化为邻醌进而与半胱氨酸共价结合。因此，邻苯三酚基团为 M^{pro} 共价抑制剂的设计提供了新的共价弹头（图 8-89）。同年，Su 等[62]也发现化合物 **8-55** 和 **4-22** 对 M^{pro} 具有较好的抑酶活性，其 IC_{50} 值分别为 $0.63\mu mol\cdot L^{-1}$、$1.14\mu mol\cdot L^{-1}$，EC_{50} 分别为 $8.00\mu mol\cdot L^{-1}$、$13.56\mu mol\cdot L^{-1}$（Vero E6 细胞），且细胞毒性极低（$CC_{50}>200\mu mol\cdot L^{-1}$）。**4-22** 与 M^{pro} 的共晶的结构生物学（图 4-9）表明该化合物通过其邻苯三酚基团与 M^{pro} 的催化半胱氨酸 Cys145 发生了共价

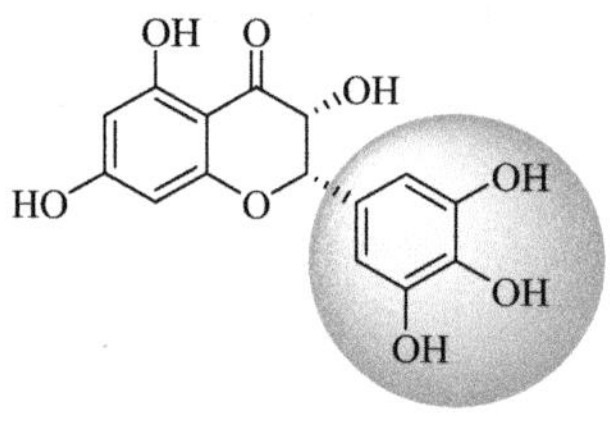

异二氢杨梅素 (**8-156**)

$IC_{50}=3.73\ \mu mol\cdot L^{-1}$

$K_i=62.43\ \mu mol\cdot L^{-1}$

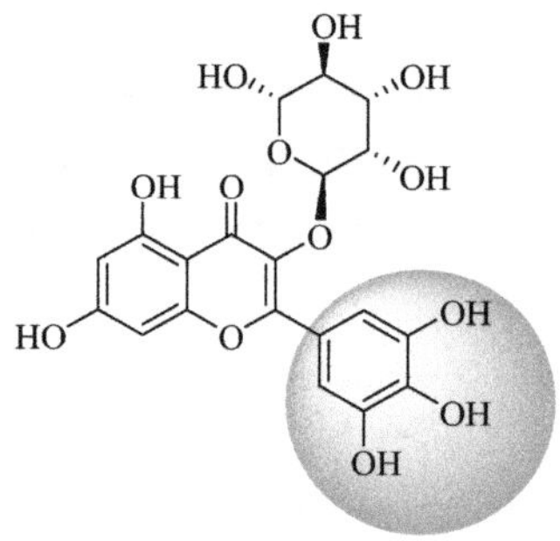

杨梅苷 (**8-157**)

$IC_{50}=14.22\ \mu mol\cdot L^{-1}$

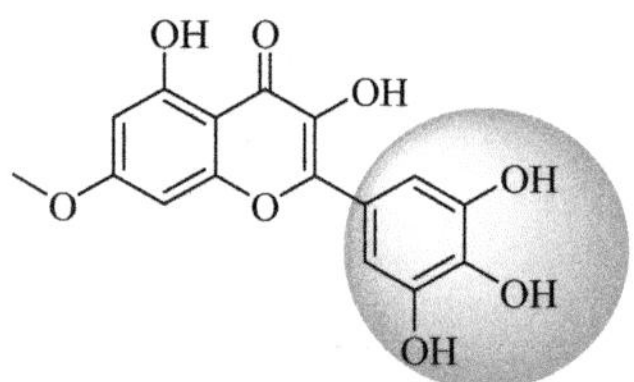

8-158

$IC_{50}=0.30\ \mu mol\cdot L^{-1}$

$EC_{50}=12.59\ \mu mol\cdot L^{-1}$

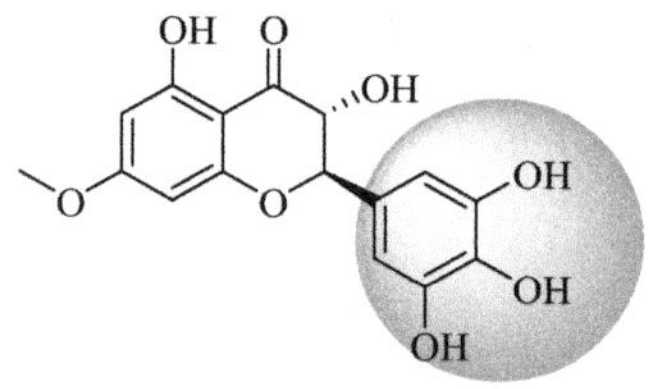

8-159

$IC_{50}=0.26\ \mu mol\cdot L^{-1}$

$EC_{50}=11.50\ \mu mol\cdot L^{-1}$

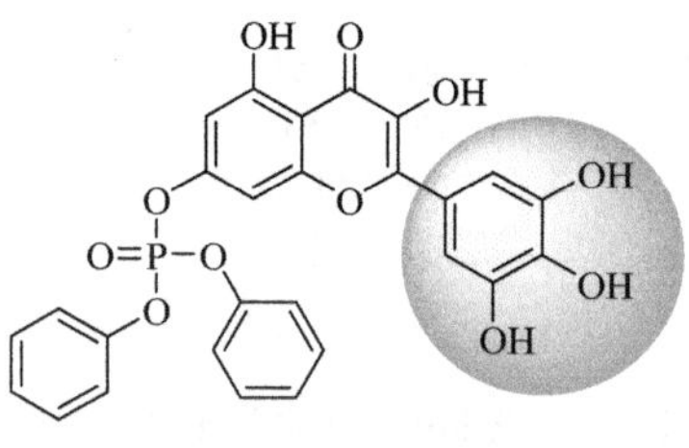

8-160

$IC_{50}=3.13\ \mu mol\cdot L^{-1}$

$EC_{50}=3.15\ \mu mol\cdot L^{-1}$

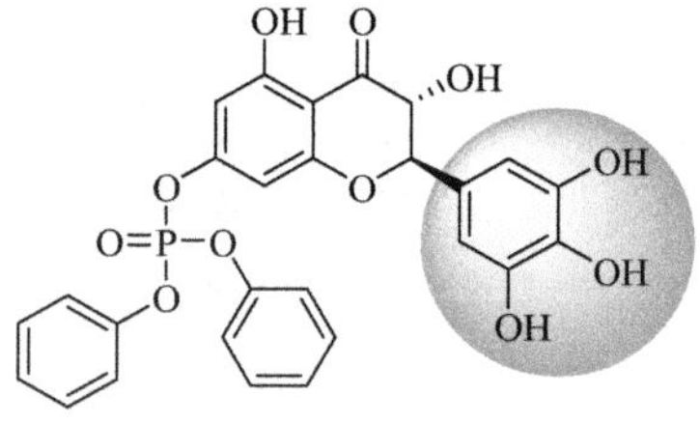

8-161

$IC_{50}=1.84\ \mu mol\cdot L^{-1}$

$EC_{50}=9.03\ \mu mol\cdot L^{-1}$

图 8-88　化合物 **8-156**～**8-161** 的化学结构

结合。邻苯三酚基团的两个羟基与 Gly143、Cys145、Thr26 的主链形成多个氢键，其色酮部分与 Glu189 及 Asp187 的侧链形成氢键。此外，它还与 His41 的侧链形成 π-π 堆积作用。因其化学结构简单、作用方式独特及体外抗病毒活性较好，使杨梅素具有进一步开发的价值，故研究者在 7-羟基上引入疏水性基团以及磷酸酯基团，设计并合成了一系列杨梅素衍生物 **8-158**～**8-161**（图 8-88）。其中，7-甲基化二氢杨梅素衍生物 **8-159** 口服药代性质得到改善（口服生物利用度 F 达到 18.1%），磷酸酯前药 **8-160** 抗病毒活性较好（EC_{50} = 3.15μmol·L^{-1}），具有良好的研究前景。

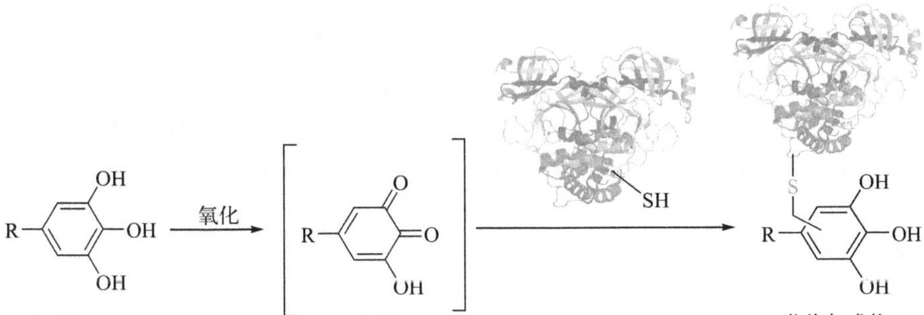

图 8-89　新型黄酮类抑制剂与 SARS-CoV-2 M^{pro} 的巯基共价结合模式

Du 等[88]对 123 例 COVID-19 患者的临床资料进行分析，发现三种有效的中药方剂。进而通过网络药理学筛选出了 7 个可能与中药抗新冠病毒感染有关的化合物。SPR 结合和荧光共振能量转移（FRET）等实验表明 7 种化合物对 SARS-CoV-2 M^{pro} 均具有一定的结合亲和力及抑制作用，分别是：槲皮素（**4-49**，K_d = 1.24μmol·L^{-1}，IC_{50} = 97.46μmol·L^{-1}）、木犀草素（**4-50**，K_d = 1.63μmol·L^{-1}，IC_{50} = 89.67μmol·L^{-1}）、异鼠李素（**4-51**）、EGCG（**8-77**，K_d = 6.17μmol·L^{-1}）、山柰酚（kaempferol，**8-162**，K_d = 1.70μmol·L^{-1}，IC_{50}＞100μmol·L^{-1}）、柚皮素（naringenin，**8-163**，K_d = 2.78μmol·L^{-1}，IC_{50}＞1000μmol·L^{-1}）和汉黄芩素（wogonin，**8-164**）。后三者的结构见图 8-90。其中，异鼠李素和汉黄芩素的水溶性较低，无法通过 SPR 进行分析。分子对接结果表明 **8-77** 可与 His41 和 Cys145 催化二联体形成氢键作用。FRET 法评估结果表明 **8-77** 对 M^{pro} 抑制活性最好（IC_{50} = 0.85μmol·L^{-1}），值得进一步修饰。

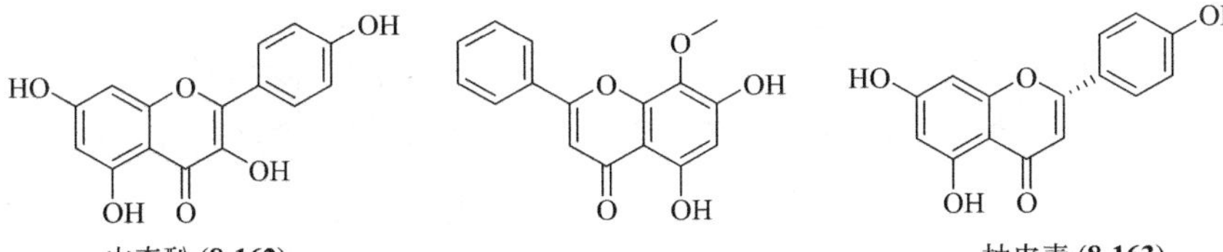

山柰酚 (**8-162**)
K_d = 1.70 μmol • L^{-1}
IC_{50} >100 μmol • L^{-1}

汉黄芩素 (**8-164**)

柚皮素 (**8-163**)
K_d = 2.78 μmol • L^{-1}
IC_{50} >1000 μmol • L^{-1}

图 8-90　化合物 **8-162**～**8-164** 的化学结构及活性

2020 年，研究报道黄芩素（**4-21**）和黄芩苷（**4-20**）是 SARS-CoV-2 M^{pro} 的非共价、非拟肽抑制剂，其抑酶活性的 IC_{50} 值分别为 0.94μmol·L^{-1}、6.41μmol·L^{-1}，Vero E6 细胞水平的 EC_{50} 值分别为 2.90μmol·L^{-1}、10.27μmol·L^{-1}，且细胞毒性较低（CC_{50}＞200μmol·L^{-1}），同时等温滴定量热法和高分辨质谱确证了两者通过非共价方式特异性地与 M^{pro} 结合[61]。结构生物学研究（图 4-9）表明，黄芩素主要占据了 S1 和 S2 腔，黄芩素的 3 个酚羟基与 Leu141 和 Gly143 的主链以及 Ser144 的侧链形成了多重氢键，其羰基与 Glu166 的主链形成氢键，游离苯环与 S2 腔的 His41 残基具有疏水作用。但该类化合物并没有充分地占据活性位点，在此结构基础上可进一步修饰。此外，黄芩素的抑酶活性高于黄芩苷，这可能是由于黄芩苷中较大的 7 位糖苷基团更加突出，减少了与蛋白酶结合位点的有效相互作用，从而降低了其抑制活性。同年，Liu 等[207]也发现草药黄芩的乙醇粗提物及其主要成分黄芩素具有体外抑制 SARS-CoV-2 M^{pro} 的活性，IC_{50} 分别为 8.52μg·mL^{-1} 和 0.39μmol·L^{-1}，两者对 Vero E6 细胞内 SARS-CoV-2 的复制均有抑制作用，EC_{50} 分别为 0.74μg·mL^{-1} 和 2.9μmol·L^{-1}。通过在病毒感染的不同时间给药发现黄芩可以抑制病毒的侵入和复制。

2022 年，研究者解析了黄芩素与 SARS-CoV-1 M^{pro} 的晶体结构[208]。发现其与 SARS-CoV-1 和 SARS-CoV-2 的 M^{pro} 活性位点的结合模式类似，具有广谱抗冠状病毒的潜力。

（2）多酚类化合物

姜黄素是姜黄中提取的一种植物多酚类化合物，具有广泛的生物活性，如抗炎、抗病毒、免疫调节、抗氧化、抗菌、抗肿瘤等作用，且该植物化学成分对肺组织具有保护作用[209]。Bahun 等[210]利用分子对接和分子动力学模拟确定了各种植物多酚对 SARS-CoV-2 M^{pro} 的抑制潜力。初步筛选出姜黄素（**4-53**，IC_{50}=11.9μmol·L^{-1}）、槲皮素（**4-49**，IC_{50} = 23.4μmol·L^{-1}）、EGCG（**8-77**，IC_{50} = 13.9μmol·L^{-1}）、白藜芦醇（**8-165**，IC_{50} = 16.9μmol·L^{-1}）和鞣花酸（**8-166**，IC_{50} = 11.8μmol·L^{-1}）等（图 8-91），通过 SPR 测定该类化合物与 M^{pro} 的结合亲和力，分子动力学模拟表明除白藜芦醇与 M^{pro} 的作用不稳定外，其他 4 种多酚可在 M^{pro} 的活性位点稳定结合。白藜芦醇在细胞水平抑制 SARS-CoV-2 复制的 EC_{50} 为 5～10μmol·L^{-1}[211]。此外，之前的分子模拟表明姜黄素和鞣花酸可与 SARS-CoV-2 M^{pro} 的活性位点稳定结合[212-213]。

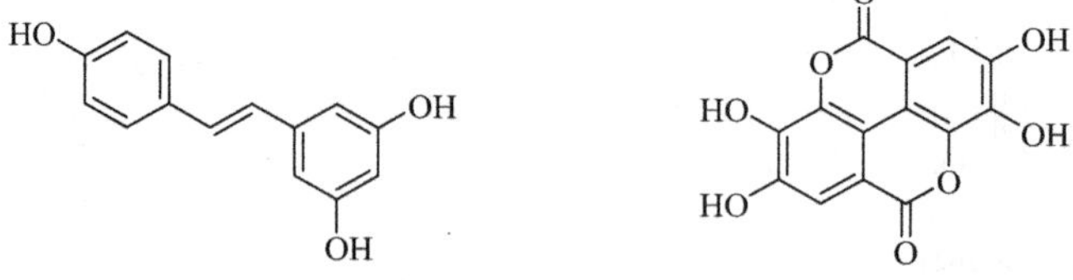

白藜芦醇 (**8-165**)
IC_{50} = 16.9 μmol • L^{-1}

鞣花酸 (**8-166**)
IC_{50} = 11.8 μmol • L^{-1}

图 8-91　化合物 **8-165** 和 **8-166** 的化学结构及活性

Aati 等[214]通过 LC-HREMS 对藤黄（*Garcinia cambogia*）的化学成分进行分析，利用光谱技术分离并鉴定出 8 种 SARS-CoV-2 M^{pro} 抑制剂（图 8-92），即槲皮素（**4-49**，$IC_{50} = 42.3mg \cdot L^{-1}$）、穗花杉双黄酮（**8-167**，$IC_{50} = 73.3mg \cdot L^{-1}$）、牧荆素（**8-168**，vitexin，$IC_{50} = 99.8mg \cdot L^{-1}$）、芦丁（**8-169**，rutin，$IC_{50} = 34.4mg \cdot L^{-1}$）、柚皮苷（**8-170**，naringin，$IC_{50} = 16.6mg \cdot L^{-1}$，$EC_{50} = 0.017\mu mol \cdot L^{-1}$）、儿茶素（**8-171**，catechin，$IC_{50} = 26.2mg \cdot L^{-1}$）、对香豆素（**8-172**，*p*-coumaric acid，$IC_{50} = 77.3mg \cdot L^{-1}$）和没食子酸（**8-173**，gallic acid，$IC_{50} = 30.4mg \cdot L^{-1}$）。分子对接研究发现最优化合物 **8-169** 与 M^{pro} 的 Glu166 和 Glu189 之间存在疏水作用。

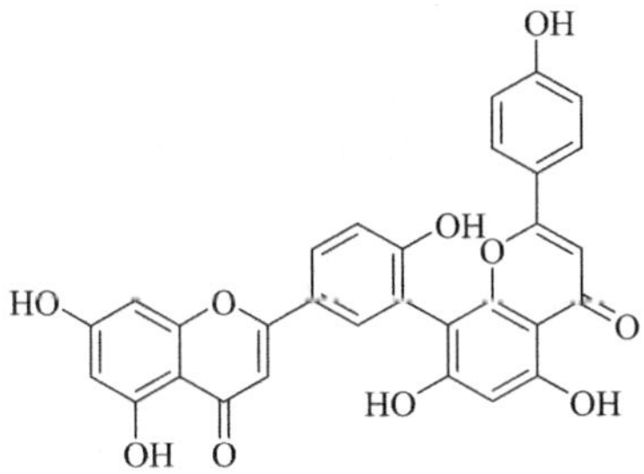

穗花杉双黄酮 (**8-167**)
$IC_{50} = 73.3\ mg \cdot L^{-1}$

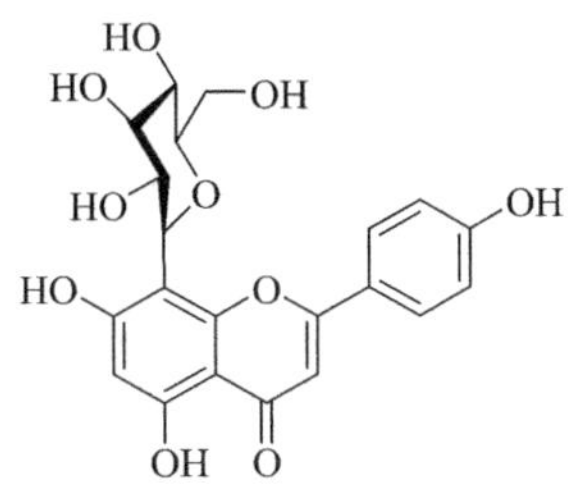

牧荆素 (**8-168**)
$IC_{50} = 99.75\ mg \cdot L^{-1}$

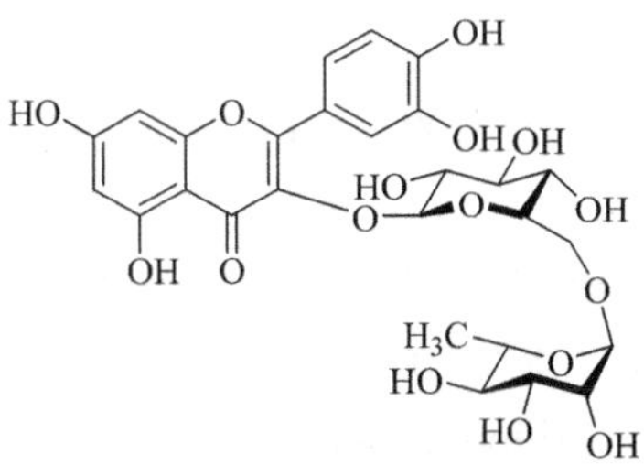

芦丁 (**8-169**)
$IC_{50} = 34.43\ mg \cdot L^{-1}$

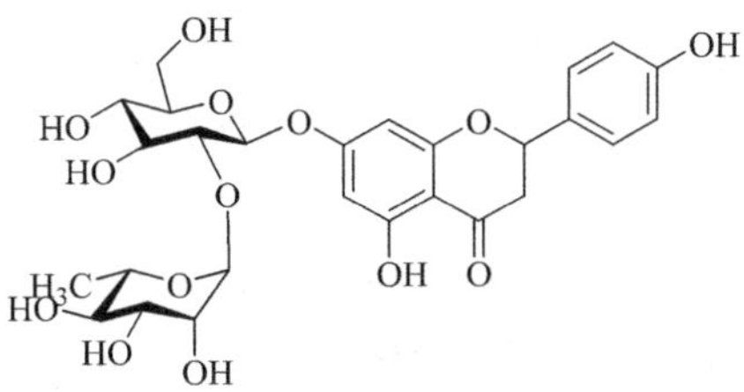

柚皮苷 (**8-170**)
$IC_{50} = 16.62\ mg \cdot L^{-1}$
$EC_{50} = 0.0169\ \mu mol \cdot L^{-1}$

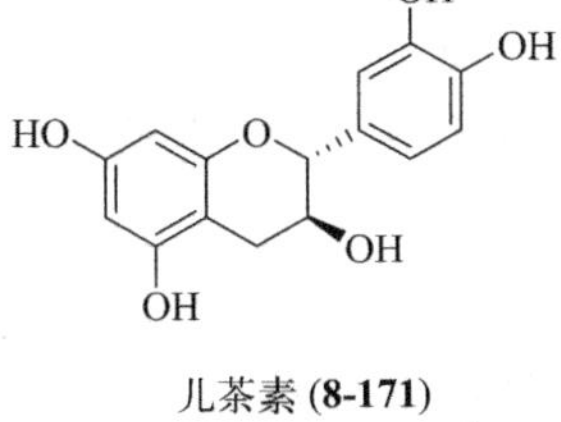

儿茶素 (**8-171**)
$IC_{50} = 26.2\ mg \cdot L^{-1}$

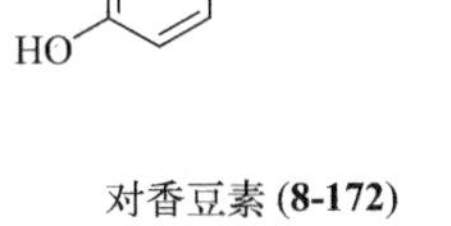

对香豆素 (**8-172**)
$IC_{50} = 77.26\ mg \cdot L^{-1}$

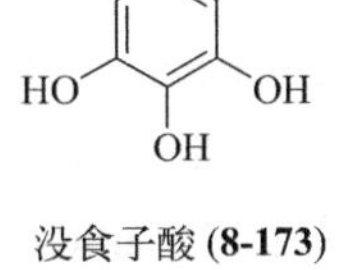

没食子酸 (**8-173**)
$IC_{50} = 30.35\ mg \cdot L^{-1}$

图 8-92　化合物 **8-167**～**8-173** 的化学结构

Xiong 等[215]通过 FRET 法对 80 种中草药提取物（100mg·L^{-1}）进行 SARS-CoV-2 M^{pro} 靶标的筛选，发现银杏叶提取物（GBLE）对 M^{pro} 的抑制活性最强（IC_{50} = 6.68mg·L^{-1}）。研究表明白果酸（GAs）和提取物分离出的生物黄酮对 M^{pro} 均有较强的抑制活性（IC_{50}＜10μmol·L^{-1}）。其中，GA C15:0（**8-174**，IC_{50} = 0.70μmol·L^{-1}）、GA C17:1（**8-175**，IC_{50} = 1.19μmol·L^{-1}）和金松双黄酮（**8-176**，IC_{50} = 1.09μmol·L^{-1}）均具有较强的 M^{pro} 抑制活性（图 8-93）。进一步的抑制动力学研究和分子模拟阐明上述三者通过可逆和混合抑制方式对 M^{pro} 发挥作用。其抑制常数 K_i 值分别为 0.73μmol·L^{-1}、1.02μmol·L^{-1}、2.96μmol·L^{-1}。三者均较好地契合 M^{pro} 的两个活性位点（V 位点和催化位点），与其混合抑制模式相吻合。

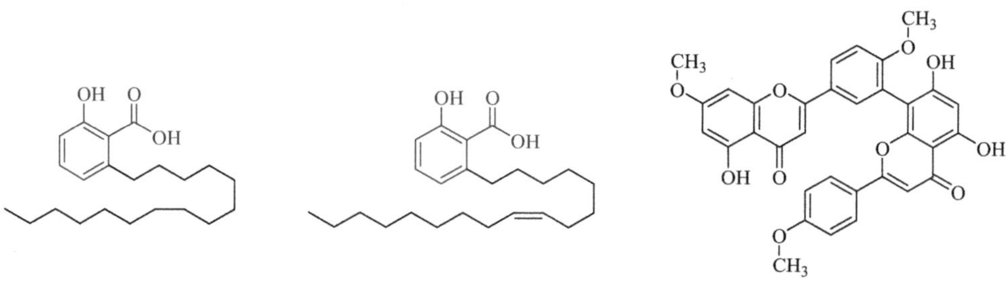

GA C15:0 (**8-174**)
IC_{50} = 0.70 μmol • L^{-1}

GA C17:1 (**8-175**)
IC_{50} = 1.19 μmol • L^{-1}

金松双黄酮 (**8-176**)
IC_{50} = 1.09 μmol • L^{-1}

图 8-93　化合物 **8-174**～**8-176** 的化学结构

（3）萜类化合物

萜类化合物广泛分布于动植物界，主要存在于植物精油和海洋生物体内，分为单萜、倍半萜、二萜、三萜化合物等。

Zhong 等[69]对来自中草药、天然活性物质和海洋活性化合物库的 273 个化合物进行筛选，通过基于荧光的热转移实验（TSA）筛选出 8 个苗头化合物，进一步通过 FRET 方法来检测其抑制 M^{pro} 的活性，发现冬凌草甲素（oridonin，**8-177**，IC_{50} = 2.16μmol·L^{-1}）、EGCG（**8-77**，IC_{50} = 11.58μmol·L^{-1}）和丹酚酸 A（SAA，**8-178**，IC_{50} = 2.49μmol·L^{-1}）可明显抑制 SARS-CoV-2 M^{pro} 的活性（图 8-94）。在 Vero E6 细胞中，**8-177** 表现出中等强度的抗 SARS-CoV-2 活性（EC_{50} = 4.95μmol·L^{-1}，CC_{50} = 24.94μmol·L^{-1}）。ESI-MS、酶动力学以及结构生物学阐明了 **8-177** 通过共价键与 M^{pro} 结合，晶体结构显示 S1′腔中 Cys145 的巯基可与 **8-177** 的 *α*,*β*-不饱和烯烃亲核加成形成 C—S 共价键。此外，**8-177** 还与 Met165 的主链形成氢键使其更加稳定（图 8-95）。

2022 年，Zhou 等[216]基于“POSS 策略”（药效团导向的半合成策略），将冬凌草甲素的药效团与 maoelactone A 的新颖二萜骨架相结合从而得到新颖结构的抗 SARS-CoV-2 活性分子。在高含量天然产物冬凌草甲素中成功实现了目标药效团与五、六环系的组装，并通过结构修饰及抗 SARS-CoV-2 活性筛选发现了系列新型活性分子。

该类化合物能够选择性地抑制 M^{pro} 酶活，其可能通过共价结合 Cys145 发挥抑制活性。其中，化合物 **8-179**（图 8-94）在 Vero E6 细胞水平显示出优异的抑制活性与较高的 SI，其 EC_{50} 为 $19nmol \cdot L^{-1}$，SI＞1000，均优于阳性药物瑞德西韦，显示出其较好的开发前景。

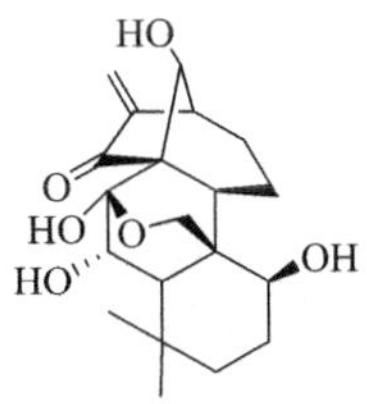

冬凌草甲素 (**8-177**)
$IC_{50} = 2.16\ \mu mol \cdot L^{-1}$

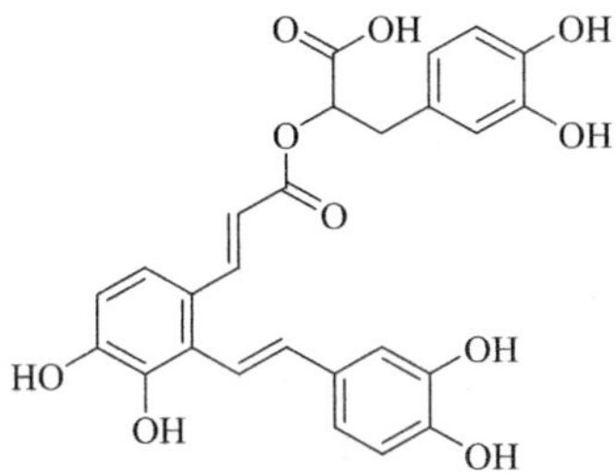

丹酚酸A (**8-178**)
$IC_{50} = 2.49\ \mu mol \cdot L^{-1}$

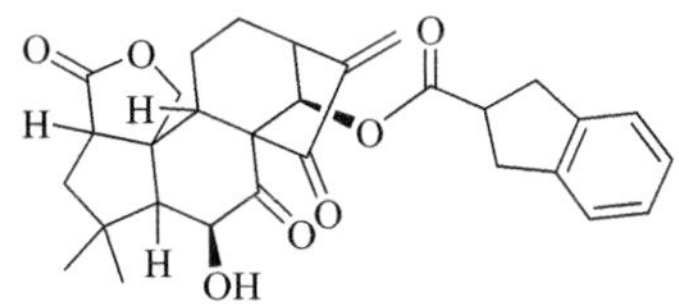

8-179
$IC_{50} = 0.82\ \mu mol \cdot L^{-1}$
$EC_{50} = 0.02\ \mu mol \cdot L^{-1}$

图 8-94　化合物 **8-177**～**8-179** 的化学结构

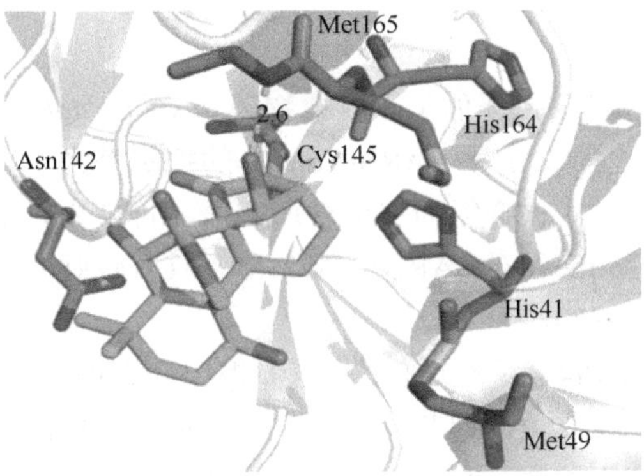

图 8-95　化合物 **8-177** 与 SARS-CoV-2 M^{pro} 的共晶结构（PDB 代码：7VIC，由 Pymol 2.5 软件显示）

（4）醌类化合物

紫草素（**8-54**）属于萘醌类化合物，具有抗病毒、抗炎、抗菌等作用[217]。Jin 等[34]通过高通量筛选发现化合物紫草素对 M^{pro} 具有较好的抑制活性（$IC_{50} = 15.75\mu mol \cdot L^{-1}$），SARS-CoV-2 M^{pro} 与紫草素的共晶结构显示紫草素与 M^{pro} 活性中心的结合方式非常独特，其萘醌基团位于催化活性位点 His41 和 Cys145 催化二联体之间，与 His41 形成 π-π 堆积作用，异己烯侧链的羟基和甲基分别与 S2 位的 Arg188 和 Gln189 形成氢键作用。与拟肽类共价抑制剂不同的是，紫草素与主蛋白酶以非共价形式结合并占据 S1、S1′ 和 S2 口袋（图 8-31）。

Santos 等[218]对含 688 个萘醌类化合物及其衍生物库进行了基于靶标的虚拟筛选，

初步筛选出 24 个苗头化合物。其中，化合物 **8-180**～**8-182**（图 8-96）抑制 M^{pro} 活性较好，IC_{50} 分别为 1.9μmol·L^{-1}、0.41μmol·L^{-1}、9μmol·L^{-1}。酶抑制剂量依赖性、稀释实验和分子动力学模拟表明它们与 M^{pro} 具有稳定的结合模式，较好地占据了活性位点 S1 和 S2 口袋，化合物 **8-180** 和 **8-182** 为不可逆共价抑制剂，**8-181** 为可逆共价抑制剂。此外，还发现这 3 个化合物对 PL^{pro} 均有抑制作用，IC_{50} 在 1.9～3.3μmol·L^{-1} 之间。

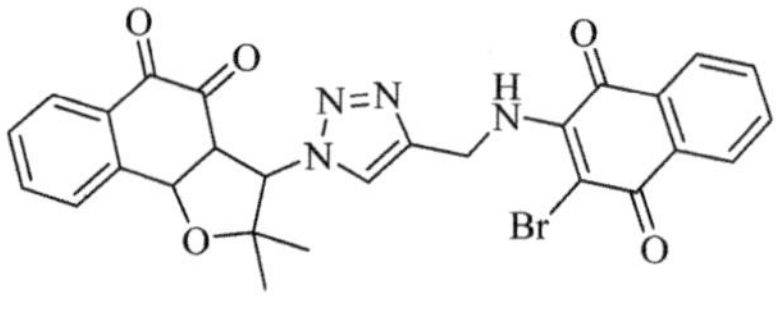

8-180
IC_{50} = 1.9 μmol · L^{-1}

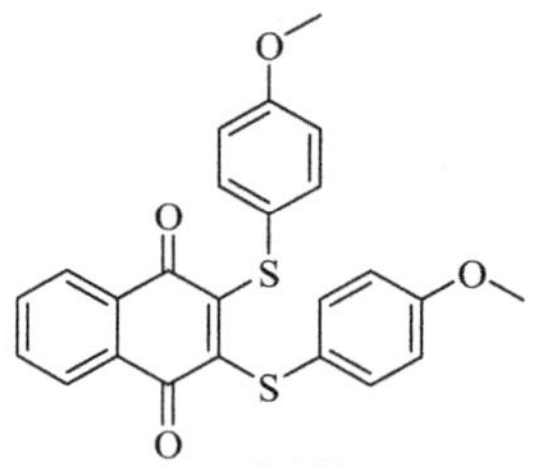

8-181
IC_{50} = 0.41 μmol · L^{-1}

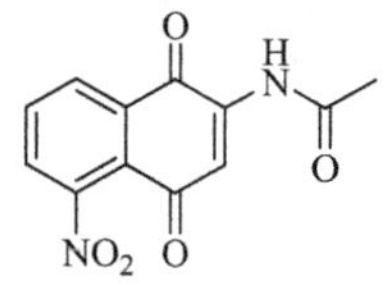

8-182
IC_{50} = 9 μmol · L^{-1}

图 8-96　化合物 **8-180**～**8-182** 的化学结构

（5）生物碱类

Kar 等[219]基于计算机模拟评估了印度植物药 *Justicia adhatoda*、*Ocimum sanctum* 和 *Swertia chirata* 的化学成分对 SARS-CoV-2 的抑制潜力。通过分子动力学模拟和 MM-PBSA 能量评分函数对化合物的理化性质和潜在毒性进行了评估，发现生物碱类安尼索碱（**8-183**，anisotine）对 SARS-CoV-2 M^{pro} 具有较强的抑制作用，其抑制常数 K_i 为 0.7μmol·L^{-1}（图 8-97）。

苦参碱（matrine，**8-184**，图 8-97）是从苦参根中分离得到的一种生物碱类化合物，具有抗菌、抗病毒、抗炎、免疫调节等多种生物活性，已广泛用于乙肝的临床治疗。基于“老药新用”的药物发现策略，研究人名从动物水平上综合评价了苦参碱氯化钠注射液的作用，发现其能够显著减轻 COVID-19 模型小鼠肺组织病理损伤，降低小鼠肺指数以及降低肺组织中 IL-6、IL-10、TNF-α 的含量和病毒载量[220]。同时，Peng 等[221]通过网络药理学从分子水平上验证了苦参碱对 COVID-19 的作用机制，并利用分子对接验证了苦参碱分别与 M^{pro}、RdRp 以及 ACE2 均有较高的结合潜力，其结合效能与利巴韦林和洛匹那韦相当。

（6）吡啶酮类

Forrestall 等[222]基于 2-吡啶酮骨架结构先前被报道为抑制 SARS-CoV-2 M^{pro} 的关键药效团，从文献中确定含 2-吡啶酮骨架的 33 个天然产物，通过计算机模拟每种含该骨架的化合物与 M^{pro} 的结合自由能和抑制常数（K_i）并预测了其相互作用模式。其中，13 个化合物的 K_i 值小于 1μmol·L^{-1}，它们均与 Cys145 和 His41 催化二联体活性位点结合。研究者评估了前 10 名化合物的 ADME 参数，发现 5 个化合物表现出的 PK

特性有利于药物设计的参数，但仅有 leporin A（**8-185**，$K_i = 0.11\mu mol \cdot L^{-1}$，图 8-97）在所有参数的最佳范围，值得进一步进行成药性评估。

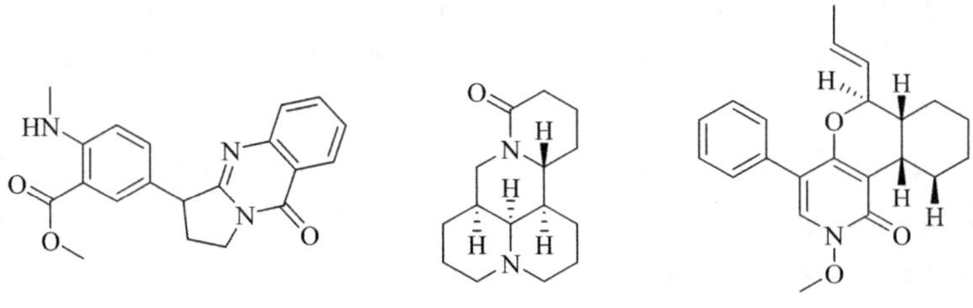

安尼索碱 (**8-183**) $K_i = 0.7\ \mu mol \cdot L^{-1}$　苦参碱 (**8-184**)　leporin A (**8-185**) $K_i = 0.11\ \mu mol \cdot L^{-1}$

图 8-97　化合物 **8-183**～**8-185** 的化学结构

（7）醉茄内酯类

Chakraborty 等[223]通过 CMap 分析和分子对接研究，从药用植物 *Withania somnifera*（ashwagandha）中发现两种天然产物醉茄素 A（**8-186**，withaferin A）和 withanone（**8-187**）具有共价抑制 SARS-CoV-2 M^{pro} 的潜力。两者都含有 3 个亲电官能团，2 个 Michael 受体（一个 *α*, *β*-不饱和酮和另一个甲基取代的 *α*,*β*-不饱和内酯）和 1 个环氧官能团。DFT 计算表明，两者能与 Cys145 硫醇形成稳定的加合物，均不可逆地抑制 M^{pro}，IC_{50} 分别为 $0.54\mu mol \cdot L^{-1}$、$1.8\mu mol \cdot L^{-1}$（图 8-98）。平衡透析实验和 LC-MS 分析发现，2 个化合物均通过与 M^{pro} 共价结合，不可逆地抑制 SARS-CoV-2 M^{pro} 的活性。分子对接研究发现 **8-186** 和 **8-187** 的 GSH（谷胱甘肽）加合物也具有结合 M^{pro} 形成共价加合物的潜力。因此，化合物 **8-186** 和 **8-187** 具有成为安全有效的 COVID-19 药物的潜力。

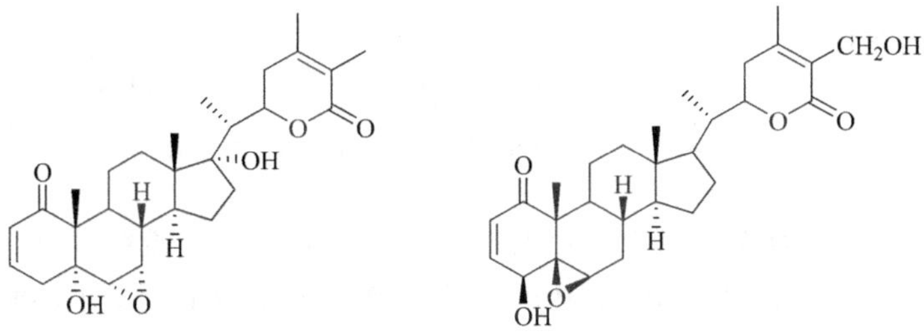

醉茄素A (**8-186**) $IC_{50} = 0.54\ \mu mol \cdot L^{-1}$　withanone (**8-187**) $IC_{50} = 1.8\ \mu mol \cdot L^{-1}$

图 8-98　化合物 **8-186** 和 **8-187** 的化学结构及活性

（8）其他类天然产物

靛红（isatin，**8-188**，图 8-99）是一种吲哚系天然小分子化合物，具有广谱生物动力学活性，如抗癌、抗疟、抗结核和抗病毒等作用，临床上已有基于靛红骨架设计成功的药物，如舒尼替尼等[224]。Chen 等[225]通过分析人鼻病毒（HRV）主蛋白酶和人冠状病毒主蛋白酶结构和活性位点的相似性，将 HRV 主蛋白酶药物设计的思路运用于 SARS-CoV-1 主蛋白酶抑制剂，制备了一组 *N*-取代的靛红类衍生物，IC_{50} 为 0.95～17.50μmol·L^{-1}，其中化合物 **8-189** 和 **8-190**（图 8-99）抑酶活性最好。同时，Zhou 等[65]等基于靶标的药物设计策略也合成出了一系列靛红类衍生物，通过在 N-1 和 C-5 进行取代，发现化合物 **8-60** 对 SARS-CoV-1 主蛋白酶具有显著抑制作用（IC_{50} = 0.37μmol·L^{-1}）。此外，研究者发现 **8-60** 对木瓜蛋白酶、胰蛋白酶无抑制作用，对主蛋白酶更具靶标选择性。初步的 SAR 分析表明非极性基团和吸电子基团的引入通常可提高其活性。鉴于 SARS-CoV-2 和 SARS-CoV-1 主蛋白酶的同源性高达 96%，Liu 等[66]测试了 29 个 *N*-取代的靛红类衍生物对 SARS-CoV-2 M^{pro} 的抑制活性，发现化合物 **8-60**～**8-62**（图 8-33）抑酶活性最好，其 IC_{50} 分别为 45nmol·L^{-1}、47nmol·L^{-1}、53nmol·L^{-1}。通过 SAR 分析发现 5 位酰胺基对活性至关重要，用羧基或酯基取代酰胺均会破坏与 Asn142 的氢键作用并产生电荷排斥；其次，靛红母核环的 N-1 位有利于疏水性芳香取代基，萘环（**8-60**）、苯并噻吩（**8-61**）等芳香族基团使分子刚性更强，能较好地嵌入活性口袋，因此具有较高的抑制活性，然而萘环上引入大取代基将显著降低活性。综上，根据靛红骨架设计的系列衍生物具有广谱抗病毒的潜力，其抑酶活性虽较好，但该系列化合物细胞活性较差且毒性较大，尚需进一步改造。

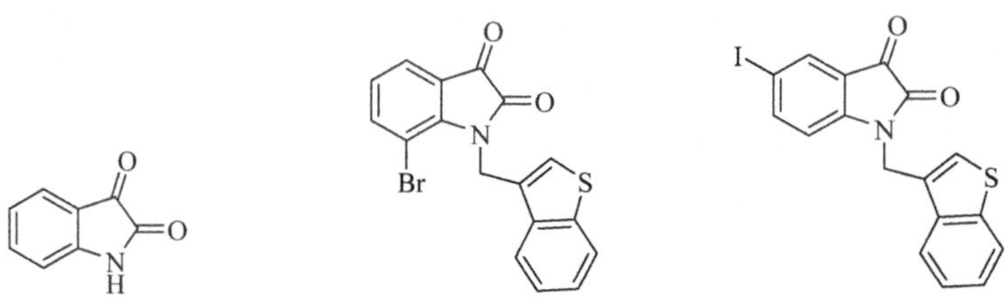

图 8-99　化合物 **8-188**～**8-190** 的化学结构

Oh 等[226]通过对海洋天然产物数据库进行基于靶标的高通量虚拟筛选，对 8 个 SARS-CoV-2 靶蛋白（PL^{pro}、M^{pro}、RdRp、解旋酶、弗林蛋白酶、TMPRSS2、组织蛋白酶 L 和 AAK1）的对接评分进行分析，初步筛选出 27 个化合物。考虑到计算得到的化合物的分子性质及实用性，最终确定松萝酸［**8-191**，(+)-usnic，图 8-100］为研究对象。通过免疫荧光法测定其体外抗病毒活性，IC_{50} 为 7.99μmol·L^{-1}，CC_{50}＞50μmol·L^{-1}。采用 MM/GBSA 法确定松萝酸最可能的有效靶点为 M^{pro}。利用分子动力学模拟分析发现其主要通过氢键和水桥与活性位点的 His41、Cys145、Asp187 等氨基酸产生相互作用。此外，其钠盐抑酶活性的 IC_{50} 为 5.33μmol·L^{-1}，SI 为 9.38，活性得到改善。此外，化合物 **8-191** 还显示出对贝塔变异株有效性增强，IC_{50} 为 2.92μmol·L^{-1}，SI 为 11.1。

Malla 等[227]基于其前期报道的一种固相萃取与质谱联用（SPE-MS）的 M^{pro} 分析方法，可以用于快速识别青霉素 V 衍生物，这类衍生物可以与半胱氨酸反应抑制 M^{pro}。基于此合成了一系列青霉素衍生物。分析其构效关系发现砜（亚砜）结构对活性至关重要，且 C-6 构型为 *R* 时活性更强。同时对 C-2 酯键和对 C-6 上的取代基进行构效关系研究。通过蛋白质谱确定了其中两种化合物的共价结合位点为 M^{pro} 的 Cys145，随后解析了化合物 **8-192**（IC_{50} = 3.6μmol·L^{-1}，图 8-100）与 M^{pro} 的共晶结构，发现其通过亲核取代方式与 Cys145 发生反应，形成硫酯键的过程中会发生 *β*-内酰胺环的断裂，这与舒巴坦抑制丝氨酸 *β*-内酰胺酶的作用机制是相似的。

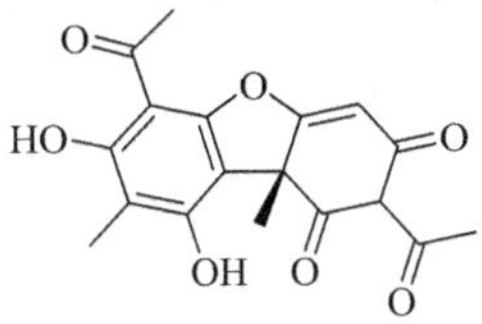

8-191

IC_{50} = 7.99 μmol • L^{-1}

CC_{50} > 50 μmol • L^{-1}

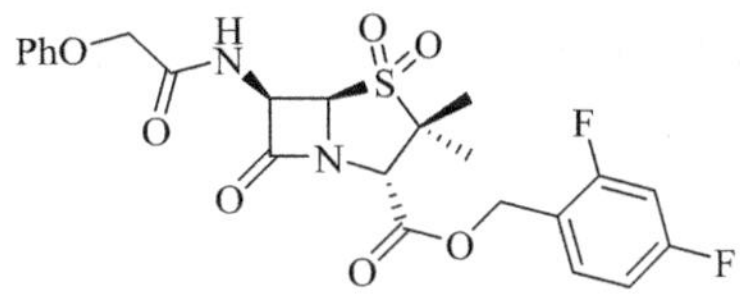

8-192

IC_{50} = 3.6 μmol • L^{-1}

图 8-100　化合物 **8-191** 和 **8-192** 的化学结构及活性

8.4.3.2　靶向 PL^{pro} 的天然产物抑制剂

PL^{pro} 除了参与病毒前体多聚蛋白的切割产生非结构蛋白，还可通过从宿主蛋白质中去除泛素（Ub）和干扰素刺激的基因产物 15（ISG15），参与宿主的天然免疫调节[228]。因此，PL^{pro} 是一种理想的药物设计靶标[229]。靶向木瓜蛋白酶的天然产物主要分为黄酮类、酚酸类和醌类等抑制剂。

（1）黄酮类

Tan 等[229]通过高通量筛选发现隐丹参酮（cryptotanshinone，**8-193**）、丹参酮Ⅰ（tanshinoneⅠ，**8-194**）、二氢丹参酮Ⅰ（**8-195**）、丹参酮ⅡA（**8-196**）对 PL^{pro} 具有一定的抑制活性，IC_{50} 值分别为 52.24μmol·L^{-1}、18.58μmol·L^{-1}、33.01μmol·L^{-1}、15.30μmol·L^{-1}（图 8-101）。接着利用酶促 FRET、热转移结合（TSA）和基于细胞的 FlipGFP 实验来确证对靶标的特异性，发现 **8-193** 不具有特异性。此外，**8-195** 还具有去泛素酶和去 ISGlase 活性。细胞活性测试表明 **8-195** 的活性最高（EC_{50} = 8.148μmol·L^{-1}），而 **8-193** 和 **8-194** 并未展现出明显的抗 SARS-CoV-2 活性（EC_{50}＞200μmol·L^{-1}）。细胞膜通透性差或脱靶效应可能是抑酶活性与细胞水平抗病毒活性之间缺乏相关性的原因。

基于现有的 SARS-CoV-2 PL^{pro} 晶体结构建立的分子对接模型（PDB 代码：7JRN），Li 等[230]通过对包含 9000 多种中药衍生化合物的小分子库（NCLTCMs，national compound library of traditional Chinese medicines）进行了虚拟筛选，采用荧光酶法对初步筛选的 152 个苗头化合物进行评估，其中对 PL^{pro} 具有一定抑制作用的 9 个天然双黄酮类化合物（图 8-101）分别为穗花杉双黄酮（**8-167**，IC_{50} = 13.0μmol·L^{-1}）、罗汉松黄酮 A （podocarpusflavone A，**8-197**，$IC_{50}=43.2\mu mol\cdot L^{-1}$）、银杏双黄酮（ginkgetin，**8-198**，$IC_{50}=29.8\mu mol\cdot L^{-1}$）、异银杏双黄酮（isoginkgetin，**8-199**，$IC_{50}=31.2\mu mol\cdot L^{-1}$）、金松双黄酮（**8-176**，$IC_{50}=34.8\mu mol\cdot L^{-1}$）、藤黄双黄酮（morelloflavone，**8-200**，$IC_{50}=36.4\mu mol\cdot L^{-1}$）、扁柏双黄酮（hinokiflavone，**8-201**，$IC_{50}=9.5\mu mol\cdot L^{-1}$）、柳杉双黄酮 B（cryptomerin B，**8-202**，$IC_{50}=26.3\mu mol\cdot L^{-1}$）和 4′-*O*-甲基奥柯黄酮（4′-*O*-methylochnaflavone，**8-203**，$IC_{50}=22.8\mu mol\cdot L^{-1}$）。此外，研究者通过 pro-ISG 裂解实验发现这些化合物对 PL^{pro} 的去 ISG 酰化活性具有显著抑制作用，因此在减弱 PL^{pro} 介导的免疫逃逸方面具有良好的前景。分析其构效关系表明羟基有助于抗蛋白水解活性，且 C—O—C 连接有助于活性的提升。分子对接研究表明双黄酮可能占据 PL^{pro} 的 P3、P4 底物结合口袋。综上，双黄酮类骨架分子是值得研发的 SARS-CoV-2 PL^{pro} 抑制剂先导化合物。

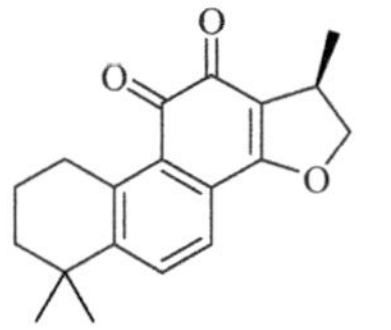

隐丹参酮 (**8-193**)
$IC_{50}=52.24\ \mu mol\cdot L^{-1}$
$EC_{50}>200\ \mu mol\cdot L^{-1}$

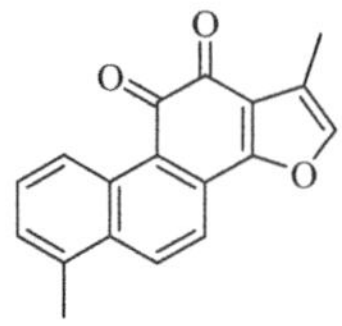

丹参酮Ⅰ (**8-194**)
$IC_{50}=18.58\ \mu mol\cdot L^{-1}$
$EC_{50}>200\ \mu mol\cdot L^{-1}$

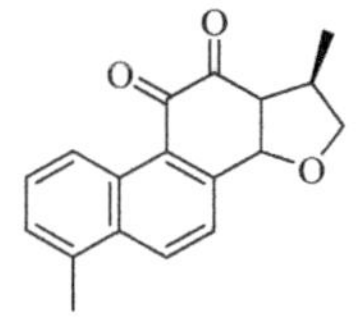

二氢丹参酮Ⅰ (**8-195**)
$IC_{50}=33.01\ \mu mol\cdot L^{-1}$
$EC_{50}=8.148\ \mu mol\cdot L^{-1}$

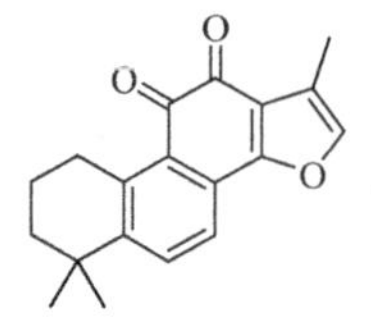

丹参酮ⅡA (**8-196**)
$IC_{50}=15.30\ \mu mol\cdot L^{-1}$

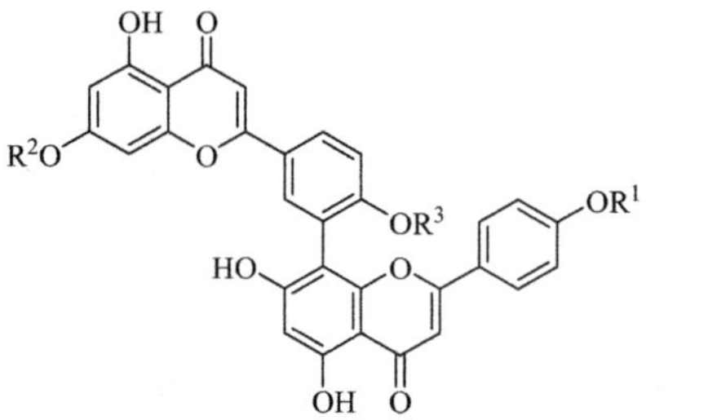

穗花杉双黄酮 (**8-167**)　$R^1=R^2=R^3=H$　$IC_{50}=13.0\ \mu mol\cdot L^{-1}$
罗汉松黄酮A (**8-197**)　$R^1=Me$，$R^2=R^3=H$　$IC_{50}=43.2\ \mu mol\cdot L^{-1}$
银杏双黄酮 (**8-198**)　$R^1=H$，$R^2=R^3=Me$　$IC_{50}=29.8\ \mu mol\cdot L^{-1}$
异银杏双黄酮 (**8-199**)　$R^1=R^3=Me$，$R^2=H$　$IC_{50}=31.2\ \mu mol\cdot L^{-1}$
金松双黄酮 (**8-176**)　$R^1=R^2=R^3=Me$　$IC_{50}=34.8\ \mu mol\cdot L^{-1}$

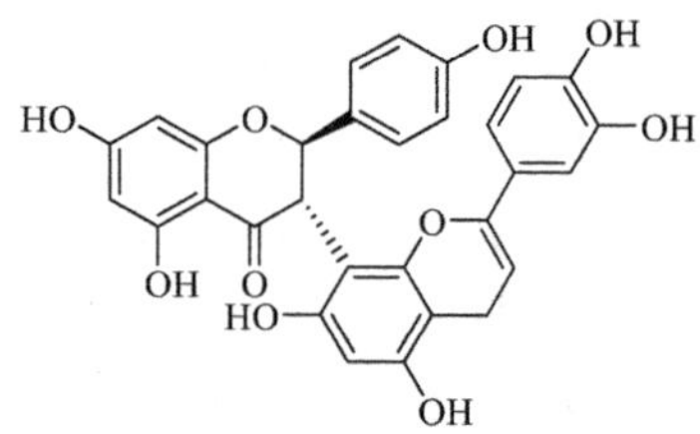

藤黄双黄酮 (**8-200**)
$IC_{50}=36.4\ \mu mol\cdot L^{-1}$

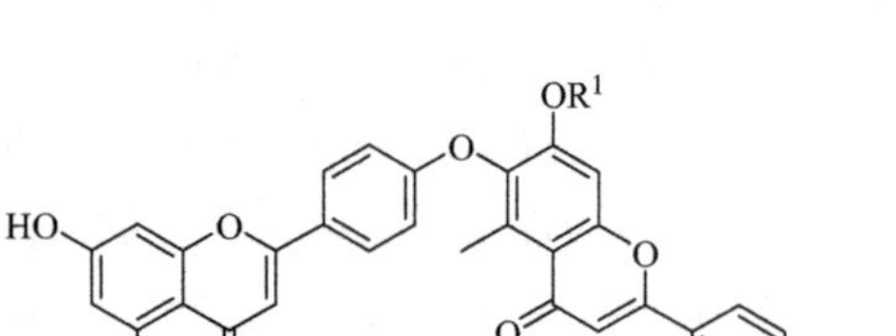

扁柏双黄酮 (**8-201**)　$R^1=R^2=H$　$IC_{50}=9.5\ \mu mol\cdot L^{-1}$
柳杉双黄酮B (**8-202**)　$R^1=R^2=Me$　$IC_{50}=26.3\ \mu mol\cdot L^{-1}$

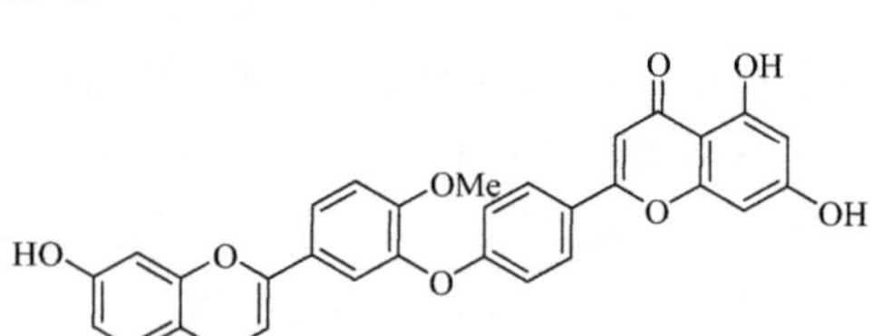

4′-*O*-甲基奥柯黄酮 (**8-203**)
$IC_{50}=22.8\ \mu mol\cdot L^{-1}$

图 8-101　化合物 **8-193**～**8-203** 的化学结构

（2）酚酸类

植物酚酸类化合物是一类广泛存在于植物体内的具有多元酚环结构的次生代谢产物。Chen 等[231]通过对含 1920 个天然化合物的库进行了基于 SARS-CoV-2 PL^{pro} 荧光酶切检测方法的高通量筛选，发现 5 个苗头化合物在 20μmol·L^{-1} 浓度下对 PL^{pro} 的抑制率超过 50%，分别为白果酸 C30:1（**8-65**）、漆树酸（AA，**8-66**）、单宁酸、甲钴胺和茶黄素 3,3′-双没食子酸酯。此外，研究者还发现化合物 **8-65**（PL^{pro}，IC$_{50}$ = 16.30μmol·L^{-1}；M^{pro}，IC$_{50}$ = 1.79μmol·L^{-1}）和 **8-66**（PL^{pro}，IC$_{50}$ = 17.08μmol·L^{-1}；M^{pro}，IC$_{50}$ = 2.07μmol·L^{-1}）对 M^{pro} 和 PL^{pro} 均具有抑制作用，是一种双靶点抑制剂。通过病毒空斑减少实验证明了它们可在无毒浓度下抑制 SARS-CoV-2 的复制，其 EC$_{50}$ 分别为 8.3μmol·L^{-1}、9.0μmol·L^{-1}，CC$_{50}$ 分别为 27.88μmol·L^{-1}、25.48μmol·L^{-1}。此外，研究者通过拟合化合物 **8-204** 浓度与酶抑制活性的曲线阐明了其对两种 SARS-CoV-2 半胱氨酸蛋白酶具有不可逆的抑制作用，分子对接验证了其与这两种蛋白酶的相互作用结合模式，表明银杏酸结合在 PL^{pro} 的 BL2 环和 α3-α4 环之间形成的底物裂缝中。此外，Li 等[232]将荧光偏振（FP）技术与生物素-亲和素系统（biotin-avidin-system，BAS）相结合，开发了一种新型三明治样 FP 筛选方法。研究者基于此方法对包含 3000 个化合物的库进行高通量筛选发现 **8-65**（IC$_{50}$ = 11.29μmol·L^{-1}）和 **8-66**（IC$_{50}$ = 12.19μmol·L^{-1}）对 M^{pro} 具有一定的抑制活性，并通过 HPLC-Q-TOF-MS 证明了它们与 M^{pro} 之间的非共价结合模式。该团队也将此筛选方法用于 PL^{pro} 抑制剂的筛选，发现 **8-66**（IC$_{50}$ = 24.26μmol·L^{-1}）对 PL^{pro} 具有良好的竞争性抑制作用[233]。综上，**8-65** 和 **8-66** 是一类双靶点抑制剂，具有开发成为新型半胱氨酸蛋白酶抑制剂的较大潜力（图 8-102）。

Yan 等[80]基于上述的三明治样筛选方法从天然产物库中快速筛选出 SARS-CoV-2 M^{pro} 抑制剂，发现二鹅掌菜酚（**8-64**，IC$_{50}$ = 4.5μmol·L^{-1}，图 8-102）的对 M^{pro} 抑制作用较强。SPR 分析和分子对接表明二鹅掌菜酚与 SARS-CoV-2 M^{pro} 的高亲和力（K_d = 0.22μmol·L^{-1}）以及催化位点的氢键相互作用。然而 Tan 等[234]最近的研究表明二鹅掌菜酚和 1,2,3,4,6-*O*-五没食子酰葡萄糖（**8-204**，IC$_{50}$＞20μmol·L^{-1}，图 8-102）对 M^{pro} 并没有抑制作用。有趣的是，研究者意外发现化合物 **8-204**（IC$_{50}$ = 3.9μmol·L^{-1}）对 PL^{pro} 具有抑制作用，TSA 实验阐明了其与 PL^{pro} 的结合。然而 **8-204** 在 293T-ACE2 细胞中的细胞活性数据表明其具有一定的毒性（CC$_{50}$ = 7.7μmol·L^{-1}）。分子对接结果表明 PGG 与 Tyr273、Asp302、Arg166、Lys157 的侧链和 Leu162 的主链上形成多重氢键作用。因此，化合物 **8-204** 可作为 PL^{pro} 抑制剂的先导，仍需进一步优化以降低其毒性。

Srinivasan 等[235]基于结构的药物发现方法，通过 X 射线筛选天然化合物库中的 500 个化合物来确定 PL^{pro} 的潜在抑制剂，共结晶获得了与 3 种天然化合物（图 8-102）复合物的 PL^{pro} 晶体，分别是 YRL（**8-205**，IC$_{50}$ = 6.68μmol·L^{-1}，EC$_{50}$ = 1μmol·L^{-1}）、HBA（**8-206**，IC$_{50}$ = 3.99μmol·L^{-1}）和 HE9（**8-207**，IC$_{50}$ = 3.76μmol·L^{-1}，EC$_{50}$ = 0.13μmol·L^{-1}），三者通过结合在 ISG15 分子的变构 S2 位点来抑制 PL^{pro}。在去 ISG 酰化实验中，三者对 PL^{pro} 均有抑制作用，但对 M^{pro} 无抑制活性。因此，这 3 种化合物为靶向 PL^{pro} 变构

结合位点的先导化合物提供了有价值的骨架。

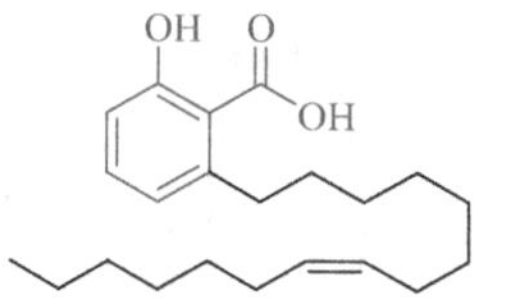

白果酸C30：1 (**8-65**)
PL^{pro} IC_{50} = 16.30 μmol • L^{-1}
M^{pro} IC_{50} = 1.79 μmol • L^{-1}
EC_{50} = 8.3 μmol • L^{-1}
CC_{50} = 27.88 μmol • L^{-1}

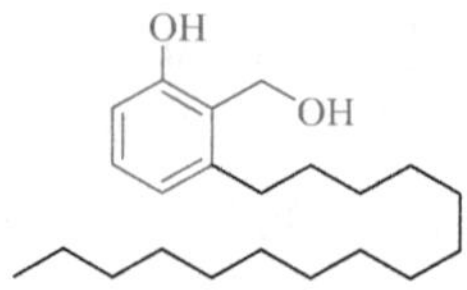

漆树酸 (**8-66**)
PL^{pro} IC_{50} = 17.08 μmol • L^{-1}
M^{pro} IC_{50} = 2.07 μmol • L^{-1}
EC_{50} = 9.0 μmol • L^{-1}
CC_{50} = 25.48 μmol • L^{-1}

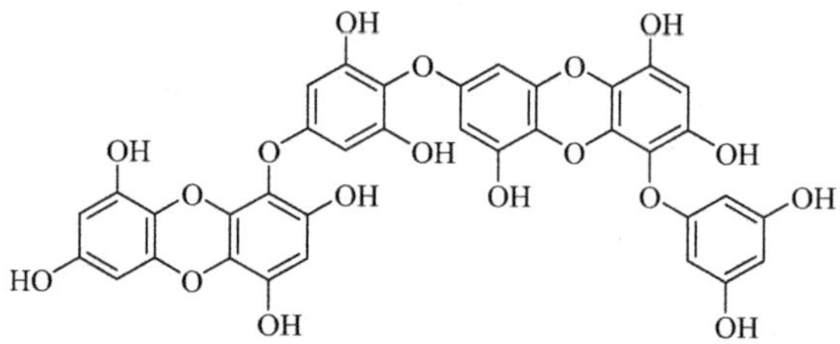

二鹅掌菜酚 (**8-64**)
M^{pro} IC_{50} = 4.5 μmol • L^{-1}

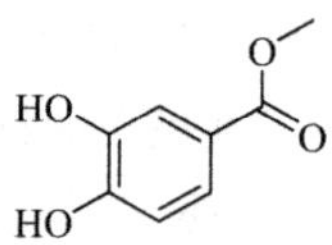

8-205
IC_{50} = 6.68 μmol • L^{-1}

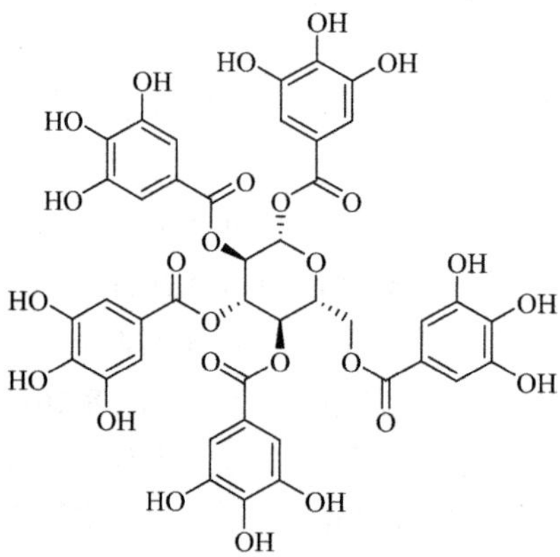

PGG (**8-204**)
PL^{pro} IC_{50} = 3.9 μmol • L^{-1}

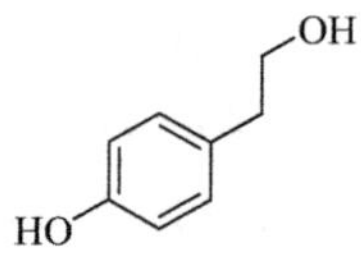

8-206
IC_{50} = 3.99 μmol • L^{-1}

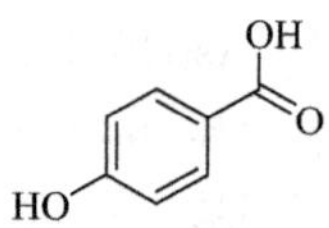

8-207
IC_{50} = 3.76 μmol • L^{-1}

图 8-102 酚酸类 SARS-CoV-2PL^{pro}和 M^{pro}抑制剂

（3）醌类

Lewis 等[236]通过评估口腔漱口水产品中活性成分对 SARS-CoV-2 M^{pro}和 PL^{pro}的体

外酶抑制活性，发现芦荟苷 A（aloin A，**8-208**，IC_{50} = 13.16μmol·L^{-1}）和芦荟苷 B（**8-209**，IC_{50} = 16.08μmol·L^{-1}）对 SARS-CoV-2 PL^{pro} 均具有抑制活性，它们互为对映异构体（图 8-103）。分子对接显示它们都与 PL^{pro} 的 Tyr268 形成氢键。分子动力学模拟表明化合物 **8-208** 和 **8-209** 均与 Glu167 间有较强的作用，而这恰恰是 PL^{pro} 去泛素化（DBU）活性所必需的。体外去泛素酶抑制实验证明了它们具有去泛素化抑制活性，其 IC_{50} 分别为 15.68μmol·L^{-1}、17.51μmol·L^{-1}。因此，芦荟苷 A 和 B 不仅可以抑制 SARS-CoV-2 复制，而且还可以控制 COVID-19 患者的细胞因子炎症风暴，具有较好的开发潜力。此外，该类化合物的手性区域并不影响活性，提示该区域是后续进行结构修饰的有利位点。

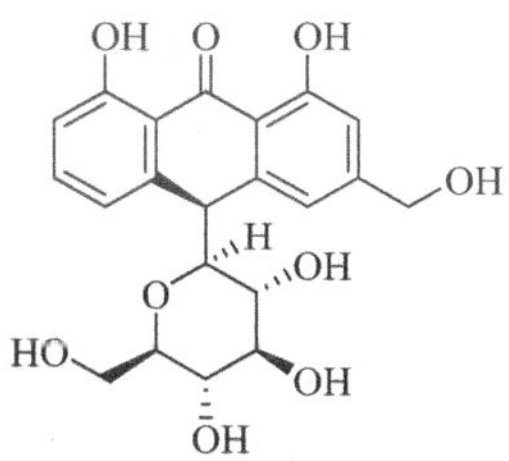

芦荟苷A (**8-208**)
PL^{pro}酶的蛋白水解活性IC_{50} = 13.16 μmol • L^{-1}
PL^{pro} DUB IC_{50} = 15.68 μmol • L^{-1}

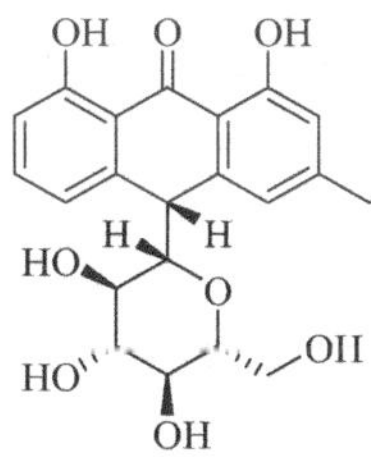

芦荟苷B (**8-209**)
PL^{pro}酶的蛋白水解活性IC_{50} = 16.08 μmol • L^{-1}
PL^{pro} DUB IC_{50} = 17.51 μmol • L^{-1}

图 8-103　化合物 **8-208** 和 **8-209** 的化学结构及活性

8.4.4　小结与展望

目前，全球新冠疫情局势仍十分严峻。尽管已在药物研发取得了一定的进展，但由于 SARS-CoV-2 的快速变异及较强的免疫逃逸能力，目前临床上仍然缺乏对 COVID-19 特异性的有效药物。因此加快研发高效、低毒且抗耐药性的新冠药物仍然迫在眉睫。

根据 SARS-CoV-2 生命周期的重要靶点 S 蛋白、RdRp、M^{pro} 和 PL^{pro} 分类，本文全面综述了具有抗 SARS-CoV-2 活性的天然产物，对于研发广谱抗病毒药物和应对未来的冠状病毒具有重要意义。天然产物是发现抗病毒药物先导化合物与候选药物的重要源泉，较遗憾的是，绝大多数天然产物仅停留在分子和细胞水平的评价，缺乏动物水平的活性评价，离临床候选药物的开发仍有距离。其次，对天然产物的筛选及全合成仍存在一定的困难。如何发现高质量的苗头化合物和高效地进行先导化合物优化，是新药研究与开发首要面对的问题，因此高效且便捷的筛选方法是助力于我们快速发现针对特定靶标且活性良好的先导物的重要手段，运用合理的药物筛选技术从天然化合物库、FDA 批准和临床候选药物库发现苗头化合物，以优选的苗头化合物作为先导物，通过"骨架跃迁"、"电子等排"和"分子杂合"等经典的药物化学策略进一步优化以提高其生物活性、改善药代动力学性质和降低毒性，经过反复的构效关系分析（SAR）研究及成药性考察，寻找各指标因素之间的平衡点，最终方可确定候选药物。在优化过程中，无论是“断键成键，键键相关”，还是“开环成环，环环相扣”，无不体现了“矛盾的特殊性”，这说明了对药物进行合理设计的重要性，将策略与设计对号入座。此外，基于片段的药物设计能够极大地提高候选药物发现与优化效率。优势片段与经典的天然骨架或许能碰撞出不一样的“火花”。随着计算机科学和人工智能（artificial intelligence，AI）等现代科学技术与生物医药的交叉融合，这极大地促进了结构新颖的天然生物活性分子的研发进程。因此，有望发现更多高效低毒的天然活性产物。

总之，天然产物在多靶点、广谱和抗耐药性药物发现方面具有显著的优势，相信随着深入研究，天然产物将会在抗冠状病毒药物研发领域大放异彩。

参 考 文 献

[1] Su S, Wong G, Shi W, et al. Epidemiology, genetic recombination, and pathogenesis of coronaviruses[J]. Trends Microbiol, 2016, 24: 490-502.

[2] Mei M, Tan X. Current strategies of antiviral drug discovery for COVID-19[J]. Front Mol Biosci, 2021, 8: 671263.

[3] Zhou P, Yang XL, Wang XG, et al. A pneumonia outbreak associated with a new coronavirus of probable bat origin[J]. Nature, 2020, 579: 270-273.

[4] Hu B, Guo H, Zhou P, et al. Characteristics of SARS-CoV-2 and COVID-19[J]. Nat Rev Microbiol, 2021, 19: 141-154.

[5] World Health Organization. WHO Coronavirus (COVID-19) [EB/OL]. https://covid19.who.int/ (accessed December 15, 2022).

[6] Stein SR, Ramelli SC, Grazioli A, et al. SARS-CoV-2 infection and persistence in the human body and brain at autopsy[J]. Nature. 2022, 612: 758-763.

[7] Menni C, Valdes AM, Polidori L, et al. Symptom prevalence, duration, and risk of hospital admission in individuals infected with SARS-CoV-2 during periods of omicron and delta variant dominance: a prospective observational study from the ZOE COVID study[J]. Lancet, 2022, 399: 1618-1624.

[8] Gil C, Ginex T, Maestro I, et al. COVID-19: drug targets and potential treatments[J]. J Med Chem, 2020, 63: 12359-12386.

[9] 刘艾林, 杜冠华. 基于靶点的抗新型冠状病毒病 COVID-19 药物发现[J]. 药学学报, 2020, 55(06): 1073-1080.

[10] Berry M, Fielding BC, Gamieldien J. Potential broad spectrum inhibitors of the coronavirus 3CLpro: a virtual screening and structure-based drug design study[J]. Viruses, 2015, 7: 6642-6660.

[11] Yang H, Yang M, Ding Y, et al. The crystal structures of severe acute respiratory syndrome virus main protease and its complex with an inhibitor[J]. Proc Natl Acad Sci U S A, 2003, 100: 13190-13195.

[12] Kneller DW, Phillips G, O'Neill HM, et al. Structural plasticity of SARS-CoV-2 3CL M^{pro} active site cavity revealed by room temperature X-ray crystallography[J]. Nat Commun, 2020, 11: 3202.

[13] Zhang YZ, Holmes EC. A Genomic perspective on the origin and emergence of SARS-CoV-2[J]. Cell, 2020, 181: 223-227.

[14] 刘玉, 明巍, 李陈宗, 等. 拟肽类冠状病毒主蛋白酶抑制剂的研究进展[J]. 药学学报, 2022, 57(07): 1977-1990.

[15] Ma C, Sacco MD, Hurst B, et al. Boceprevir, GC-376, and calpain inhibitors Ⅱ, Ⅻinhibit SARS-CoV-2 viral replication by targeting the viral main protease[J]. Cell Res, 2020, 30: 678-692.

[16] Dai W, Zhang B, Jiang XM, et al. Structure-based design of antiviral drug candidates targeting the SARS-CoV-2

main protease[J]. Science, 2020, 368: 1331-1335.

[17] Frontier biopharmaceutical industry. Frontier biology and Shanghai institute of pharmaceutical research, Chinese academy of sciences have reached a project cooperation on the development of new drugs against 2019-nCoV[EB/OL]. http://www.phirda.com/artilce_21204.html.

[18] Frontier biopharmaceutical industry. Voluntary disclosure of announcement on the approval of FB2001 for aerosol inhalation for phase Ⅱ and Ⅲ clinical trials[EB/OL].http://vip.stock.finance.sina.com.cn/corp/view/vCB_AllBulletinDetail.php?stockid=688221&id=8683956

[19] Sacco MD, Ma C, Lagarias P, et al. Structure and inhibition of the SARS-CoV-2 main protease reveal strategy for developing dual inhibitors against M^{pro} and cathepsin L[J]. Sci Adv, 2020, 6: eabe0751.

[20] Qiao J, Li YS, Zeng R, et al. SARS-CoV-2 M^{pro} inhibitors with antiviral activity in a transgenic mouse model[J]. Science, 2021, 371: 1374-1378.

[21] Martin YC. A bioavailability score[J]. J Med Chem, 2005, 48: 3164-3170.

[22] Mao L, Shaabani N, Zhang X, et al. Olgotrelvir, a dual inhibitor of SARS-CoV-2 M^{pro} and cathepsin L, as a standalone antiviral oral intervention candidate for COVID-19. Med, 2024, 5(1): 42-61.e23.

[23] Food and Drug Administration[EB/OL]. https://www.fda.gov/news-events/press-announcements/coronavirus-covid-19update-fda-authorizes-first-oral-antiviral-treatment-covid-19.

[24] Pfizer[EB/OL].https://www.pfizer.com/news/press-release/press-release-detail/pfizer-shares-top-line-results-phase-23-epic-pep-study.

[25] Gahlawat A, Kumar N, Kumar R, et al. Structure-based virtual screening to discover potential lead molecules for the SARS-CoV-2 main protease[J]. J Chem Inf Model, 2020, 60: 5781-5793.

[26] Owen DR, Allerton CMN, Anderson AS, et al. An oral SARS-CoV-2 M^{pro} inhibitor clinical candidate for the treatment of COVID-19[J]. Science, 2021, 374: 1586-1593.

[27] Li J, Lin C, Zhou X, et al. Structural basis of the main proteases of coronavirus bound to drug candidate PF-07321332[J]. J Virol, 2022, 96: e0201321.

[28] Zhang L, Lin D, Sun X, et al. Crystal structure of SARS-CoV-2 main protease provides a basis for design of improved α-ketoamide inhibitors[J]. Science, 2020, 368: 409-412.

[29] Thanigaimalai P, Konno S, Yamamoto T, et al. Development of potent dipeptide-type SARS-CoV 3CL protease inhibitors with novel P3 scaffolds: design, synthesis, biological evaluation, and docking studies[J]. Eur J Med Chem, 2013, 68: 372-384.

[30] Konno S, Kobayashi K, Senda M, et al. 3CL protease inhibitors with an electrophilic arylketone moiety as anti-SARS-CoV-2 agents[J]. J Med Chem, 2022, 65: 2926-2939.

[31] Hoffman RL, Kania RS, Brothers MA, et al. Discovery of ketone-based covalent inhibitors of coronavirus 3CL proteases for the potential therapeutic treatment of COVID-19[J]. J Med Chem, 2020, 63: 12725-12747.

[32] Boras B, Jones RM, Anson BJ, et al. Discovery of a novel inhibitor of coronavirus 3CL protease for the potential treatment of COVID-19[J]. bioRxiv, 2021. DOI: 10.1101/2020.09.12.293498.

[33] Bai B, Belovodskiy A, Hena M, et al. Peptidomimetic α-acyloxymethylketone warheads with six-membered lactam P1 glutamine mimic: SARS-CoV-2 3CL protease inhibition, coronavirus antiviral activity, and *in vitro* biological stability[J]. J Med Chem, 2022, 65: 2905-2925.

[34] Jin Z, Du X, Xu Y, et al. Structure of M^{pro} from SARS-CoV-2 and discovery of its inhibitors[J]. Nature, 2020, 582: 289-293.

[35] Huang C, Shuai H, Qiao J, et al. A new generation Mpro inhibitor with potent activity against SARS-CoV-2 Omicron variants. Signal Transduct Target Ther. 2023, 8: 128.

[36] Jiang X, Su H, Shang W, et al. Structure-based development and preclinical evaluation of the SARS-CoV-2 3C-like protease inhibitor simnotrelvir. Nat Commun. 2023, 14: 6463.

[37] Citarella A, Moi D, Pedrini M, et al. Discovery of a Novel Trifluoromethyl Diazirine Inhibitor of SARS-CoV-2 Mpro. Molecules. 2023, 28: 514.

[38] Morimoto K, Koh M. Postoperative adjuvant use of carmofur for early breast cancer[J]. Osaka City Med J, 2003, 49:

77-83.

[39] Gröhn P, Heinonen E, Kumpulainen E, et al. Oral carmofur in advanced gastrointestinal cancer[J]. Am J Clin Oncol, 1990, 13: 477-479.

[40] Jin Z, Zhao Y, Sun Y, et al. Structural basis for the inhibition of SARS-CoV-2 main protease by antineoplastic drug carmofur[J]. Nat Struct Mol Biol, 2020, 27: 529-532.

[41] Wang R, Hu Q, Wang H, et al. Identification of vitamin K3 and its analogues as covalent inhibitors of SARS-CoV-2 3CL^{pro}[J]. Int J Biol Macromol, 2021, 183: 182-192.

[42] Huff S, Kummetha IR, Tiwari SK, et al. Discovery and mechanism of SARS-CoV-2 main protease inhibitors[J]. J Med Chem, 2022, 65: 2866-2879.

[43] Amporndanai K, Meng X, Shang W, et al. Inhibition mechanism of SARS-CoV-2 main protease by ebselen and its derivatives[J]. Nat Commun, 2021, 12: 3061.

[44] Ma C, Xia Z, Sacco MD, et al. Discovery of di- and trihaloacetamides as covalent SARS-CoV-2 main protease inhibitors with high target specificity[J]. J Am Chem Soc, 2021, 143: 20697-20709.

[45] Unoh Y, Uehara S, Nakahara K, et al. Discovery of S-217622, a noncovalent oral SARS-CoV-2 3CL protease inhibitor clinical candidate for treating COVID-19[J]. J Med Chem, 2022, 65: 6499-6512.

[46] Jacobs J, Grum-Tokars V, Zhou Y, et al. Discovery, synthesis, and structure-based optimization of a series of *N*-(tert-butyl)-2-(*N*-arylamido)-2-(pyridin-3-yl) acetamides (ML188) as potent noncovalent small molecule inhibitors of the severe acute respiratory syndrome coronavirus (SARS-CoV) 3CL protease[J]. J Med Chem, 2013, 56: 534-546.

[47] Lockbaum GJ, Reyes AC, Lee JM, et al. Crystal structure of SARS-CoV-2 main protease in complex with the non-covalent inhibitor ML188[J]. Viruses, 2021, 13: 174.

[48] Kitamura N, Sacco MD, Ma C, et al. Expedited approach toward the rational design of noncovalent SARS-CoV-2 main protease inhibitors[J]. J Med Chem, 2022, 65: 2848-2865.

[49] Drayman N, DeMarco JK, Jones KA, et al. Masitinib is a broad coronavirus 3CL inhibitor that blocks replication of SARS-CoV-2[J]. Science, 2021, 373: 931-936.

[50] Kneller DW, Li H, Galanie S, et al. Structural, electronic, and electrostatic determinants for inhibitor binding to subsites S1 and S2 in SARS-CoV-2 main protease[J]. J Med Chem, 2021, 64: 17366-17383.

[51] Gao S, Sylvester K, Song L, et al. Discovery and crystallographic studies of trisubstituted piperazine derivatives as non-covalent SARS-CoV-2 main protease inhibitors with high target specificity and low toxicity[J]. J Med Chem, 2022, 65: 13343-13364.

[52] Zhang JW, Xiong Y, Wang F, et al. Discovery of 9,10-dihydrophenanthrene derivatives as SARS-CoV-2 3CL^{pro} inhibitors for treating COVID-19[J]. Eur J Med Chem, 2022, 228: 114030.

[53] Hou NK, Shuai L, Zhang LJ, et al. Development of highly potent noncovalent inhibitors of SARS-CoV-2 3CL^{pro}[J]. ACS Cent Sci, 2023, 9: 217-227.

[54] Boby ML, Fearon D, Ferla M, et al. Open science discovery of potent noncovalent SARS-CoV-2 main protease inhibitors. Science. 2023, 82: eabo7201.

[55] 马宇博, 贾婷婷, 张瑞芬, 等. 新型冠状病毒感染中医药诊疗思考[J]. 中华中医药学刊, 2023, 41(02): 19-23.

[56] 方邦江, 齐文升, 杨志旭, 等. 《新型冠状病毒肺炎诊疗方案(试行第九版)》中医治疗更新及其对奥密克戎变异株感染防治指导作用[J]. 陕西中医药大学学报, 2022, 45(03): 1-4.

[57] Yang Z, Liu Y, Wang L, et al. Traditional Chinese medicine against COVID-19: role of the gut microbiota[J]. Biomed Pharmacother, 2022, 149: 112787.

[58] 王俊玲, 李宏伟, 杨春菊, 等. 紫草素的抗癌作用机制研究进展[J]. 安徽医药, 2022, 26(06): 1061-1067+1273.

[59] 谭超, 周靖轩, 卢倩倩, 等. 紫草素与依布硒啉对金黄色葡萄球菌的协同作用[J]. 微生物学报, 2022, 62(03): 1049-1060.

[60] Li J, Zhou X, Zhang Y, et al. Crystal structure of SARS-CoV-2 main protease in complex with the natural product inhibitor shikonin illuminates a unique binding mode[J]. Sci Bull, 2021, 66: 661-663.

[61] Su H, Yao S, Zhao W, et al. Discovery of baicalin and baicalein as novel, natural product inhibitors of SARS-CoV-2

3CL protease *in vitro*[J]. bioRxiv, 2020. DOI: 10.1101/2020.04.13.038687.

[62] Su H, Yao S, Zhao W, et al. Identification of pyrogallol as a warhead in design of covalent inhibitors for the SARS-CoV-2 3CL protease[J]. Nat Commun, 2021, 12: 3623.

[63] Hu YQ, Xu Z, Feng LS. The isatin hybrid and its antituberculosis activity[J]. World Notes Antibiot, 2017, 38: 90-98.

[64] Xu Y, Xu Z. Antituberculosis activity of isatin derivatives[J]. World Notes Antibiot, 2018, 39: 258-271.

[65] Zhou L, Liu Y, Zhang W, et al. Isatin compounds as noncovalent SARS coronavirus 3C-like protease inhibitors[J]. J Med Chem, 2006, 49: 3440-3443.

[66] Liu P, Liu H, Sun Q, et al. Potent inhibitors of SARS-CoV-2 3C-like protease derived from *N*-substituted isatin compounds[J]. Eur J Med Chem, 2020, 206: 112702.

[67] 付玉, 王淑静, 张家宁. 冬凌草甲素的药理活性及作用机制研究[J]. 食品与药品, 2022, 24(02): 202-207.

[68] Xie T, Yang ZQ, Xu WW, et al. Research progress on chemical constituents, pharmacological effects and clinical application of *Rabdosia rubescens*[J]. Chin Tradit Herb Drug(中草药), 2022, 53: 317-325.

[69] Zhong B, Peng W, Du S, et al. Oridonin inhibits SARS-CoV-2 by targeting its 3C-Like protease[J]. Small Sci, 2022, 2: 2100124.

[70] 刘千勇, 王晓良. 新型冠状病毒（2019-nCoV）的靶向药物研究策略[J]. 药学学报, 2020, 55(02): 181-188.

[71] 胡杭晨. Lp-PLA2、SARS-CoV-2 PL^{pro}的共价抑制剂发现研究[D]. 上海: 中国科学院大学(中国科学院上海药物研究所), 2022.

[72] Wang X, Huang B, Liu X, et al. Discovery of bioactive molecules from CuAAC click-chemistry-based combinatorial libraries[J]. Drug Discov Today, 2016, 21: 118-132.

[73] Gu J, Peng R, Guo C, et al. Construction of a synthetic methodology-based library and its application in identifying a GIT/PIX protein-protein interaction inhibitor[J]. Nat Commun, 2022, 13: 7176.

[74] 徐淑静, 丁当, 刘新泳, 等. 整合药物化学——药物发现中的新范式[J]. 药学学报, 2022, 57(10): 2889-2901.

[75] 徐淑静, 丁当, 刘新泳, 等. 浅谈广谱抗病毒药物研发的普适性策略[J]. 药学学报, 2022, 57(05): 1289-1300.

[76] 徐淑静, 张续杰, 丁当, 等. 抗病毒药物研究中的生物无机化学策略[J]. 药学学报, 2022, 57(03): 576-592.

[77] 徐淑静, 丁当, 张续杰, 等. 抗病毒药物研究中的新靶标与新策略[J]. 药学学报, 2022, 57(04): 903-916.

[78] Banerjee R, Perera L, Tillekeratne LMV. Potential SARS-CoV-2 main protease inhibitors[J]. Drug Discovery Today, 2021,26:804-816.

[79] 陈云雨, 付正豪, 闫千千, 等. 基于密码子优化策略的新型冠状病毒主蛋白酶在大肠杆菌中的表达条件优化与活性鉴定[J]. 生物工程学报, 2021, 37(04): 1334-1345.

[80] Yan G, Li D, Lin Y, et al. Development of a simple and miniaturized sandwich-like fluorescence polarization assay for rapid screening of SARS-CoV-2 main protease inhibitors[J]. Cell Biosci, 2021, 11: 1-199.

[81] Li D, Yan G, Zhou W, et al. Ginkgolic acid and anacardic acid are reversible inhibitors of SARS-CoV-2 3-chymotrypsin-like protease[J]. Cell Bioscie, 2022, 12: 65-65.

[82] Zang Y, Su M, Wang Q, et al. High-throughput screening of SARS-CoV-2 main and papain-like protease inhibitors[J]. Protein Cell. 2022, 14: 17-27.

[83] Samrat SK, Xu J, Xie X, et al. Allosteric inhibitors of the main protease of SARS-CoV-2[J]. Antiviral research, 2022, 205: 105381-105381.

[84] 闫千千, 闫浩浩, 刘志成, 等. 基于比色法原理的新冠病毒主蛋白酶小分子抑制剂高通量筛选模型的优化与应用[J]. 药学学报, 2022, 57(10): 3019-3026.

[85] Feng Y, Liu G, La M, et al. Colorimetric and electrochemical methods for the detection of SARS-CoV-2 main protease by peptide-triggered assembly of gold nanoparticles[J]. Molecules (Basel, Switzerland), 2022, 27: 615.

[86] Ge R, Shen Z, Yin J, et al. Discovery of SARS-CoV-2 main protease covalent inhibitors from a DNA-encoded library selection[J]. SLAS discovery, 2022, 27: 79-85.

[87] 赵晓君, 陈焕文, 宋大千, 等. 表面等离子体共振传感器Ⅰ: 基本原理[J]. 分析仪器, 2000(04): 1-8.

[88] Du A, Zheng R, Disoma C, et al. Epigallocatechin-3-gallate, an active ingredient of Traditional Chinese Medicines, inhibits the 3CLpro activity of SARS-CoV-2[J]. Int J Biol Macromol, 2021, 176: 1-12.

[89] Cantrelle FX, Boll E, Brier L, et al. NMR spectroscopy of the main protease of SARS-CoV-2 and fragment-based screening identify three protein hotspots and an antiviral fragment[J]. Angew Chem Int Ed Engl, 2021, 60: 25428-25435.

[90] Zhang H, Liu C, Hua W, et al. Acoustic ejection mass spectrometry for high-throughput analysis[J]. Anal Chem, 2021, 93: 10850-10861.

[91] Hasegawa T, Imamura RM, Suzuki T, et al. Application of acoustic ejection MS system to high-throughput screening for SARS-CoV-2 3CL protease inhibitors[J]. Chemical & pharmaceutical bulletin, 2022, 70: 199-201.

[92] Scholle MD, O'Kane PT, Dib S, et al. Label-free duplex SAMDI-MS screen reveals novel SARS-CoV-2 3CLpro inhibitors[J]. Antiviral Res, 2022, 200: 105279.

[93] Douangamath A, Fearon D, Gehrtz P, et al. Crystallographic and electrophilic fragment screening of the SARS-CoV-2 main protease[J]. Nature communications, 2020, 11: 5047-5047.

[94] Pearce NM, Krojer T, Bradley AR, et al. A multi-crystal method for extracting obscured crystallographic states from conventionally uninterpretable electron density[J]. Nature communications, 2017, 8: 15123-15123.

[95] 戚海燕，闫干干，付正豪，等. 新型冠状病毒主蛋白酶抑制剂的筛选方法研究进展[J]. 生命的化学，2021, 41(02): 207-214.

[96] Chen KY, Krischuns T, Varga LO, et al. A highly sensitive cell-based luciferase assay for high-throughput automated screening of SARS-CoV-2 nsp5/3CLpro inhibitors[J]. Antiviral research, 2022, 201: 105272-105272.

[97] O'Brien A, Chen D-Y, Hackbart M, et al. Detecting SARS-CoV-2 3CLpro expression and activity using a polyclonal antiserum and a luciferase-based biosensor[J]. Virology (New York), 2021, 556: 73-78.

[98] Zhang Y, Li C, Ke X, et al. Development of a biosensor assessing SARS-CoV-2 main protease proteolytic activity in living cells for antiviral drugs screening[J]. Virologica Sinica, 2022, 37: 459-461.

[99] Zhang Q, Schepis A, Huang H, et al. Designing a green fluorogenic protease reporter by flipping a beta strand of GFP for imaging apoptosis in animals[J]. J Am Chem Soc, 2019, 141: 4526-4530.

[100] Rothan HA, Teoh TC. Cell-based high-throughput screening protocol for discovering antiviral inhibitors against SARS-COV-2 main protease (3CLpro)[J]. Mol Biotech, 2021, 63: 240-248.

[101] Tan B, Joyce R, Tan H, Hu Y, Wang J. SARS-CoV-2 Main Protease Drug Design, Assay Development, and Drug Resistance Studies. Acc Chem Res. 2023;56(2):157-168.

[102] 马铃，赵建元，郭赛赛，等. 细胞水平新型冠状病毒 SARS-CoV-2 3CL 蛋白酶抑制剂筛选模型的建立[J]. 药学学报, 2020, 55(09): 2122-2126.

[103] Hou N, Peng C, Zhang L, et al. BRET-based self-cleaving biosensors for SARS-CoV-2 3CLpro inhibitor discovery[J]. Microbiology spectrum, 2022, e0255921-e0255921.

[104] Narayanan A, Narwal M, Majowicz SA, et al. Identification of SARS-CoV-2 inhibitors targeting Mpro and PLpro using in-cell-protease assay[J]. Commun Biol, 2022, 5: 169.

[105] Xu M, Zhou J, Cheng Y, et al. A self-immolative fluorescent probe for selective detection of SARS-CoV-2 main protease[J]. Anal Chem, 2022, 94: 11728-11733.

[106] Franko N, Teixeira AP, Xue S, et al. Design of modular autoproteolytic gene switches responsive to anti-coronavirus drug candidates[J]. Nat Commun, 2021, 12: 6786-6786.

[107] Bram Y, Duan X, Nilsson-Payant BE, et al. Dual-reporter system for real-time monitoring of SARS-CoV-2 main protease activity in live cells enables identification of an allosteric inhibition path[J]. ACS Bio Med Chem Au, 2022, 2c00034.

[108] https://trialbulletin.com/lib/entry/ct-05580003.

[109] Akinosoglou K, Schinas G, Gogos C. Oral antiviral treatment for COVID-19: a comprehensive review on nirmatrelvir/ritonavir[J]. Viruses. 2022, 14: 2540-2540.

[110] https://www.shionogi.com/us/en/news/2022/11/xocova-ensitrelvir-fumaric-acid-tablets-125mg-approved-in-japan-for-the-treatment-of-sars-cov-2-infection,-under-the-emergency-regulatory-approval-system.html

[111] 王月华，杜冠华. 现代表型药物筛选——药物发现的有效途径[J]. 中国新药杂志, 2016, 25(04): 395-404.

[112] 刘润哲，宋俊科，刘艾林，等. 人工智能在基于配体和受体结构的药物筛选中的应用进展[J]. 药学学报，2021,

56(08): 2136-2145.

[113] Zhou Y, Wang F, Tang J, et al. Artificial intelligence in COVID-19 drug repurposing[J]. The Lancet. Digital health, 2020, 2: e667-e676.

[114] Jackson CB, Farzan M, Chen B, et al. Mechanisms of SARS-CoV-2 entry into cells[J]. Nat Rev Mol Cell Biol, 2022, 23: 3-20.

[115] Mediouni S, Mou H, Otsuka Y, et al. Identification of potent small molecule inhibitors of SARS-CoV-2 entry[J]. SLAS Discov, 2022, 27: 8-19.

[116] Sabbah DA, Hajjo R, Bardaweel SK, et al. An updated review on SARS-CoV-2 main proteinase (M(pro)): protein structure and small-molecule inhibitors[J]. Curr Top Med Chem, 2021, 21: 442-460.

[117] Sun C, Zhang J, Wei J, et al. Screening, simulation, and optimization design of small molecule inhibitors of the SARS-CoV-2 spike glycoprotein[J]. PLoS One, 2021, 16: e0245975.

[118] 魏亚军. 低分子量肝素钠对慢性肺源性心脏病患者的治疗[J]. 中国医药科学, 2021, 11: 197-199.

[119] Shankaran DR, Gobi KV, Sakai T, et al. Surface plasmon resonance immunosensor for highly sensitive detection of 2,4,6-trinitrotoluene[J]. Biosens Bioelectron, 2005, 20: 1750-1756.

[120] Shin YH, Jeong K, Lee J, et al. Inhibition of ACE2-Spike interaction by an ACE2 binder suppresses SARS-CoV-2 entry[J]. Angew Chem Int Ed Engl, 2022, 61: e202115695.

[121] Wang Q, Wang L, Zhang Y, et al. Probing the allosteric inhibition mechanism of a spike protein using molecular dynamics simulations and active compound identifications[J]. J Med Chem, 2022, 65: 2827-2835.

[122] Singh SK, Singh S, Singh R. Targeting novel coronavirus SARS-CoV-2 spike protein with phytoconstituents of Momordica charantia[J]. J Ovarian Res, 2021, 14: 126.

[123] Niesen FH, Berglund H, Vedadi M. The use of differential scanning fluorimetry to detect ligand interactions that promote protein stability[J]. Nat Protoc, 2007, 2: 2212-2221.

[124] Rosa N, Ristic M, Seabrook SA, et al. Meltdown: A tool to help in the interpretation of thermal melt curves acquired by differential scanning fluorimetry[J]. J Biomol Screen, 2015, 20: 898-905.

[125] Schmidt D, Hakeem Said I, Ohl N, et al. Investigating the interaction between dietary polyphenols, the SARS CoV-2 spike protein and the ACE-2 receptor[J]. Food Funct, 2022, 13: 8038-8046.

[126] Bojadzic D, Alcazar O, Chen J, et al. Small-molecule inhibitors of the coronavirus spike: ACE2 Protein-Protein interaction as blockers of viral attachment and entry for SARS-CoV-2[J]. ACS Infect Dis, 2021, 7: 1519-1534.

[127] Mao Y, Yu L, Yang R, et al. A novel method for the study of molecular interaction by using microscale thermophoresis[J]. Talanta, 2015, 132: 894-901.

[128] Ekins S, Mottin M, Ramos P, et al. Déjà vu: Stimulating open drug discovery for SARS-CoV-2[J]. Drug Discov Today, 2020, 25: 928-941.

[129] Gawriljuk VO, Zin PPK, Puhl AC, et al. Machine learning models identify inhibitors of SARS-CoV-2[J]. J Chem Inf Model, 2021, 61: 4224-4235.

[130] Velazquez-Campoy A, Freire E. Isothermal titration calorimetry to determine association constants for high-affinity ligands[J]. Nat Protoc, 2006, 1: 186-191.

[131] Okhrimenko O, Jelesarov I. A survey of the year 2006 literature on applications of isothermal titration calorimetry[J]. J Mol Recognit, 2008, 21: 1-19.

[132] Falconer RJ, Penkova A, Jelesarov I, et al. Survey of the year 2008: Applications of isothermal titration calorimetry[J]. J Mol Recognit, 2010, 23: 395-413.

[133] Liang Y. Applications of isothermal titration calorimetry in protein science[J]. Acta Biochim Biophys Sin (Shanghai), 2008, 40: 565-576.

[134] Mazalovska M, Kouokam JC. Lectins as promising therapeutics for the prevention and treatment of HIV and other potential coinfections[J]. Biomed Res Int, 2018, 2018: 3750646.

[135] Keyaerts E, Vijgen L, Pannecouque C, et al. Plant lectins are potent inhibitors of coronaviruses by interfering with two targets in the viral replication cycle[J]. Antiviral Res, 2007, 75: 179-187.

[136] Muñoz-Basagoiti J, Monteiro FLL, Krumpe LRH, et al. Cyanovirin-N binds to select SARS-CoV-2 spike

oligosaccharides outside of the receptor binding domain and blocks infection by SARS-CoV-2[J]. Proc Natl Acad Sci U S A, 2023, 120: e2214561120.
[137] Chen GY, Pan YC, Wu TY, et al. Potential natural products that target the SARS-CoV-2 spike protein identified by structure-based virtual screening, isothermal titration calorimetry and lentivirus particles pseudotyped (Vpp) infection assay[J]. J Tradit Complement Med, 2022, 12: 73-89.
[138] Hihara S, Taoka M, Tanaka M, et al. Visual responsiveness of neurons in the secondary somatosensory area and its surrounding parietal operculum regions in awake macaque monkeys[J]. Cereb Cortex, 2015, 25: 4535-4550.
[139] Coghi P, Yang LJ, Ng JPL, et al. A drug repurposing approach for antimalarials interfering with sars-cov-2 spike protein receptor binding domain (rbd) and human angiotensin-converting enzyme 2 (ace2)[J]. Pharmaceuticals (Basel), 2021, 14: 954.
[140] Yang L, Chen R, Hamdoun S, et al. Corilagin prevents SARS-CoV-2 infection by targeting RBD-ACE2 binding[J]. Phytomedicine, 2021, 87: 153591.
[141] 项瑾, 梁毅, 陈楠. 等温滴定量热法和荧光滴定法研究十二烷基硫酸钠与纤维素酶的结合[J]. 化学学报, 2003, (12): 1949-1954.
[142] Kim SY, Jin W, Sood A, et al. Characterization of heparin and severe acute respiratory syndrome-related coronavirus 2 (SARS-CoV-2) spike glycoprotein binding interactions[J]. Antiviral Res, 2020, 181: 104873.
[143] Zhang Q, Chen CZ, Swaroop M, et al. Heparan sulfate assists SARS-CoV-2 in cell entry and can be targeted by approved drugs in vitro[J]. Cell Discov, 2020, 6: 80.
[144] Clausen TM, Sandoval DR, Spliid CB, et al. SARS-CoV-2 Infection Depends on Cellular Heparan Sulfate and ACE2[J]. Cell, 2020, 183: 1043-1057.e1015.
[145] Ennemoser M, Rieger J, Muttenthaler E, et al. Enoxaparin and pentosan polysulfate bind to the SARS-CoV-2 spike protein and human ACE2 receptor, inhibiting vero cell infection[J]. Biomedicines, 2021, 10.
[146] Balasubramanian A, Teramoto T, Kulkarni AA, et al. Antiviral activities of selected antimalarials against dengue virus type 2 and Zika virus[J]. Antiviral Res, 2017, 137: 141-150.
[147] Ratnapriya S, Braun AR, Cervera Benet H, et al. Broad tricyclic ring inhibitors block SARS-CoV-2 spike function required for viral entry[J]. ACS Infect Dis, 2022, 8: 2045-2058.
[148] Roth D, Benz J, Grether U, et al. Homogeneous Time-Resolved Fluorescence Resonance Energy Transfer (TR-FRET) cofactor recruitment assay for PPARαand PPARγ[J]. Methods Mol Biol, 2023, 2576: 155-169.
[149] Li C, Zhou H, Guo L, et al. Potential inhibitors for blocking the interaction of the coronavirus SARS-CoV-2 spike protein and its host cell receptor ACE2[J]. J Transl Med, 2022, 20: 314.
[150] Cecon E, Burridge M, Cao L, et al. SARS-COV-2 spike binding to ACE2 in living cells monitored by TR-FRET[J]. Cell Chem Biol, 2022, 29: 74-83.e74.
[151] Mona CE, Benz MR, Hikmat F, et al. Correlation of (68)ga-fapi-46 pet biodistribution with fap expression by immunohistochemistry in patients with solid cancers: Interim analysis of a prospective translational exploratory study[J]. J Nucl Med, 2022, 63: 1021-1026.
[152] Song M, Park HJ. Anti-inflammatory effect of Phellinus linteus grown on germinated brown rice on dextran sodium sulfate-induced acute colitis in mice and LPS-activated macrophages[J]. J Ethnopharmacol, 2014, 154: 311-318.
[153] Chandimali N, Huynh DL, Jin WY, et al. Combination effects of hispidin and gemcitabine via inhibition of stemness in pancreatic cancer stem cells[J]. Anticancer Res, 2018, 38: 3967-3975.
[154] Kong S, Li J, Li S, et al. Anti-aging effect of chitosan oligosaccharide on d-galactose-induced subacute aging in mice[J]. Mar Drugs, 2018, 16: 181.
[155] Chien LH, Deng JS, Jiang WP, et al. Study on the potential of sanghuangporus sanghuang and its components as COVID-19 spike protein receptor binding domain inhibitors[J]. Biomed Pharmacother, 2022, 153: 113434.
[156] Li Q, Yi D, Lei X, et al. Corilagin inhibits SARS-CoV-2 replication by targeting viral RNA-dependent RNA polymerase[J]. Acta Pharm Sin B, 2021, 11: 1555-1567.
[157] Hirano M, Ando R, Shimozono S, et al. A highly photostable and bright green fluorescent protein[J]. Nat

Biotechnol, 2022, 40: 1132-1142.

[158] Yi Y, Li J, Lai X, et al. Natural triterpenoids from licorice potently inhibit SARS-CoV-2 infection[J]. J Adv Res, 2022, 36: 201-210.

[159] Li H, Sun J, Xiao S, et al. Triterpenoid-mediated inhibition of virus-host interaction: Is now the time for discovering viral entry/release inhibitors from nature?[J]. J Med Chem, 2020, 63: 15371-15388.

[160] Murae M, Shimizu Y, Yamamoto Y, et al. The function of SARS-CoV-2 spike protein is impaired by disulfide-bond disruption with mutation at cysteine-488 and by thiol-reactive *N*-acetyl-cysteine and glutathione[J]. Biochem Biophys Res Commun, 2022, 597: 30-36.

[161] Kloc M, Subuddhi A, Uosef A, et al. Monocyte-Macrophage lineage cell fusion[J]. Int J Mol Sci, 2022, 23.

[162] Johansen LM, DeWald LE, Shoemaker CJ, et al. A screen of approved drugs and molecular probes identifies therapeutics with anti-Ebola virus activity[J]. Sci Transl Med, 2015, 7: 290ra289.

[163] Chen Y, Wu Y, Chen S, et al. Sertraline is an effective SARS-CoV-2 entry inhibitor targeting the spike protein[J]. J Virol, 2022, 96: e0124522.

[164] Zhou F, Yu T, Du R, et al. Clinical course and risk factors for mortality of adult inpatients with COVID-19 in Wuhan, China: a retrospective cohort study[J]. Lancet, 2020, 395: 1054-1062.

[165] Zhu L, She ZG, Cheng X, et al. Association of blood glucose control and outcomes in patients with COVID-19 and pre-existing type 2 diabetes[J]. Cell Metab, 2020, 31: 1068-1077.e1063.

[166] Tong L, Xiao X, Li M, et al. A glucose-like metabolite deficient in diabetes inhibits cellular entry of SARS-CoV-2[J]. Nat Metab, 2022, 4: 547-558.

[167] Mančck-Keber M, Hafner-BratkovičI, Lainšček D, et al. Disruption of disulfides within RBD of SARS-CoV-2 spike protein prevents fusion and represents a target for viral entry inhibition by registered drugs[J]. Faseb J, 2021, 35: e21651.

[168] 樊同涛，樊小农，麻聪聪，等. 免疫共沉淀技术的应用研究[J]. 中华针灸电子杂志, 2014, 3: 13-16.

[169] Song G, Shen X, Li S, et al. Structure-activity relationships of 3-*O*-*β*-chacotriosyl ursolic acid derivatives as novel H5N1 entry inhibitors[J]. Eur J Med Chem, 2015, 93: 431-442.

[170] Xiao S, Tian Z, Wang Y, et al. Recent progress in the antiviral activity and mechanism study of pentacyclic triterpenoids and their derivatives[J]. Med Res Rev, 2018, 38: 951-976.

[171] Li H, Cheng C, Shi S, et al. Identification, optimization, and biological evaluation of 3-O-β-chacotriosyl ursolic acid derivatives as novel SARS-CoV-2 entry inhibitors by targeting the prefusion state of spike protein[J]. Eur J Med Chem, 2022, 238: 114426.

[172] Yang J, Xiao Y, Lidsky PV, et al. Fluorogenic reporter enables identification of compounds that inhibit SARS-CoV-2[J]. Nat Microbiol, 2023, 8(1): 121-134.

[173] Singh N, Chaput L, Villoutreix BO. Virtual screening web servers: designing chemical probes and drug candidates in the cyberspace[J]. Brief Bioinform, 2021, 22: 1790-1818.

[174] Wang Q, Meng F, Xie Y, et al. In silico discovery of small molecule modulators targeting the Achilles' heel of SARS-CoV-2 spike protein[J]. ACS Cent Sci, 2023, 9: 252-265.

[175] Denora N, Trapani A, Laquintana V, et al. Recent advances in medicinal chemistry and pharmaceutical technology—strategies for drug delivery to the brain[J]. Curr Top Med Chem, 2009, 9: 182-196.

[176] Dheer D, Singh V, Shankar R. Medicinal attributes of 1,2,3-triazoles: Current developments[J]. Bioorg Chem, 2017, 71: 30-54.

[177] Al-Humaidi JY, Shaaban MM, Rezki N, et al. 1,2,3-Triazole-benzofused molecular conjugates as potential antiviral agents against SARS-CoV-2 virus variants[J]. Life (Basel), 2022, 12; 1341.

[178] Xiong J, Xiang Y, Huang Z, et al. Structure-based virtual screening and identification of potential inhibitors of SARS-CoV-2 S-RBD and ACE2 interaction[J]. Front Chem, 2021, 9: 740702.

[179] Yang Zs, Li Ts, Huang Ys, et al. Targeting the receptor binding domain and heparan sulfate binding for antiviral drug development against SARS-CoV-2 variants[J]. Sci Rep, 2024, 14: 2753.

[180] Gargantilla M, Francés C, Adhav A, et al. C-2 thiophenyl tryptophan trimers inhibit cellular entry of SARS-CoV-2

through interaction with the viral spike (S) protein[J]. J Med Chem, 2023, 66: 10432-1057.

[181] Li C, Huang J, Yu Y, et al. Human airway and nasal organoids reveal escalating replicative fitness of SARS-CoV-2 emerging variants[J]. Proc Natl Acad Sci U S A, 2023, 120: e2300376120.

[182] Gong Y, Qin S, Dai L, et al. The glycosylation in SARS-CoV-2 and its receptor ACE2[J]. Signal Transduct Target Ther, 2021, 6: 396.

[183] Casalino L, Gaieb Z, Goldsmith JA, et al. Beyond Shielding: The Roles of Glycans in SARS-CoV-2 Spike Protein[J]. bioRxiv, 2020.

[184] Grant OC, Montgomery D, Ito K, et al. Analysis of the SARS-CoV-2 spike protein glycan shield reveals implications for immune recognition[J]. Sci Rep, 2020, 10: 14991.

[185] Frediansyah A, Sofyantoro F, Alhumaid S, et al. Microbial natural products with antiviral activities, including Anti-SARS-CoV-2: a review[J]. Molecules, 2022, 27: 4305.

[186] Zhang R, Lin J, Zou Y, et al. Chemical space and biological target network of anti-inflammatory natural products[J]. J Chem Inf Model, 2019, 59: 66-73.

[187] Zhang M, Zhong J, Xiong Y et al. Development of broad-spectrum antiviral agents-inspiration from immunomodulatory natural products[J]. Viruses, 2021, 13: 1257.

[188] Gangadevi S, Badavath VN, Thakur A, et al. Kobophenol A inhibits binding of host ACE2 receptor with spike RBD domain of SARS-CoV-2, a lead compound for blocking COVID-19[J]. J Phys Chem Lett, 2021, 12: 1793-1802.

[189] Tietjen I, Cassel J, Register ET, et al. The natural stilbenoid (−)-hopeaphenol inhibits cellular entry of SARS-CoV-2 USA-WA1/2020, B.1.1.7, and B.1.351 variants[J]. Antimicrob Agents Chemother, 2021, 65: e0077221.

[190] Zhu J, Deng YQ, Wang X, et al. An artificial intelligence system reveals liquiritin inhibits SARS-CoV-2 by mimicking type I interferon[J]. BioRxiv, 2020, 05:074021.

[191] Yu S, Zhu Y, Xu J, et al. Glycyrrhizic acid exerts inhibitory activity against the spike protein of SARS-CoV-2[J]. Phytomedicine, 2021, 85: 153364.

[192] Zhou M, Liu Y, Cao J, et al. Bergamottin, a bioactive component of bergamot, inhibits SARS-CoV-2 infection in golden Syrian hamsters[J]. Antiviral Res, 2022, 204: 105365-105365.

[193] He K, Iyer KR, Hayes RN, et al. Inactivation of cytochrome P450 3A4 by bergamottin, a component of grapefruit juice[J]. Chem Res Toxicol, 1998, 11: 252-259.

[194] He CL, Huang LY, Wang K, et al. Identification of bis-benzylisoquinoline alkaloids as SARS-CoV-2 entry inhibitors from a library of natural products[J]. Signal Transduct Target Ther, 2021, 6: 131.

[195] Khelashvili G, Plante A, Doktorova M, et al. Ca^{2+}-dependent mechanism of membrane insertion and destabilization by the SARS-CoV-2 fusion peptide[J]. Biophys J, 2021, 120: 1105-1119.

[196] Fan HH, Wang LQ, Liu WL, et al. Repurposing of clinically approved drugs for treatment of coronavirus disease 2019 in a 2019-novel coronavirus-related coronavirus model[J]. Chin Med J (Engl), 2020, 133: 1051-1056.

[197] Ohashi H, Watashi K, Saso W, et al. Potential anti-COVID-19 agents, cepharanthine and nelfinavir, and their usage for combination treatment[J]. iScience, 2021, 24: 102367.

[198] Wang L, Wu Y, Yao S, et al. Discovery of potential small molecular SARS-CoV-2 entry blockers targeting the spike protein[J]. Acta Pharmacol Sin, 2022, 43: 788-796.

[199] Zandi K, Musall K, Oo A, et al. Baicalein and baicalin inhibit SARS-CoV-2 RNA-Dependent-RNA polymerase[J]. Microorganisms, 2021, 9: 893.

[200] Su HX, Yao S, Zhao WF, et al. Anti-SARS-CoV-2 activities in vitro of Shuanghuanglian preparations and bioactive ingredients[J]. Acta Pharmacol Sin, 2020, 41: 1167-1177.

[201] Wang W, Li W, Wen Z, et al. Gossypol broadly inhibits coronaviruses by targeting RNA-Dependent RNA polymerases[J]. Adv Sci (Weinh), 2022, 9: e2203499.

[202] Hamdy R, Mostafa A, Abo Shama NM, et al. Comparative evaluation of flavonoids reveals the superiority and promising inhibition activity of silibinin against SARS-CoV-2[J]. Phytother Res, 2022, 36: 2921-2939.

[203] Wang A, Sun Y, Liu Q, et al. Low dose of emetine as potential anti-SARS-CoV-2 virus therapy: preclinical in vitro

inhibition and in vivo pharmacokinetic evidences[J]. Mol Biomed, 2020, 1: 14.

[204] Gong J, Zhang Y, Wu XQ. Advances in studies on antiviral activities of flavonoids[J]. Chinese Traditional and Herbal Drugs, 2008, 39: 623-627.

[205] Al-Karmalawy AA, Farid MM, Mostafa A, et al. Naturally available flavonoid aglycones as potential antiviral drug candidates against SARS-CoV-2[J]. Molecules, 2021, 26(21): 6559.

[206] Xiong Y, Zhu GH, Zhang YN, et al. Flavonoids in ampelopsis grossedentata as covalent inhibitors of SARS-CoV-2 3CLpro: Inhibition potentials, covalent binding sites and inhibitory mechanisms[J]. Int J Biol Macromol, 2021, 187: 976-987.

[207] Liu H, Ye F, Sun Q, et al. Scutellaria baicalensis extract and baicalein inhibit replication of SARS-CoV-2 and its 3C-like protease in vitro[J]. J Enzyme Inhib Med Chem, 2021, 36: 497-503.

[208] Feng J, Li D, Zhang J, et al. Crystal structure of SARS-CoV 3C-like protease with baicalein[J]. Biochem Biophys Res Commun, 2022, 611: 190-194.

[209] Hosseini A , Rasaie D , Asl S S, et al. Evaluation of the protective effects of curcumin and nanocurcumin against lung injury induced by sub-acute exposure to paraquat in rats[J]. Toxin Reviews, 2021, 40: 1233-1241.

[210] Bahun M, JukićM, Oblak D, et al. Inhibition of the SARS-CoV-2 3CL(pro) main protease by plant polyphenols[J]. Food Chem, 2022, 373(Pt B): 131594.

[211] Yang M, Wei J, Huang T, et al. Resveratrol inhibits the replication of severe acute respiratory syndrome coronavirus 2 (SARS-CoV-2) in cultured Vero cells[J]. Phytother Res, 2021, 35: 1127-1129.

[212] Huynh T, Wang H, Luan B. In silico exploration of the molecular mechanism of clinically oriented drugs for possibly inhibiting SARS-CoV-2's main protease[J]. J Phys Chem Lett, 2020, 11: 4413-4420.

[213] Khalifa I, Zhu W, Mohammed HHH, et al. Tannins inhibit SARS-CoV-2 through binding with catalytic dyad residues of 3CL(pro) : an in silico approach with 19 structural different hydrolysable tannins[J]. J Food Biochem, 2020, 44: e13432.

[214] Aati HY, Ismail A, Rateb ME, et al. Garcinia cambogia phenolics as potent anti-COVID-19 agents: phytochemical profiling, biological activities, and molecular docking[J]. Plants, 2022, 11: 2521.

[215] Xiong Y, Zhu GH, Wang HN, et al. Discovery of naturally occurring inhibitors against SARS-CoV-2 3CLpro from ginkgo biloba leaves via large-scale screening[J]. Fitoterapia, 2021, 152: 104909.

[216] Zhou YF, Yan BC, Yang Q, et al. Harnessing natural products by a pharmacophore-oriented semisynthesis approach for the discovery of potential anti-SARS-CoV-2 agents[J]. Angew Chem Int Ed Engl, 2022, 61: e202201684.

[217] Fu D, Shang X, Ni Z, et al. Shikonin inhibits inflammation and chondrocyte apoptosis by regulation of the PI3K/Akt signaling pathway in a rat model of osteoarthritis[J]. Exp Ther Med, 2016, 12: 2735-2740.

[218] Santos LH, Kronenberger T, Almeida RG, et al. Structure-based identification of naphthoquinones and derivatives as novel inhibitors of main protease Mpro and papain-like protease PLpro of SARS-CoV-2[J]. BioRxiv, 2022, 1: 475095.

[219] Kar P, Kumar V, Vellingiri B, et al. Anisotine and amarogentin as promising inhibitory candidates against SARS-CoV-2 proteins: a computational investigation[J]. J Biomol Struct Dyn, 2022, 40: 4532-4542.

[220] Sun J, Zhao R, Guo S, et al. Effect of matrine sodium chloride injection on a mouse model combining disease with syndrome of human coronavirus pneumonia with cold-dampness pestilence attacking the lung[J].Acta Pharm Sin, 2020, 55: 366-373.

[221] Peng W, Xu Y, Han D, et al. Potential mechanism underlying the effect of matrine on COVID-19 patients revealed through network pharmacological approaches and molecular docking analysis[J]. Arch Physiol Biochem, 2020, 11: 1-8.

[222] Forrestall KL, Burley DE, Cash MK, et al. 2-Pyridone natural products as inhibitors of SARS-CoV-2 main protease[J]. Chem Biol Interact, 2021, 335: 109348.

[223] Chakraborty S, Mallick D, Goswami M, et al. The natural products withaferin A and withanone from the medicinal herb withania somnifera are covalent inhibitors of the SARS-CoV-2 main protease[J]. J Nat Prod, 2022, 85: 2340-2350.

[224] Elsaman T, Mohamed MS, Eltayib EM, et al. Isatin derivatives as broad-spectrum antiviral agents: the current landscape[J]. Med Chem Res, 2022, 31: 244-273.
[225] Chen LR, Wang YC, Lin YW, et al. Synthesis and evaluation of isatin derivatives as effective SARS coronavirus 3CL protease inhibitors[J]. Bioorg Med Chem Lett, 2005, 15: 3058-3062.
[226] Oh E, Wang W, Park KH, et al. (+)-Usnic acid and its salts, inhibitors of SARS-CoV-2, identified by using in silico methods and in vitro assay[J]. Sci Rep , 2022, 12: 13118.
[227] Malla TR, Brewitz L, Muntean DG, et al. Penicillin derivatives inhibit the SARS-CoV-2 main protease by reaction with its nucleophilic cysteine[J]. J Med Chem, 2022, 65: 7682-7696.
[228] Gold IM, Reis N, Glaser F, et al. Coronaviral PLpro proteases and the immunomodulatory roles of conjugated versus free Interferon Stimulated Gene product-15 (ISG15)[J]. Semin Cell Dev Biol, 2022, 132: 16-26.
[229] Tan H, Hu Y, Jadhav P, et al. Progress and challenges in targeting the SARS-CoV-2 papain-like protease[J]. J Med Chem, 2022, 65: 7561-7580.
[230] Li L, Ma L, Hu Y, et al. Natural biflavones are potent inhibitors against SARS-CoV-2 papain-like protease[J]. Phytochemistry, 2022, 193: 112984.
[231] Chen Z, Cui Q, Cooper L, et al. Ginkgolic acid and anacardic acid are specific covalent inhibitors of SARS-CoV-2 cysteine proteases[J]. Cell Biosci, 2021, 11: 45.
[232] Li D, Yan G, Zhou W, et al. Ginkgolic acid and anacardic acid are reversible inhibitors of SARS-CoV-2 3-chymotrypsin-like protease[J]. Cell Biosci, 2022, 12: 65.
[233] Yan H, Liu Z, Yan G, et al. A robust high-throughput fluorescence polarization assay for rapid screening of SARS-CoV-2 papain-like protease inhibitors[J]. Virology, 2022, 574: 18-24.
[234] Tan H, Ma C, Wang J. Invalidation of dieckol and 1,2,3,4,6-pentagalloylglucose (PGG) as SARS-CoV-2 main protease inhibitors and the discovery of PGG as a papain-like protease inhibitor[J]. Med Chem Res, 2022, 31: 1147-1153.
[235] Srinivasan V, Brognaro H, Prabhu PR, et al. Antiviral activity of natural phenolic compounds in complex at an allosteric site of SARS-CoV-2 papain-like protease[J]. Commun Biol, 2022, 5: 805.
[236] Lewis DSM, Ho J, Wills S, et al. Aloin isoforms (A and B) selectively inhibits proteolytic and deubiquitinating activity of papain like protease (PLpro) of SARS-CoV-2 in vitro[J]. Sci Rep, 2022, 12: 2145.

第 9 章 抗流感药物研究

流感是由流感病毒引起的严重呼吸道疾病，分为季节性和散发性流感两种形式，其在世界范围内造成了较高的发病率和死亡率，以及重大的社会经济损失。例如，世界卫生组织（WHO）统计数据显示，到目前为止 2009 年 H1N1 型病毒株在全球造成的死亡人数约 20 万[1-2]。流感病毒属于正黏病毒科（Orthonlyxovoridae），是一种单股负链 RNA 病毒，可分为甲型、乙型、丙型和丁型多种类型，其中甲型流感病毒可以感染飞鸟、家禽和人类，是引发流感大流行的主要病原体[3-4]。

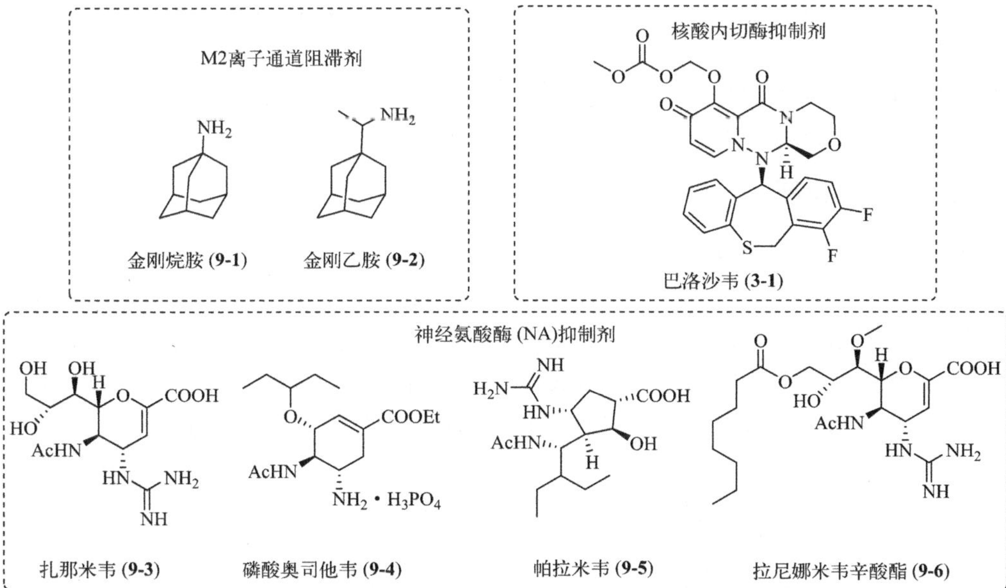

图 9-1　已批准上市的抗流感病毒药物的化学结构

流感病毒的生命周期可分为吸附、内吞、融合、复制、翻译、装配、出芽和释放等环节[5]。阻断其生命周期的任何一个过程，均可以阻断流感病毒复制。目前已批准上市的抗流感病毒药物主要包括 M2 离子通道阻滞剂、神经氨酸酶（NA）抑制剂和帽依赖性核酸内切酶（cap-dependent endonuclease）抑制剂三类（图 9-1），分别作用于病毒生命周期的融合、释放和转录与复制环节。其中 M2 离子通道阻滞剂只对甲型流感病毒有效，由于其严重的耐药性和中枢神经系统不良反应，美国疾病预防与控制中心（Centers for Disease Control and Prevention, CDC）不再建议使用此类药物治疗甲型流感[6-7]；而一线抗流感病毒药物奥司他韦也因耐药株的出现导致临床应用受到限制，如 N1-H274Y 突变株[8]；巴洛沙韦作为第一个上市的核酸内切酶抑制剂，抗甲型和乙型流感病毒活性最强，但也出现了 I38T 等耐药突变株[9]。

9.1 靶向流感病毒 RNA 依赖的 RNA 聚合酶的小分子抑制剂

流感病毒 RNA 依赖的 RNA 聚合酶（RdRp）主要负责病毒的转录和复制，在其生命周期中起着关键作用，且在多种甲型和乙型流感病毒中显示出高度的序列保守性[10-13]。特别是，近年来流感病毒 RdRp 复合物的结构生物学研究取得了新进展，RdRp 已成为抗流感病毒药物研发的重要靶标。流感病毒 RNA 依赖的 RNA 聚合酶的结构和功能在第 3 章 3.1.1 节已介绍过，此处不再赘述。本节综述了近十年来在药物化学领域针对流感病毒 RdRp 抑制剂的研究进展，精选了一系列具有代表性的研究成果，旨在为未来的药物开发提供科学依据和方向。

9.1.1 PA 抑制剂

9.1.1.1 巴洛沙韦及其衍生物

2018 年，首个可口服的 PA（核酸内切酶）抑制剂巴洛沙韦（**3-1**）先后在日本和美国上市。其由日本盐野义公司和罗氏共同研发，用于治疗甲型和乙型流感。巴洛沙韦作为前药，经口服后转化为活性形式巴洛沙韦酸（**3-2**，BXA，图 9-2），通过抑制抢帽过程阻断病毒 mRNA 合成，从而阻止流感病毒复制发挥抗病毒作用[14]。

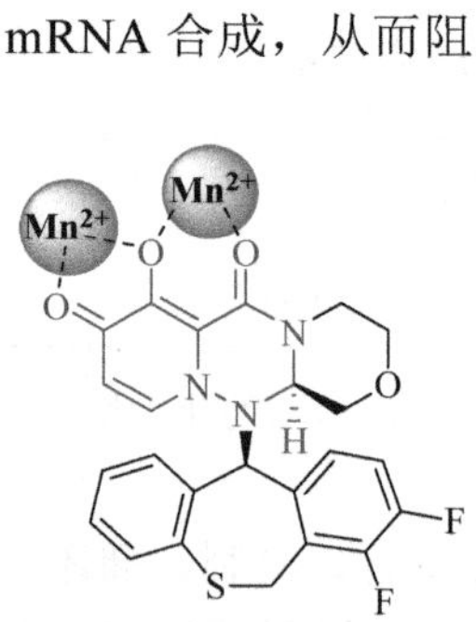

巴洛沙韦酸 (**3-2**)

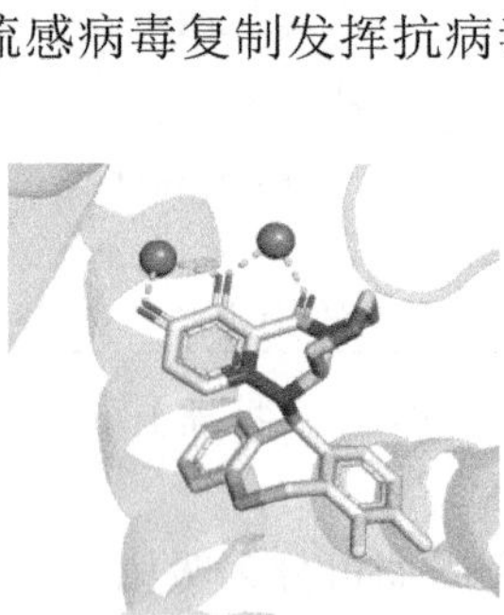

图 9-2 巴洛沙韦酸的化学结构及其与 H1N1 内切酶的复合物结构（PDB 代码：6FS6）

由于流感病毒核酸内切酶（PA）与 HIV 整合酶同为金属酶，日本盐野义公司采用“优势骨架再定位”策略，将 HIV 整合酶抑制剂多替拉韦（**5-3**）的双金属结合药效团骨架，即氨甲酰吡啶酮骨架（carbamoyl pyridone bicycle, CAB）运用到 PA 抑制剂的设计中[15]。研究人员以含 CAB 骨架的化合物 **9-7** 为先导，基于构效关系（SAR）研究对其 C（N）-1、N-3 和 C-7 位进行结构修饰合成了一系列氨甲酰吡啶酮衍生物（图 9-3）。其中化合物 **9-8** 对 PA 的抑制活性（$IC_{50} = 0.286\mu mol \cdot L^{-1}$）远高于 **9-7**（$IC_{50} = 68.6\mu mol \cdot L^{-1}$），对甲型 H1N1（$EC_{50} = 0.0816\mu mol \cdot L^{-1}$）和乙型（$EC_{50} = 0.1243\mu mol \cdot L^{-1}$）流感病毒均有强效抑制活性，且细胞毒性低（$CC_{50} > 25\mu mol \cdot L^{-1}$, MDBK 细胞）。此外，**9-8** 在小鼠体内清除率（CL）为 $10.9mL \cdot min^{-1} \cdot kg^{-1}$，显示出较好的药代动力学性质[16]。随后，研究人员在 **9-8** 的 N-1 位引入疏水性取代基，并修饰其 N-3 位以改善药代动力学性质，设计合成了一系列二氢二苯并噻庚环类化合物。其中化合物 **9-9** 抑制 PA 的活性（$IC_{50} = 5.57nmol \cdot L^{-1}$）是 **9-8** 的 51 倍，抗 H1N1 流感病毒活性（$EC_{50} = 4.28nmol \cdot L^{-1}$）是 **9-8** 的 19 倍，同时小鼠体内清除率达到了 $11.0mL \cdot min^{-1} \cdot kg^{-1}$，与 **9-8** 相当。在感染甲型流感病毒的小鼠模型中，与磷酸奥司他韦（以临床剂量 $5mg \cdot kg^{-1}$ 口服给药）相比，**9-9** 以 $0.4mg \cdot kg^{-1}$ 的口服剂量使小鼠肺部病毒滴度减少了十分之一[17]。通过骨架跃迁策略对 **9-9** 进行多样性的结构修饰得到巴洛沙韦酸，随后采用前药策略优化得到可口服的巴洛沙韦[18-19]。

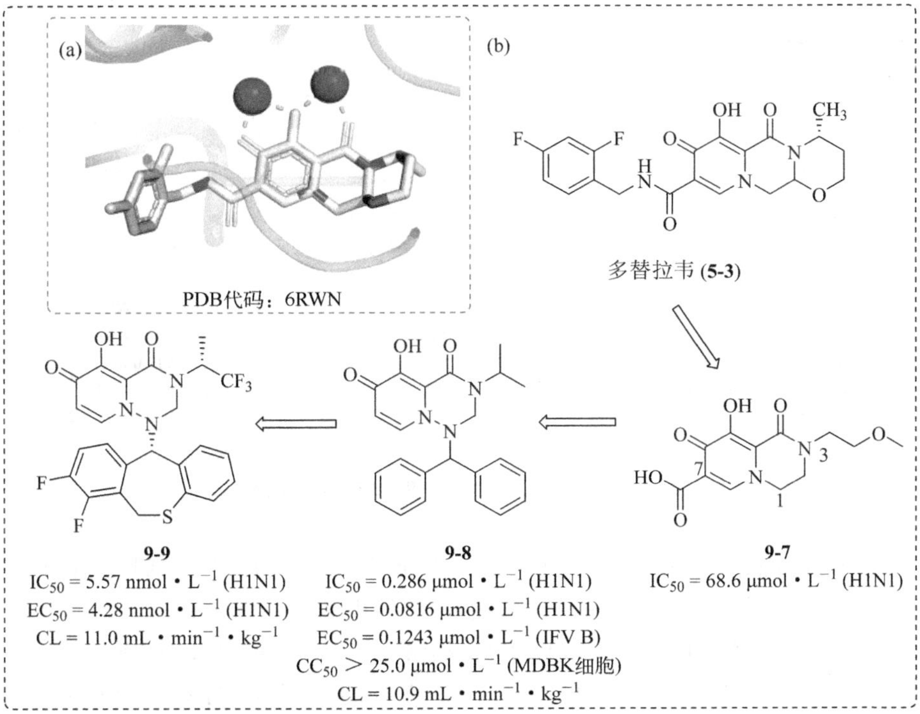

图 9-3　多替拉韦与 HIV 整合酶的复合物结构（a）及巴洛沙韦的发现过程（b）

从巴洛沙韦酸与 PA 靶标复合物晶体结构（图 9-2）可以看出，CAB 骨架中的 2 个羰基和 1 个羟基与核酸内切酶活性位点上的 2 个 Mn^{2+}配位，而二氢二苯并噻庚环则通过疏水作用与 PA 活性位点的疏水口袋结合。巴洛沙韦对包括奥司他韦耐药株在内的甲型和乙型流感病毒均有效，单次口服一片就可减轻流感症状，而奥司他韦需要服用 5 天[9]。但是在体外活性表征中 PA/I38T 突变株的出现导致巴洛沙韦抗甲、乙型流感病毒活性明显降低（EC_{50}值分别升高 30～50 倍和 7 倍）；在临床Ⅱ期和Ⅲ期试验中，接受巴洛沙韦治疗的患者有 2.2%～9.7%体内也出现了 I38T 突变株，使得流感病毒对巴洛沙韦的敏感性大大降低[20-21]。

2020 年，Ivashchenko 等[22]针对巴洛沙韦进行优化，报道了与巴洛沙韦的二氢二苯并噻庚环刚性基团不同的非刚性二苯甲基类化合物（图 9-4）。分子模拟显示这类化合物与甲型流感病毒（H1N1pdm09）PA 活性位点的结合模式和巴洛沙韦酸相似，金属离子螯合基团与活性中心的 2 个 Mn^{2+}结合，二苯甲基疏水基团与活性位点上由残基 Ala20、Tyr24、Lys34 和 Ile38 形成的疏水口袋作用。其中化合物 **9-10** 在细胞水平抗 H1N1pdm09 流感病毒活性（$EC_{50} = 18.5nmol \cdot L^{-1}$）虽低于巴洛沙韦酸（$EC_{50} = 0.9nmol \cdot L^{-1}$），但其细胞毒性低（$CC_{50} > 100\mu mol \cdot L^{-1}$, MRC5 细胞）且在 HepG2 细胞中未见有线粒体毒性。由于化合物 **9-10** 的金属螯合骨架与巴洛沙韦酸相同，研究人员同样采用前药策略对 **9-10** 进行修饰，得到化合物 **9-11**，**9-11** 经口服后在体内水解转化为其活性形式 **9-10**。**9-10** 和 **9-11** 在小鼠体内口服生物利用度分别为 38.2%和 62.1%，高于巴洛沙韦酸（3%）和巴洛沙韦（26.9%）。

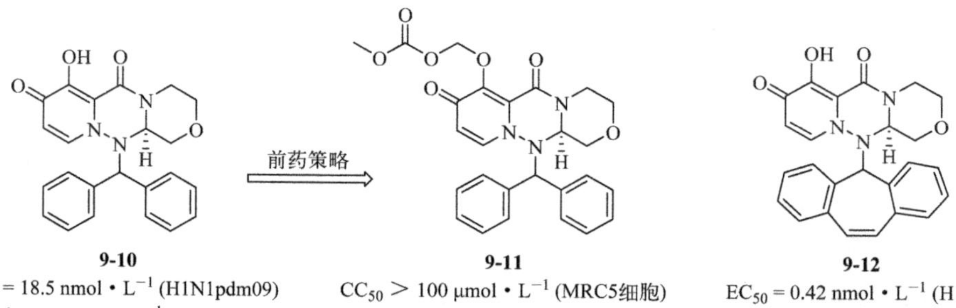

9-10
$EC_{50} = 18.5\ nmol \cdot L^{-1}$ (H1N1pdm09)
$CC_{50} > 100\ \mu mol \cdot L^{-1}$ (MRC5细胞)
$F = 38.2\%$

9-11
$CC_{50} > 100\ \mu mol \cdot L^{-1}$ (MRC5细胞)
$F = 62.1\%$

9-12
$EC_{50} = 0.42\ nmol \cdot L^{-1}$ (H1N1)
$CC_{50} = 188.9\ \mu mol \cdot L^{-1}$ (MDCK细胞)
SI = 449762
$F = 22.9\%$

图 9-4　巴洛沙韦衍生物 **9-10**～**9-12** 的化学结构及活性

鉴于 Ivashchenko 等所报道的非刚性二苯甲基类化合物抗病毒活性仍低于巴洛沙韦酸，Tang 等[23]认为巴洛沙韦的抗病毒活性依然由其刚性结构二氢二苯并噻庚环决定。随后他们用二苯并环庚烯环取代巴洛沙韦的二氢二苯并噻庚环合成了一系列刚性更强的化合物，其中化合物 **9-12**（图 9-4）在细胞水平抗 H1N1 流感病毒的活性（$EC_{50} = 0.42nmol \cdot L^{-1}$）明显高于巴洛沙韦酸（$EC_{50} = 0.59nmol \cdot L^{-1}$）。qRT-PCR 实验显

示 **9-12**（3nmol·L^{-1}）对 H1N1 流感病毒 M2 RNA 的抑制率为 88.5%，稍弱于巴洛沙韦酸（98.3%）；间接免疫荧光实验显示 **9-12**（3nmol·L^{-1}）在 MDCK 细胞中对 H1N1 流感病毒 M2 蛋白表达的抑制略弱于巴洛沙韦酸。且化合物 **9-12** 的选择性（SI = 449762）远高于巴洛沙韦酸（SI = 16220），在小鼠体内的口服生物利用度（F = 22.9%）也高于巴洛沙韦酸（4.2%）和巴洛沙韦（14.9%）。同时 **9-12** 只有一个手性中心，大大降低了合成和纯化难度[19]。

2024 年 2 月，Feng 等[24]报道了一种具有大环支架的新型帽依赖性核酸内切酶抑制剂 **9-13**（图 9-5），为了保持巴洛沙韦纳摩尔的效力，他们引入了一个“waist-to-tail”的环来锁定氨甲酰吡啶酮和二芳基甲基支架的构象来增加分子的刚性同时改变疏水相互作用。研究表明，此类大环化合物可以在口袋中保持与巴洛沙韦类似的结合模式，其中芳基环与巴洛沙韦的二氢苯并噻吩部分占据几乎相同的空间，但其与蛋白质侧链的疏水相互作用发生变化，芳香环与 Tyr24 残基之间形成的额外相互作用可能弥补了由于芳基与八元环的空间限制而造成的其与 Ile38 的疏水作用受到的抑制，且上述的 Tyr24 相互作用并不受 PA-I38T 突变的干扰，因而此化合物对巴洛沙韦耐药株也具有平稳的效力。虽然化合物 **9-13** 对于实验室毒株 A/PR/8/34 H1N1 的效力［EC_{50} = (7.2±2.2)nmol·L^{-1}, EC_{90} =(12±3.1)nmol·L^{-1}］弱于巴洛沙韦［EC_{50}=(2.1±1.0)nmol·L^{-1}, EC_{90} = (4.6±4.6)nmol·L^{-1}］，但对于对巴洛沙韦耐药的 A/PR/8/34 毒株，化合物 **9-13** 的效力［EC_{50} = (66±15)nmol·L^{-1}, EC_{90} = (113±40)nmol·L^{-1}］强于巴洛沙韦［EC_{50}=(142±26)nmol·L^{-1}, EC_{90} =(232±35)nmol·L^{-1}］，同时，该化合物对更致命的 B 型流感病毒株（B/Lee/40 和 B/Florida/78/2015）的抗病毒作用［EC_{50} = (8.5±2.3)nmol·L^{-1}, EC_{90} = (16±6.4)nmol·L^{-1}］比巴洛沙韦［EC_{50}=(21±1.3)nmol·L^{-1}, EC_{90} = (43±6.2)nmol·L^{-1}］强 3～5 倍。此外，化合物 **9-13** 的细胞毒性较弱，CC_{50} 值在 4.13～20.3μmol·L^{-1} 之间。研究人员通过前药策略对化合物 **9-13** 进行修饰，得到化合物 **9-14**（图 9-5），为测定其体内抗病毒活性，在小鼠模型体内分别接种 A/PR/8/34 毒株和 B/Lee/40 毒株，研究结果表明，对于 A/PR/8/34 毒株，口服化合物 **9-14** 的抗病毒活性与复方玛巴洛沙韦相似，而对于 B/Lee/40 毒株，化合物 **9-14** 的抗病毒活性稍微强于复方玛巴洛沙韦，且化合物 **9-14** 对小鼠的抗病毒作用是呈剂量依赖性的。

近期，Lei[25]等设计了将七元内酰胺环与羟基吡啶酮环融合的化合物 **9-15**（图 9-5）。这种设计是基于六元内酰胺环融合的羟基吡啶酮核心的扩展，以探索更大的环系统可能带来的不同 Mn^{2+}配位行为和核酸内切酶抑制效果。通过构效关系研究，他们发现了化合物 **9-15** 对 IAV 聚合酶具有较好的抑制活性，IC_{50} = (2.868±0.063)μmol·L^{-1}。进一步优化 **9-15** 的疏水结合基团，得到了其对 IAV 聚合酶的抑制活性提高 64 倍的化合物 **9-16**，IC_{50} = (0.045±0.002)μmol·L^{-1}（图 9-5）。此外，化合物 **9-16** 具有较强的抗 IAV 活性［EC_{50} = (0.134±0.093)μmol·L^{-1}］和较弱的细胞毒性（CC_{50} = 15.35μmol·L^{-1}），表明化合物 **9-16** 具有较高的选择性。虽然先导化合物 **9-16** 的活性略弱于巴洛沙韦，但这些发现表明，基于金属配位的策略在产生具有有效抗流感活性的新型 MBPs 方面具有实用价值。

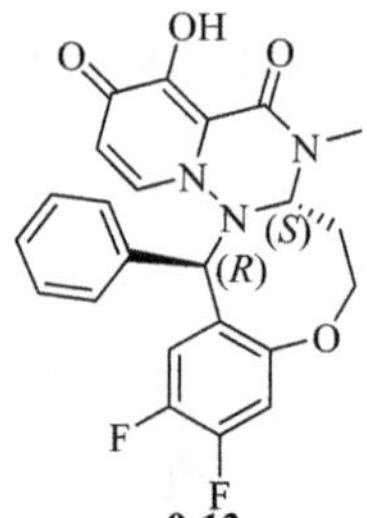

9-13

$EC_{50} = (7.2 \pm 2.2)\ nmol \cdot L^{-1}$ (A/PR/8/34 H1N1)

$EC_{50} = (66 \pm 15)\ nmol \cdot L^{-1}$ (巴洛沙韦耐药毒株 A/PR/8/34)

$EC_{50} = (8.5 \pm 2.3)\ nmol \cdot L^{-1}$ B/Lee/40

$CC_{50} = 4.13\ \mu mol \cdot L^{-1}$ (Molt-4)

$CC_{50} = 20.30\ \mu mol \cdot L^{-1}$ (HEK293)

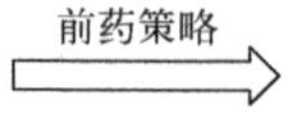

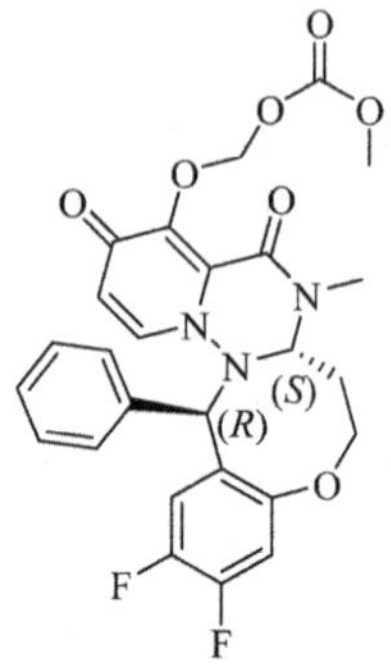

9-14

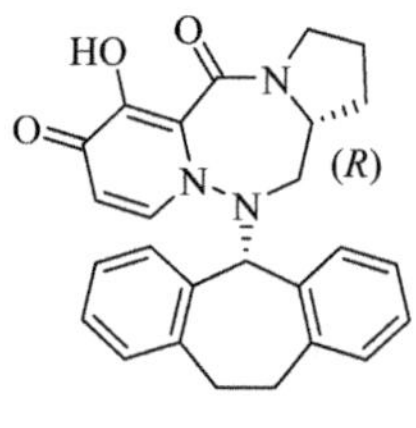

9-15

$IC_{50} = (2.868 \pm 0.063)\ \mu mol \cdot L^{-1}$ (H1N1)

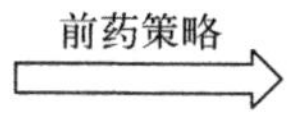

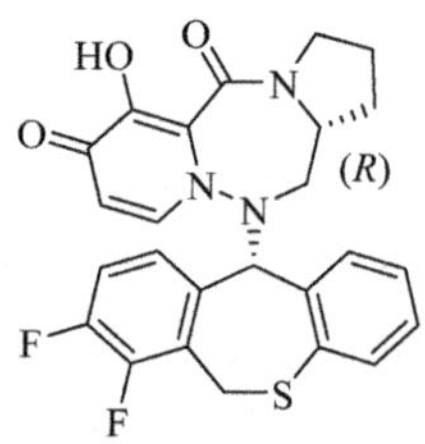

9-16

$IC_{50} = (0.045 \pm 0.002)\ \mu mol \cdot L^{-1}$ (H1N1)

$EC_{50} = (0.134 \pm 0.093)\ \mu mol \cdot L^{-1}$ (H1N1)

$CC_{50} = 15.35\ \mu mol \cdot L^{-1}$

图 9-5 化合物 **9-13**～**9-16** 的化学结构及活性

9.1.1.2 羟基吡啶（嘧啶）酮类化合物

2013 年，Sagong 等[26]利用 X 射线晶体学方法对甲型流感病毒核酸内切酶进行片段筛选，发现化合物 5-氯-3-羟基吡啶-2(1*H*)-酮能够作为 PA 活性位点的双金属螯合配体，因此该课题组开发了 3-羟基喹啉-2(1*H*)-酮系列 PA 抑制剂（图 9-6）。构效关系研究发现，6 位和 7 位对氟苯基取代的化合物 **9-17** 和 **9-18** 对 PA 的抑制活性较好，IC_{50} 值均为 $0.05\mu mol \cdot L^{-1}$。化合物 **9-18** 与 PA 靶标复合物共晶结构显示（图 9-7），其 3-羟基吡啶- 2(1*H*)-酮结构中的羰基和羟基与 PA 活性中心的两个 Mn^{2+}螯合，质子化的氮原子也通过水分子介导与 Mn^{2+}螯合，且羟基与 Lys134 上的主链氨基形成氢键；喹啉环以 50° 角向 His41 倾斜与之形成 π-π 堆积作用，7-对氟苯基插入由 Ala20、Met21、Tyr24、Asp26、Lys34 和 Ile38 形成的口袋，与 Ala20、Tyr24 和 Ile38 形成疏水作用。

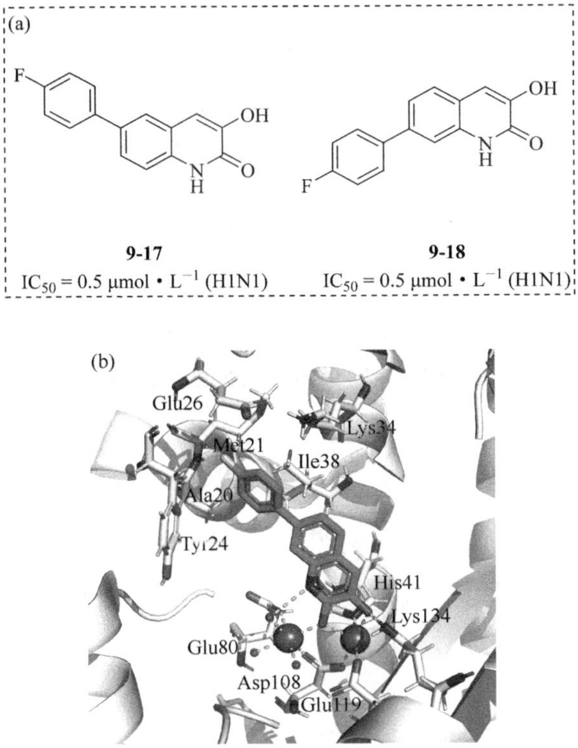

PDB代码：4KIL

图 9-6　羟基吡啶酮衍生物 **9-17**、**9-18** 的化学结构（a）及 **9-18** 与 H1N1 内切酶的复合物结构（b）

在后续的研究中，该课题组又合成了苯基取代的 5-羟基嘧啶-4(3*H*)-酮类化合物（图 9-7），其中 4-(四氮唑)苯衍生物 **9-19** 抑制 PA 的活性较好（IC_{50} = 0.15μmol·L^{-1}），而 3-(四氮唑)苯衍生物 **9-20** 活性明显降低（IC_{50} = 0.48μmol·L^{-1}）；但 3-氰基苯衍生物 **9-21** 的抑制活性（IC_{50} = 0.25μmol·L^{-1}）是 4-氰基苯衍生物 **9-22**（IC_{50} = 0.52μmol·L^{-1}）的 2 倍[27]。由此可以看出化合物对 PA 的抑制活性受取代基团的种类及位置共同影响。

2016 年，Miyagawa 等[28]在其螯合物库中进行筛选发现了对 PA 有抑制活性的 4-吡啶酮酸类化合物 **9-23**（IC_{50} = 3.23μmol·L^{-1}）。随后，为进一步丰富构效关系，他们针对 **9-23** 的螯合部位与亲脂性基团之间的距离进行优化合成了一系列 4-吡啶酮酸衍生物（图 9-8），其中化合物 **9-24** 对 PA 抑制活性较好（IC_{50} = 0.714μmol·L^{-1}），但分子模拟显示 **9-24** 只能占据 PA 活性中心的一个疏水口袋（口袋 1）。为进一步提高化合物的活性，他们尝试引入能够占据口袋 2 的亲脂性基团，通过对 4-吡啶酮酸衍生物的构效关系探讨，发现含环戊烷基团的化合物 **9-25** 对 PA 的抑制活性较 **9-24** 显著提高（IC_{50} = 5.12nmol·L^{-1}），分子对接显示其能同时占据口袋 1 和口袋 2。然而 **9-25** 的细胞活性较低（EC_{50} = 201nmol·L^{-1}），可能与其脂溶性低和透膜性差有关（lg P 计算值为 0.82）。

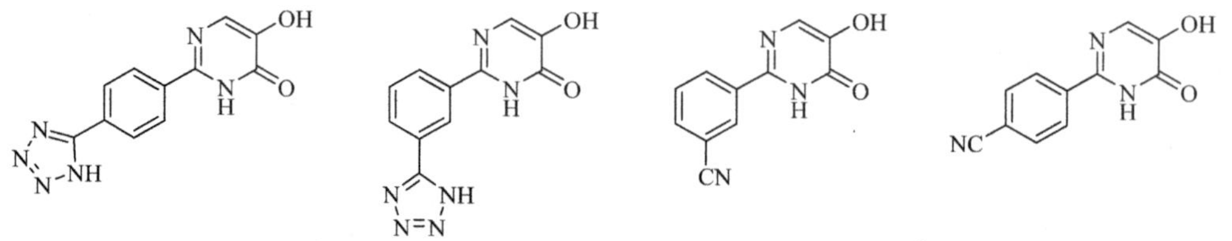

图 9-7 羟基吡啶（嘧啶）酮衍生物 **9-19**～**9-22** 的化学结构及对 H1N1 的抑制活性

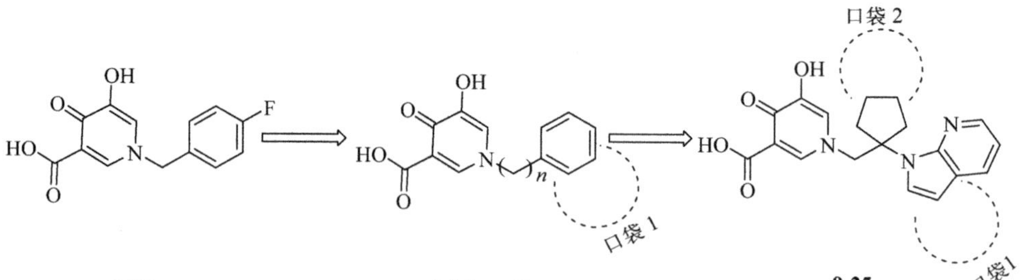

图 9-8 吡啶酮酸衍生物 **9-23**～**9-25** 的化学结构及活性

2016 年，Credille 等[29]采用高通量筛选及基于片段的药物发现策略，得到了对 PA 有抑制活性的焦袂康酸（**9-26**, pyromeconic acid，IC_{50} = 22.5μmol·L^{-1}, 图 9-9）及其相似片段，通过构效关系研究及片段生长策略对 **9-26** 进行修饰，最终得到了活性明显提升的羟基吡啶酮类化合物 **9-27**，其抑制 PA 的 IC_{50} 为 14nmol·L^{-1}，同时具有细胞水平的抗 H1N1 活性（EC_{50} = 2.1μmol·L^{-1}）及较低的细胞毒性（CC_{50} = 280μmol·L^{-1}, MDCK 细胞）。此外，该课题组基于构效关系研究对前期得到的结构片段进行优化，得到了吡喃酮类 PA 抑制剂 **9-28**（IC_{50} = 43nmol·L^{-1}）。基于金属离子结合药效团的电子效应，他们利用吡啶酮取代 **9-28** 中的吡喃酮得到化合物 **9-29**（图 9-10）。与吡喃酮结构相比，吡啶酮芳香性增加，其给电子体氧原子的电子云密度增大，碱性增强。作为 PA 活性中心金属离子的配体时，吡啶酮类结构与硬路易斯酸性金属的配位更强，因此 **9-29** 对 PA 的抑制活性（IC_{50} = 17nmol·L^{-1}）是 **9-28** 的 2.5 倍。同时 **9-29** 在 500nmol·L^{-1}对 PA 的抑制率为 97%，在 200μmol·L^{-1} 对其他三种双核金属酶——人精氨酸酶 1（ARG1）、人蛋氨酸氨基肽酶 2（METAP2）和 NDM-1 的抑制率分别为 24%、0 和

6%，选择性好[30-31]。

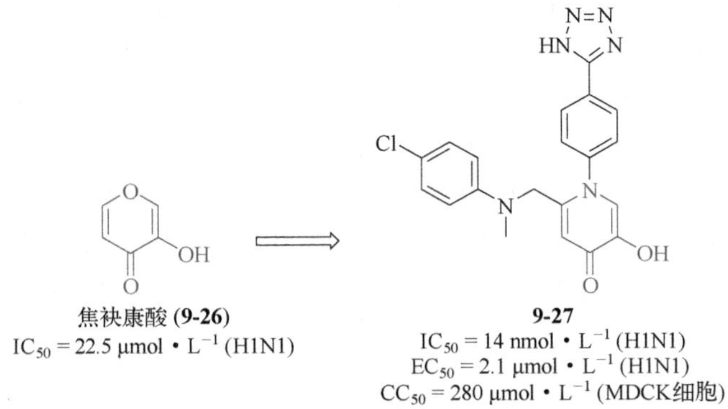

图 9-9　羟基吡喃酮和羟基嘧啶酮衍生物 **9-26** 和 **9-27** 的结构及活性

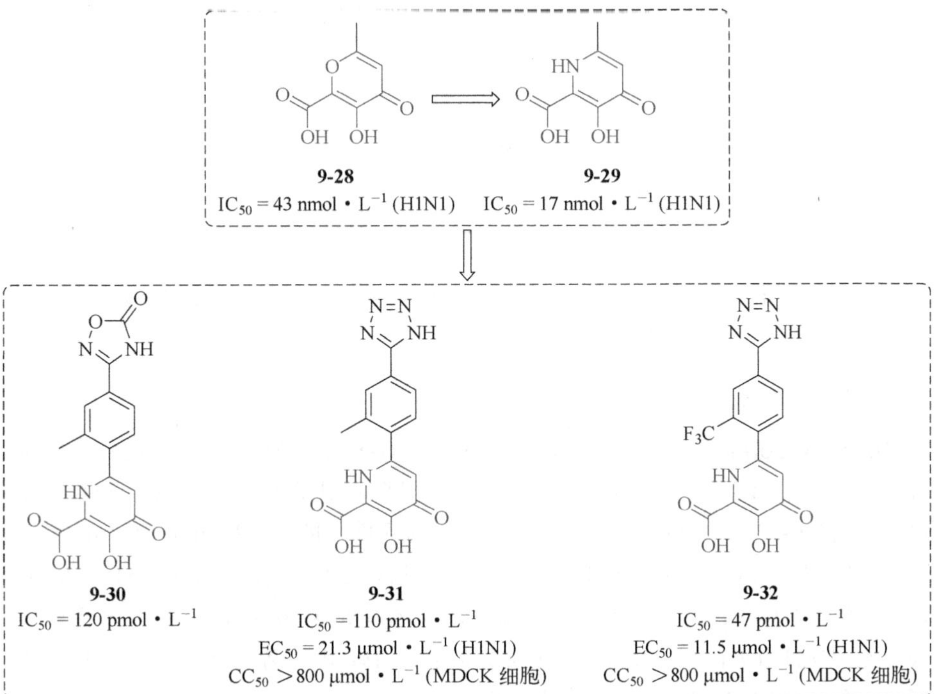

图 9-10　羟基吡喃酮和羟基吡啶（嘧啶）酮衍生物 **9-28**～**9-32** 的化学结构及活性

以 **9-29** 作为基本结构片段，该课题组通过基于片段的药物发现策略及构效关系研究设计合成了一系列吡啶酮类化合物（图 9-10）。其中化合物 **9-30**、**9-31** 和 **9-32** 通过差示扫描荧光实验得到的熔融值变化 ΔT_M 与配体浓度和配体结合亲和力成正比。由于

部分化合物 IC_{50} 值低于核酸酶实验测定中所用酶的最小可用浓度，因此根据 ΔT_M 与测定的已知化合物 pIC_{50} 值之间的线性关系，基于 ΔT_M 值外推得 **9-30**、**9-31** 和 **9-32** 的 IC_{50}（分别为 $120pmol \cdot L^{-1}$、$110pmol \cdot L^{-1}$ 和 $47pmol \cdot L^{-1}$）对 PA 的抑制活性均高于之前报道的抑制剂，且 $800\mu mol \cdot L^{-1}$ 浓度下对细胞活力无影响，毒性低。但是 **9-31** 和 **9-32** 细胞水平抗 H1N1 病毒活性相对较低（EC_{50} 分别为 $21.3\mu mol \cdot L^{-1}$ 和 $11.5\mu mol \cdot L^{-1}$），可能与化合物中的 3 个电离基团导致其透膜性差、溶解度低等因素有关。化合物 **9-30** 与 PA 复合物共晶结构（图 9-11）显示，**9-30** 吡啶酮骨架中的 2 个羟基和 1 个羧基与 PA 内切酶活性中心的 2 个 Mn^{2+} 螯合，同时通过 2′位烷基取代基与活性位点 Ile38 附近的氨基酸残基形成范德华力，4′位环状取代基则与 Lys34 和 Arg124 形成氢键（或水介导的氢键）[32]。

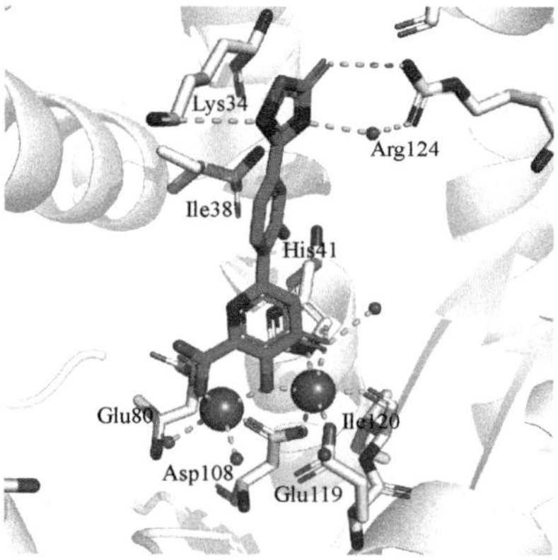

6E4C

图 9-11　化合物 **9-30** 与 H1N1 内切酶的复合物结构（PDB 代码）

9.1.1.3　邻苯二酚衍生物

2016 年，Rogolino 等[33-36]基于前人报道的对 HIV 及流感病毒具有良好生物活性的 *N*-酰腙类金属螯合配体，设计合成了一系列 *N*-酰腙类化合物，其中含三羟基苯基的化合物 **9-33**（图 9-12）对 PA 具有中等程度的抑制活性（$IC_{50} = 8.7\mu mol \cdot L^{-1}$）；细胞水平抗病毒活性较好（$EC_{90} = 3.5\mu mol \cdot L^{-1}$）且细胞毒性低（$CC_{50} > 200\mu mol \cdot L^{-1}$, MDCK 细胞）。化合物 **9-33** 与 PA 复合物共晶结构显示（图 9-12），**9-33** 的三羟基苯甲酰胺部分与 PA 活性中心的两个 Mn^{2+} 螯合；三羟基苯基与 Tyr24 的芳香环形成 π-π 相互作用，其中两个羟基与 Glu26 和 Lys34 形成氢键。

Pala 等[37-38]根据前期报道的碳酸酐酶抑制剂的金属螯合特征，对包含 500 万个具有金属螯合功能化合物的数据库进行基于结构的虚拟筛选，同时测定其对 PA 的抑制活性，得到了活性较好的二羟基吲哚类化合物（图 9-13）**9-34**（$IC_{50} = 0.94\mu mol \cdot L^{-1}$）和 **9-35**（$IC_{50} = 7.0\mu mol \cdot L^{-1}$）。同时 **9-34**（$EC_{90} = 3.2\mu mol \cdot L^{-1}$）和 **9-35**（$EC_{90} = 6.3\mu mol \cdot L^{-1}$）在细胞水平的抗病毒活性高于广谱抗病毒药物利巴韦林（**3-6**，$EC_{90} = 6.8\mu mol \cdot L^{-1}$），

且细胞毒性低。分子对接显示，**9-34** 和 **9-35** 二羟基吲哚基团中 2 个羟基与 PA 活性中心的 2 个 Mn^{2+}螯合；**9-34** 的邻苯二酚基团和 **9-35** 的第 2 个二羟基吲哚环插入由 Val122、Arg124 和 Tyr130 形成的口袋。

(a)

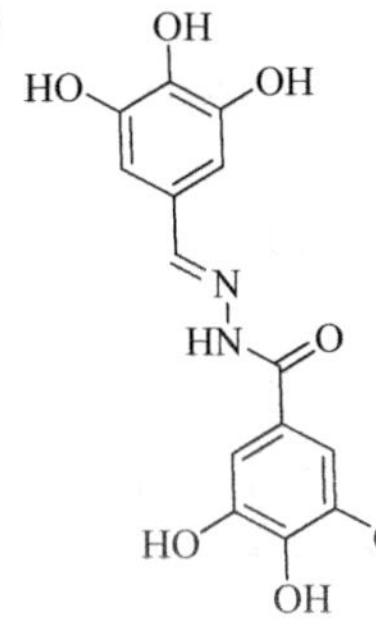

9-33

IC_{50} = 8.7 μmol • L^{-1} (H1N1)

EC_{90} = 3.5 μmol • L^{-1} (H1N1)

CC_{50} > 200 μmol • L^{-1} (MDCK 细胞)

(b)

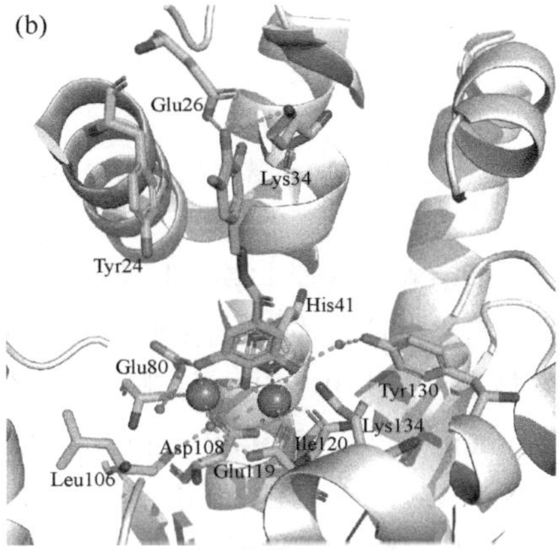

PDB代码：5EGA

图 9-12　*N*-酰腙衍生物 **9-33** 的化学结构（a）及其与 H1N1 内切酶的复合物结构（b）

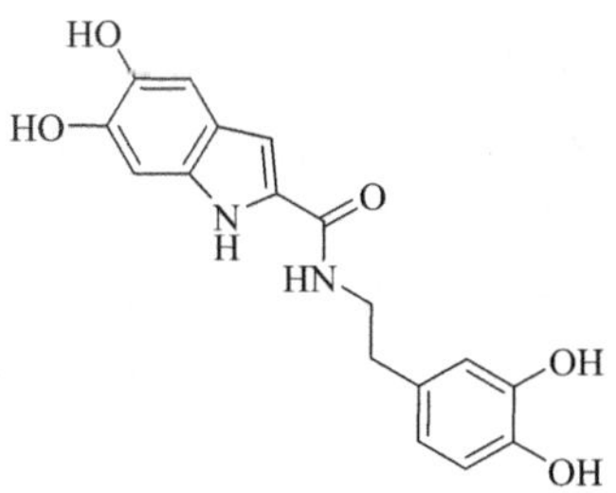

9-34

IC_{50} = 0.94 μmol • L^{-1} (H1N1)

EC_{90} = 3.2 μmol • L^{-1} (H1N1)

CC_{50} ≥ 50 μmol • L^{-1} (MDCK 细胞)

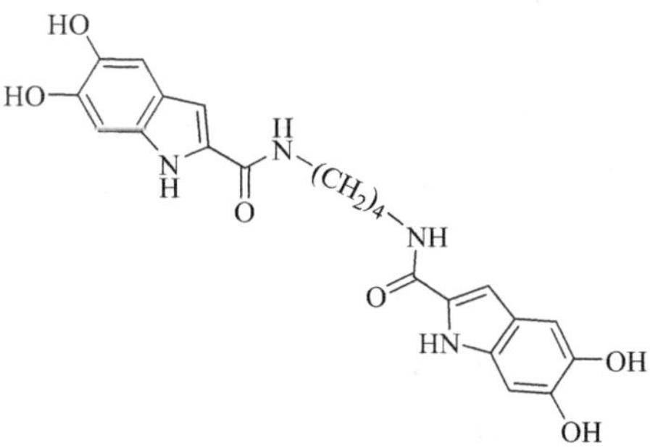

9-35

IC_{50} = 7.0 μmol • L^{-1} (H1N1)

EC_{90} = 6.3 μmol • L^{-1} (H1N1)

CC_{50} > 200 μmol • L^{-1} (MDCK 细胞)

图 9-13　二羟基吲哚衍生物 **9-34** 和 **9-35** 的化学结构及活性

2018 年，Ferro 等[39]通过对小分子化合物库进行虚拟筛选得到了含有苯磺酰胺的邻苯二酚类 PA 抑制剂 **9-36**（IC_{50} = 12μmol·L^{-1}，图 9-14）。分子对接显示，**9-36** 苯环上的 2 个羟基与 PA 活性位点上的 2 个 Mn^{2+}螯合，对磺酰胺苯甲酰胺片段占据由 Leu16、Lys19、Ala20、Glu23、Glu80、Gly81、Arg82 和 Asp83 包围形成的一个口袋，同时磺酰胺基团分别与 Glu23 和 Lys19 形成氢键。

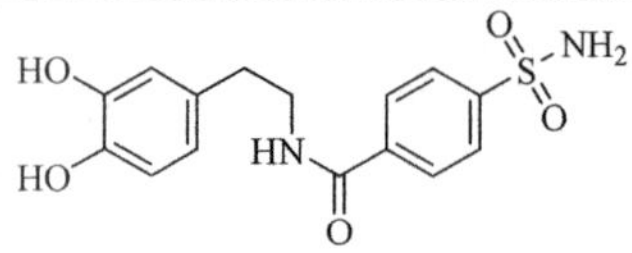

9-36

IC_{50} = 12 μmol・L^{-1} (H1N1)

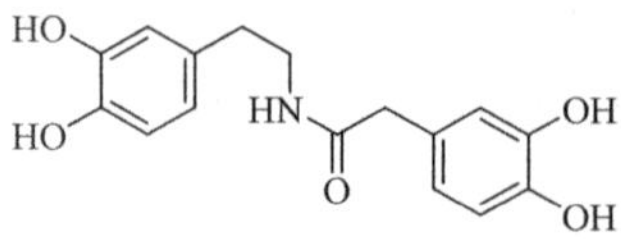

9-37

IC_{50} = 312.36 nmol・L^{-1} (H1N1)
EC_{50} = 2.46 μmol・L^{-1} (H1N1)
CC_{50} ＞ 200 μmol・L^{-1} (MDCK 细胞)
SI ＞ 81.3

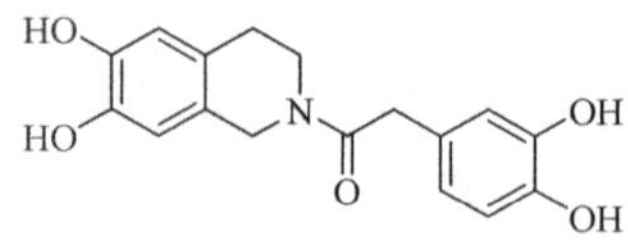

9-38

IC_{50} = 489.39 nmol・L^{-1} (H1N1)
EC_{50} = 2.58 μmol・L^{-1} (H1N1)
CC_{50} = 150.85 μmol・L^{-1} (MDCK 细胞)
SI = 58.5

图 9-14 邻苯二酚衍生物 **9-36**～**9-38** 的化学结构及活性

2020 年，华南农业大学与南方医科大学研究团队[40]对含邻苯二酚基团的多巴胺进行构效关系研究，设计合成了一系列多巴胺衍生物及其构象限制的 1,2,3,4-四氢异喹啉-6,7-二醇类似物（图 9-14）。细胞水平的抗流感病毒活性显示，化合物 **9-37**（EC_{50} = 2.46μmol·L^{-1}）和 **9-38**（EC_{50} = 2.58μmol·L^{-1}）具有比帕拉米韦（**9-5**，EC_{50} = 5.26μmol·L^{-1}）更强的抗病毒活性和更高的选择性（**9-37**，SI＞81.3；**9-38**，SI = 58.5；**9-5**，SI＞38.0），且细胞毒性低（MDCK 细胞：**9-37**，CC_{50}＞200μmol·L^{-1}；**9-38**，CC_{50} = 150.85μmol·L^{-1}；**9-5**，CC_{50}＞200μmol·L^{-1}）。但化合物 **9-37**（IC_{50} = 312.36nmol·L^{-1}）和 **9-38**（IC_{50} = 489.39nmol·L^{-1}）对 PA 的抑制活性低于巴洛沙韦酸（IC_{50} = 1.34nmol·L^{-1}）。分子对接显示，**9-37** 的多巴胺片段和 **9-38** 的 1,2,3,4-四氢异喹啉-6,7-二醇片段均可与 PA 活性位点的 Mn^{2+}螯合并与关键残基 His41 形成疏水作用，但 **9-38** 的螯合片段由于刚性太强不能同时与两个 Mn^{2+}螯合。**9-37** 的 3,4-二羟基苯乙酰胺片段中的芳环与 Tyr24 形成疏水作用，对位羟基与 Glu26 形成氢键；**9-38** 的另一个邻苯二酚官能团与 Ser194 形成双重氢键，芳环与 Lys34 和 Ala134 形成多重疏水作用。尽管 **9-38** 的金属-配体相互作用强度略低于 **9-37**，但较多的疏水作用和氢键可能是使其保持与 **9-37** 相似活性的原因。另外 **9-37** 和 **9-38** 都不与 Ile38 产生作用力，因此可以推测 I38T 突变可能不会改变其对 PA 内切酶的亲和力。

2022 年，该团队[41]报道了针对天然 PA 抑制剂（**9-39**，D,L-氢溴酸劳丹素，LDS）的结构优化，其对 PA 的抑制活性较好（IC_{50} = 1.88μmol·L^{-1}），但在 20μmol·L^{-1} 浓度下未显示抗病毒活性。分子对接显示，化合物 **9-42** C-1 位的邻苯二酚基团与氨基酸残基 Val122 和 Arg124 形成氢键而占据口袋 4，N-2 位取代基能与 Lys34 作用，C-3 位有向口袋 3 延伸的空间，引入疏水性取代基可能会使其与口袋 3 发生相互作用。基于分子对接信息，该团队采用多位点结合策略、基于结构的药物设计策略及构效关系研究设计合成了一系列四氢异喹啉衍生物（图 9-15），其中含 2-氯苯基乙酸酯结构的化合物 **9-40** 对 PA 的抑制活性（IC_{50} = 0.28μmol·L^{-1}）较 **9-39** 提高了近 6 倍，细胞水平抗 H1N1 流感病毒活性明显提高（EC_{50} = 4.50μmol·L^{-1}），且细胞毒性低（CC_{50}＞100μmol·L^{-1}，MDCK 细胞）。分子对接显示，**9-40** C-1 位的芳香取代基同 **9-39** 一样与口袋 4 结合，且与 Ala37 形成 π-π 堆积作用，邻苯二酚基团与 Val122 和 Arg124 形成氢键；N-2 位羰基氧与 Lys34

形成了一个额外的强氢键；而 C-3 位的邻氯苯基由于体积太大未能与口袋 3 形成疏水作用，而是插入由 Ala20、Met21 和 Lys19 形成的另一个亲脂性口袋。

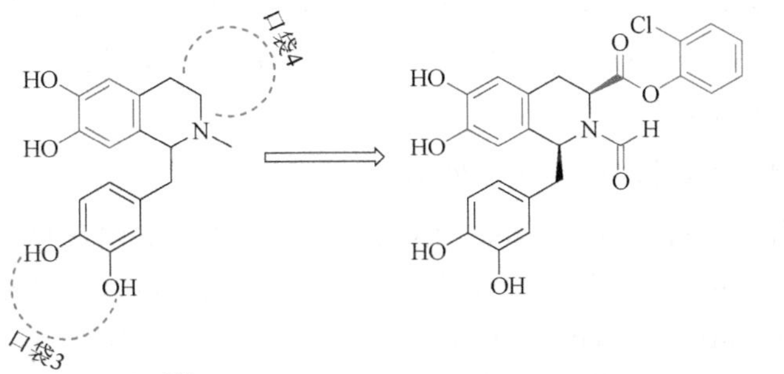

9-39[41]
IC_{50} = 1.88 μmol • L^{-1} (H1N1)
EC_{50} ＞20 μmol • L^{-1} (H1N1)
CC_{50} ＞100 μmol • L^{-1} (MDCK细胞)

9-40
IC_{50} = 0.28 μmol • L^{-1} (H1N1)
EC_{50} = 4.50 μmol • L^{-1} (H1N1)
CC_{50} ＞100 μmol • L^{-1} (MDCK细胞)

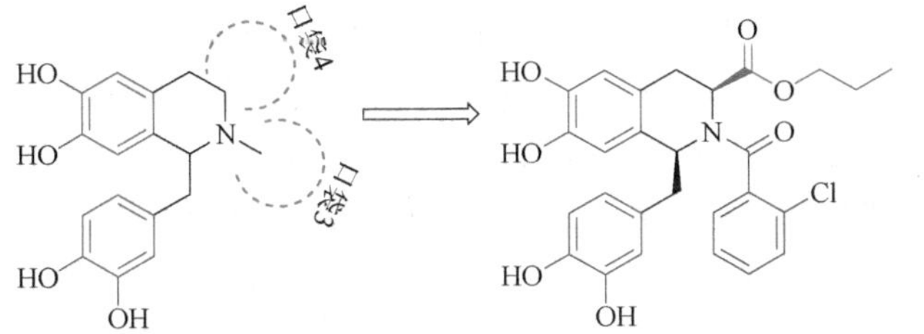

9-39[42]
IC_{50} = 2.36 μmol • L^{-1} (H1N1)
EC_{50} =46.82 μmol • L^{-1} (H1N1)
CC_{50} ＞200 μmol • L^{-1} (MDCK细胞)

9-41
IC_{50} = 0.20 μmol • L^{-1} (H1N1)
EC_{50} = 0.66 μmol • L^{-1} (H1N1)
EC_{50} = 1.12 μmol • L^{-1} (H5N1)
EC_{50} = 0.76 μmol • L^{-1} (H3N2)
EC_{50} = 0.43 μmol • L^{-1} (IFV B)
CC_{50} = 99.52μmol • L^{-1} (MDCK细胞)
F = 29.5%

图 9-15　苯甲基四氢异喹啉衍生物 **9-39**～**9-41** 的化学结构

2023 年，该团队[42]对化合物 **9-39** 重新进行了活性评价（IC_{50} = 2.36μmol·L^{-1}，EC_{50} = 46.82μmol·L^{-1}，CC_{50}＞200μmol·L^{-1}，MDCK 细胞），同样采用多位点结合策略、基于结构的药物设计策略及构效关系研究对其进行修饰，发现在其 N-2 位引入氯代苯甲酰基基团以及 C-3 位引入羧酸酯基得到的四氢异喹啉衍生物对 PA 的抑制活性较好，其中化合物 **9-41**（图 9-15）对 PA 的抑制活性（IC_{50} = 0.2μmol·L^{-1}）是 **9-39** 的近 12 倍；细胞水平抗 H1N1 流感病毒活性（EC_{50} = 0.66μmol·L^{-1}）较 **9-39** 提高了近 70 倍，同时具有广谱抗流感病毒活性（抗 H5N1、H3N2 和乙型流感病毒的 EC_{50} 值分别为 1.12μmol·L^{-1}、0.76μmol·L^{-1} 和 0.43μmol·L^{-1}），且细胞毒性低（CC_{50} = 99.52μmol·L^{-1}，MDCK 细胞）。微型复制子试验显示，I38T 突变株不影响 **9-41** 对流感病毒的敏感性。分子对接显示，**9-41** 的四氢异喹啉环和 3,4-二羟基苄基上的两个羟基分别与 PA 活性

位点的两个 Mn^{2+}螯合，*N*-芳香酰基侧链定向插入口袋 4，C-3 位正丙基占据口袋 3，并与氨基酸残基 Met21 和 Lys34 形成疏水作用。初步成药性评价显示，**9-41** 在小鼠体内具有较高的代谢稳定性和良好的药代动力学性质［以 $15mg \cdot kg^{-1}$ 的剂量腹腔注射，吸收迅速（$t_{max} = 0.45h$），且生物利用度高（$F = 29.5\%$）］。动物水平的抗病毒活性显示，以 $30mg \cdot kg^{-1} \cdot d^{-1}$ 的剂量对小鼠腹腔注射给药，**9-41** 与帕拉米韦（$10mg \cdot kg^{-1} \cdot d^{-1}$）表现出相当的抗 H1N1 毒株活性。

9.1.1.4 基于靶向蛋白降解策略的 PA 降解剂

靶向蛋白降解（targeted protein degradation, TPD）策略选择性地触发目标蛋白（POI）的降解，这可以克服标准抗病毒治疗的局限性。2001 年，Crews 团队[43-44]率先提出了 PROTAC（proteolysis targeting chimera, 蛋白降解靶向嵌合体）的概念。PROTAC 分子由靶蛋白配体和 E3 泛素连接酶配体通过中间连接子连接而成，利用泛素-蛋白酶体系统诱导靶向蛋白降解。

2020 年，岑山课题组[45]发现植物内生真菌曲霉代谢物 APL-16-5（**9-42**, 图 9-16）对甲型（$EC_{50} = 0.28\mu mol \cdot L^{-1}$）和乙型（$EC_{50} = 1.22\mu mol \cdot L^{-1}$）流感病毒均有活性，且细胞毒性低（$CC_{50} > 100\mu mol \cdot L^{-1}$, MDCK 细胞）。对化合物 **9-42** 抗病毒机制进行探究发现，其同时与 E3 连接酶 TRIM25 和 PA 结合，使 TRIM25 泛素化 PA，随后在蛋白酶体中降解 PA，这种作用模式符合 PROTAC 分子作用机制。PA 作为流感病毒 RdRp 复合物的关键亚基，它的降解破坏了病毒 RNA 的合成，从而抑制了流感病毒的复制。

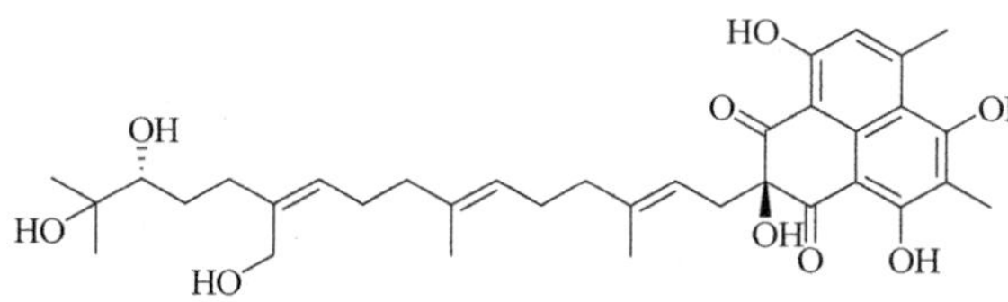

APL-16-5 (**9-42**)
$EC_{50} = 0.28\ \mu mol \cdot L^{-1}$ (H1N1)
$EC_{50} = 1.22\ \mu mol \cdot L^{-1}$ (IFV B)
$CC_{50} > 100\ \mu mol \cdot L^{-1}$ (MDCK细胞)

图 9-16 化合物 **9-42** 的化学结构

疏水标签（hydrophobic tagging, HyT）是一种很有前途的 TPD 策略[46]，其效果与 PROTAC 相似。HyT 降解剂是一种由 3 个主要部分组成的分子：首先，目标蛋白配体是与特定目标蛋白特异性结合的小分子，确保降解剂能够精确地定位到目标蛋白质；其次，连接体作为化学结构，将目标蛋白配体与疏水片段相连，其长度和特性对降解剂的活性和选择性有重要影响；最后，疏水片段负责促进目标蛋白与细胞内的降解机制如蛋白酶体或自噬-溶酶体途径的相互作用，从而实现目标蛋白的有效降解。

近期，Ma 等[47]将 HyT 技术用于开发针对流感病毒聚合酶酸性蛋白（PA）的降解

剂 **9-43**（图 9-17）。结构-活性关系（SAR）研究表明，Boc_2-(L)-Lys 作为疏水片段对于增强化合物的抗病毒活性和 PA 降解能力发挥了关键作用。化合物 **9-43** 对金刚烷胺耐药菌株（A/PR/8/H1N1）具有良好的抑制活性 A/WSN/33/H1N1（EC_{50} =0.015μmol·L^{-1}），且具有低细胞毒性、高选择性、高降解能力和良好的类药物特性。化合物 **9-43** 显示出强大的 PA 蛋白降解能力（DC_{50} = 0.06μmol·L^{-1}），表明它能够有效降低 PA 蛋白水平。同时化合物 **9-43** 具有较低的细胞毒性（CC_{50} = 97.77μmol·L^{-1}），显示出高选择性。机制研究表明，HyT 降解剂不仅能有效降低 PA 蛋白水平，还能通过与 PA 蛋白结合，促使其通过蛋白酶体和/或自噬-溶酶体途径被降解，从而抑制流感病毒的复制，增加了抗病毒治疗的潜力。

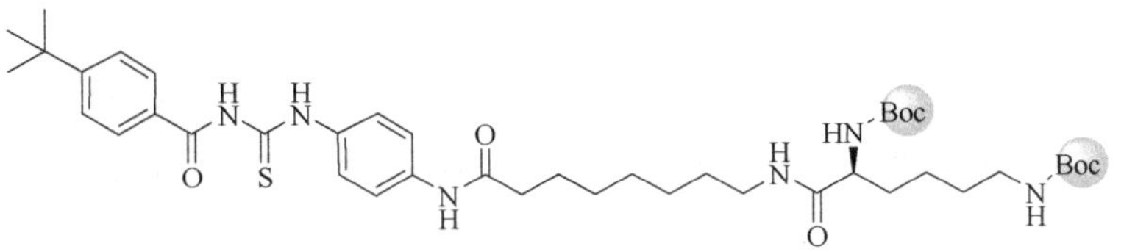

9-43

EC_{50} = 0.015 μmol • L^{-1} (H1N1)

EC_{50} = 0.073 μmol • L^{-1} Yamagat/16/88 (IFV B)

EC_{50} = 0.067 μmol • L^{-1} Victoria/2/87 (IFV B)

CC_{50} = 97.577 μmol • L^{-1}

图 9-17　化合物 **9-43** 的化学结构及活性

9.1.2　PB1 抑制剂

法匹拉韦（**3-7**，图 3-5）是 2002 年首次被报道的核苷酸类似物，在日本上市用于对神经氨酸酶抑制剂耐药的大流行性流感病毒。其作为前药在细胞酶作用下转化为三磷酸活性形式，该活性形式作为鸟嘌呤三磷酸酯（GTP）的竞争性抑制剂被 RdRp 错误识别用于病毒 RNA 合成，最终导致病毒 RNA 合成被抑制。法匹拉韦显示出广谱抗流感病毒活性（EC_{50} 值为 0.19～22.5μmol·L^{-1}），包括高致病性甲型流感病毒（H5N1 和 H7N9）及对奥司他韦耐药的毒株，细胞毒性低（CC_{50}＞1000μmol·L^{-1}，MDCK 细胞），且与奥司他韦显示协同作用[48]。与法匹拉韦不同，广谱抗病毒药物利巴韦林（**3-6**）主要通过抑制单磷酸脱氢酶（IMPDH）使酶催化生成的 GTP 减少而干扰病毒 RNA 合成，其抗病毒活性较弱（EC_{50} 值为 9.4～22.5μmol·L^{-1}，CC_{50} = 590μmol·L^{-1}）[49]。

Lin 等[50]基于前人对核苷类抗病毒药物的研究，采用分子杂合策略将 2′-脱氧-2′-氟-2′-*C*-甲基核糖基和 6-甲基-7-脱氮杂嘌呤碱基整合成一个新的 6-甲基-7-脱氮嘌呤核苷骨架（**9-44**，图 9-18）。构效关系研究发现，在其 C-7 位引入芳杂环有利于提高化合物活性。其中含乙烯基吡啶基团的化合物 **9-45** 抗甲型流感病毒活性（H1N1，EC_{50} = 5.88μmol·L^{-1}；H3N2，EC_{50} = 6.95μmol·L^{-1}）较好，优于利巴韦林（H1N1，EC_{50} =

10.92μmol·L^{-1}；H3N2，EC_{50} = 11.2μmol·L^{-1}），且细胞毒性低（CC_{50}>100μmol·L^{-1}，MDCK 细胞）。

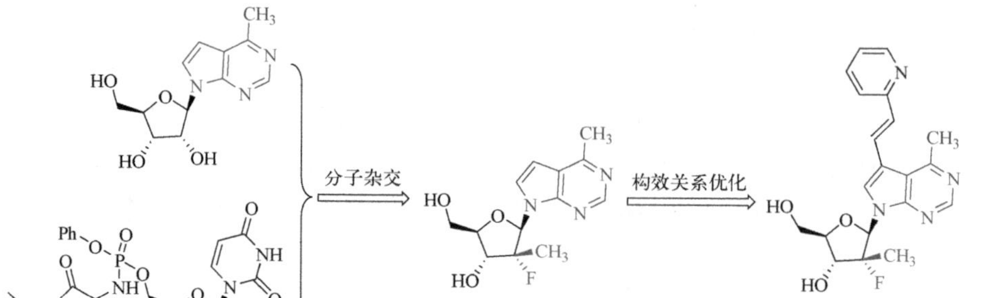

图 9-18 嘌呤核苷衍生物 **9-44**～**9-45** 的化学结构及活性

此外，Franziska 等[51]通过对免疫纯化的 K-ε-GG（二甘酰）残余肽的质谱分析，解析了 IAV 聚合酶蛋白在人肺泡上皮细胞感染过程中的泛素化作用，PB1 拇指结构域 K578 上的电荷中和破坏了与 PB2 N 端非结构化环的相互作用，而这种相互作用是 vRNA 复制所必需的。这为 IAV 利用细胞泛素系统调节病毒聚合酶的活性以进行病毒复制提供了证据，但介导 PB1-K578 泛素化的 E3 连接酶尚不清楚。

9.1.3 PB2 抑制剂

2014 年，Clark 等[52]报道的 PB2 抑制剂匹莫地韦（**3-5**, VX-787, 图 3-4）对甲型流感病毒具有强抑制活性（EC_{50} 在 0.15～2.8nmol·L^{-1} 之间），包括对金刚烷胺和奥司他韦耐药的毒株。VX-787 与 PB2 复合物共晶结构［图 3-4（b）］显示，其氮杂吲哚环与 PB2 帽结合域活性口袋上的 Lys376 和 Glu361 形成氢键，同时与 His357 和 Phe404 形成 π-π 堆积作用；嘧啶环与 Phe323 之间也存在 π-π 堆积作用；羧基分别与 His357 的侧链氨基、Gln406 主链氨基及 Arg355 的主链羰基形成水分子介导的氢键。然而在临床Ⅲ期试验中，匹莫地韦因药物代谢和耐药性问题被终止研发[53]。

由 VX-787 与 PB2 复合物共晶结构可知，嘧啶环 C-5 位置附近还未与 PB2 帽结合域活性口袋形成相互作用，因此，Xiong 等[54]分别对 VX-787 的 C-4 和 C-5（系列 1）及 C-5 和 C-6 位（系列 2）进行成环修饰以增强分子刚性，增加其与活性口袋的相互作用，设计合成了两个系列的化合物，然而系列 1 化合物的抗病毒活性并未超过 VX-787。根据更新的 VX-787 与 PB2 复合物晶体结构（图 9-19）发现，VX-787 C-4 位连接的 NH 与 Val511 主链形成了关键氢键，成环后氢键消失导致系列 1 化合物活性降低。该课题组将系列 2 化合物与 PB2 帽结合域重新进行对接，结合构效关系研究，获得了抗病毒活性强于 VX-787［EC_{50} = 0.6nmol·L^{-1}，CC_{50} = 12μmol·L^{-1}（MDCK 细胞），CL = 30.9mL·min^{-1}·kg^{-1}，AUC = 13.4μmol·L^{-1}·h］的二氢噻吩并嘧啶环类化合物 **9-46**（EC_{50} = 0.4nmol·L^{-1}，CC_{50} = 4.5μmol·L^{-1}，MDCK 细胞），同时其药代动力学性质明显改善（CL = 13.8mL·min^{-1}·kg^{-1}，AUC = 19.5μmol·L^{-1}·h）。针对 **9-46** 氮吲哚骨架 2′位易被醛氧化酶代谢为羟基产生肝肾毒性的问题，将其 2′位 C 替换为 N 后得到抗病毒活性和药代动力学性质均显著提升的化合物 **9-47**［EC_{50} = 0.2nmol·L^{-1}，CC_{50} = 4.9μmol·L^{-1}（MDCK 细胞），CL = 1.3mL·min^{-1}·kg^{-1}，AUC = 152μmol·L^{-1}·h］。分子对接显示，与 VX-787 相比，**9-47** 的二氢噻吩并嘧啶环增强了与 Phe323 和 Leu512 的疏水作用以及与 Asn510 的范德华力；吡唑-嘧啶环上的两个氮原子同时与 Arg332 形成额外氢键。

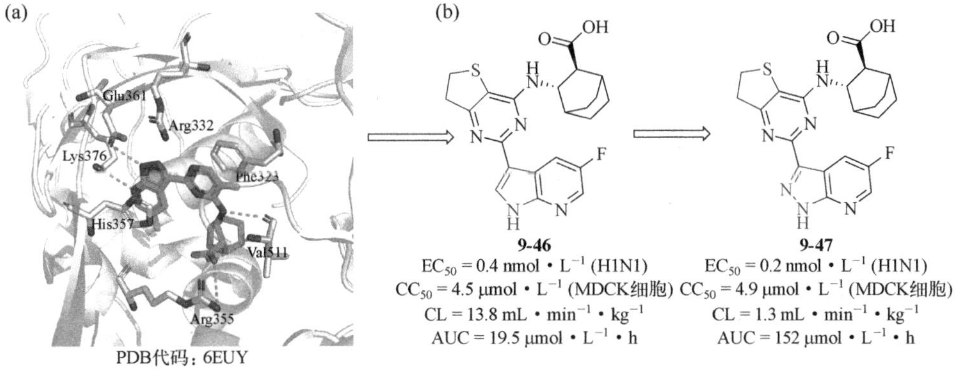

图 9-19　匹莫地韦与 PB2 帽结合域的复合物结构（a）及匹莫地韦衍生物 **9-46** 和 **9-47** 的化学结构及活性（b）

Yang 等[55]用吡嗪酮环取代 VX-787 的嘧啶环得到了新的 PB2 抑制剂 **9-48**（图 9-20），表面等离子体共振实验测得其与 PB2 具有较好结合活性（K_d = 0.27μmol·L^{-1}）。随后对 **9-48** 的吡嗪酮环 2 位取代基进行结构优化合成了 30 个新的化合物。其中 2-乙基吡嗪酮环类化合物 **9-49** 与 PB2 的结合活性（K_d = 0.11μmol·L^{-1}）与 VX-787 相当（K_d = 0.07μmol·L^{-1}），但其抗流感病毒活性（EC_{50} = 1.025μmol·L^{-1}）远低于 VX-787（EC_{50} = 0.002μmol·L^{-1}）。

Zhang 等[56]针对 VX-787 的三部分分别进行结构修饰，构建了一个小型的 PB2 抑制剂库，活性结果发现，噻吩并嘧啶衍生物 **9-50**（EC_{50} = 6.5nmol·L^{-1}）和 **9-51**（EC_{50} = 17nmol·L^{-1}）的抗流感病毒活性较好（图 9-21），但未超过 VX-787（EC_{50} = 4nmol·L^{-1}, CC_{50}＞20μmol·L^{-1}, A549 细胞）且细胞毒性增大（A549 细胞：**9-50**，CC_{50} = 14.5μmol·L^{-1}；**9-51**，CC_{50} = 14.7μmol·L^{-1}）。

McGowan 等[57]用 7-氟取代吲哚环对 VX-787 的 7-氮杂吲哚环进行生物电子等排置换（bioisosterism），设计合成了一系列吲哚类化合物（图 9-21），其中化合物 **9-52** 对 PB2 的抑制活性较好（IC_{50} = 0.12μmol·L^{-1}），抗 H1N1 流感病毒活性突出

（EC_{50} = 11nmol·L^{-1}）且选择性高（SI = 145）。以 10mg·kg^{-1} 的剂量对小鼠口服给药，**9-52** 在 0.5～2h 内迅速吸收，口服生物利用度高（F = 95%）且在人肝细胞中未显示醛氧化酶代谢。

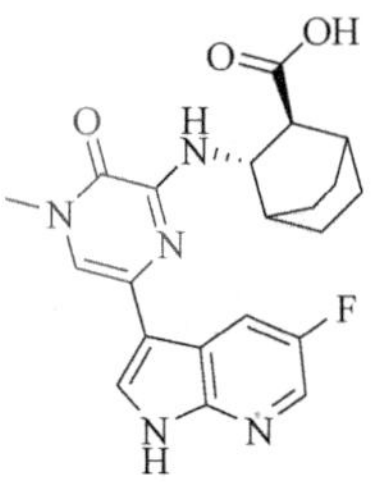

9-48

K_d = 0.27 μmol・L^{-1}

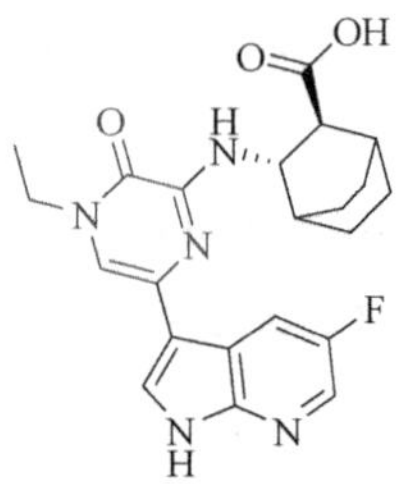

9-49

K_d = 0.11 μmol・L^{-1}

EC_{50} = 1.025 μmol・L^{-1} (H1N1)

CC_{50} ＞100 μmol・L^{-1} (MDCK细胞)

图 9-20　匹莫地韦衍生物 **9-48** 和 **9-49** 的化学结构及活性

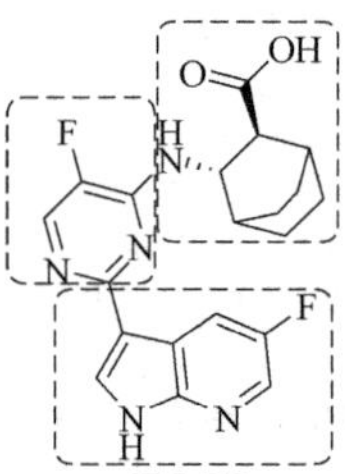

VX-787

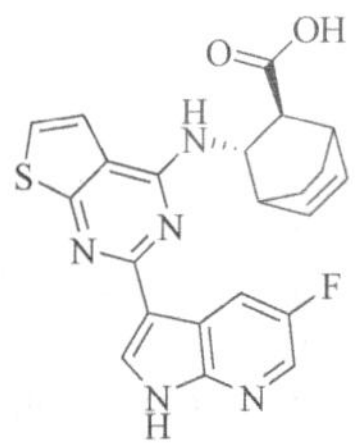

9-50

EC_{50} = 6.5 nmol・L^{-1} (H1N1)

CC_{50} = 14.5 μmol・L^{-1} (A549细胞)

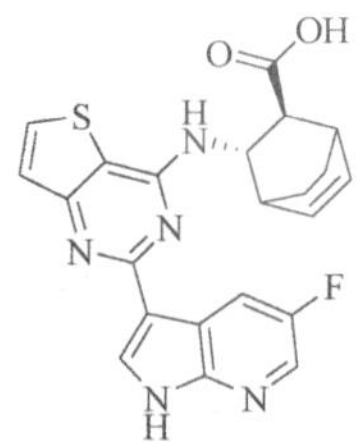

9-51

EC_{50} = 17 nmol・L^{-1} (H1N1)

CC_{50} = 14.7 μmol・L^{-1} (A549细胞)

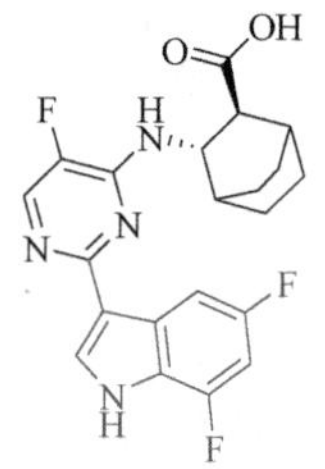

9-52

IC_{50} = 0.12 μmol・L^{-1} (H3N2)

EC_{50} = 11 nmol・L^{-1} (H1N1)

SI = 145

F = 95%

图 9-21　匹莫地韦衍生物 **9-50**～**9-52** 的化学结构及活性

9.1.4　蛋白-蛋白相互作用抑制剂

RdRp 的 PA、PB1 和 PB2 三个亚基通过非共价方式结合，三者之间的蛋白-蛋白相互作用对流感病毒的转录和复制至关重要，阻断亚基间相互作用的 RdRp 抑制剂被称为蛋白-蛋白相互作用抑制剂（PPI），目前的研究热点主要是 PA-PB1 和 PB1-PB2 相互作用抑制剂。

9.1.4.1　PA-PB1 相互作用抑制剂

（1）环庚噻吩-3-甲酰胺（cHTC）衍生物

2012 年，意大利帕多瓦大学 Arianna 团队从含三百万个分子的 ZINC 化合物库中进行虚拟筛选，最终发现了 32 个 PA-PB1 相互作用抑制剂，代表化合物为环庚噻吩-3-甲酰胺（cHTC）衍生物 **9-53**（IC_{50} = 90.7μmol·L^{-1}，图 9-22），但遗憾的是，其在细胞水平的抗病毒活性低（EC_{50}＞100μmol·L^{-1}）[58]。Massari 等[59]对化合物 **9-53** 环庚噻吩环 C-2 位修饰得到的含对氯苯基的 **9-54**（IC_{50} = 32μmol·L^{-1}）和无芳香取代基的 **9-55**（IC_{50} = 35μmol·L^{-1}）抑制 PA-PB1 相互作用的活性及抗流感病毒活性较 **9-53** 显著增强（**9-54**，EC_{50} = 18μmol·L^{-1}；**9-55**，EC_{50} = 26μmol·L^{-1}），且细胞毒性低（CC_{50}＞250μmol·L^{-1}，MDCK 细胞），同时也显示较好的抗乙型流感病毒活性（**9-54**，EC_{50} = 21μmol·L^{-1}；**9-55**，EC_{50} = 19μmol·L^{-1}）。

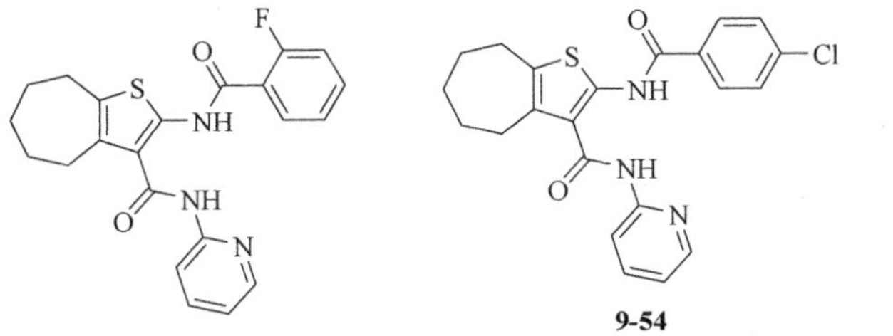

9-53
IC_{50} = 90.7 μmol • L^{-1}
EC_{50} ＞100 μmol • L^{-1} (H1N1)
CC_{50} ＞ 250 μmol • L^{-1} (MDCK细胞)

9-54
IC_{50} = 32 μmol • L^{-1}
EC_{50} = 18 μmol • L^{-1} (H1N1)
EC_{50} = 21 μmol • L^{-1} (IFV B)
CC_{50} ＞250 μmol • L^{-1} (MDCK细胞)

9-55
IC_{50} = 35 μmol • L^{-1}
EC_{50} = 26 μmol • L^{-1} (H1N1)
EC_{50} = 19 μmol • L^{-1} (IFV B)
CC_{50} ＞250 μmol • L^{-1} (MDCK细胞)

图 9-22　环庚噻吩-3-甲酰胺（cHTC）衍生物 **9-53**～**9-55** 的化学结构

该团队[60-61]继续对化合物 **9-53** 进行修饰，尝试在其环庚噻吩环 C-2 位苯环上引入羟基以增强化合物与 PA 活性口袋的氢键，其中邻位羟基衍生物 **9-56**（IC_{50} = 15μmol·L^{-1}）抑制 PA-PB1 相互作用的活性是 **9-53** 的 6 倍，抗病毒活性（EC_{50} = 2.6μmol·L^{-1}）较 **9-53** 显著增强且细胞毒性低（CC_{50}＞250μmol·L^{-1}, MDCK 细胞）。对 **9-56** 的环庚噻吩环 C-3 位进行修饰，发现 C-3 位 2-吡啶分别替换为对氯苯基（**9-57**, EC_{50} = 1.2μmol·L^{-1}）和对氟苯基（**9-58**, EC_{50} = 1.2μmol·L^{-1}）后抗病毒活性进一步提升。此外，尽管 **9-56** 的 C-3 位噻唑衍生物 **9-59**（IC_{50} = 69μmol·L^{-1}）和 C-2 位对硝基苯基衍生物 **9-60**（IC_{50} = 65μmol·L^{-1}）抑制 PA-PB1 相互作用的活性较弱，却具有更强的抗病毒活性（**9-59**，EC_{50} = 0.18μmol·L^{-1}；**9-60**，EC_{50} = 0.26μmol·L^{-1}），且细胞毒性低（CC_{50}＞250μmol·L^{-1}，MDCK 细胞）。Nannetti 等[62]发现化合物 **9-56**～**9-60** 均具有抗甲型和乙型流感病毒的广谱抗病毒活性，包括对奥司他韦耐药株均具有纳摩尔或低微摩尔的抗病毒活性（图 9-23）。其中化合物 **9-57**、**9-58** 和 **9-60** 的耐药性屏障高于奥司他韦，甲型流感病毒在药物诱导的选择压力下连续传代后，没有出现使其敏感性降低的病毒变异株。

近期，Arianna 团队[63]选定了环庚硫代噻吩-3-酰胺衍生物 **9-60** 作为起点，进行了结构上的优化（图 9-24），通过改变分子结构中的不同部分（如 C-2 和 C-3 位置的取代基团）来探索构效关系，以提高化合物的抗病毒活性和药代动力学特性，鉴定出在细胞实验中表现出对流感病毒复制的强烈抑制作用的化合物 **9-61**（EC_{50} = 0.38μmol·L^{-1}）和

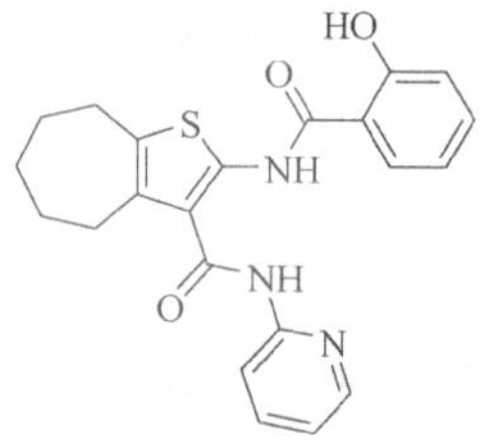

9-56

IC_{50} = 15 μmol • L^{-1}

EC_{50} = 2.6 μmol • L^{-1} (H1N1)

CC_{50} > 250 μmol • L^{-1} (MDCK细胞)

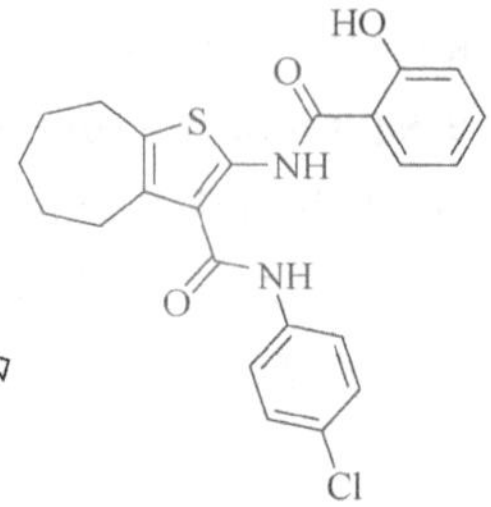

9-57

IC_{50} = 18 μmol • L^{-1}

EC_{50} = 1.2 μmol • L^{-1} (H1N1)

CC_{50} > 250 μmol • L^{-1} (MDCK细胞)

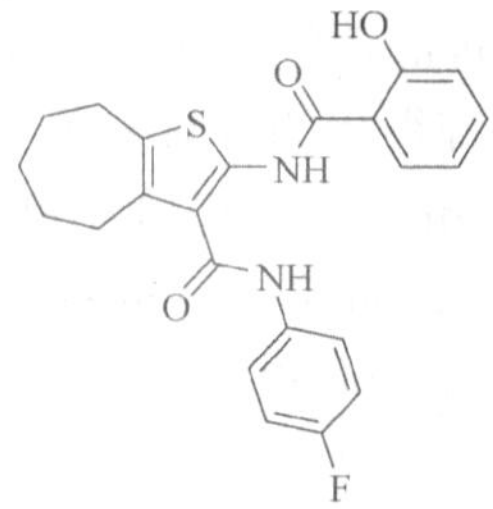

9-58

IC_{50} = 20 μmol • L^{-1}

EC_{50} = 1.2 μmol • L^{-1} (H1N1)

CC_{50} > 250 μmol • L^{-1} (MDCK细胞)

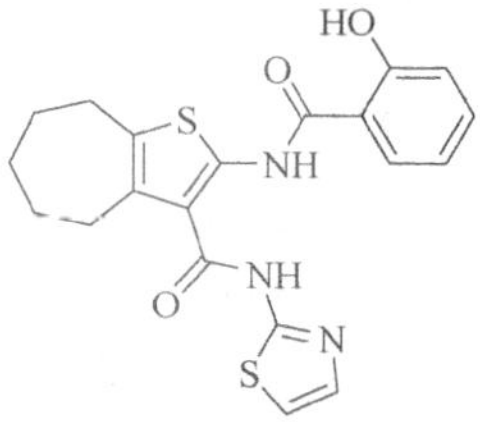

9-59

IC_{50} = 69 μmol • L^{-1}

EC_{50} = 0.18 μmol • L^{-1} (H1N1)

CC_{50} > 250 μmol • L^{-1} (MDCK细胞)

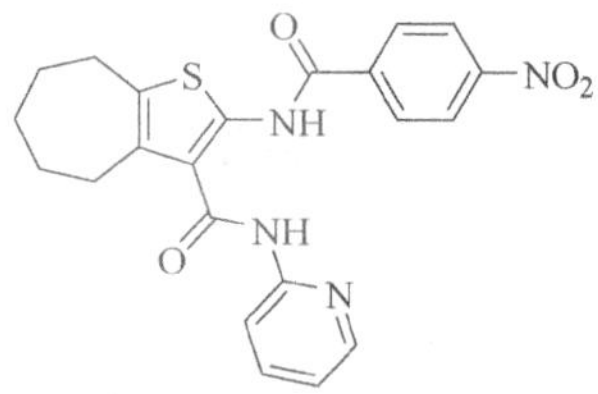

9-60

IC_{50} = 65 μmol • L^{-1}

EC_{50} = 0.26 μmol • L^{-1} (H1N1)

CC_{50} > 250 μmol • L^{-1} (MDCK细胞)

图 9-23 环庚噻吩-3-甲酰胺（cHTC）衍生物 **9-56**～**9-60** 的化学结构及活性

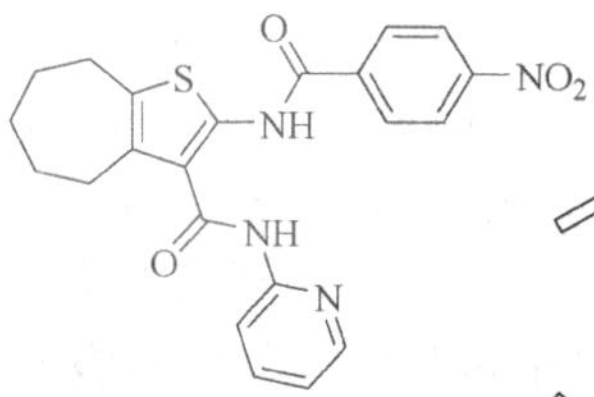

9-60

IC_{50} = 65 μmol • L^{-1}

EC_{50} = 0.26 μmol • L^{-1} (H1N1)

CC_{50} > 250 μmol • L^{-1} (MDCK细胞)

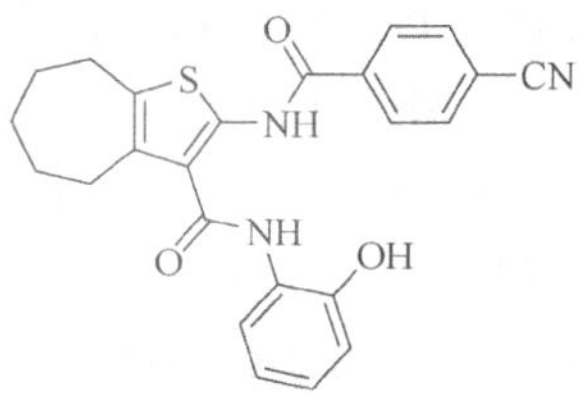

9-61

IC_{50} = 19.3 μmol • L^{-1}

EC_{50} = 0.38 μmol • L^{-1} (H1N1)

CC_{50} > 250 μmol • L^{-1} (MDCK细胞)

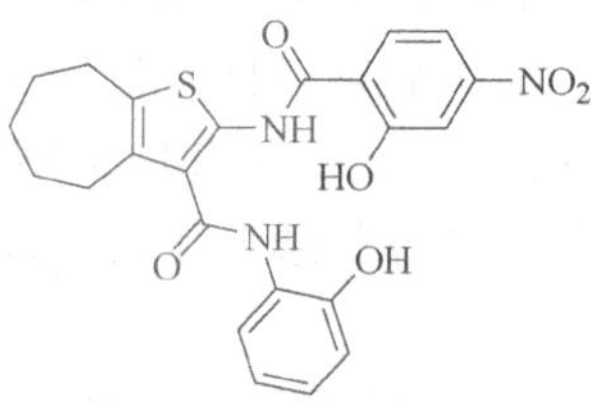

9-62

IC_{50} = 26.5 μmol • L^{-1}

EC_{50} = 0.089 μmol • L^{-1} (H1N1)

CC_{50} = 224 μmol • L^{-1} (MDCK细胞)

图 9-24 环庚噻吩-3-甲酰胺（cHTC）衍生物 **9-60** 进一步的结构优化

9-62（EC_{50} = 0.089μmol·L^{-1}）且无明显细胞毒性（CC_{50}＞250μmol·L^{-1}）。特别是化合物 **9-62**，由于在化学结构上引入了极性基团，在提高水溶性的同时，也保持了对 PA-PB1 异二聚体化的抑制能力，且在药代动力学上表现出较好的稳定性。

（2）三唑并嘧啶（TZP）衍生物

2015 年，Arianna 团队[58]对前期通过虚拟筛选得到的三唑并嘧啶类化合物 **9-63**（IC_{50} = 170.6μmol·L^{-1}，EC_{50}＞100μmol·L^{-1}，CC_{50}＞250μmol·L^{-1}，MDCK 细胞），进行优化（图 9-25），采用分子杂合策略合并其三唑并嘧啶（TZP）骨架与化合物 **9-53** 的 cHTC 骨架，得到杂化分子 **9-64**，其抑制 PA-PB1 相互作用的活性（IC_{50} = 1.1μmol·L^{-1}）是 **9-63** 的 155 倍，细胞水平抗 H1N1 活性较好（EC_{50} = 21μmol·L^{-1}），且细胞毒性低（CC_{50}＞250μmol·L^{-1}，MDCK 细胞）。化合物 **9-64** 的位置异构体 **9-65** 抑制 PA-PB1 相互作用的活性（IC_{50} = 28μmol·L^{-1}）较 **9-64** 弱，但抗病毒活性更强（EC_{50} = 8μmol·L^{-1}），同时细胞毒性低（CC_{50}＞250μmol·L^{-1}，MDCK 细胞）。由于 **9-64** 和 **9-65** 的溶解度均很低（＜1μg·mL^{-1}），而且可能与环庚噻吩环的存在有关[57]。因此在后续的研究中，该团队保持化合物的 TZP 骨架不变，将 **9-64** 和 **9-65** 的环庚噻吩环替换为苯环，所得化合物以 **9-66**（IC_{50} = 11μmol·L^{-1}）和 **9-67**（IC_{50} = 7μmol·L^{-1}）抑制 PA-PB1 相互作用活性较好，但由于 **9-66** 的溶解度（6.55μg·mL^{-1}）较 **9-67**（30.6μg·mL^{-1}）低，其抗病毒活性（EC_{50}＞100μmol·L^{-1}）弱于 **9-67**（EC_{50} = 31μmol·L^{-1}）[64-65]。

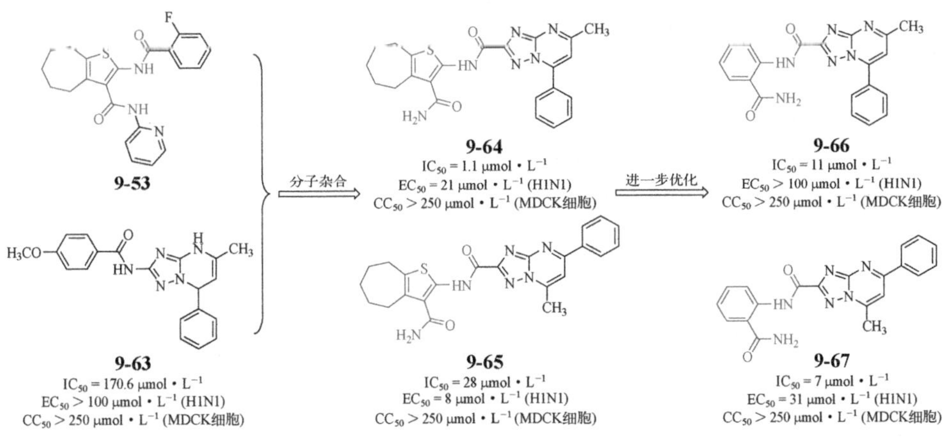

图 9-25　三唑并嘧啶（TZP）衍生物 **9-63** 的结构优化过程

近期，Pismataro 等[66]基于对 TZP 衍生物的构效关系研究，设计合成了另一系列三唑并嘧啶类化合物（图 9-26），其中含苯并噁嗪酮环的化合物 **9-68** 具有中等程度的抑制 PA-PB1 相互作用活性（IC_{50} = 19.5μmol·L^{-1}）及细胞水平抗流感病毒活性（EC_{50} = 16μmol·L^{-1}），且细胞毒性低（CC_{50}＞250μmol·L^{-1}，MDCK 细胞）。此外，含

N-(2-氟苯基)甲酰胺基团的化合物 **9-69** 抑制 PA-PB1 相互作用活性（IC_{50} = 17.5μmol·L^{-1}）略高于 **9-68**，抗流感病毒活性较差（EC_{50} = 83.8μmol·L^{-1}），却具有一定的抗 SARS-CoV-2 活性（EC_{50} = 34.47μmol·L^{-1}），且对 Vero E6 细胞的毒性低（CC_{50}＞100μmol·L^{-1}）。

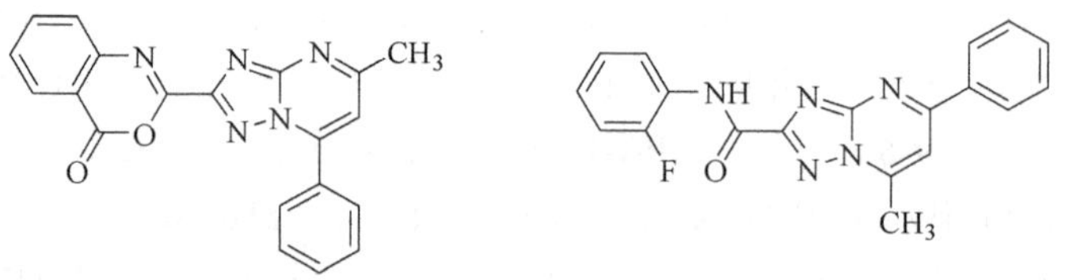

9-68
IC_{50} = 19.5 μmol • L^{-1}
EC_{50} = 16 μmol • L^{-1} (H1N1)
CC_{50} ＞ 250 μmol • L^{-1} (MDCK细胞)

9-69
IC_{50} = 17.5 μmol • L^{-1}
EC_{50} = 83.8 μmol • L^{-1} (H1N1)
EC_{50} = 34.47 μmol • L^{-1} (SARS-CoV-2)
CC_{50} ＞ 100 μmol • L^{-1} (Vero E6细胞)

图 9-26　三唑并嘧啶（TZP）衍生物 **9-68** 和 **9-69** 的化学结构

（3）苯并呋喃衍生物

2013 年，Kessler 等[67]采用高通量筛选方法从 15000 个化合物中筛选得到苯并呋喃类 PA-PB1 抑制剂 **9-70**（图 9-27），其抗 H1N1 流感病毒活性较好（EC_{50} = 5μmol·L^{-1}）且在 20μmol·L^{-1} 浓度下无细胞毒性。构效关系研究发现，在 **9-70** 的苯环 C-3 位引入硝基得到的化合物 **9-71** 抗病毒活性增加（EC_{50} = 1～2.5μmol·L^{-1}），细胞毒性与 **9-70** 相同。该团队为了研发新型有效的苯并呋喃类 RNA 聚合酶抑制剂，继续对 **9-71** 进行构效关系研究，发现在其苯环 C-4 位引入含羟基的三氮唑环得到的化合物 **9-72** 在细胞水平抗 H1N1 流感病毒活性提高（EC_{50} = 1μmol·L^{-1}）且细胞毒性降低（CC_{50} = 40μmol·L^{-1}），ELISA 实验显示其抑制 PA-PB1 相互作用的 IC_{50} 为 35μmol·L^{-1}[68]。

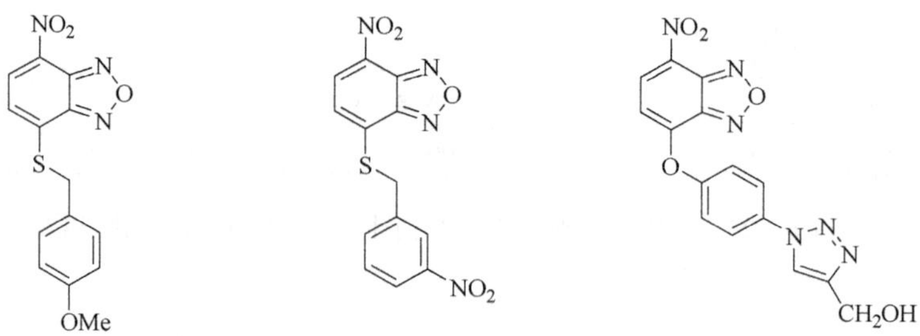

9-70
EC_{50} = 5 μmol • L^{-1} (H1N1)
CC_{50} = 20 μmol • L^{-1}

9-71
EC_{50} = 1~2.5 μmol • L^{-1} (H1N1)
CC_{50} = 20 μmol • L^{-1}

9-72
IC_{50} = 35 μmol • L^{-1}
EC_{50} = 1 μmol • L^{-1} (H1N1)
CC_{50} = 40 μmol • L^{-1}

图 9-27　苯并呋喃衍生物 **9-70**～**9-72** 的化学结构及活性

（4）ANA-1

2016 年，香港大学周婕课题组[69]对 950 个化合物进行基于 ELISA 的高通量筛选，获得了三唑并嘧啶类 PA-PB1 抑制剂 ANA-1（**9-79**，IC_{50} = 8.5μmol·L^{-1}），其抗流感病毒活性较好（EC_{50} = 0.8μmol·L^{-1}）且选择性高（SI = 150）。对 **9-73** 进行结构修饰合成了含邻氯苯基的三唑并嘧啶类化合物 **9-74**（图 9-28），其抗流感病毒活性（EC_{50} = 0.55μmol·L^{-1}）和选择性（SI = 227）均高于 **9-73**。通过对感染 H1N1 病毒的小鼠鼻内给药，发现 **9-74** 能够明显降低小鼠肺部病毒载量。分子对接显示，**9-74** 与 PA_C 端的 Asp426、Glu427、Arg582 和 Leu585 残基形成氢键，可能会引起构象变化，从而破坏 PA_C 与 $PB1_N$ 的相互作用。

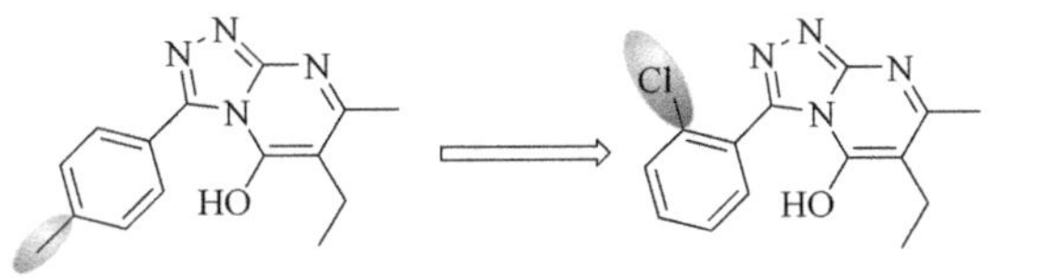

图 9-28　三唑并嘧啶衍生物 **9-73** 的结构优化

（5）喹啉酮类化合物

2017 年，Watanabe 等[70]对约 60 万个化合物进行虚拟筛选得到 136 个得分较高的分子，进而通过 SPR 实验，发现含四氮唑基团的喹啉酮类化合物 **9-75**（图 9-29）对 PA 具有较高的亲和力（K_d = 7.5μmol·L^{-1}），进一步的机制研究表明其通过抑制 PA 的核定位干扰 PA-PB1 相互作用。细胞水平抗 H1N1 流感病毒活性较好（EC_{50} = 0.57μmol·L^{-1}），对突变株 H1N1pdm09（EC_{50} = 0.62μmol·L^{-1}）和乙型流感病毒（EC_{50} = 0.92μmol·L^{-1}）也有抑制活性且细胞毒性低（CC_{50}＞100μmol·L^{-1}，MDCK 细胞）。近期该课题组保留 **9-75** 的喹啉酮环，对其四氮唑环和二苄基氨基进行修饰得到了化合物 **9-76**，其抗 H1N1 病毒活性（EC_{50} = 0.103μmol·L^{-1}）是 **9-75** 的 5.5 倍。接着，他们以 **9-76** 为先导，在其对位取代苯环上的间位引入氯原子，将喹啉酮环 6 位乙基替换为甲氧基后得到了化合物 **9-77**，其抗病毒活性（EC_{50} = 0.061μmol·L^{-1}）高于 **9-76**，且细胞毒性降低（CC_{50}＞10μmol·L^{-1}，MDCK 细胞）；此外，采用骨架跃迁策略对 **9-76** 进行修饰，结合构效关系研究，又发现了抗病毒活性和细胞毒性与化合物 **9-77** 相当的 1,8-萘啶酮类化合物 **9-78**（EC_{50} = 0.077μmol·L^{-1}；CC_{50}＞10μmol·L^{-1}，MDCK 细胞），且化合物 **9-77** 和 **9-78** 均显示较好的抗乙型流感病毒活性（**9-77**，EC_{50} = 0.079μmol·L^{-1}；**9-78**，EC_{50} = 0.23μmol·L^{-1}）[71]。

（6）噻唑类化合物

2020 年，Zhang 等[72]采用体外裂解荧光素酶裂解法（SLC）从 10000 种化合物中筛选出噻唑类 PA-PB1 相互作用抑制剂 **9-79**（$IC_{50} = 4.78\mu mol \cdot L^{-1}$，图 9-30）。进一步活性评价显示，其对甲型和乙型流感病毒以及对金刚烷胺、奥司他韦耐药及双重耐药的毒株具有广谱抗病毒活性（$EC_{50} = 0.93 \sim 4.66\mu mol \cdot L^{-1}$），且细胞毒性低（$CC_{50} > 300\mu mol \cdot L^{-1}$, MDCK 细胞）。机制研究表明，**9-79** 通过抑制 PA 核定位，进而降低病毒 RNA 和蛋白质水平，最终抑制病毒复制。

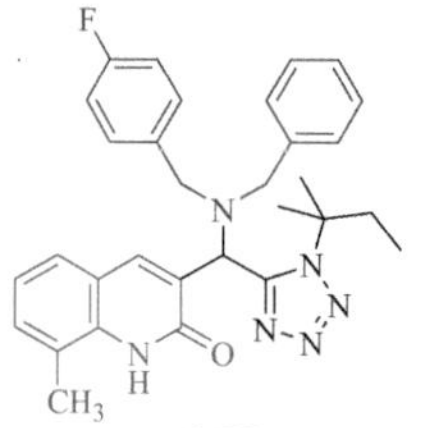

9-75
$EC_{50} = 0.57\ \mu mol \cdot L^{-1}$ (H1N1)
$EC_{50} = 0.62\ \mu mol \cdot L^{-1}$ (H1N1pdm09)
$EC_{50} = 0.92\ \mu mol \cdot L^{-1}$ (IFV B)
$CC_{50} > 100\ \mu mol \cdot L^{-1}$ (MDCK细胞)

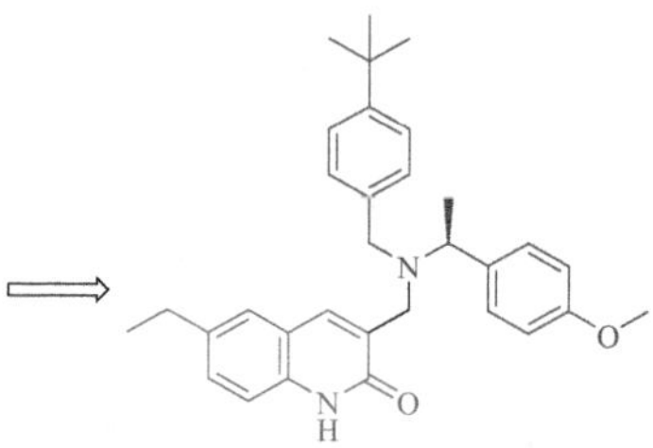

9-76
$EC_{50} = 0.103\ \mu mol \cdot L^{-1}$ (H1N1)
$CC_{50} > 5\ \mu mol \cdot L^{-1}$ (MDCK细胞)

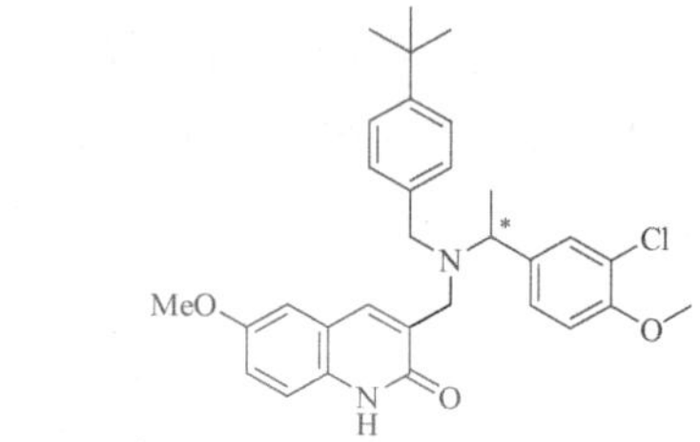

9-77
$EC_{50} = 0.061\ \mu mol \cdot L^{-1}$ (H1N1)
$EC_{50} = 0.079\ \mu mol \cdot L^{-1}$ (IFV B)
$CC_{50} > 10\ \mu mol \cdot L^{-1}$ (MDCK细胞)

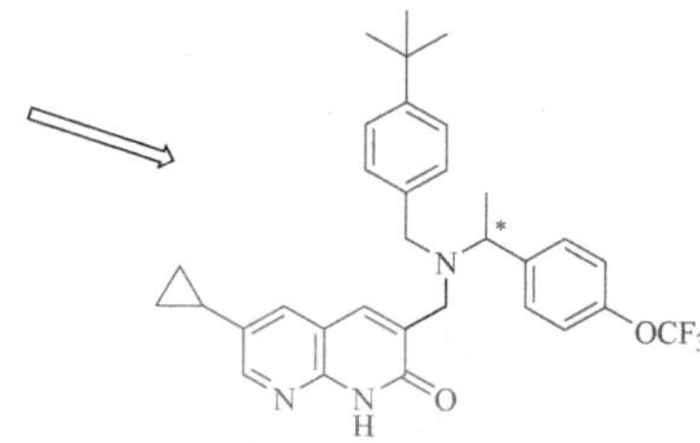

9-78
$EC_{50} = 0.077\ \mu mol \cdot L^{-1}$ (H1N1)
$EC_{50} = 0.23\ \mu mol \cdot L^{-1}$ (IFV B)
$CC_{50} > 10\ \mu mol \cdot L^{-1}$ (MDCK细胞)

图 9-29　喹啉酮衍生物 **9-75**～**9-78** 的化学结构

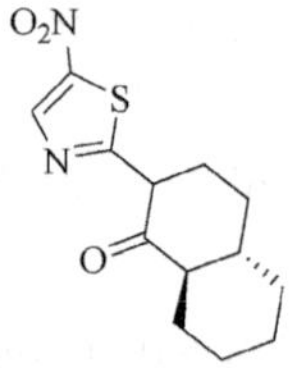

9-79
$IC_{50} = 4.78\ \mu mol \cdot L^{-1}$
$EC_{50} = 0.93 \sim 4.66\ \mu mol \cdot L^{-1}$ (IFV A/B)
$CC_{50} > 300\ \mu mol \cdot L^{-1}$ (MDCK细胞)

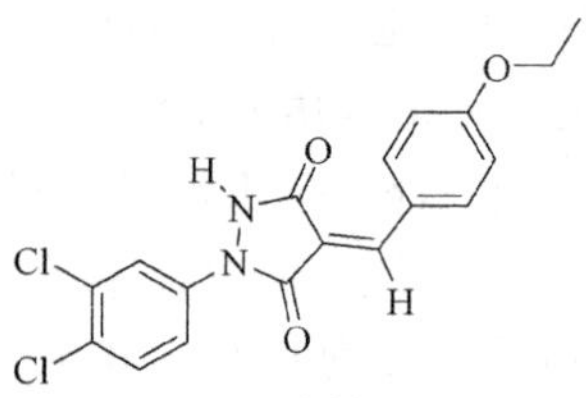

9-80
$IC_{50} = 8.6\ \mu mol \cdot L^{-1}$
$EC_{50} = 1.4\ \mu mol \cdot L^{-1}$ (H1N1pdm09)
$CC_{50} > 500\ \mu mol \cdot L^{-1}$ (MDCK细胞)

图 9-30　化合物 **9-79** 和 **9-80** 的化学结构

9.1.4.2　PB1-PB2 相互作用抑制剂

2017 年，周婕课题组[73]将发现 PA-PB1 相互作用抑制剂 ANA-1 的高通量筛选方法用于 PB1-PB2 相互作用抑制剂的研发，首次报道了靶向 PB1-PB2 相互作用的吡唑烷二酮类化合物 **9-80**（IC_{50} = 8.6μmol·L^{-1}，图 9-30），其在细胞水平对流感病毒 H1N1pdm09 具有较强活性（EC_{50} = 1.4μmol·L^{-1}）且细胞毒性低（CC_{50}＞500μmol·L^{-1}，MDCK 细胞），但在 40μmol·L^{-1} 浓度下 **9-75** 才对 H5N1、H7N7 流感病毒显示抑制活性，且对这两类流感病毒具有不同程度的耐药性。

9.1.5 小结与展望

目前，流感病毒仍对人类健康构成严重威胁。小分子药物是抗击流感的重要防线，但耐药毒株的出现导致现有抗流感病毒药物的选择受到限制，因此迫切需要开发具有新骨架或新机制的抗流感病毒药物。流感病毒的 RdRp 在病毒的转录和复制中发挥关键作用，是一个重要的抗病毒靶点。本节介绍了流感病毒 RdRp 的结构和功能，并总结了近年来靶向 RdRp 的各类抑制剂及药物发现与优化策略（图 9-31）。

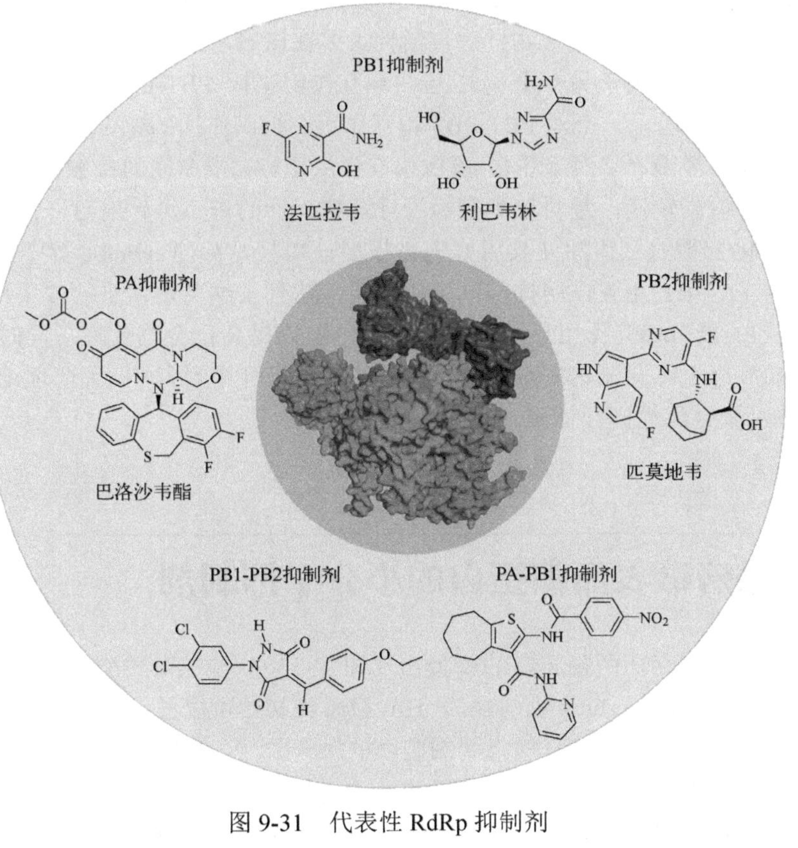

图 9-31　代表性 RdRp 抑制剂

PA 属于金属酶，目前报道的大多数 PA 抑制剂的结构包含金属结合药效团

（MBG）和疏水基团两部分，MBG 与 PA 活性位点的二价金属离子螯合并与氨基酸残基相互作用，例如羟基吡啶酮或邻苯二酚基团；疏水部分与远离金属离子中心的口袋相互作用[27, 42]。根据 PA 的金属螯合特征，主要通过基于片段的药物发现得到与酶活性中心二价金属离子螯合的优势片段，再采用片段生长策略进行优化；或采用基于结构的虚拟筛选和高通量筛选得到 PA 抑制剂的新骨架，其中使用计算技术的虚拟筛选方法确定先导化合物可以大大节约时间和成本[26, 29, 38]；或采用优势骨架再定位策略将其他有效金属酶抑制剂的 MBG 用于 PA 抑制剂的设计，例如巴洛沙韦的发现历程[15-16]。由于 PA 抑制剂均包含一个极性的金属螯合基团，常常面临透膜性差和口服生物利用度差等问题[28]，因此这类药物在研究过程中，应注重早期的成药性评价，比如透膜性的虚拟预测。运用基于靶标的结构修饰策略、改善物理化学性质的策略使化合物兼顾抗病毒活性与成药性，经验主义的试错方法正在被这些更复杂的策略所取代。

Arianna 团队通过虚拟筛选得到了 PA-PB1 相互作用抑制剂，开启了抗流感药物研发的新方向[58]，后续不同研究团队也报道了关于 PA-PB1 相互作用抑制剂的研究[67, 69-72]，但目前报道的化合物抗病毒活性大多在微摩尔水平，与上市药物相比还有很大的优化空间。而关于另一个蛋白-蛋白相互作用靶标 PB1-PB2 复合物的共晶研究还较少，目前仅报道了一个对 PB1-PB2 相互作用有抑制作用的化合物，针对此类抑制剂的研究仍前路漫漫[74]。对于蛋白-蛋白相互作用靶标，蛋白间的接触面积大，相互作用界面平坦，口袋较浅，是对这类靶标进行药物设计的难点。针对这一问题，可通过增加小分子化合物的立体性使其更好地占据活性口袋，如 Watanabe 等[70]报道的三骨架喹啉酮类 PA-PB1 相互作用抑制剂抗病毒活性达到了纳摩尔水平；或采用共价策略使配体与蛋白-蛋白相互作用界面口袋形成共价键以提高化合物活性；同时 PROTAC 策略已成功应用于靶向流感病毒表面蛋白的药物的设计中[45, 74-75]，因此理论上对 RNA 依赖的 RNA 聚合酶也同样适用。

9.2

靶向流感病毒表面糖蛋白的小分子抑制剂

流感病毒表面存在两种丰富的糖蛋白（图 9-32）：神经氨酸酶（neuraminidase，NA）和血凝素（hemagglutinin，HA），HA 在感染初始阶段负责与宿主细胞唾液酸结合，在病毒进入内体后，负责病毒和细胞膜的融合[76-77]。NA 在感染结束阶段负责裂解宿主细胞唾液酸与血凝素之间的糖苷键，确保子代病毒从被感染的细胞中释放出来[78]。这两种糖蛋白在流感病毒的致病性和毒力中扮演着关键角色，因此它们成了抗流感药物研发的热门靶点。本节综合了近年来的研究进展，从药物化学的角度，综述了针对流感病毒表面糖蛋白的小分子抑制剂的研究进展（图 9-33）。

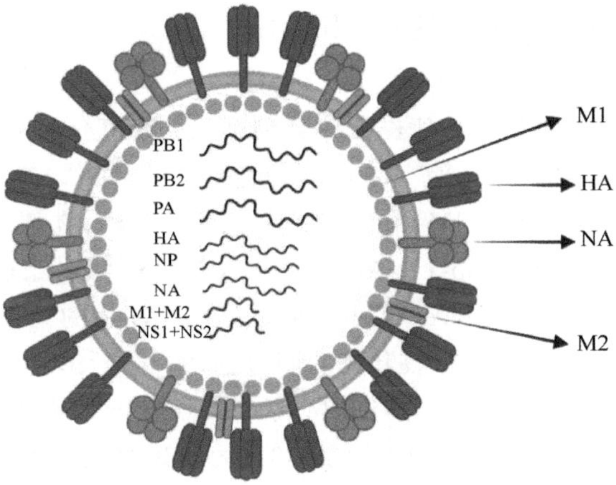

图 9-32　流感病毒的简化结构

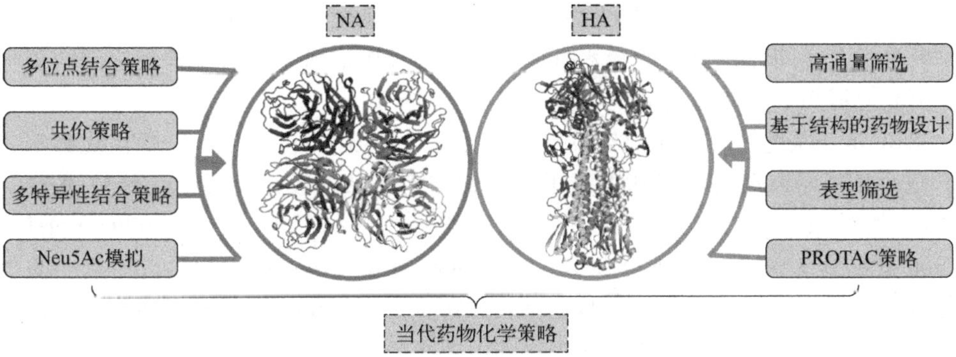

图 9-33　抗流感病毒神经氨酸酶和血凝素抑制剂研发策略概览

9.2.1　神经氨酸酶抑制剂

神经氨酸酶（NA）又称唾液酸酶，广泛分布于流感病毒包膜外表面，由病毒 RNA 的第六节段负责编码[79-80]。NA 是一个四聚体结构，包括头部催化部位、茎区、非极性跨膜区和胞内区[78]。NA 的主要功能是裂解 HA 与宿主细胞唾液酸受体之间的糖苷键，促进子代病毒颗粒的释放。

神经氨酸酶的头部催化部位高度保守，是药物设计的理想靶位，目前已上市的 4 种神经氨酸酶抑制剂均作用在此催化位点，包括扎那米韦（**9-3**）、磷酸奥司他韦（**9-4**）、帕拉米韦（**9-5**）和拉尼娜米韦辛酸酯（**9-6**）（图 9-1）。在 4 种 NA 抑制剂中，仅有磷酸奥司他韦是临床一线治疗的口服药物。但是临床上已经出现对该药严重耐药的突变株，例如 H1N1 或 H5N1 的 H274Y 突变株和 H3N2-E119V 突变株，严重限制了其临床疗效[80]。因此，如何提高 NA 抑制剂的抗病毒活性和克服耐药性成为研究热点。下面对有助于提高 NA 抑制剂抗耐药性及抗病毒活性的新策略进行了总结。

9.2.1.1 基于多位点结合策略的奥司他韦衍生物

（1）靶向 150 腔的奥司他韦衍生物

NA 共有 11 个亚型，依据其一级结构序列和进化关系可分为两组：第一组（group-1）包括 N1、N4、N5 和 N8，第二组（group-2）包括 N2、N3、N6、N7 和 N9；此外，最新在蝙蝠体内发现的 N10 和 N11 由于缺乏唾液酸酶活性，所以暂时被归为未分类的第三组（group-3）[81]。在 group-1 NAs 中，由 147～152 残基组成的柔性 150-loop 通常采用开放构象，而在 group-2 NAs 中，150-loop 始终是闭合的。由于两组 NAs 150-loop 的不寻常构造，使得 group-1 NAs 催化中心附近存在一个新型腔体 150 腔，而 group-2 NAs 不存在这个腔。同时，与 NA 催化中心紧邻的还有一个 430-loop，催化中心通过它与 430 腔连通。因此，靠近催化中心的 150 腔和 430 腔为开发新的抗流感病毒药物提供了广阔的空间[82-85]。

近几年，基于多位点结合策略，我们一直致力于探索针对神经氨酸酶 150 腔的最适配基团。晶体结构表明，150 腔主要由疏水氨基酸组成，在朝向 150 腔的奥司他韦的氨基上引入空间体积合适的疏水基团，进而与周围的氨基酸残基建立广泛的疏水作用，可显著提高 NA 抑制剂活性[85]。

2018 年，张健等[86-87]在前期发现的先导化合物 **9-81** 的基础上，保留优势基团苄基不变，对苯环末端的取代基进行了系统的结构修饰，最终发现了化合物 **9-82**（图 9-34），其对 group-1 NAs（H5N1 和 H5N8）的抑制活性（IC_{50} = 0.96nmol·L^{-1}、1.89nmol·L^{-1}）均优于奥司他韦（IC_{50} = 26.6nmol·L^{-1}、8.9nmol·L^{-1}），更重要的是，其对耐药株 H5N1-H274Y NA 的抑制活性（IC_{50} = 32.81nmol·L^{-1}）较奥司他韦提升了 85 倍。此化合物具有可接受的口服生物利用度（F = 10.30%），且急性毒性低，体内抗 H5N2、H5N6、H5N8 毒株活性强（EC_{50} = 0.03μmol·L^{-1}、0.52μmol·L^{-1}、0.056μmol·L^{-1}），代谢稳定性高（$t_{1/2}$＞145min；在人肝微粒体中 CL＜9.6mL·min^{-1}·kg^{-1}，在人血浆中 CL＞120mL·min^{-1}·kg^{-1}）。

分子动力学模拟表明，N2 中闭合的 150 腔可能受到引入配体的影响进而形成开放构象。2018 年，张健等[88]通过在化合物 **9-81** 的苄基对位引入苯基和烷基取代的含氮基团，发现了一系列广谱 NA 抑制剂，其中化合物 **9-83**（图 9-34）对 NA 的抑制活性最好，其对 09N1、N2、N6 和 N9 亚型的 IC_{50} 分别为 0.55μmol·L^{-1}、0.35μmol·L^{-1}、1.26μmol·L^{-1}、1.791μmol·L^{-1}，是奥司他韦酸的 6.8～12.5 倍，对 N1-H274Y 和 N2-E119V 耐药突变亚型的抑制活性（IC_{50} = 387.07nmol·L^{-1}）也优于奥司他韦（IC_{50} = 1630nmol·L^{-1}）。在细胞水平的抗病毒实验中，**9-83** 对 H5N1、H5N2、H5N6 和 H5N8 毒株的抗病毒活性（EC_{50} = 0.47μmol·L^{-1}、0.012μmol·L^{-1}、0.17μmol·L^{-1}、0.61μmol·L^{-1}）均稍稍优于奥司他韦（EC_{50} = 0.63μmol·L^{-1}、0.07μmol·L^{-1}、1.05μmol·L^{-1}、1.22μmol·L^{-1}）。成药性评价显示，**9-83** 在小鼠体内代谢稳定性高（$t_{1/2}$＞145min；在人肝微粒体中 CL＜9.6mL·min^{-1}·kg^{-1}，在人血浆中 CL＞120mL·min^{-1}·kg^{-1}），体外鸡胚胎成纤维（CEFs）

细胞毒性（CC_{50}＞200μmol·L^{-1}）和小鼠体内急性毒性低，值得进一步开发。

2019 年，贾瑞芳等[89]采用分子杂合策略，通过修饰奥司他韦的 C-1 位羧基和 C-5 位氨基，设计合成了一系列新型的同时靶向 NA 催化中心、150 腔和 430 腔的三位点结合型奥司他韦衍生物。虽然大部分三位点结合型化合物的抑酶活性大幅下降，但偶然发现靶向 150 腔的化合物 **9-84**（图 9-34）具有显著的抑酶活性与抗病毒活性，对 H5N1 和 H5N1-H274Y NAs 的 IC_{50} 为 0.044μmol·L^{-1} 和 1.40μmol·L^{-1}，均优于奥司他韦（IC_{50} = 0.067μmol·L^{-1}、2.45μmol·L^{-1}），对 H5N1 和 H5N2 毒株的 EC_{50} 值为 0.66μmol·L^{-1} 和 0.48μmol·L^{-1}，稍优于奥司他韦（EC_{50} = 0.82μmol·L^{-1}、0.17μmol·L^{-1}）。此外，**9-84** 在最大测试浓度下未表现出明显的细胞毒性（CC_{50}＞200μmol·L^{-1}，CEF 细胞）。以此研究为基础，进一步修饰奥司他韦的 C-5 位氨基设计合成了一系列含苄氧基取代的奥司他韦衍生物[90]，其中化合物 **9-85**（图 9-34）的抑酶活性较好。作为特异性 group-1 NAs 抑制剂，**9-85** 对 H1N1、H5N1 和 H5N1-H274Y NAs 的 IC_{50} 分别为 0.28μmol·L^{-1}、0.089μmol·L^{-1} 和 0.33μmol·L^{-1}，此外，**9-85** 体外细胞毒性低（CC_{50}＞200μmol·L^{-1}，CEF 细胞；CC_{50}＞200μmol·L^{-1}，MDCK 细胞），在小鼠体内未表现出急性毒性。

2021 年，鞠翰等[91]基于前期的研究基础和 NA-NAIs 结构生物学新信息，针对 150 腔的入口通道区域（关键残基 Thr439 和 Asp151）和底部区域（由 Ser145 和 Val116 封闭），运用了多位点结合和骨架跃迁等策略发现了一系列高活性的奥司他韦衍生物，其中含二苯并[*b*,*d*]噻吩取代的化合物 **9-86**（图 9-35）对 NA 的抑制作用与抗病毒活性最强，对 H1N1、H5N1 和 H5N8 NAs 的 IC_{50} 值分别为 0.73nmol·L^{-1}、0.27nmol·L^{-1}、0.63nmol·L^{-1}，EC_{50} 值分别为 0.02μmol·L^{-1}、0.34μmol·L^{-1}、0.57μmol·L^{-1}。同时 **9-86** H1N1-H274Y 耐药酶抑制活性（IC_{50} = 3.9μmol·L^{-1}）优于奥司他韦（IC_{50} = 8.7μmol·L^{-1}）。分子动力学模拟显示，**9-86** 能够同时占据 NA 的活性中心和 150 腔，其稠合三环侧链如预期一样可以伸入 150 腔。初步成药性评价显示，**9-86** 代谢稳定性高（$t_{1/2}$＞145min；在人肝微粒体中 CL＜9.6mL·min^{-1}·kg^{-1}），对细胞色素 P450 酶抑制作用弱（IC_{50}＞58.9μmol·L^{-1}），成药性良好，口服生物利用度（F = 13.7%）高于奥司他韦（F = 4.3%）。

基于前期发现的先导化合物 **9-81**，鞠翰等[92]围绕联苯侧链进行了化学空间的深度探索和迭代结构优化，发现了化合物 **9-87** 和 **9-88**（图 9-35），其对几种 group-1 NAs 的抑制活性较奥司他韦均有几十倍的提高。值得注意的是，这两种化合物对奥司他韦耐药的 H1N1-H274Y 和 H5N1-H274Y NA 亚型同样展现出极强的抑酶活性（**9-87**：IC_{50} = 510nmol·L^{-1}、520nmol·L^{-1}；**9-88**：IC_{50} = 1070nmol·L^{-1}、610nmol·L^{-1}）。**9-87** 和 **9-88** 对 H5N1、H5N8 以及 H1N1 毒株也表现出与奥司他韦相当的抗流感病毒活性（**9-87**：EC_{50} = 7.28μmol·L^{-1}、0.71μmol·L^{-1}、0.04μmol·L^{-1}；**9-88**：EC_{50} = 4.4μmol·L^{-1}、0.57μmol·L^{-1}、0.05μmol·L^{-1}）。初步成药性评价显示，**9-87** 和 **9-88** 具有良好的人肝微粒体代谢稳定性（**9-87**：$t_{1/2}$＞120.5min；**9-88**：$t_{1/2}$＞145min）、细胞色素 P450 酶抑制作用弱（**9-87**：IC_{50}＞20.7μmol·L^{-1}；**9-88**：IC_{50}＞28.9μmol·L^{-1}）以及细胞毒性低等特点（CC_{50}＞250μmol·L^{-1}，CEF 细胞）。

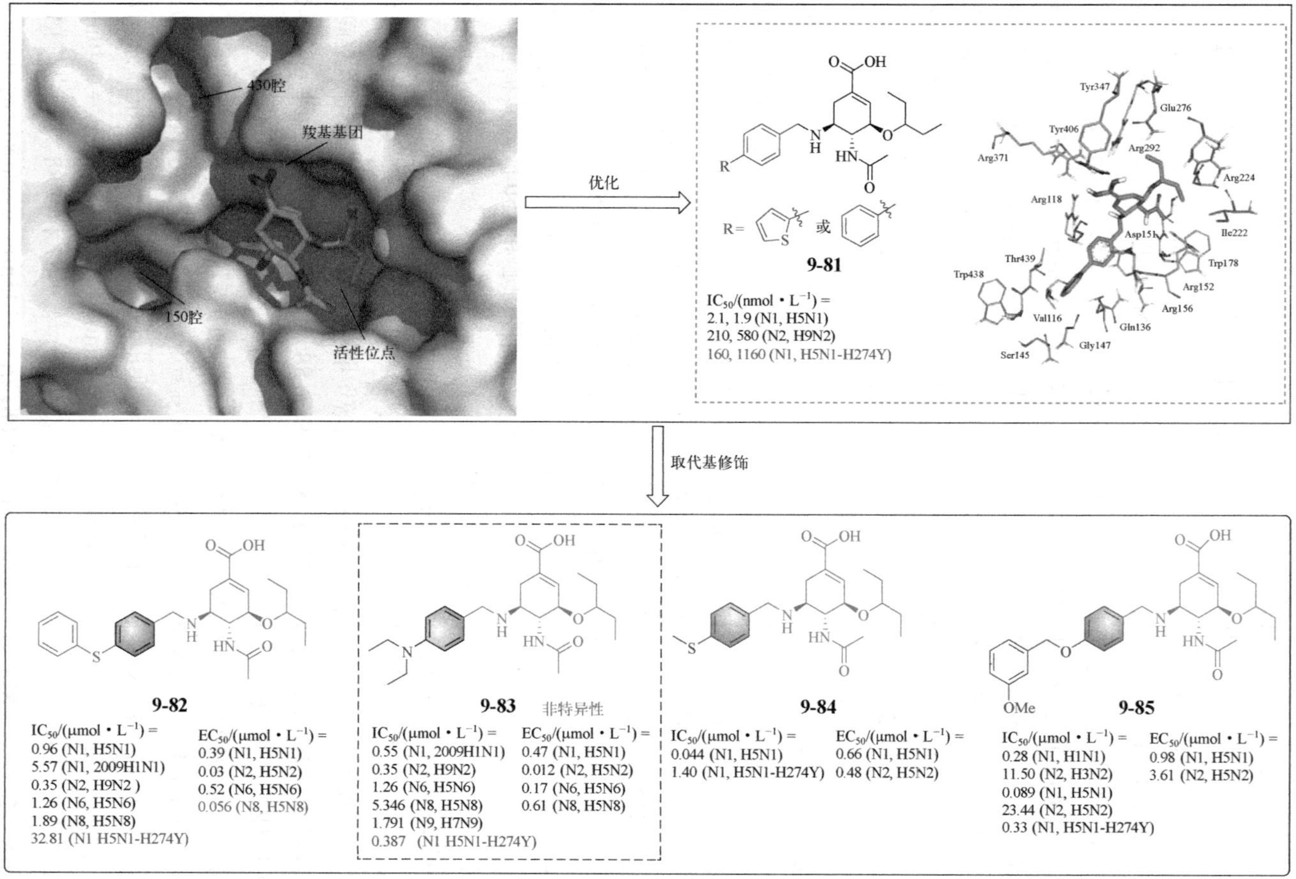

图 9-34 针对 150 腔的特异性流感病毒神经氨酸酶抑制剂（**9-81**、**9-82**、**9-84**、**9-85**）和非特异性抑制剂（**9-83**）的代表性结构

2021 年，Wang 等[93]设计合成了一系列靶向 150 腔入口周围的极性氨基酸残基的 1,2,3-三氮唑奥司他韦衍生物，其中化合物 **9-89**（见图 9-37）最有效，其对 H12N5 和 H3N2 的 IC_{50} 分别为 0.045μmol·L^{-1} 和 0.019μmol·L^{-1}，对 H1N1 和 H3N2 毒株的 EC_{50} 分别为 11.53nmol·L^{-1} 和 7.65nmol·L^{-1}，且对 H3N2-E119V 耐药酶表现出良好的抑制活性（IC_{50} = 0.79nmol·L^{-1}）。更重要的是，他们获得了 **9-89** 与 N5 NA 复合物的晶体结构（PDB: 7E6Q），三氮唑基团和末端的苯环可以伸入 150 腔中，这从结构生物学上证实靶向 150 腔引入多样性的基团与之形成额外的互补作用是提高 NA 抑制剂活性的有效策略。

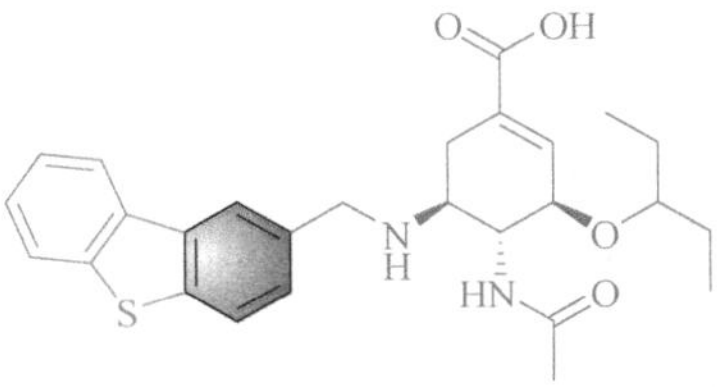

9-86

IC_{50}/(nmol · L^{-1}) =
0.73 (N1, H1N1)
1359 (N2, H3N2)
0.27 (N1, H5N1)
0.63 (N8, H5N8)
3900 (N1, H1N1-H274Y)

EC_{50}/(μmol · L^{-1}) =
0.02 (N1, H1N1)
1.17 (N2, H3N2)
0.34 (N1, H5N1)
0.57 (N8, H5N8)

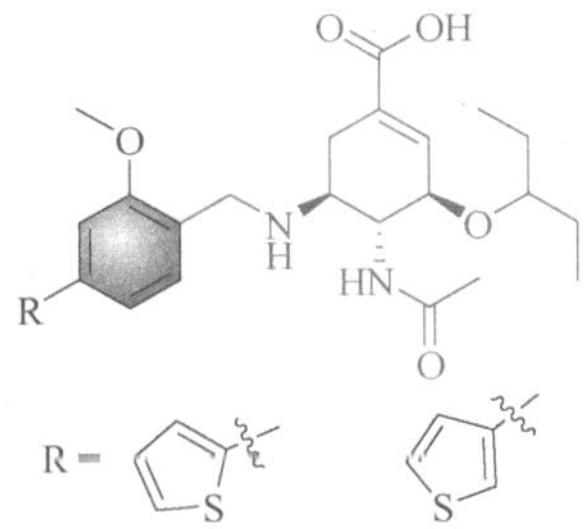

9-87 **9-88**

IC_{50} (**9-87**, **9-88**)/(nmol · L^{-1}) =
2.6, 4.7 (N1, H1N1)
2.1, 8.46 (N1, H5N1)
1.65, 1.5 (N8, H5N8)
520, 610 (N1, H5N1-H274Y)
510, 1070 (N1, H1N1-H274Y)

EC_{50} (**9-87**, **9-88**)/(μmol · L^{-1}) =
0.04, 0.05 (N1, H1N1)
7.28, 4.4 (N1, H5N1)
0.71, 0.57 (N8, H5N8)

图 9-35 针对 150 腔的抑制剂的化学结构及活性

已在俄罗斯获得Ⅲ期临床研究批准的口服 NA 抑制剂 AV5080（**9-90**，图 9-36）对 IAV 和 IBV 的 NA 都显示出较强的抑制活性，IC_{50} = 0.1μmol·L^{-1} A（H1N1，pdm09）；IC_{50} = 3.1μmol·L^{-1}（B/Victoria-lineage）[94]。此外，化合物 **9-90** 对奥司他韦耐药的 A H1N1 pdm09 型（NA-H274Y）[IC_{50} = (0.7±0.8)nmol·L^{-1}]、A H3N2(NA-E119V) [IC_{50} = (0.7±0.1)nmol·L^{-1}]、A H3N2(NA-R292K) [IC_{50} = (6.6±0.3)nmol·L^{-1}]、A H5N1（NA-H274Y）[IC_{50} = (1.6±0.6)nmol·L^{-1}] 和 A H7N9（NA-R292K）[IC_{50} = (77.4±0.6)nmol·L^{-1}] 的活性均优于奥司他韦 [针对上述毒株，IC_{50} 值依次为(118.8±8.6)nmol·L^{-1}，(96.4±7.0)nmol·L^{-1}，(593.0±16.8)nmol·L^{-1}，(162.3±6.1)nmol·L^{-1}，(10820.0±70.7)nmol·L^{-1}]。分子对接显示，化合物 **9-90** 与 A/Duck/Minnesota/1525/1981（H5N1）毒株 NA 活性位点的结合模式与奥司他韦和扎那米韦相似。对于奥司他韦，由于 NA-H274Y 突变，Glu277 轻微偏移与奥司他韦的戊烷基发生碰撞，导致奥司他韦被挤出口袋，与 Asn295 和 Arg293 的亲和力减弱，而化合物 **9-90** 的胍基可与 Trp179 和 Asp151 的羰基以及 Asp151 和 Glu228 的羧基片段形成氢键和静电相互作用（盐桥）。对于 NA-E119V，虽然化合物 **9-90** 与受体的盐桥相互作用消失，但 Val 的甲基质子可与 **9-90** 的胍基形成 H-π 相互作用维持其亲和力。对于 NA-R292K，化合物 **9-90** 对其亲和力也降低，但由

于其胍基与氨基酸残基的相互作用，与奥司他韦相比，**9-90** 具有更好的抗病毒活性。此外，对于 IBV，**9-90** 仅对 B/Yamagata-lineage（NA-R150K）无效［IC_{50} = (29.0±1.7)nmol·L^{-1}］，因为 R150K 突变可能导致此氨基酸残基失去与 **9-90** 羰基氧的相互作用，而且它还会影响 Ile221 和 Asp197 残基的稳定性。

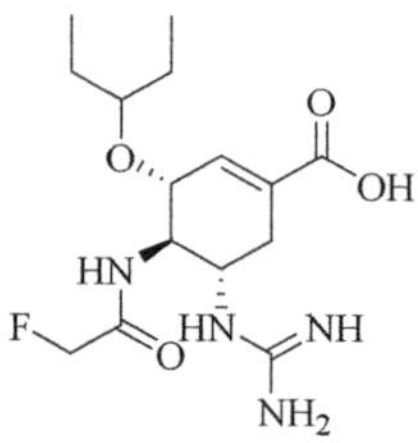

9-90

IC_{50} = (0.7 ± 0.8) nmol • L^{-1} A H1N1 pdm09 (NA-H274Y)
(0.7 ± 0.1) nmol • L^{-1} A H3N2 (NA-E119V)
(6.6 ± 0.3) nmol • L^{-1} A H3N2 (NA-R292K)
(1.6 ± 0.6) nmol • L^{-1} A H5N1 (NA-H274Y)
(77.4 ± 0.6) nmol • L^{-1} A H7N9 (NA-R292K)
3.1 μmol • L^{-1} B/Victoria-lineage (WT)

图 9-36　化合物 **9-90** 的化学结构及活性

（2）靶向 430-腔的奥司他韦衍生物

2018 年，鞠翰等[95]针对 430 腔设计合成了一系列 C-1 修饰的新型奥司他韦衍生物。它们对 H5N1 和 H5N6 毒株显示出显著的抗病毒活性，其中含缬氨酸取代的化合物 **9-91**（图 9-37）抑酶活性和抗病毒活性最强，IC_{50} 值分别为 0.088μmol·L^{-1} 和 0.097μmol·L^{-1}，EC_{50} 值分别为 4.26μmol·L^{-1} 和 1.31μmol·L^{-1}，与奥司他韦相当（IC_{50} = 0.023μmol·L^{-1}、0.0145μmol·L^{-1}；EC_{50} = 1.35μmol·L^{-1}、0.73μmol·L^{-1}）。鸡胚模型实验表明，尽管 **9-91** 抑制 H5N1 毒株的活性没有奥司他韦显著，但抑制 H5N6 毒株的活性强于奥司他韦。

2020 年，鞠翰等[96]继续针对 430 腔，运用铜催化叠氮炔环加成（CuAAC）反应设计合成了一系列 1,2,3-三唑奥司他韦衍生物，其中化合物 **9-92**～**9-95**（图 9-37）对 H5N1、H5N2 和 H5N6 毒株均显示出较强的 NA 抑制作用。以 **9-93** 的广谱抑酶及抗流感活性最为显著，IC_{50} 值分别为 0.12μmol·L^{-1}、0.049μmol·L^{-1} 和 0.16μmol·L^{-1}，EC_{50} 值分别为 2.45μmol·L^{-1}、0.43μmol·L^{-1} 和 2.8μmol·L^{-1}，但是均略弱于奥司他韦。在鸡胚模型实验中，**9-93** 的抗 H9N2 病毒作用与奥司他韦类似（80%存活率）。

9.2.1.2　基于底物结构的 Neu5Ac 模拟物

1969 年由 Meindl 和 Tuppy[97]报道的 2,3-二脱氢-2-脱氧-*N*-酰基神经氨酸（Neu5Ac2en，**9-96**）（图 9-38）是第一个作为 Neu5Ac 衍生物的 NA 抑制剂，它可以抑制包括细菌、病毒和哺乳动物在内的各种生物体的 NA 活性，这种 Neu5Ac 衍生物在当时被认为是过渡态类似物。然而，最新的分子动力学模拟表明，它并不是真正的过渡态类似物而是 α-Neu5Ac 衍生物[98]。

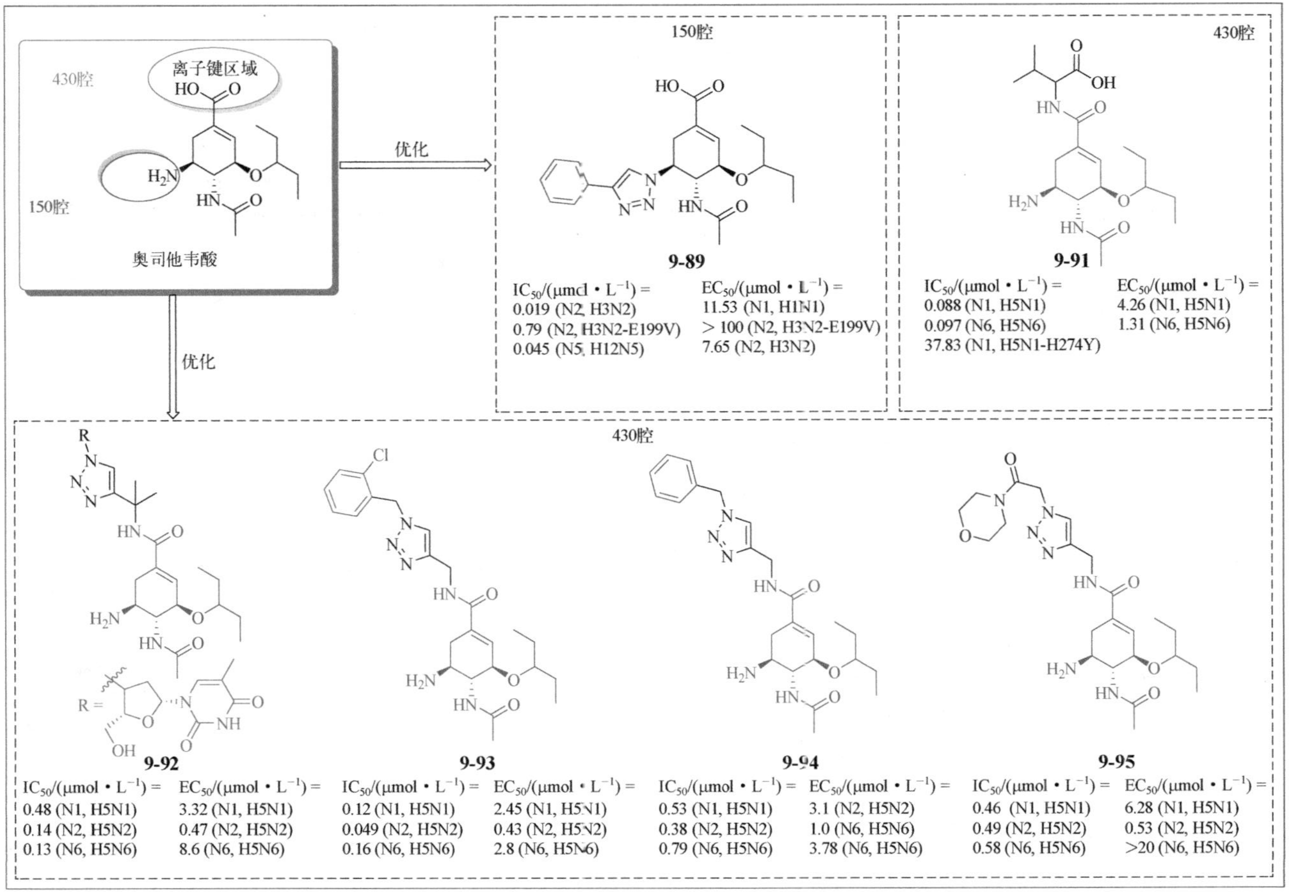

图 9-37 针对 150 腔的抑制剂 **9-89** 和针对 430 腔的抑制剂 **9-91**～**9-95** 的化学结构

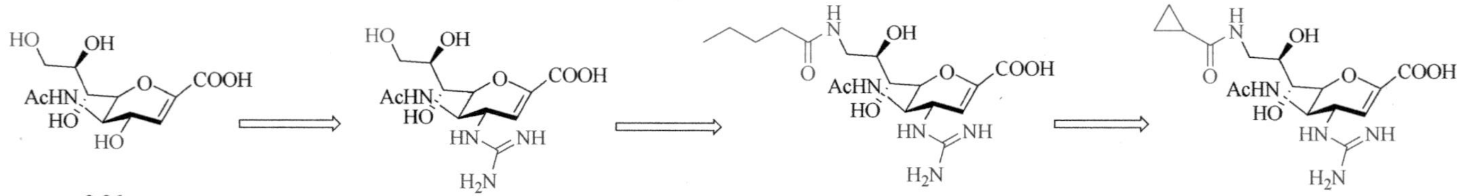

9-96

$IC_{50}/(nmol \cdot L^{-1})$ =
15.33 (huNeu2)
11.51 (viN2)

$IC_{50}/(nmol \cdot L^{-1}) > 1000$ (huNeu2)
$IC_{50}/(nmol \cdot L^{-1}) = 311.25$ (viN2)

9-97
$IC_{50}/(nmol \cdot L^{-1}) > 1000$ (huNeu2)
$IC_{50}/(nmol \cdot L^{-1}) = 13.63$ (viN2)

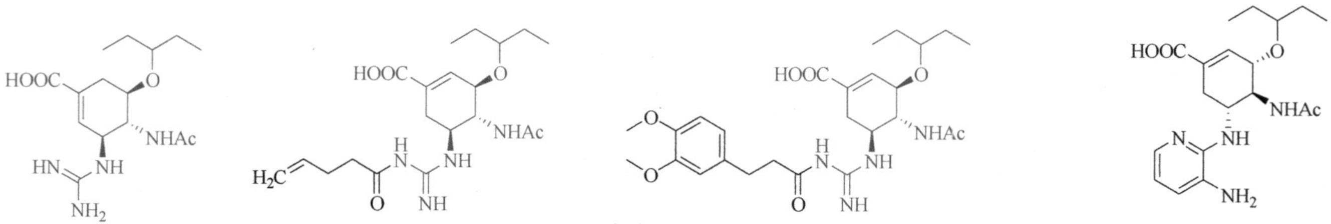

9-98

9-99
$IC_{50}/(nmol \cdot L^{-1}) = 30.5$ (H259Y)
$EC_{50}/(nmol \cdot L^{-1}) = 7.18$ (H259Y)

9-100
$IC_{50}/(nmol \cdot L^{-1}) = 14.5$ (H259Y)
$EC_{50}/(nmol \cdot L^{-1}) = 23.02$ (H259Y)

9-101
$IC_{50}/(nmol \cdot L^{-1}) = 310$ (H259Y)
$EC_{50}/(\mu mol \cdot L^{-1})$ =
12.68 (A/Puerto Rico/8/1934)
14.31 (A/LiaoNing-ZhenXing/1109/2010)

图 9-38　神经氨酸衍生物的化学结构及活性

2016 年，Nongluk 等[99]基于 **9-96** 的结构优化设计合成了一系列 GUN 衍生物，GUN 衍生物具有碱性的 C-4 位胍基侧链和庞大的 C-6 位亲水疏水基侧链，特异性与神经氨酸酶结合，对禽流感 N1～N9 以及人流感 N1、N1pdm09、N2 甚至是奥司他韦耐药株都有抑制活性。其中化合物 **9-97**（图 9-38）对 viN2 具有良好的 NA 抑制作用，IC_{50} 为 13.63nmol·L^{-1}，活性与奥司他韦（6.94nmol·L^{-1}）以及扎那米韦（11.51nmol·L^{-1}）相当。更重要的是，具有 C6 庞大亲水疏水基团侧链的 GUN 衍生物似乎并不容易产生抗性，具体机制需进一步研究。

2016 年，Yan 等[100]通过结构生物学研究发现，N2 中的 Glu119 氨基酸突变后会导致奥司他韦和扎那米韦与周围关键氨基酸所形成的氢键的丧失，而 Ile222 的取代也导致了奥司他韦疏水环境的改变，显著影响了奥司他韦的结合。当这种取代同时发生时，N2 对 NA 抑制剂的敏感性严重降低。同时，他们发现了奥司他韦和扎那米韦的杂合体 **9-98**（图 9-38），其结构中包含一个碱性胍基，对上述两种突变株的活性得到提升。分子对接表明，**9-98** 特异性靶向 NA 活性位点，与 NA 活性位点之间增加的氢键相互作用将抑制剂固定在活性位点内。同时，**9-98** 在 NA 活性位点的母核结构可以进行灵活的局部调整，很可能是其抗耐药性提升的原因。

2017 年，Li 等[101]设计合成了一系列酰基胍基奥司他韦类似物，它们具有良好的 NA 抑制作用，尤其是一些化合物对奥司他韦耐药株（H259Y 突变体）也具有显著的抑制作用。其中化合物 **9-99** 和 **9-100**（图 9-38）最有效，它们抑制 H259Y 突变体的 IC_{50} 值分别为 30.5nmol·L^{-1} 和 14.5nmol·L^{-1}，相较于奥司他韦分别提高了 5 倍和 11 倍。此外，细胞水平的抗病毒实验表明，**9-99** 和 **9-100** 对 H259Y 突变体的 EC_{50} 为 7.18nmol·L^{-1} 和 23.02nmol·L^{-1}，相较于奥司他韦分别提高了 20 倍和 6 倍，且细胞毒性很低（CC_{50}＞1000μmol·L^{-1}，CEF 细胞）。分子对接表明，**9-99** 和 **9-100** 的结合模式与奥司他韦并不相同，它们在活性位点的构象是扭曲的，但它们新形成的氢键以及 **9-100** 的侧链与 NA 的 150 腔、430 腔附近区域之间的疏水作用，很可能弥补了其结合能的损失。

2020 年，Wang 等[102]基于结构优化设计合成了一系列含吡啶基的奥司他韦衍生物，其中化合物 **9-101**（图 9-38）具有较强的 NA 抑制作用，对 H5N1 亚型的 IC_{50} 为 320nmol·L^{-1}，与奥司他韦活性相当（210nmol·L^{-1}）。MDCK 细胞病变保护实验表明，**9-101** 对流感病毒 H1N1 有较强的抑制作用［EC_{50}(A/PR/8/1934) = 12.68μmol·L^{-1}; EC_{50}(A/LiaoNing-ZhenXing/1109/2010) = 14.31μmol·L^{-1}］，且细胞毒性很低（CC_{50}＞10000μmol·L^{-1}，MDCK 细胞）。分子对接也表明，**9-101** 的吡啶基与 R118 和 Y406 形成的新氢键是保持活性的关键因素。此外，**9-101** 在大鼠肝微粒体、人肝微粒体和人血浆中均具有较高的稳定性（鼠：$t_{1/2}$＞145min；人：$t_{1/2}$＞145min，在人肝微粒体中 CL＜9.6mL·min^{-1}·kg^{-1}，在人血浆中 CL＞120mL·min^{-1}·kg^{-1}），值得进一步研究。

9.2.1.3 基于共价策略的 NA 抑制剂

2013 年，Vavricka 等[103]基于机制研究提出了神经氨酸酶的共价抑制概念，这个概念源于他们证实了流感神经氨酸酶的保守位点 Tyr406 可能作为亲核试剂的关键催化残基。据此发现了第一个神经氨酸酶共价抑制剂，即含氟取代的唾液酸衍生物 **9-102**，对甲型、乙型流感病毒神经氨酸酶均具有较强的抑制活性（A/r09N1：IC_{50} = 226nmol·L^{-1}；B/Lee/40：IC_{50} = 56.8nmol·L^{-1}）。晶体学研究也表明，**9-102** 与 Tyr406 确实形成了牢固的共价键。

同时，Kim 等[104]报道了一类与 **9-102** 结构骨架相同的特异性流感神经氨酸酶的共价抑制药物：FeqGuDFSA 衍生物（**9-103**）（图 9-39），它通过在神经氨酸酶中形成一个稳定的共价中间体来发挥作用。**9-103** 具有高效的酶抑制活性以及优异的抗病毒活性，抗病毒水平与扎那米韦相当甚至优于扎那米韦（EC_{50} = 1～10nmol·L^{-1}）。此外，**9-103** 对扎那米韦或奥司他韦耐药酶仍表现出良好抑制作用，IC_{50} 分别为 44nmol·L^{-1}（H1N1-H275Y）和 17nmol·L^{-1}（H1N9-E119G）。即使在小鼠动物模型中疗效也与扎那米韦相当。

9.2.1.4 基于多特异性结合策略的 NA 抑制剂

理性药物设计的理论基础为“一药一靶（one target:one drug，1T1D）”，即确定一个靶点，寻求一个能与该靶点的结合并增强或抑制其功能的分子。过去几十年以来，1T1D 方法一直占据药物设计主导地位，但目前多特异性药物概念的提出，造就了新一波浪潮[105-106]。多特异性药物可以和多个实体结合，增加与多个生物靶标结合的机会，常见的多特异性药物有抗体偶联药物、抗体募集分子（antibody-recrouting molecules，ARM）和靶向蛋白质降解药物[107]。当前，多特异性结合策略逐渐被应用于 NA 抑制剂领域。

（1）基于 ARM 的 NA 抑制剂

抗体募集分子（ARM）是一种双功能分子，它能介导致病因子（如蛋白质、病毒、细胞）和抗体之间的三元复合物的生成（图 9-40）。ARM 诱导的抗体调节导致了免疫介导的靶标破坏。一般来说，ARM 包括 3 个结构域，分别是抗体结合端（ABT）、靶标结合端（TBT）和连接子。TBT 结构域和连接子结构域的修饰促使了靶向细菌、病毒和癌细胞的 ARMs 的发现，如在抗肿瘤领域及 HIV gp120 领域也有应用[108-109]。

2020 年，Liu 等[110]设计并合成了一种双功能小分子（**9-104**），它由扎那米韦与高免疫性半抗原二硝基苯结合组成（图 9-41），特异性靶向游离病毒和被病毒感染细胞表面的神经氨酸酶，具有较高的亲和力（H1N1：K_d = 0.8nmol·L^{-1}；H3N2：K_d = 1.1nmol·L^{-1}），能抑制病毒的释放，并通过免疫介导清除游离病毒和病毒感染的细胞（H1N1：EC_{50} = 1.7nmol·L^{-1}；H3N2：EC_{50} = 7.6nmol·L^{-1}）。对于轻度感染的小鼠经鼻内或腹腔注射单剂量的药物就可以彻底根除甲型、乙型流感病毒，对于严重感染的小鼠在接种后 3 天仍然有效。这种基于抗体募集的 NA 抑制剂为治疗流感病毒感染提供了新途径。

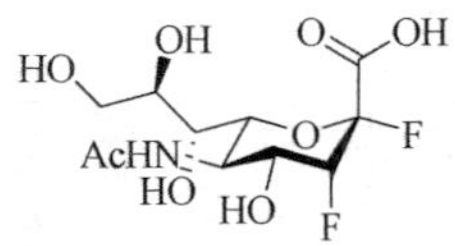

9-102

$IC_{50}/(nmol \cdot L^{-1})$ =
56.8 (A/r09N1)
226 (B/Lee/40)

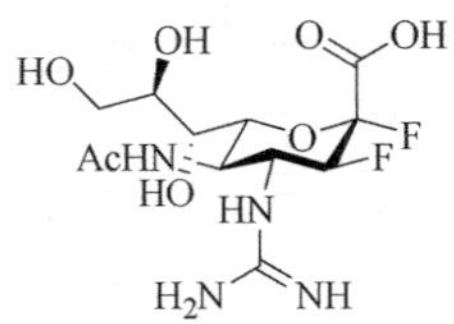

9-103

$IC_{50}/(nmol \cdot L^{-1})$ =	$EC_{50}/(nmol \cdot L^{-1})$ =
13 (N1, H1N1)	1 (N1,H1N1)
44 (N1, H275Y)	10 (N2, H3N2)
25 (N2, H3N2)	10 (N1, H1N9)
2.4 (N2, E119V)	
17 (N1, E119G)	

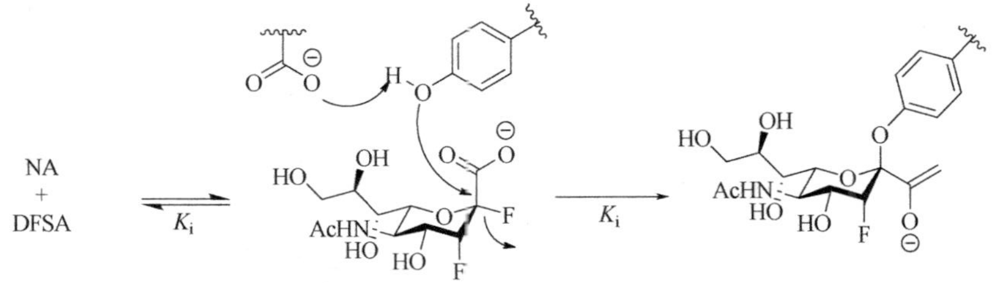

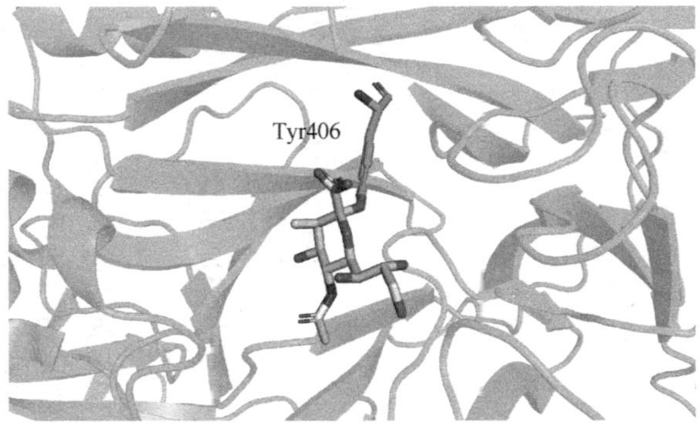

共价NA抑制剂DFSA衍生物的作用机制 (PDB代码：4H52)

图 9-39　共价 NA 抑制剂的化学结构

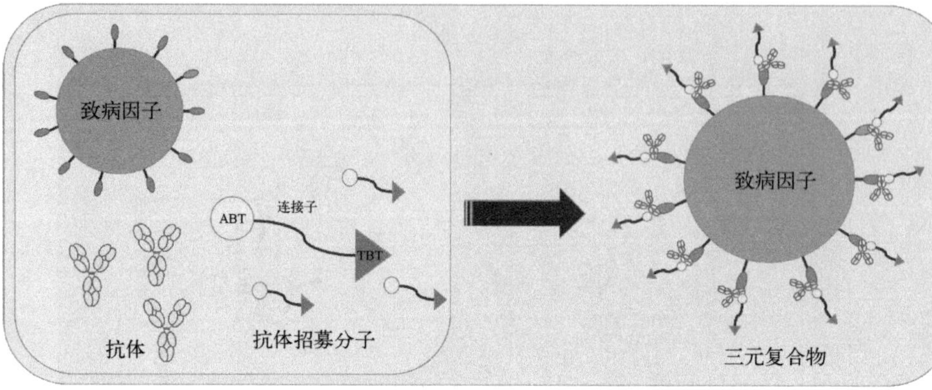

图 9-40　抗体募集分子的作用机制

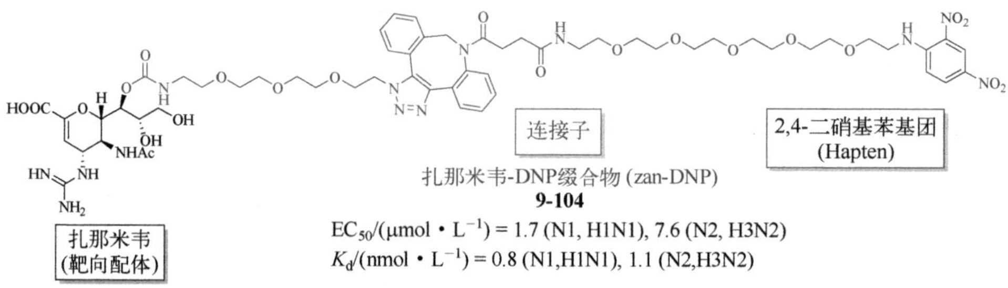

扎那米韦-DNP缀合物 (zan-DNP)
9-104
$EC_{50}/(\mu mol \cdot L^{-1})$ = 1.7 (N1, H1N1), 7.6 (N2, H3N2)
$K_d/(nmol \cdot L^{-1})$ = 0.8 (N1,H1N1), 1.1 (N2,H3N2)

图 9-41　扎那米韦-DNP 缀合物的化学结构

（2）基于 PROTAC 策略的 NA 降解剂

靶向蛋白质降解是药物利用细胞自身的泛素蛋白酶体系统或溶酶体靶向降解目标蛋白质的一大类技术，按具体作用原理可分为近 10 种不同的技术路线。其中，PROTAC 已成为药物研发中发展最快且最具优势和市场的蛋白质降解技术路径。PROTAC 概念由 Craig Crews 等[43]于 2001 年率先提出，该类异双功能分子的一端连接结合靶蛋白的配体，一端连接 E3 连接酶的配体，中间通过合适的连接子相连。PROTAC 通过泛素蛋白酶系统来实现降解靶蛋白的作用（图 9-42）。相比传统小分子抑制剂，PROTAC 可让非药物靶点（undruggable）转变为可行药物靶点（druggable），并可以克服现有药物耐药性等问题[107]。PROTAC 策略逐渐应用于抗病毒药物领域。2019 年，Wispelaere 等[111-112]首次报道了第一个能有效降解 HCV 蛋白酶的 PROTAC 分子，该类分子具有抑制和蛋白降解的双功能，在细胞感染模型中能够有效抑制 HCV（EC_{50} = 748nmol·L^{-1}），同时可以克服病毒变异，解决了传统的特拉匹韦的耐药性问题，为克服病毒耐药性提供了新策略。

2022 年，Xu 等[75]基于 PROTAC 策略设计合成了一系列基于奥司他韦结构的新型 PROTAC 分子。其中化合物 **9-105**（图 9-43）显著抑制 H1N1 毒株（EC_{50} = 0.33μmol·L^{-1}）。

实验结果表明，招募了E3连接酶VHL的**9-105**不仅可以剂量依赖性地抑制H1N1-H274Y突变株（NP 蛋白和 mRNA 水平显著降低），同时也可以依赖泛素-蛋白酶途径，在 10μg·mL^{-1}或 20μg·mL^{-1}的剂量下显著诱导 NA 降解。这种新机制的 PROTAC 分子有望在流感的治疗中发挥重要作用。

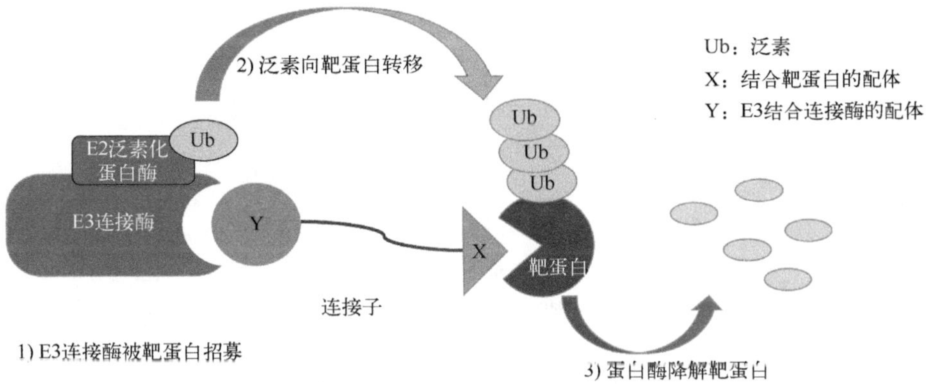

图 9-42　PROTAC 策略的作用机制

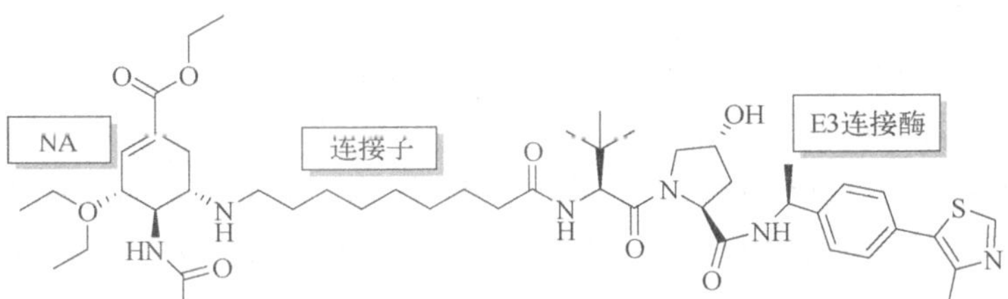

9-105
EC_{50} = 0.33 mmol · L^{-1} (N1, H1N1)

图 9-43　化合物 **9-105** 的化学结构

（3）胆固醇缀合型 NA 抑制剂

耐药性成为奥司他韦临床药效受限制的主要因素，而扎那米韦耐药性并不显著，但是较差的药代动力学性质和鼻腔给药的方式限制了其进一步的应用。2021 年，Lv 等[113]发现对扎那米韦的 C-9 位酯化可以改善扎那米韦的药代动力学性质。胆固醇可以与血浆脂蛋白和白蛋白结合，与其结合的核酸或多肽均表现出显著改善的药代动力学特性。基于此，他们通过将扎那米韦与胆固醇结合开发出了一系列新型 NA 抑制剂。其中化合物 **9-106**（图 9-44）对 H1N1-H275Y 突变株具有显著的抗病毒活性（EC_{50} = 22.0nmol·L^{-1}），与扎那米韦相当（EC_{50} = 26.6nmol·L^{-1}），显著优于奥司他韦（EC_{50} = 2606.3nmol·L^{-1}）。由于胆固醇结构的引入，**9-106** 的脂溶性增加，相较于扎那米韦（$t_{1/2}$ = 0.3h），其血浆半衰期延长（$t_{1/2}$ = 7.6h），可作为长效的 NA 抑制剂。这种胆固醇偶联法有望成为提高小分子抗病毒活性和药代动力学性质的通用策略。

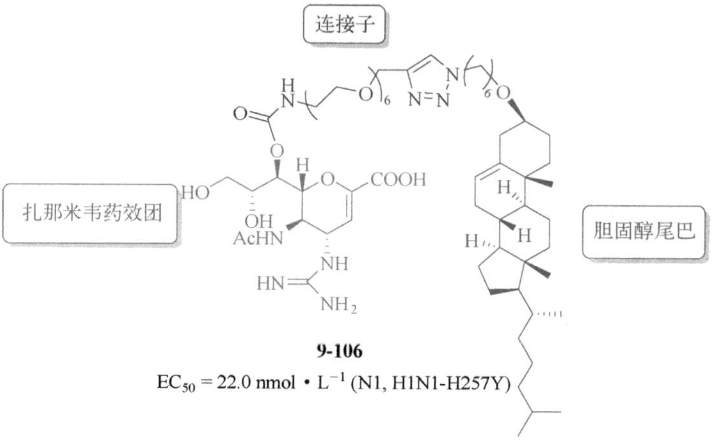

9-106

EC_{50} = 22.0 nmol • L^{-1} (N1, H1N1-H257Y)

图 9-44　化合物 **9-112** 的化学结构及活性

9.2.1.5　其他类

2020 年，Li 等[114]基于前期发现总结的药效团模型，设计合成了一系列新型酰肼 NA 抑制剂，并对其进行了体外 NA 活性抑制评价实验。其中化合物 **9-107**（图 9-45）活性最高，IC_{50} 值为 0.6μmol·L^{-1}，显著优于奥司他韦（IC_{50} = 17μmol·L^{-1}）。分子对接发现，酰肼基团可以很好地与 NA 活性位点的 R371 和 R292 残基结合，吗啉环也可以延伸到 NA 的 430 腔中，为进一步的结构优化提供了有价值的信息。

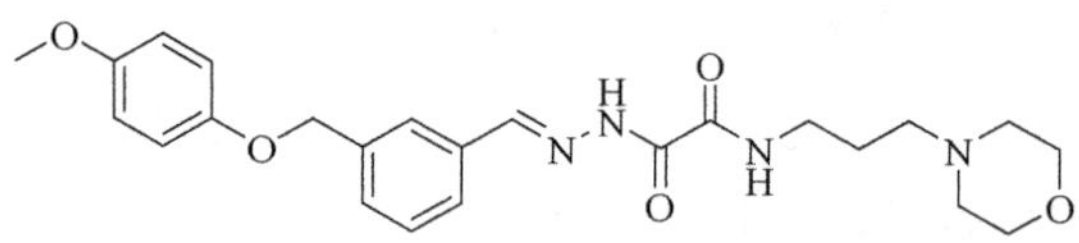

9-107

IC_{50} = 0.6 μmol • L^{-1} (N1, H5N1)

图 9-45　化合物 **9-107** 的化学结构

Izmailya 等[115]利用基于深度强化学习的（RL）分子设计平台设计了一组针对甲型和乙型流感病毒 NA 的化合物，并从中筛选出两个活性较好的化合物 **9-108** 和 **9-109**（图 9-46）。在酶抑制实验中，化合物 **9-108** 和 **9-109** 对 IAV A/WSN/33（H1N1）毒株 NA 的抑制活性 IC_{50} 分别为 24.8μmol·L^{-1} 和 11.2μmol·L^{-1}，对奥司他韦耐药的 IAV A/Vladivostok/2/2009（H1N1 pdm09）（H275Y 突变型）毒株，其 IC_{50} 分别为 18.2μmol·L^{-1}

和 14.7μmol·L^{-1}，而对于 IBV（B/Samara/32/2018 Yamagata）毒株，其抑制活性呈剂量依赖性，IC_{50} 值分别为 21.2μmol·L^{-1} 和 9.1μmol·L^{-1}。在细胞活性实验中，**9-108** 对 A/St. Petersburg/63/2020（H1N1 pdm09）毒株, A/Vladivostok/2/ 2009（H1N1 pdm09）毒株和 IBV B/Samara/32/ 2018 Yamagata 毒株的 EC_{50} 值分别为 0.56μmol·L^{-1}, 2.16μmol·L^{-1}, 2.31μmol·L^{-1}。而 **9-109** 的抗病毒活性更强一些，其针对上述毒株的 EC_{50} 值依次为 0.4μmol·L^{-1}, 0.29μmol·L^{-1}, 0.74μmol·L^{-1}。此外，这两个化合物的 CC_{50} 大于 50μmol·L^{-1}（MDCK 细胞），均没有引起细胞毒性。在小鼠模型中，研究者们发现 **9-108** 和 **9-109** 在小鼠体内的抗病毒活性呈剂量依赖性，在分别给药 **9-108** 和 **9-109** 且给药剂量为 100mg/kg 时，感染 A/St. Petersburg/63/2020 strain 毒株的小鼠存活率均为 65%，而对于感染 B/Samara/32/2018 毒株的小鼠，其存活率分别为 85%和 100%。同时，在 100mg/kg 剂量下，小鼠肺组织内 IAV 滴度显著降低（$p<0.05$）。为了探究化合物 **9-108** 和 **9-109** 与 IAV 和 IBV NAs 的结合模式，研究者们将 **9-108** 和 **9-109** 分别与 IAV（PDB 代码：6HP0）和 IBV（PDB 代码：4CPY）两种晶体结构进行了分子动力学模拟，结果显示在 6HP0 中，**9-108** 与 Asp151 和 Arg368 形成氢键，**9-109** 与 Arg293 和 Arg368 形成氢键；在 4CPY 中，**9-108** 与 Arg149、Arg291 和 Arg373 形成氢键，**9-109** 与 Arg291 发生相互作用（图 9-46）。

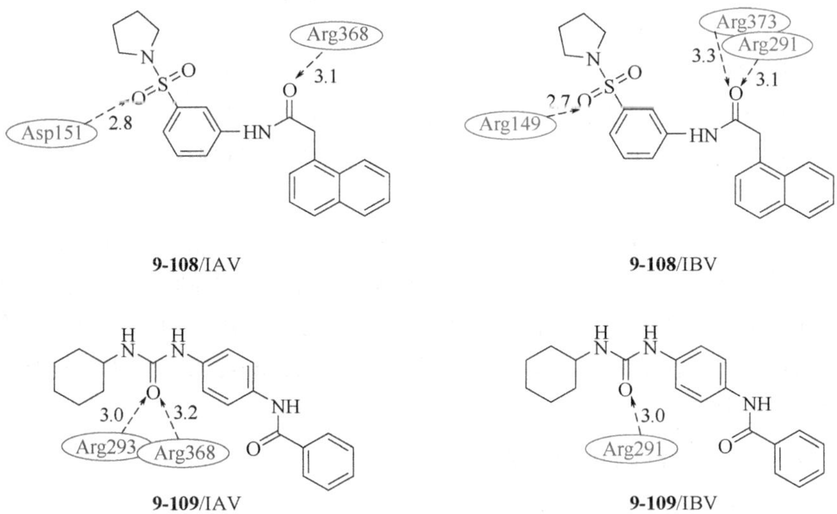

图 9-46 化合物 **9-108** 和 **9-109** 的化学结构以及它们与 IAV 和 IBV 的相互作用

9.2.2 血凝素抑制剂

血凝素（HA）是广泛存在于流感病毒膜表面的一种重要糖蛋白。成熟的 HA 通常以同源三聚体形式存在，HA 最初作为一个前体 HA0 被表达，它随后被蛋白酶水解切割成功能性的两个亚基 HA1 和 HA2，并通过一个单一的二硫键连接[116]。成熟的

HA1-HA2 复合体由两个结构域组成：由 HA1 组成的膜远端球状头部结构域和主要由 HA2 和一些 HA1 残基组成的膜近端茎部结构域，其中茎部结构域还包含了一个融合肽（fusion peptide，FP）。当病毒与唾液酸受体结合后，病毒将通过内吞作用进入宿主细胞，暴露于酸性 pH 的条件下，从而触发 HA 蛋白发生不可逆的构象变化，导致其从融合前构象转变为低 pH 发夹结构。随后，病毒继续发生融合肽的暴露和 HA2 的“环到螺旋”转变，最终导致病毒和宿主内体膜的融合[117-118]。

HA 的高度多样性是阻止 HA 抑制剂开发的一个主要阻碍。迄今为止，已知的 HA 亚型有 18 种（H1～H18），可分为两组。第一组（group-1）包括 H1、H2、H5、H6、H8、H9、H11、H12、H13、H16、H17 和 H18，而第二组（group-2）包括 H3、H4、H7、H10、H14 和 H15[119]。其中，H1～H16 被认为是活性 HA 亚型，而 H17 和 H18 仅在蝙蝠中发现且缺乏结合唾液酸化聚糖的能力，被认为只是 HA 样蛋白[120]。

所有 16 种活性 HA 亚型的唾液酸受体结合位点均位于 HA1 亚基的球状头部结构域中。受体结合位点相对较浅，在不同 HA 亚型中差异较大，由所谓的“底板”构成：在 16 种活性 HA 亚型中保守的 4 种氨基酸 Tyr93、Trp53、His183 和 Tyr195。这些氨基酸被 4 个区域包围，即 130 环、150 环、190 螺旋和 220 环。尽管在所有 HA 亚型中这些元素始终都在，但它们的长度和附近氨基酸的组成则因病毒亚型而异。同时，HA 的受体结合位点小而浅，而且 HA 对唾液酸（SA）的单价结合亲和力较低[121]。HA 与细胞表面密集分布的唾液酸的多价作用是介导病毒-宿主细胞黏附的主要因素[122-123]，因此，通过像 NA 抑制剂一样基于小分子化合物来模拟受体唾液酸阻断病毒与受体结合的策略非常难以实现，目前尚未发现有效的小分子抑制剂。

高度保守的血凝素茎区成为开发小分子 HA 抑制剂的非常有吸引力的药物靶标。茎区结构域是 HA 的最小可变区域，针对该区域的小分子抑制剂可以通过抑制低 pH 环境下诱导的 HA 构象的重排来阻断 HA 发挥膜融合的作用。目前，已报道多类不同骨架的靶向茎区域的融合抑制剂，主要包括 group-1/group-2 特异性 HA 抑制剂和广谱流感病毒融合抑制剂。

9.2.2.1 Group-1 特异性 HA 抑制剂

（1）基于配体结构的药物设计

① BMY27709 及其衍生物

早在 1996 年，Luo 等[124]报道了一种对 H1 和 H2 亚型流感病毒具有选择性抑制活性的水杨酰胺类化合物 BMY27709（**9-110**）（图 9-47），EC_{50} 为 3～8μmol·L^{-1}。分离出的 **9-110** 耐药株在 HA2 亚基的 110 位氨基酸残基由苯丙氨酸突变为丝氨酸，同时，**9-110** 能够抑制流感病毒诱导的溶血，证明了它可以阻断血凝素的膜融合功能。随后，该课题组为快速探讨构效关系，采用了平行合成构建化合物库的方法。其中，含有取代环己烷的化合物 **9-111**（图 9-47）的抗病毒活性最强（EC_{50} = 0.83μmol·L^{-1}）[125-126]。

基于此，2011 年 Tang 等[127]进一步探讨了化合物 **9-110** 芳酰胺区域的构效关系，发现了一系列新型高效芳基磺酰胺类血凝素抑制剂，代表化合物为 **9-112** 和 **9-113**（图 9-47）（EC_{50} 分别为 210nmol·L^{-1} 和 86nmol·L^{-1}）。特别是，**9-113** 的代谢稳定性显著改善（HLM：CL = 6.6mL·min^{-1}·kg^{-1}；MLM：CL = 37.2mL·min^{-1}·kg^{-1}），值得进一步开发。

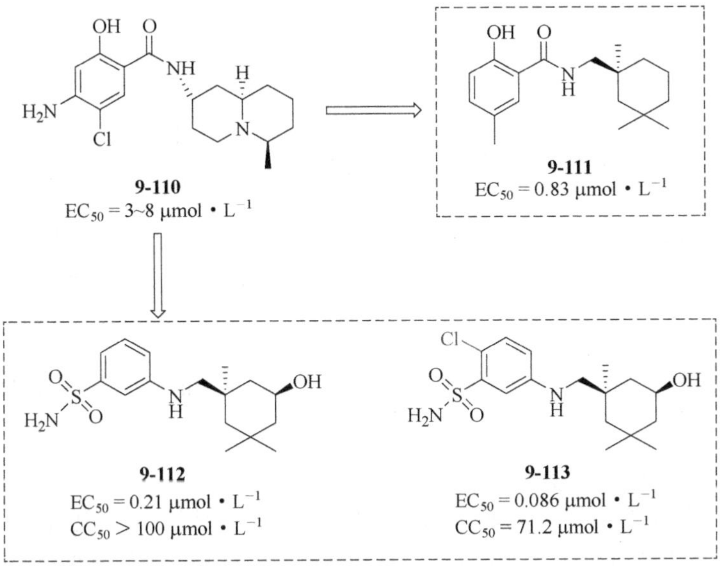

图 9-47　化合物 **9-116**（BMY27709）及其衍生物的化学结构

② CL-385319 及其衍生物

1999 年，Plotch 等[128]报道了一种 *N*-取代的哌啶类衍生物 CL-385319（**9-114**）对 group-1 流感病毒的侵入具有明显的抑制作用，对 A/FM/47（H1N1）及 A/WSN/33（H1N1）毒株的 EC_{50} 分别为 0.31μmol·L^{-1} 和 0.94μmol·L^{-1}。机制实验证明，**9-114** 可以阻断低 pH 诱导的 HA 对蛋白酶水解的敏感性。2011 年，Liu 等[129]发现 **9-114** 可以有效抑制高致病性 H5N1 流感病毒的感染，EC_{50} 为 27.03μmol·L^{-1}。分子对接表明，其可能与 HA2 茎区的结合空腔结合，HA1 中具有 M24A 突变或 HA2 中具有 F110S 突变的假病毒对 **9-120** 具有抗性，表明空腔区域中的这两个残基可能对 **9-114** 结合至关重要。这些发现表明，**9-114** 可以作为优秀的抗 H5N1 甲型流感病毒先导化合物。基于低聚噻吩与 HA2 侧链的残基 F110 和 M24 具有更强的 π-π 相互作用，Liu 等[130]在上述研究的基础上，合成了一系列针对 HA 的新型低聚噻吩化合物，其中 **9-115**（图 9-48）对 H5 亚型甲型流感病毒的抗病毒活性最强，EC_{50} 值为 0.029μmol·L^{-1}，是阳性药物 **9-114** 的 1000 倍。

2017 年，Leiva 等[131]考虑到 **9-110** 的苯甲酰胺基团被苯胺基团取代后仍保留高效的抗流感病毒活性，他们以 **9-114** 为先导化合物，设计合成了两种以苯胺为基本骨架的流感病毒 group-1 特异性 HA 抑制剂，并探讨了构效关系，发现化合物 **9-116**（图 9-48）的抗 H1N1 亚型流感病毒活性最强，EC_{50}分别为 4.6μmol·L^{-1}和 1.7μmol·L^{-1}，但对 H3N2 亚型流感病毒则未表现出抑制活性。机制研究证明，**9-116** 可以干扰低 pH 诱导的膜融合过程。结合病毒耐药性、HA 相互作用以及分子动力学模拟研究表明，化合物 **9-116** 在 A/PR/8/34 和 A/Vigan/ATCC3/2009 中的结合位点与叔丁基对苯二酚［见 9.2.2.1（1）中叔丁基对苯二酚及其衍生物）一致。

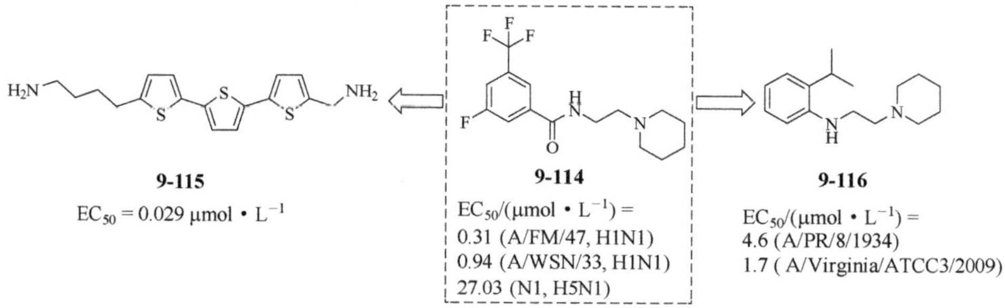

图 9-48　化合物 **9-114**（CL-385319）及其衍生物的化学结构及活性

（2）高通量筛选及基于靶标结构的药物设计

2014 年，基于假病毒的高通量筛选模型，Basu 等[132]发现了几种能抑制流感病毒膜融合的 group-1 特异性 HA 抑制剂。其中氨基烷基苯酚醚化合物 **9-117** 和磺酰胺类化合物 **9-118**（图 9-49）具有显著的抗病毒活性（EC_{50} 值为 0.3～5.9μmol·L^{-1}），活性与奥司他韦相当，细胞毒性低（CC_{50}＞200μmol·L^{-1}），且与奥司他韦表现出协同抗病毒效应。2017 年，Basu 等[133]进一步研究了 **9-118** 的抗病毒机制。**9-117** 和 **9-118** 能与 HA 蛋白以非重叠的方式结合，进一步的鸡溶血实验、单克隆抗体 Cys179 的竞争抑制实验以及突变分析实验表明，这两个化合物结合在 HA 蛋白三聚体的茎区，从而抑制 HA 介导的融合过程。

2015 年，White 等[134]利用表达海肾荧光素酶的重组 H1N1 流感病毒模型进行高通量筛选，发现了一些能够选择性抑制流感病毒膜融合的 group-1 特异性 HA 抑制剂。其中二羟基草酰胺类化合物 **9-119**（图 9-49）对 H1 亚型流感病毒具有良好的活性，EC_{50}为 80nmol·L^{-1}；但对 H3 亚型流感病毒和 B 型流感病毒无效。**9-119** 直接结合 HA 蛋白的茎区区域，稳定低酸性环境诱导融合过程中所需的构象变化，从而阻断了流感病毒的侵入。

2016 年，Lai 等[135]对 50240 种结构多样的化合物库进行高通量筛选，发现两种具有良好抗病毒活性的金刚烷乙酰胺类化合物 **9-120** 和磺酰胺类化合物 **9-121**（图 9-49），抑制假病毒 H5N1 的 EC_{50} 分别为 0.022μmol·L^{-1} 和 0.083μmol·L^{-1}。**9-120** 和 **9-121** 也通过抑制低 pH 诱导的 HA 构象变化从而抑制流感病毒侵入。突变分析实验表明，M592L 突变株对 **9-121** 的敏感性显著降低，group-1 型 HA 中 M592 残基在该类小分子与 HA 的结合中发挥关键作用。

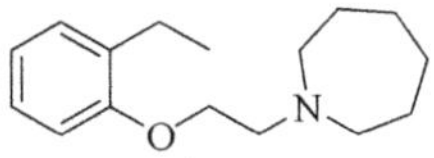

9-117

EC_{50}/(μmol • L^{-1}) =
0.45 (A/PR/8/34, H1N1)
0.3 (H1N1-H275Y)
5.9 (A/Hong Kong, H5N1)

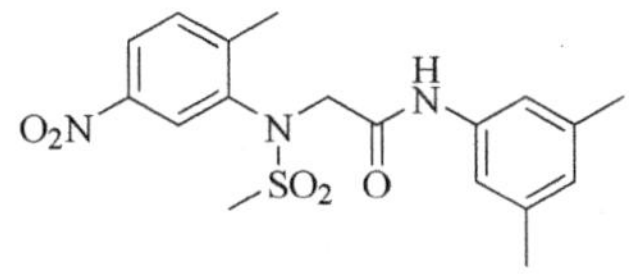

9-118

EC_{50}/(μmol • L^{-1}) =
0.30 (A/PR/8/34, H1N1)
5.8 (H1N1-H275Y)
3.6 (A/Hong Kong, H5N1)

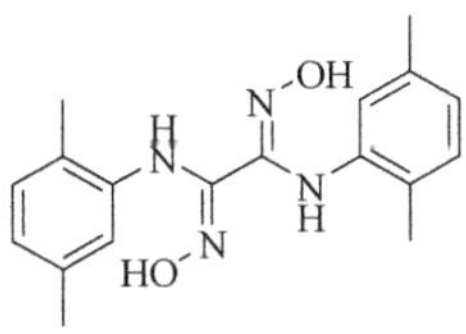

9-119

EC_{50}/(μmol • L^{-1}) =
0.08 (N1, H1N1)

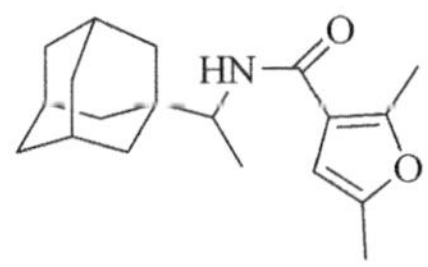

9-120

EC_{50}/(μmol • L^{-1}) =
0.022 (N1, H5N1)
0.044 (N1, H1N1)

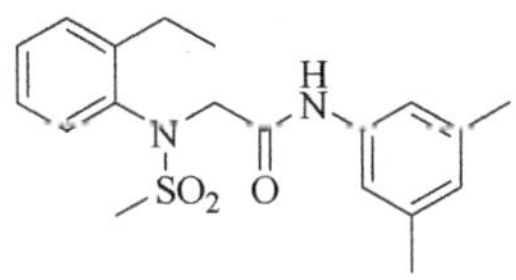

9-121

EC_{50}/(μmol • L^{-1}) =
0.083 (N1, H5N1)

图 9-49 化合物 **9-117**～**9-121** 的化学结构

2019 年，Van Dongen 等[136]利用基于 AlphaLISA 技术构建的高通量筛选方法，从一个含约 50 万个化合物的多样性化合物库中筛选出苄基哌嗪化合物 **9-122**，进一步修饰得到化合物 **9-123**（图 9-50），**9-123** 与 HA 的相互作用增强，对 group-1 型的 HA 具有选择性抑制作用，EC_{50} 为 0.012～0.066μmol·L^{-1}。此外，**9-123** 具有良好的口服生物利用度（F = 30%），可保护小鼠免于 H1N1 A/Puerto Rico/8/34 的致命性危害。晶体学实验证明，**9-123** 作用于 HA 茎部 HA1-HA2 界面的一个高度保守的疏水位点，同时，group-2 型 HAs 的 HA1 N38 处存在糖基化位点，可能导致 **9-123** 与 group-2 型 HA 结合时由于空间位阻而丧失对 group-2 型 HA 的活性，从而表现出 group-1 亚型选择性抑制作用。

与此同时，该课题组还利用前期发现的中和抗体 P7 肽构建了一种荧光偏振探针（FP）[137]。他们利用该探针对一个含有 72000 个小分子的化合物库进行高通量筛选得到苯基吗啉类化合物 **9-124**［图 9-51（a）］。其 S 构型对 H1N1 毒株具有较好的抑制活性，EC_{50} 值为 0.50～1.9μmol·L^{-1}。结构生物学表明，**9-124** 能与 HA 茎部的抗体结合口袋结合，同时，由于其仅占据了该结合口袋的一小部分，还有进一步修饰的空间［图 9-51（b）］。

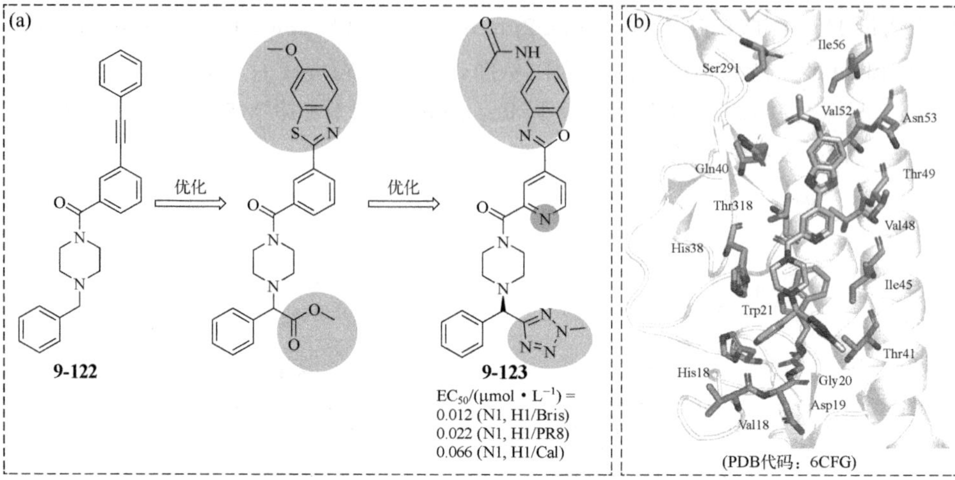

图 9-50　化合物 **9-122** 和 **9-123** 的化学结构（a）及 **9-123** 与流感 H5 HA 复合物的晶体结构（b）

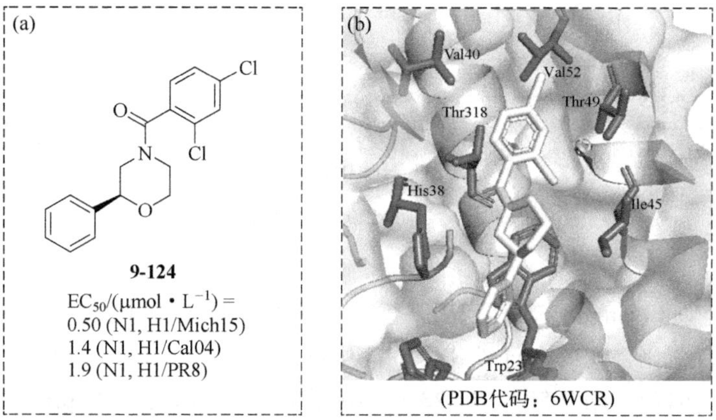

图 9-51　Ⅰ型 HA 抑制剂 **9-124** 结构（a）及其与 H1 HA 复合物的晶体结构（b）

2020 年，Hussein 等[138]基于对一种含 19200 个小分子的化合物库进行基于 A549 细胞的高通量筛选，发现了一类新型 4-氨基哌啶类 HA 抑制剂，其中化合物 **9-125** 对 A/H1N1/Puerto Rico/8/34 毒株的抑制活性最显著（$EC_{50} = 0.07\mu mol \cdot L^{-1}$），毒性较低（$CC_{50} = 274.3\mu mol \cdot L^{-1}$）。该课题组进一步研究了 **9-125** 与 H5 HA 的晶体结构[139]，发现 **9-125** 与 **9-123** 和 **9-124** 一样，它们都通过广泛的疏水作用结合在融合肽附近的抗体结合口袋。基于此，该课题组[140]主要集中在 **9-125** 的异丙基和苯环位置进行改造，其中化合物 **9-126**（图 9-52）的抗病毒活性最强，对 H5N1 毒株的 EC_{50} 值为 $0.24\mu mol \cdot L^{-1}$。且与奥司他韦具有协同抗病毒活性（较单一用药活性提升了近 5 倍）。更显著的是，**9-126** 在小鼠体内具有良好的代谢稳定性［$t_{1/2}$(血浆) = 1.53h］。

Kim 等[141]构建了绿色荧光蛋白标记的重组流感病毒的高通量筛选方法，进而发现了一个具有良好抗病毒活性的苯基哌嗪类化合物**9-127**（图 9-52），其对几类 H1N1 亚型流感病毒（EC_{50} = 0.62～7.1μmol·L^{-1}）和 NA-H275Y 突变型流感病毒（EC_{50} = 1.92μmol·L^{-1}）的活性显著优于奥司他韦［EC_{50}（H1N1）= 2.17～1323μmol·L^{-1}，EC_{50}（H275Y）= 1302μmol·L^{-1}］。机制实验证明，**9-127** 可以抑制病毒引起的溶血以及保护 HA 在低 pH 环境下免受胰蛋白酶的消化。在小鼠模型中，**9-127** 可以保护小鼠不受 pH1N1 rK09 的感染。

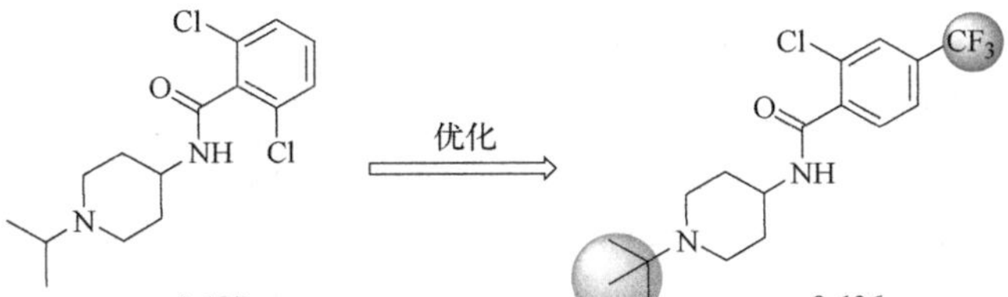

9-125
EC_{50}/(μmol·L^{-1}) =
0.07 (A/Puerto Rico/8/34, H1N1)

9-126
EC_{50}/(μmol·L^{-1}) =
0.24 (N1, H5N1)

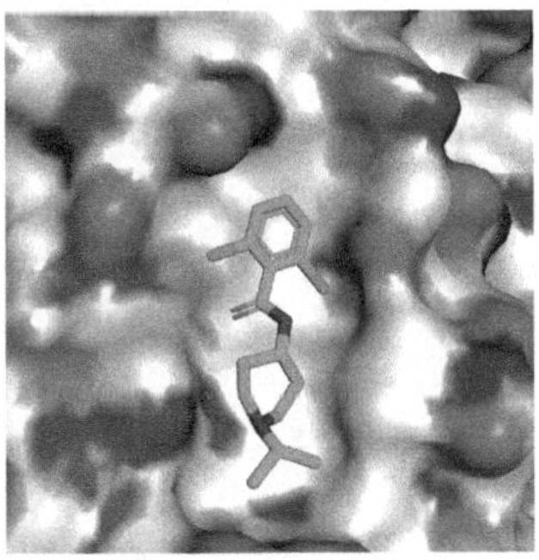

(PDB代码：6VMZ)

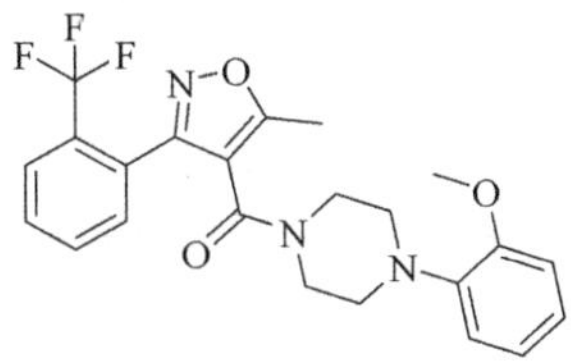

9-127
EC_{50}/(μmol·L^{-1}) =
0.62 (N1, H1N1)
7.1 (N1, pH1N1)
1.92 (H275Y)

图 9-52　基于高通量筛选的 1 型 HA 抑制剂 **9-125**～**9-127** 的化学结构及化合物 **9-125** 与流感 H5 HA 复合物的晶体结构

9.2.2.2　Group-2 特异性 HA 抑制剂

（1）基于配体结构的药物设计

与 group-1 型特异性 HA 抑制剂相比，已报道的 group-2 型特异性抑制剂更少。这可能与以下因素有关：首先，group-2 型 IAV 体内研究的模型不太普遍。其次，与 group-1 型相比，内在变异可能使 group-2 型中的可靶向性结合口袋更少。正因如此，新型 group-2 型特异性 HA 抑制剂的研发值得进一步关注[142]。

研究发现小分子叔丁基对苯二酚（TBHQ）**(9-128)**（图 9-53）可以阻止 HA 介导的融合来特异性抑制 group-2 型 IAV，但由于其潜在的氧化还原反应以及与宿主蛋白质的共价作用，被认为是一类非特异性结合的分子[142-143]。Antanasijevic 等[144]对其进行了构效关系研究，其中甲氧基取代的化合物 **9-129**（图 9-53）表现出增强的抗病毒活性（EC_{50} 值为 0.6μmol·L^{-1}），氧化还原反应性降低，抗病毒活性约是 TBHQ 的

10 倍。

2010 年，Vanderlinden 等[145]报道了一类氮杂螺环酰胺类化合物，其对 H3N2 亚型流感病毒表现出明显的选择性抑制作用，其中化合物 **9-130** 的活性最强，抑制几类 H3N2 毒株的 EC_{50} 值为 3～23μmol·L^{-1}。2020 年，Cihan-Üstündağ 等[146]将其结构中的芳香基团替换成了吲哚基团，得到化合物 **9-131**（图 9-53），抗流感病毒活性最显著，它有效阻断了甲型 H3N2 病毒的侵入，EC_{50} 值为 1.2nmol·L^{-1}，是先导化合物 **9-130** 的 4000 倍。突变分析和分子模拟表明，该类化合物的结合口袋可能结合与 TBHQ 和阿比多尔相同。

（2）基于细胞水平的表型筛选

2021 年，Du 等[147]对一个由 10000 个化合物组成的 ChemDiv 化合物库进行高通量筛选发现了咪唑并嘧啶类化合物 **9-132**，它对 group-2 型 HA 具有选择特异性，而对 group-1 型没有影响。**9-132** 对 A/NY-r19-Gluc（H3N2）毒株的 EC_{50} 值为 0.36μmol·L^{-1}，优于阿比多尔（0.95μmol·L^{-1}），但对 H1N1 和 H5N1 没有抑制活性。时间进程分析实验表明，**9-132** 能抑制病毒感染的早期（HA 介导的病毒侵入宿主的膜融合过程）。基于此，该课题组对 **9-132** 进行了深入的结构修饰[148]，探索了三个不同区域，最终发现了化合物 **9-133**（图 9-53）强烈抑制 A/Hong Kong/1968、A/Victoria/2011 H3N2 以及 H7N1 毒株（EC_{50} 分别为 0.03μmol·L^{-1}、0.64μmol·L^{-1}、0.04μmol·L^{-1}）。突变实验表明这些小分子以 HA 为靶点，抑制了病毒的膜融合过程。分子对接表明，化合物 **9-133** 的结合口袋与结合模式与阿比多尔基本类似。

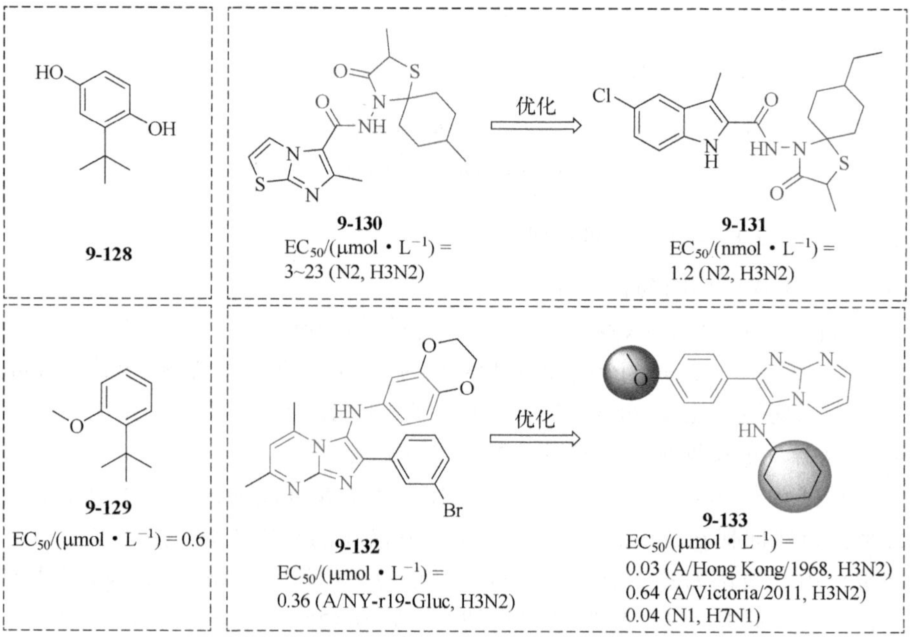

图 9-53　2 型 HA 抑制剂的化学结构

9.2.2.3 广谱 HA 抑制剂

（1）基于靶标结构的药物设计

阿比多尔（**9-134**）[图 9-54（a）] 是一种广谱抗病毒药物，是全球唯一获批上市（俄罗斯和中国）的 HA 抑制剂，对多种流感病毒有效。阿比多尔不良反应较低，临床上未出现过耐药株，但其活性仍需进一步提高。2017 年，Wilson 等[149]解析了阿比多尔与 H7N9 和 H3N2 流感病毒的 HA 蛋白复合物的晶体结构 [图 9-54（b）]，证明了阿比多尔稳定 HA 的融合前构象的分子机制。发现阿比多尔作用于 HA 茎结构域上的一个疏水口袋，距离融合肽 16Å。阿比多尔主要与结合位点发生疏水相互作用，但也会诱导一些构象重排以形成原子间和原子内盐桥网络。阿比多尔通过稳定 HA 的预融合构象发挥抑制作用。阿比多尔-HA 复合物的结构生物学信息为基于结构的药物设计来奠定了基础。例如，研究发现[150]阿比多尔 2-位的苯硫酚基是结构修饰以提高与 HA 蛋白的特异结合的有利位点，据此得到的化合物 **9-135** 与 H3 亚型的 HA 蛋白的结合能力（$K_d = 0.080\mu mol \cdot L^{-1}$）相较于阿比多尔提升了近千倍。新引入的羟基可以通过水分子与周围的氨基酸残基建立起氢键网络，提高了化合物的亲和力。

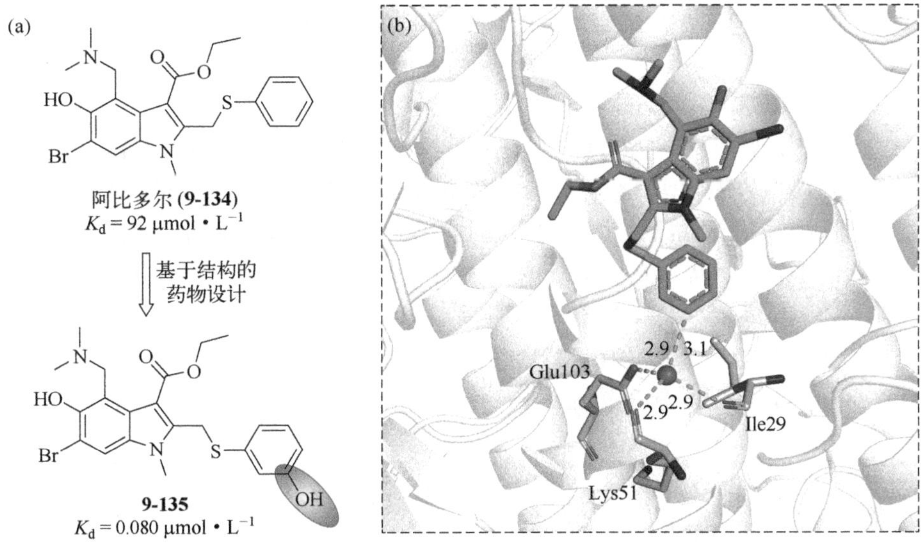

图 9-54 （a）阿比多尔和化合物 **9-135** 的化学结构及（b）阿比多尔与流感 H3 HA 复合物的晶体结构（PDB 代码：5T6N）

从天然产物中寻找先导化合物是开发抗病毒药物的另一种策略，Zhang 等[151]在巴豆中提取分离得到了具有较好抗甲型流感病毒活性的化合物绿环酸（**9-136**），它可以通过抑制 HA 介导的膜融合过程发挥抗流感病毒活性。绿环酸对 H1N1、H3N2 和 H9N2 病毒的复制具有较强的抑制作用 [A/PR/8/34（H1N1）$EC_{50} = (0.25 \pm 0.02)\mu mol \cdot L^{-1}$；A/FM/1/47（H1N1）$EC_{50} = (0.12 \pm 0.04)\mu mol \cdot L^{-1}$；A/Hong Kong/498/97（H3N2）$EC_{50} =$

(0.40±0.20)μmol·L^{-1}；A/chicken/Guangdong/1996（H9N2）EC_{50} = (15.13±1.54)μmol·L^{-1}]，其对 MDCK 细胞具有较低的细胞毒性［CC_{50} = (939.2±60.0)μmol·L^{-1}］。在体内抗流感病毒实验中，用 A/PR/8/34 毒株感染小鼠模型，通过口服和腹腔注射两种给药途径给药，发现口服绿环酸与奥司他韦有相似的体内抗病毒活性。将化合物 **9-136** 与 A/PR/8/34（H1N1）、A/Hong Kong/498/97（H3N2）、A/chicken/Guangdong/1996（H9N2）毒株的 HA 晶体结构进行分子对接，结果表明，绿环酸能很好地契合一个口袋，这个口袋是由 HA2 的 Gln62、Ala65、Val84、Asp85、Phe88、Leu89、Trp92 形成的环状结构，HA1 的 Gln295、Pro299、Lys307、Tyr308、Val309 形成的环状结构以及 HA 茎部结构域形成的大 α 螺旋三部分共同构成。

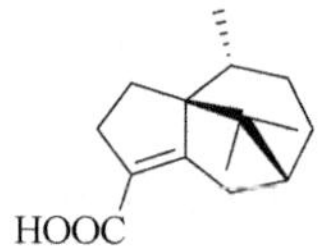

环绿酸 (**9-136**)

EC_{50} = (0.12 ± 0.04) μmol • L^{-1} A/FM/1/47 (H1N1)

EC_{50} = (0.25 ± 0.02) μmol • L^{-1} A/PR/8/34 (H1N1)

EC_{50} = (0.40 ± 0.20) μmol • L^{-1} A/Hong Kong/498/97 (H3N2)

EC_{50} = (15.13 ± 1.54) μmol • L^{-1} A/chicken/Guangdong/1996 (H9N2)

CC_{50} = (939.2 ± 60.0) μmol • L^{-1} (MDCK细胞)

（2）基于 PROTAC 策略的 HA 降解剂

2022 年，Li 等[74]基于 PROTAC 策略设计合成了一系列齐墩果酸 PROTAC 分子。研究发现，E3 连接酶类型的不同可能导致 PROTAC 分子具有不同的降解能力，其中 VHL 具有最优异的配体协同疗效，可以使这种分子对 HA 蛋白的结合亲和力增加 3 倍（K_d = 3.18μmol·L^{-1}），提升它的促 HA 降解活性。此外，在这种由 VHL 配体连接的 PROTAC 分子中，化合物 **9-137** 具有最显著的 HA 降解效果（DC_{50} = 1.44μmol·L^{-1}）。光交联质谱分析进一步表明，HA 复合物中 N15、T31 和 N27 的交联区域是 HA 抑制剂的新结合位点，为发现新型抗流感药物指明了新方向。

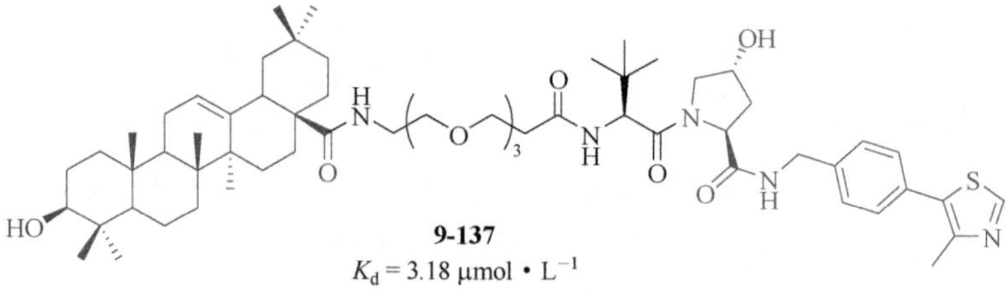

9-137

K_d = 3.18 μmol • L^{-1}

DC_{50} = 1.44 μmol • L^{-1}

9.2.3 总结

流感依然是全球公共卫生的重大威胁，其背后关键因素在于流感病毒的高度不可预测性。尽管全球监测网络能够实时追踪病毒在人类和动物群体中的传播，但准确预测可能引发大流行的新病毒的出现仍是难题。不同亚型流感病毒的交叉流行，存在形成重组新型流感病毒的风险。流感病毒的血凝素（HA）有 18 种亚型，神经氨酸酶（NA）有 11 种亚型，理论上通过“排列组合”可形成的流感病毒亚型多达 100 多种[152]。在这种病毒迅速演变甚至导致疫情大暴发的情况下，抗病毒药物发挥着至关重要的作用。

几十年来，抗流感药物主要集中在神经氨酸酶（NA）抑制剂的开发上。然而，流感病毒的高变异性以及药物选择压力导致了耐药株的出现，已成为公共卫生领域的一大挑战。特别是 2009 年流感大流行的病原体 09 H1N1 对奥司他韦产生的严重耐药性，大大削弱了其临床治疗效果。因此，研发新型、高效和抗耐药性的 NA 抑制剂已成为流感研究领域的重点。近年来该方向的研究工作主要集中在两个方面：一是发现具有新机制的 NA 抑制剂，如靶向共价唾液酸模拟物、多价态 NA 抑制剂、基于拓扑匹配策略[82-83]的 NA 和 HA 双靶点纳米颗粒抑制剂以及 PROTAC 技术在 NA 抑制剂领域的应用等。新策略与新技术的交叉融通与广泛应用，极大地促进了新型 NA 抑制剂的发展。然而，这些新型抑制剂在药代动力学特性方面仍面临挑战，如吸收、分布、代谢和排泄等问题。二是靶向神经氨酸酶催化中心附近 150 腔和 430 腔对现有的 NA 抑制剂进行结构改造以提高抗耐药性。靶向 150 腔的奥司他韦衍生物普遍具有明显的 NA 亚型选择性；靶向 430 腔的奥司他韦衍生物往往抗病毒活性下降，这可能是由于羧基的缺失削弱了与周围精氨酸簇之间关键的氢键和静电作用。

侵入抑制剂可以兼具治疗和预防的作用，同时与其他药物联用可增强已有药物的抗病毒效力。结构生物学的发展使流感 HA（特别是高度保守的茎区）成为非常有吸引力的药物靶标。但是，HA 的高度多样性限制了该类抑制剂的发展。由于 group-2 HA 在保守茎区域存在一个糖基化位点，这导致靶向该区域的抑制剂均为特异性的 group-1 抑制剂。直到最近，针对 group-2 HA 的小分子抑制剂才逐渐引起了研究者的注意，特别是，阿比多尔结合口袋的确定促进了新型 group-2 HA 抑制剂的发现。

这些研究为开发更有效的抗流感药物提供了重要的科学基础。针对不同靶标的抗病毒化合物的组合可以提高疗效并降低病毒耐药性的发生率。NA 和 HA 作为流感病毒生命周期不同阶段的关键糖蛋白，两类抑制剂的联合应用也会产生更有效的“鸡尾酒疗法”，为流感的防治提供新的选择。

参考文献

[1] World Health Organization. Influenza (Seasonal) [DB/OL]. 2022 [2022-5-28]. https://www.who.int/news-room/fact-sheets/detail/influenza-(seasonal).

[2] 张超, 曹颖莉, 钟武, 等. 新型甲型 H1N1 流感病毒神经氨酸酶抑制剂细胞水平评价体系的建立[J]. 药学学报, 2010, 45(03): 383-387.

[3] 张强, 赵庆杰, 熊瑞生, 等. 抗流感病毒药物研究进展[J]. 药学学报, 2010, 45(03): 289-299.

[4] 李曼, 李海伟, 梁烁斌, 等. 靶向流感病毒进入(细胞)抑制剂研究进展[J]. 中国科学: 化学, 2018, 48(11): 1347-1364.

[5] 修思雨, 张健, 鞠翰, 等. 抗流感病毒药物靶标及其小分子抑制剂的研究进展[J]. 药学学报, 2020, 55(04): 611-626.

[6] Shen Z, Lou K, Wang W. New small-molecule drug design strategies for fighting resistant influenza A [J]. Acta Pharm Sin B, 2015, 5: 419-430.

[7] Hou L, Zhang Y, Ju H, et al. Contemporary medicinal chemistry strategies for the discovery and optimization of influenza inhibitors targeting vRNP constituent proteins [J]. Acta Pharm Sin B, 2022, 12: 1805-1824.

[8] Lee N, Hurt AC. Neuraminidase inhibitor resistance in influenza: a clinical perspective [J]. Curr Opin Infect Dis, 2018, 31: 520-526.

[9] Hayden F G, Sugaya N, Hirotsu N, et al. Baloxavir marboxil for uncomplicated influenza in adults and adolescents [J]. N Engl J Med, 2018, 379: 913-923.

[10] Obayashi E, Yoshida H, Kawai F, et al. The structural basis for an essential subunit interaction in influenza virus RNA polymerase [J]. Nature, 2008, 454: 1127-1131.

[11] Boivin S, Cusack S, Ruigrok R W H, et al. Influenza A virus polymerase: structural insights into replication and host adaptation mechanisms [J]. J Biol Chem, 2010, 285: 28411-28417.

[12] Hengrung N, El Omari K, Serna Martin I, et al. Crystal structure of the RNA-dependent RNA polymerase from influenza C virus [J]. Nature, 2015, 527: 114-117.

[13] Dias A, Bouvier D, Crépin T, et al. The cap-snatching endonuclease of influenza virus polymerase resides in the PA subunit [J]. Nature, 2009, 458: 914-918.

[14] Heo YA. Baloxavir: first global approval [J]. Drugs, 2018, 78: 693-697.

[15] Johns B A, Kawasuji T, Weatherhead J G, et al. Carbamoyl pyridone HIV-1 integrase inhibitors 3. A diastereomeric approach to chiral nonracemic tricyclic ring systems and the discovery of dolutegravir (S/GSK1349572) and (S/GSK1265744) [J]. J Med Chem, 2013, 56: 5901-5916.

[16] Miyagawa M, Akiyama T, Taoda Y, et al. Synthesis and SAR study of carbamoyl pyridone bicycle derivatives as potent inhibitors of influenza cap-dependent endonuclease [J]. J Med Chem, 2019, 62: 8101-8114.

[17] Taoda Y, Miyagawa M, Akiyama T, et al. Dihydrodibenzothiepine: promising hydrophobic pharmacophore in the influenza cap-dependent endonuclease inhibitor [J]. Bioorg Med Chem Lett, 2020, 30: 127547.

[18] Kawai M, Tomita K, Akiyama T, et al. Preparation of polycyclic pyridone derivatives as cap-dependent endonuclease (CEN) inhibitors and prodrugs thereof: Japan 5971830 B1 [p]2016-08-17.

[19] Kawai M, Tomita K, Akiyama T, et al. Pharmaceutical composition containing polycyclic pyridone derivatives as cap-dependent endonuclease (CEN) inhibitors: Japan 6249434 B1 [p] 2017-12-20.

[20] Omoto S, Speranzini V, Hashimoto T, et al. Characterization of influenza virus variants induced by treatment with the endonuclease inhibitor baloxavir marboxil [J]. Sci Rep, 2018, 8: 9633.

[21] Uehara T, Hayden F G, Kawaguchi K, et al. Treatment-emergent influenza variant viruses with reduced baloxavir susceptibility: impact on clinical and virologic outcomes in uncomplicated influenza [J]. J Infect Dis, 2020, 221: 346-355.

[22] Ivashchenko A A, Mitkin O D, Jones J C, et al. Non-rigid diarylmethyl analogs of baloxavir as cap-dependent endonuclease inhibitors of influenza viruses [J]. J Med Chem, 2020, 63: 9403-9420.

[23] Tang L, Yan H, Wu W, et al. Synthesis and anti-influenza virus effects of novel substituted polycyclic pyridone derivatives modified from baloxavir [J]. J Med Chem, 2021, 64: 14465-14476.

[24] Feng J, Guo F, Li P, et al. Discovery of a Macrocyclic Influenza Cap-Dependent Endonuclease Inhibitor [J]. J Med Chem, 2024, 67(4): 2570-2583.

[25] Zhang L, Ke D, Li Y, et al. Design and synthesis of 7-membered lactam fused hydroxypyridinones as potent metal binding pharmacophores (MBPs) for inhibiting influenza virus PAN endonuclease [J]. Eur J Med Chem, 2024, 276: 116639.

[26] Sagong H Y, Parhi A, Bauman J D, et al. 3-hydroxyquinolin-2(1*H*)-ones as inhibitors of influenza A endonuclease [J]. ACS Med Chem Lett, 2013, 4: 547-550.

[27] Sagong H Y, Bauman J D, Patel D, et al. Phenyl substituted 4-hydroxypyridazin-3(2*H*)-ones and 5-hydroxypyrimidin-4(3*H*)-ones: inhibitors of influenza A endonuclease [J]. J Med Chem, 2014, 57: 8086-8098.

[28] Miyagawa M, Akiyama T, Mikamiyama-Iwata M, et al. Discovery of novel 5-hydroxy-4-pyridone-3-carboxy acids

as potent inhibitors of influenza cap-dependent endonuclease [J]. Bioorg Med Chem Lett, 2016, 26: 4739-4742.
[29] Credille CV, Chen Y, Cohen SM. Fragment-based identification of influenza endonuclease inhibitors [J]. J Med Chem, 2016, 59: 6444-6454.
[30] Sanna D, Buglyó P, Bíró L, et al. Coordinating properties of pyrone and pyridinone derivatives, tropolone and catechol toward the $VO2^+$ ion: an experimental and computational approach [J]. Eur J Inorg Chem, 2012, 1079-1092.
[31] Credille C V, Dick B L, Morrison C N, et al. Structure-activity relationships in metal-binding pharmacophores for influenza endonuclease [J]. J Med Chem, 2018, 61: 10206-10217.
[32] Credille C V, Morrison C N, Stokes R W, et al. SAR exploration of tight-binding inhibitors of influenza virus PA endonuclease [J]. J Med Chem, 2019, 62: 9438-9449.
[33] Gong Q, Menon L, Ilina T, et al. Interaction of HIV-1 reverse transcriptase ribonuclease H with an acylhydrazone inhibitor [J]. Chem Biol Drug Des, 2011, 77: 39-47.
[34] Chen E, Swift R V, Alderson N, et al. Computation-guided discovery of influenza endonuclease inhibitors [J]. ACS Med Chem Lett, 2014, 5: 61-64.
[35] Rogolino D, Carcelli M, Bacchi A, et al. A versatile salicyl hydrazonic ligand and its metal complexes as antiviral agents [J]. J Inorg Biochem, 2015, 150: 9-17.
[36] Carcelli M, Rogolino D, Gatti A, et al. *N*-acylhydrazone inhibitors of influenza virus PA endonuclease with versatile metal binding modes [J]. Sci Rep, 2016, 6: 31500.
[37] Pala N, Dallocchio R, Dessì A, et al. Virtual screening-driven identification of human carbonic anhydrase inhibitors incorporating an original, new pharmacophore [J]. Bioorg Med Chem Lett, 2011, 21: 2515-2520.
[38] Pala N, Stevaert A, Dallocchio R, et al. Virtual screening and biological validation of novel influenza virus PA endonuclease inhibitors [J]. ACS Med Chem Lett, 2015, 6: 866-871.
[39] Ferro S, Gitto R, Buemi M R, et al. Identification of influenza PA-Nter endonuclease inhibitors using pharmacophore- and docking-based virtual screening [J]. Bioorg Med Chem, 2018, 26: 4544-4550.
[40] Liao Y, Ye Y, Li S, et al. Synthesis and SARs of dopamine derivatives as potential inhibitors of influenza virus PAN endonuclease [J]. Eur J Med Chem, 2020, 189: 112048.
[41] Liu Z, Gu S, Zhu X, et al. Discovery and optimization of new 6,7-dihydroxy-1,2,3,4-tetrahydroisoquinoline derivatives as potent influenza virus PAN inhibitors [J]. Eur J Med Chem, 2022, 227: 113929.
[42] Liao Y, Ye Y, Liu M, et al. Identification of N- and C-3-modified laudanosoline derivatives as novel influenza PAN endonuclease inhibitors [J]. J Med Chem, 2023, 66: 188-219.
[43] Sakamoto K M, Kim K B, Kumagai A, et al. Protacs: chimeric molecules that target proteins to the Skp1-Cullin-F box complex for ubiquitination and degradation [J]. Proc Natl Acad Sci U S A, 2001, 98: 8554-8559.
[44] Toure M, Crews CM. Small-molecule PROTACS: new approaches to protein degradation [J]. Angew Chem Int Ed. Engl, 2016, 55: 1966-1973.
[45] Zhao J, Wang J, Pang X, et al. An anti-influenza A virus microbial metabolite acts by degrading viral endonuclease PA [J]. Nat Commun, 2022, 13: 2079.
[46] Wang Y, Jiang X, Feng F, et al. Degradation of proteins by PROTACs and other strategies [J]. Acta Pharm Sin B, 2020, 10(2): 207-238.
[47] Ma X, Wang X, Chen F, et al. Novel Acyl Thiourea-Based Hydrophobic Tagging Degraders Exert Potent Anti-Influenza Activity through Two Distinct Endonuclease Polymerase Acidic-Targeted Degradation Pathways [J]. J Med Chem, 2024, 67(11): 8791-8816.
[48] Furuta Y, Gowen B B, Takahashi K, et al. Favipiravir (T-705), a novel viral RNA polymerase inhibitor[J]. Antiviral Res, 2013, 100: 446-454.
[49] Vanderlinden E, Vrancken B, Van Houdt J, et al. Distinct effects of T-705 (favipiravir) and ribavirin on influenza virus replication and viral RNA synthesis [J]. Antimicrobial Agents and Chemotherapy, 2016, 60: 6679-6691.
[50] Lin C, Sun C, Liu X, et al. Design, synthesis, and in vitro biological evaluation of novel 6-methyl-7-substituted-7-deaza purine nucleoside analogs as anti-influenza A agents [J]. Antiviral Res, 2016, 129: 13-20.

[51] Günl F, Krischuns T, Schreiber J A, et al. The ubiquitination landscape of the influenza A virus polymerase [J]. Nature Communications, 2023,14: 787.

[52] Clark M P, Ledeboer M W, Davies I, et al. Discovery of a novel, first-in-class, orally bioavailable azaindole inhibitor (VX-787) of influenza PB2 [J]. J Med Chem, 2014, 57: 6668-6678.

[53] Janssen Pharmaceutical. Janssen to stop clinical development of pimodivir for influenza [DB/OL]. 2020[2020-09-03]. https:// www.clinical trialsarena.com/news/janssen-pimodivir-development.

[54] Xiong J, Wang J, Hu G, et al. Design, synthesis and biological evaluation of novel, orally bioavailable pyrimidine-fused heterocycles as influenza PB2 inhibitors [J]. Eur J Med Chem, 2019, 162: 249-265.

[55] Yang J, Du J, Huang C, et al. Discovery of 5-(5-fluoro-1*H*-pyrrolo 2,3-*b* pyridin-3-yl)pyrazin-2(1*H*)-one derivatives as new potent PB2 inhibitors [J]. Bioorg Med Chem Lett, 2019, 29: 1609-1613.

[56] Hang H, Zhou L, Amichai S, et al. Novel influenza polymerase PB2 inhibitors for the treatment of influenza A infection [J]. Bioorg Med Chem Lett, 2019, 29: 126639

[57] McGowan D C, Balemans W, Embrechts W, et al. Design, synthesis, and biological evaluation of novel indoles targeting the influenza PB2 cap binding region [J]. J Med Chem, 2019, 62: 9680-9690.

[58] Muratore G, Goracci L, Mercorelli B, et al. Small molecule inhibitors of influenza A and B viruses that act by disrupting subunit interactions of the viral polymerase [J]. Proc Natl Acad Sci U S A, 2012, 109: 6247-6252.

[59] Massari S, Nannetti G, Goracci L, et al. Structural investigation of cycloheptathiophene-3-carboxamide derivatives targeting influenza virus polymerase assembly [J]. J Med Chem, 2013, 56: 10118-10131.

[60] Desantis J, Nannetti G, Massari S, et al. Exploring the cycloheptathiophene-3-carboxamide scaffold to disrupt the interactions of the influenza polymerase subunits and obtain potent anti-influenza activity [J]. Eur J Med Chem, 2017, 138: 128-139.

[61] Desantis J, Nannetti G, Massari S, et al. Corrigendum to “Exploring the cycloheptathiophene-3-carboxamide scaffold to disrupt the interactions of the influenza polymerase subunits and obtain potent anti-influenza activity” [J]. Eur J Med Chem, 2018, 156: 302-303.

[62] Nannetti G, Massari S, Mercorelli B, et al. Potent and broad-spectrum cycloheptathiophene-3-carboxamide compounds that target the PA-PB1 interaction of influenza virus RNA polymerase and possess a high barrier to drug resistance [J]. Antiviral Res, 2019, 165: 55-64.

[63] Bonomini A, Felicetti T, Pacetti M, et al. Optimization of potent, broad-spectrum, and specific anti-influenza compounds targeting RNA polymerase PA-PB1 heterodimerization [J]. Eur J Med Chem, 2024, 277: 116737.

[64] Massari S, Desantis J, Nannetti G, et al. Efficient and regioselective one-step synthesis of 7-aryl-5-methyl- and 5-aryl-7-methyl-2-amino 1,2,4 triazolo 1,5-*a* pyrimidine derivatives [J]. Org Biomol Chem, 2017, 15: 7944-7955.

[65] Massari S, Bertagnin C, Pismataro M C, et al. Synthesis and characterization of 1,2,4-triazolo 1,5-*a* pyrimidine-2-carboxamide-based compounds targeting the PA-PB1 interface of influenza A virus polymerase [J]. Eur J Med Chem, 2021, 209: 112944.

[66] Pismataro M C, Felicetti T, Bertagnin C, et al. 1,2,4-triazolo 1,5-*a* pyrimidines: efficient one-step synthesis and functionalization as influenza polymerase PA-PB1 interaction disruptors [J]. Eur J Med Chem, 2021, 221: 113494.

[67] Kessler U, Castagnolo D, Pagano M, et al. Discovery and synthesis of novel benzofurazan derivatives as inhibitors of influenza A virus [J]. Bioorg Med Chem Lett, 2013, 23: 5575-5577.

[68] Pagano M, Castagnolo D, Bernardini M, et al. The fight against the influenza A virus H1N1: synthesis, molecular modeling, and biological evaluation of benzofurazan derivatives as viral RNA polymerase inhibitors [J]. ChemMedChem, 2014, 9: 129-150.

[69] Yuan S, Chu H, Zhao H, et al. Identification of a small-molecule inhibitor of influenza virus via disrupting the subunits interaction of the viral polymerase [J]. Antiviral Res, 2016, 125: 34-42.

[70] Watanabe K, Ishikawa T, Otaki H, et al. Structure-based drug discovery for combating influenza virus by targeting the PA-PB1 interaction [J]. Sci Rep, 2017, 7: 12.

[71] Mizuta S, Otaki H, Ishikawa T, et al. Lead optimization of influenza virus RNA polymerase inhibitors targeting PA-PB1 interaction [J]. J Med Chem, 2022, 65: 369-385.

[72] Zhang J, Hu Y, Wu N, et al. Discovery of influenza polymerase PA-PB1 interaction inhibitors using an in vitro split-luciferase complementation-based assay [J]. ACS Chem Biol, 2020, 15: 74-82.

[73] Yuan S, Chu H, Ye J, et al. Identification of a novel small-molecule compound targeting the influenza A virus polymerase PB1-PB2 interface [J]. Antiviral Res, 2017, 137: 58-66.

[74] Li H, Wang S, Ma W, et al. Discovery of pentacyclic triterpenoid PROTACs as a class of effective hemagglutinin protein degraders [J]. J Med Chem, 2022, 65: 7154-7169.

[75] Xu Z, Liu X, Ma X, et al. Discovery of oseltamivir-based novel PROTACs as degraders targeting neuraminidase to combat H1N1 influenza virus [J]. Cell Insight, 2022, 1: 100030.

[76] 张继伟，贾瑞芳，展鹏，等. 靶向侵入环节的抗病毒药物研究进展[J]. 中国药物化学杂志，2021，31(09): 680-704.

[77] 蒋鑫，展鹏，刘新泳. 靶向于流感病毒神经氨酸酶新位点的抑制剂研究进展[J]. 中国药物化学杂志，2013，23(02): 141-147+167.

[78] McAuley J L, Gilbertson B P, Trifkovic S, et al. Influenza virus neuraminidase structure and functions [J]. Front Microbiol, 2019, 10: 39.

[79] Varghese J N, Laver W G, Colman P M. Structure of the influenza virus glycoprotein antigen neuraminidase at 2.9 A resolution [J]. Nature, 1983, 303: 35-40.

[80] Efferson T, Demicheli V, Rivetti D, et al. Antivirals for influenza in healthy adults: systematic review [J]. Lancet, 2006, 367: 303-313.

[81] Wei C-J, Crank M C, Shiver J, et al. Next-generation influenza vaccines: opportunities and challenges [J]. Nat Rev Drug Discov, 2020, 19: 239-252.

[82] Russell R J, Haire L F, Stevens D J, et al. The structure of H5N1 avian influenza neuraminidase suggests new opportunities for drug design [J]. Nature, 2006, 443: 45-49.

[83] Amaro R E, Swift R V, Votapka L, et al. Mechanism of 150-cavity formation in influenza neuraminidase [J]. Nat Commun, 2011, 2: 388.

[84] Amaro R E, Minh D D L, Cheng L S, et al. Remarkable loop flexibility in avian influenza N1 and its implications for antiviral drug design [J]. J Am Chem Soc, 2007, 129: 7764-7765.

[85] Durrant J D, Kochanek S E, Casalino L, et al. Mesoscale all-atom influenza virus simulations suggest new substrate binding mechanism [J]. ACS Cent Sci, 2020, 6: 189-196.

[86] Xie Y, Xu D, Huang B, Ma X, et al. Discovery of N-substituted oseltamivir derivatives as potent and selective inhibitors of H5N1 influenza neuraminidase [J]. J Med Chem, 2014, 57: 8445-8458.

[87] Hang J, Murugan N A, Tian Y, et al. Structure-based optimization of N-substituted oseltamivir derivatives as potent anti-influenza a virus agents with significantly improved potency against oseltamivir-resistant N1-H274Y variant [J]. J Med Chem, 2018, 61: 9976-9999.

[88] Zhang J, Poongavanam V, Kang D, et al. Optimization of N-substituted oseltamivir derivatives as potent inhibitors of group-1 and group-2 influenza A neuraminidases, including a drug-resistant variant [J]. J Med Chem, 2018, 61: 6379-6397.

[89] Jia R, Zhang J, Ai W, et al. Design, synthesis and biological evaluation of "Multi-Site" -binding influenza virus neuraminidase inhibitors [J]. Eur J Med Chem, 2019, 178: 64-80.

[90] Jia R, Zhang J, Bertagnin C, et al. Discovery of highly potent and selective influenza virus neuraminidase inhibitors targeting 150-cavity [J]. Eur J Med Chem, 2021, 212: 113097.

[91] Ju H, Murugan N A, Hou L, et al. Identification of C5-NH_2 modified oseltamivir derivatives as novel influenza neuraminidase inhibitors with highly improved antiviral activities and favorable druggability [J]. J Med Chem, 2021, 64: 17992-18009.

[92] Ju H, Hou L, Zhao F, et al. Iterative optimization and structure-activity relationship studies of oseltamivir amino derivatives as potent and selective neuraminidase inhibitors via targeting 150-cavity [J]. J Med Chem, 2022, 65: 11550-11573.

[93] Wang P, Oladejo B O, Li C, et al. Structure-based design of 5'-substituted 1,2,3-triazolylated oseltamivir derivatives

as potent influenza neuraminidase inhibitors [J]. RSC Adv, 2021, 11: 9528-9541.
[94] Ivashchenko A A, Jones J C, Shkil D O, et al. Resistance profiles for the investigational neuraminidase inhibitor AV5080 in influenza A and B viruses [J]. Antiviral Research, 2023, 217: 105701.
[95] Ju H, Zhang J, Sun Z, et al. Discovery of C-1 modified oseltamivir derivatives as potent influenza neuraminidase inhibitors [J]. Eur J Med Chem, 2018, 146: 220-231.
[96] Ju H, Xiu S, Ding X, et al. Discovery of novel 1,2,3-triazole oseltamivir derivatives as potent influenza neuraminidase inhibitors targeting the 430-cavity [J]. Eur J Med Chem, 2020, 187: 111940.
[97] Meindl P, Tuppy H. 2-Deoxy-2,3-dehydrosialic acids. Ⅱ. Competitive inhibition of Vibrio cholerae neuraminidase by 2-deoxy-2,3-dehydro-N-acylneuraminic acids [J]. Hoppe Seylers Z Physiol Chem, 1969, 350: 1088-1092.
[98] Shidmoossavee FS, Watson JN, Bennet AJ. Chemical insight into the emergence of influenza virus strains that are resistant to Relenza [J]. J Am Chem Soc, 2013, 135: 13254-13257.
[99] Riwilaijaroen N, Magesh S, Imamura A, et al. A novel potent and highly specific inhibitor against influenza viral N1-N9 neuraminidases: insight into neuraminidase-inhibitor interactions [J]. J Med Chem, 2016, 59: 4563-4577.
[100] Wu Y, Gao F, Qi J, et al. Resistance to mutant group-2 influenza virus neuraminidases of an oseltamivir-zanamivir hybrid inhibitor [J]. J Virol, 2016, 90: 10693-10700.
[101] Li Z, Meng Y, Xu S, et al. Discovery of acylguanidine oseltamivir carboxylate derivatives as potent neuraminidase inhibitors [J]. Bioorg Med Chem, 2017, 25: 2772-2781.
[102] Wang K, Lei Z, Zhao L, et al. Design, synthesis and biological evaluation of oseltamivir derivatives containing pyridyl group as potent inhibitors of neuraminidase for influenza A [J]. Eur J Med Chem, 2020, 185: 111841.
[103] Vavricka C J, Liu Y, Kiyota H, et al. Influenza neuraminidase operates via a nucleophilic mechanism and can be targeted by covalent inhibitors [J]. Nat Commun, 2013, 4: 1491.
[104] Kim J, Resende R, Wennekes T, et al. Mechanism-based covalent neuraminidase inhibitors with broad-spectrum influenza antiviral activity [J]. Science, 2013, 340: 71-75.
[105] Deshaies RJ. Multispecific drugs herald a new era of biopharmaceutical innovation [J]. Nature, 2020, 580: 329-338.
[106] Wang Y, Yang S. Multispecific drugs: the fourth wave of biopharmaceutical innovation [J]. Signal Transduct Target Ther, 2020, 5: 86.
[107] Zhong X, D'Antona AM. Recent advances in the molecular design and applications of multispecific biotherapeutics [J]. Antibodies (Basel), 2021, 10: 13.
[108] Parker CG, Domaoal RA, Anderson KS, et al. An antibody-recruiting small molecule that targets HIV gp120 [J]. J Am Chem Soc, 2009, 131: 16392-16394.
[109] 徐淑静, 丁当, 张续杰, 等. 抗病毒药物研究中的新靶标与新策略[J]. 药学学报, 2022, 57(04): 903-916.
[110] Liu X, Zhang B, Wang Y, et al. A universal dual mechanism immunotherapy for the treatment of influenza virus infections [J]. Nat Commun, 2020, 11: 5597.
[111] 徐淑静, 丁当, 刘新泳, 等. 浅谈广谱抗病毒药物研发的普适性策略[J]. 药学学报, 2022, 57(05): 1289-1300.
[112] De Wispelaere M, Du G, Donovan K, et al. Small molecule degraders of the hepatitis C virus protease reduce susceptibility to resistance mutations [J]. Nat Commun, 2019, 10: 3468.
[113] Lv X, Wang P, Li C, et al. Zanamivir-cholesterol conjugate: a long-acting neuraminidase inhibitor with potent efficacy against drug-resistant influenza viruses [J]. J Med Chem, 2021, 64: 17403-17412.
[114] Li M, Cheng L P, Pang W, et al. Design, synthesis, and biological evaluation of novel acylhydrazone derivatives as potent neuraminidase inhibitors [J]. ACS Med Chem Lett, 2020, 11: 1745-1750.
[115] Izmailyan R, Matevosyan M, Khachatryan H, et al. Discovery of new antiviral agents through artificial intelligence: In vitro and in vivo results [J]. Antiviral Res, 2024, 222: 105818.
[116] Wilson IA, Skehel JJ, Wiley DC. Structure of the haemagglutinin membrane glycoprotein of influenza virus at 3 A resolution [J]. Nature, 1981, 289: 366-373.
[117] Luo M. Influenza virus entry [J]. Adv Exp Med Biol, 2012, 726: 201-221.
[118] Das D K, Govindan R, Nikić-Spiegel I, et al. Direct visualization of the conformational dynamics of single

influenza hemagglutinin trimers [J]. Cell, 2018, 174: 926-937.

[119] Gamblin SJ, Skehel JJ. Influenza hemagglutinin and neuraminidase membrane glycoproteins [J]. J Biol Chem, 2010, 285: 28403-28409.

[120] Ma W, García-Sastre A, Schwemmle M. Expected and unexpected features of the newly discovered bat influenza A-like viruses [J]. PLoS Pathog, 2015, 11: e1004819.

[121] Weis W, Brown J H, Cusack S, et al. Structure of the influenza virus haemagglutinin complexed with its receptor, sialic acid [J]. Nature, 1988, 333: 426-431.

[122] Takemoto DK, Skehel JJ, Wiley DC. A surface plasmon resonance assay for the binding of influenza virus hemagglutinin to its sialic acid receptor [J]. Virology, 1996, 217: 452-458.

[123] Stencel-Baerenwald J E, Reiss K, Reiter D M, et al. The sweet spot: defining virus-sialic acid interactions [J]. Nat Rev Microbiol, 2014, 12: 739-749.

[124] Luo G, Colonno R, Krystal M. Characterization of a hemagglutinin-specific inhibitor of influenza A virus [J]. Virology, 1996, 226: 66-76.

[125] Deshpande M S, Wei J, Luo G, et al. An approach to the identification of potent inhibitors of influenza virus fusion using parallel synthesis methodology [J]. Bioorg Med Chem Lett, 2001, 11: 2393-2396.

[126] Cianci C, Yu K L, Dischino D D, et al. pH-dependent changes in photoaffinity labeling patterns of the H1 influenza virus hemagglutinin by using an inhibitor of viral fusion [J]. J Virol, 1999, 73: 1785-1794.

[127] Tang G, Lin X, Qiu Z, et al. Design and synthesis of benzenesulfonamide derivatives as potent anti-influenza hemagglutinin inhibitors [J]. ACS Med Chem Lett, 2011, 2: 603-607.

[128] Plotch S J, O'Hara B, Morin J, et al. Inhibition of influenza A virus replication by compounds interfering with the fusogenic function of the viral hemagglutinin [J]. J Virol, 1999, 73: 140-151.

[129] Liu S, Li R, Zhang R, et al. CL-385319 inhibits H5N1 avian influenza A virus infection by blocking viral entry [J]. Eur J Pharmacol, 2011, 660: 460-467.

[130] Zhu Z, Yao Z, Shen X, et al. Oligothiophene compounds inhibit the membrane fusion between H5N1 avian influenza virus and the endosome of host cell [J]. Eur J Med Chem, 2017, 130: 185-194.

[131] Leiva R, Barniol-Xicota M, Codony S, et al. Aniline-based inhibitors of influenza H1N1 virus acting on hemagglutinin-mediated fusion [J]. J Med Chem, 2018, 61: 98-118.

[132] Basu A, Antanasijevic A, Wang M, et al. New small molecule entry inhibitors targeting hemagglutinin-mediated influenza a virus fusion [J]. J Virol, 2014, 88: 1447-1460.

[133] Basu A, Komazin-Meredith G, McCarthy C, et al. Molecular mechanism underlying the action of influenza A virus fusion inhibitor MBX2546 [J]. ACS Infect Dis, 2017, 3: 330-335.

[134] White K M, De Jesus P, Chen Z, et al. A potent anti-influenza compound blocks fusion through stabilization of the prefusion conformation of the hemagglutinin protein [J]. ACS Infect Dis, 2015, 1: 98-109.

[135] Lai K K, Cheung N N, Yang F, et al. Identification of novel fusion inhibitors of influenza A virus by chemical genetics [J]. J Virol, 2015, 90: 2690-2701.

[136] Van Dongen M J P, Kadam R U, Juraszek J, et al. A small-molecule fusion inhibitor of influenza virus is orally active in mice [J]. Science, 2019, 363: eaar6221.

[137] Yao Y, Kadam R U, Lee C-C D, et al. An influenza A hemagglutinin small-molecule fusion inhibitor identified by a new high-throughput fluorescence polarization screen [J]. Proc Natl Acad Sci U S A, 2020, 117: 18431-18438.

[138] Hussein A F A, Cheng H, Tundup S, et al. Identification of entry inhibitors with 4-aminopiperidine scaffold targeting group-1 influenza A virus [J]. Antiviral Res, 2020, 177: 104782.

[139] Antanasijevic A, Durst M A, Cheng H, et al. Structure of avian influenza hemagglutinin in complex with a small molecule entry inhibitor [J]. Life Sci Alliance, 2020, 3: e202000724.

[140] Gaisina I N, Peet N P, Cheng H, et al. Optimization of 4-aminopiperidines as inhibitors of influenza a viral entry that are synergistic with oseltamivir [J]. J Med Chem, 2020, 63: 3120-3130.

[141] Kim J I, Lee S, Lee G Y, et al. Novel small molecule targeting the hemagglutinin stalk of influenza viruses [J]. J Virol, 2019, 93: e00878-19.

[142] Bodian D L, Yamasaki R B, Buswell R L, et al. Inhibition of the fusion-inducing conformational change of influenza hemagglutinin by benzoquinones and hydroquinones [J]. Biochemistry, 1993, 32: 2967-2978.

[143] Russell R J, Kerry P S, Stevens D J, et al. Structure of influenza hemagglutinin in complex with an inhibitor of membrane fusion [J]. Proc Natl Acad Sci U S A, 2008, 105: 17736-17741.

[144] Antanasijevic A, Hafeman N J, Tundup S, et al. Stabilization and improvement of a promising influenza antiviral: making a PAIN PAINless [J]. ACS Infect Dis, 2016, 2: 608-615.

[145] Vanderlinden E, Göktas F, Cesur Z, et al. Novel inhibitors of influenza virus fusion: structure-activity relationship and interaction with the viral hemagglutinin [J]. J Virol, 2010, 84: 4277-4288.

[146] Cihan-Üstündağ G, Zopun M, Vanderlinden E, et al. Superior inhibition of influenza virus hemagglutinin-mediated fusion by indole-substituted spirothiazolidinones [J]. Bioorg Med Chem, 2020, 28: 115130.

[147] Du R, Cheng H, Cui Q, et al. Identification of a novel inhibitor targeting influenza A virus group-2 hemagglutinins [J]. Antiviral Res, 2021, 186: 105013.

[148] Alqarni S, Cooper L, Galvan Achi J, et al. Synthesis, optimization, and structure-activity relationships of imidazo[1,2-a]pyrimidines as inhibitors of group-2 influenza A viruses [J]. J Med Chem, 2022, 65: 14104-14120.

[149] Kadam RU, Wilson IA. Structural basis of influenza virus fusion inhibition by the antiviral drug Arbidol [J]. Proc Natl Acad Sci U S A, 2017, 114: 206-214.

[150] Wright Z V F, Wu N C, Kadam R U, et al. Structure-based optimization and synthesis of antiviral drug Arbidol analogues with significantly improved affinity to influenza hemagglutinin [J]. Bioorg Med Chem Lett, 2017, 27: 3744-3748.

[151] Zhang X, Xia Y, Li P, et al. Discovery of cyperenoic acid as a potent and novel entry inhibitor of influenza A virus [J]. Antiviral Res, 2024, 11: 105822.

[152] Wu Y, Wu Y, Tefsen B, et al. Bat-derived influenza-like viruses H17N10 and H18N11 [J]. Trends Microbiol, 2014, 22: 183-191.

第 10 章 抗乙肝药物研究新进展

乙型肝炎病毒（hepatitis B virus，HBV）是一种嗜肝 DNA 病毒，包括 10 种主要的基因型（A～J），长期感染可引发一系列恶性病症，如肝代谢失常、肝硬化、肝癌。根据世界卫生组织估计，截止到 2022 年，全球有 2.54 亿人患有慢性乙型肝炎（chronic hepatitis B，CHB），每年约有 120 万新发感染者，累计报告死亡病例高达 110 万。世界上约 45%的肝癌新发病例和 47%的肝癌死亡病例发生在我国，其中我国肝癌病例 80%是由乙肝病毒引起的，严重影响人们生命健康安全和社会发展。因此，研发有效防治 HBV 的药物仍是药物研发领域的当务之急[1-3]。

目前已上市的小分子抗乙肝核苷（酸）类似物［nucleos(t)ide analogues，NAs］存在耐药性并且需要长期给药等缺陷。干扰素作为治疗 CHB 的另一类药物也可能诱发严重的不良反应，如流感样症状、骨髓抑制、疲劳、抑郁等，从而限制了其临床应用，且干扰素需皮下注射，患者依从性差[4-5]。因此，基于新靶标、新机制研发高效抗耐药的 HBV 抑制剂具有重要意义。

10.1 HBV 的生命周期

HBV 的生命周期包括吸附、侵入、脱壳、修复、转录、翻译、组装、DNA 复制、包膜的形成及释放等步骤（图 10-1）。首先，HBV 可逆、非特异性地与肝细胞表面硫酸乙酰肝素蛋白多糖（heparan sulfate proteoglycans，HSPGs）结合，然后病毒表面蛋白的 preS1 结构域特异性识别并结合牛磺胆酸钠共转运蛋白（NTCP）进而侵入肝细胞内；随后，病毒衣壳被释放至细胞质中，衣壳内的松弛环状 DNA（relaxed circular DNA，rcDNA）被转运至细胞核；利用宿主 DNA 修复机制，rcDNA 被修复形成 cccDNA（covalently closed circular DNA）。以 cccDNA 为模板转录成 4 种 RNA，包括 3.5kb 的 pgRNA（pregenomic RNA）和 3 种亚基因组 RNA（2.4kb 的 preS1、2.1kb 的 preS2 和 0.7kb 的 X RNA）。这些 RNA 翻译成 7 种蛋白质，即 pgRNA 翻译的核心蛋白（HBV core protein，HBc）和聚合酶（polymerase，pol）；precore RNA 翻译的分泌型 e 抗原（HBV e antigen，HBeAg）；X RNA 翻译的 X 蛋白（HBV X protein，HBx）；preS1 RNA 翻译的大乙肝表面抗原（large-HBV surface antigen，L-HBsAg）；preS2 RNA 翻译的中乙肝表面抗原（middle-HBV surface antigen，M-HBsAg）和小乙肝表面抗原（small-HBV surface antigen，S-HBsAg）。在细胞质中，核心蛋白将 pgRNA 和病毒聚合酶包裹起来，形成新的病毒衣壳；在衣壳内，以 pgRNA 为模板，由病毒聚合酶催化逆转录合成第二代病毒 DNA；随后，成熟的、含有 rcDNA 的新生 HBV 衣壳重新进入细胞核被再次利用，或经过高尔基体修饰后分泌至细胞外[6-8]。

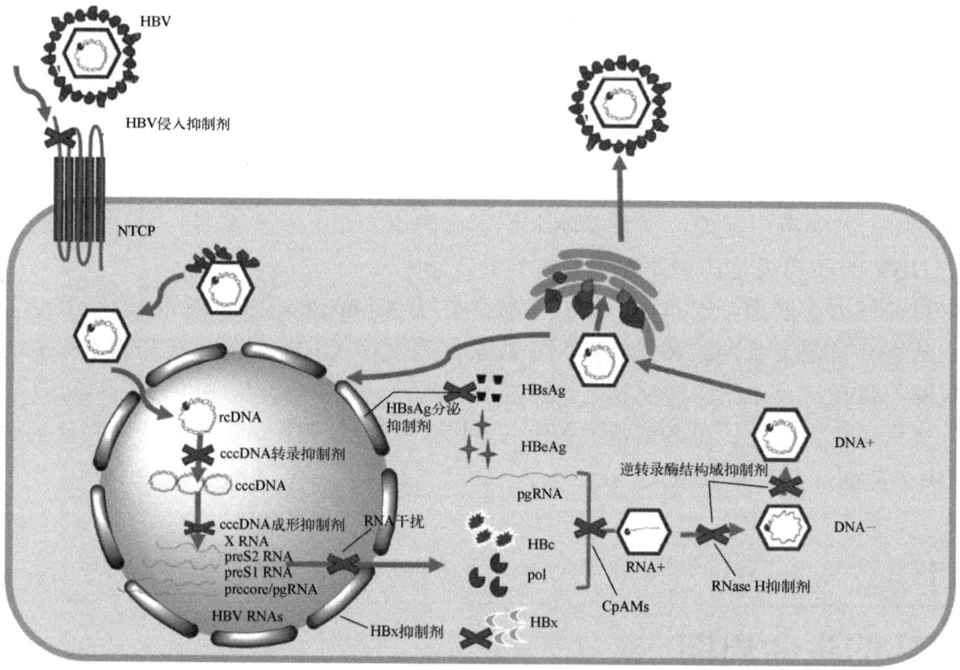

图 10-1　乙型肝炎病毒的生命周期及靶点

10.2

获批上市的抗 HBV 药物

目前，美国 FDA 批准上市的药物主要包括免疫调节剂和核苷（酸）类似物，其中，免疫调节剂包括干扰素 α-2b 和聚乙二醇干扰素 α-2a，具有抗病毒和增强宿主免疫的双重作用；核苷（酸）类似物在细胞内被三磷酸化后，与天然核苷酸竞争性结合 HBV

聚合酶，阻止 HBV DNA 的合成[9]。

10.2.1 免疫调节剂

重组人干扰素 α 主要包括干扰素 α-2a 和 α-2b，其中干扰素 α-2b 于 1991 年正式被美国 FDA 批准为第一个临床治疗 HBV 的药物，但其半衰期只有 4h。聚乙二醇干扰素是长效干扰素 α，既延长了半衰期，又保留了其抗病毒活性，主要包括聚乙二醇干扰素 α-2a 和 α-2b，其中聚乙二醇干扰素 α-2a 已于 2005 年被美国 FDA 和中国批准上市，而聚乙二醇干扰素 α-2b 仅于 2017 年在中国上市。对于 HBeAg 阳性乙肝患者，干扰素治疗可以提高患者 HBsAg 血清学清除率，具有更低的肝硬化和肝癌发生率；对于干扰素持续应答者，干扰素治疗可以减少患者肝癌以及肝脏相关并发症的发病率；对于代偿期肝硬化患者，干扰素治疗可以阻碍肝脏疾病进展为肝硬化和肝癌。因此，干扰素治疗具有血清学转换率高、停药后复发率低和耐药发生率低的优点，但需要皮下或肌内注射，同时还存在发热、肌肉痛、关节痛和抑郁等不良反应，而且也不适合对干扰素过敏、晚期肝硬化、有精神病史和自身免疫性疾病的病人。目前的核苷（酸）类抗病毒药物不能获得 HBsAg 血清学清除，联合运用干扰素和核苷（酸）类药物治疗是慢性乙肝的理想方法[10]。

胸腺素是由胸腺分泌的一类多肽激素，可以促进淋巴细胞分泌干扰素（IFN-α 和 IFN-γ）和白细胞介素（IL-2 和 IL-3），诱导 T 淋巴细胞的形成，增强细胞免疫功能等作用。胸腺素 α1 已被多个国家批准用于 HBV 的治疗，并显著改善患者的肝功能，提高存活率[11]。

10.2.2 核苷（酸）类似物

核苷（酸）类似物主要是通过抑制 HBV DNA 的复制达到抗乙肝病毒作用，其主要机制包括抑制病毒逆转录酶和 DNA 聚合酶的活性。通过抑制病毒逆转录酶阻止前基因组 RNA 逆转录为负链 DNA，进而抑制病毒 DNA 的复制；另外，核苷（酸）类似物的结构通常包括杂环碱基、核糖和磷酸部分。由于病毒对底物的识别能力较低，因此这类化合物在细胞内被三磷酸化后，可与天然核苷酸竞争性结合 HBV DNA 聚合酶，选择性地掺入正在合成的病毒 DNA 链，从而终止病毒 DNA 的复制。目前，美国 FDA 批准上市的核苷（酸）类药物主要包括以下 6 种：拉米夫定（**3-32**）、替比夫定（**3-35**）、恩替卡韦（**3-34**）、阿德福韦酯（**3-33**，ADF）、富马酸替诺福韦酯（**10-1**，tenofovir disoproxil fumarate，TDF）和富马酸替诺福韦艾拉酚胺（**10-2**，tenofovir alafenamide fumarate，TAF）（图 10-2）[12]。

拉米夫定和替比夫定分别是胞嘧啶和胸腺嘧啶核苷类似物，主要通过磷酸化后与天然核苷酸竞争性抑制 HBV DNA 的复制。而阿德福韦酯、替诺福韦酯和替诺福韦艾拉酚胺是脱氧腺嘌呤核苷酸类似物，也是开环膦酸核苷类药物，在体内经过两步磷酸化竞争性抑制 HBV DNA 的复制。恩替卡韦是鸟嘌呤核苷类似物，经过磷酸化形成恩替卡韦三磷酸（ETV-TP），通过干扰引物合成以及逆转录阻断 HBV DNA 的复制[13-14]。

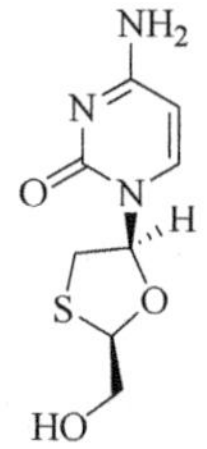

拉米夫定 (**3-32**)
1991年

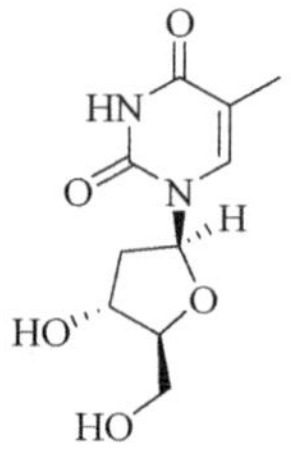

替夫比定 (**3-35**)
2006年

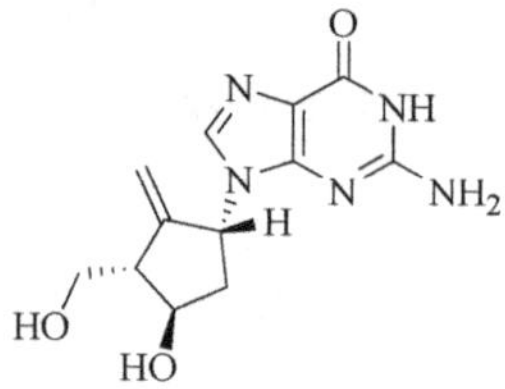

恩替卡韦 (**3-34**)
2005年

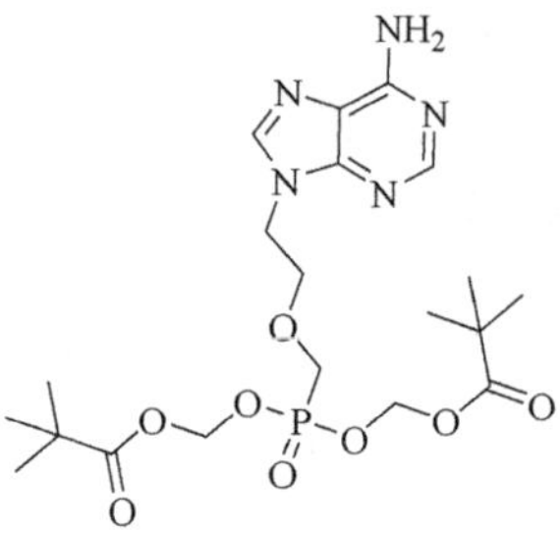

阿德福韦酯 (**3-33**)
2002年

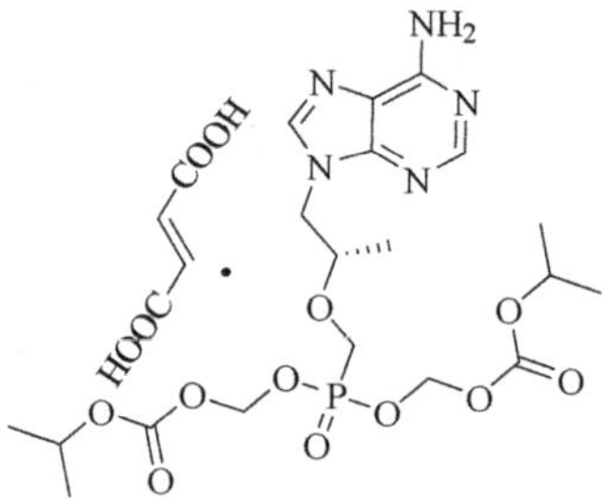

富马酸替诺福韦酯 (**10-1**)
2008年

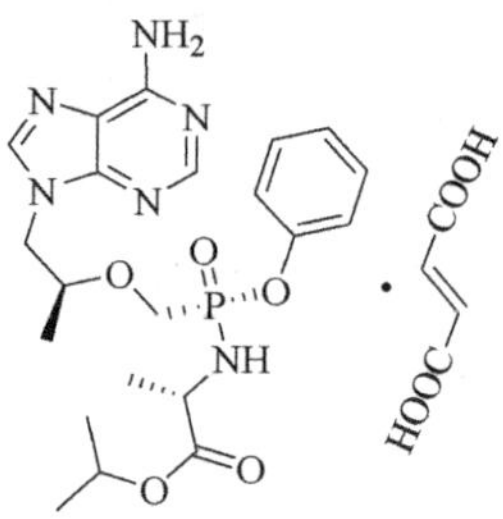

富马酸替诺福韦艾拉酚胺 (**10-2**)
2016年

图 10-2 FDA 批准的核苷（酸）类似物结构及批准时间

然而，该类药物在临床应用中普遍存在严重的肝肾毒性、停药易反弹、严重耐药性等缺陷，极大地限制了它们在临床上的长期使用。同时由于 HBV DNA 聚合酶在逆转录过程中缺乏校正功能，其变异率高于其他 DNA 病毒 10 倍以上。与拉米夫定耐药相关的变异一般在 HBV DNA 聚合酶 C 端的 YMDD 基序，其主要变异型有 M204I/M204V 和 L180M，使病毒对拉米夫定的易感性降低至少 1000 倍（以 YVDD 变异株最为严重）。替比夫定耐药的相关变异位点主要是 M204I；病毒对恩替卡韦的耐药则与 L180M、M204I/M204V、I169T、T184G、S202I、M250V 的突变有关；而 N236T 或 A181V 的变异会导致病毒对阿德福韦酯的耐药。这些突变严重影响了核苷（酸）类药物与聚合酶的结合，导致了耐药以及交叉耐药的产生[15]。

因此，设计并合成高效、低毒、抗耐药性的新型核苷及非核苷类 HBV 抑制剂具有重要的意义。

10.3

临床前以及临床阶段的抗 HBV 候选药物

近年来，抗丙型肝炎病毒（HCV）药物研究得到重大突破，伴随着重磅药物索非布韦的成功上市，丙肝得以治愈。乙肝成为制药行业的下一个攻克目标，许多大型制药公司相继投入抗 HBV 药物的研究。为了确定新的靶点和开发新的抗乙肝药物，研究人员重新审视了 HBV 复制周期的各个步骤以及特定的病毒-宿主细胞相互作用，开发出了新的治疗方法。许多具有前景的候选分子已经进入临床试验阶段，包括直接抑制病毒复制的候选药物，如侵入抑制剂、衣壳组装调控剂、HBsAg 分泌抑制剂、小干扰 RNA（siRNA）、反义 RNA 等；此外还有激活宿主免疫反应的候选药物，如 Toll 样受体（Toll like receptor，TLR）激动剂、免疫检查点抑制剂、治疗性疫苗及单克隆抗体等[16-19]。本节总结了部分处于临床前或临床阶段的乙型肝炎候选药物（表 10-1）。

表 10-1　进入临床试验的抗 HBV 药物

作用机制	代号	研发公司	研发状态
侵入抑制剂	Myrcludex B	MYR GmbH	临床Ⅱ期
	Hepalatide	贺普药业	临床Ⅱ期
	AB-534	Assembly Biosciences	临床前
衣壳组装调控剂	Morphothiadin, GLS4	东阳光药业	临床Ⅲ期
	QL-007	齐鲁制药	临床Ⅱ期
	EDP-514	Enanta Pharma	临床Ⅱ期
	GST-HG141	广生堂药业	临床Ⅱ期
	ZM-H1505R	挚盟医药	临床Ⅱ期
	RG7907	Roche	临床Ⅱ期
	ABI-H3733	Assembly Biosciences & BeiGene	临床Ⅰ期
	JNJ 64530440	Janssen	临床Ⅰ期
	ALG-000184	Aligos Therapeutics	临床Ⅰ期
	KL060332	科伦药业	临床Ⅰ期
	VNRX-9945	Venatorx	临床Ⅰ期
	HRS5091	恒瑞医药	临床Ⅰ期
	HEC121120	东阳光药业	临床Ⅰ期
	LW-231	长森制药	临床Ⅰ期
	ABI-4334	Assembly Biosciences	临床Ⅰ期
	HEC121120	东阳光药业	临床Ⅰ期
HBsAg 分泌抑制剂	REP 2139	Replicor	临床Ⅱ期
	REP 2165	Replicor	临床Ⅱ期
	GST-HG131	广生堂药业	临床Ⅰ期
	LP-128	麓鹏制药	临床Ⅰ期
	GST-HG121	广生堂药业	临床Ⅰ期
siRNA	ALN-HBV02, VIR-2218	Alnylam & VirBiotech & Brii Biosciences	临床Ⅱ期
	JNJ3989, ARO-HBV	Arrowhead Pharma & Janssen	临床Ⅱ期
	DCR-HBVS, RG6346	Roche & Dicerna	临床Ⅱ期

续表

作用机制	代号	研发公司	研发状态
siRNA	AB-729	Arbutus Biopharma	临床Ⅱ期
	ALG-125755	Aligos Therapeutics	临床Ⅰ期
	STSG-0002	舒泰神生物制药	临床Ⅰ期
	RBD1016	瑞博生物	临床Ⅰ期
	HT-101	星曜坤泽生物制药	临床Ⅰ期
反义 RNA	Bepirovirsen	Ionis Pharma & GSK	临床Ⅲ期
治疗性疫苗	NASVAC	CIGB	临床Ⅲ期
	CVI-HBV-002	CHA Vaccine Institute	临床Ⅱ期
	GS-4774	GlobeImmune & Gilead Sciences	临床Ⅱ期
TLR-8 激动剂	GS9688	Gilead Sciences	临床Ⅱ期
	CB06	挚盟医药	临床Ⅰ期
	HRS9950	恒瑞医药	临床Ⅰ期
TLR-7 激动剂	RG7854	Roche	临床Ⅱ期
	TQA3334	正大天晴药业	临床Ⅱ期
PD-L1 抑制剂	ASC22	歌礼制药	临床Ⅱ期
	RG6084	Roche	临床Ⅱ期
	GS4224	Gilead Sciences	临床Ⅰ期
PD-1 抑制剂	JNJ 63723283	Janssen	临床Ⅰ期
凋亡诱导剂	APG-1387	亚盛医药	临床Ⅱ期
单克隆抗体	GC1102	Green Cross	临床Ⅱ期
	VIR-3434	Vir Biotech & Brii Biosciences	临床Ⅱ期
	162	养生堂	临床Ⅰ期
	BJT-778	Blue Jay Therapeutics	临床Ⅰ期

然而，这些临床研究药物距离成功上市还有很长的一段路，仍然需要研究者不懈的努力。相信不久的将来，具有不同作用机制的药物联合治疗将成为重要的解决方案。

10.4 HBV 小分子抑制剂研究进展

靶向宿主或直接靶向病毒是抗病毒药物研发的主要策略，但是靶向宿主的药物毒性和不良反应大，可能会影响宿主细胞的正常生理活动。而直接靶向病毒的药物选择性好、安全性高，因此成为抗病毒药物设计的首选策略。鉴于此，本节主要讨论直接靶向病毒的小分子抑制剂，主要包括侵入抑制剂、cccDNA 抑制剂、HBV RNA 抑制剂、HBsAg 分泌抑制剂、HBx 抑制剂、衣壳组装调控剂、靶向逆转录结构域的 DNA 聚合酶抑制剂以及核糖核酸酶 H 抑制剂，另外由于 cccDNA 在 HBV 生命周期中的关键作用以及无法根治的罪魁祸首，因此还对靶向宿主因子的 cccDNA 抑制剂进行总结（图 10-3）。

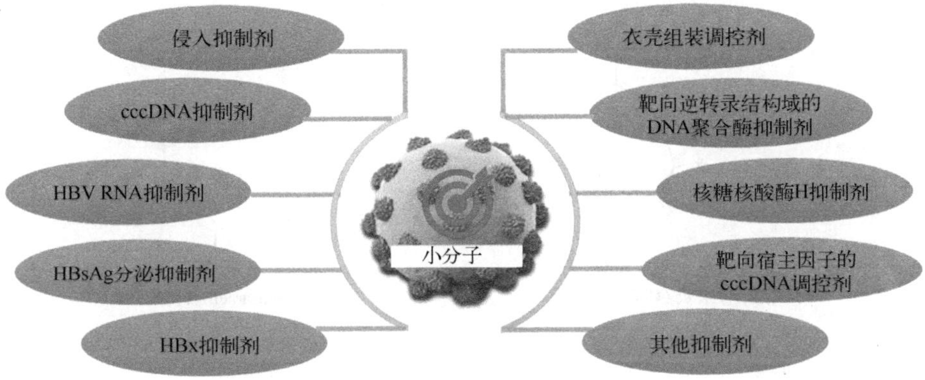

图 10-3　抗 HBV 小分子抑制剂

10.4.1　侵入抑制剂

HBV 侵入抑制剂可以阻断病毒对新生肝细胞的再感染，降低肝细胞内 cccDNA 的水平。另外，可有效地控制慢性乙肝患者肝移植后的乙肝病毒的再感染和孕妇对新生儿的传播，有望成为根治慢性乙肝的新策略之一。2012 年，李文辉等[20]研究发现，NTCP 是 HBV 侵入肝细胞的功能受体，通过下调 NTCP 的表达可以抑制 HBV 进入肝细胞。

Myrcludex B 是由俄罗斯 Hepatera 公司和德国 MYR GmbH 公司共同开发的一类 HBV 侵入抑制剂[21]，其与 HBV-preS1 竞争性结合 NTCP 受体，阻断乙肝病毒侵入肝细胞，目前已进入临床Ⅱ期。临床前研究结果表明，myrcludex B 在体内外可有效阻断 HBV 感染新肝细胞；临床Ⅰ期试验研究显示其具有良好的耐受性和安全性；临床Ⅱa 期试验结果显示该化合物对 HBV DNA 一直呈现剂量依赖性。

2012 年，Lucifora[22]等利用 HepaRG 细胞模型进行高通量筛选，发现依泽替米贝（ezetimibe）（**10-3**，图 10-4）可以抑制 NTCP 表达，有效阻断 HBV 进入肝细胞，其抑制 HBV cccDNA 的 EC_{50} 大约为 18μmol·L^{-1}。

2015 年，王学军等[23]研究报道，美国 FDA 批准的上市药物厄贝沙坦（**2-43**，图 2-15）通过抑制 NTCP 的表达阻断 HBV 进入肝细胞，且具有较好的抗病毒活性（HBeAg EC_{50} = 3.3μmol·L^{-1}，CC_{50}＞1000μmol·L^{-1}）。

2015 年，Kaneko 等研究者[24]从真菌类次生代谢化合物库中筛选得到三环多酮类化合物 vanitaracin A（**10-4**，图 10-4），其具有较好的抑制 HBV 感染活性［EC_{50} =（0.61±0.23）μmol·L^{-1}，CC_{50}＞256μmol·L^{-1}］。机制研究表明化合物 **10-4** 直接与 HBV 侵入受体 NTCP 相互作用，抑制 NTCP 转运功能，从而抑制病毒的侵入。进一步研究表明，化合物

10-4 对多种亚型的 HBV（A-D）和临床核苷（酸）类似物耐药株都具有较好的活性。

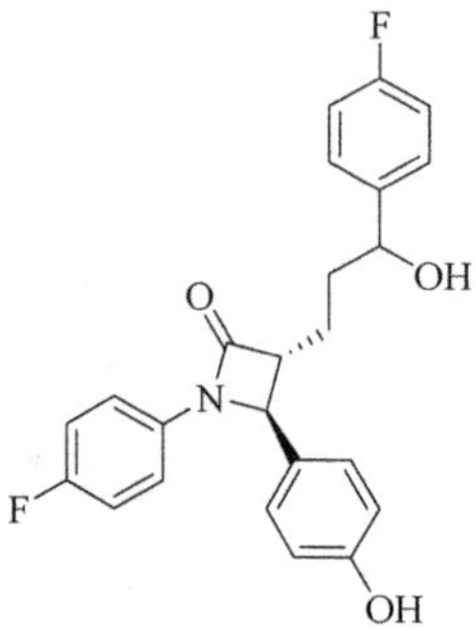

依泽替米贝 (**10-3**)

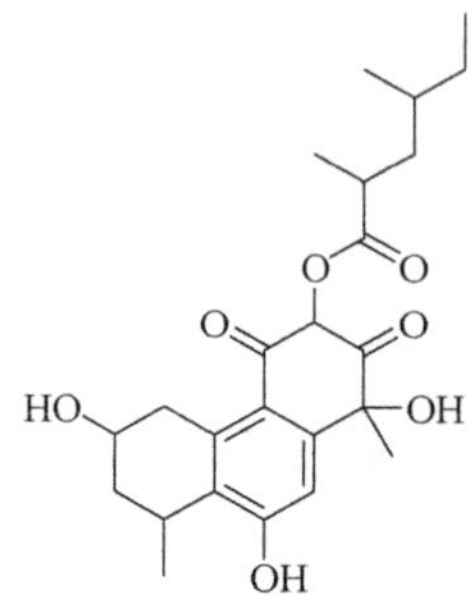

vanitaracin A (**10-4**)

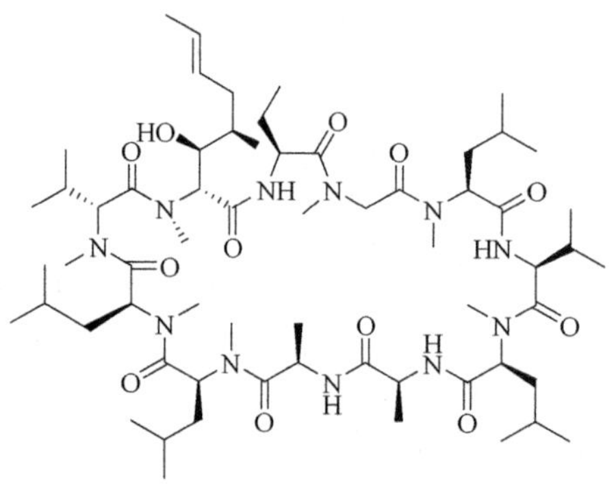

环孢素A (**10-5**)

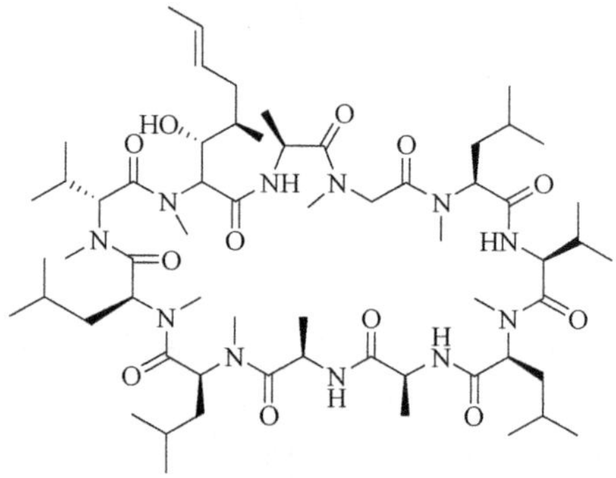

环孢素B (**10-6**)

图 10-4　化合物 **10-3**～**10-6** 的化学结构

EGCG（**8-77**）是从绿茶中提取的一种黄酮类天然产物。研究结果表明，EGCG 诱导 NTCP 受体网格蛋白依赖性内吞作用，同时抑制转铁蛋白的内吞，从而抑制 HBV 的侵入。在 50μmol·L^{-1} 浓度下，EGCG 抑制 HBV 的侵入率大于 80%[25]。

Watashi 等[26]研究报道，环孢素 A（cyclosporin A，CsA）（**10-5**）及其衍生物环孢素 B（**10-6**）能够抑制 NTCP 与大包膜蛋白结合（图 10-4），阻止 HBV 进入肝细胞。CsA［EC_{50} = (1.17±0.22)μmol·L^{-1}］具有较好的抗 HBV 侵入活性，可剂量依赖性减少 HBsAg 水平，且对不同基因型的 HBV（A、C、D）均显示出抑制作用，表现出较好的广谱活性。

此外，文献报道，多肽 HBV preS/2-48^{myr}、HBV preS/2-48^{stearoyl} 和 HBV preS/2-39^{myr} 都具有较好的抗 HBV 侵入活性，其半数抑制浓度 IC_{50} 分别为 8nmol·L^{-1}、250pmol·L^{-1} 和 300nmol·L^{-1}；化合物维库溴铵、布美他尼、孕烯醇酮硫酸酯、肿瘤坏死因子 TNF-α、雌激素、白细胞介素 1L-1 和 1L-6 都可以抑制 NTCP 的表达，可能具有抑制肝细胞感染 HBV 的作用[27]。

HBV 侵入抑制剂的研究，有望阻断乙肝病毒对新生肝细胞的感染，从而减少体内

cccDNA 的水平，进而达到治愈的目的。目前，侵入抑制剂 myrcludex B 已进入Ⅱ期临床研究，是实现乙肝治愈道路上的重要里程碑，有望与现有的核苷类药物联用，显著提高疗效。但是，HBV 感染的具体机制研究仍不透彻，感染肝细胞的调控因素还不清楚，乙肝病毒感染后的半衰期还不明确，因此，侵入抑制剂的研发仍然面临巨大的挑战。

10.4.2 cccDNA 抑制剂

HBV cccDNA 在感染的肝细胞内持续稳定存在，并且是病毒转录和蛋白质合成的模板，尽管数量少，但由于其在 HBV 生命周期中的核心作用以及超长的半衰期，使其成为 CHB 的罪魁祸首和慢性感染极难清除的主要因素，清除 cccDNA 将意味着完全治愈乙型肝炎。因此，cccDNA 是乙肝完全治愈的重要靶点。

Cai 等[28]利用 HBeAg 作为 cccDNA 的替代生物标志物，通过高通量筛选发现 2 个双取代磺胺类化合物 CCC-0975（**10-7**）和 CCC-0346（**10-8**）（图 10-5），两者能在低微摩尔范围内（HepDE19 细胞系，EC_{50} = 10μmol·L^{-1}；EC_{50} = 3μmol·L^{-1}）抑制 rcDNA 去除共价连接的聚合酶进而抑制 cccDNA 的产生；此外，CCC-0975 还能够减少原代鸭肝细胞中 DHBV cccDNA 的生物合成。这是首次发现小分子能抑制 cccDNA 生成，然而这种磺胺类似物的作用机制尚未被阐明。

Liu 等[29]从中草药化合物库中筛选出 3 种水解单宁酸 punicalagin（**10-9**）、punicalin（**10-10**）和 geraniin（**10-11**）（图 10-5）。这些可水解单宁酸通过阻止 cccDNA 形成和促进 cccDNA 降解的双重机制来调控 HBV cccDNA 的水平。

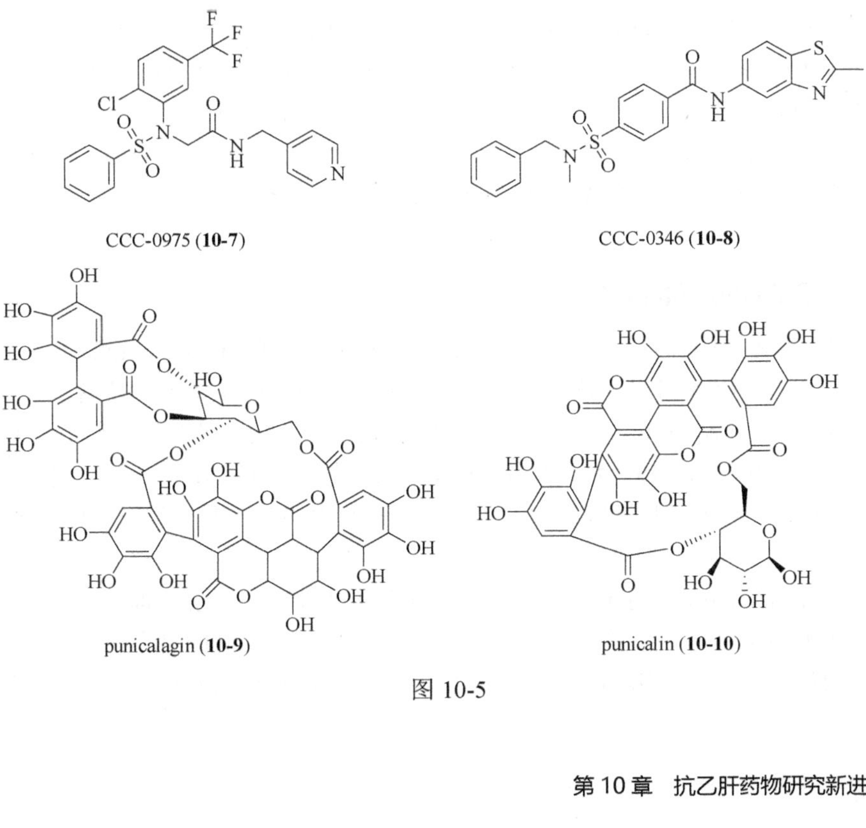

CCC-0975 (**10-7**)　　CCC-0346 (**10-8**)

punicalagin (**10-9**)　　punicalin (**10-10**)

图 10-5

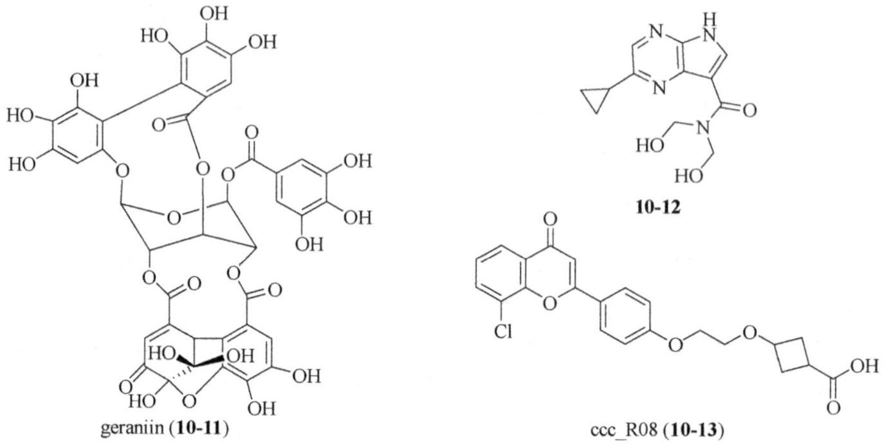

图 10-5　靶向 cccDNA 的代表性化合物的化学结构

罗氏公司发现的吡咯并[2,3-*b*]吡嗪化合物 **10-12** 在降低 cccDNA 水平方面特别有效［PHH 细胞系，EC_{50}(HBeAg) = 0.39μmol·L^{-1}，EC_{50}(cccDNA) = 6.76μmol·L^{-1}］，且对 4 种 HBV 基因型 A～D 均表现出有效的 cccDNA 抑制活性[30]。

Wang 等[31]利用 HBV 感染原代人肝细胞进行表型筛选发现了新型 cccDNA 抑制剂 ccc_R08（**10-13**）。在 HBV circle 小鼠模型中，化合物 ccc_R08 能剂量依赖性地抑制胞外 HBsAg、胞外 HBeAg 和 DNA 以及胞内病毒 DNA 和 RNA，EC_{50} 值在 0.2～5μmol·L^{-1} 之间。这是一种首创的口服 cccDNA 抑制剂，具有重要开发前景。

目前直接靶向于 cccDNA 从而抑制 HBV 复制的小分子化合物十分有限，且具体作用机制仍然有待验证。从 rcDNA 到 cccDNA 的过程中，需要结合组蛋白（H2A、H2B、H3、H4 和 H1）及非组蛋白（HBcAg、HBx 和宿主因子），理论上干扰任何一个蛋白都会抑制 cccDNA 的形成。然而，cccDNA 动力学和基础生物学机制尚不清晰，发现能够有效消除或沉默 cccDNA 的小分子治疗药物，无疑是一项艰巨的挑战[7, 32]。

10.4.3　HBV RNA 抑制剂

以 RNA 为靶点的药物可以有效抑制 cccDNA 的转录或 mRNA 的翻译，是药物研究的重要靶点。siRNA 可以干扰 HBV 靶基因的表达和促进 mRNA 的降解。

金丝桃素（helioxanthin，**10-14**）是从贯叶连翘中提取的天然产物，研究结果表明，金丝桃素及其衍生物 **10-15**～**10-17**（图 10-6）具有较好的抗 HBV 活性。进一步研究结果显示，金丝桃素可能与肝富集因子 HNF-4α 和 HNF-3β 作用，调控 pgRNA 的表达，减少 pgRNA[33]。

靶向于 RNA 的抑制剂通过介入乙肝病毒逆转录过程的上游，抑制乙肝病毒的复制，再利用人体免疫系统清除剩余病毒，具有功能性治愈乙肝的潜力。但是，对于整合到人体内的 DNA 片段影响可能较小，因此，这类抑制剂达到功能性治愈乙肝的作用仍然面临较大的挑战[34]。

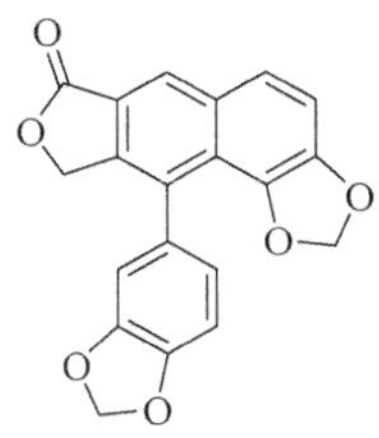

金丝桃素 (**10-14**)

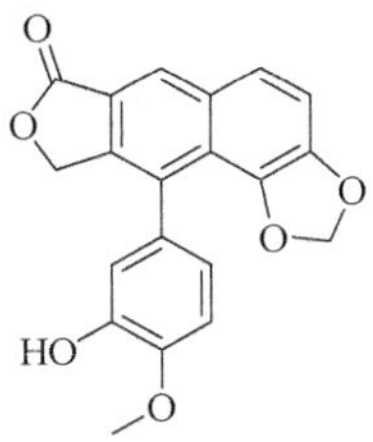

10-15

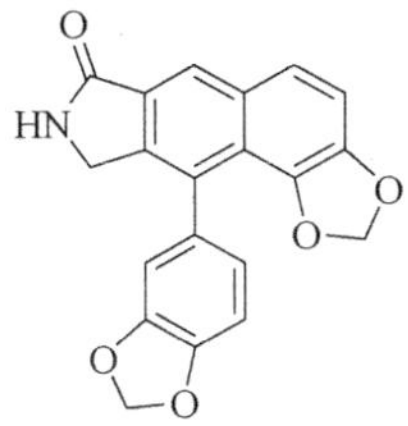

10-16

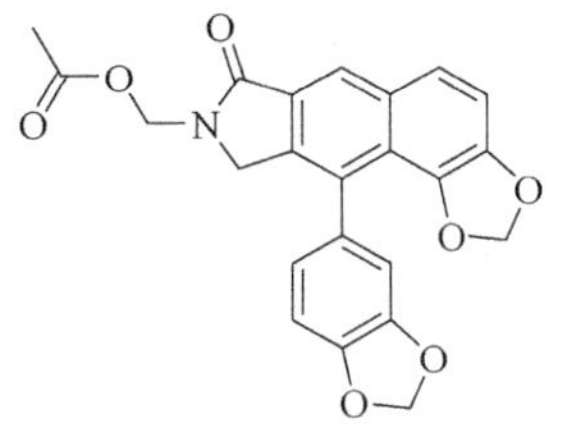

10-17

图 10-6　化合物 **10-14**～**10-17** 的化学结构

10.4.4　HBsAg 分泌抑制剂

乙肝表面抗原（HBsAg）在 HBV 感染的过程中起着重要的作用，HBsAg 水平与肝内 cccDNA 水平相关，HBsAg 的持续产生预示着细胞内 HBV 转录和翻译的主模板 cccDNA 处于高转录水平状态。此外，在治疗结束时，HBsAg 水平下降超过 1 个对数或 HBsAg 浓度小于等于 10IU/mL 的患者，3 年后 HBsAg 转阴率较高。这表明靶向 HBsAg 对 CHB 的功能性治愈都有重要意义[35-37]。

2007 年，Dougherty[38]等通过高通量筛选发现四氢四唑嘧啶类化合物 HBF-0259（**10-18**），以剂量依赖的方式特异性靶向 HepG2.2.15 细胞系（EC_{50} = 11.3μmol·L^{-1}，CC_{50}＞50μmol·L^{-1}）和 HepDE19 细胞系（EC_{50} = 1.5μmol·L^{-1}，CC_{50}＞50μmol·L^{-1}）中的 HBsAg。机制研究表明，HBF-0259 并不影响病毒 DNA 合成和 HBeAg 分泌。基于 HBF-0259 的取代基修饰得到三唑并嘧啶类化合物 PBHBV-2-15（**10-19**）（HepG2.2.15 细胞系，EC_{50} = 1.4μmol·L^{-1}，SI≥36），活性较 HBF-0259 提高近 8 倍。在急性毒性试验（CL57BL/6 小鼠，i.v.）和亚急性毒性试验（HBV 转基因小鼠/品系 1.3.32，p.o.，q.d.）中化合物 **10-19** 均表现出可接受的毒性，且在雄性 Sprague-Dawley 大鼠口服生物利用度可达 42%±16%[39]。

BM601（**10-20**）是基于 ELISA 定量检测 HBsAg 的高通量筛选得到的一种苯并咪唑衍生物。BM601 抑制体外 HBsAg 分泌和 HBV 病毒颗粒形成（HepG2.2.15 细胞系，EC_{50} = 1.5μmol·L^{-1} 和 0.6μmol·L^{-1}，CC_{50} = 24.5μmol·L^{-1}）。但并不对 HBV DNA 复制、转录和衣壳形成产生影响。免疫荧光分析 BM601 可能通过干扰表面蛋白在反式高尔基体的聚集来抑制病毒粒子和 HBsAg 的分泌[40]。

10-21 是一种胞苷衍生物，有显著的 HBV 抗原分泌抑制活性[HepG2.2.15 细胞系，EC_{50}(HBsAg) = 9nmol·L^{-1}，EC_{50}(HBeAg) = 0.25μmol·L^{-1}] 和抑制 DNA 复制活性（胞内，EC_{50} = 0.099μmol·L^{-1}；胞外，EC_{50}＜0.01μmol·L^{-1}），且该化合物在 1250μmol·L^{-1} 仍无细胞毒性。然而，化合物 **10-21** 是否直接抑制 HBsAg 的分泌还有待进一步的机制验证[41]。

图 10-7 是上述 4 种代表性 HBsAg 分泌抑制剂的化学结构。

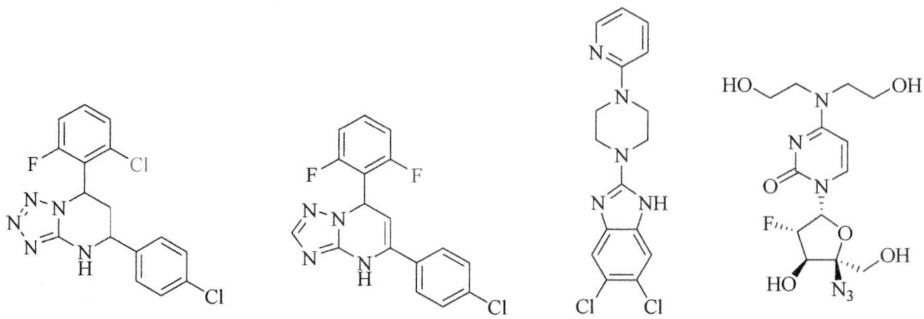

HBF-0259 (**10-18**)　PBHBV-2-15 (**10-19**)　BM601 (**10-20**)　**10-21**

图 10-7　代表性 HBsAg 分泌抑制剂的化学结构

10.4.5　HBx 抑制剂

HBx 是一种具有多种生理活性的蛋白，其通过多种方式参与 cccDNA 的转录过程。HBx 可以与宿主蛋白损伤特异性 DNA 结合蛋白 1（damaged DNA binding protein 1，DDB1）结合，组装成一个 HBx-DDB1-CUL4-ROC1E3 连接酶复合体。该复合体可以靶向 Smc5/6（structural maintenance of chromosome 5/6），从而抑制病毒转录。因此，若 HBx 复合体靶向 Smc5/6 并使其泛素化降解，则可以增强病毒 cccDNA 转录。另外，HBx 还可以通过多种途径参与肝癌的形成以及发展。因此，HBx 以及 HBx 与宿主蛋白的相互作用是抗 HBV 药物研发的重要靶标[42-46]。下面介绍几种代表性 HBx 抑制剂（图 10-8）。

2019 年 Sekiba[47]等通过高通量筛选发现硝唑尼特（NTZ，**4-56**）可以抑制 HBx-DDB1 的相互作用。NTZ 是一种 FDA 批准的用于治疗原虫性肠炎的噻唑类药物，临床上具有良好的安全性。其可以通过抑制 HBx 蛋白诱导的 Smc5/6 的降解，进而抑制 HBV DNA 转录和相关蛋白的产生。荧光素酶实验证明 NTZ 以剂量依赖的方式抑制 HBx-DDB1 的相互作用（HepG2 细胞系，IC_{50}＜10μmol·L^{-1}，CC_{50} = 57μmol·L^{-1}）。然而 NTZ 的抗 HBV 活性较弱，还需进行后续的结构优化。

2022 年 Naoya 等利用表面等离子体共振成像（surface plasmon resonance imaging，SPRi）测定上市药物与 HBx 的结合能力，发现抗过敏药曲尼司特（tranilast，**10-22**）与 HBx 具有高亲和力（K_d = 1.35μmol·L^{-1}）。使用 HepG2.2.15.7 细胞系对曲尼司特进行抗 HBV 活性评价，结果表明阳性药物恩替卡韦在 10μmol·L^{-1}浓度下将 HBV DNA 降低至 10%以内，但是却并不能影响 HBsAg 水平，而曲尼司特可以在同等浓度下同时降低两者的含量。但曲尼司特是否通过抑制 HBx 与 DDB1 相互作用来抑制 HBV 仍然有待验证[48]。

2022 年，He 等[49]运用高通量筛选发现雌二醇能剂量依赖性地降低 HBeAg、HBsAg、HBV pgRNA 和 HBV DNA 的含量。研究者还利用同源模建的方法构建了 HBx 蛋白模型，并进行分子对接模拟，其结果显示苯甲酸雌二醇（estradiol benzoate，**10-23**）中羰基氧和羟基氢分别与 Trp87 吲哚环上的氢原子以及 Trp107 主链羰基氧形成氢键。

陈娟课题组利用构建的 HiBiT-HBx 系统筛选出两种 HBx 抑制剂，双香豆素

（dicoumarol，**10-24**）和雷帕霉素（rapamycin，**10-25**）。双香豆素是一种 NQO1 抑制剂，通过促进 HBx 的降解来阻断 cccDNA 转录（$EC_{50} = 10\mu mol \cdot L^{-1}$），但不影响 HBsAg、HBc 和 HBV 聚合酶表达的含量[50]。2022 年筛选的雷帕霉素（又名：西罗莫司）通过泛素-蛋白酶体系统促进 HBx 蛋白的降解，从而降低 HBx 蛋白的含量；并且雷帕霉素能够降低 HBV 感染细胞中的 HBV RNA、DNA 的含量以及抑制 cccDNA 的转录水平[51]。用 $5\mu mol \cdot L^{-1}$ 雷帕霉素处理 HepG2-NTCP 细胞系，6 天后 HBV 总 RNA 和 3.5kb RNA 水平分别下降 46%和 49%，核心 DNA 减少 58%，HBV 总 RNA/cccDNA 和 3.5kb RNA/cccDNA 比值分别降低 46%和 39.8%，这些参数均能指示 cccDNA 转录水平。CHB 的功能性治愈是指在血清中检查不到 HBsAg 和 HBV DNA。以上数据表明雷帕霉素可以作为 CHB 功能性治愈的潜在候选药物。

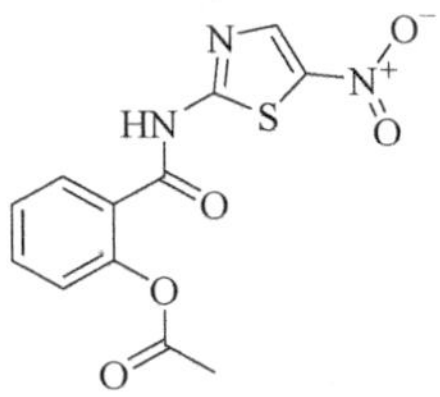

硝唑尼特 (**4-56**)

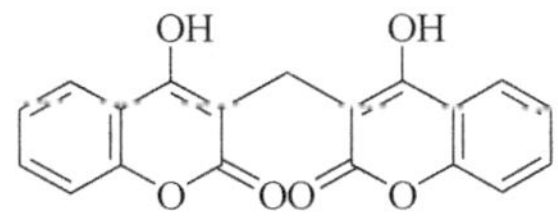

双香豆素 (**10-24**)

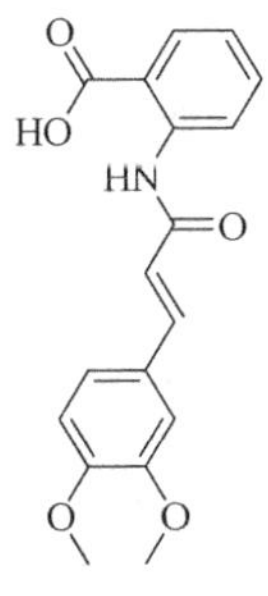

tranilast (**10-22**)

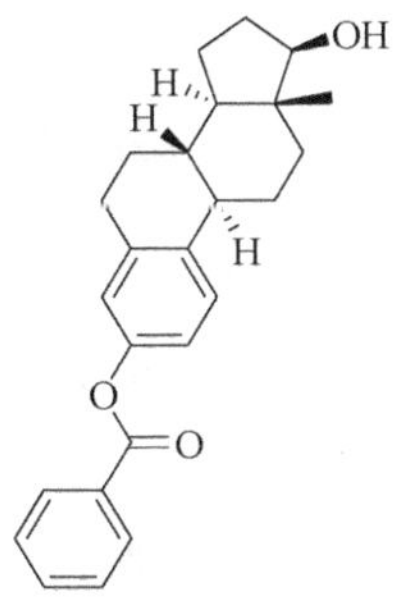

苯甲酸雌二醇 (**10-23**)

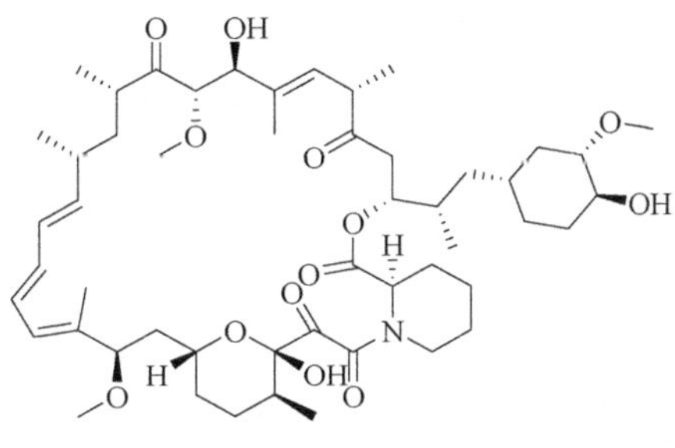

雷帕霉素 (**10-25**)

图 10-8　代表性 HBx 抑制剂的化学结构

10.4.6　衣壳组装调控剂

HBV 核心蛋白通常以二聚体的形式存在，90 个或 120 个同源二聚体核心蛋白通过相互作用形成二十面体衣壳[52]。在衣壳组装过程中，HBV pgRNA 和 HBV 聚合酶被包裹进衣壳形成具有完整功能的核心颗粒，在其内 HBV pgRNA 经过逆转录和复制产生 rcDNA。此外，影响核心蛋白的组装不仅能阻断病毒 DNA 复制，还能抑制 cccDNA 的从头合成[52]。因此，核心蛋白也成了抗乙肝药物研发的热门靶标。

靶向核心蛋白组装的药物被称为核心蛋白变构调节剂，也称为衣壳组装调控剂，按照结构骨架可以分为二氢嘧啶类、芳基丙烯酰胺类、磺酰苯甲酰胺类及其他类[53-54]。

10.4.6.1 二氢嘧啶类衣壳组装调控剂

二氢嘧啶类（heteroaryldihydropyrimidines，HAPs）衣壳组装调控剂的作用机制是通过加速衣壳组装，来诱导非衣壳聚合物或核心蛋白多聚体的形成，从而干扰正常衣壳的形成。图 10-9 展示了基于 HAPs 的代表性 HBV 核心蛋白变构调节剂。其中，Bay 41-4109（**10-26**）属于第一代 HAPs 类核心蛋白变构调节剂。在稳定转染的 HepG2.2.15 细胞中显示出显著的抗 HBV 活性（$EC_{50} = 0.05\mu mol \cdot L^{-1}$，$CC_{50} = 7\mu mol \cdot L^{-1}$）。Bay 41-4109 在 $15mg \cdot kg^{-1}$ 时即对 HBV 转基因小鼠表现出显著的抗病毒作用，对 Alb-uPA/SCID 小鼠给药 5 天后，可将其 HBV DNA 降低 1 个对数单位。但是 Bay 41-4109 因在高剂量下诱导大鼠肝脏毒性而终止了进一步的临床开发[55-57]。

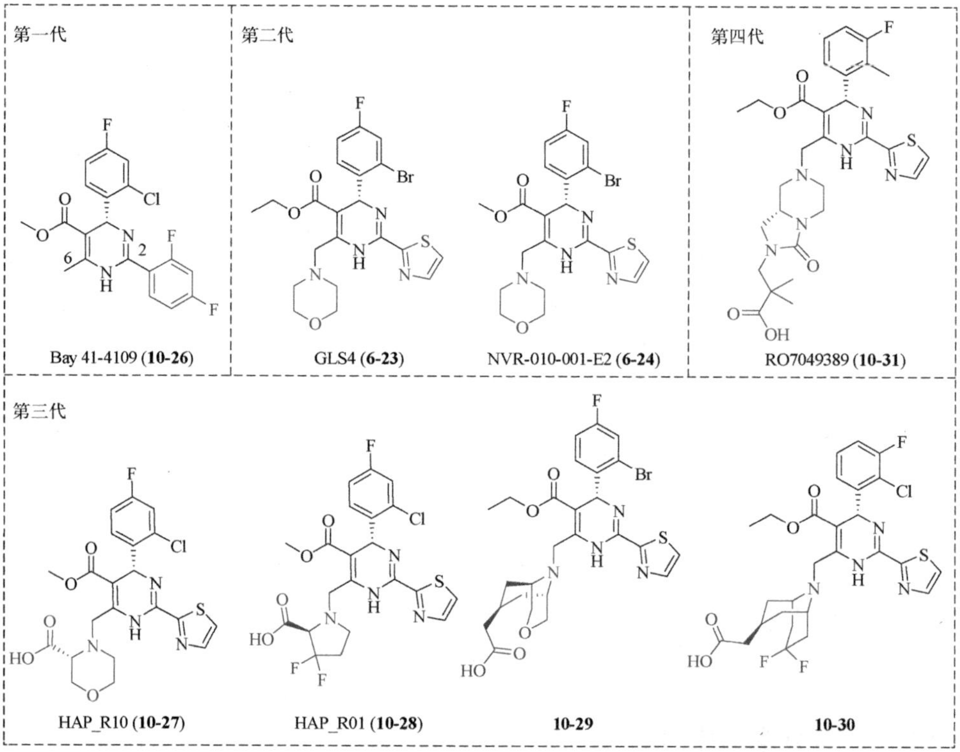

图 10-9 基于二氢嘧啶骨架的代表性 HBV 核心蛋白变构调节剂

第二代 HAPs 化合物是在第一代的基础上对 C-2 位和 C-6 位进行结构修饰得到的。将 C-2 位吡啶基以其生物电子等排体噻唑基取代并在 C-6 位引入吗啉环，得到 GLS4（**6-23**，HepG2.2.15 细胞系，$EC_{50} = 12nmol \cdot L^{-1}$）。由东阳光公司研发的 GLS4 不仅在野生型 HBV 上表现出比阿德福韦酯（HepG2.2.15 细胞系，$EC_{50} = 1.011\mu mol \cdot L^{-1}$）更好的活性，而且对阿德福韦酯耐药株（rtA181T/V，rtN236T）也表现出一定的抗 HBV 活性（$EC_{50} = 0.161\mu mol \cdot L^{-1}$，$EC_{50} = 0.131\mu mol \cdot L^{-1}$），该化合物目前处于临床Ⅲa 期。

NVR-010-001-E2（**6-24**，HepG2.2.15 细胞系，EC_{50} = 11nmol·L^{-1}）是第二代 HAPs 的另一代表化合物，2015 年，Klaus Klumpp 等揭示了其与衣壳蛋白的结合模式：溴、氟取代的苯基伸进由 Pro25、Asp29、Leu30、Thr33、Trp102、Ile105 和 Ser106 组成的疏水口袋中；噻唑环伸进由芳香残基 Phe23、Trp102、Phe122 和 Tyr118 形成的疏水口袋，二氢嘧啶环上的氮原子与 Trp102 的侧链吲哚氨基形成关键氢键；5 位的酯基位于 Thr109、Phe110、Thr33 和 Leu37 形成的腔穴顶部；同时 C-6 位的吗啉环与相邻亚基的 Val124、Trp125、Thr128 和 Pro134 形成额外的相互作用［PDB 代码：5E0I，图 10-10（a）］，因此相较于 Bay 41-4109 活性有所提高。与第一代相比，第二代 HAPs 一般还具有更低的细胞毒性和更高的水溶性[58-60]。

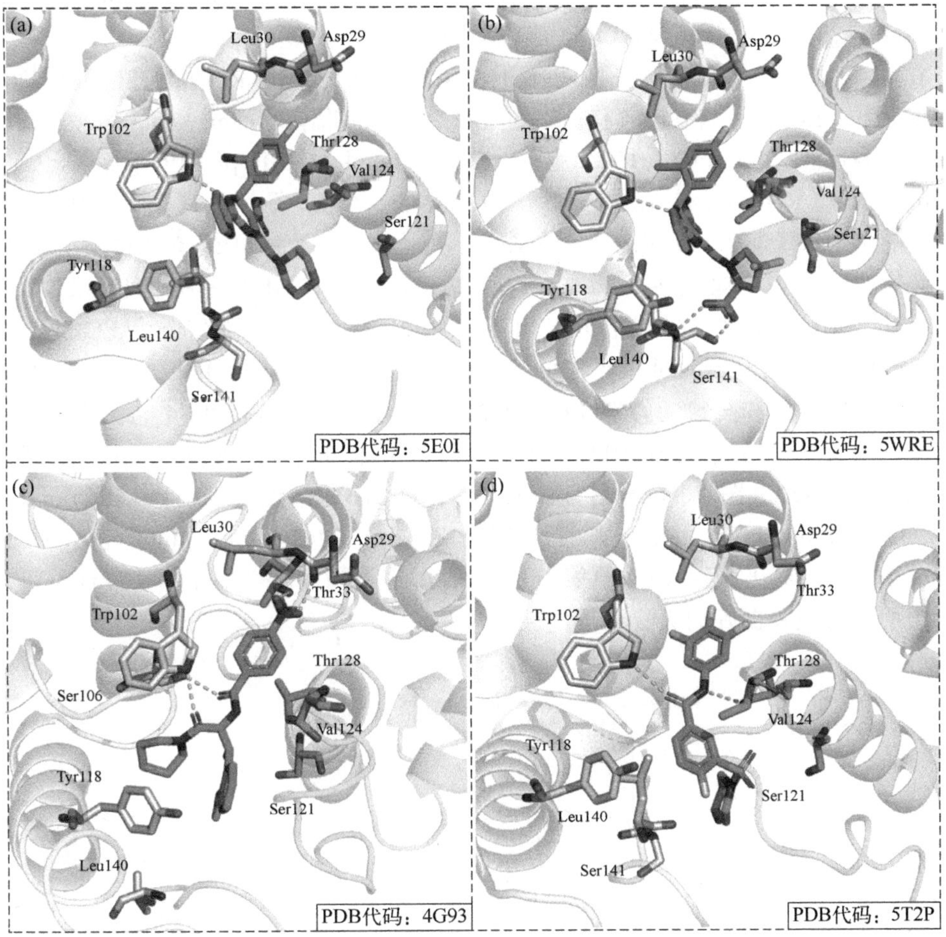

图 10-10 HBV 衣壳六聚体与 NVR-010-001-E2（a）、HAP_R01（b）、AT-130（c）、NVR 3-778（d）结合的 X 射线晶体结构（这些图像均由 PyMOL 软件生成）

罗氏公司在第二代 HAPs 化合物 C-6 位吗啉环上引入羧基得到的 HAP_R10（**10-27**）

是第三代 HAPs 代表性化合物。与第二代 HAPs 相比，其抗病毒活性得到进一步的提高（HepG2.2.15 细胞系，EC_{50} = 3nmol·L^{-1}），药物代动力学性质和安全性也得到了改善。将 C-6 位吗啉环替换为偕二氟吡咯烷得到 HAP_R10 的类似物 HAP_R01（**10-28**），该化合物具有与 HAP_R10 相当的活性（HepG2.2.15 细胞系, EC_{50} = 6.4nmol·L^{-1}）。并且，Zhou 等[61]还揭示了 HAP_R01 与衣壳蛋白的结合模式：除了 3 位氮原子与 Trp102 侧链氮原子形成氢键外，羧酸部分可以与 Ser141 的主链氨基和侧链羟基形成双重氢键［图 10-10（b）］，这可能是 HAP_R01 的亲和力和抗病毒活性均有所改善的原因。

将 C-6 位的吗啉环或偕二氟吡咯烷进一步修饰得到了化合物 **10-29**（HepG2.2.15 细胞系，EC_{50} = 4nmol·L^{-1}，CC_{50}＞100μmol·L^{-1}）和 **10-30**（HepG2.2.15 细胞系，EC_{50} = 0.7nmol·L^{-1}），二者都具有较低的人肝微粒体清除率（分别为 2.9mL/min/kg 和 4.5mL/min/kg）以及良好的药代动力学性质[62]。

在 C-6 位引入桥环得到了第四代 HAPs 代表性化合物 RO7049389（RG7907，linvencorvir，**10-31**），其不仅具有良好的人肝微粒体清除率（0.8mL/min/kg），也表现出突出的抗病毒活性（HepG2.2.15 细胞系，EC_{50} = 7nmol·L^{-1}；HepDE19 细胞系，CC_{50}＞100μmol·L^{-1}）。RO7049389 在中国健康受试者中的安全性、耐受性良好，在中国健康志愿者中的血浆暴露量高于非亚洲型健康志愿者，这为进一步的临床用药提供了指导[63-65]。

此外，为了对 GLS4 的溶剂开口区进行探索，Yu 等[66]将 GLS4 的吗啉环替换为取代的三氮唑得到化合物 **10-32**（图 10-11），该化合物的抗 HBV DNA 复制的活性［EC_{50} = (0.35±0.04)μmol·L^{-1}］优于阳性对照药物拉米夫定（EC_{50} = 0.62μmol·L^{-1}）。同时，为了改善 GLS4 的亲水性和药代动力学性质，2021 年，Ma 等[67]保留 GLS4 的优势片段，采用骨架跃迁策略将易代谢的吗啉环替换为由氢键供体和受体组成的不同大小的螺环。其中化合物 **10-33**（图 10-11）具有较强的体外抗 HBV 活性（EC_{50} = 0.20μmol·L^{-1}，CC_{50}＞87.03μmol·L^{-1}），优于阳性药物拉米夫定（EC_{50} = 0.37μmol·L^{-1}，CC_{50}＞100μmol·L^{-1}）。对化合物 **10-33** 的物理化学性质进行预测，结果显示其符合类药五原则，表明其可能有良好的吸收和渗透性[66-67]。

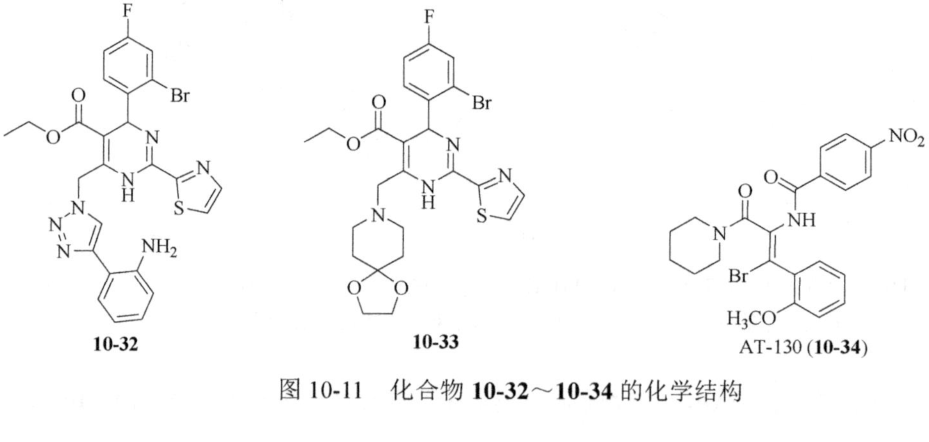

10-32　　**10-33**　　AT-130 (**10-34**)

图 10-11　化合物 **10-32**～**10-34** 的化学结构

10.4.6.2 芳基丙烯酰胺类衣壳组装调控剂

芳基丙烯酰胺类（phenylpropenamides，PPAs）化合物的作用机制与 HAPs 类不同，其是通过形成形态正常的不含 pgRNA 和病毒聚合酶的空衣壳来抑制 HBV 的复制。AT-61（**6-38**）和 AT-130（**10-34**）是最早的两个芳基丙烯酰胺类衍生物（图 10-11）。AT-61 在 HepAD38 细胞系中可以有效抑制 HBV DNA 的复制（$EC_{50} = 1.9\mu mol \cdot L^{-1}$），对其进行系统的构效关系研究后得到化合物 AT-130，抗病毒活性（$EC_{50} = 0.13\mu mol \cdot L^{-1}$）是化合物 AT-61 近 15 倍。AT-61 和 AT-130 都能很好地抑制野生型 HBV 和拉米夫定耐药株[68-72]。

2013 年 Katen 等首次报道了 AT-130 与衣壳蛋白的晶体结构［图 10-10（c）］，AT-130 处于氨基酸残基 Tyr118、Trp102 和 Pro25 形成的疏水口袋中，两个羰基分别与氨基酸残基 Trp102 吲哚环上氮原子和 Ser106 侧链羟基氧原子形成氢键，硝基中氮原子分别与 Asp29 主链羰基和 Thr33 侧链羟基形成氢键[73-74]。这些结合模式为基于靶标的精准药物设计提供了重要信息。

10.4.6.3 磺酰苯甲酰胺类衣壳组装调控剂

磺酰苯甲酰胺类（sulfamoylbenzamides，SBAs）化合物（图 10-12）的作用机制与丙烯酰胺类相同，其早期代表性化合物是 DVR-23（**6-35**），在多种细胞系中均表现出良好的抗病毒活性（AML12HBV10 细胞系，$EC_{50} = 0.3\mu mol \cdot L^{-1}$；HepDES19 细胞系，$EC_{50} = 0.1\mu mol \cdot L^{-1}$）[75-76]。诺华公司研发的 NVR 3-778 是另一代表性化合物（**10-35**，HepG2.2.15 细胞系，$EC_{50} = 0.4\mu mol \cdot L^{-1}$，$CC_{50} = 14.5\mu mol \cdot L^{-1}$），对多种耐药株（rtA181V/N236T、rtL180M/M204V、rtL180M/M204V/N236T、rtN236T 和 rtA181V）均具有抑制作用。NVR 3-778 以 $1.5\ mg \cdot kg^{-1}$ 的剂量对狗灌胃后平均 C_{max} 和 $AUC_{0\text{-}inf}$ 值分别为 $0.56\ \mu g \cdot mL^{-1}$ 和 3.50μg·h/mL，平均口服生物利用度为 84.6%。该类药物与 HAPs 结合在相同的口袋［图 10-10（d）］，但结合模式有所不同，其酰胺中的羰基和氨基分别与 Trp102 的侧链吲哚上的氨基和 Thr128 侧链羟基氧原子形成氢键，且与 Phe23、Tyr118 和 Phe122 形成疏水作用[77-78]。其较低的水溶性和活性阻碍其进一步开发。本课题组以 NVR 3-778 为先导，将含有对位羟基的哌啶环替换为间位的苯硼酸并适当延长碳链得到化合物 **10-36**。在 HepDES19 细胞系中，该化合物活性［$EC_{50} = (0.83 \pm 0.33)\mu mol \cdot L^{-1}$，$CC_{50} = (19.4 \pm 5.0)\mu mol \cdot L^{-1}$］与先导 NVR 3-778［$EC_{50} = (0.73 \pm 0.20)\mu mol \cdot L^{-1}$，$CC_{50} = (23.4 \pm 7.0)\mu mol \cdot L^{-1}$］相当。在 pH = 7 时，化合物 **10-36** 的水溶性（$328.8\mu g \cdot mL^{-1}$）相较于先导化合物（$35.8\mu g \cdot mL^{-1}$）得到了显著提升[79]。将 NVR 3-778 做成羧酸酯前药 **10-37** 亦显著改善水溶性[80]。此外，强生公司研发的 JNJ-6379（**10-38**，HepG2.2.15 细胞系，$EC_{50} = 0.069\mu mol \cdot L^{-1}$，$EC_{90} = 0.24\mu mol \cdot L^{-1}$）表现出比 DVR-23 和 NVR 3-778 更强的体外 HBV 抑制作用。已经公布的临床Ⅱ期数据也表明 JNJ-6379 与 NAs 联用时可以显著降低患者体内的 HBV DNA 和 RNA 水平[81]。

此外，Yin 等于 2023 年也发现磺酰苯甲酰胺类衍生物 **10-39** 能够在 HepAD38 细胞中显著抑制 HBV 复制和低的细胞毒性（$EC_{50} = 0.11\mu mol \cdot L^{-1}$，$CC_{50} = 85.27\mu mol \cdot L^{-1}$）。以

100mg·kg^{-1}，一天两次的剂量对 HBV 转基因小鼠灌胃给药，12 天后可使血清 HBV DNA 降低 2.42 个对数单位[82-83]。此外，还有一些活性较优的磺酰苯甲酰胺类衍生物也被广泛报道。

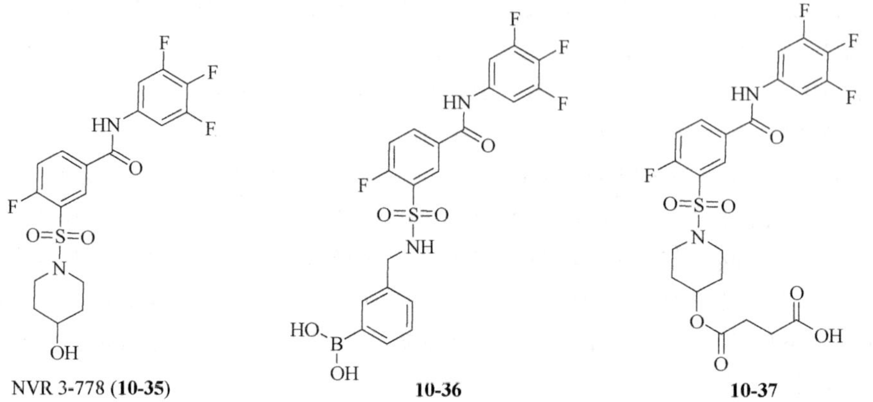

NVR 3-778 (**10-35**)　　**10-36**　　**10-37**

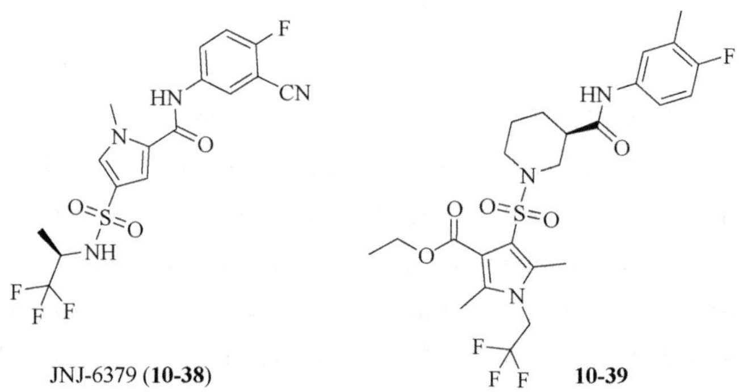

JNJ-6379 (**10-38**)　　**10-39**

图 10-12　芳基丙烯酰胺类衣壳组装调控剂 **10-35**～**10-39** 的化学结构

10.4.6.4　其他类型的衣壳组装调控剂

2014 年，左建平等报道了从天然产物中发现的一种双噻唑类化合物 NZ-4（**10-40**，图 10-13），其抑制 HBV 复制的 EC_{50} 为 1.33μmol·L^{-1}；当浓度为 10μmol·L^{-1}时，其阻断 pgRNA 的组装并促进空衣壳的产生。2020 年，本课题组以 NZ-4 先导化合物，运用生物电子等排策略，将苄基中的亚甲基替换为氨基得到 **10-41**，其具有与 NZ-4 相当的抗 HBV DNA 复制活性，EC_{50} =（2.2±1.1）μmol·L^{-1}。NZ-4 和化合物 **10-41** 与 HBV 衣壳蛋白相互作用的亲和常数分别为 50.6μmol·L^{-1} 和 60.0μmol·L^{-1}，这也合理解释了两者的活性差异[84-85]。

AB-506（**10-42**）作为一种靶向 HBV 核心蛋白的小分子调节剂，它在体外（HepAD38 细胞系，EC_{50} = 0.077μmol·L^{-1}，CC_{50}＞25μmol·L^{-1}）和体内（HBV 小鼠模型，血清 HBV DNA 降低 3.0 个对数单位）均能显著抑制 HBV 复制。并且，其可以阻断 cccDNA 的生成，抑制病毒 RNA、HBsAg 和 HBeAg 产生（EC_{50} = 0.64～1.92nmol·L^{-1}），但因肝毒性而终止临床开发[86]。

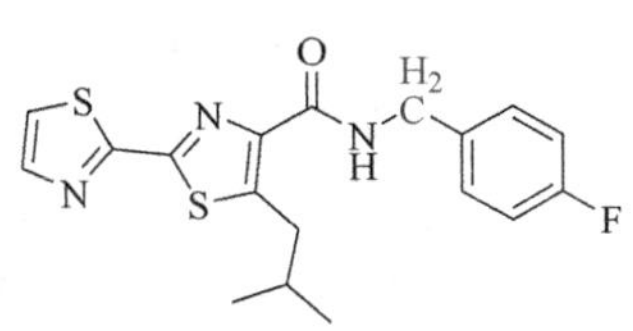

NZ-4 (**10-40**)

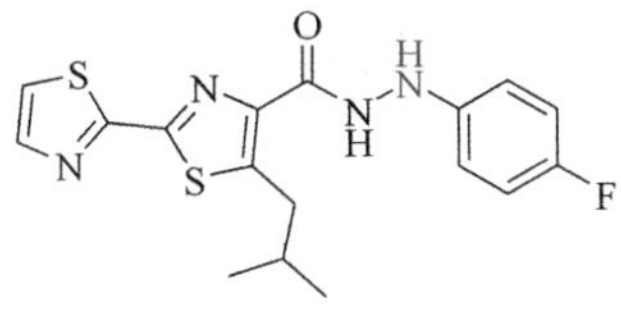

10-41

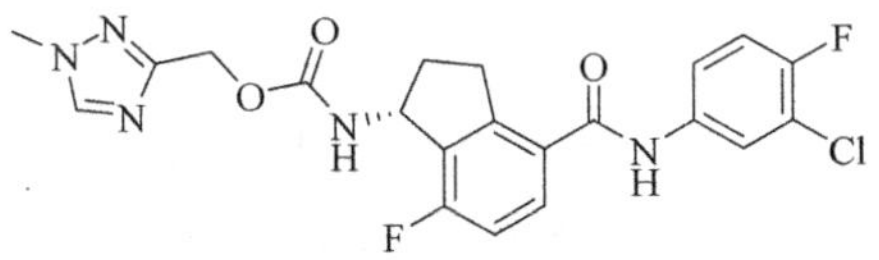

AB-506 (**10-42**)

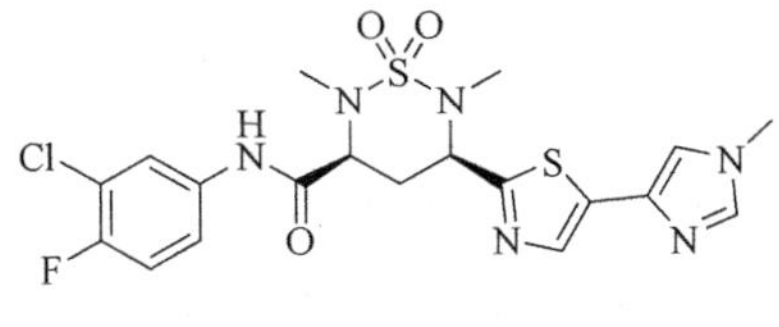

ABI-H2158 (**10-43**)

图 10-13　其他类型衣壳组装调控剂 **10-40**～**10-43** 的化学结构

Assembly Biosciences 公司开发的 ABI-H0731（**6-40**，图 6-13）可以促进空衣壳的产生，抑制病毒 DNA 的复制（HepAD38 细胞系，EC_{50} = 0.37μmol·L^{-1}；PHH 细胞系，EC_{50} = 0.15μmol·L^{-1}），目前处于临床Ⅱ期（NCT04454567）[87]。

近期，由 Assembly Bioscience 公司开发的 ABI-4334（结构未公布）是一种新型的 HBV 核心蛋白变构调节剂，其作用机制是促进空衣壳的形成及阻止 cccDNA 的生成[88-89]。2022 年末，该公司披露了另一新型核心蛋白变构调节剂 ABI-H2158（**10-43**）的临床前数据。ABI-H2158 通过阻断 pgRNA 的包装来抑制 HBV 的复制（HepAD38 细胞系，EC_{50} = 22nmol·L^{-1}；HepG2-NTCP 细胞系，EC_{50} = 27nmol·L^{-1}；PHH 细胞系，EC_{50} = 41nmol·L^{-1}），并且对 HBV 的各种基因型均有显著抑制作用（EC_{50} = 7.1～22nmol·L^{-1}）。另外，ABI-H2158 在 HepG2-NTCP 细胞系中通过提前破坏及分解衣壳蛋白，阻断 HBV 感染初期 cccDNA 的形成（EC_{50} = 200nmol·L^{-1}）[90]。这些数据表明 ABI-H2158 能在 HBV 复制过程的早期和晚期具有双重的作用机制。但遗憾的是该药在临床Ⅱ期（NCT04398134）因肝脏毒性而终止了开发。

有报道称核心蛋白在细胞核中可以通过表观遗传学机制影响病毒 DNA。但是，近期夏宇尘课题组利用一系列细胞和小鼠模型发现 HBV 核心蛋白并不参与病毒微染色体 cccDNA 的转录调控，更精确的机制还有待进一步研究[91-92]。

10.4.7　靶向逆转录结构域的 DNA 聚合酶抑制剂

聚合酶中的逆转录结构域是在 HBV 基因组的复制和转录过程中发挥重要作用的一个关键区域，是开发抗乙肝药物的有效靶标。目前靶向逆转录结构域的抗 HBV 药物主要是核苷（酸）类似物，该类药物除了图 3-19 所列的拉米夫定（**3-32**，GlaxoSmithKline，1998 年美国上市）、阿德福韦酯（**3-33**，Gilead Sciences, 2002 年美国上市）、恩替卡韦（**3-34**，Bristol Myers Squibb，2005 年美国上市）、替比夫定（**3-35**，Novartis Pharma，2006 年美国上市）外，还有富马酸替诺福韦酯（**10-1**，Gilead Sciences，2008 年美国上市）、富马酸替诺福韦艾拉酚胺（**10-2**，Gilead Sciences，2016 年美国上市）和马来酸贝西福韦酯（besifovir dipivoxil maleate，BSV，**10-44**，LG Life Sciences，2017 年韩国上市）。然而，它们存在肝组织分布不佳、耐受性差和安全低等问题。在肝脏中选择性递送或激活的前药可以一定程度解决此类问题，例如富马酸替诺福韦酯（**10-1**）的前药富马酸替诺福韦艾拉酚胺（**10-2**）、替诺福韦艾拉德韦（**10-45**）等（图 10-14）[93-94]。此外，该类药物在长期治疗后会产生不同程度的耐药问题，如恩替卡韦耐药株 L180M、M204V/M204I 等，影响患者长期用药的效果[12]。因此开发新结构的非核苷类 HBV 逆转录酶抑制剂具有重要的意义。

由于难以产生大量具有 DNA 延伸活性的重组聚合酶，影响了非核苷类 HBV 聚合酶抑制剂的高通量筛选，使该类抑制剂研究进展缓慢。Shogo 等通过中通量筛选鉴定出的二苯乙烯衍生物 PDM2（**10-46**）能够与逆转录结构域结合来抑制 HBV 的复制［$EC_{50}=(14.4\pm7.7)\mu mol\cdot L^{-1}$］。PDM2 对野生型 HBV 和恩替卡韦耐药的 L180M/S202G/M204V 突变型 HBV 均表现出相当的抑制活性，EC_{50} 分别为：$(13.3\pm1.1)\mu mol\cdot L^{-1}$、$(16.4\pm5.4)\mu mol\cdot L^{-1}$[95-96]。

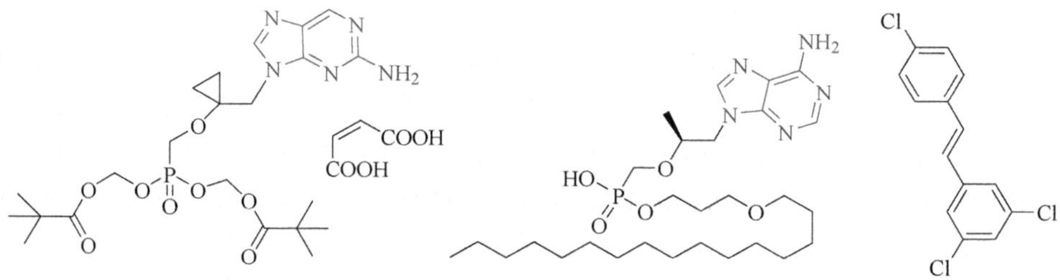

马来酸贝西福韦酯 (**10-44**)　　替诺福韦艾拉德韦 (**10-45**)　　PDM2 (**10-46**)

图 10-14　靶向逆转录域的代表性 DNA 聚合酶抑制剂 **10-44**～**10-46** 的结构

10.4.8　核糖核酸酶 H 抑制剂

核糖核酸酶 H（RNase H）属于非序列特异性核糖核酸内切酶，在病毒的复制过程中发挥重要作用。当 pgRNA 被逆转录成负链 DNA 后，pgRNA 被 HBV RNase H 降解。RNase H 通常在活性位点有两个 Mg^{2+}，通过亲核进攻激活水分子从而分解 RNA。抑制 RNase H 的活性将使负链 DNA 延伸过早停止，导致病毒衣壳内大量积累 RNA:DNA 异源双链，并阻止病毒正链 DNA 的合成[97-98]。因此，RNase H 是在抗乙肝药物研发领域非常有前景的靶标。

然而，基于该靶标的药物设计仍存在一些挑战。首先，RNase H 难以作为功能性重组酶表达，限制了高通量筛选技术在相关抑制剂筛选中的应用。其次，抑制 RNase H 的直接作用是阻止病毒正链 DNA 的产生，但是大量负链 DNA 的截断导致在检测 HBV DNA 的产生时筛选分析的背景较高。因此，目前主要采用基于重组 HBV RNase H 的低通量筛选技术对该靶标的化合物进行活性评价。目前处于临床前的抑制剂包括 *α*-羟基托酚酮、*N*-羟基异喹啉二酮和 *N*-羟基吡啶二酮等[99-100]。

10.4.8.1 α-羟基托酚酮类抑制剂

2013 年，Tavis 等发现 HIV RNase H 抑制剂 β-侧柏酚（**5-21**）（IC_{50} = 0.2～0.3μmol·L^{-1}）也具有抗 HBV 活性（HepDES19 细胞系，EC_{50} = 1.0μmol·L^{-1}，CC_{50} = 25μmol·L^{-1}），其抑制 HBV D 和 H 基因型 RNase H 的 IC_{50} 分别为 5.9μmol·L^{-1} 和 2.3μmol·L^{-1}[99]。β-侧柏酚对两种病毒活性差异较大的原因可能与酶的同源性较低相关。在筛选一系列托酚酮类化合物后确定 α-羟基托酚酮（α-HTs）可以作为抗 HBV 的骨架，进一步结构改造发现了两个活性较好的化合物 **10-47**（HepDES19 细胞系，EC_{50} = 0.34μmol·L^{-1}，CC_{50} = 32μmol·L^{-1}）和 **10-48**（HepDES19 细胞系，EC_{50} = 2.7μmol·L^{-1}，CC_{50} = 38μmol·L^{-1}），并确证环庚三烯酮中的三氧原子是活性所必需的基团［图 10-15（b）］。但是这些化合物对人 RNase H1 也具有抑制作用，并具有一定的细胞毒性。

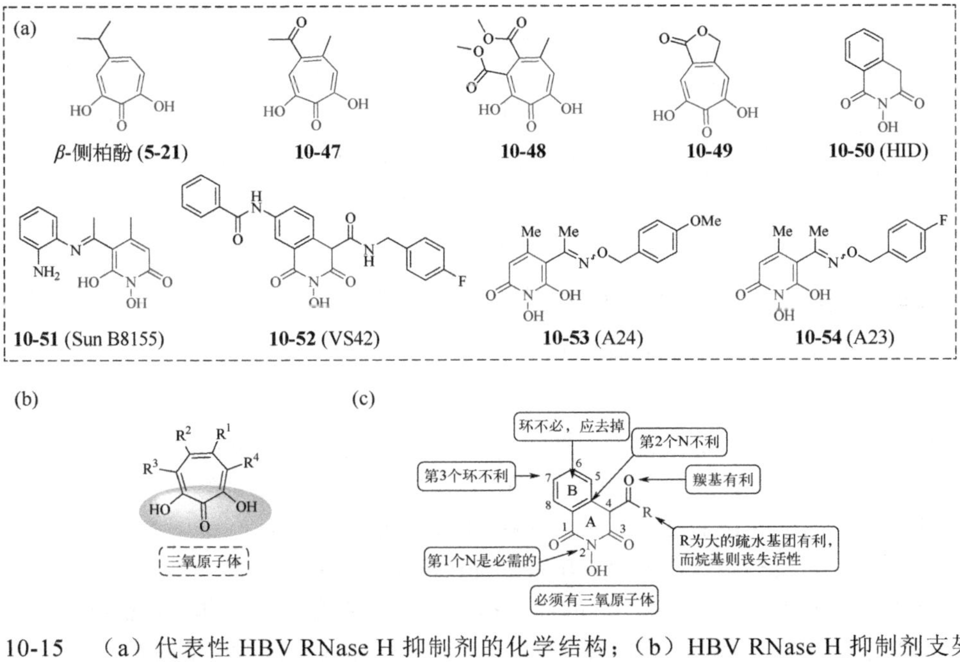

图 10-15 （a）代表性 HBV RNase H 抑制剂的化学结构；（b）HBV RNase H 抑制剂支架；（c）基于 HID 骨架的 HBV RNase H 抑制剂的构效关系

Lomonosova 等在 α-羟基多酚酮母核 R^1、R^2、R^3 位置进行修饰后活性没有得到提高[100]，但细胞毒性显著降低，如化合物 **10-49**（HepDES19 细胞系，EC_{50} = 0.6μmol·L^{-1}，CC_{50} = 100μmol·L^{-1}）。Li 等建立以 Ty3 RNase H 为模板的 HBV RNase H 的分子模型，并在化合物 **10-47** 的基础上对甲基酮进行修饰得到一系列酰胺化合物，将化合物与 RNase H 模型进行对接，对接结果显示化合物上的三氧原子可以螯合模拟活性位点的两个二价金属离子[101]。

10.4.8.2 *N*-羟基异喹啉二酮和 *N*-羟基吡啶二酮类抑制剂

2014 年 Tavis 等通过低通量筛选得到一个活性较弱的 HBV RNase H 抑制剂 *N*-羟基异喹啉二酮（HID，**10-50**，$IC_{50} = 28.1\mu mol \cdot L^{-1}$，$EC_{50} = 4.2\mu mol \cdot L^{-1}$）。Edwards 等筛选 39 个 HID 类似物，其中两个活性最好的化合物［图 10-15（a）］是 *N*-羟基吡啶二酮（HPD）类化合物 **10-51**（HepDES19 细胞系，$EC_{50} = 0.69\mu mol \cdot L^{-1}$，$CC_{50} = 15\mu mol \cdot L^{-1}$）和 HID 类衍生物 **10-52**（$EC_{50} = 1.4\mu mol \cdot L^{-1}$，$CC_{50} = 99\mu mol \cdot L^{-1}$）[102-103]。

为进一步提高抗病毒活性以及降低毒性，Edwards 等对 HID 和 HPD 进行一系列结构改造，结果显示 7 个新的 HIDs 活性并没有提高，而 9 个新的 HPDs 与初始的苗头化合物相比活性和选择性均有很大提升。其中，化合物 **10-53** 的 SI 为 352，比 **10-51** 提高约 16 倍；**10-54**（$EC_{50} = 0.11\mu mol \cdot L^{-1}$，SI = 300）活性最高，这表明 HPD 骨架可能比 HID 骨架要更具有优势。构效关系［图 10-15（c）］表明 A 环中的第一个氮原子和三个氧原子基团是活性所必需的；A 环和 B 环之间连接的第二个氮原子以及 B 环均不利于活性；6 和 7 位添加 C 环也不利于活性；4 位的羰基以连接大的疏水基团活性为佳，而连接烷基全部丧失活性。这些构效关系为进一步的药物设计提供了重要信息[104]。

总之，目前已有的 HBV RNase H 抑制剂含有较多的羟基，存在极性较强、透膜性差、水溶性差以及抗病毒活性弱的问题，鉴于 HBV RNase H 的结构生物学研究滞后，给基于结构的合理药物设计带来困难。因此加快 HBV RNase H 结构生物学研究并研发成药性好、抗病毒活性强的新型 HBV RNase H 抑制剂是重要的研究方向。

10.4.9 靶向宿主因子的 cccDNA 调控剂

10.4.9.1 靶向 cccDNA 生成的宿主因子

由于仅依靠病毒自身无法表达其生命周期所需的所有蛋白，在 HBV cccDNA 形成过程中需要多种宿主因子的参与，比如：DNA 聚合酶 K（DNA polymerase K，POLK）、DNA 聚合酶 L（POLL）、DNA 聚合酶 H（POLH）和 DNA 连接酶 1/3 等[105]。因此，抑制相关宿主因子理论上可以阻止 rcDNA 生成 cccDNA。

宿主因子瓣状核酸内切酶 1（flapendonuclease1，FEN1）是一种金属核酸酶，主要参与 DNA 复制过程中冈崎片段的成熟和 5′瓣状的切除。2019 年，Kitamura 等发现 FEN1 可以促进 HBV DNA 复制，具体机制是作用于 HBV rcDNA 到 cccDNA 的结构修复及转化阶段。在形成 cccDNA 过程中，FEN1 将 HBV rcDNA 结构中两端各约 9nt 的冗余序列所形成的发夹结构（即假“Y”结构）进行剪切修复，并在聚合酶和连接酶作用下形成完整的闭合环状结构，最终形成 cccDNA[106]。2022 年，北京英飞智药科技有限公司报道了一类环状 *N*-羟基酰亚胺类 FEN1 抑制剂。其中，化合物 **10-55**（图 10-16）的 FEN1 抑制活性较强，IC_{50} 为 $0.087\mu mol \cdot L^{-1}$。同时，它能够在细胞水平抑制 HBeAg、HBsAg 和 HBV DNA 的产生，EC_{50} 分别为 $37.89\mu mol \cdot L^{-1}$、$38.77\mu mol \cdot L^{-1}$ 和 $21.08\mu mol \cdot L^{-1}$，化合物 **10-55** 还能显著抑制 cccDNA 的形成且细胞毒性较小（$CC_{50} > 100\mu mol \cdot L^{-1}$）[107]。总之，该类化合物作为 FEN1 抑制剂值得进一步研究。

2016 年，Qi 等通过靶向遗传筛选来探索与 HBV cccDNA 形成相关的 DNA 聚合酶，结果表明 POLK、POLL 和 POLH 在 HBV 感染肝细胞过程中均可促进 cccDNA 的生成，虽然具体作用机制尚未完全明确，但发现 POLK 在促进 cccDNA 生成过程中发挥着更为关键的作用[108]。这为全新靶点的发现提供了一定基础。

2017 年，Long 等筛选了 107 个细胞 DNA 修复基因，并发现 DNA 连接酶 1/3 在 cccDNA 形成过程中发挥着关键作用。该课题组通过机制实验验证 DNA 连接酶抑制剂或 DNA 连接酶 1/3 的功能性敲除都将显著减少 cccDNA 的产生。此外，该课题组发现 DNA 连接酶 4 在双链线性 DNA（double stranded linear DNA, dsl DNA）形成 cccDNA 过程中也发挥至关重要的作用[109]。

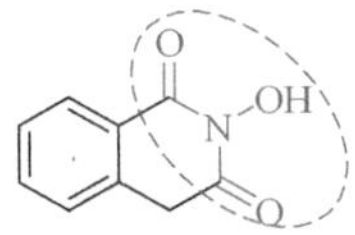

10-55

IC_{50} = 0.087 μmol • L^{-1}
HBeAg EC_{50} = 37.89 μmol • L^{-1}
HBsAg EC_{50} = 38.77 μmol • L^{-1}
HBV DNA EC_{50} = 21.08 μmol • L^{-1}
CC_{50} > 100 μmol • L^{-1}

图 10-16　化合物 **10-55** 的化学结构的活性

综上所述，目前报道的研究成果揭示了 HBV 利用 FEN1、宿主 DNA 聚合酶和 DNA 连接酶来促进 cccDNA 形成的相关途径，为新型抗 HBV 药物的研究提供了一定基础。

10.4.9.2　靶向 cccDNA 转录的宿主因子

HBV cccDNA 的转录水平受微染色体表观修饰影响，并且与宿主转录因子密切相关。cccDNA 上结合着许多组蛋白和非组蛋白成分，通过对组蛋白进行乙酰化修饰和甲基化修饰都可能会激活或抑制 cccDNA 的转录（图 10-17）。组蛋白 H3 和 H4 的甲基化或去乙酰化可以抑制 HBV 的复制，相反，cccDNA 结合乙酰化的组蛋白 H4 可以维持 HBV 的复制[110-111]。但目前缺乏相关药物在 HBV 动物模型上的研究。

HBV 基因组上的转录调节元件包括 4 个启动子和 2 个增强子：preC 启动子起始 3.5kb 的 pgRNA 转录；preS1 启动子起始 2.4kb 的 preS1 RNA 转录；preS2/S 启动子起始 2.1kb 的 preS2/S RNA 的转录；X 启动子起始 0.7kb 的 HBx RNA 的转录；增强子Ⅰ（enhancerⅠ，EnhⅠ）位于 X 启动子上游，调控 X 启动子活性；增强子Ⅱ（EnhⅡ）位于 preC 启动子上游部分，调节 preS1 和核心启动子的活性。在 cccDNA 的转录过程中需要多种宿主转录因子的参与，通过转录因子与启动子或增强子的结合可以调控转录的发生（图 10-17）[112-113]。因此，可以通过调控宿主转录因子活性抑制 cccDNA 的转录，从而抑制 HBV 的复制。

维甲酸 X 受体（retionoid X receptor，RXR）通常以异源二聚体的形式结合在 DNA 的增强子 Enh Ⅰ 和 Enh Ⅱ 上。该类复合物被证明可增强 HepG2-NTCP 细胞和其他模型（如原代 Tupaia 肝细胞）中 HBV 的复制。通过定量 PCR 测定，敲除 RXRα 基因或下调 RXRα 的表达可降低 HBV 感染并下调 cccDNA 水平，表明可以通过调控 RXR 活性来抑制 HBV cccDNA 转录[114]。

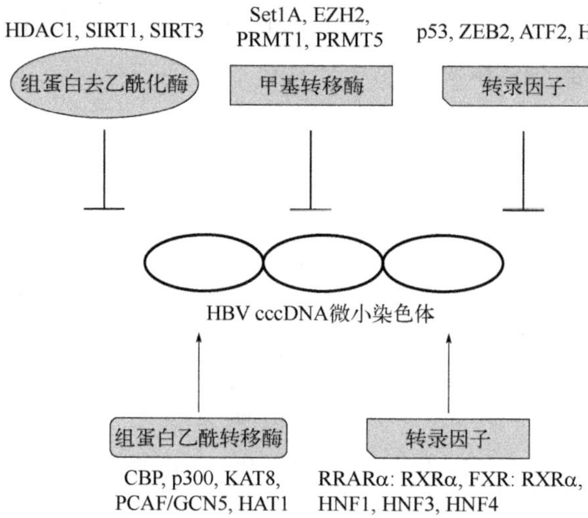

图 10-17　HBV cccDNA 转录调控相关宿主因子

视黄酸受体（retinoic acid receptor，RAR）在细胞核内通常与 RXR 结合，形成 RAR(RXR 异源二聚体)。该异源二聚体通过与 preS1 和核心启动子结合，调控 cccDNA 的转录。Nkongolo 等发现 Am80（他粑罗汀，tamibarotene，**10-56**）在 PHH 细胞和 HepaRG-NTCP 细胞中均可以下调 HBeAg 水平（PHH 细胞系：EC_{50} = 4.4nmol·L^{-1}；HepaRG-NTCP 细胞系：EC_{50} = 0.8nmol·L^{-1}）。机制研究表明，Am80 可以通过激活 RAR，特异性地抑制 cccDNA 转录[115]。

法尼醇 X 受体（farnesoid X receptor，FXR）是一种由胆汁酸激活的受体，在肝脏组织中高表达，可以与 RXRα 结合形成异源二聚体，识别并结合在 HBV 增强子 Enh Ⅱ 和核心启动子上，从而调控 HBV 转录[84]。FXR 激动剂 HEC96719（**10-57**，图 10-18）在体内外均表现出抗 HBV 活性，在 PHH 细胞系中显著降低 HBeAg 和 HBV RNA 的水平（HBeAg：EC_{50} = 1nmol·L^{-1}；HBV RNA：EC_{50}＜1nmol·L^{-1}）。在 AAV/HBV 小鼠上，HEC96719 在 0.5mg·kg^{-1} 和 2mg·kg^{-1} 给药浓度下可以剂量依赖性地抑制 HBV 的复制[116-117]。

肝脏 X 受体（liver X receptors，LXR）在肝脏内参与调节脂质和胆固醇的代谢。2020 年，Zeng 等发现 LXR 激动剂 T0901317（**10-58**）和 GW3965（**10-59**）（图 10-18）均可以在 0.3μmol·L^{-1}、3μmol·L^{-1}、30μmol·L^{-1} 浓度下剂量依赖性地抑制 PHH 细胞系中 HBV 基

因的转录，以及下调 HBV 相关抗原和 DNA 的水平，但是 cccDNA 含量没有明显降低，表明 LXR 激动剂通过抑制乙肝病毒基因转录而不是下调 cccDNA 水平来抑制 HBV 复制[118]。

Fang 等从天然植物中提取分离得到纤毛苷 A（**10-60**，图 10-18），发现其是一种具有低细胞毒性的抗病毒化合物（PHHs 细胞系，EC_{50} = 3.36μmol·L^{-1}）。药效学研究表明，**10-60** 能够显著降低 HBV 感染细胞中 HBsAg 的表达和 HBV 重组 cccDNA 在小鼠中的转录活性。对其抗病毒机制的进一步研究表明，**10-60** 通过调控 AMPK/ULK1/mTOR，诱导自噬溶酶体途径，抑制 HBV 的转录和复制。在此基础上发现，天然产物纤毛苷 A 可以促进 HBV 核心蛋白的自噬降解，进而抑制 cccDNA 产生 HBsAg[119]。

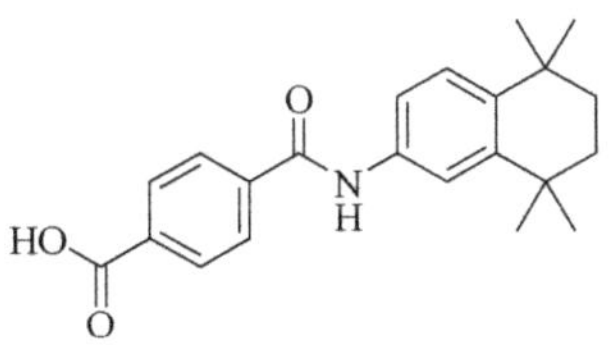

Am80 (**10-56**)

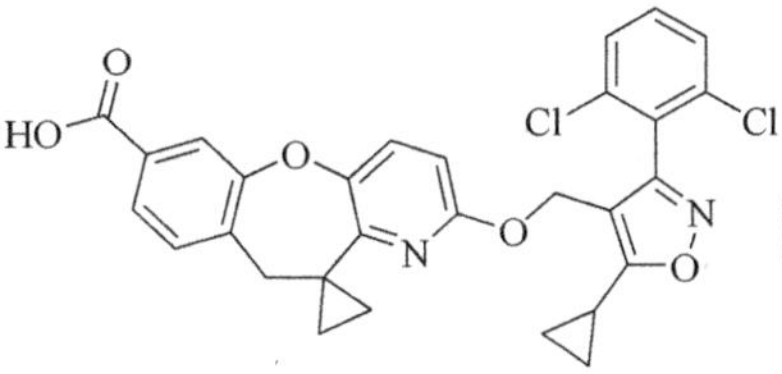

HEC96719 (**10-57**)

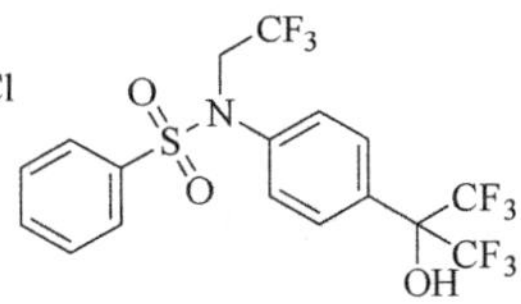

T0901317 (**10-58**)

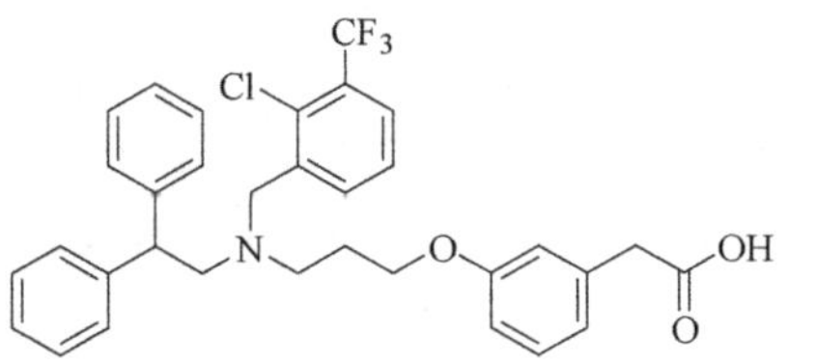

GW3965 (**10-59**)

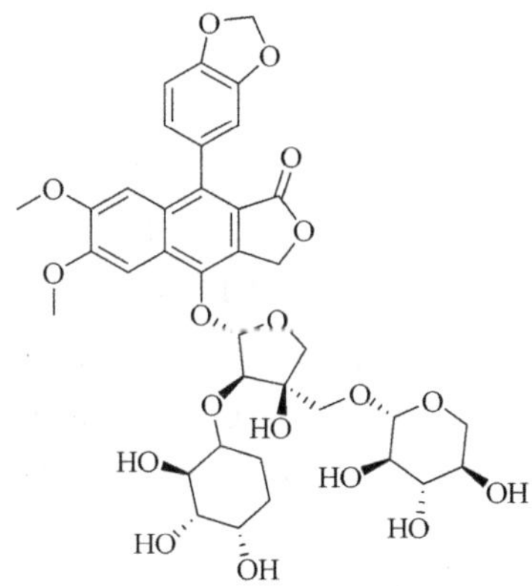

10-60

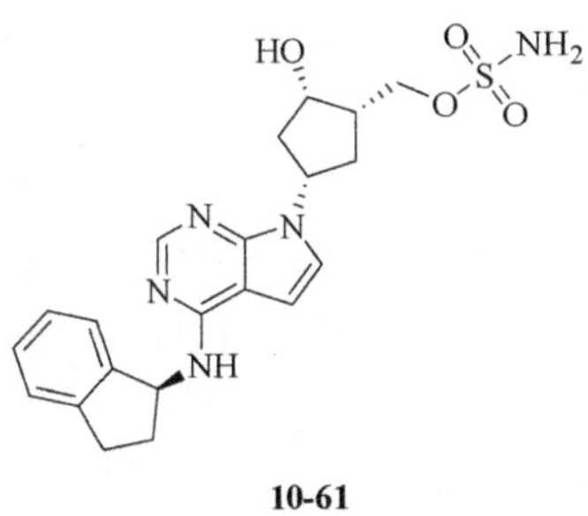

10-61

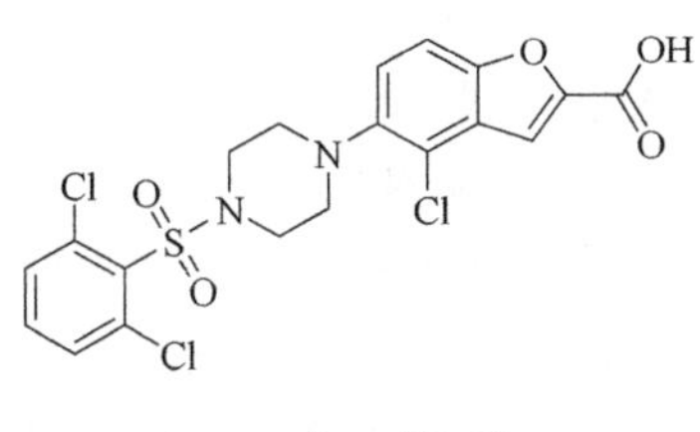

vonafexor (**10-62**)

图 10-18　化合物 **10-56**～**10-62** 的化学结构

MLN4924（**10-61**，图 10-18）是 E1 NEDD8 激活酶的小分子抑制剂。其发挥作用的具体机制是阻断类泛素化，并使 cullin-RING 连接酶（CRL）家族的成员失活。CRL 是最大的 E3 泛素连接酶家族，CRL 的失活会维持蛋白复合物 SMC5/6 水平。而 SMC5/6

是 HBV 感染的宿主限制因子，可抑制 cccDNA 转录。通过 RT-qPCR、荧光素酶分析和免疫印迹分析证明 **10-61** 可恢复 SMC5/6 水平，并减少 HBV DNA 的转录，可以有效抑制 HBV DNA 和 RNA、HBsAg 和 cccDNA 的产生[120]。

目前多种核受体因子激动剂以其他适应证进入临床批准或正在进行临床试验，表明该类化合物具有良好的安全性。FXR 激动剂 vonafexor（**10-62**，图 10-18）与干扰素 Peg-IFN 联合治疗乙肝已进入Ⅱa 期临床试验阶段（NCT04365933），表现出良好的协同作用，说明宿主转录相关因子是治疗 HBV 的潜在靶点，该联合用药为乙肝治疗提供了新思路[121]。

10.5 总结与展望

本章从多方面对抗 HBV 小分子抑制剂的研究进展进行了综述，主要聚焦于直接靶向病毒的小分子抑制剂，包括侵入抑制剂、cccDNA 抑制剂、HBV RNA 抑制剂以及衣壳组装调控剂等多种类型。

自 NTCP 作为 HBV/HDV 的侵入受体被发现，靶向 HBV 侵入阶段的药物也成为研究的热点之一。其中基于 L-HBsAg 中 preS1 的结构进行合理药物设计研发的多肽类药物 myrcludex-B，目前处于临床Ⅱ期，其通过直接靶向 NTCP 抑制 HBV 感染，能够在远低于阻断胆盐转运所需的浓度下抑制 HBV 进入肝细胞。但阻碍 NTCP 对胆汁酸的摄取仍然是目前靶向 NTCP 的小分子药物亟须解决的问题。衣壳组装调控剂是进入临床研究种类最多的一类化合物，其中，GLS4 已经进入临床Ⅲa 阶段，但是仍有一定的 hREG 毒性等问题。

此外，增强宿主固有免疫或诱导 HBV 特异性适应性免疫应答也有助于控制和清除 HBV 持续性感染。RIG-I 激动剂、STING 激动剂及 TLR 激动剂等模式识别受体激动剂是增强固有免疫的主要策略，目前已有多种药物在临床前试验中表现出良好的治疗效果并进入临床试验研究。

尽管目前抗 HBV 药物研究取得了一定进展，然而 HBx 蛋白与 HBV RNase H 的结构生物学进展缓慢导致基于结构的合理药物设计较为困难。靶向 cccDNA 的小分子研究因 cccDNA 检测灵敏度低而受阻。随着人工智能的发展，人工智能辅助的蛋白结构预测，为 HBV 靶点建模提供了新思路，但其预测精度仍需实验验证以指导小分子配体的优化。

未来仍然需要分子生物学、结构生物学、人工智能以及药物化学等多学科深度交叉融合，共同致力于研发新靶标新机制的抗乙肝药物，为功能性治愈甚至完全治愈乙肝提供有力支撑。

参考文献

[1] Ward JW, Hinman AR. What is needed to eliminate hepatitis B virus and hepatitis C virus as global health threats [J]. Gastroenterology, 2019, 156: 297-310.

[2] Stanaway JD, Flaxman AD, Naghavi M, et al. The global burden of viral hepatitis from 1990 to 2013: findings from the Global Burden of Disease Study 2013 [J]. The Lancet, 2016, 388: 1081-1088.

[3] WHO. HBV fact sheet. 2020.07.27; Available from: https://www.who.int/zh/news-room/fact-sheets/detail/hepatitis-b.

[4] 马悦, 魏粉菊, 俞霁, 等. 基于新靶标的 HBV 抑制剂研究进展(1): 衣壳蛋白抑制剂[J]. 药学学报, 2020, 55(04): 554-565.

[5] 魏粉菊, 马悦, 俞霁, 等. 基于新靶标的 HBV 抑制剂研究进展(2): RNase H 及其他靶标[J]. 药学学报, 2020, 55(04): 566-574.

[6] Karayiannis P. Hepatitis B virus: virology, molecular biology, life cycle and intrahepatic spread. Hepatol Int, 2017, 11(6): 500-508.

[7] Guidotti LG, Chisari FV. Immunobiology and pathogenesis of viral hepatitis [J]. Annu Rev Pathol, 2006, 1: 23-61.

[8] Pei YM, Wang CT, Yan SF, et al. Past, current, and future developments of therapeutic agents for treatment of chronic hepatitis B virus infection [J]. J Med Chem, 2017, 60: 6766-6767.

[9] Yuen MF, Chen DS, Dusheiko GM, et al. Hepatitis B virus infection [J]. Nat Rev Dis Primers, 2018, 4: 18035.

[10] Trépo C, Chan HL, Lok A. Hepatitis B virus infection [J]. Lancet, 2014, 384(9959): 2053-2063.

[11] Naylor PH, Mutchnick MG. Immunotherapy for hepatitis B in the direct acting antiviral era: Reevaluating the thymosinα1 efficacy trials in the light of a combination therapy approach [J]. J Viral Hepat, 2018, 25(1): 4-9.

[12] Menéndez-Arias L, Sebastián-Martín A, Álvarez M. Viral reverse transcriptases [J]. Virus Res, 2017, 234: 153-176.

[13] Férir G, Kaptein S, Neyts J, et al. Antiviral treatment of chronic hepatitis B virus infections: the past, the present and the future [J]. Rev Med Virol, 2008, 18(1): 19-34.

[14] Martinot-Peignoux M, Asselah T, Marcellin P. HBsAg quantification to optimize treatment monitoring in chronic hepatitis B patients [J]. Liver Int, 2015, 35 Suppl 1: 82-90.

[15] Tenney DJ, Rose RE, Baldick CJ, et al. Long-term monitoring shows hepatitis B virus resistance to entecavir in nucleoside-naïve patients is rare through 5 years of therapy [J]. Hepatology, 2009, 49(5): 1503-1514.

[16] Cornberg M, Lok AS, Terrault NA, et al. Guidance for design and endpoints of clinical trials in chronic hepatitis B - Report from the 2019 EASL-AASLD HBV Treatment Endpoints Conference [J]. J Hepatol, 2020, 72(3): 539-557.

[17] Zoulim F, Durantel D. Antiviral therapies and prospects for a cure of chronic hepatitis B [J]. Cold Spring Harb Perspect Med, 2015, 5(4): a021501.

[18] Fung S, Choi HSJ, Gehring A, et al. Getting to HBV cure: The promising paths forward [J]. Hepatology, 2022, 76(1): 233-250.

[19] Durantel D, Zoulim F. New antiviral targets for innovative treatment concepts for hepatitis B virus and hepatitis delta virus [J]. J Hepatol, 2016, 64(1 Suppl): S117-S131.

[20] Yan H, Zhong G, Xu G, et al. Sodium taurocholate cotransporting polypeptide is a functional receptor for human hepatitis B and D virus [J]. Elife, 2012, 1: e00049.

[21] Cheng D, Han B, Zhang W, et al. Clinical effects of NTCP-inhibitor myrcludex B [J]. J Viral Hepat, 2021, 28(6): 852-858.

[22] Lucifora J, Esser K, Protzer U. Ezetimibe blocks hepatitis B virus infection after virus uptake into hepatocytes [J]. Antiviral Res, 2013, 97(2): 195-197.

[23] Wang XJ, Hu W, Zhang TY, et al. Irbesartan, an FDA approved drug for hypertension and diabetic nephropathy, is a potent inhibitor for hepatitis B virus entry by disturbing Na^+-dependent taurocholate cotransporting polypeptide activity [J]. Antiviral Res, 2015, 120: 140-146.

[24] Kaneko M, Watashi K, Kamisuki S, et al. A novel tricyclic polyketide, vanitaracin A, specifically inhibits the entry of hepatitis B and D viruses by targeting sodium taurocholate cotransporting polypeptide [J]. J Virol, 2015, 89(23):

11945-11953.
[25] Huang HC, Tao MH, Hung TM, et al. Huang C. (−)-Epigallocatechin-3-gallate inhibits entry of hepatitis B virus into hepatocytes [J]. Antiviral Res, 2014, 111: 100-111.
[26] Watashi K, Sluder A, Daito T, et al. Cyclosporin A and its analogs inhibit hepatitis B virus entry into cultured hepatocytes through targeting a membrane transporter, sodium taurocholate cotransporting polypeptide (NTCP) [J]. Hepatology, 2014, 59(5): 1726-1737.
[27] Chen S, Zhang L, Chen Y, et al. Inhibiting sodium taurocholate cotransporting polypeptide in HBV-related diseases: from biological function to therapeutic potential [J]. J Med Chem, 2022, 65(19): 12546-12561.
[28] Cai D, Mills C, Yu W, et al. Identification of disubstituted sulfonamide compounds as specific inhibitors of hepatitis B virus covalently closed circular DNA formation [J]. Antimicrob Agents Chemother, 2012, 56: 4277-4288.
[29] Liu C, Cai D, Zhang L, et al. Identification of hydrolyzable tannins (punicalagin, punicalin and geraniin) as novel inhibitors of hepatitis B virus covalently closed circular DNA [J]. Antiviral Res, 2016, 134: 97-107.
[30] Zhang JD, Han X, Yang S, et al. Pyrrolo[2,3-*b*]pyrazine compounds as cccDNA inhibitors for the treatment of hepatitis B virus (HBV) infection: WO2019110589 [P]. 2020-12-18.
[31] Wang L, Zhu Q, Zhang JD, et al. Discovery of a first-in-class orally available HBV cccDNA inhibitor[J]. J Hepatol, 2023;78(4):742-753.
[32] Newbold JE, Xin H, Tencza M, et al. The covalently closed duplex form of the hepadnavirus genome exists in situ as a heterogeneous population of viral minichromosomes[J]. J Virol, 1995, 69: 3350-3357.
[33] Quasdorff M, Protzer U. Control of hepatitis B virus at the level of transcription [J]. J Viral Hepat, 2010, 17(8): 527-536.
[34] Parvez MK, Arbab AH, Al-Dosari MS, et al. Antiviral natural products against chronic hepatitis B: Recent developments [J]. Curr Pharm Des, 2016, 22(3): 286-293.
[35] Chan HL, Thompson A, Martinot-Peignoux M, et al. Hepatitis B surface antigen quantification: Why and how to use it in 2011-A core group report[J]. J Hepatol, 2011, 55: 1121-1131.
[36] Hadziyannis E, Vassilopoulos D, Hadziyannis SJ. Quantitative HBsAg titer as predictor of response to therapy[J]. Curr Hepatitis Rep, 2009, 8: 169-172.
[37] Xu Y, Hu Y, Shi B, et al. HBsAg inhibits TLR9-mediated activation and IFN-alpha production in plasmacytoid dendritic cells[J]. Mol Immunol, 2009, 46: 2640-2646.
[38] Dougherty AM, Guo H, Westby G, et al. A substituted tetrahydro-tetrazolo-pyrimidine is a specific and novel inhibitor of hepatitis B virus surface antigen secretion[J]. Antimicrob Agents Chemother, 2007, 51: 4427-4437.
[39] Yu W, Goddard G, Clearfield E, et al. Design, synthesis, and biological evaluation of triazolo-pyrimidine derivatives as novel Inhibitors of hepatitis B virus surface antigen (HBsAg) secretion[J]. J Med Chem, 2011, 54: 5660-5670.
[40] Xu YB, Yang L, Wang GF, et al. Benzimidazole derivative, BM601, a novel inhibitor of hepatitis B virus and HBsAg secretion[J]. Antiviral Res, 2014, 107: 6-15.
[41] Lv Z, He W, Tian X, et al. Design, synthesis, and biological evaluation of new *N*-4-Substituted 2′-deoxy-2′-fluoro-4′-azido cytidine derivatives as potent anti-HBV agents[J]. Eur J Med Chem, 2015, 101: 103-110.
[42] Tsukuda S, Watashi K. Hepatitis B virus biology and life cycle [J]. Antiviral Res, 2020, 182: 104925.
[43] Lucifora J, Arzberger S, Durantel D, et al. Hepatitis B virus X protein is essential to initiate and maintain virus replication after infection [J]. J Hepatol, 2011, 55(5): 996-1003.
[44] Sitterlin D, Lee TH, Prigent S, et al. Interaction of the UV-damaged DNA-binding protein with hepatitis B virus X protein is conserved among mammalian hepadnaviruses and restricted to transactivation-proficient X-insertion mutants[J]. J Virol, 1997, 71: 6194-6199.
[45] Decorsiere A, Mueller H, Van Breugel PC, et al. Hepatitis B virus X protein identifies the Smc5/6 complex as a host restriction factor[J]. Nature, 2016, 531(7594): 386-389.
[46] Zhang X, Wang Y, Yang G. Research progress in hepatitis B virus covalently closed circular DNA [J]. Cancer Biol Med, 2022, 19: 415-431.
[47] Sekiba K, Otsuka M, Ohno M, et al. Inhibition of HBV transcription from cccDNA with nitazoxanide by targeting

the HBx-DDB1 interaction [J]. Cell Mol Gastroenterol Hepatol, 2019, 7: 297-312.

[48] Ma Y, Nakamoto S, Ao J, et al. Antiviral compounds screening targeting HBx protein of the hepatitis B virus [J]. Int J Mol Sci, 2022, 23(19): 12015.

[49] He J, Wu J, Chen J, et al. Identification of estradiol benzoate as an inhibitor of HBx using inducible stably transfected HepG2 cells expressing HiBiT tagged HBx [J]. Molecules, 2022, 27(15): 5000.

[50] Cheng ST, Hu JL, Ren JH, et al. Dicoumarol, an NQO1 inhibitor, blocks cccDNA transcription by promoting degradation of HBx [J]. J Hepatol, 2021, 74: 522-534.

[51] Zhang Y, Li L, Cheng ST, et al. Rapamycin inhibits hepatitis B virus covalently closed circular DNA transcription by enhancing the ubiquitination of HBx [J]. Front Microbiol, 2022, 13: 850087.

[52] Bruss V. Envelopment of the hepatitis B virus nucleocapsid [J]. Virus Res, 2004, 106: 199-209.

[53] Viswanathan U, Mani N, Hu Z, et al. Targeting the multifunctional HBV core protein as a potential cure for chronic hepatitis B [J]. Antiviral Res, 2020, 182: 104917.

[54] Nijampatnam B, Liotta DC. Recent advances in the development of HBV capsid assembly modulators [J]. Curr Opin Chem Biol, 2019, 50: 73-79.

[55] Weber O, Schlemmer KH, Hartmann E, et al. Inhibition of human hepatitis B virus (HBV) by a novel non-nucleosidic compound in a transgenic mouse model [J]. Antiviral Res, 2002, 54: 69-78.

[56] Brezillon N, Brunelle MN, Massinet H, et al. Antiviral activity of Bay 41-4109 on hepatitis B virus in humanized Alb-uPA/SCID mice [J]. Plos One, 2011, 6(12): e25096.

[57] Shi C, Wu CQ, Cao AM, et al. NMR-spectroscopy-based metabonomic approach to the analysis of Bay41-4109, a novel anti-HBV compound, induced hepatotoxicity in rats [J]. Toxicol Lett, 2007, 173: 161-167.

[58] Wang XY, Wei ZM, Wu GY, et al. In vitro inhibition of HBV replication by a novel compound, GLS4, and its efficacy against adefovir-dipivoxil-resistant HBV mutations [J]. Antivir Ther, 2012, 17: 793-803.

[59] Ren Q, Liu X, Luo Z, et al. Discovery of hepatitis B virus capsid assembly inhibitors leading to a heteroaryldihydropyrimidine based clinical candidate (GLS4) [J]. Bioorg Med Chem, 2017, 25: 1042-1056.

[60] Klumpp K, Lam AM, Lukacs C, et al. High-resolution crystal structure of a hepatitis B virus replication inhibitor bound to the viral core protein [J]. P Natl Acad Sci USA, 2015, 112: 15196-15201.

[61] Qiu Z, Lin X, Zhang W, et al. Discovery and pre-clinical characterization of third-generation 4-H heteroaryldihydropyrimidine (HAP) analogues as hepatitis B virus (HBV) capsid inhibitors [J]. J Med Chem, 2017, 60: 3352-3371.

[62] Guo L, Hu TS, Hu Y, et al. Preparation of heteroaryldihydropyrimidine derivatives for use in the treatment of hepatitis B virus infection: US9266904 [P].2016-02-23.

[63] Guo L, Hu TS, Kou BY, et al. Preparation of novel 6-fused heteroaryldihydropyrimidines for the treatment and prophylaxis of hepatitis B virus (HBV) infection: US20160083383 [P]. 2016-03-24.

[64] Wu X, Feng S, Zhang J, et al. Evaluation of the safety, tolerability, and pharmacokinetics of RO7049389 in healthy Chinese volunteers [J]. Clin Transl Sci, 2022, 15: 195-203.

[65] Zhang WX, Guo L, Liu HX, et al. Discovery of linvencorvir (RG7907), a hepatitis B virus core protein allosteric modulator, for the treatment of chronic HBV infection [J]. J Med Chem, 2023, 66(6): 4253-4270.

[66] Yu J, Jia HY, Guo XW, et al. Design, synthesis, and evaluation of novel heteroaryldihydropyrimidine derivatives as non-nucleoside hepatitis B virus inhibitors by exploring the solvent-exposed region [J]. Chem Biol Drug Des, 2020, 95(6): 567-583.

[67] Ma Y, Zhao SJ, Ren YJ, et al. Design and synthesis of orally bioavailable 4-methyl heteroaryldihydropyrimidine based hepatitis B virus (HBV) capsid inhibitors [J]. Eur J Med Chem, 2021, 225: 113780.

[68] Katen SP, Chirapu SR, Finn MG, et al. Trapping of hepatitis B virus capsid assembly intermediates by phenylpropenamide assembly accelerators [J]. ACS Chem Biol, 2010, 5: 1125-1136.

[69] Feld JJ, Colledge D, Sozzi V, et al. The phenylpropenamide derivative AT-130 blocks HBV replication at the level of viral RNA packaging [J]. Antiviral Res, 2007, 76: 168-177.

[70] King RW, Ladner SK, Miller TJ, et al. Inhibition of human hepatitis B virus replication by AT-61, a

phenylpropenamide derivative, alone and in combination with (−)beta-L-2′,3′-dideoxy-3′-thiacytidine [J]. Antimicrob Agents Chemother, 1998, 42: 3179-3186.

[71] Perni RB, Conway SC, Ladner SK, et al. Phenylpropenamide derivatives as inhibitors of hepatitis B virus replication [J]. Bioorg Med Chem Lett, 2000, 10: 2687-2690.

[72] Delaney WE, Edwards R, Colledge D, et al. Phenylpropenamide derivatives AT-61 and AT-130 inhibit replication of wild-type and lamivudine-resistant strains of hepatitis B virus in vitro [J]. Antimicrob Agents Chemother, 2002, 46: 3057-3060.

[73] Katen SP, Tan Z, Chirapu SR, et al. Assembly-directed antivirals differentially bind quasiequivalent pockets to modify hepatitis B virus capsid tertiary and quaternary structure [J]. Structure, 2013, 21: 1406-1416.

[74] Liu N, Zhao F, Jia H, et al. Non-nucleoside anti-HBV agents: advances in structural optimization and mechanism of action investigations [J]. MedChemComm, 2015, 6: 521-535.

[75] Campagna MR, Liu F, Mao R, et al. Sulfamoylbenzamide derivatives inhibit the assembly of hepatitis B virus nucleocapsids [J]. J Virol, 2013, 87: 6931-6942.

[76] Anonymous. 65th annual meeting of the american association for the study of liver disease, Boston, MA, USA, November 7-11, 2014 Abstracts [J]. Hepatology, 2014, 60: 1267A.

[77] Yuen MF, Kim DJ, Weilert F, et al. Phase 1b efficacy and safety of NVR 3-778, a first-in-class HBV core inhibitor, in HBeAg-positive patients with chronic HBV infection [J]. Hepatology, 2015, 62: 1385A-1386A.

[78] Lam AM, Espiritu C, Vogel R, et al. Preclinical characterization of NVR 3-778, a first-in-class capsid assembly modulator against hepatitis B virus [J]. Antimicrob Agents Chemother, 2019, 63(1): e01734-18.

[79] Wang S, Ren YJ, Li QL, et al. Design, synthesis, and biological evaluation of novel sulfamoylbenzamide derivatives as HBV capsid assembly modulators [J]. Bioorg Chem, 2022, 129: 106192.

[80] Ji XK, Jiang XY, Kobayashi C, et al. Design, synthesis, and evaluation of a set of carboxylic acid and phosphate prodrugs derived from HBV capsid protein allosteric modulator NVR 3-778 [J]. Molecules, 2022, 27(18):5987.

[81] Janssen HLA, Hou JJ, Asselah T, et al. Randomised phase 2 study (JADE) of the HBV capsid assembly modulator JNJ-56136379 with or without a nucleos(t)ide analogue in patients with chronic hepatitis B infection [J]. Gut, 2023, 72(7): 1385-1398.

[82] Yin JX, Feng ZQ, Li Z, et al. Synthesis and evaluation of N-sulfonylpiperidine-3-carboxamide derivatives as capsid assembly modulators inhibiting HBV in vitro and in HBV-transgenic mice [J]. Eur J Med Chem, 2023, 249: 115141.

[83] Liu LY, Wang M, Li CJ, et al. Design, synthesis and biological evaluation of novel dihydrobenzodioxine derivatives as HBV capsid protein inhibitors [J]. Bioorg Chem, 2022, 128: 106052.

[84] Yang L, Shi LP, Chen HJ, et al. Isothiafludine, a novel non-nucleoside compound, inhibits hepatitis B virus replication through blocking pregenomic RNA encapsidation [J]. Acta Pharmacol Sin, 2014, 35: 410-418.

[85] Jia HY, Yu J, Du XH, et al. Design, diversity-oriented synthesis and biological evaluation of novel heterocycle derivatives as non-nucleoside HBV capsid protein inhibitors [J]. Eur J Med Chem, 2020, 202: 112495.

[86] Yuen MF, Berliba E, Sukeepaisarnjaroen W, et al. Safety, pharmacokinetics, and antiviral activity of the capsid inhibitor AB-506 from Phase 1 studies in healthy subjects and those with hepatitis B [J]. Hepatol Commun, 2022, 6(12): 3457-3472.

[87] Huang Q, Zong Y, Mercier A, et al. Blockage of HBV virus replication and inhibition of cccDNA establishment by core protein allosteric modifiers (CpAMs) [J]. Hepatology, 2016, 64: 937A-938A.

[88] Unchwaniwala N, Delaney W, Kitrinos KM. ABI-4334, a novel inhibitor of hepatitis B virus core protein, promotes formation of empty capsids and prevents covalently closed circular DNA formation by disruption of incoming capsids [J]. J Hepatol, 2022, 77: S844-S845.

[89] Xu X, Shen M, Guo L, et al. Preclinical characterization of ABI-4334, a novel, highly potent core inhibitor for the treatment of chronic hepatitis B virus infection [J]. Hepatology, 2021, 74: 1394A-1395A.

[90] Yan R, Cai D, Zong Y, et al. Preclinical characterization of ABI-H2158, an HBV core inhibitor with dual mechanisms of action [J]. Antiviral Res, 2022, 209: 105485.

[91] Zlotnick A, Venkatakrishnan B, Tan Z, et al. Core protein: A pleiotropic keystone in the HBV lifecycle [J]. Antiviral

Res, 2015, 121: 82-93.
[92] Zhong Y, Wu C, Xu Z, et al. Hepatitis B virus core protein is not required for covalently closed circular DNA transcriptional regulation [J]. J Virol, 2022, 96(21): e0136222.
[93] 王美，刘林月，李传举，等.直接抗乙肝病毒候选药物的临床试验研究进展[J]. 药学学报, 2022, 57: 2972-2984.
[94] Rouviere CP, Dousson CB, Tavis JE. HBV replication inhibitors [J]. Antiviral Res, 2020, 179: 104815.
[95] Manzoor S, Saalim M, Imran M, et al. Hepatitis B virus therapy: What's the future holding for us? [J]. World J Gastroenterol, 2015, 21: 12558-12575.
[96] Nakajima S, Watashi K, Fukano K, et al. Non-nucleoside hepatitis B virus polymerase inhibitors identified by an in vitro polymerase elongation assay [J]. J Gastroenterol, 2020, 55: 441-452.
[97] Klumpp K, Hang JQ, Rajendran S, et al. Two-metal ion mechanism of RNA cleavage by HIV RNase H and mechanism-based design of selective HIV RNase H inhibitors [J]. Nucleic Acids Res, 2003, 31: 6852-6859.
[98] Hu Y, Cheng X, Cao F, et al. beta-Thujaplicinol inhibits hepatitis B virus replication by blocking the viral ribonuclease H activity [J]. Antiviral Res, 2013, 99: 221-229.
[99] Tavis JE, Cheng X, Hu Y, et al. The hepatitis B virus ribonuclease H is sensitive to inhibitors of the human immunodeficiency virus ribonuclease H and integrase enzymes [J]. Plos Pathog, 2013, 9(1): e1003125.
[100] Lomonosova E, Daw J, Garimallaprabhakaran AK, et al. Efficacy and cytotoxicity in cell culture of novel alpha-hydroxytropolone inhibitors of hepatitis B virus ribonuclease H [J]. Antiviral Res, 2017, 144: 164-172.
[101] Li Q, Lomonosova E, Donlin MJ, et al. Amide-containing α-hydroxytropolones as inhibitors of hepatitis B virus replication. Antiviral Res, 2020, 177: 104777.
[102] Cai CW, Lomonosova E, Moran EA, et al. Hepatitis B virus replication is blocked by a 2-hydroxyisoquinoline-1, 3(*2H*,*4H*)-dione(HID) inhibitor of the viral ribonuclease H activity [J]. Antiviral Res, 2014, 108: 48-55.
[103] Edwards TC, Lomonosova E, Patel JA, et al. Inhibition of hepatitis B virus replication by *N*-hydroxyisoquinolinediones and related polyoxygenated heterocycles [J]. Antiviral Res, 2017, 143: 205-217.
[104] Edwards TC, Mani N, Dorsey B, et al. Inhibition of HBV replication by *N*-hydroxyisoquinolinedione and *N*-hydroxypyridinedione ribonuclease H inhibitors [J]. Antiviral Res, 2019, 164: 70-80.
[105] Mohd-Ismail NK, Lim Z, Gunaratne J, et al. Mapping the interactions of HBV cccDNA with host factors [J]. Int J Mol Sci, 2019, 20: 4276.
[106] Kitamura K, Que L, Shimadu M, et al. Flap endonuclease 1 is involved in cccDNA formation in the hepatitis B virus [J]. PLoS Pathog, 2018, 14: e1007124.
[107] Pei JF, Hao TL, Gong CJ, et al. A cyclic *N*-hydroxyimide compound and its uses: CN202210089210 [P]. 2022-01-25.
[108] Qi Y, Gao Z, Xu G, et al. DNA polymerase κ is a key cellular factor for the formation of covalently closed circular DNA of hepatitis B virus [J]. PLoS Pathog, 2016, 12: e1005893.
[109] Long Q, Yan R, Hu J, et al. The role of host DNA ligases in hepadnavirus covalently closed circular DNA formation [J]. PLoS Pathog, 2017, 13: e1006784.
[110] Pollicino T, Belloni L, Raffa G, et al. Hepatitis B virus replication is regulated by the acetylation status of hepatitis B virus cccDNA-bound H3 and H4 histones [J]. Gastroenterology, 2006, 130: 823-837.
[111] Chong CK, Cheng CYS, Tsoi SYJ, et al. Role of hepatitis B core protein in HBV transcription and recruitment of histone acetyltransferases to cccDNA minichromosome [J]. Antiviral Res, 2017, 144: 1-7.
[112] Guo YH, Li YN, Zhao JR, et al. HBC binds to the CpG islands of HBV cccDNA and promotes an epigenetic permissive state [J]. Epigenetics, 2011, 6: 720-726.
[113] Hensel K, Rendon J, Navas M, et al. Virus-host interplay in hepatitis B virus infection and epigenetic treatment strategies [J]. FEBS J, 2017, 284: 3550-3572.
[114] Song M, Sun Y, Tian J, et al. Silencing retinoid X receptor alpha expression enhances early-stage hepatitis B virus infection in cell cultures [J]. J Virol, 2018, 92: e01771-17.
[115] Nkongolo S, Nussbaum L, Lempp FA, et al. The retinoic acid receptor (RAR) alpha-specific agonist Am80 (tamibarotene) and other RAR agonists potently inhibit hepatitis B virus transcription from cccDNA [J]. Antiviral

Res, 2019, 168: 146-155.

[116] Ramiere C, Scholtes C, Diaz O, et al. Transactivation of the hepatitis B virus core promoter by the nuclear receptor FXRalpha [J]. J Virol, 2008, 82: 10832-10840.

[117] Wang P, Lai Q, Yang X, et al. HEC96719, a novel FXR agonist, inhibits HBV infection in vitro and in vivo [J]. J Hepatol, 2022, 77: S254.

[118] Zeng J, Wu D, Hu H, et al. Activation of the liver X receptor pathway inhibits HBV replication in primary human hepatocytes [J]. Hepatology, 2020, 72: 1935-1948.

[119] Fang R, Ming T, Ng JPL, et al. Ciliatoside A, isolated from Peristrophe japonica, inhibits HBsAg expression and cccDNA transcription by inducing autophagy [J]. Antiviral Res. 2023, 209: 105482.

[120] Xie M, Guo H, Lou G, et al. Neddylation inhibitor MLN4924 has anti-HBV activity via modulating the ERK-HNF1α-C/EBPα-HNF4α axis [J]. J Cell Mol Med. 2021, 25(2): 840-854.

[121] Scalfaro P, Heo J, Liu CJ, et al. A phase 2 study testing FXR agonist Vonafexor in treatment naive patients with chronic hepatitis B (CHB): preliminary week 16 results [J]. J Hepatol, 2021, 75: S761-S762.

第 11 章 HIV-1 潜伏库调控剂的研究进展

人类免疫缺陷病毒（HIV）通过攻击人体免疫细胞，导致免疫系统受损乃至崩溃，最终发展为艾滋病，即获得性免疫缺陷综合征（acquired immune deficiency syndrome，AIDS）。自 1981 年首次报道以来，艾滋病在世界范围内迅速传播，已成为严重威胁人类生命健康的全球性公共卫生问题。针对 HIV-1 的生命周期的关键环节，已经有包括（非）核苷类逆转录酶抑制剂、整合酶抑制剂、蛋白酶抑制剂、侵入抑制剂以及衣壳蛋白抑制剂等 30 余种抗艾滋病化学实体药物被美国 FDA 批准上市[1]。这些不同机制药物的联合应用即高效抗逆转录病毒疗法（highly active antiretroviral therapy, HAART），HAART 可以有效抑制体内病毒复制、改善患者生存质量、降低艾滋病发病率和死亡率。但由于 HIV-1 潜伏库的存在，HAART 并不能彻底清除体内病毒，一旦停止给药，患者体内的病毒载量会快速反弹至治疗前的水平[2]。

HIV-1 潜伏是指 HIV-1 侵入宿主细胞后，能够持续存在、具有复制能力但转录沉默的状态。HIV-1 潜伏感染的细胞或解剖学位点称为 HIV-1 潜伏库，被分别称为细胞储库和解剖学储库[3]。静息状态的 $CD4^+$ T 淋巴细胞是最主要的 HIV-1 潜伏细胞储库[4]，此外，巨噬细胞、单核细胞和小胶质细胞等也被确证为 HIV-1 潜伏细胞储库[5]；某些器官、组织由于抗逆转录病毒药物对其渗透性不佳，低浓度的药物不能完全抑制病毒复制，HIV-1 得以持续低水平的复制，构成了 HIV-1 解剖学储库，如淋巴结、中枢神经系统和尿道等[6-7]。HIV-1 潜伏库的转录沉默状态，使其得以逃过抗逆转录病毒药物的抑制作用和免疫系统的监视，持续存在于感染者体内，而一旦停止 HAART，潜伏库中的病毒会迅速转变为转录活跃状态，进而引起病毒血症和全身性感染[8]。因此，HIV-1 潜伏库是当前治愈艾滋病的主要障碍。

HIV-1 潜伏库是由于病毒转录受到抑制而无法进行有效复制所形成的，其建立和维持的机制十分复杂，多种宿主因子和病毒因子均参与其中。目前报道的分子机制包括：

① 转录干扰[8] HIV-1 基因会优先整合到转录活跃的宿主基因上，而宿主基因的转录会干扰病毒转录前起始复合物的形成，从而抑制 HIV-1 的转录。

② 表观遗传沉默[9] 表观遗传是指在 DNA 序列不发生变化的情况下，由于染色

质结构变化而导致基因表达发生可逆和可遗传的变化，包括核小体定位、染色质重塑、组蛋白修饰、DNA 修饰、非编码 RNA 调控等，通过上述机制阻断 HIV-1 的表达称为表观遗传沉默。

③ 转录因子的隔离[10]　HIV-1 的转录依赖于宿主转录因子，如细胞核因子 κB（NF-κB）、活化 T 细胞核因子、激活蛋白-1 等。它们隔离在细胞质中，难以进入细胞核参与 HIV-1 转录，从而降低了 HIV-1 的转录水平。

④ HIV-1 Tat 水平低下[11]　反式转录激活因子（transactivator of transcription，Tat）是 HIV-1 转录的重要调控蛋白。当缺乏 Tat 时，HIV-1 虽然可以启动转录，但产生短链 RNA 后便暂停转录，无法进行转录延伸。由于表观遗传沉默，Tat 水平低于阈值，进一步促进 HIV-1 潜伏。

⑤ HIV-1 Rev 的缺乏[12]　病毒颗粒蛋白表达调节因子（regulator of expression of virion protein，Rev）通过与病毒的 Rev 响应元件（Rev response element，RRE）相互作用，促进未剪接和部分剪接的 mRNA 向核外转运，从而翻译得到 HIV-1 Gag、Env、Pol 等关键结构蛋白。低水平的转录致使细胞中 Rev 的含量极低，导致 mRNA 在核内完全降解，进而阻断 HIV-1 的复制。

⑥ miRNA 的过度表达[13]　miRNA 是由 18～25 个核苷酸组成的非编码 RNA，通过碱基互补配对与目标 mRNA 结合，造成转录抑制或者 mRNA 清除，从而抑制蛋白的合成。在 $CD4^+$ T 细胞潜伏库中，miRNA 的过度表达会减少 HIV-1 编码蛋白的产生，促使 HIV-1 潜伏。

由于 HIV-1 潜伏库的存在，难以彻底清除患者体内的 HIV-1。现阶段，医学界将治疗目标定为功能性治愈，即在不接受 HAART 的情况下，可以长期控制病毒滴度低于检测限，且人体的免疫功能不被继续破坏。当前，功能性治愈有两种研究较为深入的策略。第一种是“激活并杀死”（shock and kill）策略[14]，指接受 HAART 的患者同时服用潜伏激活剂（latency reversing agents，LRA）从而激活体内潜伏的前病毒，然后通过病毒的细胞病变效应或 HIV-1 特异性细胞毒性 T 细胞（CTL）反应杀死被激活的潜伏感染细胞［图 11-1（a）］。在经过二十余年深入研究后，已经鉴定了多种潜伏激活剂，但遗憾的是目前它们在临床试验中并没有减少 HIV-1 潜伏储库[15]，目前没有上市药物。第二种是“阻滞并锁定”（block and lock）策略[16]，通过使用潜伏促进剂（latency promoting agents，LPA）阻断 HIV-1 的转录和复制，使潜伏感染细胞进入深度潜伏的状态，即使中断 HAART 或者使用潜伏激活剂，病毒也不能有效复制［图 11-1（b）］。阻滞并锁定策略提出较晚，目前也没有药物上市。

HIV-1 潜伏库的存在使得患者不得不终身接受 HAART，而长期服用抗逆转录病毒药物不可避免地会带来病毒耐药的问题。此外，长期用药所引起的毒性和不良反应以及经济负担会降低患者的服药依从性，使疗效难以保证。因此，迫切需要开发活性高、成药性好的潜伏库调控剂，以清除或“沉默”HIV-1 潜伏库，实现 HIV-1 感染者的功能性治愈。

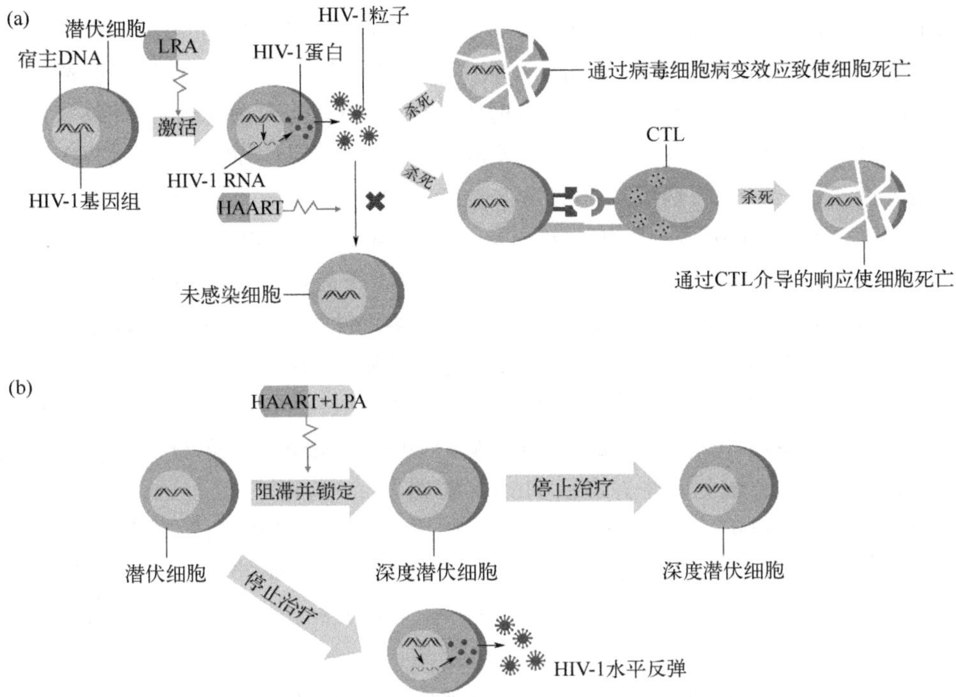

图 11-1　实现艾滋病功能性治愈的途径：（a）激活并杀死策略；（b）阻滞并锁定策略

本文从药物发现策略、生物活性和作用机制等方面对近五年的 HIV-1 潜伏库调控剂进行综述，为 HIV-1 潜伏库调控剂的设计与开发提供参考。

11.1 潜伏激活剂

基于潜伏库的形成机制，已有上百种小分子化合物被鉴定为潜伏激活剂，作用于 HIV-1 转录的不同阶段，通过促进病毒转录来激活 HIV-1 的表达。根据作用机制的不同，可分为组蛋白去乙酰化酶抑制剂、蛋白激酶 C 激动剂、溴结构域及其外域抑制剂、Toll 样受体激动剂等。

11.1.1　组蛋白去乙酰化酶抑制剂

组蛋白去乙酰化酶（histone deacetylase，HDAC）是一类调控组蛋白翻译后修饰的蛋白酶家族，可催化组蛋白 N 端赖氨酸残基的去乙酰化，进而增强组蛋白与 DNA 之间的相互作用，使染色质结构处于紧密状态，不易于基因转录。在目前已报道的 18 种人源 HDAC 中，根据序列同源性可分为四类[17]。其中，Zn^{2+}依赖性的Ⅰ类 HDAC

参与了 HIV-1 潜伏库的形成[18]，包括 HDAC1、2、3 和 8 四种亚型。抑制 HIV-1 患者体内的Ⅰ类 HDAC 可提高组蛋白的乙酰化程度，促进基因表达，从而激活 HIV-1 潜伏库。

异羟肟酸类化合物是一类经典的 HDAC 抑制剂（图 11-2），通过异羟肟酸基团与 Zn^{2+}螯合来抑制 HDAC 活性。代表性药物伏立诺他（**11-1**，vorinostat）在临床试验中可促进患者 HIV-1 RNA 的表达，但并不能减少 HIV-1 潜伏库，而且会干扰 HIV-1 特异性细胞毒性 T 淋巴细胞反应[19]。2021 年，Lu 等[20]报道的伏立诺他衍生物 **11-2** 可选择性抑制 HDAC1 和 HDAC8，其 IC_{50} 分别为 72.5nmol·L^{-1} 和 442nmol·L^{-1}。细胞水平的实验结果表明，化合物 **11-2** 在 0.3μmol·L^{-1} 的浓度下能显著诱导 p24 抗原和 HIV-1 mRNA 的表达，且在此浓度下未表现出明显的细胞毒性。此外，化合物 **11-2** 还能下调 HIV-1 受体 CD4 和辅助受体 CCR5 的表达，降低细胞被 HIV-1 感染的风险。为探究化合物 **11-2** 激活 HIV-1 潜伏库的机制，研究者用化合物 **11-2** 处理潜伏细胞系 ACH-2 细胞 48h 后进行了免疫印迹（Western blot，WB）实验，发现化合物 **11-2** 以剂量依赖性方式提高组蛋白的乙酰化水平并激活 NF-κB 通路。

2019 年，Bresciani 等[21]报道了以乙基酮作为 Zn^{2+}螯合基团的新型Ⅰ类 HDAC 抑制剂 **11-3**［IC_{50} (HDAC1) = 13nmol·L^{-1}，IC_{50} (HDAC2) = 18nmol·L^{-1}，IC_{50} (HDAC3) = 12nmol·L^{-1}］。结构生物学表明化合物 **11-3**（图 11-2）结构中的酮可形成水合物并与 Zn^{2+}形成双齿螯合作用。此外，酮与 Zn^{2+}结合位点下方有一口袋未被占据［图 11-3(a)］。为充分占据该口袋以增强靶标亲和力，Liu 等[22]用异噁唑酮取代乙基酮结构得到的化合物 **11-4**（图 11-2），其对Ⅰ类 HDAC 具有良好的抑制作用［IC_{50} (HDAC1) = 0.1nmol·L^{-1}，IC_{50} (HDAC2) = 0.47nmol·L^{-1}，IC_{50} (HDAC3) = 0.087nmol·L^{-1}］。细胞实验表明，化合物 **11-4** 具有强效的潜伏激活作用（EC_{50} = 4.7nmol·L^{-1}）。共晶结构表明化合物 **11-4** 和 **11-3** 与靶标 HDAC2 的结合模式相似，但 **11-4** 的异噁唑片段可延伸至锌离子下方的口袋，与 His141、Cys152 等氨基酸残基形成氢键［图 11-3（b）］。靶标亲和力测试结果表明 **11-3** 与 HDAC 结合的驻留时间仅有 5.6min；而 **11-4** 则表现出慢结合、慢解离的特征，驻留时间长达 35h，结合动力学性质显著提升。

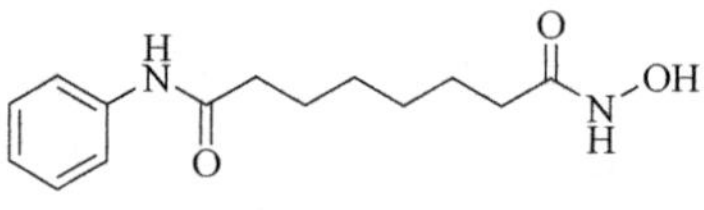

伏立诺他 (**11-1**)

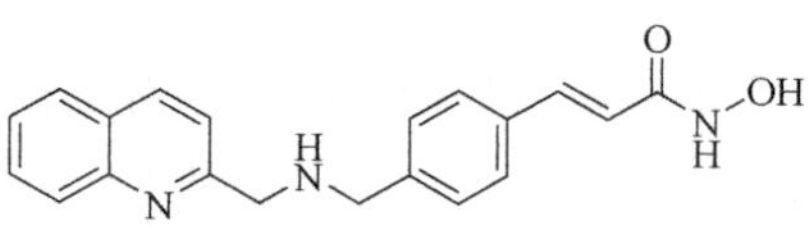

11-2

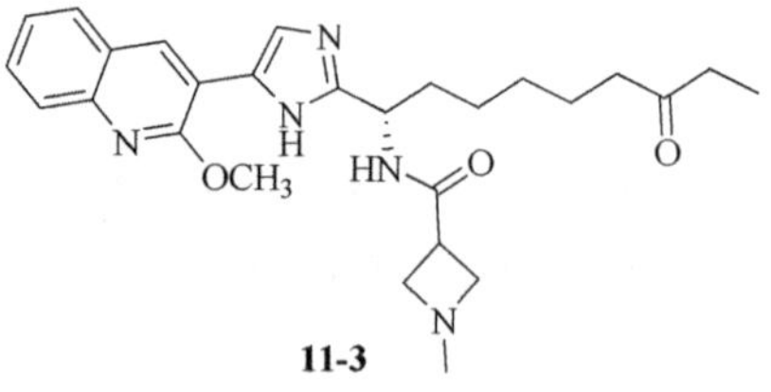

11-3

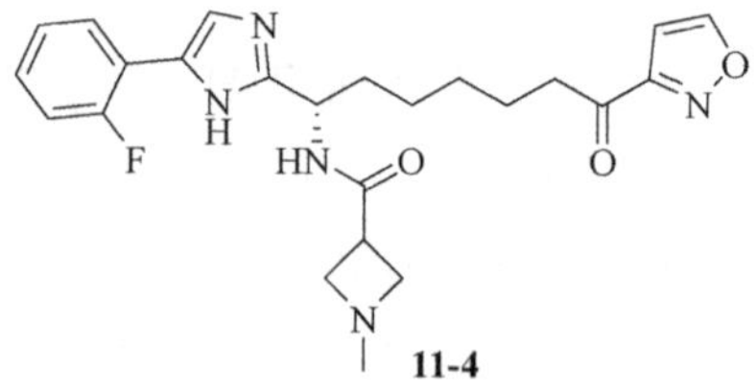

11-4

图 11-2 化合物 **11-1**～**11-4** 的化学结构

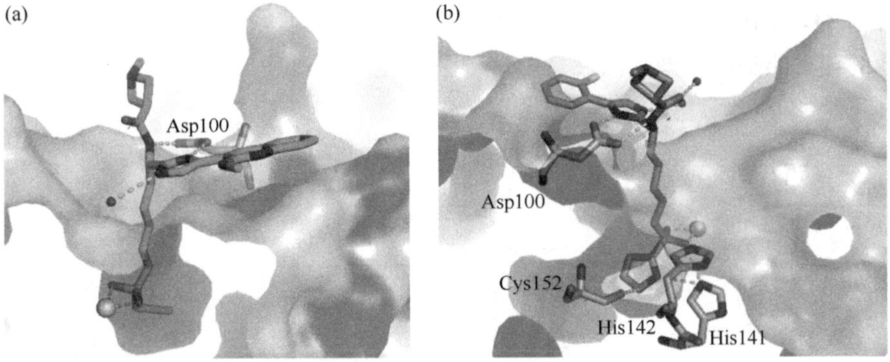

图 11-3 （a）化合物 **11-3** 与 HDAC2 的复合物晶体结构（PDB 代码：6WBW）；（b）化合物 **11-4** 与 HDAC2 的复合物晶体结构（PDB 代码：6XDM）

11.1.2 蛋白激酶 C 激动剂

NF-κB 是 HIV-1 转录的正调节因子，可结合 HIV-1 启动子的增强子区来激活 HIV-1 的转录。在细胞质中，NF-κB 与其抑制蛋白 IκB 结合形成无活性的复合物。蛋白激酶 C（PKC）是一类磷脂依赖性的丝氨酸/苏氨酸蛋白激酶，激活 PKC 可促进 IκB 的磷酸化并引起 IκB 降解，从而恢复 NF-κB 的活性。PKC 激动剂多来源于天然产物，目前以瑞香烷型二萜类、佛波醇二萜酯类以及大环内酯类化合物的研究较为广泛。

2019 年，Feng[23]从黄芫花中提取分离得到的瑞香烷型二萜化合物 **11-5**（图 11-4，专利保护的 R 基团未公布）表现出显著的 HIV-1 潜伏激活作用，在 10nmol·L^{-1}浓度下促进 HIV-1 的转录且不会引起 T 淋巴细胞的全面活化。机制研究表明，化合物 **11-5** 通过激活 PKC 进而提高活性 NF-κB 的水平，最终促进 HIV-1 的转录。此外，化合物 **11-5** 能够上调转录延伸因子 ELL2 的 mRNA 和蛋白水平，从而促进病毒的转录延伸。

瑞香科植物 *Gnidia sericocephala* 在南非地区常被用于抗艾滋病治疗，2022 年，Tembeni 等[24]利用高效液相色谱法从该植物的根部分离得到化合物 **11-6**（图 11-4）。在细胞水平的抗病毒活性中，化合物 **11-6** 表现出良好的抗 HIV-1 活性（EC_{50} = 0.03μmol·L^{-1}）和较高的选择指数（SI＞500）。随后，研究者利用流式细胞术发现 **11-6** 在 0.15μmol·L^{-1} 的浓度下能激活潜伏的 HIV-1，进一步的研究表明该化合物通过激活 PKC 来发挥潜伏激活作用。

化合物 **11-7**（gnidimacrin，图 11-4）是从近心格尼迪木 *Gnidia subcordata* Meisn 中分离得到的瑞香烷型二萜化合物。体外活性测试结果表明，化合物 **11-7** 在 20pmol·L^{-1}浓度下能显著降低潜伏库的 DNA 水平并减少 HIV-1 细胞储库，且不会引起 CD4^{+} T 细胞的全面活化和刺激炎症因子的产生[25]。WB 实验结果显示 **11-7** 通过激活 PKC 发挥潜伏激活作用。随后，Liu 等[26]对 **11-7** 的 C-3、C-5、C-20 和 C-2′四个位点的取代基进行修饰并合成了 29 个衍生物。活性测试结果表明，C-5 和 C-20 的羟基

对化合物 **11-7** 的活性至关重要，C-2′的修饰对活性影响较小，C-3 的苯甲酸酯可替换为其他的芳香酯基团以增强活性。

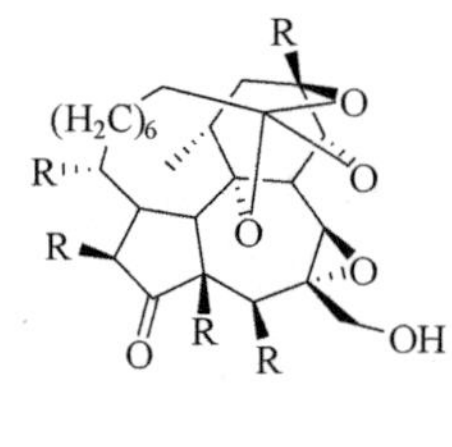

11-5

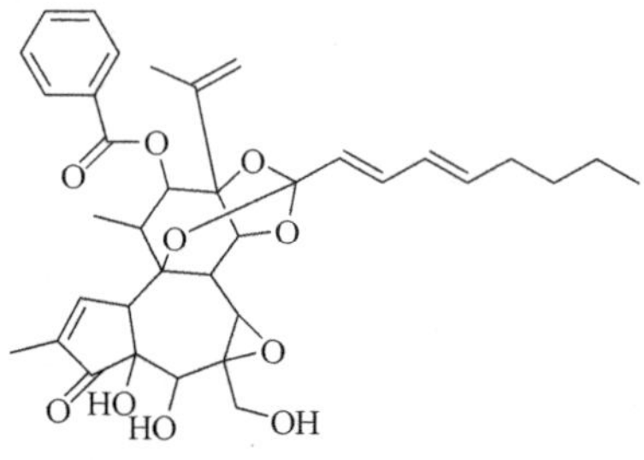

11-6

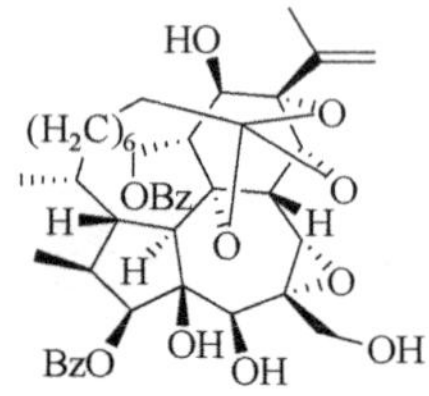

gnidimacrin (**11-7**)

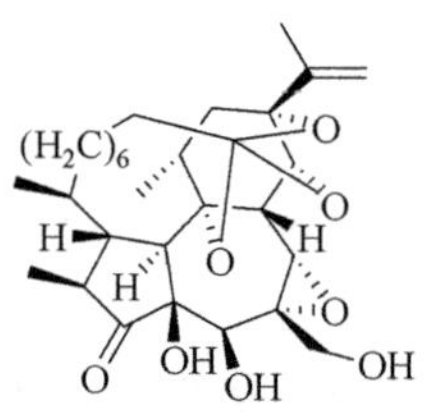

wikstroelide E (**11-8**)

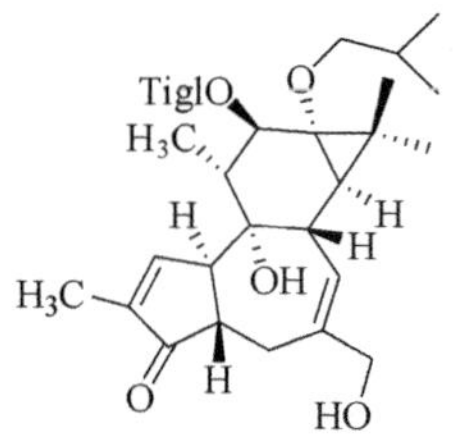

11-9

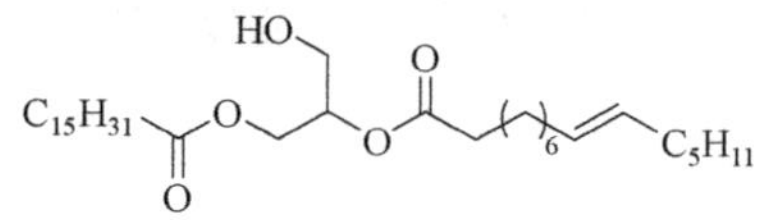

11-10

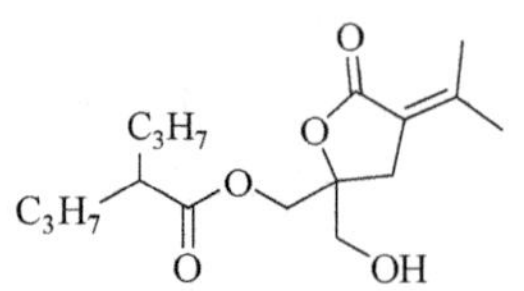

11-11

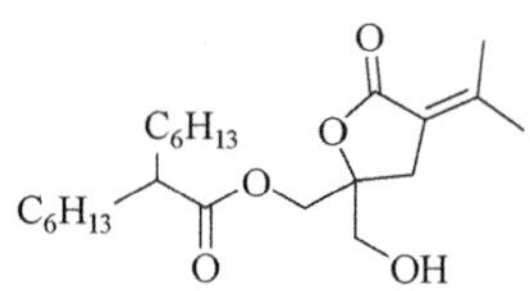

11-12

图 11-4　化合物 **11-5**～**11-12** 的化学结构

化合物 **11-8**（wikstroelide E，图 11-4）是从河朔荛花 Wikstroemia *chamaedaphne* 的花蕾中提取的瑞香烷型二萜化合物。2021 年，Li 等[27]使用荧光显微技术发现化合物 **11-8** 在纳摩尔水平可显著激活潜伏的 HIV-1，且在 1μmol·L^{-1} 浓度下没有细胞毒性。机制研究表明 **11-8** 通过激活 PKC，进而促进 NF-κB 进入细胞核，最终增强 HIV-1 的表达。

佛波醇二萜酯类化合物是另一类研究广泛的 PKC 激动剂。2020 年，Alcami 等[28]从大戟科植物 *Euphorbia amygdaloides* ssp. *Semiperfoliata* 中分离得到 4 -脱氧佛波醇酯衍生物 **11-9**（图 11-4），其具有抑制 HIV-1 感染（IC_{50} = 0.64nmol·L^{-1}）和诱导 HIV-1 的转录（EC_{50} = 2.9nmol·L^{-1}）的双重作用。通过流式细胞术检测，发现化合物 **11-9** 以浓度依赖性的方式下调 MT-2 细胞表面受体 CD4 和辅助受体 CXCR4、CCR5 的表达。此外，通过测定荧光素酶活性发现其可以通过激活 PKC 进而增强 NF-κB 的转录正调控作用。与抗逆转录病毒药物在细胞中联用时，化合物 **11-9** 的潜伏激活作用不受影响且与抗逆转录病毒药物表现出协同作用。

2000 年，Nacro 等[29]以 PKC 的内源性配体二酰甘油（**11-10**）为先导化合物，运用构象限制策略，设计并合成了具有高亲和力的 PKC 激动剂 **11-11**（图 11-4）。2021 年，Matsuda 等[30]发现化合物 **11-11** 在 ACH-2 细胞和 U1 细胞中均能诱导病毒表达，EC_{50} 分别为 0.87μmol·L^{-1} 和 1.81μmol·L^{-1}，且 CC_{50}＞100μmol·L^{-1}。此外，流式细胞术检测结果显示该化合物在 HIV-1 潜伏感染细胞中可引起凋亡蛋白酶 Caspase-3 较高水平的激活，而在未感染细胞中仅引起低水平的 Caspase-3 激活效应，表明化合物 **11-11** 可以选择性地诱导 HIV-1 潜伏感染细胞凋亡。

研究表明二酰甘油衍生物与 PKC 的结合模式为细胞膜-二酰甘油衍生物-PKC 的三元复合物[31]。为增强化合物 **11-11** 与细胞膜的疏水作用，从而提高化合物 **11-11** 与 PKC 的亲和力，2023 年，Ishii 等[32]设计并合成了一系列含不同酰基侧链的化合物 **11-11** 的衍生物，其中化合物 **11-12**（图 11-4）表现出最强的潜伏激活效应（EC_{50} = 0.22μmol·L^{-1}）。此外，**11-12** 与 PKC 的亲和力比 **11-11** 提高了 5 倍。

11.1.3 蛋白激酶 B/哺乳动物雷帕霉素靶蛋白激活剂

蛋白激酶 B（AKT）和哺乳动物雷帕霉素靶蛋白（mTOR）均是人体内重要的丝氨酸/苏氨酸蛋白激酶。mTOR 具有两种不同的多蛋白复合物形式，分别是 mTORC1 和 mTORC2。mTORC2 可以磷酸化 AKT 的 Ser473 位点，促进其激活[33]。活化的 AKT 可磷酸化 IκB 激酶，提高活性 NF-κB 的水平，从而促进 HIV-1 的转录[34]。因此，激活 AKT/mTOR 是激活 HIV-1 潜伏库的有效途径。

糖原合成酶激酶-3（glycogen synthase-kinase 3，GSK-3）是 mTOR 的负性调节因子，抑制 GSK-3 可促进 mTOR 的活化。2021 年，Gramatica 等[35]用 GSK-3 抑制剂化合物 **11-13**（图 11-5）处理 HIV-1 潜伏感染的细胞，发现化合物 **11-13** 在 1μmol·L^{-1} 的浓度下可促进病毒的复制，且不影响细胞活力。机制研究表明化合物 **11-13** 通过激活 AKT/mTOR 信号通路，促进 NF-κB 与 DNA 结合，进而增强 HIV-1 的转录。流式细胞术检测结果显示化合物 **11-13** 不会干扰细胞毒性 T 淋巴细胞和自然杀伤细胞的功能，有利于激活潜伏库后的“杀死”过程。但遗憾的是，感染猴免疫缺陷病毒（simian immunodeficiency virus，SIV）的恒河猴口服或者静脉注射化合物 **11-13**，没有引起病毒潜伏库的明显激活。因此，需要对化合物 **11-13** 进行进一步优化以提高潜伏激活效应并改善药代动力学性质。

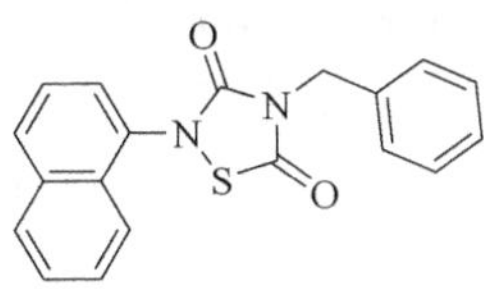

11-13

图 11-5　化合物 **11-13** 的化学结构

11.1.4 第二线粒体衍生的半胱天冬酶激活剂模拟物

第二线粒体衍生的半胱天冬酶激活剂（second mitochondria-derived activator of Caspase，SMAC）是一种线粒体蛋白，可拮抗凋亡抑制蛋白从而促进细胞凋亡。通过模拟 SMAC N 端的 AVPI 四肽序列所合成的小分子多肽，被称为 SMAC 模拟物，是凋亡抑制蛋白的抑制剂[36]。2015 年，Pache 等[37]通过全基因组 RNA 干扰筛选，发现凋亡抑制蛋白 BIRC2 通过阻碍非经典的 NF-κB 通路从而抑制 HIV-1 的转录。随后用 BIRC2 的小分子抑制剂——SMAC 模拟物 **11-14**（图 11-6）处理人胚肾 293T 细胞，观察到 HIV-1 的复制水平提高。而当 NF-κB 的结合位点突变失活后，化合物 **11-14** 诱导 HIV-1 复制的作用丧失，说明化合物 **11-14** 通过抑制 BIRC2，进而增强非经典的 NF-κB 通路，促进 HIV-1 的复制。

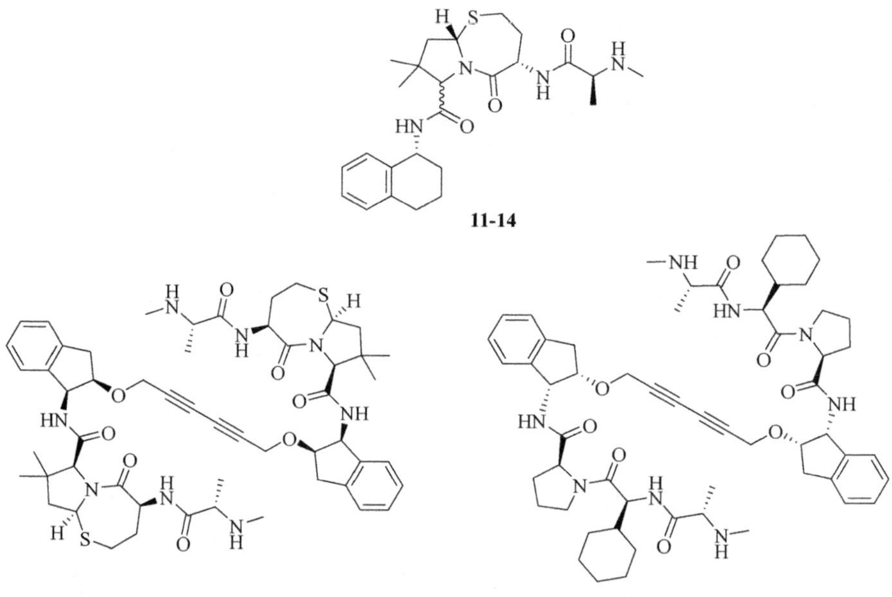

11-14　**11-15**　**11-16**

图 11-6　化合物 **11-14**～**11-16** 的化学结构

二聚体的 SMAC 模拟物已被证实可以与凋亡抑制蛋白的两个基序相结合，从而具有更强的亲和力[38]。2020 年，Pache 等[39]设计并合成了化合物 **11-14** 的二聚体化合物 **11-15**（图 11-6）。相较于 **11-14**，**11-15** 在 Jurkat 潜伏细胞系中表现出更强的潜伏激活作用。此外，**11-15** 的药代动力学性质显著优于 **11-14**，在小鼠血浆中浓度约为同等剂量下的 **11-14** 的 20 倍。在感染 HIV-1 的人源化小鼠模型中，**11-15** 可促进 HIV-1 的复制且不引起 T 细胞的全面活化。

2020 年，Nixon 等[40]报道了一个具有强效潜伏激活作用的 SMAC 模拟物 **11-16**（图 11-6）。化合物 **11-16** 可诱导接受抗逆转录病毒疗法（ART）的 HIV-1 感染的 BLT

小鼠的血液和组织中的 HIV-1 mRNA 水平显著提高。此外，向接受 ART 的感染 SIV 的恒河猴静脉输注化合物 **11-16**，发现恒河猴的血浆病毒载量显著升高；恒河猴的 $CD4^+$ T 细胞中的 HIV-1 mRNA 水平也远高于未输注化合物 **11-16** 的恒河猴。但遗憾的是，**11-16** 并未减少 SIV 储库。**11-16** 具有良好的安全性，在 BLT 小鼠和恒河猴中均不会引起全身毒性和 $CD4^+$ T 细胞的全面活化。WB 实验结果说明化合物 **11-16** 通过激活非经典的 NF-κB 通路来促进潜伏的 HIV-1 表达。基因集富集分析结果显示 NF-κB 的富集，这进一步证实非经典的 NF-κB 是化合物 **11-16** 发挥潜伏激活作用的靶点。

11.1.5 溴结构域及其外域抑制剂

溴结构域及其外域（bromodomain and extra-terminal，BET）蛋白家族是一类十分保守的转录调控因子家族，家族成员包括 BRD2、BRD3、BRD4 和 BRDT，其中对 BRD4 的研究最为深入。BRD4 具有两个保守的 N 端溴结构域（BD1 和 BD2）、一个末端外结构域和一个 C 端结构域。其中 C 端结构域可与正性转录延伸因子（positive transcription elongation factor b，P-TEFb）特异性结合，招募 P-TEFb 至基因的启动子或增强子区域[41]。P-TEFb 是由细胞周期蛋白 T1 和细胞周期蛋白依赖性激酶 9（CDK9）组成的复合物，可调控基因转录。RNA 聚合酶Ⅱ（RNA PolⅡ）在启动子处启动转录，但由于负性延伸因子和敏感性诱导因子的作用，使得 RNA PolⅡ在启动子近端处暂停，导致转录无法延伸。在人体内，由 BRD4 招募 P-TEFb 至基因的启动子区域，随后 CDK9 磷酸化 RNA PolⅡ的羧基末端结构域以及负性延伸因子和敏感性诱导因子，解除转录抑制，促进转录延伸。而在 HIV-1 的转录过程中，由 Tat 招募 P-TEFb 并与反式激活应答元件（transactivation response，TAR）结合，介导 P-TEFb 重新启动转录延伸。因而，在 HIV-1 感染的细胞内，BRD4 与 Tat 竞争性结合 P-TEFb，抑制 BRD4 可促进 Tat 介导的 HIV-1 的转录，从而激活潜伏的病毒储库[42]。

2019 年，Liang 等[43]报道了一个对 BRD4 具有高选择性的 BET 抑制剂化合物 **11-17**（图 11-7）。化合物 **11-17** 在潜伏细胞系 Jurkat T 细胞和 ACH-2 细胞中均以剂量依赖性和时间依赖性的方式激活潜伏的 HIV-1。实时荧光定量逆转录 PCR 实验结果显示化合物 **11-17** 在 $1\mu mol\cdot L^{-1}$ 的浓度下可激活从患者体内分离的 $CD4^+$ T 细胞中 HIV-1 的表达。此外，化合物 **11-17** 还能下调细胞表面受体 CD4 和辅助受体 CXCR4、CCR5，可抑制 HIV-1 引发新一轮感染。化合物 **11-17** 具有较低的细胞毒性，在 Jurkat T 细胞、ACH-2 细胞和人外周血单核细胞（peripheral blood mononuclear cells，PBMCs）等细胞系中的 CC_{50} 在 124.94～358.17$\mu mol\cdot L^{-1}$ 范围内。机制研究表明化合物 **11-17** 可使得 P-TEFb 从 BRD4 处解离，进而促进 Tat 与 P-TEFb 结合，提高病毒的转录水平。此外，化合物 **11-17** 可提高 CDK9 在 Thr186 处的磷酸化水平，从而提高 CDK9 的催化活性。

BET 抑制剂 **11-18**（图 11-7）已进入晚期实体瘤和血液系统恶性肿瘤的临床试验。2022 年，Huang 等[44]发现化合物 **11-18** 在 J-Lat 潜伏细胞系中具有良好的潜伏激活作用（EC_{50} = 30.82$nmol\cdot L^{-1}$），且分别与抗逆转录病毒药物齐多夫定、奈韦拉平和茚地那韦联用后，仍保持高水平的潜伏激活作用。此外，化合物 **11-18** 可显著提高从患者体内分离的 PBMCs 中的 HIV-1 RNA 水平，且细胞毒性低（CC_{50}＞100μmol·L^{-1}，MTT 法）；流式细胞术检测结果表明化合物 **11-18** 不会引起 $CD4^+$ T 细胞和 $CD8^+$ T 细胞的全面活化，说明其具有较高的安全性。WB 试验结果表明该化合物通过提高 CDK9 的磷酸化水平，促进 CDK9 的激活，从而增强 HIV-1 的转录。

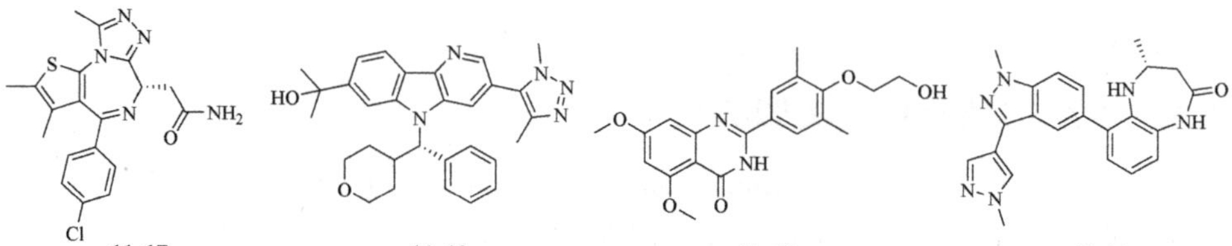

11-17 **11-18** **11-19** **11-20**

图 11-7　化合物 **11-17**～**11-20** 的化学结构

化合物 **11-19**（图 11-7）是选择性结合于 BD2 的 BET 抑制剂，已进入Ⅲ期临床试验，评估其对高危心血管疾病、血脂异常等疾病的疗效。2019 年，Zhang 等[45]报道化合物 **11-19** 在 10～50μmol·L^{-1} 范围内可激活多种潜伏细胞系和从患者体内分离的 $CD4^+$ T 细胞中 HIV-1 表达，且与 HDAC 抑制剂或 PKC 激动剂具有潜伏激活协同作用。此外，化合物 **11-19** 还能降低细胞表面的 HIV 辅助受体 CCR5 和 CXCR4 的表达，说明其可以降低细胞对 HIV-1 的易感性。CCK-8 细胞实验表明化合物 **11-19** 在不同细胞系中的 CC_{50} 均大于 200μmol·L^{-1}，具有较低的细胞毒性。机制研究表明化合物 **11-19** 可提高 CDK9 在 Thr186 处的磷酸化水平，减少 BRD4 与启动子的结合，从而促进 Tat 介导的转录延伸，激活 HIV-1 的表达。此外，化合物 **11-19** 以剂量依赖性的方式诱导 ACH-2 细胞发生 G1 / G0 细胞周期阻滞，从而选择性诱导潜伏细胞凋亡。

Tat 相互作用蛋白（Tat-interactive protein，TIP60）是一个分子量为 60kD 的乙酰转移酶，可以乙酰化组蛋白 H4 的赖氨酸位点。乙酰化组蛋白 H4 是募集 BRD4 至 HIV-1 启动子的关键因子之一，因此抑制 TIP60 可以减少 BRD4 与 HIV-1 启动子的结合，从而促进 Tat 招募 P-TEFb。2021 年，Zheng 等[46]报道了一个 BRD4 和 TIP60 的双重抑制剂 **11-20**（图 11-7），**11-20** 在多种潜伏细胞系中均能诱导 HIV-1 的表达，且 CC_{50} 在 200μmol·L^{-1} 左右。流式细胞术检测结果表明化合物 **11-20** 不会引起 T 细胞的全面活化和刺激炎症因子的产生，而且能减少由 PKC 激动剂引起的细胞炎症因子的释放，说明其安全性良好。用化合物 **11-20** 处理 ACH-2 细胞 48h 后，检测到 TIP60 水平下调、BRD4 招募的 P-TEFb 显著减少而 CDK9 的磷酸化水平增加，这表明化合物 **11-20** 通过抑制 BRD4 和 TIP60，从而促进 Tat 与 P-TEFb 的结合，增强 HIV-1 的转录。

11.1.6　信号传导和转录激活蛋白 5 SUMO 化修饰抑制剂

信号传导和转录激活蛋白 5（signal transducer and activator of transcription 5，

STAT5）是一种能与特定的 DNA 结合并调控相应基因表达的蛋白质。STAT5 经 SUMO 化修饰后以非活性形式存在于细胞质中，而发生磷酸化修饰后，STAT5 被激活并转移至细胞核中调节基因表达。2017 年，Bosque 等[47]发现苯并三唑类化合物与苯并三嗪类化合物通过抑制 STAT5 的 SUMO 化修饰来发挥潜伏激活作用，其中苯并三嗪类化合物 **11-21**（图 11-8）具有最强的潜伏激活作用。2020 年，Sorensen 等[48]测试了化合物 **11-21** 和 23 个市售的苯并三嗪类化合物对 STAT5 的 SUMO 化修饰的抑制活性，其中包括化合物 **11-21** 在内的 8 个化合物表现出抑制作用。随后，测试这些化合物对 STAT5 磷酸化的作用，结果显示化合物 **11-21**～**11-24**（图 11-8）以剂量依赖性的方式增加 STAT5 的磷酸化水平并激活潜伏的 HIV-1。

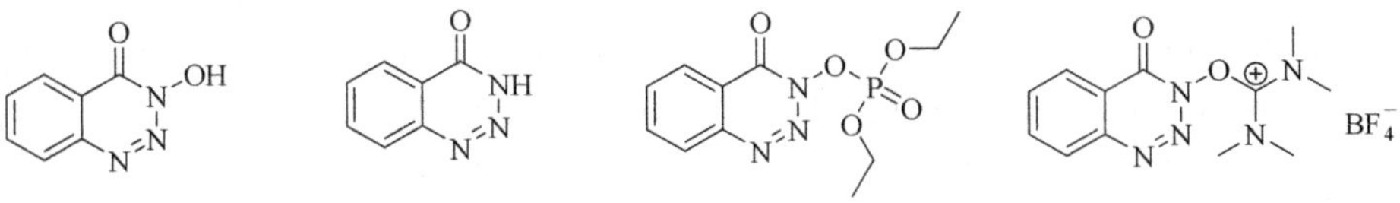

11-21　**11-22**　**11-23**　**11-24**

图 11-8　化合物 **11-21**～**11-24** 的化学结构

11.1.7　家族锌指转录因子 1 降解剂

2022 年，Ne 等[49]采用 dCas9 靶向染色质和组蛋白富集策略结合质谱分析，发现家族锌指转录因子 1（ikaros family zinc finger 1，IKZF1）是参与 HIV-1 潜伏库形成的宿主蛋白。IKZF1 通过与多梳抑制复合物 2（polycomb repressive complex 2，PRC2）相互作用，促进 PRC2 催化组蛋白 H3 的 Lys27 三甲基化，使基因处于低水平表达状态或基因表达沉默[50]。敲除 J-Lat A2 细胞中的 IKZF1，可显著提高 HIV-1 的表达。沙利度胺衍生的免疫调节药物对 E3 泛素连接酶底物识别受体 CRBN（cereblon）具有较高的亲和力，可介导 IKZF1 的泛素化降解[51]。化合物 **11-25**（iberdomide，图 11-9）对 CRBN 具有高度的亲和力，正处于临床试验阶段。用 **11-25** 处理 HIV-1 潜伏感染的原代 $CD4^+$ T 细胞，可观察到显著的 HIV-1 激活且不会引起 T 细胞的全面活化。此外，已被美国 FDA 批准上市的来那度胺（**11-26**，lenalidomide，图 11-9）和泊马度胺（**11-27**，pomalidomide，图 11-9），同样能促进 IKZF1 的泛素化降解从而激活潜伏病毒。

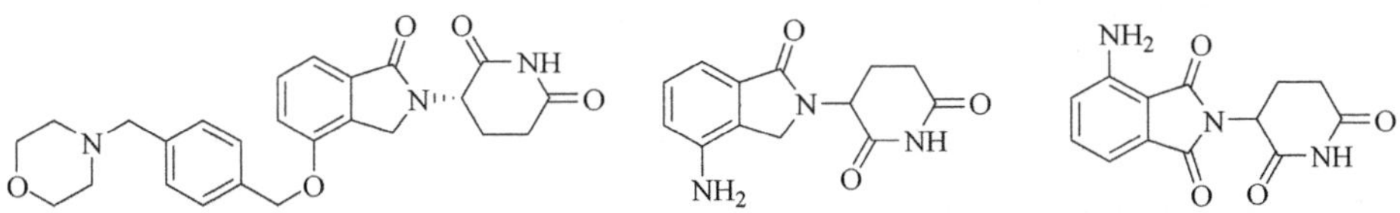

iberdomide (**11-25**)　来那度胺 (**11-26**)　泊马度胺 (**11-27**)

图 11-9　化合物 **11-25**～**11-27** 的化学结构

11.1.8 Toll 样受体激动剂

Toll 样受体（TLRs）是一类模式识别受体，可以识别侵入机体的病原体和内源性损伤信号，进而启动炎性应答信号通路，诱导细胞分泌炎性因子，增强免疫激活反应[52]。2019 年，Cen 等[53]从 14000 个化合物中筛选出可结合 TLR1 进而激活 TLR2 的化合物 **11-28**（图 11-10）。**11-28** 能上调 $CD8^+$ T 细胞、NK 细胞和树突状细胞水平，具有免疫调节作用。2021 年，Duan 等[54]发现化合物 **11-28** 通过激活 TLR2，从而促进 PBMCs 产生炎性细胞因子，如肿瘤坏死因子 α 和白细胞介素-6，最终激活潜伏的病毒。化合物 **11-28** 在 U1 潜伏细胞系中也以剂量依赖性和时间依赖性的方式激活 HIV-1 表达。转录组学分析和 WB 实验结果均表明化合物 **11-28** 活化 TLR2 后可激活其下游信号通路如 NF-κB 通路和促分裂原活化蛋白激酶通路，进而促进 HIV-1 的表达。流式细胞术检测结果显示化合物 **11-28** 可以激活单核细胞、NK 细胞、B 细胞和部分 T 细胞，且不引起 T 细胞广泛性活化。此外，化合物 **11-28** 能促使 NK 细胞分泌颗粒酶 CD107a 及 IFN-γ，从而增强其毒性功能。上述结果说明化合物 **11-28** 具有激活潜伏库和杀死病毒的双重作用。

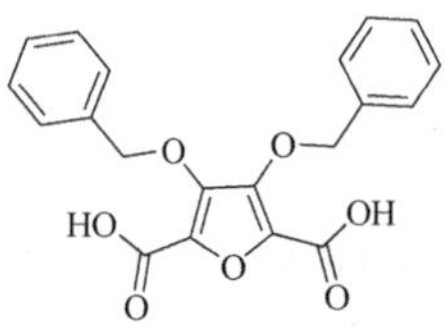
11-28

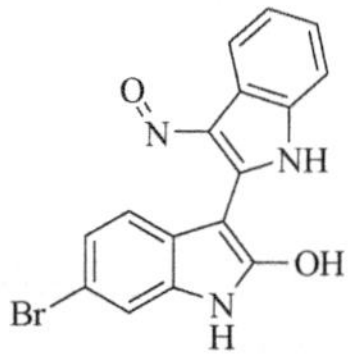
11-29

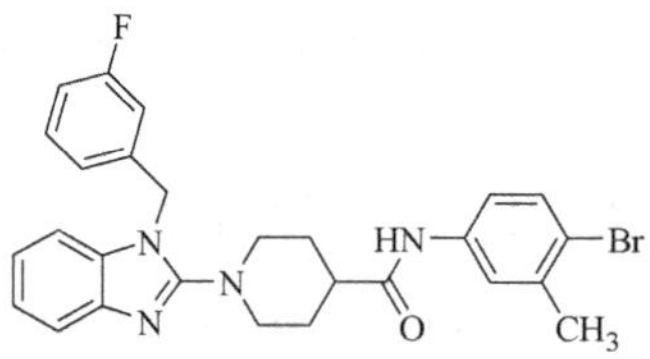
11-30

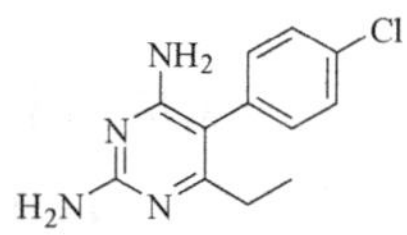
11-31

图 11-10 化合物 **11-28**～**11-31** 的化学结构

11.1.9 糖原合酶激酶-3 抑制剂

Wnt 下游的 β-catein（β-连环蛋白）/TCF1 信号通路已被证实是 HIV-1 转录的正调控因子[55]。糖原合酶激酶-3（GSK-3）是 Wnt 信号通路的负调控因子，可促进 β-catein 的磷酸化，从而促进 β-catein 的降解。因此，抑制 GSK-3 可激活 Wnt 信号通路，进而提高 HIV-1 的转录水平。2022 年，Wen 等[56]报道 GSK-3 抑制剂化合物 **11-29**（图 11-10）在 ACH-2 细胞系和 Jurkat T 细胞系中均以剂量依赖性的方式激活 HIV-1 表达。为进一步验证 **11-29** 的潜伏激活作用，研究人员用 1μmol·L^{-1} 的 **11-29** 处理从患者体内分离的 PBMCs，观察到细胞内 HIV-1 mRNA 水平显著升高。此外，**11-29** 还能激活感染 SIV 的恒河猴体内的潜伏病毒。机制研究表明 **11-29** 通过降低 β-catein 的磷酸化水平，促进 β-catein 转运至细胞核与 TCF1 结合，增强 TCF1 与 HIV-1 的启动子结合和改变组蛋白的表观遗传修饰，最终激活 HIV-1 的表达。

11.1.10 聚合酶相关因子 1 复合物抑制剂

聚合酶相关因子 1 复合物（PAF1C）是由 PAF1、LEO1、CTR9、RTF1 和 CDC73

五个亚基组成的蛋白复合物，可调控 RNA Pol Ⅱ 在 HIV-1 启动子近端处暂停，从而阻滞 HIV-1 转录，是调控 HIV-1 潜伏库的重要靶标[57]。Soliman 等[58]通过虚拟筛选从含有一千万个小分子的化合物库中发现了 PAF1C 抑制剂 **11-30**（图 11-10），其通过结合于 CTR9 亚基从而抑制 PAF1C 蛋白复合物的组装，进而抑制其功能，促进 RNA Pol Ⅱ 从启动子近端处释放。荧光素酶实验说明 **11-30** 在微摩尔水平可显著增加潜伏激活剂如 JQ1 的潜伏激活能力。实时荧光定量逆转录 PCR 实验结果显示用 **11-30** 单独处理 HIV-1 潜伏感染的 PBMCs 后，可观察到 HIV-1 gag 转录本水平升高，说明 **11-30** 可激活潜伏的 HIV-1。

11.1.11　BAF 抑制剂

HIV-1 启动子由 nuc-0 和 nuc-1 两个核小体组成，当 nuc-1 位于转录起始位点的下游时，启动子受到抑制。研究表明染色质重塑复合物 BAF（BRG1/BRM-associated factor）可利用 ATP 水解释放的能量将 nuc-1 定位于转录起始位点的下游，从而抑制 HIV-1 的转录，促进病毒潜伏[59]。Stoszko 等[60]发现临床上用于抗疟疾的乙胺嘧啶（**11-31**，图 11-10）在微摩尔浓度下可激活潜伏的 HIV-1。机制研究表明 **11-31** 可降低 BAF 的亚基 BAF250a 蛋白的稳定性，导致 BAF 复合物从 HIV-1 启动子上解离，nuc-1 的定位被重塑，从而激活 HIV-1 的转录。最近，Prins 等[61]开展了一项随机对照临床试验（NCT03525730）以探究 **11-31** 在接受 ART 的 HIV-1 感染者中的潜伏激活活性。试验结果显示 **11-31** 引起患者体内的 HIV-1 RNA 水平持续增加，但没有导致病毒潜伏库的减小。

11.2

潜伏促进剂

不同于潜伏激活剂，潜伏促进剂通过调节宿主因子或者病毒因子来抑制 HIV-1 的复制，促使潜伏病毒进入深度潜伏状态，从而推迟或避免停药后的病毒反弹。根据作用机制的不同，可分为晶状体上皮源性生长因子抑制剂、组蛋白去甲基化酶抑制剂、Tat 抑制剂和 Rev 抑制剂等。

11.2.1　晶状体上皮源性生长因子抑制剂

晶状体上皮源性生长因子（lens epithelium-derived growth factor, LEDGF）又称为 p75 蛋白，是 HIV-1 整合酶的辅助因子，可增加整合酶的稳定性和促使病毒 DNA 整合至宿主基因组上[62]。LEDGF 抑制剂通过干扰整合酶-LEDGF 的相互作用来抑制 HIV-1 的复制。2021 年，Bruggemans 等[63]报道的 LEDGF 抑制剂化合物 **11-32**（图 11-11）对野生型 HIV-1 具有良好的抗病毒活性（$EC_{50} = 2.2nmol \cdot L^{-1}$）。此外，**11-32** 在纳摩尔水平浓度下可促进 HIV-1 潜伏，抑制潜伏病毒再激活。机制研究表明 **11-32** 通过改变病毒 DNA 的整合位点，使病毒 DNA 整合至转录沉默的基因序列中，从而促进 HIV-1 潜伏。**11-32** 是临床前候选药物，具有较高的体外代谢稳定性和良好的口服药代动力学性质。但食蟹猴体内试验发现 **11-32** 具有尿路毒性，阻碍其后续研究[64]。

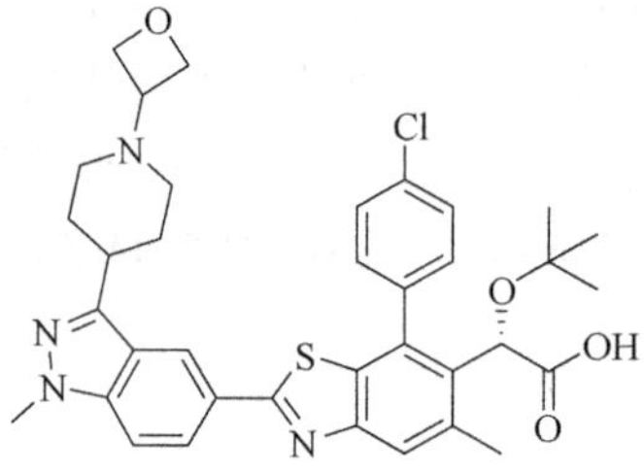

11-32

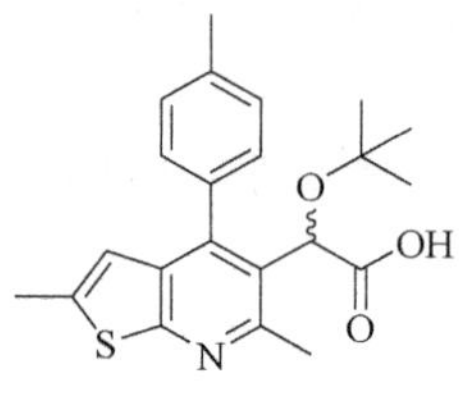

11-33

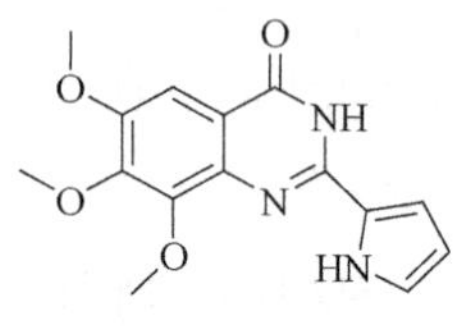

11-34

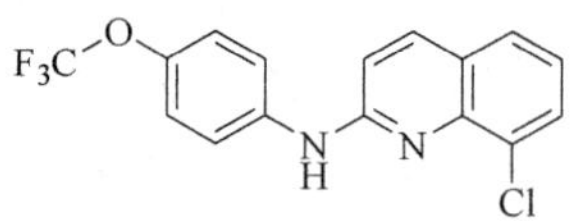

11-35

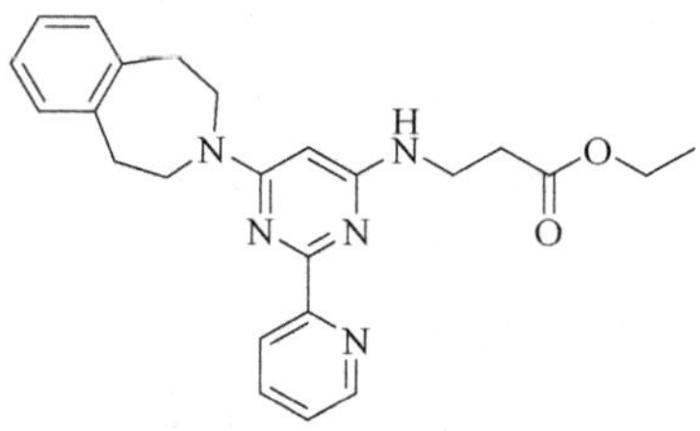

11-36

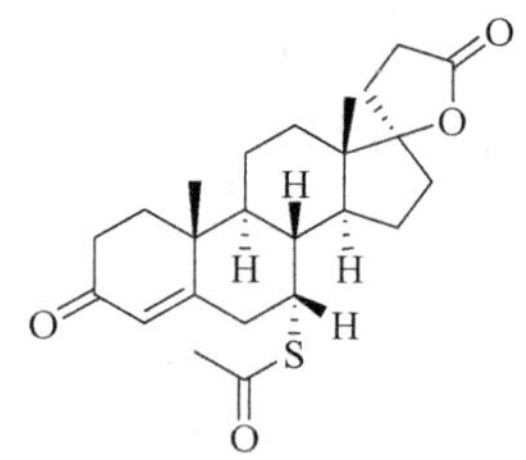

11-37

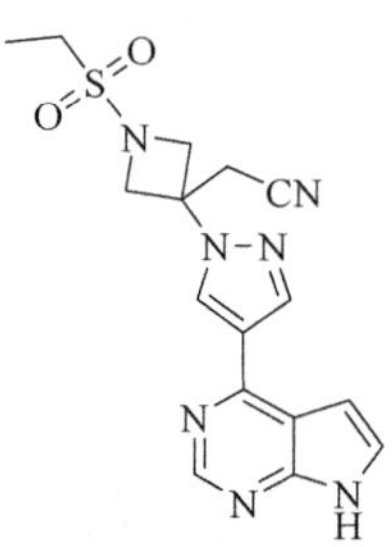

baricitinib (**11-38**)

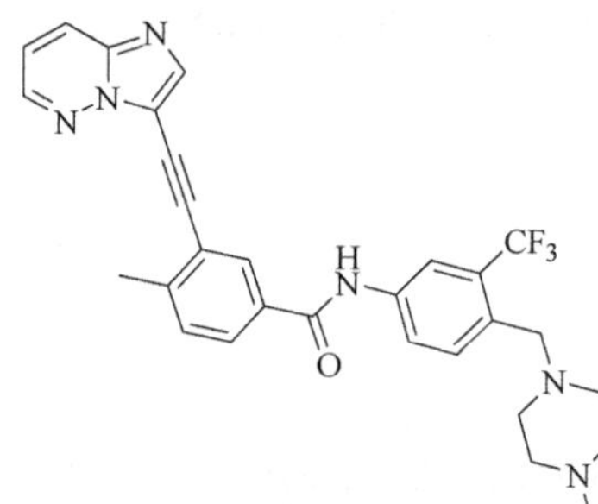

ponatinib (**11-39**)

图 11-11　化合物 **11-32**～**11-39** 的化学结构

为进一步探究 LEDGF 抑制剂对 HIV-1 潜伏库的影响，Janssens 等[65]采用单细胞分支 DNA 成像技术，测定 LEDGF 抑制剂化合物 **11-33**（图 11-11）对 HIV-1 的整合位点、转录水平、潜伏激活的影响。实验结果表明 **11-33** 以剂量依赖性的方式抑制病毒转录和潜伏库再激活。但是，即使在 50μmol·L^{-1} 的浓度下，**11-33** 也不能完全抑制 HIV-1 复制，说明单独使用 LEDGF 抑制剂并不能完全阻断病毒复制。机制研究表明 **11-33** 可使前病毒整合至转录沉默的基因序列中，从而降低病毒的转录水平。

11.2.2　Tat 抑制剂

如第 11.1.5 节所述，Tat 是 HIV-1 进行转录延伸不可或缺的蛋白质。当 Tat 蛋白水平低于阈值时，病毒的转录将停滞在转录起始阶段，无法进行转录延伸。2021 年，Zhou 等[66]报道化合物 **11-34**（图 11-11）可有效抑制 HIV-1 潜伏库的再激活，在 10μmol·L^{-1} 浓度下可消除 PKC 激动剂的潜伏激活效应。WB 实验结果表明化合物 **11-34** 可诱导 Tat 蛋白的降解，从而阻断 Tat 介导的转录延伸。此外，化合物 **11-32** 可降低促核染色质转录因子（facilitates chromatin transcription，FACT）的表达。FACT 蛋白是组蛋白伴侣蛋白，可以促进 RNA PolⅡ介导的转录。因此，降低 FACT 蛋白的水平可抑制病毒的转录。**11-34** 可诱导 HIV-1 潜伏感染细胞的选择性凋亡。**11-34** 具有较低的细胞毒性，CC_{50} 为 68.63μmol·L^{-1}。流式细胞术检测结果表明 **11-34** 不会诱导 T 细胞的全面活化。

11.2.3 Rev 抑制剂

HIV-1 Rev 是介导未剪接和部分剪接的病毒 mRNA 从细胞核转运至细胞质的重要调控蛋白。当 Rev 不能正常发挥其功能时，病毒 mRNA 将在细胞核内被降解，导致 HIV-1 的复制被阻断。化合物 **11-35**（图 11-11）是一个强效的潜伏促进剂，其通过与帽结合复合物直接结合来抑制 Rev 介导的 mRNA 转运[67]。在一项非随机、开放标签的Ⅰb/Ⅱa 临床试验中，**11-35** 表现出降低 HIV-1 潜伏储库、慢性免疫激活和慢性炎症的三重作用[68]。但遗憾的是，**11-35** 的作用短暂，停止用药后即恢复到原状。尽管如此，**11-35** 的安全性良好，在临床试验中没有受试者发生严重的不良反应。

11.2.4 组蛋白去甲基化酶抑制剂

组蛋白 H3 第 27 位赖氨酸的三甲基化是转录抑制的标志[69]。组蛋白去甲基化酶 UTX 可降低其甲基化水平进而促进转录。因此，抑制 UTX 可提高组蛋白 H3 第 27 位赖氨酸的三甲基化水平，从而抑制病毒基因的转录，促进病毒潜伏。2021 年，Nguyen 等[70]报道敲除潜伏细胞中 UTX 或使用 UTX 抑制剂 **11-36**（图 11-11），均能抑制潜伏病毒的再激活。除了增强组蛋白 H3 第 27 位赖氨酸的三甲基化，化合物 **11-36** 还通过促进 DNA 甲基转移酶 3A 募集至 HIV-1 启动子，进而提高 DNA 甲基化水平最终抑制病毒转录。然而，当停止给化合物 **11-36** 后，潜伏细胞中组蛋白和 DNA 甲基化水平恢复到初始状态，说明通过组蛋白和 DNA 甲基化诱导表观遗传沉默难以长期沉默 HIV-1 前病毒。

11.2.5 XPB 抑制剂

XPB 蛋白是通用转录因子 TFⅡH 的重要亚基，可在转录起始位点局部解开 DNA 双链从而促进转录起始。因此，抑制 XPB 亚基可干扰病毒的转录，从而抑制潜伏病毒的再激活。螺内酯（**11-37**，图 11-11）是一种醛固酮竞争性抑制剂，用于治疗水肿性疾病。近年来，有研究证明螺内酯可诱导 XPB 的蛋白酶体降解[71-73]，从而抑制急性 HIV 感染[74]。2021 年，Mori 等[75]报道螺内酯在潜伏细胞系中以剂量依赖性的方式抑制 HIV-1 的转录，且能显著降低潜伏激活剂的效应。WB 试验结果说明螺内酯通过诱导 XPB 的降解从而抑制 HIV-1 的复制。螺内酯具有强效的抗 HIV-1 作用，不需联合使用抗逆转录病毒药物，仅用螺内酯就可阻断细胞中 HIV-1 的复制。但停止给药后，HIV-1 的复制水平迅速提升，细胞中的 XPB 蛋白含量也恢复到正常水平，说明螺内酯不具有长效的表观遗传控制作用。

11.2.6 Janus 激酶抑制剂

Janus 激酶（Janus Kinase，JAK）是一类非受体型酪氨酸激酶，通过催化其下游底物 STAT 的酪氨酸磷酸化从而发挥促进细胞生长、抗凋亡和调节免疫系统等重要作用。JAK 抑制剂 **11-38**（baricitinib，图 11-11）于 2018 年被美国 FDA 批准治疗类风湿性关节炎。2021，de Armas 等[76]报道化合物 **11-38** 在 10μmol·L^{-1} 浓度下可显著减少 HIV-1 潜伏感染细胞的数量。其可能的机制为 JAK 抑制剂可降低细胞的活化水平从而阻断 HIV-1 诱导的细胞活化，通过促进细胞的凋亡从而减少潜伏感染细胞的数量。

11.2.7 AKT/mTOR 抑制剂

如 11.1.3 节所述，AKT-mTOR 信号通路通过激活 NF-κB 从而促进病毒转录。因此，抑制 AKT-mTOR 信号通路可降低病毒的复制水平。2023 年，Huang 等[77]采用高通量筛选，从 1701 个美国 FDA 批准上市的小分子化合物库中筛选出潜伏促进剂帕纳替尼（**11-39**，ponatinib，图 11-11）。帕纳替尼是酪氨酸激酶抑制剂，临床上用于治疗慢性粒细胞白血病和急性淋巴细胞白血病。研究者发现帕纳替尼在不同的潜伏细胞系和从患者体内分离的 CD4$^+$ T 细胞中均能抑制潜伏激活剂诱导的 HIV-1 激活效应，且不具有明显的细胞毒性。WB 实验结果表明帕纳替尼通过降低 AKT 和 mTOR 的磷酸化水平进而抑制病毒复制，促进病毒潜伏。

11.3 总结与展望

病毒潜伏库是当前治愈艾滋病的主要障碍。为调控 HIV-1 潜伏库，实现功能性治愈，人们提出“激活并杀死”和“阻滞并锁定”两种策略，使用潜伏库调控剂“激活”或“沉默”潜伏库。药物重定位、天然产物活性物质的分离与筛选和高通量筛选等药物化学策略的运用，成功发现了多种小分子潜伏库调控剂。随后，采用荧光素酶实验、定量病毒生长实验、实时荧光定量逆转录 PCR 实验和流式细胞术等实验测定化合物的潜伏库调控活性。WB 实验、染色质免疫共沉淀实验、蛋白质组学分析、转录组学分析等方法的综合运用确证化合物的作用机制。

迄今为止，已有上百种化合物被确证为潜伏激活剂，其中数个候选药物已进入临床试验，如 HDAC 抑制剂 panobinostat、vorinostat、romidespin 和 PKC 激动剂 prostratin、bryostatin-1 等，但它们的临床试验结果并未达到预期[15,78-79]。当前发现的 HDAC 抑制剂虽然可以激活潜伏的 HIV-1 转录，但不能有效地减少 HIV-1 潜伏库。这可能是由于 HIV-1 潜伏库形成机制的复杂性和异质性[80]，导致潜伏激活剂的对不同潜伏细胞的作用不同[81-82]。此外，在未及时接受 ART 的患者中，绝大多数的潜伏细胞存在 CTL 逃逸突变，导致被激活的潜伏细胞不一定能被免疫系统杀死[83]。PKC 激动剂是目前最有效的潜伏激活剂，但其可能会引起 T 细胞的全面活化从而带来毒性和不良反应[84]。为增强潜伏激活效应和减少毒性和不良反应，可以联合使用几种机制不同的潜伏激活剂。此外，应增强机体的免疫应答或诱导潜伏感染细胞凋亡以强化“杀死”阶段。TLR 激动剂和 SMAC 模拟物具有激活潜伏库和增强宿主免疫功能的双重作用，因此是潜伏激活剂研究的重要方向。

潜伏促进剂虽然研究较晚，但其展现了巨大的潜力与优势。潜伏促进剂能阻断病毒的复制，与抗逆转录病毒药物具有协同作用。此外，靶向病毒因子所引起的毒性和不良反应小，不会引起免疫激活。但目前的潜伏促进剂不能长期阻断潜伏库的再激活，开发能长期甚至彻底锁定潜伏库的沉默状态的潜伏促进剂是未来研究的目标。

虽然目前没有潜伏库调控剂上市，但随着结构生物学的快速发展，HIV-1 潜伏库的形成机制将更加清晰，为药物设计提供更多的指导信息。此外，参与潜伏库形成的生物大分子大多在其他疾病中已有深入研究，采用药物重定位策略，结合高通量筛选技术能快速发现优良的潜伏库调控剂。另外，针对 HIV-1 潜伏库的形成所涉及的宿主因子和病毒因子十分复杂的特点，除了联合用药，还可以设计单分子多靶点药物，以期获得活性高、毒性低的潜伏库调控剂。近年来，以蛋白靶向嵌合体技术和核酸降解技术为特征的多特异性结合策略逐步在抗病毒领域受到关注，有望成为调控 HIV-1 潜伏库关键蛋白或核酸的新途径[85]。再者，核酸药物因具有设计模块化，研发周期短、药效持久等优点，广泛应用于疾病的治疗。最近，Pardons 等用脂质纳米颗粒递送 Tat mRNA 成功激活了 CD4 T 细胞中潜伏感染的 HIV[86]。最后，“激活并杀死”和“阻滞并锁定”虽然是两种截然相反的策略，但在治疗策略上并不是非此即彼，可以联合使用以期实现艾滋病的功能性治愈。接受 HAART 的 HIV-1 患者序贯服用潜伏库调控剂，先使用潜伏激活剂清除容易被激活的潜伏感染细胞，随后使用潜伏促进剂使难以被激活的潜伏病毒进入深度潜伏状态，从而实现功能性治愈。

参 考 文 献

[1] Menéndez-Arias L, Delgado R. Update and latest advances in antiretroviral therapy[J]. Trends Pharmacol Sci, 2022, 43: 16-29.

[2] García F, Plana M, Vidal C, et al. Dynamics of viral load rebound and immunological changes after stopping effective antiretroviral therapy[J]. AIDS, 1999, 13: F79-86.

[3] Eisele E, Siliciano RF. Redefining the viral reservoirs that prevent HIV-1 eradication[J]. Immunity, 2012, 37: 377-388.

[4] Finzi D, Hermankova M, Pierson T, et al. Identification of a reservoir for HIV-1 in patients on highly active antiretroviral therapy[J]. Science, 1997, 278: 1295-1300.

[5] Sharova N, Swingler C, Sharkey M, et al. Macrophages archive HIV-1 virions for dissemination in trans[J]. EMBO J, 2005, 24: 2481-2489.

[6] Ganor Y, Real F, Sennepin A, et al. HIV-1 reservoirs in urethral macrophages of patients under suppressive antiretroviral therapy[J]. Nat Microbiol, 2019, 4: 633-644.

[7] Lorenzo-Redondo R, Fryer HR, Bedford T, et al. Persistent HIV-1 replication maintains the tissue reservoir during therapy[J]. Nature, 2016, 530: 51-56.

[8] Lenasi T, Contreras X, Peterlin BM. Transcriptional interference antagonizes proviral gene expression to promote HIV latency[J]. Cell Host Microbe, 2008, 4: 123-133.

[9] Verdikt R, Hernalsteens O, Van Lint C. Epigenetic mechanisms of HIV-1 persistence[J]. Vaccines, 2021, 9: 514.

[10] Hokello J, Sharma A L, Tyagi M. Efficient non-epigenetic activation of HIV latency through the T-cell receptor signalosome[J]. Viruses, 2020, 12: 868.

[11] Karn J. The molecular biology of HIV latency: breaking and restoring the Tat-dependent transcriptional circuit[J]. Curr Opin HIV AIDS, 2011, 6: 4-11.

[12] Yukl S A, Kaiser P, Kim P, et al. HIV latency in isolated patient $CD4^+$ T cells may be due to blocks in HIV transcriptional elongation, completion, and splicing[J]. Sci Transl Med, 2018, 10: eaap9927.

[13] Chiang K, Sung T-L, Rice A P. Regulation of cyclin T1 and HIV-1 replication by microRNAs in resting $CD4^+$ T lymphocytes[J]. J Virol, 2012, 86: 3244-3252.

[14] Deeks S G. HIV: Shock and kill[J]. Nature, 2012, 487: 439-440.

[15] Fidler S, Stöhr W, Pace M, et al. Antiretroviral therapy alone versus antiretroviral therapy with a kick and kill approach, on measures of the HIV reservoir in participants with recent HIV infection (the RIVER trial): a phase 2, randomised trial[J]. Lancet, 2020, 395: 888-898.

[16] Kessing CF, Nixon CC, Li C, et al. *In vivo* suppression of HIV rebound by didehydro-Cortistatin A, a “block-and-lock” strategy for HIV-1 treatment[J]. Cell Rep, 2017, 21: 600-611.

[17] Gregoretti Ⅳ, Lee YM, Goodson HV. Molecular evolution of the histone deacetylase family: functional implications of phylogenetic analysis[J]. J Mol Biol, 2004, 338: 17-31.

[18] Keedy KS, Archin NM, Gates AT, et al. A limited group of class I histone deacetylases acts to repress human immunodeficiency virus type 1 expression[J]. J Virol, 2009, 83: 4749-4756.

[19] Jones R B, O'Connor R, Mueller S, et al. Histone deacetylase inhibitors impair the elimination of HIV-infected cells by cytotoxic T-lymphocytes[J]. PLoS Pathog, 2014, 10: 1004287.

[20] Lu W, Yang C, Xu X, et al. A novel selective histone deacetylase I inhibitor CC-4a activates latent HIV-1 through NF-κB pathway[J]. Life Sci, 2021, 267: 118427.

[21] Bresciani A, Ontoria J M, Biancofiore I, et al. Improved selective class I HDAC and novel selective HDAC3 inhibitors: beyond hydroxamic acids and benzamides[J]. ACS Med Chem Lett, 2019, 10: 481-486.

[22] Liu J, Kelly J, Yu W, et al. Selective class I HDAC inhibitors based on aryl ketone zinc binding induce HIV-1 protein for clearance[J]. ACS Med Chem Lett, 2020, 11: 1476-1483.

[23] 冯泽明. 瑞香烷型二萜化合物 NB6 及白藜芦醇激活潜伏 HIV 作用机制的研究[D]. 厦门：厦门大学, 2019.

[24] Tembeni B, Sciorillo A, Invernizzi L, et al. HPLC-based purification and isolation of potent anti-HIV and latency reversing daphnane diterpenes from the medicinal plant *Gnidia sericocephala* (thymelaeaceae)[J]. Viruses, 2022, 14: 1437.

[25] Lai W, Huang L, Zhu L, et al. Gnidimacrin, a potent anti-HIV diterpene, can eliminate latent HIV-1 *ex vivo* by activation of protein kinase C β[J]. J Med Chem, 2015, 58: 8638-8646.

[26] Liu Q, Cheng YY, Li W, et al. Synthesis and structure-activity relationship correlations of gnidimacrin derivatives as potent HIV-1 inhibitors and HIV latency reversing agents[J]. J Med Chem, 2019, 62: 6958-6971.

[27] Li SF, Liang X, Wu XK, et al. Discovering the mechanisms of wikstroelide E as a potential HIV-latency-reversing agent by transcriptome profiling[J]. J Nat Prod, 2021, 84: 1022-1033.

[28] De la Torre-Tarazona HE, Jiménez R, Bueno P, et al. 4-Deoxyphorbol inhibits HIV-1 infection in synergism with antiretroviral drugs and reactivates viral reservoirs through PKC/MEK activation synergizing with vorinostat[J]. Biochem Pharmacol, 2020, 177: 113937.

[29] Nacro K, Bienfait B, Lee J, et al. Conformationally constrained analogues of diacylglycerol (DAG). 16. How much structural complexity is necessary for recognition and high binding affinity to protein kinase C?[J]. J Med Chem, 2000, 43: 921-944.

[30] Matsuda K, Kobayakawa T, Kariya R, et al. A therapeutic strategy to combat HIV-1 latently infected cells with a combination of latency-reversing agents containing DAG-lactone PKC activators[J]. Front Microbiol, 2021, 12: 636276.

[31] Katti SS, Krieger IV, Ann J, et al. Structural anatomy of protein kinase C C1 domain interactions with diacylglycerol and other agonists[J]. Nat Commun, 2022, 13: 2695.

[32] Ishii T, Kobayakawa T, Matsuda K, et al. Synthesis and evaluation of DAG-lactone derivatives with HIV-1 latency reversing activity[J]. Eur J Med Chem, 2023, 256: 115449.

[33] Bridges D, Saltiel A R. Phosphoinositides: key modulators of energy metabolism[J]. Biochim Biophys Acta, 2015, 1851: 857-866.

[34] Dan HC, Ebbs A, Pasparakis M, et al. Akt-dependent activation of mtorc1 complex involves phosphorylation of mTOR (mammalian target of rapamycin) by IκB kinase α (IKKα) [J]. J Biol Chem, 2014, 289: 25227-25240.

[35] Gramatica A, Schwarzer R, Brantley W, et al. Evaluating a new class of Akt/ mTOR activators for HIV latency-reversing activity *ex vivo* and *in vivo*[J]. J Virol, 2021, 95: 02393-20.

[36] Fulda S. Smac mimetics as IAP antagonists[J]. Semin Cell Dev Biol, 2015, 39: 132-138.

[37] Pache L, Dutra MS, Spivak AM, et al. BIRC2/cIAP1 suppresses HIV-1 transcription and can be targeted by Smac mimetics to promote reversal of viral latency[J]. Cell Host Microbe, 2015, 18: 345-353.

[38] Cossu F, Milani M, Mastrangelo E, et al. Structural basis for bivalent Smac-mimetics recognition in the IAP protein family[J]. J Mol Biol, 2009, 392: 630-644.

[39] Pache L, Marsden MD, Teriete P, et al. Pharmacological activation of non-canonical NF-κB signaling activates latent HIV-1 reservoirs in vivo[J]. Cell Rep Med, 2020, 1: 100037.

[40] Nixon CC, Mavigner M, Sampey GC, et al. Systemic HIV and SIV latency reversal *via* non-canonical NF-κB signalling *in vivo*[J]. Nature, 2020, 578: 160-165.

[41] Guo J, Zheng Q, Peng Y. BET proteins: biological functions and therapeutic interventions[J]. Pharmacol Ther, 2023, 243: 108354.

[42] Bisgrove DA, Mahmoudi T, Henklein P, et al. Conserved P-TEFb-interacting domain of BRD4 inhibits HIV transcription[J]. Proc Natl Acad Sci, 2007, 104: 13690-13695.

[43] Liang T, Zhang X, Lai F, et al. A novel bromodomain inhibitor, CPI-203, serves as an HIV-1 latency-reversing agent by activating positive transcription elongation factor b[J]. Biochem Pharmacol, 2019, 164: 237-251.

[44] Huang X-S, Tian R-R, Ma M-D, et al. Bromodomain and extra-terminal inhibitor BMS-986158 reverses latent HIV-1 infection *in vitro* and *ex vivo* by increasing CDK9 phosphorylation and recruitment[J]. Pharmaceuticals, 2022, 15: 338.

[45] Zhang X, Lin J, Liang T, et al. The BET bromodomain inhibitor apabetalone induces apoptosis of latent HIV-1 reservoir cells following viral reactivation[J]. Acta Pharmacol Sin, 2019, 40: 98-110.

[46] Zheng T, Chen P, Huang Y, et al. CPI-637 as a potential bifunctional latency-reversing agent that targets both the BRD4 and TIP60 proteins[J]. Front Cell Infect Microbiol, 2021, 11: 686035.

[47] Bosque A, Nilson KA, Macedo AB, et al. Benzotriazoles reactivate latent HIV-1 through inactivation of STAT5 SUMOylation[J]. Cell Rep, 2017, 18: 1324-1334.

[48] Sorensen ES, Macedo AB, Resop RS, et al. Structure-activity relationship analysis of benzotriazine analogues as HIV-1 latency-reversing agents[J]. Antimicrob Agents Chemother, 2020, 64: e00888-20.

[49] Ne E, Crespo R, Izquierdo-Lara R, et al. Catchet-MS identifies IKZF1-targeting thalidomide analogues as novel HIV-1 latency reversal agents[J]. Nucleic Acids Res, 2022, 50: 5577-5598.

[50] Oravecz A, Apostolov A, Polak K, et al. Ikaros mediates gene silencing in T cells through Polycomb repressive complex 2[J]. Nat Commun, 2015, 6: 8823.

[51] Schafer PH, Ye Y, Wu L, et al. Cereblon modulator iberdomide induces degradation of the transcription factors

Ikaros and Aiolos: immunomodulation in healthy volunteers and relevance to systemic lupus erythematosus[J]. Ann Rheum Dis, 2018, 77: 1516-1523.

[52] Kawai T, Akira S. Toll-like receptors and their crosstalk with other innate receptors in infection and immunity[J]. Immunity, 2011, 34: 637-650.

[53] Cen X, Zhu G, Yang J, et al. TLR1/2 specific small-molecule agonist suppresses leukemia cancer cell growth by stimulating cytotoxic T lymphocytes[J]. Adv Sci, 2019, 6: 1802042.

[54] Duan S, Xu X, Wang J, et al. TLR1/2 agonist enhances reversal of HIV-1 latency and promotes NK cell-induced suppression of HIV-1-infected autologous $CD4^+$ T cells[J]. J Virol, 2021, 95: e00816-21.

[55] Waterman ML, Fischer WH, Jones KA. A thymus-specific member of the HMG protein family regulates the human T cell receptor enhancer[J]. Genes Dev, 1991; 5:656-669.

[56] Wen J, Li X, Zhao QX, et al. Pharmacological suppression of glycogen synthase kinase-3 reactivates HIV-1 from latency via activating Wnt/β-catenin/TCF1 axis in $CD4^+$ T cells[J]. Emerg Microbes Infect, 2022, 11: 391-405.

[57] Gao R, Bao J, Yan H, et al. Competition between PAF1 and MLL1/COMPASS confers the opposing function of LEDGF/p75 in HIV latency and proviral reactivation[J]. Science Advances, 2020, 6: eaaz8411.

[58] Soliman S H A, Cisneros W J, Iwanaszko M, et al. Enhancing HIV-1 latency reversal through regulating the elongating RNA Pol Ⅱ pause-release by a small-molecule disruptor of PAF1C[J]. Science Advances, 2023, 9: eadf2468.

[59] Rafati H, Parra M, Hakre S, et al. Repressive LTR nucleosome positioning by the BAF complex is required for HIV latency[J]. PLoS Biology, 2011, 9: e1001206.

[60] Stoszko M, De Crignis E, Rokx C, et al. Small molecule inhibitors of BAF; A promising family of compounds in HIV-1 latency reversal[J]. EBioMedicine, 2015, 3: 108-121.

[61] Prins H A B, Crespo R, Lungu C, et al. The BAF complex inhibitor pyrimethamine reverses HIV-1 latency in people with HIV-1 on antiretroviral therapy[J]. Science Advances, 9: eade6675.

[62] Poeschla EM. Integrase, LEDGF/p75 and HIV replication[J]. Cell Mol Life Sci, 2008, 65: 1403-1424.

[63] Bruggemans A, Vansant G, Balakrishnan M, et al. GS-9822, a preclinical LEDGIN candidate, displays a block-and-lock phenotype in cell culture[J]. Antimicrob Agents Chemother, 2021, 65: e02328-20.

[64] Roberts R A, Campbell R A, Sikakana P, et al. Species-specific urothelial toxicity with an anti-HIV noncatalytic site integrase inhibitor (NCINI) is related to unusual pH-dependent physicochemical changes[J]. Toxicol Sci, 2021, 183: 105-116.

[65] Janssens J, De Wit F, Parveen N, et al. Single-cell imaging shows that the transcriptional state of the HIV-1 provirus and its reactivation potential depend on the integration site[J]. MBio, 2022, 13: e00007-22.

[66] Zhou C, Huang Y, Li Y, et al. A new small-molecule compound, Q308, silences latent HIV-1 provirus by suppressing Tat- and FACT-mediated transcription[J]. Antimicrob Agents Chemother, 2021, 65: e00470-21.

[67] Campos N, Myburgh R, Garcel A, et al. Long lasting control of viral rebound with a new drug ABX464 targeting Rev-mediated viral RNA biogenesis[J]. Retrovirology, 2015, 12: 30.

[68] Bernal S, Puertas MC, Morón-López S, et al. Impact of obefazimod on viral persistence, inflammation, and immune activation in people with HIV on suppressive antiretroviral therapy[J]. J Infect Dis, 2023. DOI: 10.1093/infdis/jiad251.

[69] Kouzarides T. Chromatin modifications and their function[J]. Cell, 2007, 128: 693-705.

[70] Nguyen K, Dobrowolski C, Shukla M, et al. Inhibition of the H3K27 demethylase UTX enhances the epigenetic silencing of HIV proviruses and induces HIV-1 DNA hypermethylation but fails to permanently block HIV reactivation[J]. PLoS Pathog, 2021, 17: e1010014.

[71] Alekseev S, Ayadi M, Brino L, et al. A small molecule screen identifies an inhibitor of DNA repair inducing the degradation of TFIIH and the chemosensitization of tumor cells to platinum[J]. Chem Biol, 2014, 21: 398-407.

[72] Elinoff JM, Chen LY, Dougherty EJ, et al. Spironolactone-induced degradation of the TFIIH core complex XPB subunit suppresses NF-κB and AP-1 signalling[J]. Cardiovasc Res, 2018, 114: 65-76.

[73] Ueda M, Matsuura K, Kawai H, et al. Spironolactone-induced XPB degradation depends on CDK7 kinase and

SCFFBXL18 E3 ligase[J]. Genes Cells, 2019, 24: 284-296.
[74] Lacombe B, Morel M, Margottin-Goguet F, et al. Specific inhibition of HIV infection by the action of spironolactone in T cells[J]. J Virol, 2016, 90: 10972-10980.
[75] Mori L, Jenike K, Yeh Y-H J, et al. The XPB subunit of the TFIIH complex plays a critical role in HIV-1 transcription, and XPB inhibition by spironolactone prevents HIV-1 reactivation from latency[J]. J Virol, 2021, 95: e01247-20.
[76] de Armas L R, Gavegnano C, Pallikkuth S, et al. The effect of JAK1/2 inhibitors on HIV reservoir using primary lymphoid cell model of HIV latency[J]. Front Immunol, 2021, 12: 720697.
[77] Huang T, Cai J, Wang P, et al. Ponatinib represses latent HIV-1 by inhibiting AKT-mTOR[J]. Antimicrob Agents Chemother, 2023, 67: e00067-23.
[78] Rasmussen T A, Tolstrup M, Brinkmann C R, et al. Panobinostat, a histone deacetylase inhibitor, for latent-virus reactivation in HIV-infected patients on suppressive antiretroviral therapy: a phase 1/2, single group, clinical trial[J]. Lancet HIV, 2014, 1: e13-21.
[79] McMahon DK, Zheng L, Cyktor JC, et al. A phase 1/2 randomized, placebo-controlled trial of romidespin in persons with HIV-1 on suppressive antiretroviral therapy[J]. J Infect Dis, 2021, 224: 648-656.
[80] Ait-Ammar A, Kula A, Darcis G, et al. Current status of latency reversing agents facing the heterogeneity of HIV-1 cellular and tissue reservoirs[J]. Front Microbiol, 2019, 10: 3060.
[81] Pardons M, Fromentin R, Pagliuzza A, et al. Latency reversing agents induce differential responses in distinct memory CD4 T cell subsets in individuals on antiretroviral therapy[J]. Cell Rep, 2019, 29: 2783-2795.e5.
[82] Grau-Expósito J, Luque-Ballesteros L, Navarro J, et al. Latency reversal agents affect differently the latent reservoir present in distinct $CD4^+$ T subpopulations[J]. PLoS Pathog, 2019, 15: e1007991.
[83] Deng K, Pertea M, Rongvaux A, et al. Broad CTL response is required to clear latent HIV-1 due to dominance of escape mutations[J]. Nature, 2015, 517: 381-385.
[84] Dental C, Proust A, Ouellet M, et al. HIV-1 latency-reversing agents prostratin and bryostatin-1 induce blood-brain barrier disruption/inflammation and modulate leukocyte adhesion/transmigration[J]. J Immunol, 2017, 198: 1229-1241.
[85] 周洋，徐淑静，丁当，等. 基于多特异性结合策略的抗病毒药物研究进展[J]. 药学学报，2023, 58(08): 2203-2217.
[86] Pardons M, Cole B, Lambrechts L, et al. Potent latency reversal by Tat RNA-containing nanoparticle enables multi-omic analysis of the HIV-1 reservoir[J]. Nature Communications, 2023, 14: 8397.

第12章 核苷类抗病毒药物研究进展

目前，抗病毒药物仅限于针对HIV、疱疹病毒、流感病毒、肝炎病毒和呼吸道病毒等少数几类病毒的抑制药物，以及增强机体抵御病毒感染的免疫调节剂的生物制剂[1-3]。而对于新发病毒疫情，除了对症治疗外，一般采用广谱抗病毒药物治疗，目前尚无确切有效的特异性治疗药物或疫苗，因此研发抗病毒新药一直是研究的热点[4-6]。

在目前已上市的及应用于临床的抗病毒药物中，核苷类化合物占半数以上，在抗病毒治疗中具有相当重要的地位（表12-1）。核苷类药物主要作为病毒聚合酶或逆转录酶的抑制剂，在进入细胞后，需进行逐步磷酸化转变为三磷酸核苷类似物发挥作用（图12-1）。然而由于核苷类药物普遍具有毒性大、体内半衰期短、易诱发耐药株等缺陷，使其临床应用受到很大限制[7-8]。因而研发高效、低毒且不易产生耐药的新型核苷类似物具有非常重要的意义。本文精选近五年的文献，从药物化学的角度，分别从前药修饰、碱基以及糖基结构改造三个方面总结国内外核苷类抗病毒药物研究的新进展。

表12-1 临床常用的核苷类抗病毒药物

药物	化学结构	上市年份	研发公司	病毒	策略
单磷酸阿糖腺苷	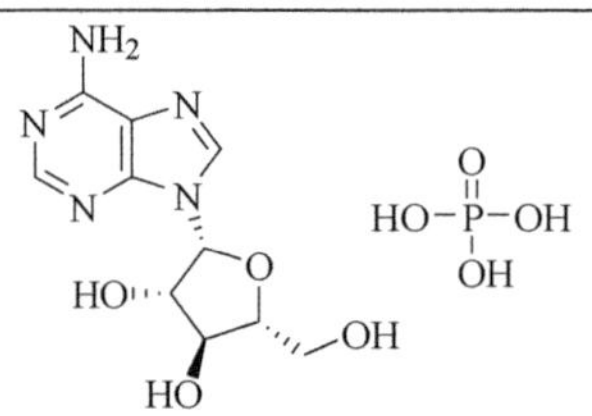	1979	Parke-Davis	HSV	糖基化修饰
替诺福韦	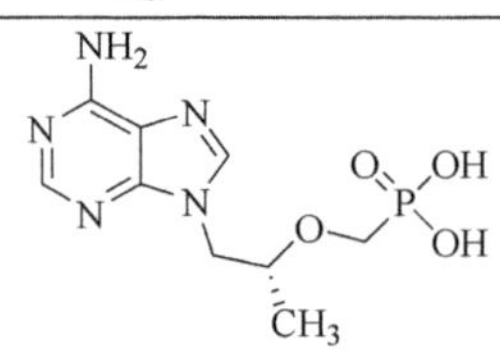	2001	Gilead	HBV、HIV	非环核苷
碘苷	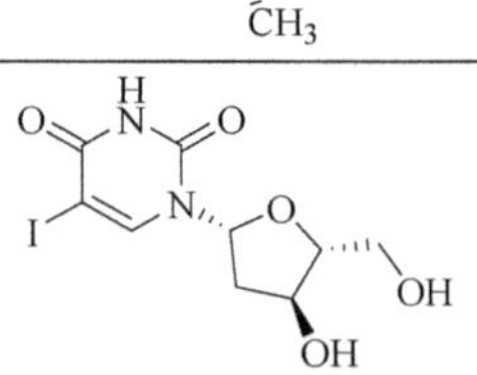	1962	SK Beecham	HSV	碱基修饰

续表

药物	化学结构	上市年份	研发公司	病毒	策略
利巴韦林	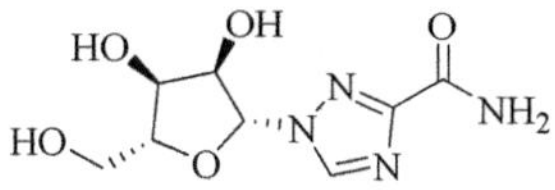	1974	ICN	广谱	碱基修饰
阿糖腺苷	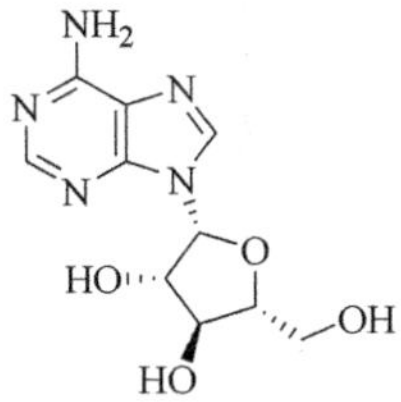	1975	Upjohn	HSV	糖基化修饰
齐多夫定	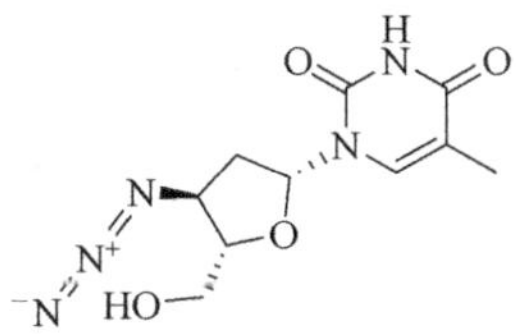	1989	Wellcome	HIV	糖基化修饰
扎西他滨	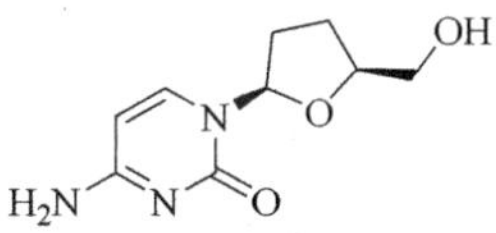	1992	Roche	HIV	糖基化修饰
司他夫定	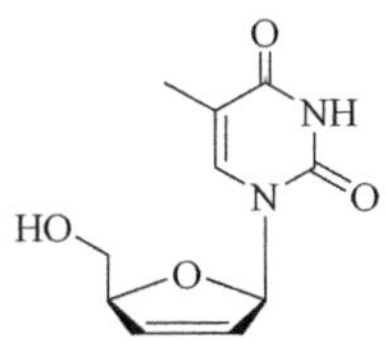	1994	BMS	HIV	糖基化修饰
拉米夫定	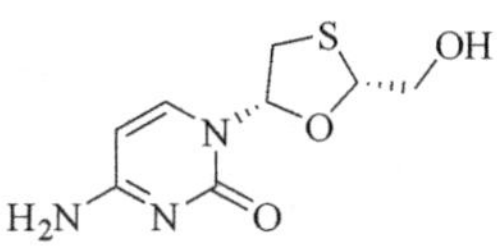	1995	Wellcome	HIV,HBV	糖基化修饰
恩替卡韦	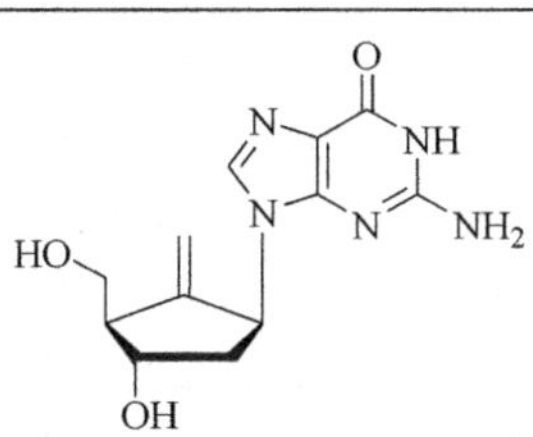	2005	Bristol/Myers Squibb Wellcome	HBV	糖基化修饰
阿昔洛韦	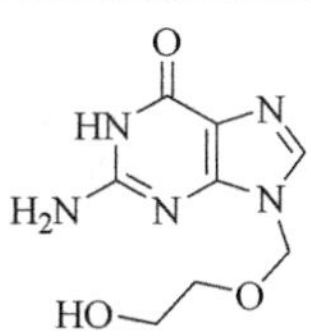	1981	Wellcome	HSV	非环核苷

续表

药物	化学结构	上市年份	研发公司	病毒	策略
更昔洛韦	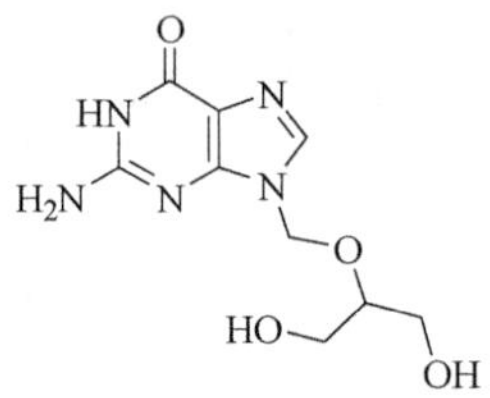	1986	Syntex	HSV	非环核苷
泛昔洛韦	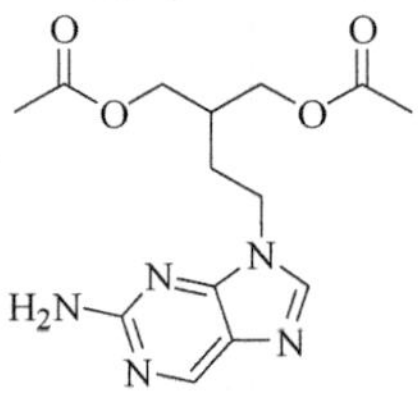	1994	SK Beecham	HSV	非环核苷
伐昔洛韦	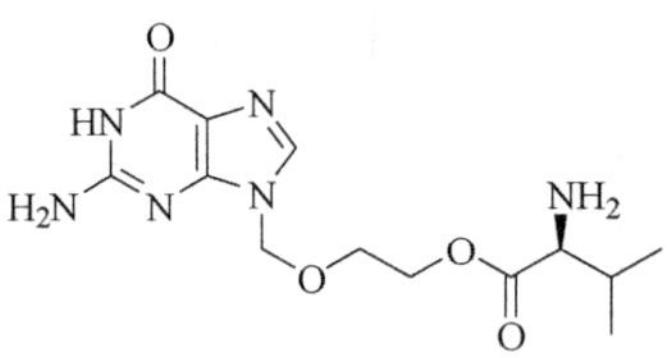	1995	Wellcome	HSV	非环核苷
喷昔洛韦	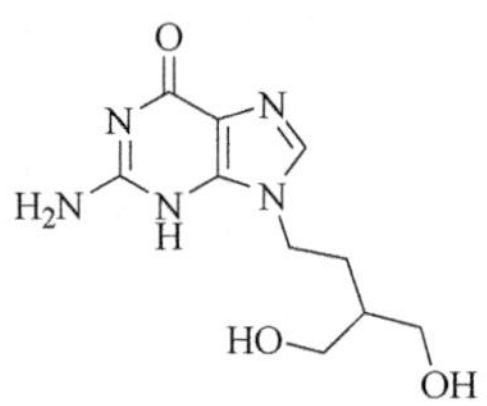	1996	SK Beecham	HSV	非环核苷
西多福韦	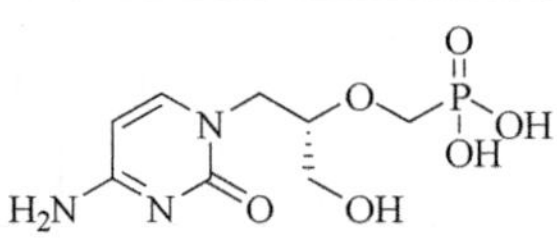	1996	Gilead	CMV	非环核苷
缬更昔洛韦	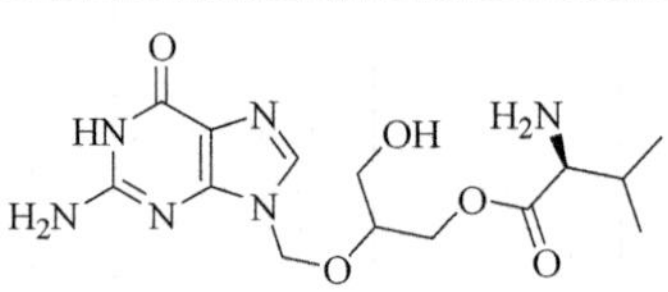	2001	Roche	HSV	非环核苷
阿巴卡韦	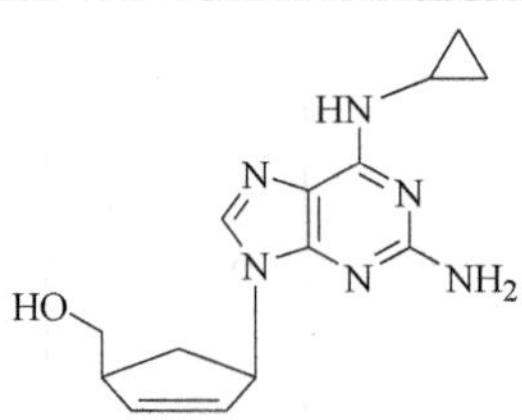	1998	Glaxo Wellcome	HIV	糖基和碱基双重修饰

续表

药物	化学结构	上市年份	研发公司	病毒	策略
恩曲他滨	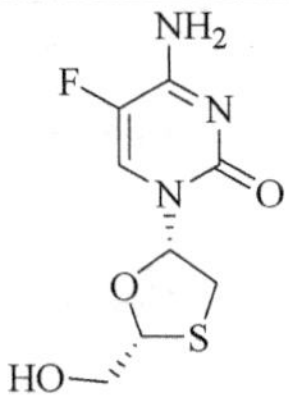	2003	Gilead	HIV、HBV	糖基和碱基双重修饰
去羟肌苷	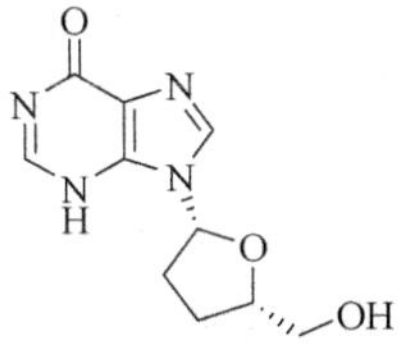	1991	BMS	HIV	糖基化修饰
替比夫定	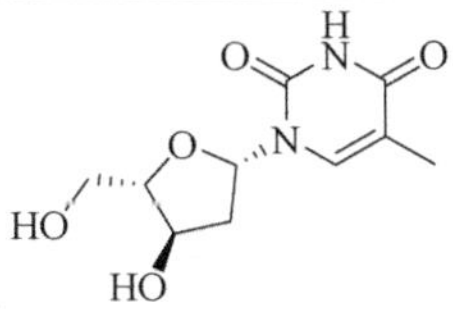	2006	Novartis	HBV	糖基化修饰
阿德福韦酯	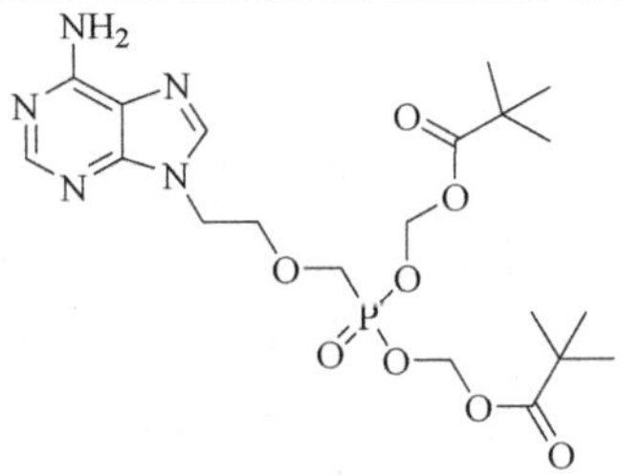	2002	Gilead	HBV	非环核苷
三氟尿苷	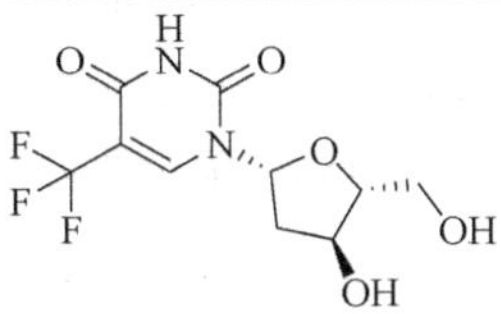	2015	Taiho Pharma	HSV	碱基修饰
溴夫定	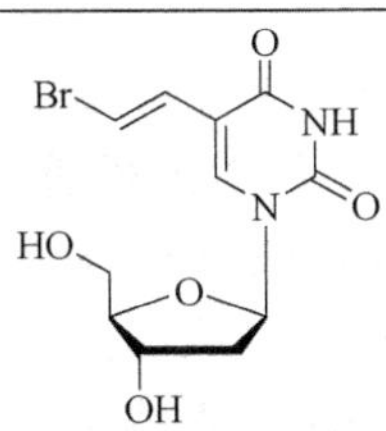	2009	Menarini	HSV	碱基修饰
瑞德西韦	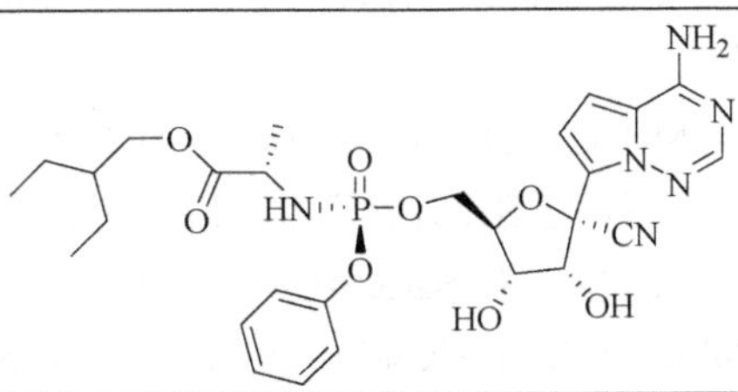	2020	Gilead	EBOV	糖基和碱基双重修饰

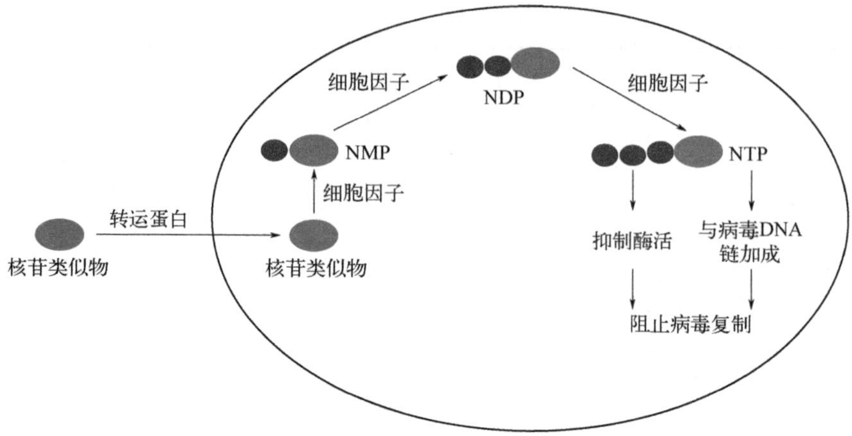

图 12-1　核苷类药物的抗病毒机制

12.1 前药修饰

核苷类药物作为亲水性化合物，不能自由穿过细胞膜，尤其是不能穿过血脑屏障到达脑组织来抑制该组织中的病毒复制；或因胃肠道的首过效应，使药物失效或引起严重的胃肠道反应。因此核苷类前药是近年核苷类药物结构修饰的一个重要方向，通常在核糖的 5′-羟基上引入修饰基团形成前药，二者之间化学键在进入细胞后被细胞酶系降解，有效释放出药物活性分子从而发挥抗病毒作用。前药策略可以改善核苷类药物的口服生物利用度及药代动力学性质，靶向药物到特定病变部位，延长作用时间，降低毒性和不良反应，从而提高抗病毒效果以及扩大抗病毒谱[9]。

12.1.1　磷酸（酯）化前药

12.1.1.1　法匹拉韦及 T-1105 的一、二、三磷酸化

法匹拉韦（**3-7**，T-705，图 12-2）是由日本富山化学公司通过对一种吡嗪类似物进行化学修饰而发现的氟化吡嗪甲酰胺核苷类抗病毒药物，它对不同的流感病毒株（A、B 和 C 型）包括对神经氨酸酶和 M2 抑制剂等耐药毒株均具有较强的抑制活性[10]。法匹拉韦于 2014 年在日本获批用于治疗大流行性流感病毒感染，并在美国和欧盟进行临床试验。同时，由于对多种 RNA 病毒包括诺沃克病毒、黄病毒、α 病毒和汉坦病毒等均具有广谱抗病毒活性，且对人类的总体耐受性良好，具有较高的耐药性屏障，因此它可作为广谱抗病毒药物用于其他 RNA 病毒感染的治疗[11]，临床上也用于治疗感染埃博拉病毒和拉沙热病毒患者。此外，法匹拉韦对 SARS-CoV-2 的临床分离株也显示具有一定的抗病毒活性[12]（$EC_{50} = 61.88\mu mol \cdot L^{-1}$，$EC_{50} > 400\mu mol \cdot L^{-1}$，$SI > 6.46$），

但抑制作用并不强。值得注意的是，近期开展的临床研究初步结果显示，法匹拉韦的抗病毒疗效和不良反应均明显均优于克力芝，所以其也被广泛应用于2019年新型冠状病毒（COVID-19）患者的临床治疗中[13]。

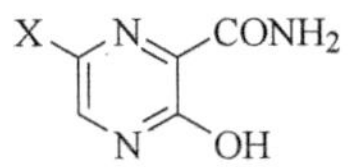

T-705 (**3-7**)　X = F

$CC_{50} > 250$ μmol • L^{-1}, $EC_{50} = 17$ μmol • L^{-1}

T-1105 (**12-1**)　X = H

$CC_{50} > 250$ μmol • L^{-1}, $EC_{50} = 4.2$ μmol • L^{-1}

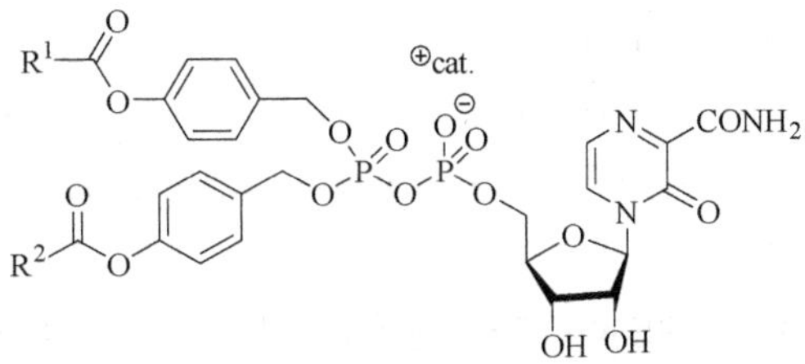

12-2 $R^1 = C_9H_{19}$, $R^2 = C_9H_{19}$　$CC_{50} > 100$ μmol • L^{-1}

12-3 $R^1 = C_4H_9$, $R^2 = C_{14}H_{29}$　$CC_{50} = 31$ μmol • L^{-1}

$EC_{50} = 1$ μmol • L^{-1}

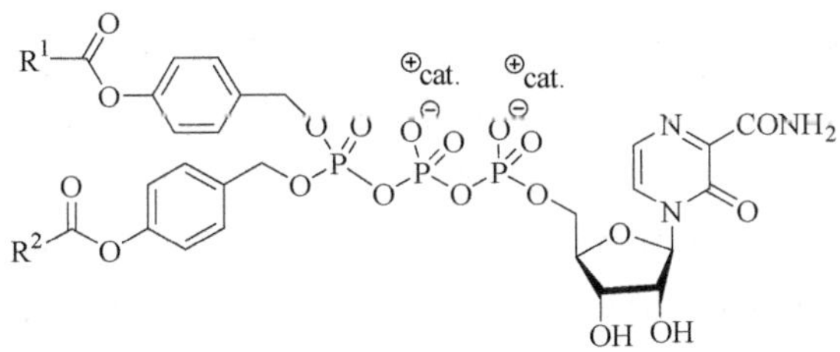

12-4 $R^1 = C_9H_{19}$, $R^2 = C_9H_{19}$　$CC_{50} = 30$ μmol • L^{-1}

12-5 $R^1 = C_4H_9$, $R^2 = C_{14}H_{29}$　$CC_{50} = 38$ μmol • L^{-1}

$EC_{50} = 3\sim6$ μmol • L^{-1}

图 12-2　化合物 **T705**、**T1105** 及其磷酸酯前药的化学结构及活性

法匹拉韦在次黄嘌呤鸟嘌呤磷酸核糖转移酶（HGPRT）的作用下转化为T-705-5′-单磷酸（T-705-RMP），进而转化为三磷酸核糖活性形式，被病毒RNA依赖的RNA聚合酶识别为底物嘌呤核苷，从而抑制流感病毒聚合酶，发挥抗病毒作用。但是其广谱抗RNA病毒作用机制尚未完全阐明，目前认为的可能机制包括链终止和致死性突变。其中法匹拉韦在次黄嘌呤鸟嘌呤磷酸核糖转移酶作用下转化为T-705-RMP是限速步骤，其低磷酸化效率导致了法匹拉韦的低抗病毒活性，所以通常需要服用较高剂量，然而由于该药具有致畸作用，应严格控制其使用剂量。因此，进一步提高法匹拉韦的活性与安全性具有重要意义。

目前克服核苷类药物的低效代谢活化最有效的一种策略是核苷5′-一、二或三磷酸形式的前药。Johanna等[14]证明了T-705在核糖核苷中的化学不稳定性是由其氟取代基所导致，并验证了其脱氟类似物T-1105（**12-1**，图12-2）在某些细胞系中比T-705活性更高，研究前景广阔。Johanna等基于前药策略，用单磷酸、二磷酸和三磷酸前药掩蔽核苷5′-一磷酸（NMP）、二磷酸（NDP）和三磷酸（NTP）的负电荷，通过区域选择性磷酸化反应合成了T-705-RMP、T-1105-RMP、RDP和RTP，提高了其亲脂性，增加了细胞渗透性。其中，在抑制流感病毒的 RNA 复制方面，T-1105 的二磷酸前药 **12-2** 和 **12-3**（图 12-2）活性较 T-1105 提高了 5 倍左右，而 T-1105 的三磷酸前药 **12-4** 和 **12-5**（图 12-2）的活性与 T-1105 相当[15]，验证了前药策略的有效性。T-705、T-1105 的磷酸酯前药可以通过环素化合物水解或酶水解释放原型分子。此外，T-1105-RMP 到 T-1105-RDP 的转化是 T-1105 激活途径中的第二个瓶颈，而 T-1105-RDP 却很容易磷酸化成 T-1105-RTP。所有的 DiPPro 和 TriPPPro 化合物均具有优异的抗病毒活性，在次黄嘌呤鸟嘌呤磷酸核糖转移酶缺乏的细胞中的抗病毒活性优于核苷形式的 T-705 与 T-1105。

12.1.1.2 GS-441524 的单磷酰胺化——GS-5734（瑞德西韦）

2012 年，美国吉利德公司发现一种 1′-氰基腺嘌呤核苷（GS-441524，**3-16**）能够高效抑制 HCV、甲型流感病毒、呼吸道合胞病毒、严重急性呼吸综合征冠状病毒（SARS-CoV）等多种 RNA 病毒，目前，GS-441524 已作为治疗猫传染性腹膜炎（CoV 感染疾病）的药物上市[16-17]。而瑞德西韦（GS-5734，**3-14**）是 GS-441524 的单磷酸盐前药，在 GS-5734 和 GS-441524 治疗小鼠肝炎病毒（mouse hepatitis virus, MHV, β-2a 型 CoV）感染迟发性脑肿瘤细胞的体外研究中，发现病毒滴度呈剂量依赖性降低，其中 GS-441524 的 EC_{50} 为 1.1μmol·L^{-1}，与 GS-441524 相比，GS-5734 抑制 MHV 的能力更强，其 EC_{50} 为 0.03μmol·L^{-1}。此外，多数核苷类药物在人体内的第一步磷酸化是限速步骤，而 GS-5734 可以绕过第一步磷酸化，更易形成三磷酸活性形式，并且其核苷磷酰胺酸盐的前药形式可以掩蔽带负电荷的磷酸酯基，具有更高的细胞渗透性，因此它比 GS-441524 具有更优的体外活性及细胞渗透性[18]。并且 CoV 的非结构蛋白 14（nsp14）中的核糖核酸外切酶可以将整合进病毒 RNA 的核苷类似物切出，且在整个 CoV 家族中具有保守性，但瑞德西韦对核糖核酸外切酶具有抗性，这也是瑞德西韦比其他核苷类似物更有效的重要原因。瑞德西韦在细胞实验和动物模型中均表现出抗 SARS-CoV 和 MERS-CoV 活性，且在治疗 EBOV 感染的多中心随机对照临床试验中未见明显不良反应，可以保护非人类灵长类动物免受埃博拉病毒感染，目前正处于治疗埃博拉病毒感染的Ⅱ期临床试验[19-21]。此外由 SARS-CoV-2 引起的 COVID-19 正在全球大流行，迫切需要有效的治疗药物，而瑞德西韦作为一种体外细胞抑制活性最高的核苷类似物前药（EC_{50} = 0.77μmol·L^{-1}, EC_{50}＞100μmol·L^{-1}, SI＞129.87），在国内的Ⅲ期临床试验表明，其并未带来有统计学意义的疗效[22]。而美国公布的临床结果显示，GS-5734 明显缩短了患者临床症状恢复所需要的时间，下降比例为 31%，差异显著。同时，死亡率也从 8%减少到 5%，但未达到显著差异[23]。随后在昆明医科大学附属医院进行的临床试验证明，GS-5734 是有效且安全的抗 SARS-CoV-2 药物[24]。对此存在争议性的临床试验仍然有待进一步确证。

12.1.1.3 阿昔洛韦的磷酰胺化

Derudas 等[25]前期研究发现，阿昔洛韦（**3-52**）在宿主激酶作用下转化为单磷酸形式，继而进一步磷酸化为活性的三磷酸衍生物，竞争性抑制 HIV 逆转录酶（RT），因此，阿昔洛韦在激酶存在的情况下可以抑制 HIV。为了消除阿昔洛韦对激酶的依赖性，他们采用 ProTide 技术开发了一系列阿昔洛韦芳氧基磷酰胺酸盐前药，其中 L-丙氨酸和苯丙氨酸磷酸化衍生物 **12-6** 和 **12-7**（图 12-3）活性最优，在没有激酶活化的情况下也有显著的抗 HIV 活性。此外，这些化合物对激酶缺乏的 HSV-1 也具有抑制活性，而阿昔洛韦的活性则下降。

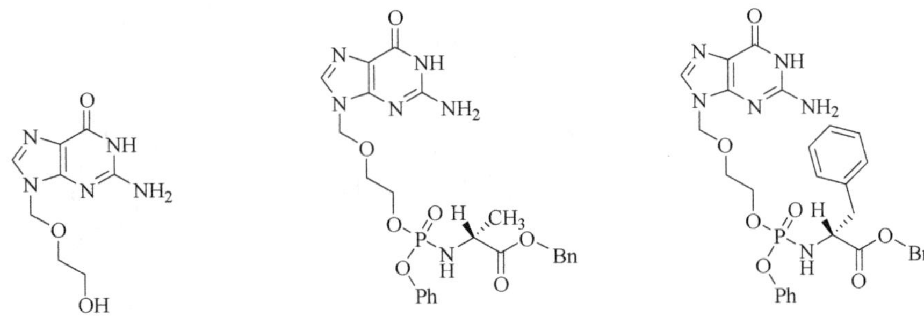

阿昔洛韦 (**3-52**) $EC_{50} > 250\ \mu mol \cdot L^{-1}$

12-6 $EC_{50} = 5.7\ \mu mol \cdot L^{-1}$

12-7 $EC_{50} = 16\ \mu mol \cdot L^{-1}$

图 12-3 阿昔洛韦及其磷酰胺衍生物的化学结构及共抗 HIV-1 活性比较

基于 ProTide 技术在阿昔洛韦磷酸酯前药的成功应用，Derudas 等[26]通过使用 HIV 逆转录酶、腺苷酸/鸟苷酸激酶和人 DNA 聚合酶 γ 模型对无环核苷化合物库中的 3600 种化合物进行了虚拟筛选，得到了对 HIV 逆转录酶抑制活性最强且对人 DNA 聚合酶抑制活性最弱的 5 种化合物，分别为更昔洛韦（**3-53**）、喷昔洛韦、更昔洛韦的 2′-硫代衍生物、6-氯戊昔洛韦和 6-甲氧基吡昔洛韦。采用 ProTide 技术合成了 39 种磷酸酯前药，并评估了它们对 HIV 以及单纯疱疹病毒（HSV）、水痘带状疱疹病毒（VZV）和人巨细胞病毒（HCMV）3 种人类疱疹病毒（HHV）的抑制活性。其中，大部分化合物抑制 HIV 的活性都在低微摩尔水平，但也有一定的毒性；只有更昔洛韦的磷酸盐 **12-8**，**12-9**（图 12-4）对 HSV、VZV 和 HCMV 有活性，与阿昔洛韦相当，但不优于更昔洛韦。值得注意的是，它们在激酶缺乏的情况下也有活性，这一点比阿昔洛韦更具优势[27]。

12.1.1.4 脱氧苏糖核苷磷酰胺化

Herdewijn 课题组以天然碱基腺嘌呤、胸腺嘧啶、胞嘧啶和鸟嘌呤为原料合成了 4 种 L-2′-脱氧苏糖核苷膦酸酯，其中腺嘌呤类似物 PMDTA（**12-10**，图 12-5）具有较强的抗病毒活性，抑制 HIV-1 和 HBV 的 EC_{50} 分别为 4.69μmol·L^{-1} 和 0.50μmol·L^{-1}，且无明显细胞毒性。由于核苷膦酸酯是酸性的，在生理 pH 下带负电荷，不能轻易穿透富含脂质的细胞膜，因而抗病毒活性往往较低。基于此，Liu 等[28]合成了一系列这 4 种 L-2′-脱氧苏糖核苷的磷单酰胺和磷双酰胺类前药，增强了抗病毒活性，特别是抗

HIV-1 的活性增加了 100～1000 倍，抗 HBV 的活性增加了 50～150 倍。其中最有效的化合物是 PMDTA 的 L-天冬氨酸二异戊酯苯氧基前药 **12-11** 和 L-苯丙氨酸丙酯磷双酰胺酯前药 **12-12**（图 12-5），它们具有低纳摩尔水平的抗 HIV 和 HBV 活性，选择性指数均大于 300，且它们在 pH = 8 的缓冲液中较稳定，可被羧肽酶、Y 型酶和人肝酶激活。

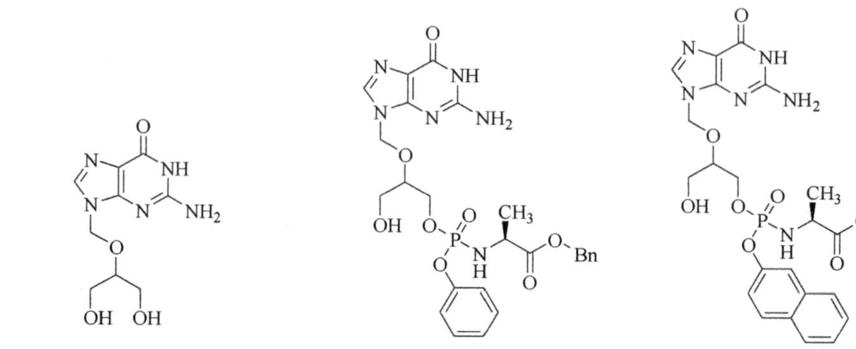

更昔洛韦 **(3-53)**
抗HIV-1 (EC_{50} > 150 μmol · L^{-1})
抗HSV-TK (EC_{50} = 60 μmol · L^{-1})

12-8
抗HIV-1 (EC_{50} = 17 μmol · L^{-1})
抗HSV-TK (EC_{50} = 3.0 μmol · L^{-1})

12-9
抗HIV-1 (EC_{50} = 8 μmol · L^{-1})
抗HSV-TK (EC_{50} = 3.0 μmol · L^{-1})

图 12-4 更昔洛韦及其磷酸盐衍生物的化学结构及活性

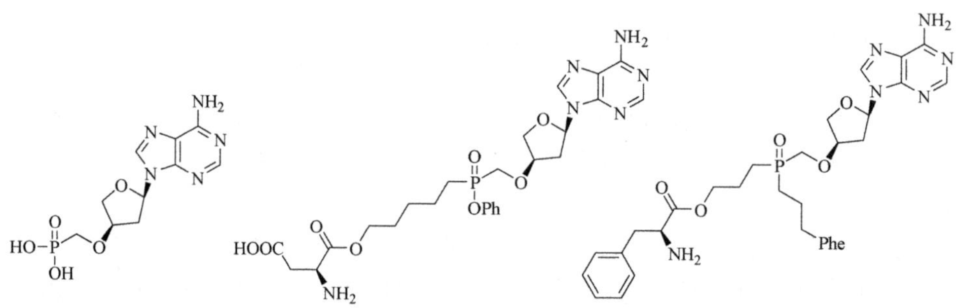

PMDTA (**12-10**)
抗HIV-1 (EC_{50} = 4.69 μmol · L^{-1})
抗HIV-2 (EC_{50} = 5.23 μmol · L^{-1})
抗HBV (EC_{50} = 0.50 μmol · L^{-1})
CC_{50} > 100 μmol · L^{-1}

12-11
抗HIV-1 (EC_{50} = 21.6 nmol · L^{-1})
抗HIV-2 (EC_{50} = 3.6 nmol · L^{-1})
抗HBV (EC_{50} = 10.0 nmol · L^{-1})
CC_{50} > 10 μmol · L^{-1}

12-12
抗HIV-1 (EC_{50} = 3.3 nmol · L^{-1})
抗HIV-2 (EC_{50} = 2.0 nmol · L^{-1})
抗HBV (EC_{50} = 10.0 nmol · L^{-1})
CC_{50} > 10 μmol · L^{-1}

图 12-5 **PMDTA** 及其磷酰胺衍生物的化学结构

12.1.1.5 DAPN 的磷酰胺化

为了绕过第一步磷酸化这一限速步骤，许多核苷前药类似物已被开发为亲脂性更强的核苷一磷酸酯前药（NMP-PDs）。NMP-PDs 抗病毒药物还可以增加核苷类似物的口服生物利用度、肝脏暴露度和血脑屏障透过率，目前最具前景的核苷 NMP-PD 是芳氧基磷酰胺酸盐（“ProTide” 或 “McGuigan PD”）。Zhou 等[29]将 *β*-D-2,6-二氨基嘌呤核苷（DAPN）转化为磷酰胺前药（PD），合成了多种 *β*-D-2′-*C*-甲基-2,6-二氨基嘌呤核糖核苷磷酸酯（DAPN-PDs）。活性测试结果表明，DAPN-PDs 是 HCV 的有效抑制剂，可在 Huh-7 细胞内转化为具有生物活性的 2,6-二氨基嘌呤和 5′-三磷酸鸟苷，这两种代谢产物在体外均能抑制 HCV NS5B 聚合酶介导的 RNA 合成。此外，大多数 DAPN-PDs 均未表现出细胞毒性，其中活性最好的化合物 **12-13**（图 12-6）正在进行临床前研究。

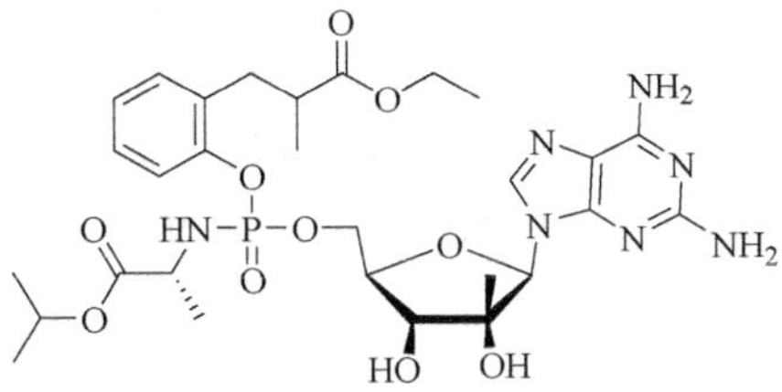

12-13

抗HCV (EC_{50} = 0.7 μmol • L^{-1})

CC_{50} > 10 μmol • L^{-1}

图 12-6　化合物 **12-13** 的化学结构

12.1.1.6　磷酰亚胺的天冬氨酸二酯衍生物

含有 3-氟-2-(磷酰甲氧基)丙基（FPMP）侧链的无环核苷对 HIV 具有中等抑制活性，但对 DNA 病毒无抑制活性。Luo 等[30]通过 FPMP 的磷酸官能团与天门冬氨酸二乙酯的衍生化合成了新一代磷酰亚胺的天冬氨酸二酯衍生物，这些化合物不仅具有极高的抗逆转录病毒活性，而且抗病毒谱更广，对 HBV 和疱疹病毒有效（图 12-7）。其中，活性最好的化合物是酰胺前药(*S*)-Asp-FPMPA（**12-14**），其在 TZM-B1 和外周血单个核细胞中，低纳摩尔浓度下就能抑制 HIV-1 复制，对 HBV 和 VZV 也有显著活性。且该前药在酸性条件和人血浆介质中稳定，但在人肝微粒体中易发生代谢。此外异构体鸟嘌呤衍生物(*R*)-Asp-FPMPG（**12-15**）是一种 HIV 和 HBV 双重抑制剂，且无明显的细胞毒性。值得注意的是，含有嘧啶的前药(*S*)-Asp-FPMPC（**12-16**）是该系列中唯一具有微摩尔水平抗 HCMV 活性的衍生物。

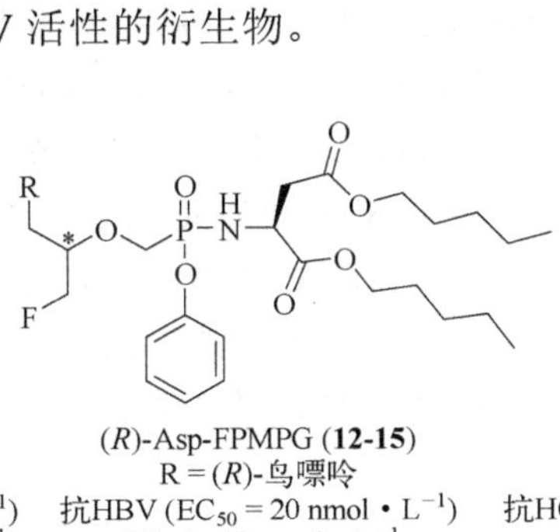

(*S*)-Asp-FPMPA (**12-14**)
R = (*S*)-腺嘌呤
抗HIV-1 (EC_{50} = 4 nmol • L^{-1})
抗HBV (EC_{50} = 10 nmol • L^{-1})
抗VZV (EC_{50} = 50 nmol • L^{-1})
CC_{50} = 33.20 μmol • L^{-1}

(*R*)-Asp-FPMPG (**12-15**)
R = (*R*)-鸟嘌呤
抗HBV (EC_{50} = 20 nmol • L^{-1})
CC_{50} > 10 μmol • L^{-1}

(*S*)-Asp-FPMPC (**12-16**)
R = (*S*)-胞嘧啶
抗HCMC (EC_{50} = 0.76 μmol • L^{-1})
CC_{50} = 74.70 μmol • L^{-1}

图 12-7　化合物 **12-14**～**12-16** 的化学结构及活性

12.1.1.7 EdA 的环水杨酰基（环醛）磷酸酯衍生物

4′-乙炔基-2-氟-2′-脱氧腺苷（EFdA，**3-19**）和 4′-乙炔基-2′-脱氧腺苷（EdA，**12-17**，图 12-8）是两种已报道的腺苷类 HIV-1 逆转录酶抑制剂。其作用机制是 4′位的乙炔基通过空间位阻效应阻止了核苷酸在 3′-OH 的延伸，导致 DNA 链终止，目前 EFdA 已处于临床试验阶段。Toshifumi 等[31]在此基础上设计合成了 4′-乙炔基-2′-脱氧腺苷 5′-单磷酸类似物 EdAP（**12-18**，图 12-8），EdAP 是 EdA 的环水杨酰基（环醛）磷酸酯衍生物，其抑制甲型流感病毒复制的 EC_{50} 为 3.8μmol·L^{-1}，也可以剂量依赖性地抑制 HBV 的复制，其 EC_{50} 为 14.5μmol·L^{-1}，且无明显细胞毒性。

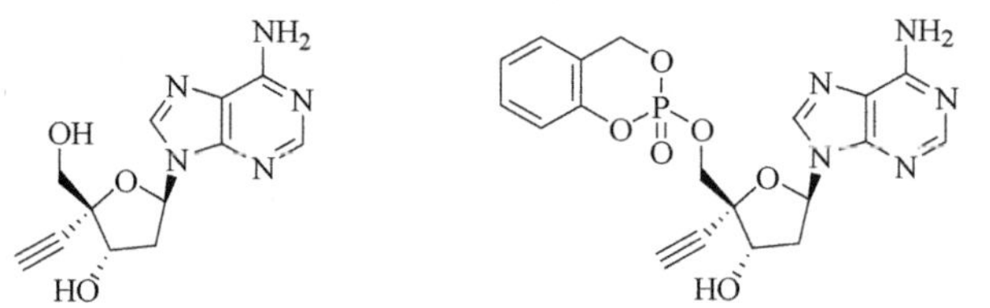

EdA (**12-17**)
抗H1N1 (IC_{50} = 401 nmol • L^{-1})

EdAP (**12-18**)
抗H1N1 (EC_{50} = 3.8 μmol • L^{-1})
抗HBV (EC_{50} = 14.5 μmol • L^{-1})

图 12-8 化合物 **12-17** 和 **12-18** 的化学结构及活性

12.1.2 脂质结合物前药

替诺福韦（tenofovir，TFV，**12-19**，图 12-9）是一种广谱抗 HIV 和单纯疱疹病毒的无环核苷，在结构上类似于 2′,3′-双脱氧腺苷，它缺乏 DNA 链延伸所需的 3′-OH 部分，作为链终止剂来抑制病毒复制。其结构中的磷酸酯键将磷酸酯固定在无环糖链和碱基上，一定程度上避免了化学水解和酶水解，代谢稳定性高，并可以绕过单磷酸的初始磷酸化，具有高效抗病毒活性。但是，磷酸盐的存在使其在肾脏中快速清除，降低了体内生物利用度和抗病毒效能，替诺福韦的小鼠口服生物利用度仅为 2%。为改善药代动力学力性质，Giesler 等[32]将二硫代乙醇结合物（DTE）方法与烷氧基烷氧丙基前药策略结合，依赖于 S−S 键的还原敏感性质，获得了一系列新型的二硫键连接的还原敏感型替诺福韦脂质结合物，这类结合物容易渗透到质膜，并在靶细胞内快速释放核苷，而不需要酶激活。其中活性最好的结合物 **12-20** 和 **12-21**（图 12-9）具有纳摩尔水平抗 HIV-1 活性，并在人血浆中稳定超过 24h，选择性指数接近 30000。

Giesler 等[33]为进一步探讨磷酸酯键与二硫键之间连接基团的构效关系，设计合成了第二代还原敏感型 TFV 结合物，可以强烈抑制 HIV-1 和 HBV 的复制，且细胞毒性较低。其中化合物 **12-22**（图 12-10）活性最好，选择性指数大于 100000。此外进一步的研究也表明了化学水解不会导致此前药的裂解，而酶水解是前药产生体外活性的主要途径。

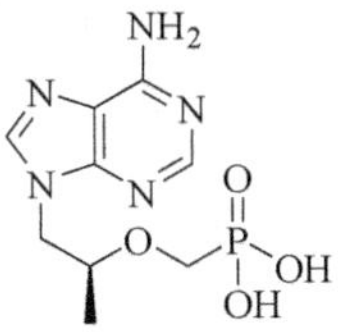

替诺福韦 (**12-19**)
抗HIV-1 (EC_{50} = 316 nmol • L^{-1})
CC_{50} > 100 μmol • L^{-1}
SI > 300

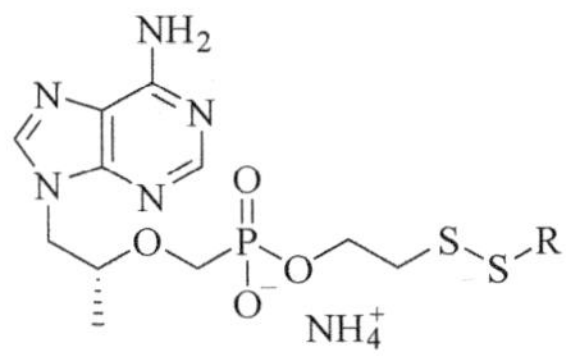

12-20 R = $C_{14}H_{29}$
抗HIV-1 (EC_{50} = 0.50 nmol • L^{-1})
CC_{50} = 14.0 μmol • L^{-1}
SI = 28000

12-21 R = $C_{16}H_{33}$
抗HIV-1 (EC_{50} = 0.65 nmol • L^{-1})
CC_{50} = 14.3 μmol • L^{-1}
SI = 22000

图 12-9 化合物 **12-19**～**12-21** 的化学结构及活性

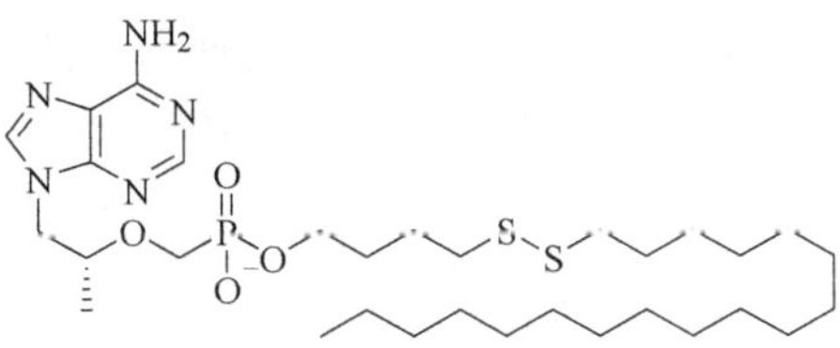

12-22
抗HIV-1 (EC_{50} < 0.50 nmol • L^{-1})
CC_{50} > 50 μmol • L^{-1}
SI > 100000

图 12-10 化合物 **12-22** 的化学结构及活性

12.1.3 二聚体前药

常见的抗病毒药物往往难以穿过血脑屏障，原因之一是受到了药物外流蛋白如脑毛细血管内皮细胞膜上 P-糖蛋白（P-gp）的限制。例如抗 HIV 药物阿巴卡韦（abacavir，**12-23**，图 12-11）难以根除脑内 HIV 病毒正是此原因。通过优化化合物的理化性质或借助于血脑屏障中的药物转运体是解决这一问题的有效途径。Namanja 等[34]提出了一种新颖的化学策略，设计合成了 18 个包含 P-gp 抑制剂与阿巴卡韦的二聚体前药，以达到抑制 P-gp 蛋白以及提高阿巴卡韦脑部渗透率的目的。阿巴卡韦的二聚体前药有两个功能：①作为血脑屏障的主要药物外排蛋白 P-gp 的抑制剂，通过占据转运体内的多个结合位点抑制 P-gp 在血脑屏障的外流；②作为前药二聚体，进入细胞时，在胞质的还原环境中恢复到功能性的单体发挥抗病毒作用。构效关系分析发现，该类前药随着二聚体的连接链中甲基数量的增加，对血浆酯酶的敏感性显著降低，其中活性最好的二聚体前药为 $AbaS_2Me_4$（**12-24**，图 12-11），在 T 细胞中具有抗 HIV 活性，但无体外逆转录酶抑制活性。这也表明，$AbaS_2Me_4$ 的抗病毒活性与该前药二聚体转化为活性单体阿巴卡韦有关。该研究涉及的二聚体前药策略具有推广性，可用于改善其他类药物的血脑屏障透过率。

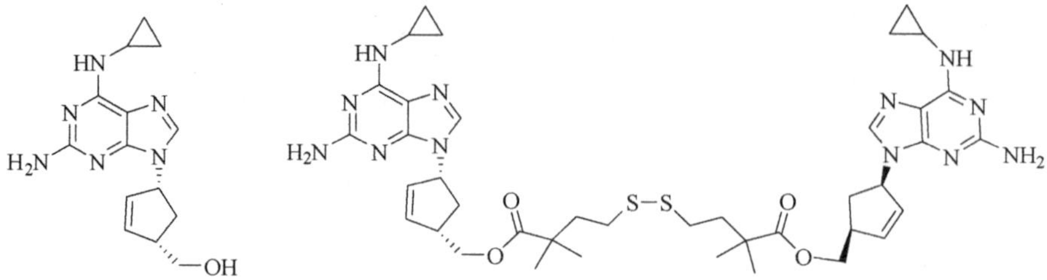

阿巴卡韦 (**12-23**)
抗HIV-1 (EC_{50} = 0.6 μmol・L^{-1})
IC_{50}(P-gp) > 500 μmol・L^{-1}

$AbaS_2Me_4$ (**12-24**)
抗HIV(EC_{50} = 2.5 μmol・L^{-1})
IC_{50}(P-gp) = 0.6 μmol・L^{-1}

图 12-11 化合物 **12-23** 和 **12-24** 的化学结构

12.1.4 大分子载体前药

大分子载体前药策略可用于优化化合物的药代动力学性质，增加传递到作用部位的药物有效载荷。通常，将一个或多个药物分子连接到聚合物载体上，可以利用聚合物分子量来控制血液停留时间及组织分布。利巴韦林（RBV，**3-6**，图 12-12）是治疗 HCV 的首选药物，也是对呼吸道合胞病毒、流感病毒、疱疹病毒、HIV、拉沙病毒、汉坦病毒均有效的广谱抗病毒药物。但是 RBV 在红细胞中的积累，只有一小部分药物到达其作用部位，具有较高的细胞毒性。因此，Kryger 等人开发了利巴韦林的大分子载体前药 **12-25**（图 12-12），结果表明与大分子聚合物载体的结合阻止了 RBV 在红细胞中的积聚，从而降低了细胞毒性，且抗病毒活性未受影响[35]。总之，该研究显示了聚合物大分子前药策略在抗病毒药物领域的广阔应用前景。

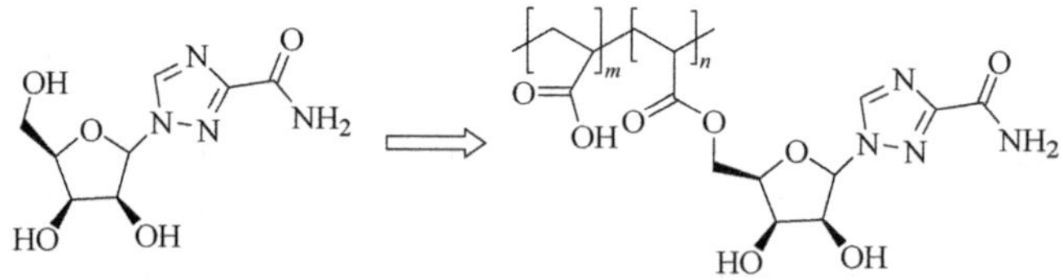

利巴韦林 (**3-6**)

12-25

图 12-12 利巴韦林的大分子载体前药 **12-25** 的化学结构

12.2 碱基修饰

碱基对核苷类药物的抗病毒谱起着决定性作用，因此对核苷碱基部分的改造是开发新型核苷类药物的重要途径之一。碱基部分的改造是指对嘧啶环和嘌呤环的改造，包括添加取代基（如卤素、2-卤代乙烯基、炔基、低级烷基、低级醇等）、对嘧啶环和嘌呤环进行脱氮、骨架跃迁生成非典型多元环核苷类似物等[4]。

12.2.1 嘧啶碱基修饰

迄今为止，现有的核苷类逆转录酶抑制剂药物（NRTI）大多属于 2′,3′-双脱氧核苷，但是 2′-脱氧-2′-*β*-氟核苷类似物 FNC（阿兹夫定，**7-8**）却保留了 3′-OH，这与 DNA 的实际核苷在结构上更加相近，且与常见的 2′,3′-双脱氧核苷之间的结构差异性降低了出现耐药性或交叉耐药性的风险。虽然含有 3′-OH，但由于 4′-取代基的存在，产生了空间位阻，这类核苷类似物仍然可以抑制 DNA 链的延伸，发挥抗病毒活性。例如，FNC 具有显著的抗 HIV 活性（$EC_{50} = 0.3\mu mol\cdot L^{-1}$），且对 HBV 野生株和拉米夫定耐药株也具有良好的抑制活性，EC_{50} 分别为 $0.12\mu mol\cdot L^{-1}$ 和 $0.27\mu mol\cdot L^{-1}$。然而昆明小鼠口服剂量超过 $200mg\cdot kg^{-1}$ 会导致死亡[36-38]。为了改善化合物 FNC 的毒性，Yang 等[39]对其分子中的嘧啶碱基进行修饰，设计合成了一系列 4-*N*-烷基取代衍生物，其中环丙基氨基取代类似物 **12-26**（图 12-13）的体外抗 HBV 活性最好，毒性明显降低，并可以口服。在 $3g\cdot kg^{-1}$ 剂量范围内耐受性良好，在 $80mg\cdot kg^{-1}$（单次）或 $20mg\cdot kg^{-1}\cdot d^{-1}$（5 天）剂量范围内对白细胞无明显毒性，致突变作用低。该研究证明，嘧啶部分的 4-*N*-烷基的结构修饰可显著影响核苷类似物的性质，为改善嘧啶核苷类似物的成药性提供了新途径。

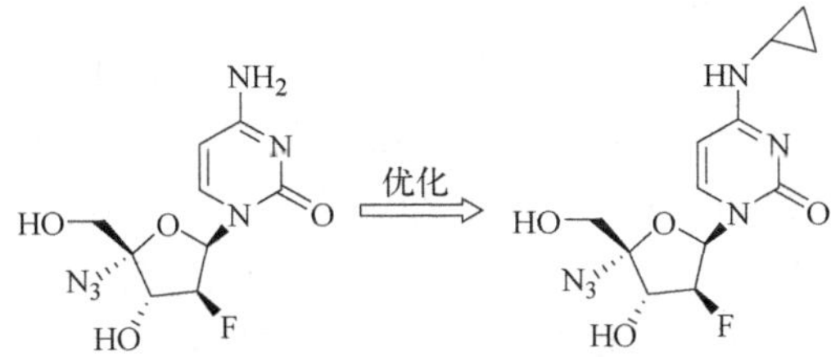

FNC (**7-8**)
抗HIV-1 (EC_{50} = 0.3 μmol • L^{-1})
抗HBV (EC_{50} = 0.12 μmol • L^{-1})

12-26
c = 1.0 μmol • L^{-1}时，
抑制率 = 86.6%

图 12-13 阿兹夫定嘧啶碱基修饰

12.2.2 三环类碱基核苷类似物

近年来，碱基的多样性修饰已成为核苷类化合物的热点研究方向，越来越多的杂环并嘌呤类化合物陆续被开发，虽然多种激酶的多步激活过程和复杂的多靶点作用机制不利于这类核苷化合物的合理设计，但它们大多比传统的嘌呤类或嘧啶类核苷类似物更具有代谢稳定性，仍有望成为抗病毒或抗肿瘤候选药物。

12.2.2.1 噻吩并嘌呤类核苷类似物

Tichy 等[40]以简单的 4,6-二氯嘧啶和碘噻吩为原料，经 Negishi 偶联、亲核芳香取代和四唑环化经 3 步合成了两个系列噻吩并 7-去氮嘌呤核苷类似物，分别是噻吩[2′,3′:4,5]吡咯[2,3-*d*]嘧啶和噻吩[3′,2′:4,5]吡咯[2,3-*d*]嘧啶。其中 6-甲基、6-甲氧基和 6-甲砜基衍生物均具有较高活性，活性最好的是甲基衍生物 **12-27**、**12-26**（图 12-14），二者抑制 HCV 复制的 EC_{50} 分别为 $0.11\mu mol \cdot L^{-1}$ 和 $0.06\mu mol \cdot L^{-1}$，对肿瘤细胞也具有亚微摩尔的抑制作用，且对成纤维细胞显示低毒或无毒。但是，其具体的代谢过程和作用机制仍未明确。

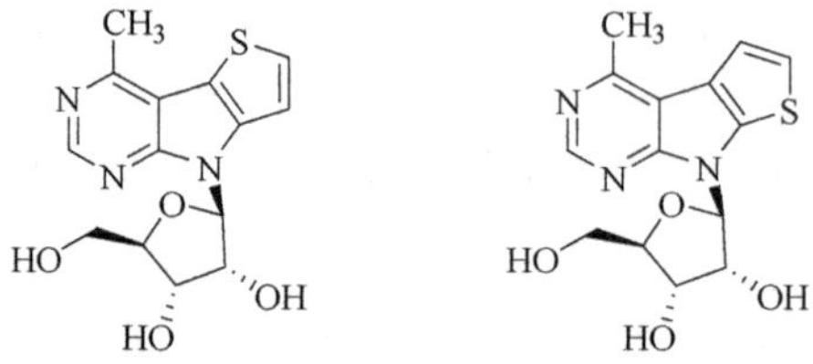

12-27 **12-28**

图 12-14 化合物 **12-27** 和 **12-28** 的化学结构

12.2.2.2 吡咯/呋喃并嘌呤类核苷类似物

Tokarenko 等[41]通过杂环化形成三环杂环碱，然后通过交叉偶联反应、6 位亲核取代反应、糖基的糖基化以及衍生化反应合成了新型吡咯和呋喃并 7-去氮嘌呤核糖核苷，并对其进行了抗肿瘤细胞增殖活性和抗病毒活性的筛选。其中吡咯[2′,3′:4,5]吡咯并[2,3-*d*]嘧啶和呋喃[2′.3′:4,5]吡咯并[2,3-*d*]嘧啶核苷具有较强的抗肿瘤细胞增殖活性，而吡咯[3′,2′:4,5]吡咯并[2,3-*d*]嘧啶核苷则由于空间位阻的影响而活性较差。与噻吩并嘌呤核苷类似物相同的是，该系列活性最高的也是甲基、甲氧基和甲砜基衍生物，其中活性最好的甲基亚砜衍生物 **12-29**、**12-30**（图 12-15）抑制 HCV 复制的 EC_{50} 分别是 $0.04\mu mol \cdot L^{-1}$ 和 $0.28\mu mol \cdot L^{-1}$，对肿瘤细胞也具有亚微摩尔的抑制作用和良好的选择性。机制研究证明，此类核苷被细胞内磷酸化激活，核苷酸被结合到 RNA 和 DNA 上，导致 DNA 双链断裂和细胞凋亡，可作为新一类抗病毒、抗肿瘤药物的先导化合物。

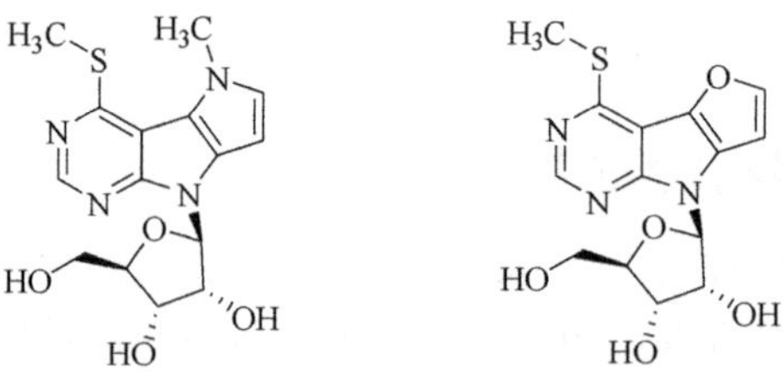

12-29 **12-30**

图 12-15 化合物 **12-29** 和 **12-30** 的化学结构

12.2.3 杂环取代嘧啶的核苷类似物

法匹拉韦是临床广泛应用的广谱抗流感药物。Wang 等[42]以法匹拉韦为先导化合物，设计合成了一系列 C-核苷类似物，其中包括用吡啶、哒嗪和嘧啶取代法匹拉韦的碱基形成的杂环核苷类似物，它们保留了法匹拉韦的酰胺部分，仅对碱基部分进行了改造优化。与法匹拉韦一样，当 C-核苷与 RNA 模板碱基配对时，会通过其羧酰胺的两个方向来模拟腺苷和鸟苷，可以使流感病毒产生致命性突变。在抑酶实验中，化合物 **12-31**（图 12-16）的 5′-三磷酸对甲型流感聚合酶的 RNA 合成有很强的抑制作用，所以此类 C-核苷类似物具有抑制流感聚合酶和造成致死性突变的双重抗病毒机制。在 MDCK 细胞中，化合物 **12-31** 的抗流感病毒活性及选择性最好，且在细胞中都可以磷酸化为其单磷酸形式。值得一提的是，由于其三磷酸腺苷可以抑制其他 RNA 病毒聚合酶，具有抗其他 RNA 病毒的潜力。

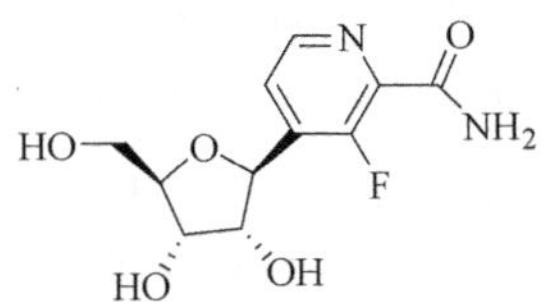

12-31

抗HIV (EC_{50} = 1.9 μmol • L^{-1})

CC_{50} > 400 μmol • L^{-1}

图 12-16　化合物 **12-31** 的化学结构及活性

12.2.4　4-氧喹啉-3-羧酰胺核苷衍生物

Forezi 等[43]曾开发一种新型的氯代喹啉核糖核苷衍生物 **12-32**（图 12-17），对 HIV-1 逆转录酶具有较高的抑制活性。在结构优化中，研究者们根据逆转录酶变构位点较大且具有疏水性的特点，通过对 4-氧代喹啉的 C-3 位以及 N-1 位的呋喃核苷进行取代修饰来增加该位点内的接触表面积，合成了 22 个新的 4-氧喹啉-3-羧酰胺核苷衍生物。活性评价结果表明，所有化合物均具有抗 HIV-1 活性，其中含有苯甲酰取代基的衍生物 **12-33**（图 12-17）活性最高，EC_{50} 为 1.4μmol·L^{-1}，细胞毒性也较低（CC_{50} = 1486μmol·L^{-1}）。分子对接表明，化合物 **12-33** 与酶的变构位点结合，可以与高度保守性残基 Tyr318 相互作用，使 **12-33** 不易受到突变株的影响。此外，化合物 **12-33** 与核苷类及非核苷类 HIV 逆转录酶抑制剂均有较好的协同作用，因此，化合物 **12-33** 是作用机制独特的抗 HIV-1 先导化合物，值得进一步研究。

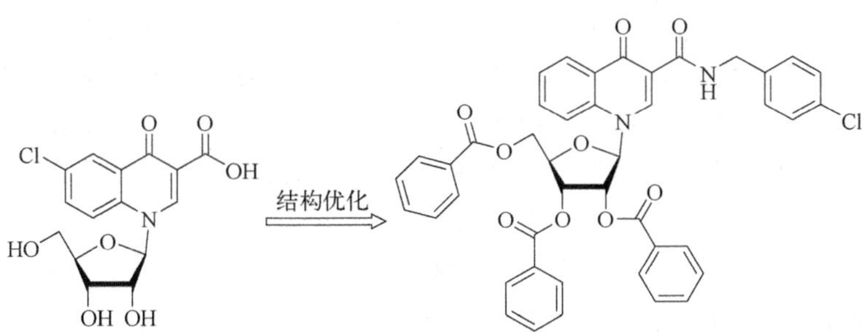

12-32　**12-33**

图 12-17　化合物 **12-32** 和 **12-33** 的化学结构

12.3 糖链修饰

糖链取代基的改变不但可以提高核苷类药物的抗病毒活性，同时还可以改善药物的药代动力学性质。一般而言，改造后的侧链取代基与天然核糖相差越大，则药物分子的毒副作用越低。大部分临床应用的核苷（酸）类药物都是糖基改造的衍生物，与碱基部分的改造相比，糖基部分的改造位点更多，可以得到更多具有活性的核苷（酸）类衍生物。糖基部分改造的化合物包括杂（糖）环核苷类衍生物、碳苷类衍生物、无环核苷类衍生物、脱氧核苷类衍生物、不饱和（糖）核苷类衍生物、L-核苷类衍生物以及引入糖基侧链取代基等多种形式[4]。

12.3.1 2′-位卤素取代的糖环核苷类似物

12.3.1.1 2′-氟-2′-氯取代核苷类似物

非结构蛋白 5B（NS5B）聚合酶负责丙型肝炎病毒（HCV）RNA 的复制，且在所有基因型中都十分保守，是目前 HCV 治疗的首选靶点[44]。而核苷类抑制剂在细胞内被代谢为其 5′三磷酸形式，可作为 NS5B 聚合酶的替代底物竞争性加入病毒 RNA 链中，阻止链的延伸，导致 RNA 复制停止，从而达到抑制 HCV 复制的目的。在过去的十年里，为开发有效的、具有选择性的抗 HCV 核苷类似物，人们对天然核苷进行了多种结构修饰。在这些优化构修饰中，2′-取代基的变化可以显著提高这类核苷类似物对 HCV 聚合酶的抑制作用和选择性，合理修饰可以降低核苷类似物的毒性。

目前，已有大量此类核苷类似物进入临床试验阶段，其中 2′-位取代基大多为氟原子、羟基、甲基等传统的电子等排体。索非布韦（**3-41**，图 12-18）是目前唯一获得美国 FDA 批准的核苷类抑制剂，分子模拟表明，索非布韦中所引入的 2′-甲基可通过空间位阻作用阻止下一个核苷酸底物的连接。为开发新型 HCV 选择性抑制剂，Zhou 等[45]用相似大小的基团（如卤素）替换 2′-甲基，设计合成了一系列新型 2′-氟-2′-氯取代核苷类似物及其磷酸酰胺前药，并评价了其抗 HCV 病毒活性。在所合成的化合物中，β-D-2′-氟-2′-氯尿苷磷酸酰胺核苷类似物 **12-34**（图 12-18）具有良好的广谱抗病毒活性，活性与索非布韦相当。化合物 **12-34** 的核苷 5′-三磷酸是 HCV NS5B 聚合酶的特异性抑制剂，而对人聚合酶和细胞线粒体 RNA 聚合酶没有明显的抑制作用，且临床前药代动力学性质良好，在人体血液中可稳定存在长达 2h，在人肝细胞中代谢迅速，而在人肠道微粒体稳定。因此，化合物 **12-34** 是值得进一步开发的抗 HCV 的候选药物。

12.3.1.2 2′-氟-2′-溴取代核苷类似物

鉴于氯原子在核糖 2′-位结构修饰中的成功应用，Schinazi 课题组为继续探究高效广谱、抗耐药性且低毒的 2′-卤素取代的核苷类抗 HCV 药物，设计合成了一系列 2′-氟-2′-溴取代核苷类似物及其磷酸酰胺前药。初步活性结果显示，尿嘧啶核苷前药 2′-脱氧-2′-氟-2′-溴尿苷磷酸酰胺的活性最好。为确定最适合进行临床前研究的异构体，研究者们通过手性合成以及柱色谱分离得到了磷非对映异构体 **12-35** 和 **12-36**（图 12-19）。结果显示，两者形成的 5′-三磷酸均选择性地抑制 HCV NS5B 聚合酶，并对人聚合酶和细胞线粒体核糖核酸聚合酶均无抑制作用，且在人血液、人肠道微粒体和肝微粒体中均具有较好的稳定性。在抗不同基因（如 1a、2a、1b 等）型 HCV 以及突变型 S282T 时，化合物 **12-36** 均显示出比 **12-35** 更优的活性，且雄性比格犬的口服药代动力学研究表明，化合物 **12-36** 在比格犬肝脏中的三磷酸形式平均为 20130ng·mL^{-1}，是化合物 **12-35** 的 2 倍左右，这表明化合物 **12-36** 在肝脏内具有更好的吸收[46]。因此，**12-36** 可作为抗 HCV 候选药物进行深入研究。

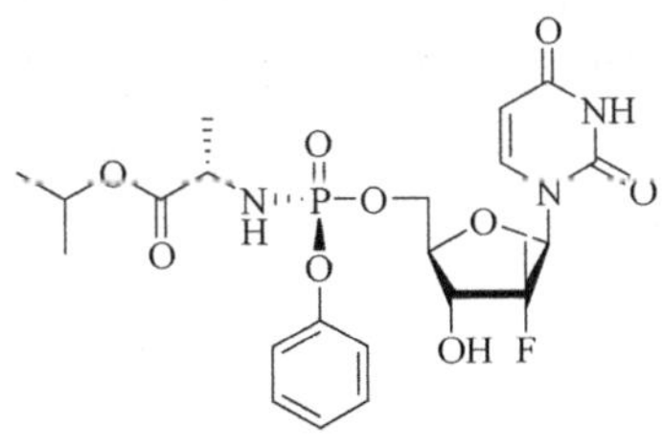

索非布韦 (**3-41**)
抗HCV EC_{50}/(μmol · L^{-1}) =
0.09 (WT)
0.4 (S282T)
4.4 (活性增大倍数, 相对于WT)
CC_{50} > 100 mmol · L^{-1}

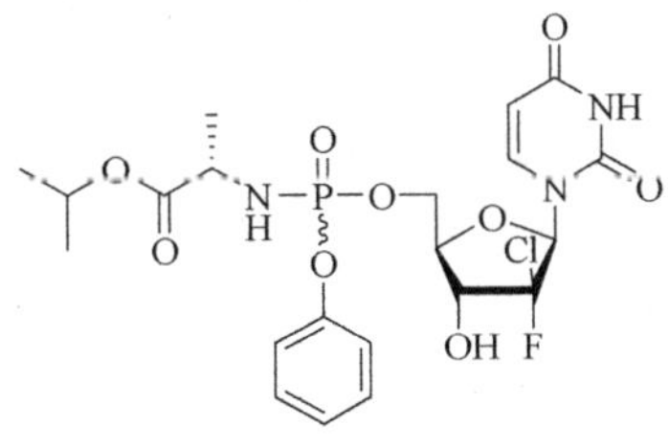

12-34
抗HCV EC_{50}/(μmol · L^{-1}) =
0.02 (WT)
0.07 (S282T)
3.5 (活性增大倍数, 相对于WT)
CC_{50} > 100 mmol · L^{-1}

图 12-18　化合物 **3-41** 和 **12-34** 的化学结构及活化对比

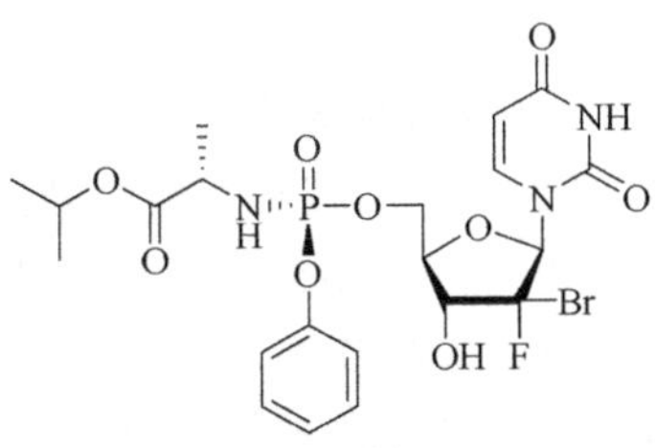

12-35
抗HCV EC_{50}/(μmol · L^{-1}) =
0.12 (1a)
0.16 (2a)
0.092 (1b-WT)
0.23 (1b/3a)
0.17 (1b/4a)
0.21 (1b/5a)
3.6 (S282T)
CC_{50} > 100 μmol · L^{-1}

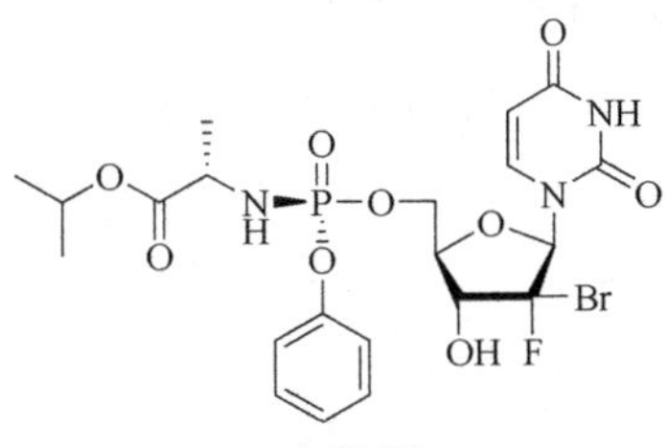

12-36
抗HCV EC_{50}/(μmol · L^{-1}) =
0.055 (1a)
0.046 (2a)
0.024 (1b-WT)
0.038 (1b/3a)
0.021 (1b/4a)
0.030 (1b/5a)
0.18 (S282T)
CC_{50} > 100 μmol · L^{-1}

图 12-19　化合物 **12-35** 和 **12-36** 的化学结构

12.3.1.3 2′-氟取代核苷类似物

4′-叠氮胞苷（R1479，**12-37**，图 12-20）是 HCV RNA 聚合酶的有效抑制剂（EC_{50} = 1.28μmol·L^{-1}），目前已进入临床开发阶段，而为了继续优化其磷酸化效率，提高其抗病毒活性，有必要进一步探索其构效关系。考虑到氟核苷通常可以被细胞激酶高效磷酸化，可以作为 RNA 和 DNA 聚合的良好底物，Smith 等[47]以化合物 **12-37** 为先导化合物合成并评价了多个 4′-叠氮胞苷的一氟和二氟衍生物。其中抗 HCV 活性最好的化合物是阿兹夫定（FNC，**7-8**），其抗 HCV 的 EC_{50} 为 24nmol·L^{-1}，与 **12-37** 相比，其抗病毒活性提高了 50 倍左右。随后，常俊标等发现 FNC 是一种有效的 HIV 抑制剂，与已上市的核苷类逆转录酶抑制剂相比，FNC 作用机制独特，并且作为首个 HIV 逆转录酶与辅助蛋白 Vif 双靶点创新药物已获得专利授权，并已在中国完成临床试验，其上市申请已纳入优先审评程序。此外 FNC 也可以在纳摩尔水平上有效地抑制包括肠道病毒 37（EV71）、柯萨奇病毒 A16（CA16）、CA6、EVD68 和 CVB3 在内的多种肠道病毒的复制，具有广谱抑制 RNA 病毒的作用，并且临床安全性良好[48-49]。疫情期间，常俊标课题组发现阿兹夫定也具有一定的抗新冠病毒活性，已经成功开发为抗新冠肺炎临床药物。这也体现了在突发的病毒感染疫情中，具有广谱抗病毒活性的核苷类药物的重要性[50]。

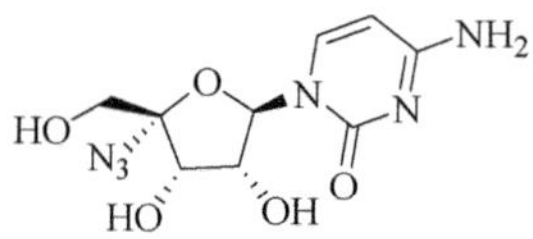

12-37

图 12-20 化合物 **12-37** 的化学结构

12.3.2 含硅的核苷类似物

Kumar 等[51]曾报道齐多夫定的 3′-1,2,3-三唑衍生物 **12-38**（图 12-21）具有较高的抗 HIV 活性，且分子模拟显示，在三唑的 C-5 位引入大基团有利于提高其抗病毒活性。通过与[2′,5′-双-*O*-(叔丁基二甲硅基)-*β*-D-呋喃核糖基]-3′-螺-5″-(4″-氨基-1″,2″-氧硫杂环戊烯-2″,2″-二氧化物)胸腺嘧啶（TSAO-T）类 HIV 非核苷类逆转录酶抑制剂的结构对比，研究者们在化合物 **12-38** 的 5′-位引入硅基团，设计合成了一系列 5′-硅基-1,2,3-取代三氮唑核苷类似物。有趣的是，空斑实验结果证明，5′-硅基核苷类似物能抑制西尼罗病毒（WNV）和登革热病毒（DENV）的复制，其中化合物 **12-39**（图 12-21）的活性最好，可达低微摩尔浓度，但对 HIV-1 及其他病毒均无抑制作用[51]。构效关系研究表明，5′-硅基和 3′-大基团取代基都是抗 WNV 和 DENV 活性所必需的，而 5′-脱硅基类似物则可以有效抑制 HIV-1，但却对 WNV 和 DENV 均没有任何活性。这表明，简单的硅基化-脱硅过程可以表现出对 WNV/DENV 及 HIV-1 的不同选择性抑制作用。

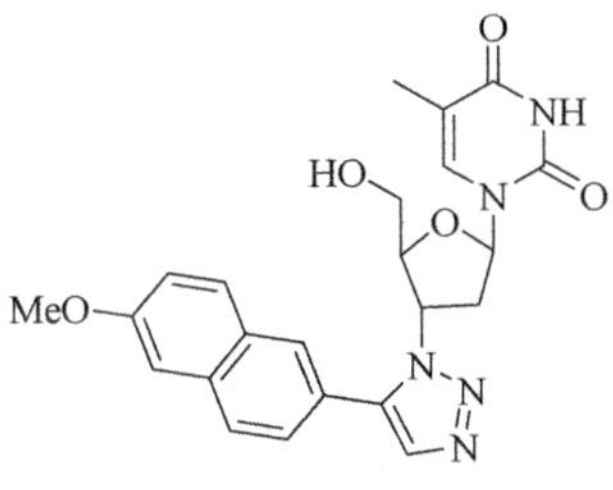

12-38
$c = 10\ \mu mol \cdot L^{-1}$时，
抑制率 = 7.2% (WNV), 0 (DENV)

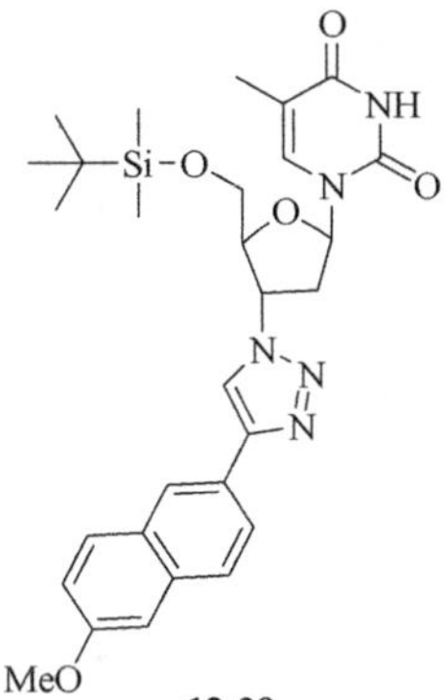

12-39
$c = 10\ \mu mol \cdot L^{-1}$时，
抑制率 = 92% (WNV), 57% (DENV)

图 12-21　化合物 **12-38** 和 **12-39** 的化学结构及活性

12.3.3　碳环核苷类似物

12.3.3.1　4′-乙炔基碳环核苷类似物

核苷（酸）类逆转录酶抑制剂是治疗 HIV 感染的高效抗逆转录病毒疗法的重要组成部分，其作用机制是被宿主激酶磷酸化成活性三磷酸形式，然后结合到延长的病毒 DNA 中，因核苷类逆转录酶抑制剂均缺少 3′-OH，这阻止了聚合过程中 DNA 链的延长，这种抑制机制称为链终止。虽然目前许多临床应用的核苷类逆转录酶抑制剂具有较高的抗 HIV 活性，但毒性和不良反应与耐药性问题依然十分严重[52]。

MK-8591（4′-乙炔基-2-氟-2′-脱氧腺苷，**3-19**）是一种具有 4′-乙炔基取代基和 3′-羟基的核苷类似物，它对 HIV 野生型和大多数临床耐药株的抑制活性均比同类上市药物更高。机制研究表明，MK-8591-TP 比其天然核酸底物 dATP 更适合“掺入”到逆转录酶中，可直接作为链终止子，阻止具有 3′-末端的核酸引物上的逆转录酶易位，也可以作为延迟链终止子，在 DNA 合成停止之前掺入一个脱氧核苷三磷酸（dNTP）。MK-8591 的另一个结构特征是腺嘌呤核酸基上的 2-氟取代基，这使其不易被腺苷脱氨酶代谢，能够更有效地被摄取和磷酸化。此外，MK-8591 在临床前试验中也表现出良好的药代动力学性质、较长的细胞内半衰期和较高的口服生物利用度。为进一步探索 MK8591 的构效关系，研究者们用碳环取代核糖环设计了碳环核苷类似物，如阿巴卡韦（**12-23**），这类碳环核苷类似物依然具有较高的生物活性，且由于碳环结构的性质，使得该类化合物与核糖类似物相比，对糖苷酶具有更高的化学和代谢稳定性，进一步改善了药代动力学性质。

在此基础上，Alexandre 等[53]合成并评价了一系列新型碳环核苷类似物，并拆分了外消旋体。这类碳环核苷类似物的合成代谢产物对 HIV-1 逆转录酶显示出与 MK-8591-TP 相似的抑制活性，这些结果表明，高度保守的核糖部分可以被碳环骨架取代，从而开拓了核苷类抑制剂的结构修饰空间。其中活性最好的化合物是 4′-乙炔基-G

衍生物(±) **12-40**（图 12-22），在 hPBMC 细胞中抑制病毒复制的 EC_{50} 为 24nmol·L^{-1}，并且其单一对映体的磷酸酰胺前药 **12-41** 改善了三磷酸形式的合成代谢物的释放，提高了体外活性，EC_{50} 仅为 3.0nmol·L^{-1}。此外，与 MK-8591 相比，化合物 **12-41** 在大鼠体内表现出更好的药代动力学性质，改善了血浆清除率和半衰期。

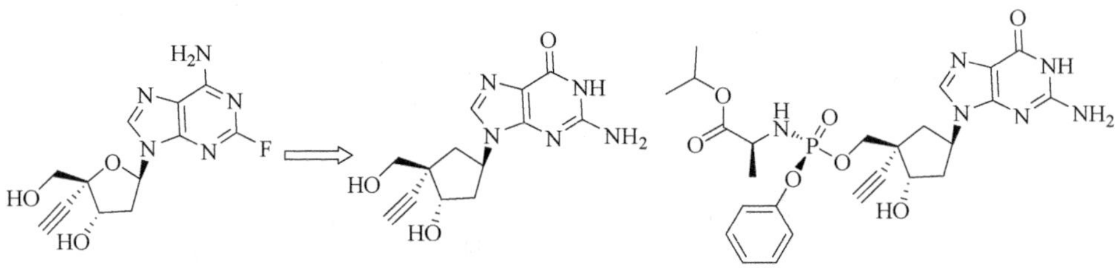

MK-8591 (**3-19**)
EC_{50} = 0.21 nmol • L^{-1}
CC_{50} > 4.2 μmol • L^{-1}

12-40
EC_{50} = 24 nmol • L^{-1}
CC_{50} > 42.0 μmol • L^{-1}

12-41
EC_{50} = 3 nmol • L^{-1}
CC_{50} > 42.0 μmol • L^{-1}

图 12-22　化合物 **12-40** 和 **12-41** 的化学结构

12.3.3.2　6′-氟碳环核苷类似物

S-腺苷-L-同型半胱氨酸（ADOHcy）水解酶可以催化 ADOHcy 转化为腺苷和 L-同型半胱氨酸，而抑制 ADOHcy 水解酶会使 ADOHcy 在细胞内积累，从而触发负反馈抑制，抑制 *S*-腺苷-L-蛋氨酸（SAM）依赖的转甲基化反应。由于 SAM 依赖的转甲基化反应在病毒 mRNA 5′末端形成甲基化结构中起着至关重要的作用，因此 ADOHcy 水解酶已成为开发广谱抗病毒药物的重要靶点。neplanocin A（**12-42**，图 12-23）是一种具有代表性的碳环核苷，是对 ADOHcy 水解酶最有效的抑制剂之一，显示出强大而广谱的抗病毒活性。然而，尽管它对几种 RNA 和 DNA 病毒都有很强的抑制活性，但其高细胞毒性阻碍了其进一步开发。为了寻找高选择性的新型碳环核苷，研究者们对其碳糖环和嘌呤碱基进行了多种修饰。

Chandra 等[54]通过对碳环核苷碳糖部分的 5′或 6′位以及嘌呤部分的 3 位或 7 位进行修饰，采用立体选择性环氧化、区域和立体选择性氟化等策略合成了一系列腺嘌呤类似物。活性结果表明，所有碳环核苷对 ADOHcy 水解酶均有很强的抑制活性，其中化合物 6′-fluoroneplanocin A（**12-43**，图 12-23）对 ADOHcy 水解酶的抑制活性最强（IC_{50} = 0.24μmol·L^{-1}）。如在结构中引入 7-脱氮腺嘌呤，则化合物对 ADOHcy 水解酶的抑制活性消失，而替换为 3-脱氮腺嘌呤，则活性保持，这表明腺嘌呤 7 位氮原子是其氢键受体所必需的。此外用氟原子取代 6′位的氢原子可以大大提高抑酶活性。化合物 **12-43** 除了显示出较强的抗病毒活性［抑制水疱性口炎病毒（VSV）的 EC_{50} 为 0.43μmol·L^{-1}］外，在所测的人肺肿瘤细胞系（A549）、人结肠肿瘤细胞系（HCT-116）、人乳腺肿瘤细胞系（MDA-MB-231）、人前列腺肿瘤细胞系（PC3）、人肝肿瘤细胞系（SK-HEP-1）和人胃肿瘤细胞系（SNU-638）中也均显示出较强的抗增殖活性。

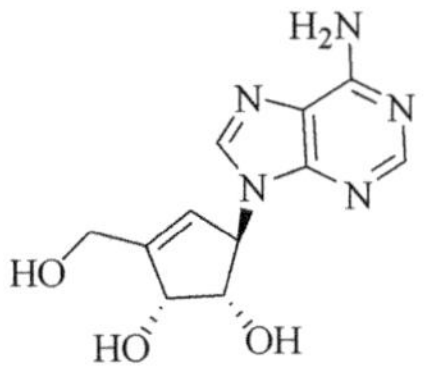

neplanocin A (**12-42**)
$IC_{50} = 0.47\ \mu mol \cdot L^{-1}$
(AdoHcy水解酶)

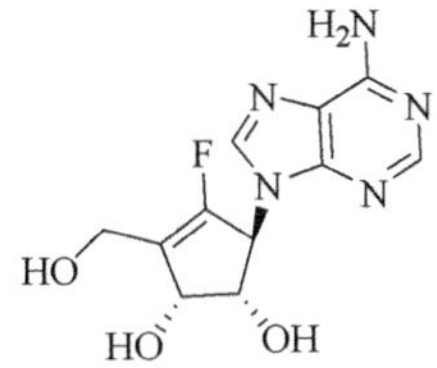

6′-fluoroneplanocin A (**12-43**)
$IC_{50} = 0.24\ \mu mol \cdot L^{-1}$
(AdoHcy水解酶)
抗VSV ($EC_{50} = 0.43\ \mu mol \cdot L^{-1}$)

图 12-23　化合物 **12-42** 和 **12-43** 的化学结构及活性

12.3.4　无环核苷类似物

12.3.4.1　烷氧基无环核苷类似物

人类乳头瘤病毒（HPV）的高危基因型如 HPV-16 和 HPV-18，是导致大多数肛门癌以及宫颈癌的主要来源，目前还没有治疗宫颈或肛门下部生殖道 HPV 感染的药物上市，所以亟需开发更有效的抗病毒药物以减少或根除持续性的 HPV 感染。HPV 不编码 DNA 聚合酶，而病毒的 DNA 复制依赖于宿主的 DNA 聚合酶以及其他复制蛋白。HPV 病毒编码 E2 蛋白，该蛋白与 HPV DNA 的复制起始点（ORI）结合，并帮助启动 DNA 解旋酶 E1 在细胞核内复制双链环状 DNA 基因组。将 HPV 的 E1 和 E2 蛋白的表达载体转染到腺病毒 E1 转化的人胚肾(HEK-293)细胞中，可以支持共转染的 HPV OrI 质粒的复制和瞬时扩增，该系统可用于鉴定 HPV 复制的小分子抑制剂。利用这种 HPV DNA 瞬时扩增实验，Beadle 等[55]合成并评估了几种新的无环核苷膦酸双酯衍生物，其中，如图 12-24 所示的 9-[(2-膦酰甲氧基)乙基]鸟嘌呤（PMEG）的两个二酯衍生物 ODE-Bn-PMEG（**12-44**）和 ODE-Ph-PMEG（**12-45**），在 HEK-293 细胞以及 HPV 阴性的宫颈癌细胞（C33A）中对 HPV-11 和 HPV-16 的 DNA 复制均具有较强的选择性抑制作用。另外，通过对映体选择性高效液相色谱得到了 P-手性对映体，它们对 HPV 具有同等的抗病毒活性。其中，十八烷氧基乙基苄基-9-[(2-膦酰甲氧基)乙基]鸟嘌呤（ODE-Bn-PMEG）作为一种有效的核苷类 HPV 选择性抑制剂，在人包皮成纤维细胞中具有高的摄取率，并且在体外很容易转化为活性的抗病毒代谢物 PMEG 二磷酸，成为局部治疗 HPV-16 和 HPV-18 以及其他高危类 HPV 感染的候选药物。

12.3.4.2　硒代无环核苷类似物

阿昔洛韦（**3-52**），是一种无环核苷，已经成为治疗疱疹病毒感染的首选药物，但其存在口服生物利用度低、溶解性差等缺点。另一种典型的无环核苷更昔洛韦（**3-53**）及其前体药物已被开发用于临床抗巨细胞病毒（CMV）感染，但是该药物存在骨髓抑制、肝毒性和肾毒性等毒性和不良反应，这促使研究者们将新策略用于无环核苷药物的开发。

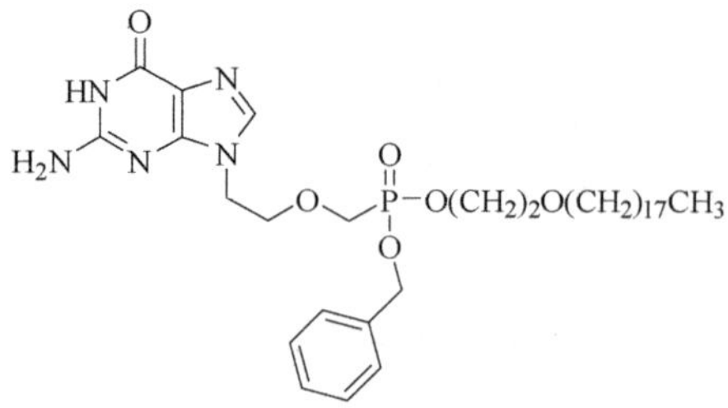

ODE-Bn-PMEG (**12-44**)
抗HPV-11 (EC_{50} = 0.18 μmol • L^{-1})
抗HPV-16 (EC_{50} = 0.04 μmol • L^{-1})
抗HPV-18 (EC_{50} = 0.10 μmol • L^{-1})
抗HIV-1 (EC_{50} = 2 μmol • L^{-1})
抗HSV-2 (EC_{50} = 22 μmol • L^{-1})

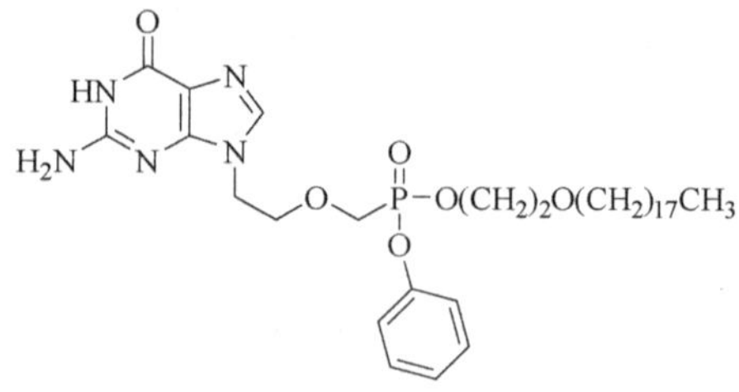

ODE-Ph-PMEG (**12-45**)
抗HPV-11 (EC_{50} = 0.10 μmol • L^{-1})
抗HPV-16 (EC_{50} = 0.09 μmol • L^{-1})
抗HPV-18 (EC_{50} = 0.06 μmol • L^{-1})

图 12-24 化合物 **12-44** 和 **12-45** 的化学结构及活性

硒作为一种微量元素对许多生物体的细胞功能是必不可少的，该元素是抗氧化损害的抗氧化酶谷胱甘肽过氧化物酶和硫氧还蛋白还原酶的组成部分。硒具有抗氧化性和高亲脂性等优点，可能会增强透膜能力，从而提高口服生物利用度；此外，硒是氧的生物电子等排体，生物活性类似。鉴于此，Sahu 等[56]利用生物电子等排策略分别用硒原子取代了阿昔洛韦和更昔洛韦的氧原子，设计合成了硒代阿昔洛韦（**3-54**）和硒代更昔洛韦（**3-55**）。化合物 **3-54** 抑制单纯疱疹病毒 1 型和 2 型（HSV-1, HSV-2）的活性较强，而化合物 **3-55** 具有中等的抗人巨细胞病毒（HCMV）活性（图 12-25）。

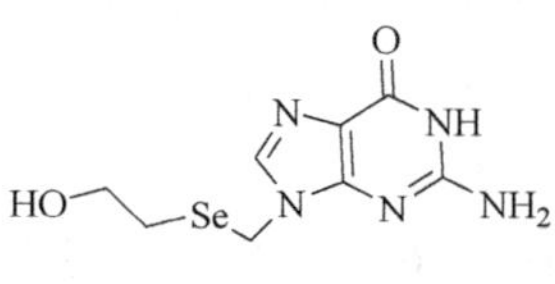

3-54
抗HSV-1 (EC_{50} = 1.47 μmol • L^{-1})
抗HSV-2 (EC_{50} = 6.34 μmol • L^{-1})
抗VSV (EC_{50} > 100 μmol • L^{-1})
抗HCMV (EC_{50} > 100 μmol • L^{-1})

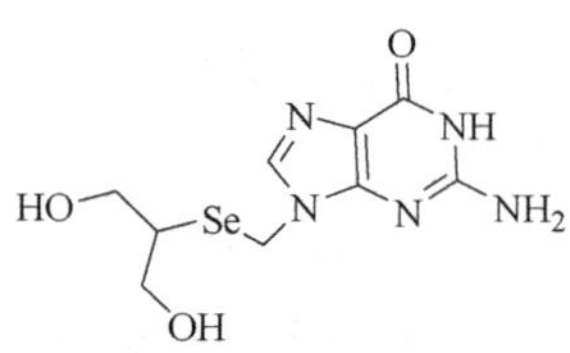

3-55
抗HSV-1 (EC_{50} > 100 μmol • L^{-1})
抗HSV-2 (EC_{50} > 100 μmol • L^{-1})
抗VSV (EC_{50} > 100 μmol • L^{-1})
抗HCMV (EC_{50} = 53.1 μmol • L^{-1})

图 12-25 化合物 **3-54** 和 **3-55** 的化学结构及活性

12.3.4.3 顺丁烯基无环核苷类似物

α-羧基核苷膦酸（α-CNP，**12-46**，图 12-26）是一类全新的聚合酶抑制剂，由碱基、α-羧基膦酸和连接基团组成。这类化合物是 HIV-1 逆转录酶的高效竞争性抑制剂，与核苷（酸）类逆转录酶抑制剂的抗 HIV-1 机理不同，它们不需要磷酸化转化成三磷酸代谢产物就可以发挥作用，因为 α-CNPs 不被掺入新合成的病毒 DNA 链。α-CNP 是 HIV-1 逆转录酶天然 dNTP 酶底物的可逆竞争性抑制剂，其 IC_{50} 值在微摩尔水平[57]。有趣的是，α-CNPs 可以在低微摩尔浓度下抑制疱疹病毒和巨细胞病毒的 DNA 聚合酶，

所以 α-CNPs 有望成为一类新型的广谱病毒聚合酶抑制剂。但是这类核苷类似物的构效关系依然不很明确，核苷碱基和 α-羧基膦酸之间的连接部分也仅限于戊环或 2′-脱氧核糖。近期，John 等[57]对 α-CNP 结构中的碱基和 α-羧基膦酸之间的连接部分进行修饰，合成了多种新的 α-CNP 衍生物，这类化合物对 HIV-1 逆转录酶仅有微弱的抑制活性，但抗疱疹病毒聚合酶活性较强，代表性化合物为（非环）丁烯基-CNP 衍生物 **12-47**（图 12-26）。

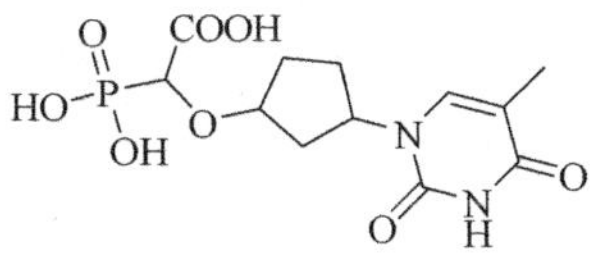

12-46

抗HIV-1 RT (IC_{50} = 0.40 μmol • L^{-1})
抗HCMV DNA Pol (IC_{50} = 38 μmol • L^{-1})
抗HSV-1 DNA Pol (IC_{50} = 26 μmol • L^{-1})
抗VZV DNA Pol (IC_{50} = 38 μmol • L^{-1})
抗人 DNA Pol (IC_{50} = 229 μmol • L^{-1})

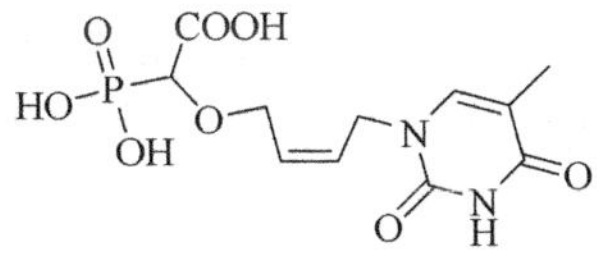

12-47

抗HIV-1 RT (IC_{50} = 235 μmol • L^{-1})
抗HCMV DNA Pol (IC_{50} = 2.1 μmol • L^{-1})
抗HSV-1 DNA Pol (IC_{50} = 3.7 μmol • L^{-1})
抗VZV DNA Pol (IC_{50} = 2.2 μmol • L^{-1})
抗人DNA Pol (IC_{50} = 14 μmol • L^{-1})

图 12-26　化合物 **12-46** 和 **12-47** 的化学结构

12.4 总结与展望

近年来，核苷类药物在抗病毒领域发挥着非常重要的作用，尤其是 20 世纪 80 年代以来涌现出大量高效低毒的核苷类药物，其中大部分是经过化学修饰的嘌呤、嘧啶核苷类似物，其结构与天然核苷非常相似。由于病毒的突变和耐药性，以及新型病毒的不断产生，现有的核苷类药物远远不能满足抗病毒需求，而且突发性的流行性病毒感染造成的新疫情暴发也凸显了研发广谱核苷类抗病毒药物的重要性。

本章精选了近几年最具代表性的研究实例，从药物化学的角度总结了核苷类抗病毒药物的新进展，并凝练了该领域的前沿方向。除了传统的化学结构修饰外，越来越多新型的核苷类药物结构陆续出现，例如杂环并嘌呤类核苷类似物、4-氧代喹啉类核苷衍生物、芳环取代碱基类核苷类似物、无环核苷、碳环核苷等，而硅基团的引入、硒取代糖环的氧原子等新策略也为核苷类抗病毒药物开辟了新方向。此外前药也是核苷类药物结构优化的有效策略，其中磷酸酯化前药、脂质结合物、二聚体、大分子载体等均具有较好的应用前景。

需要指出的是，核苷类化合物的抗病毒机制除了作为天然核苷的竞争性抑制剂，还具有其他抗病毒新机制，例如可以通过抑制 *S*-腺苷-L-同型半胱氨酸水解酶来抑制 mRNA 的 5′-末端甲基化而抑制病毒复制。核苷类抗病毒药物也被开发作为诱导突变的合成致死剂的新药物，其中小分子胞苷类似物 *β-D-N*^{4}-羟基胞苷（**7-9**，NHC，也称为

EIDD-1931，由美国埃默里大学开发）最近已被证明可抑制多种病毒，包括 HCV、诺如病毒、甲型流感病毒（IAV）、呼吸道合胞病毒（RSV）等[58]，其前药 EIDD-2801 已进入抗新冠病毒的临床研究[59]。总之，核苷类抗病毒药物的研发是既经典又前沿的课题。确定先导化合物后，基于靶点的结构优化、分子杂合、骨架跃迁、生物电子等排、优势结构、前药设计等药物化学策略依然是进一步提高核苷类抗病毒药物活性和药代动力学性质的主要策略。此外，药物设计新理念及药物筛选新技术的应用将会加速新结构骨架的发现。值得注意的是，提高广谱抗病毒活性以及增强与宿主细胞之间的选择性、降低毒性和不良反应是目前核苷类抗病毒药物研究开发的另一个重要方面。

参 考 文 献

[1] 郭会芳, 李卓荣. 抗病毒药物的发展和研发策略[J]. 中国医药生物技术, 2017, 12: 496-504.

[2] Xu J, Shi P Y, Li H, et al. Broad spectrum antiviral agent niclosamide and its therapeutic potential [J]. ACS Infect Dis, 2020, 6: 909-915.

[3] 李敬, 姜向毅, 徐淑静, 等. 冠状病毒抑制剂研究的药物化学策略[J]. 药学学报, 2020, 55(04): 537-553.

[4] 李文军. 新型核苷类似物的设计、合成及抗病毒活性研究[D]. 济南: 山东大学, 2012.

[5] 黄天广, 孙林, 展鹏, 等. 广谱抗病毒药物研究进展[J]. 药学学报, 2020, 55(04): 679-693.

[6] 孙彦莹, 左晓芳, 展鹏, 等. 抗腺病毒药物化学研究新进展[J]. 药学学报, 2020, 55(04): 720-733.

[7] Ianevski A, Andersen PI, Merits A, et al. Expanding the activity spectrum of antiviral agents [J]. Drug Discov Today, 2019, 24: 1224-1228.

[8] 刘新泳, 展鹏. 基于靶标的抗逆转录病毒药物研究进展[M]. 北京: 人民卫生出版社, 2020: 112-140.

[9] Mehellou Y, Rattan HS, Balzarini J. The ProTide Prodrug Technology: From the Concept to the Clinic[J]. J Med Chem, 2018, 61: 2211-2226.

[10] Delang L, Abdelnabi R, Neyts J, et al. Favipiravir as a potential countermeasure against neglected and emerging RNA viruses[J]. Antiviral Res, 2018: 153:85-94.

[11] Delang L, Segura GN, Tas A, et al. Mutations in the chikungunya virus non-structural proteins cause resistance to favipiravir (T-705), a broad-spectrum antiviral[J]. J Antimicrob Chemoth, 2014, 69: 2770-2784.

[12] Wang ML, Cao RY, Zhang LK, et al. Remdesivir and chloroquine effectively inhibit the recently emerged novel coronavirus (2019-nCoV) *in vitro*[J]. Cell Res, 2020, 30: 269-271.

[13] The Third People'S Hospital of Shenzhen: Clinical trial shows that the antiviral effect of fabiravir is better than that of LPV/r [EB/OL]. [2020-02-14]. http://www. szdsyy. com/News/0a6c1e58-e3d0-4cd1-867a-d5524bc59cd6.html.

[14] Naesens L, Guddat LW, Keough DT, et al. Role of human hypoxanthine guanine phosphoribosyltransferase in activation of the antiviral agent T-705 (favipiravir)[J]. Mol Pharmacol, 2013, 84: 615-629.

[15] Huchting J, Vanderlinden E, Winkler M, et al. Prodrugs of the Phosphoribosylated Forms of Hydroxypyrazinecarboxamide Pseudobase T-705 and Its De-Fluoro Analogue T-1105 as Potent Influenza Virus Inhibitors[J]. J Med Chem, 2018, 61: 6193-6210.

[16] Lo MK, Jordan R, Arvey A, et al. GS-5734 and its parent nucleoside analog inhibit Filo-, Pneumo-, and Paramyxoviruses[J]. Sci Rep, 2017, 7: 43395.

[17] Murakami E, Merakami E, Niu C, et al. The mechanism of action of *β-d*-2′-deoxy-2′-fluoro-2′-*C*-methylcytidine involves a second metabolic pathway leading to *β-d*-2′-deoxy-2′-fluoro-2′-*C*-methyluridine 5′-triphosphate, a potent inhibitor of the hepatitis C virus RNA-dependent RNA polymerase[J]. Antimicrob Agents Chemother, 2008, 52: 458-64.

[18] Cho A, Saunders OL, Butler T, et al. Synthesis and antiviral activity of a series of 1′- substituted 4-aza-7,9-dideazaadenosine C-nucleosides[J]. Bioorg Med Chem Lett, 2012, 22: 2705-2707.

[19] Brown AJ, Won JJ, Graham RL, et al. Broad spectrum antiviral remdesivir inhibits human endemic and zoonotic deltacoronaviruses with a highly divergent RNA dependent RNA polymerase[J]. Antiviral Res, 2019, 169: 104541.

[20] Gordon CJ, Tchesnokov EP, Feng JY, et al. The antiviral compound remdesivir potently inhibits RNA-dependent RNA polymerase from Middle East respiratory syndrome coronavirus[J]. J Biol Chem, 2020, 295: 4773-4779.

[21] Wilde AH, Snijder EJ, Kikkert M, et al. Host Factors in Coronavirus Replication[J]. Curr Top Microbiol Immunol, 2018, 419: 1-42.

[22] Wang Y, Zhang D, Du G, et al. Remdesivir in adults with severe COVID-19: a randomised, double-blind, placebo-controlled, multicentre trial[J]. Lancet, 2020, 395: 1569-1578.

[23] NIAID News Release. NIH clinical trial shows remdesivir accelerates recovery from advanced COVID-19[EB/OL]. [2020-04-19]. https://www.niaid.nih.gov/news-events/nih-clinical-trial-shows-remdesivir-accelerates-recovery-advanced-covid-19.

[24] Zhu Y, Teng ZW, Yang LR, et al. Efficacy and Safety of Remdesivir for COVID-19 Treatment: An Analysis of Randomized, Double-Blind, Placebo-Controlled Trials[J]. medRxiv preprint, 2020, DOI: 10.1101/2020.06.22.20136531.

[25] Derudas M, Carta D, Brancale A, et al. The Application of Phosphoramidate Protide Technology to Acyclovir Confers Anti-HIV Inhibition[J]. J Med Chem, 2009, 52: 5520-5530.

[26] Derudas M, Vanpouile C, Carta D, et al.Virtual Screening of Acyclovir Derivatives as Potential Antiviral Agents: Design, Synthesis, and Biological Evaluation of New Acyclic Nucleoside ProTides[J]. J Med Chem, 2017, 60: 7876-7896.

[27] 魏文秀，荆兰兰，刘新泳，等. 抗疱疹病毒药物化学研究新进展. 药学学报, 2020, 55: 575-584.

[28] Liu C, Dumbre SG, Pannecouque C, et al. Amidate Prodrugs of Deoxythreosyl Nucleoside Phosphonates as Dual Inhibitors of HIV and HBV Replication[J]. J Med Chem, 2016, 59: 9513-9531.

[29] Zhou LH, Zhang HW, Tao S, et al. β-D-2′-C-Methyl-2,6-diaminopurine Ribonucleoside Phosphoramidates are Potent and Selective Inhibitors of Hepatitis C Virus (HCV) and Are Bioconverted Intracellularly to Bioactive 2,6-Diaminopurine and Guanosine 5′-Triphosphate Forms[J]. J Med Chem, 2015, 58: 3445-3458.

[30] Luo M, Groaz E, Andrei G, et al. Expanding the Antiviral Spectrum of 3-Fluoro-2-(phosphonomethoxy)propyl Acyclic Nucleoside Phosphonates: Diamyl Aspartate Amidate Prodrugs[J]. J Med Chem, 2017, 60: 6220-6238.

[31] Kamata M, Takeuchi T, Hayashi E, et al. Synthesis of nucleotide analogues, EFdA, EdA and EdAP, and the effect of EdAP on hepatitis B virus replication[J]. Biosci Biotech Bioch, 2020, 84: 217-227.

[32] Giesler KE, Marengo J, Liotta DC. Reduction Sensitive Lipid Conjugates of Tenofovir: Synthesis, Stability, and Antiviral Activity[J]. J Med Chem, 2016, 59: 7097-7110.

[33] Giesler KE, Liotta DC. Next-Generation Reduction Sensitive Lipid Conjugates of Tenofovir: Antiviral Activity and Mechanism of Release[J]. J Med Chem, 2016, 59: 10244-10252.

[34] Namanja HA, Emmert D, Davis DA, et al. Toward Eradicating HIV Reservoirs in the Brain: Inhibiting P-Glycoprotein at the Blood-Brain Barrier with Prodrug Abacavir Dimers[J]. J Am Chem Soc, 2012, 134: 2976-2980.

[35] Kryger MBL, Wohl BM, Smith AAA, et al. Macromolecular prodrugs of ribavirin combat side effects and toxicity with no loss of activity of the drug[J]. Chem Comm, 2013, 49:2643-2645.

[36] Wang Q, Hu W, Wang S, et al. Synthesis of new 2′-deoxy-2′-fluoro-4′-azido nucleoside analogues as potent anti-HIV agents[J]. Eur J Med Chem, 2011, 46: 4178-4183.

[37] Zheng L, Wang Q, Yang X, et al. Antiviral activity of FNC, 2′-deoxy-2′-β-fluoro-4′-azidocytidine,against human and duck HBV replication[J]. Antivir Ther, 2012, 17: 679-687.

[38] Zhou Y, Zhang Y, Yang X, et al. Novel nucleoside analogue FNC is effective against both wild-type and lamivudine-resistant HBV clinical isolates[J]. Antivir Ther, 2012, 17: 1593-1599.

[39] Yang, QH, Kang JF, Zheng, LY, et al. Synthesis and Biological Evaluation of 4-Substituted Fluoronucleoside Analogs for the Treatment of Hepatitis B Virus Infection[J]. J Med Chem, 2015, 58: 3693-3703.

[40] Tichy M, Smolen S, Tloistova E, et al. Synthesis and Cytostatic and Antiviral Profiling of Thieno-Fused

7-Deazapurine Ribonucleosides[J]. J Med Chem, 2017, 60: 2411-2424.

[41] Tokarenko A, Liskova B, Smolen S, et al. Synthesis and Cytotoxic and Antiviral Profiling of Pyrrolo-and Furo-Fused 7-Deazapurine Ribonucleosides[J]. J Med Chem, 2018, 61: 9347-9359.

[42] Wang GY, Wan JG, Hu YJ, et al. Synthesis and Anti-Influenza Activity of Pyridine, Pyridazine, and Pyrimidine C-Nucleosides as Favipiravir (T-705) Analogues[J]. J Med Chem, 2016, 59: 4611-4624.

[43] Forezi LSM, Ribeiro MMJ, Marttorelli A, et al. Design, synthesis, in vitro and in silico studies of novel 4-oxoquinoline ribonucleoside derivatives as HIV-1 reverse transcriptase inhibitors[J]. Eur J Med Chem, 2020,194, DOI: 10.1016/j.ejmech.2020.112255.

[44] 宋淑, 高萍, 展鹏, 等. 丙型肝炎病毒抑制剂研究进展[J]. 药学学报, 2020, 55(04): 652-668.

[45] Zhou SM, Mahmoud S, Liu P, et al. 2′-Chloro,2′-fluoro Ribonucleotide Prodrugs with Potent Pan-genotypic Activity against Hepatitis C Virus Replication in Culture[J]. J Med Chem, 2017, 60: 5424-5437.

[46] Mengshetti S, Zhou LH, Sari O, et al. Discovery of a Series of 2′-α-Fluoro,2′-β-bromo-ribonucleosides and Their Phosphoramidate Prodrugs as Potent Pan-Genotypic Inhibitors of Hepatitis C Virus[J]. J Med Chem, 2019, 62: 1859-1874.

[47] Smith DB, Kalayanov G, Sund C, et al. The Design, Synthesis, and Antiviral Activity of Monofluoro and Difluoro Analogues of 4′-Azidocytidine against Hepatitis C Virus Replication: The Discovery of 4′-Azido-2′-deoxy-2′-fluorocytidine and 4′-Azido-2′-dideoxy-2′,2′-difluorocytidine[J]. J Med Chem, 2009, 52: 2971-2978.

[48] Xu N, Yang J, Zheng BS, et al. The Pyrimidine Analog FNC Potently Inhibits the Replication of Multiple Enteroviruses[J]. J Virol, 2020, 94: e00204-20.

[49] Wang RR, Yang QH, Luo RH, et al. Azvudine, A Novel Nucleoside Reverse Transcriptase Inhibitor Showed Good Drug Combination Features and Better Inhibition on Drug-Resistant Strains than Lamivudine In Vitro[J]. Plos One, 2014, 9: e105617.

[50] 黄璐, 古双喜. 用于 COVID-19 潜在治疗的小分子药物及专利研究[J]. 中国医药工业杂志, 2020, 51(04): 467-475.

[51] Vemekar SKV, Qiu L, Zhang J, et al. 5′-Silylated 3′-1,2,3-triazolyl Thymidine Analogues as Inhibitors of West Nile Virus and Dengue Virus[J]. J Med Chem, 2015, 58: 4016-4028.

[52] De Clercq E. C-Nucleosides To Be Revisited[J]. J Med Chem, 2016, 59: 2301-2311.

[53] Alexandre FR, Rahali R, Rahali H, et al.Synthesis and Antiviral Evaluation of Carbocyclic Nucleoside Analogs of Nucleoside Reverse Transcriptase Translocation Inhibitor MK-8591 (4′-Ethynyl-2-fluoro-2′-deoxyadenosine)[J]. J Med Chem, 2018, 61: 9218-9228.

[54] Chandr A, G, Moon YW, Lee Y, et al. Structure-Activity Relationships of Neplanocin A Analogues as S-Adenosylhomocysteine Hydrolase Inhibitors and Their Antiviral and Antitumor Activities[J]. J Med Chem, 2015, 58: 5108-5120.

[55] Beadle J R, Valiaeva N, Yang G, et al. Synthesis and Antiviral Evaluation of Octadecyloxyethyl Benzyl 9-(2-Phosphonomethoxy)ethyl guanine (ODE-Bn-PMEG), a Potent Inhibitor of Transient HPV DNA Amplification[J]. J Med Chem, 2016, 59: 10470-10478.

[56] Sahu PK, Umme T, Yu JH, et al. Selenoacyclovir and Selenoganciclovir: Discovery of a New Template for Antiviral Agents[J]. J Med Chem, 2015, 58: 8734-8738.

[57] John J, Kim Y, Bennett N, et al. Pronounced Inhibition Shift from HIV Reverse Transcriptase to Herpetic DNA Polymerases by Increasing the Flexibility of alpha-Carboxy Nucleoside Phosphonates[J]. J Med Chem, 2015, 58: 8110-8127.

[58] Toots M, Yoon JJ, Cox RM, et al. Characterization of orally efficacious influenza drug with high resistance barrier in ferrets and human airway epithelia[J]. Sci Transl Med, 2019, 11: eaax5866.

[59] Sheahan TP, Sims AC, Zhou S, et al. An orally bioavailable broad-spectrum antiviral inhibits SARS-CoV-2 in human airway epithelial cell cultures and multiple coronaviruses in mice[J]. Sci Transl Med, 2020, 12: eabb5883.

第 13 章 抗病毒药物研究中的新靶标与新策略

耐药株的快速出现及新发病毒疫情的暴发亟须研究人员运用新策略快速开发更多新靶标的抗病毒药物，以满足临床防治的需求。本章精选典型研究案例，从药物化学的角度综述了近几年出现的抗病毒药物新靶标与新策略[1-5]。

13.1 抗病毒药物研究新靶标

由于病毒的复制周期与宿主正常细胞的代谢过程密切相关，抑制病毒的繁殖势必会导致未感染细胞的损伤，这也是抗病毒药物发展缓慢的原因。同时，现有的抗病毒药物存在毒性和不良反应大、易产生耐药性、不能彻底清除病毒等缺陷[6]。因此，开发出更多新型靶标是药物研发的关键。

13.1.1 复制共性环节

病毒的生命周期包括侵入（受体识别、融合）、生物合成、装配和释放等几个共同阶段，来自同一属病毒的蛋白序列和结构也呈现出高度的相似性[7]。在病毒侵入宿主细胞的过程中，受体识别不仅需要病毒表面蛋白结合亚单位与宿主细胞表面受体相互作用，还需借助细胞蛋白酶启动表面蛋白；而病毒与宿主细胞膜的融合则需要病毒表面跨膜亚单位参与；进入宿主细胞后，RNA 病毒利用 RNA 依赖性 RNA 聚合酶（RdRp）或 RNA 依赖性 DNA 聚合酶（RdDp）进行复制；在组装过程中，包膜病毒的表面蛋白被表达并插入质膜或内质网；随后，经细胞膜包裹的病毒颗粒通过出芽或胞吐方式释放到细胞外。在这个过程中，还需借助病毒蛋白酶进行成熟转化（图 13-1）。这些复制过程中的共性环节通常作为抗病毒药物研发的有效靶标。

（1）侵入环节

病毒表面蛋白的表面亚基（surface subunit，SfS）是针对病毒侵入过程中的有效靶点。小分子化合物、多肽和抗体可以通过与病毒受体结合域或非结合域相互作用，

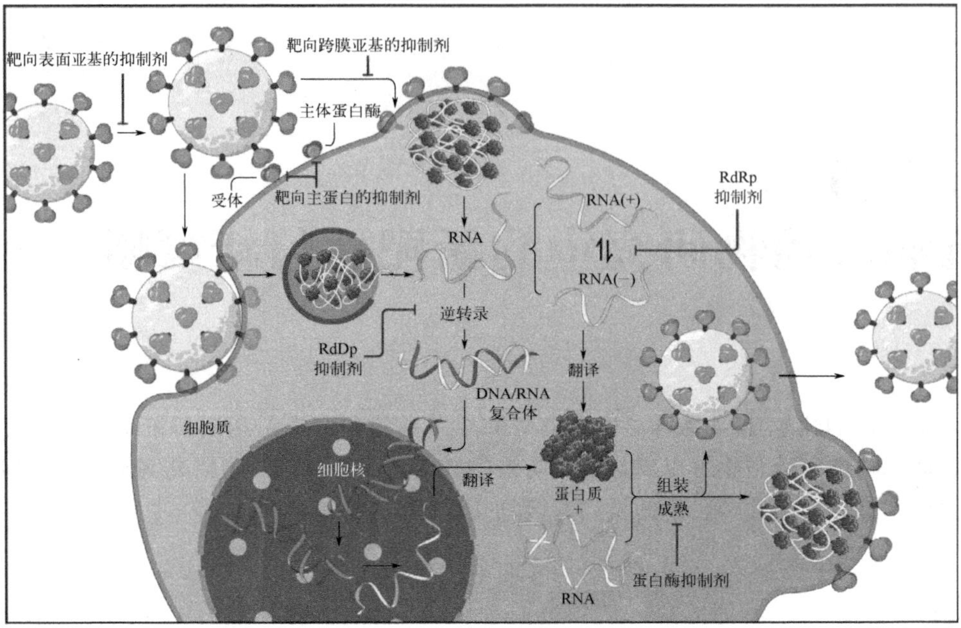

图 13-1 多数包裹 RNA 病毒的简要生命周期[7]

引起病毒表面蛋白构象变化以阻断其与受体的结合[8]。其中一种代表药物是抗 HIV 药物 rukobia（**13-1**，图 13-2），它能够与未融合前的 HIV 表面亚基结合并诱导构象改变，从而阻断 HIV 包膜蛋白与 CD4 的结合[9]。然而，由于病毒表面亚基易发生突变，靶向该靶点的抑制剂很难开发成广谱抗病毒药物。因此，在应对新发病毒暴发的紧急情况时，需要建立快速筛选和安全性评估体系来寻找针对表面亚基的抗病毒药物。

与表面亚基相比，同属病毒中Ⅰ类融合蛋白的病毒表面跨膜亚基更具保守性，可作为开发针对同属病毒广谱抑制剂的靶点。Ⅰ类融合蛋白主要包括融合肽、七肽重复序列 1（heptad repeat-1，HR1）、七肽重复序列 2（heptad repeat-2，HR2）、近膜区域、跨膜区域和胞内区。在病毒进入宿主细胞的过程中，融合肽负责插入细胞膜，在 HR1 与 HR2 相互作用下形成六螺旋束结构（six-helix bundle，6-HB）[10]。因此，针对病毒表面跨膜亚基的抑制剂可以包括小分子化合物、多肽以及抗体等靶向融合肽、HR1、HR2、近膜区域和胞内区的药物[11-13]。其中代表性药物恩夫韦肽（enfuvirtide，**13-2**，图 13-2）通过结合 HIV HR1 区阻断了病毒与靶细胞之间的膜融合[14]。

（2）核酸复制

RdRp 在大多数 RNA 病毒的基因组复制和转录过程中发挥关键作用，并且在 RNA 病毒中具有高度保守性，是广谱抗病毒药物开发中有效的靶标[15-16]。此外，逆转录酶也是逆转录病毒复制过程中至关重要的酶之一，能够合成与病毒 RNA 模板互补的 DNA。p66/p51 异质体是 HIV 逆转录酶的组成部分，在 p66 的 N 端含有一个 RNA 和

DNA 依赖的 DNA 聚合酶域以及处理 RNA 的核糖核酸酶（RNase H）结构域[17]。已证实针对逆转录酶设计并应用于抑制乙肝病毒复制方面有效的药物包括拉米夫定（**3-32**）和富马酸替诺福韦酯（**10-1**）[18]。另外抗丙型肝炎病毒药物索非布韦（**3-41**）也可以有效抑制寨卡病毒、登革热病毒和 SARS-CoV-2 引起的感染[19]。这说明 RNA 和 DNA 聚合酶的催化域具有高度保守性，并且该结构区域具有广泛抵御各类致命性感染源头的作用。

（3）蛋白质水解

病毒蛋白酶通过参与病毒多蛋白前体的裂解来释放功能性蛋白。在 HIV 病毒粒子的释放阶段，HIV 蛋白酶负责在多个位点处理 Gag 和 Gag-Pol 多聚蛋白以产生新病毒颗粒的结构蛋白。随后，病毒粒子内部结构重排成成熟的颗粒。通过对 HIV 蛋白酶底物结合口袋的结构进行分析，研究人员设计出一些具有纳摩尔活性的 HIV 蛋白酶抑制剂[20]。如 HIV 治疗药物利托那韦（**7-16**）、沙奎那韦（**4-23**），以及抗 HCV 药物波普瑞韦（**4-11**）、特拉匹韦（telaprevir，**13-3**，图 13-2）等均为针对相应病毒蛋白酶的小分子抑制剂[21]。由于不同类型病毒的蛋白酶差异较大，目前尚未开发出广谱 RNA/DNA 聚合酶抑制剂，然而仍有可能开发出针对同属病毒的广谱抑制剂。

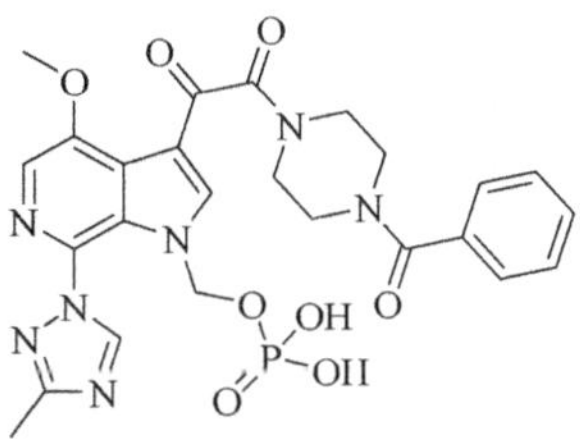

rukobia (**13-1**)

Ac-YTSLIHSLIEESQNQQEKNEQELLELDKWASLWNWF-NH_2

恩夫韦肽 (**13-2**)

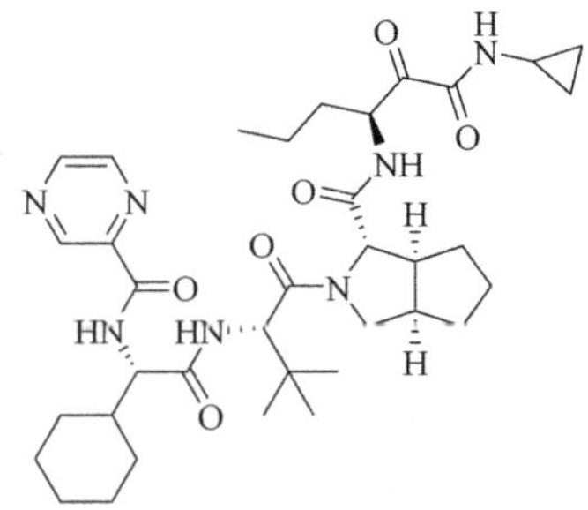

特拉匹韦 (**13-3**)

图 13-2　化合物 **13-1**～**13-3** 的化学结构

13.1.2　蛋白复合物

蛋白复合物是由非共价的蛋白质-蛋白质相互作用（PPI）连接在一起的两个或多个相关联的多肽链组成，不同的多肽链可以具有不同的功能[22]。靶向蛋白复合物中的关键 PPI 存在诸多优势，主要体现在以下方面：①与酶的活性位点相比，PPI 具有更高特异性；②只有同时突变参与相互作用的两种蛋白质中至少一个残基才能产生耐药性。因此，靶向蛋白复合物为开发更具选择性、不良反应更少和抗耐药性的药物提供了新选择[23]。PPI 在流感病毒聚合酶复合体的形成中起着关键作用。流感病毒 RNA 聚合酶由三个亚基组成：酸性蛋白（PA）、碱性蛋白 1（PB1）和碱性蛋白 2（PB2）。三者形成了稳定的异源三聚体复合物，也称为 3P 复合体（图 13-3），是开发新型抗流感药物最有前景的靶点之一[24-25]。PB1 位于 3P 复合体的核心部位，其 N 端与 PA 亚基 C 端连接，并且 C 端与 PB2 亚基 N 端连接，进而形成了稳定的蛋白复合物。PA 亚基内含核酸内切酶活性位点，并且 PA 亚基是磷酸化蛋白，其水解活性与聚合酶活性呈正相关。PB1 亚基主要参与病毒基因组的复制过程，而 PB2 亚基则主要负责与宿主前信使 RNA 帽状结构进行结合，协助完成内切过程[26-27]。由于流感 RNA 聚合酶拥有关键功能和高度保守的氨基酸序列，干扰聚合酶亚基之间的蛋白相互作用可能会对聚合酶活性和病毒复制产生影响[28]。

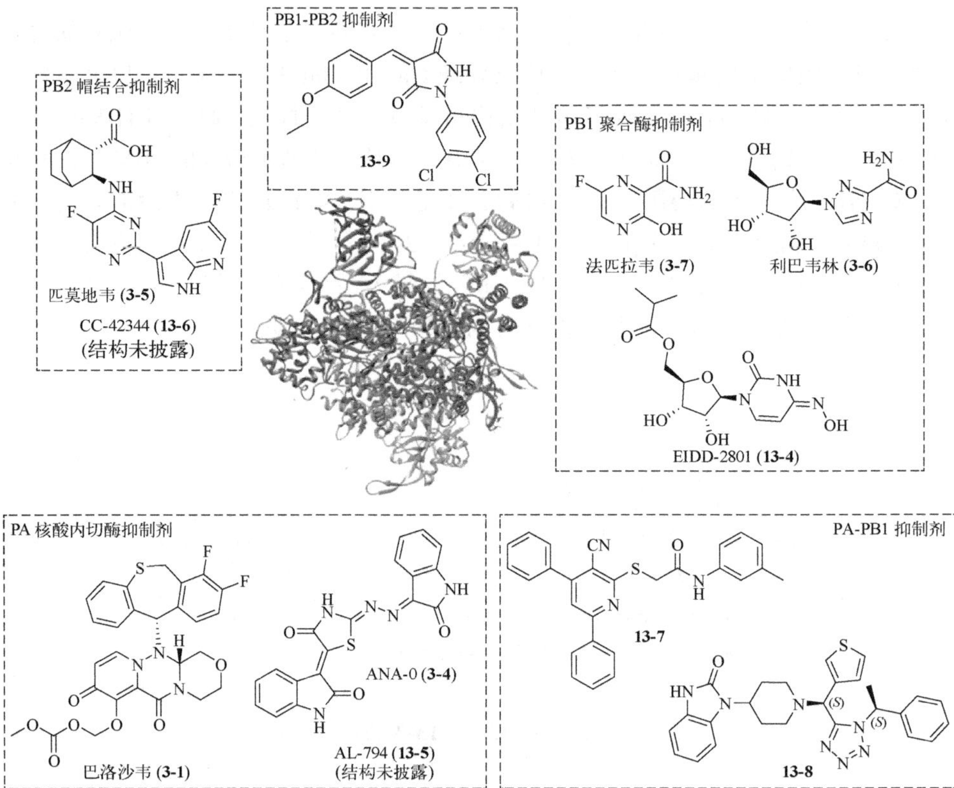

图 13-3　流感 A 型 H17N10 毒株的 RdRp 蛋白晶体结构及 PA、PB1、PB2 和 PA-PB1、PB1-PB2 抑制剂复合物的化学结构

近年来，已有多种靶向流感病毒 RNA 聚合酶的化合物相继被报道，包括 PB1 抑制剂法匹拉韦（**3-7**）[29]、PA 核酸内切酶抑制剂巴洛沙韦（**3-1**）[30]以及 PB2 帽结合抑制剂匹莫地韦（**3-5**）[31]。此外，还有广谱抗病毒药物利巴韦林（**3-6**）和对季节性和高致病性流感 A 和 B 病毒具有广谱抑制作用的 EIDD-2801（**13-4**）[32]；PA 核酸内切酶抑制剂 ANA-0（**3-4**）[33]正在进行临床前评估，且 AL-794（**13-5**）[34]也在开展相关研究。此外，还发现 PB2 抑制剂 CC-42344（**13-6**，$EC_{50}=0.1\sim9nmol\cdot L^{-1}$，图 13-3）对季节性和大流行甲型流感病毒株表现出高效广谱的抗病毒活性[35]。

2018 年，D'agostino 等[36]报道了一类 3-氰基-4,6-二苯基吡啶类 PA-PB1 抑制剂，

其中化合物 **13-7**（图 13-3）能抑制 PA-PB1 的相互作用（$IC_{50} = 3.5\mu mol \cdot L^{-1}$）和流感病毒复制（$EC_{50} = 9.2\mu mol \cdot L^{-1}$），在测试浓度下无细胞毒性。Zhang 等[37]首先通过对 2000 个化合物进行虚拟筛选，再利用酶联免疫吸附剂测定法（Enzyme-Linked Immunosorbnent Assay，ELISA）检测优选分子对 PA-PB1 亚基相互作用的抑制能力。最终经过对苗头化合物的优化得到了具有良好抗病毒活性的（*S*，*S*）非对映异构体 **13-8**（图 13-3）。该异构体剂量依赖性地抑制 PA-PB1，IC_{50} 为 $7.6\mu mol \cdot L^{-1}$。此外，化合物 **13-8** 不仅对流感 A/WSN/1933（H1N1）株表现出较强的抑制活性（$EC_{50} = 0.7\mu mol \cdot L^{-1}$），而且对 6 株甲型流感和 5 株乙型流感的临床分离株也有较好的抑制活性（$EC_{50} = 0.6 \sim 2.7\mu mol \cdot L^{-1}$）。2017 年，Yuan 等[38]发现一种具有良好抗病毒活性（$EC_{50} = 1.4\mu mol \cdot L^{-1}$）的吡唑烷-3,5-二酮衍生物 **13-9**（图 13-3），它可以有效地阻断 PB1-PB2 的相互作用（$IC_{50} = 8.6\mu mol \cdot L^{-1}$），并且对 H1N1、H7N9 和 H9N2 毒株的复制具有剂量依赖性的抑制作用。

因此，流感病毒-聚合酶复合物是下一代抗流感病毒药物开发中的重要靶点，这说明靶向蛋白复合物进行定向设计可能是发现广谱抗耐药性抗病毒药物的有效途径。

13.1.3 多功能蛋白质

耐药性逐渐成为抗艾滋病药物研究面临的最大挑战[39]，靶向 HIV-1 复制周期关键多功能蛋白质，是克服现有药物耐药性的一个重要途径。HIV-1 衣壳蛋白（capsid protein，CA）是构成具有感染性病毒颗粒所必需的结构蛋白质，其内包裹着对病毒复制至关重要的遗传物质和关键酶[40]。成熟的 HIV-1 衣壳蛋白结构呈圆锥形“富勒烯”样晶格外壳，每个晶格约含 1500 个衣壳蛋白单体，其中包括约 250 个六聚体和 12 个五聚体。衣壳蛋白单体由 N 端结构域、C 端结构域以及中间的柔性连接链组成。在 HIV-1 复制的早期阶段（逆转录、整合）和晚期阶段（装配、成熟），HIV-1 衣壳蛋白均发挥着非常关键的调控作用（图 13-4）。因此，衣壳蛋白的正常组装及结构稳定性对维持病毒的感染力至关重要[17, 41]。

靶向 HIV-1 衣壳蛋白的多肽和小分子化合物，如 CAI（**6-1**）、CAP-1（**6-6**）、BD1（**13-10**）、BM1（**13-11**）、BI-2（**13-12**）、PF74（**6-12**）、11L（**13-13**）和 GS-6207（**6-14**，图 13-5），在病毒复制的早期、晚期或两个阶段均有抑制作用[40]。作为第一个与 HIV-1 衣壳蛋白共结晶的小分子，化合物 **6-12** 引起了广泛的关注。然而，**6-12** 表现出较低的抗 HIV-1 活性及较差的代谢稳定性。鉴于此，本课题组以 HIV-1CA 六聚体相邻亚基蛋白界面为靶标，以 **6-12** 为先导化合物构建了基于苯丙氨酸优势片段的化合物库，经细胞水平的抗病毒活性筛选及机制研究，发现了一系列结构新颖的苯丙氨酸类衣壳蛋白抑制剂[42]。其中，化合物 **13-13** 表现出最佳的抗 HIV-1 活性（$EC_{50} = 90nmol \cdot L^{-1}$）。机制实验表明，在病毒复制早期，**13-13** 通过选择性地结合到 HIV-1 衣壳蛋白（$IC_{50} = 0.24\mu mol \cdot L^{-1}$）加速病毒脱壳；而在复制晚期，则通过干扰 HIV-1 衣壳蛋白组装产生传染性较小的病毒颗粒来发挥作用（$IC_{50} = 8.96nmol \cdot L^{-1}$）。此外，吉利德科学

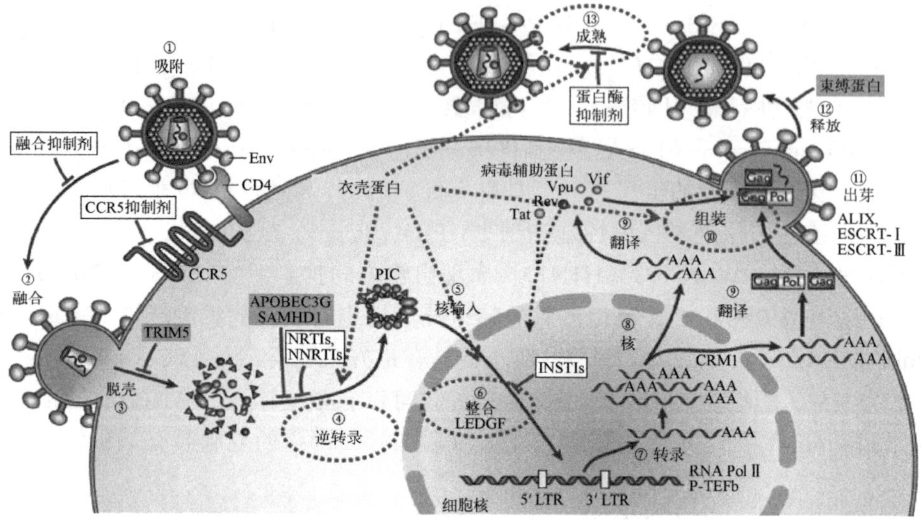

图 13-4 CA 在 HIV-1 复制周期中扮演的角色[17]

ITFEDLLDYYGP

CAI (**6-1**)

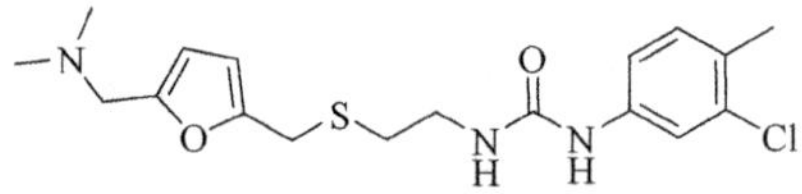

CAP-1 (**6-6**)

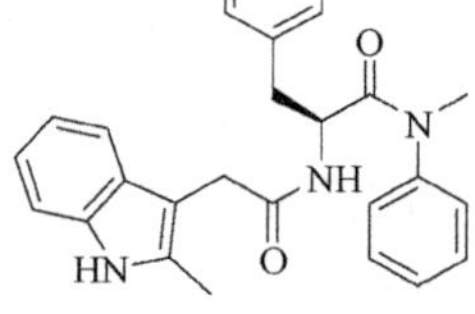

PF74 (**6-12**)

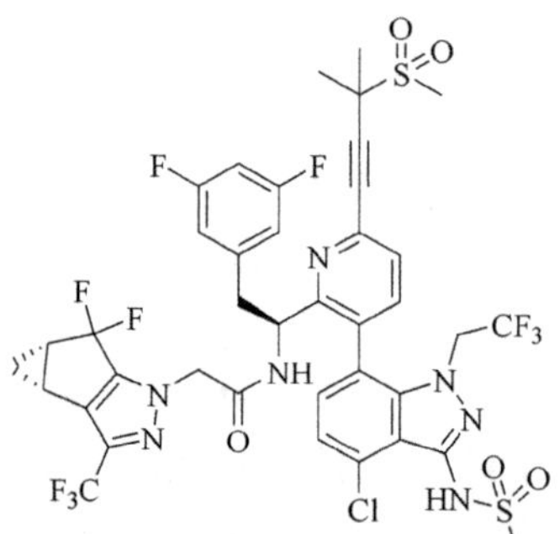

GS-6207 (**6-14**)

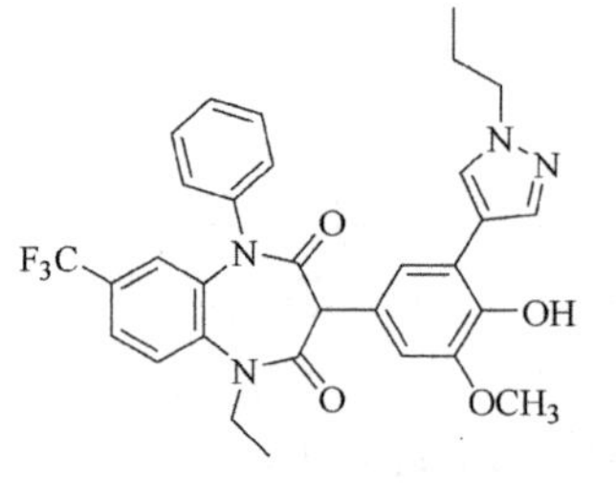

BD1 (**13-10**)

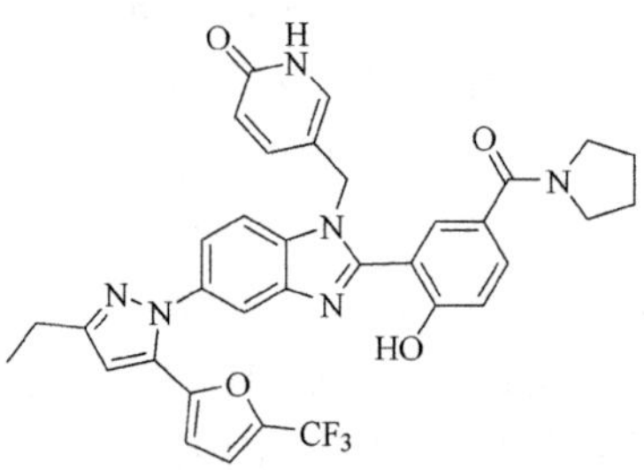

BM1 (**13-11**)

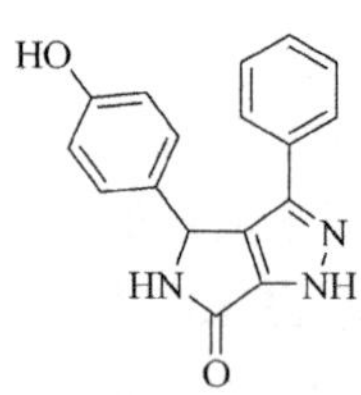

BI-2 (**13-12**)

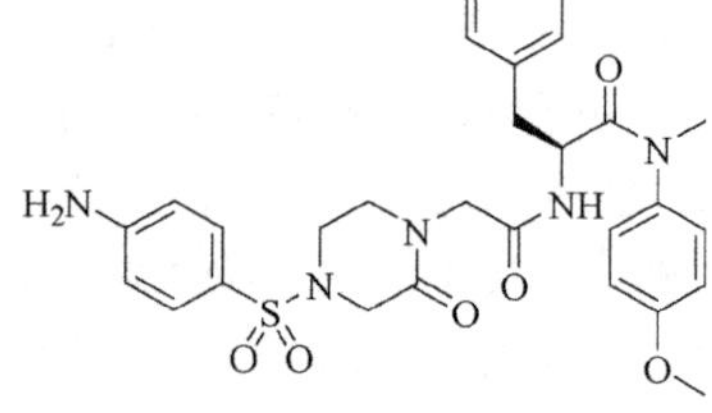

11L (**13-13**)

图 13-5 靶向 HIV-1 衣壳蛋白的多肽和小分子化合物

公司研发的 HIV-1 衣壳蛋白抑制剂 GS-6207（**6-14**）展示出皮摩尔级别的抗病毒活性（EC_{50} = 100pmol·L^{-1}），其在体外显示出比目前已批准使用的其他抗 HIV 药物更强的效力，单次皮下注射给药后可迅速降低病毒载量，且持续 6 个月后仍具有抗病毒作用。体外机制实验表明 **6-14** 可阻断病毒生命周期的多个不同阶段，具有阻止病毒感染和接触未感染细胞的潜力[43]。该药物已被美国 FDA 批准上市，联合其他抗逆转录病毒药物治疗 HIV-1 感染的患者[44]。

13.1.4 靶向宿主细胞

病毒作为寄生生物，必须依赖宿主细胞的原料来进行核酸和蛋白质的生产与加工，以完成其复制过程。靶向宿主细胞（host-targeting antiviral，HTA）的药物不仅能有效抑制病毒核酸的快速复制，还能对抗病毒耐药突变，实现了“以不变应万变”的策略[45]。因此，在抗病毒药物研发领域中，开发具有广谱抗病毒效果的 HTA 药物一直是追求的目标。

（1）靶向宿主细胞激酶

宿主细胞激酶在多种病毒复制过程中扮演着至关重要的角色，已成为抗病毒药物开发的潜在靶点[46]。Meertens 等发现 DENV 和 ZIKV 利用受体酪氨酸激酶 Ax1 作为感染宿主的进入因子[47-48]。表皮生长因子受体（EGFR）可作为腺相关病毒血清 6 型和人巨细胞病毒进入宿主的共同受体[49-50]。Coleman 等指出 abelson 酪氨酸蛋白激酶 2（ABL2）在 SARS-CoV 和 MERS-CoV 的复制中起到至关重要的作用[51]。衔接蛋白相关激酶 1（adaptor-associated kinase 1，AAK1）是一种细胞丝氨酸-苏氨酸蛋白激酶，可调节多种病毒在细胞内的转运。2019 年，Sven Verdonck 等报道了一个具有高 AAK1 亲和力（IC_{50} = 0.0042μmol·L^{-1}）的新型吡咯并[2,3-*b*]吡啶类化合物 **13-14**（图 13-6），其在人原代树突状细胞中表现出优异的抗 DENV 活性（EC_{50} = 0.043μmol·L^{-1}），同时还表现出良好的抗埃博拉病毒（EBOV）活性（EC_{50} = 1.59μmol·L^{-1}），这表明靶向细胞 AAK1 是开发广谱抗病毒药物的理想靶标[52]。与传统的、直接作用的抗病毒药物相比，激酶靶向药物提供了更高的耐药性屏障，覆盖了多种病毒基因型或血清型[53]。因此，靶向宿主细胞激酶是发现广谱抗病毒药物的重要治疗途径。

（2）靶向宿主因子

① 真核细胞翻译延伸因子　真核细胞翻译延伸因子（eukaryotic translation elongation factor 1A，eEF1A）是蛋白质合成过程中发挥肽链延伸作用的重要因子。针对 SARS-CoV-2 感染细胞的研究表明，抑制宿主翻译复合物可显著抑制病毒的复制过程[54]。基于此，研究人员评估了一种已知参与宿主蛋白翻译的抑制剂普立肽（**13-15**，plitidepsin，又称 aplidin，图 13-6），该药已被澳大利亚监管局批准用于治疗多发性骨髓瘤。体外实验结果显示，plitidepsin 对 SARS-CoV-2 的抑制活性（EC_{50} = 0.88nmol·L^{-1}）比瑞德西韦强 27.5 倍，并且在两种 SARS-CoV-2 感染的小鼠模型中均有效。同时机制

实验证明 plitidepsin 通过抑制 eEF1A 来发挥其对 SARS-CoV-2 的活性[55]。

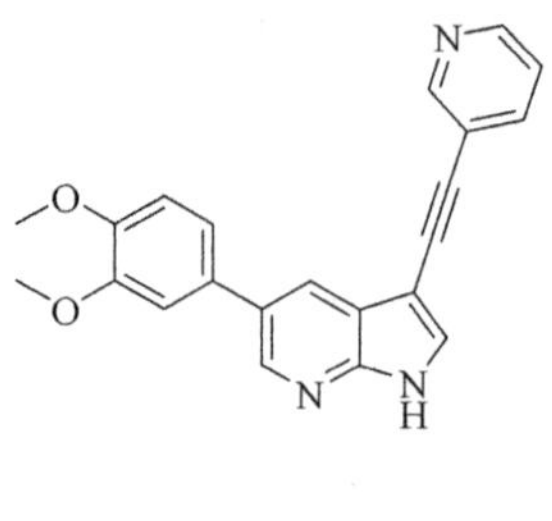

13-14

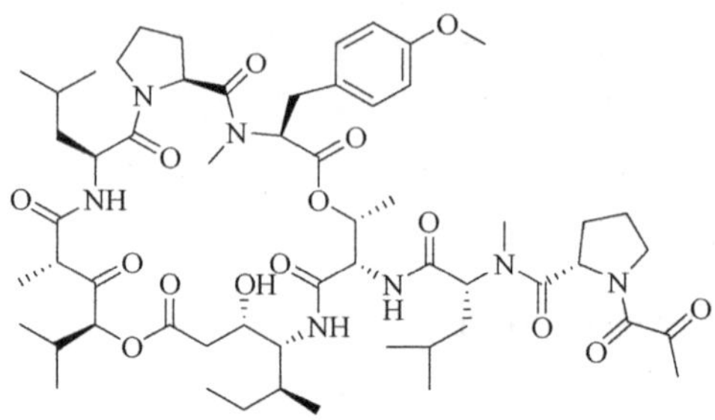

普立肽 (**13-15**)

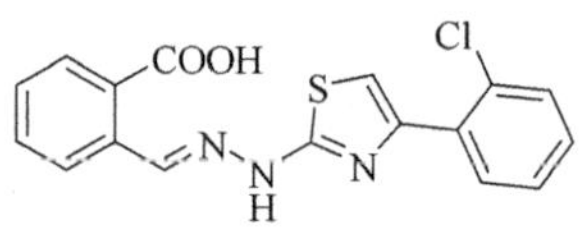

13-16

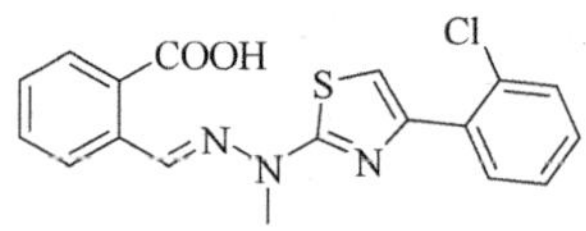

13-17

图 13-6 化合物 **13-14**～**13-17** 的化学结构

② 二氢乳清酸脱氢酶（DHODH，dihydroorotate dehydrogenase） DHODH 位于线粒体内膜，是催化嘧啶核苷酸从头合成途径第四步氧化还原反应的关键酶。病毒复制需要依赖从头合成途径获得的嘧啶核苷酸以满足病毒复制对核酸的需求[56]。因此，通过抑制 DHODH 活性可阻断嘧啶碱基的从头合成，进而抑制病毒 DNA 和 RNA 的生物合成过程，并发挥抑制病毒复制的作用[57]。2020 年 8 月，中国科学家报道了一类靶向宿主细胞的 DHODH 抑制剂，在细胞水平上表现出高效的广谱抗 SARS-CoV-2 活性，代表化合物 **13-16**（EC_{50} = 0.017μmol·L^{-1}）和 **13-17**（EC_{50} = 1.56μmol·L^{-1}）（图 13-6）[58]有望成为治疗 RNA 病毒感染的候选新药。这项工作揭示了 DHODH 作为一个极具吸引力的抗病毒靶点，并通过“两手抓”策略（抗病毒+免疫调节）实现广谱抗病毒的目的，为 SARS-CoV-2 及其他 RNA 病毒提供更多的治疗方案。

13.1.5 靶向核酸

核酸是脱氧核糖核酸和核糖核酸的总称，其中 G-四链体是由 G-四分体层叠而形成的 DNA 或 RNA 四链构象，是最重要的非典型核酸二级结构之一，因其独特的构象和重要的基因功能而受到广泛的关注[59]，一些靶向 G-四链体的化合物已被证实具有有效的抗病毒作用[60]。

2021 年，中国科学家利用多种生物物理技术和分子生物学分析验证了 SARS-CoV-2 RNA 中 G-四链体的存在，并最终选取位于编码区核衣壳蛋白（N 蛋白）上能够在活细胞中折叠成稳定单分子RNA G-四链体结构的RG-1用于后续研究[61]。SARS-CoV-2 N 蛋白通过与病毒基因组和膜蛋白（membrane protein，M）的相互作用，在病毒组装过程中发挥关键作用，RG-1 位于 N 蛋白的编码序列区域，很可能通过抑制其 mRNA 的翻译来调节 N 蛋白的水平。因此，研究人员通过建立增强绿色荧光蛋白（enhanced green fluorescent protein，EGFP）系统，在转染 pLV-NEGFP 的 HeLa 细胞中加入 G-四链体特异结合试剂 PDP（**13-18**，图 13-7），可以稳定 RG-1 并抑制 mRNA 的翻译，从而显著降低 N 蛋白水平。这一结果证明了靶向 G-四链体化合物有可能抑制 SARS-CoV-2 的组装和复制。因此，G-四链体有望成为开发 COVID-19 治疗药物的新靶点，并为寻找有效抗新冠病毒药物提供了新思路。

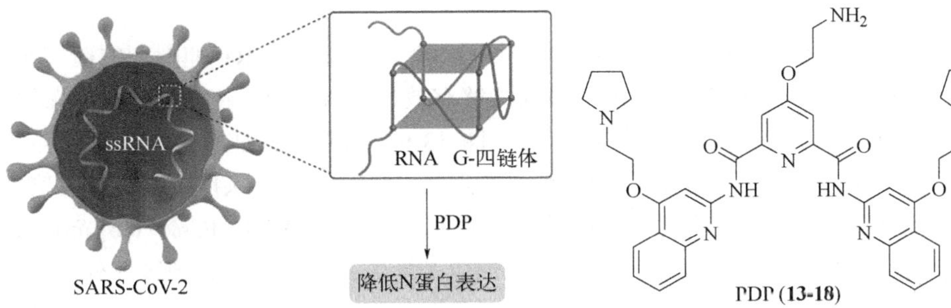

图 13-7 G-四链体特异稳定剂 PDP 结合 RNA G-四链体在 SARS-CoV-2 基因组并降低 N 蛋白表达图示及 PDP（**13-18**）的化学结构

13.2 抗病毒药物研究新策略

鉴于药物研发成本不断攀升，传统的随机筛选和盲目优化先导化合物的药物发现策略将耗费大量资源和时间。因此，应用新的药物设计策略显得尤为重要。

13.2.1 共价结合

药物靶点大多是蛋白质，由于其结构中富含羟基、巯基、氨基等基团，因此在本质上可作为亲核试剂。而共价结合化合物具有的亲电性基团（如迈克尔受体、卤素、羰基、异氰基等），是优异的亲电试剂。两者相互作用可以形成新的共价键导致蛋白质构象发生变化，从而起到抑制蛋白质活性的作用。共价抑制剂与靶标之间的共价结合可分为两个步骤：第一步是抑制剂可逆地与靶标结合，使弱亲电配体上的官能团靠近蛋白质上的特定亲核残基；第二步是配体与蛋白质中涉及的官能团反应形成共价键[62]（图 13-8）。影响共价抑制剂靶标特异性的关键因素是弹头部分的反应性。理想情况下，弹头部分应在生理条件下保持稳定，并尽可能消除脱靶反应[63]。共价抑制剂因其在疗效、选择性和安全性方面具有潜在优势，近年来逐渐受到抗病毒领域的关注。

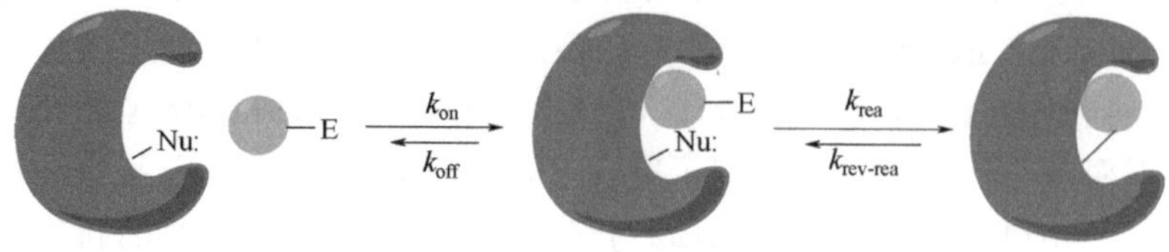

Nu: 表示亲核基团，如OH, SH等；E表示亲电基团

图 13-8　共价结合抑制剂的结合过程

HIV-1 逆转录酶（RT）中 Y181C 耐药突变一直是非核苷类 RT 抑制剂的研究难点。鉴于此，2017 年，Chan 等报道了一系列能够有效抑制 Y181C 耐药突变株活性的 RT 共价抑制剂[64]。研究者根据化合物 **13-19**（图 13-9）与野生株逆转录酶的共晶结构发现，**13-19** 中苯环上的氯原子朝向 Tyr181，表明可在此位点引入亲电弹头以期与突变体 Cys181 形成共价结合。最终得到丙烯酰胺为弹头的化合物 **13-20**（$IC_{50} = 0.5\mu mol \cdot L^{-1}$），其抗病毒活性最为优异。它能够与 Cys181 的巯基形成共价键，并且通过体外实验和质谱技术证明了化合物 **13-20** 是 Y181C RT 的共价抑制剂。此外，2020 年，笔者课题组还报道了一类针对耐药突变株 Y181C 的新型吲哚芳砜类 HIV-1 RT 共价抑制剂，其中化合物 **13-21** 和 **13-22**（图 13-9）对 Y181C 突变株具有选择性抑制作用[65]。

(a)

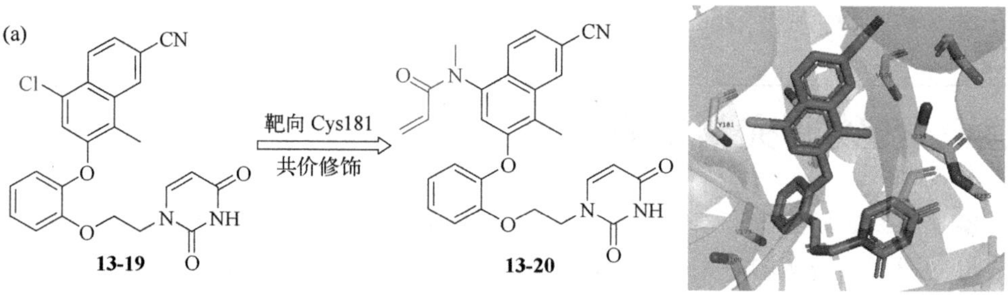

(b)

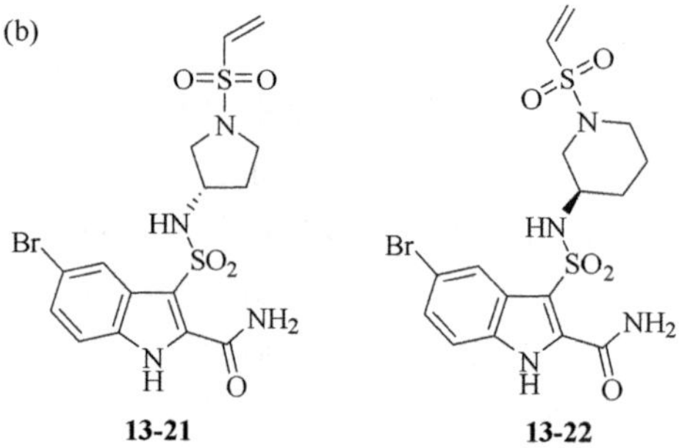

化合物	$IC_{50}/(\mu mol \cdot L^{-1})$	
	WT BH10	Y181C RT
13-21	＞100	18.2 ± 4.1
13-22	＞100	75.2 ± 8.9
依法韦伦	0.49 ± 0.09	0.24 ± 0.02

图 13-9　（a）化合物 **13-19** 和 **13-20** 的化学结构以及 **13-19** 与 RT 的复合物晶体结构；（b）化合物 **13-21** 和 **13-22** 的化学结构及其活性数据

虽然共价抑制剂可能存在潜在的毒性和脱靶效应，但是其作用较强并且持久，可

以降低给药剂量和给药频率，因此具有很好的发展前景。

13.2.2 蛋白质降解

蛋白质的靶向降解可以通过开发靶向蛋白降解嵌合体（proteolysis-targeting chimera，PROTAC）分子来实现[66]。PROTAC 是一种双功能小分子，由靶蛋白特异性配体（目标蛋白）和 E3 泛素连接酶募集配体通过连接链连接组成。PROTAC 分子能够将靶蛋白和 E3 泛素连接酶拉近，从而诱导靶蛋白的泛素化，并随后通过泛素-蛋白酶体途径降解（图 13-10）[67]。该原理已成功地应用于多个靶标，如激酶（RIPK2、BTK、BCR-ABL、CDK9）[68-70]和转录酶（BRD4、BRD9、TRIM24）[71-72]等。在抗肿瘤和抗病毒药物设计策略方面，目前迫切需要考虑到靶标特异性和抗耐药性问题，这两者在开发新型药物时存在相通之处。因此，靶向蛋白降解也有望建立为一种新颖的抗病毒药物开发策略。

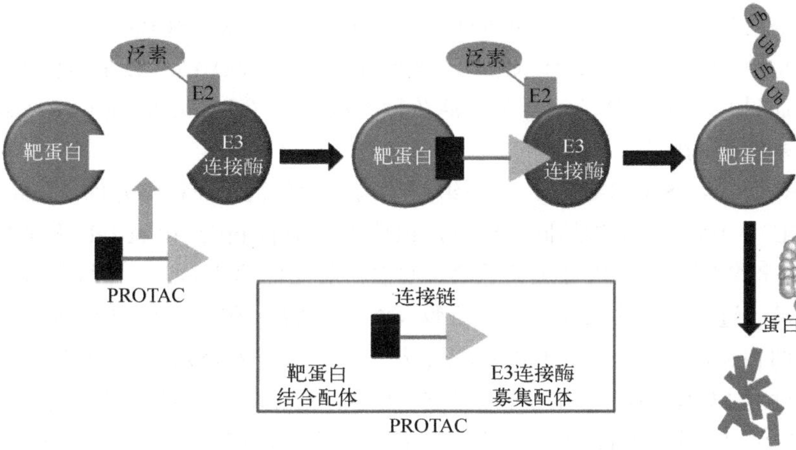

图 13-10　PROTAC 介导的蛋白质降解机理示意图

哈佛医学院 Yang 课题组开发出一类新的 PROTAC 抗丙肝病毒分子，其能够诱导病毒蛋白酶体降解[73]。特拉匹韦是一种与 HCV 蛋白酶活性位点结合的可逆共价抑制剂，与 $CRL4^{CRBN}$ 的配体组合的 PROTAC 分子既能抑制又能诱导 HCV 的 NS3/4A 蛋白酶降解。优化后的 PROTAC 分子 DGY-08-097（**13-23**，图 13-11）在细胞感染模型中能够有效抑制 HCV（EC_{50} = 748nmol·L^{-1}），证明了靶向蛋白降解对其抗病毒活性起到积极作用。此外，研究者还证明了这种新型抗病毒 PROTAC 分子可以克服病毒变异，有望解决传统蛋白抑制剂如特拉匹韦所面临的耐药性问题。总之，该研究工作验证了靶向蛋白降解可能成为开发抗耐药性抗病毒药物的新途径。

RNA 结合蛋白功能缺陷是多种疾病的根源，然而利用传统药物来靶向 RNA 结合蛋白具有一定困难。受靶向蛋白降解技术的启发，研究人员开发了一种新技术——RNA-PROTAC[74]，可精准靶向降解 RNA 结合蛋白。该技术已成功应用于抗肿瘤领域，并为抗病毒药物设计提供了新思路。

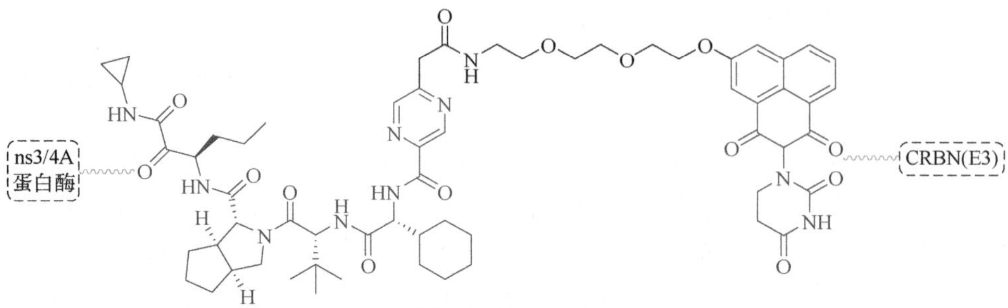

DGY-08-097 (**13-23**)

图 13-11　DGY-08-097（**13-23**）的化学结构

13.2.3　核酸降解

核糖核酸酶靶向嵌合体（ribonuclease targeting chimera，RIBOTAC）是一种有前景的靶向 RNA 的新策略。RIBOTAC 的关键创新在于将 RNA 结合分子转化为 RNA 降解分子，即通过与一个小分子结合并激活核糖核酸酶 L（ribonuclease L, RNase L）来实现对病毒基因组的降解[75-76]。

Haniff 等通过对 SARS-CoV-2 基因组的结构进行分析，在移码元件（frameshifting element，FSE）中确定了结构趋同的位点，该位点控制着 pp1a 和 pp1ab 多聚蛋白的翻译，这对于病毒复制和发病机理至关重要。增强移码元件的热力学稳定性会降低移码效率，研究人员通过一系列实验验证了化合物 C5（**13-24**，图 13-12）能够使移码元件稳定从而显著抑制 SARS-CoV-2 FSE 的移码能力。为了增强 **13-24** 的疗效和选择性，研究人员试图通过对 **13-24** 进行结构修饰以发展 RIBOTAC 的思路，即通过合适长度的连接链将 **13-24** 与可以招募 RNase L 的小分子连接以实现定向降解 SARS-CoV-2 RNA 的目的。改造之后得到的 C5-RIBOTAC（**13-25**）可以降低 SARS CoV-2 FSE 的移码效率，与 **13-24** 的简单结合不同，**13-25** 可以通过募集细胞内的 RNase L 来降解病毒基因组，从而彻底清除新冠病毒[75]。这一策略为研发新的抗 SARS CoV-2 药物提供了启发。

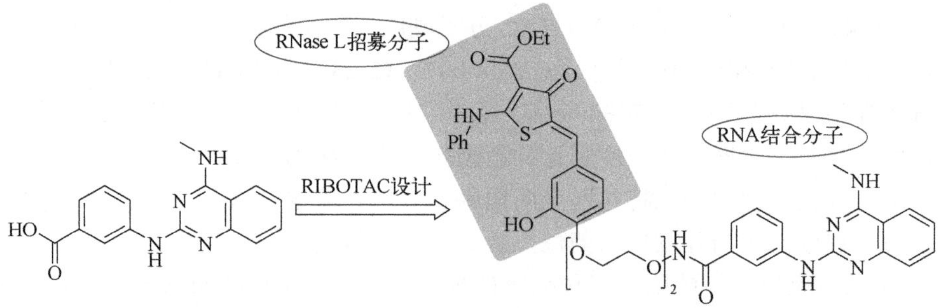

C5 (**13-24**)　　C5-RIBOTAC (**13-25**)

图 13-12　化合物 **13-24** 和 **13-25** 的化学结构

13.2.4 杀灭细胞

HIV-1 包膜糖蛋白三聚体复合物（envelope glycoprotein trimeric complex，Env）是一种由 gp120 和 gp41 蛋白亚基通过非共价相互作用连接的亚稳态三聚体，其在病毒颗粒与宿主细胞的融合中发挥着关键作用[77]。研究表明通过改变 Env 的构象可以同时促使成熟病毒粒子裂解并抑制其对细胞的感染[78]。因此，可设计能够劫持 Env 的小分子化合物从而特异性地和不可逆转地破坏成熟病毒粒子以及杀灭被 HIV-1 感染的细胞。

Gaffney 等报道了一类双功能 HIV-1 抑制剂，它们能够同时与 HIV-1 包膜糖蛋白中的两个亚单元结合，并通过改变包膜糖蛋白的内部构象诱导 HIV-1 病毒裂解，同时抑制 HIV-1 病毒对细胞的感染[79]。双功能抑制剂一部分源自可与 HIV-1 包膜糖蛋白中的 gp120 亚单元结合的小分子 CD4 模拟物 BNM-Ⅲ-170；另一部分源自位于 HIV-1 病毒 gp41 膜近侧区域的 N 端并能够与 gp41 亚基结合的一段带有 3 个色氨酸的多肽（Trp3）（图 13-13）。实验结果表明，这类双功能抑制剂能够有效抑制 HIV-1 BaL.01 假病毒对 HOS.T4.R5 细胞的感染，并通过与病毒膜结构发生相互作用对其产生一定的破坏作用。但是它只能选择性地杀死呈递包膜糖蛋白的细胞，而对不呈递包膜糖蛋白的细胞没有影响。以上说明双功能抑制剂能够通过有效清除被 HIV-1 感染的细胞发挥作用。

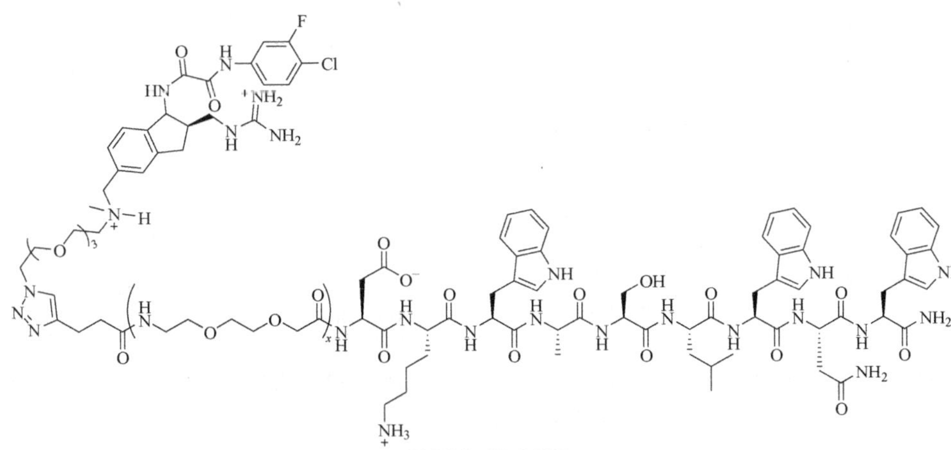

BNM-Lx-Trp3 DLI

图 13-13 化合物 BNM-Lx-Trp3 DLI 的化学结构

13.2.5 合成致死

合成致死包括两个基因或两个基因所在的信号通路同时因功能异常（如基因突变、过度表达等）而导致的细胞无法存活的情况[80]。虽然突变是病毒进化的驱动力，但大多数突变都具有有害性，因此，提高病毒的突变率使其超过病毒生存或致死性突变的阈值是一种有效的抗病毒策略。

在病毒培养模型中使用化学诱变剂会导致病毒变异率增加，从而产生有缺陷或不具感染性的颗粒。小分子诱导病毒超突变有两种基本策略，一是使用与病毒聚合酶或核酸相互作用的试剂以降低复制准确度进行直接突变；二是使用影响涉及核酸合成或分解代谢等生化过程的试剂进行间接突变[81-82]。

广谱抗病毒药物利巴韦林被证明是一种具有诱变性的核苷[83]。其致突变性源于围绕 C-3 羰基键旋转而形生 *s*-顺式和 *s*-反式构象［图 13-14（a）］。这导致非特异性碱基与类似腺苷的 *s*-顺式构象配对并能够与尿苷配对，以及与类似鸟苷的 *s*-反式构象配对并能够与胞苷配对。这种碱基对错配会增加病毒突变率，从而使药物发挥抗病毒活性[84]。此外，*β*-D-*N*^{4}-羟基胞苷（NHC）也可诱导突变，并显示出对流感和其他多种 RNA 病毒的活性。通过产生互变异构和旋转异构体，NHC 可以同时替代嘧啶核苷尿嘧啶和胞嘧啶，从而诱导致死性突变［图 13-14（b）］。值得注意的是，NHC 及其可口服的前药 5′-异丙酯 EIDD-2801 还对 SARS-CoV-2 等多种冠状病毒有抑制活性[85]。因此，抑制核苷酸生物合成的新途径是一种广谱抗病毒策略。

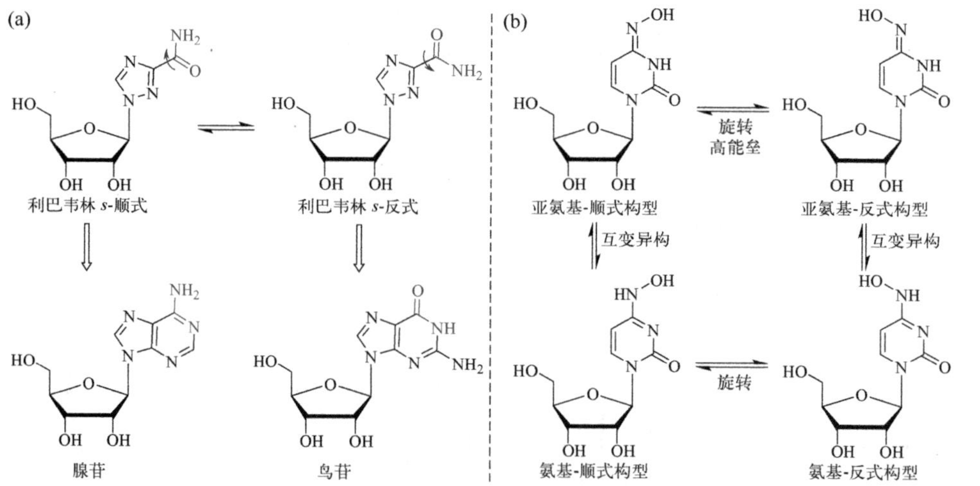

图 13-14 （a）利巴韦林 *s*-顺式和 *s*-反式构型的化学结构；（b）诱变体核苷类似物 NHC 亚氨基和氨基形式的化学结构

13.3 总结与展望

由于临床治疗慢性病毒感染的药物面临着交叉耐药、多重耐药、严重的毒性和不良反应等严峻问题，当前针对新疫情仍缺乏有效药物。因此，广谱抗耐药性抗病毒药物研究成为当前及未来的前沿及热点领域。本章从药物化学的角度总结了近几年在抗病毒药物领域出现的新靶标和新策略，包括靶向多种病毒的复制共性环节、靶向宿主细胞、靶向核酸及合成致死策略以开发广谱抗病毒药物来应对新发病毒疫情的暴发，以及靶向蛋白质复合物和多功能蛋白质等新靶点与利用共价结合、蛋白降解、核酸降解和杀灭细胞等新策略解决现有药物耐药性的难题（图 13-15）。因此，新靶点与新策略的不断发现将是研发新型抗病毒药物的有效途径。

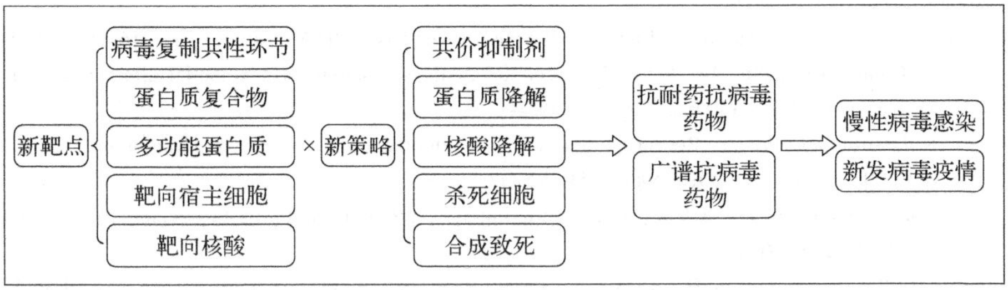

图 13-15　抗病毒研发中的新靶点和新策略

此外，将药物化学与生物信息学和人工智能技术相结合，对已上市的药物进行高通量表型筛选、反向药效团匹配虚拟筛选以探索药物新适应证，以及建立快速的药物筛选系统和可靠的安全性和有效性评估体系也会加快抗病毒药物的研发进程。

参 考 文 献

[1] Agnello S, Brand M, Chellat MF, et al. A structural view on medicinal chemistry strategies against drug resistance [J]. Angew Chem Int Ed Engl, 2019, 58(11): 3300-3345.

[2] Matthew AN, Leidner F, Lockbaum GJ, et al. Drug design strategies to avoid resistance in direct-acting antivirals and beyond [J]. Chem Rev, 2021, 121(6): 3238-3270.

[3] 徐淑静, 刘新泳, 展鹏. 呼吸道合胞病毒抑制剂研究新进展[J]. 药学学报, 2020, 55(04): 597-610.

[4] 付志鹏, 周忠霞, 刘新泳, 等. 天然产物抗病毒药物的研究进展[J]. 药学学报, 2020, 55(04): 703-719.

[5] 黄天广, 孙林, 展鹏, 等. 广谱抗病毒药物研究进展[J]. 药学学报, 2020, 55(04): 679-693.

[6] 付志鹏, 康东伟, 刘新泳, 等. 基于靶标的抗艾滋病药物研究新进展[J]. 药学进展, 2020, 44(09): 681-697.

[7] Lu L, Su S, Yang H, et al. Antivirals with common targets against highly pathogenic viruses [J]. Cell, 2021, 184(6): 1604-1620.

[8] Su X, Wang Q, Wen Y, et al. Protein- and peptide-based virus inactivators: inactivating viruses before their entry into cells [J]. Front Microbiol, 2020, 11: 1063.

[9] Pancera M, Lai YT, Bylund T, et al. Crystal structures of trimeric HIV envelope with entry inhibitors BMS-378806 and BMS-626529 [J]. Nat Chem Biol, 2017, 13(10): 1115-1122.

[10] Mercer J, Lee JE, Saphire EO, et al. Snapshot: enveloped virus entry [J]. Cell, 2020, 182(3): 786-786.e1.

[11] Forssmann WG, The YH, Stoll M, et al. Short-term monotherapy in HIV-infected patients with a virus entry inhibitor against the gp41 fusion peptide [J]. Sci Transl Med, 2010, 2(63): 63re63.

[12] Nishimura Y, Francis JN, Donau OK, et al. Prevention and treatment of SHIVAD8 infection in rhesus macaques by a potent d-peptide HIV entry inhibitor [J]. Proc Natl Acad Sci U S A, 2020, 117(36): 22436-22442.

[13] Holthausen DJ, Lee SH, Kumar VT, et al. An amphibian host defense peptide is virucidal for human H1 hemagglutinin-bearing influenza viruses [J]. Immunity, 2017, 46(4): 587-595.

[14] Xie D, Yao C, Wang L, et al. An albumin-conjugated peptide exhibits potent anti-HIV activity and long in vivo half-life [J]. Antimicrob Agents Chemother, 2010, 54(1): 191-196.
[15] Jia H, Gong P. A structure-function diversity survey of the RNA-dependent RNA polymerases from the positive-strand RNA viruses [J]. Front Microbiol, 2019, 10: 1945.
[16] Venkataraman S, Prasad B, Selvarajan R. RNA dependent RNA polymerases: insights from structure, function and evolution [J]. Viruses, 2018, 10(2): 76.
[17] Engelman A, Cherepanov P. The structural biology of HIV-1: mechanistic and therapeutic insights [J]. Nat Rev Microbiol, 2012, 10(4): 279-290.
[18] De Clercq E, Li G. Approved antiviral drugs over the past 50 years [J]. Clin Microbiol Rev, 2016, 29(3): 695-747.
[19] Jacome R, Campillo-Balderas JA, Ponce De Leon S, et al. Sofosbuvir as a potential alternative to treat the SARS-CoV-2 epidemic [J]. Sci Rep, 2020, 10(1): 9294.
[20] Ghosh AK, Osswald HL, Prato G. Recent progress in the development of HIV-1 protease inhibitors for the treatment of HIV/AIDS [J]. J Med Chem, 2016, 59(11): 5172-5208.
[21] Kurt Yilmaz N, Swanstrom R, Schiffer CA. Improving viral protease inhibitors to counter drug resistance [J]. Trends Microbiol, 2016, 24(7): 547-557.
[22] Rosenbaum MI, Clemmensen LS, Bredt DS, et al. Targeting receptor complexes: a new dimension in drug discovery [J]. Nat Rev Drug Discov, 2020, 19(12): 884-901.
[23] Massari S, Desantis J, Nizi MG, et al. Inhibition of influenza virus polymerase by interfering with its protein-protein interactions [J]. ACS Infect Dis, 2021, 7(6): 1332-1350.
[24] Toots M, Plemper RK. Next-generation direct-acting influenza therapeutics [J]. Transl Res, 2020, 220: 33-42.
[25] Mifsud EJ, Hayden FG, Hurt AC. Antivirals targeting the polymerase complex of influenza viruses [J]. Antiviral Res, 2019, 169: 104545.
[26] Zhang J, Hu Y, Musharrafieh R, et al. Focusing on the influenza virus polymerase complex: recent progress in drug discovery and assay development [J]. Curr Med Chem, 2019, 26(13): 2243-2263.
[27] Lo CY, Tang YS, Shaw PC. Structure and function of influenza virus ribonucleoprotein [J]. Subcell Biochem, 2018, 88: 95-128.
[28] Fodor E, Te Velthuis AJW. Structure and function of the influenza virus transcription and replication machinery [J]. Cold Spring Harb Perspect Med, 2020, 10(9): a038398.
[29] Furuta Y, Gowen BB, Takahashi K, et al. Favipiravir (T-705), a novel viral RNA polymerase inhibitor [J]. Antiviral Res, 2013, 100(2): 446-454.
[30] Jones JC, Marathe BM, Lerner C, et al. A novel endonuclease inhibitor exhibits broad-spectrum anti-influenza virus activity in vitro [J]. Antimicrob Agents Chemother, 2016, 60(9): 5504-5514.
[31] Clark MP, Ledeboer MW, Davies I, et al. Discovery of a novel, first-in-class, orally bioavailable azaindole inhibitor (VX-787) of influenza PB2 [J]. J Med Chem, 2014, 57(15): 6668-6678.
[32] Toots M, Yoon JJ, Hart M, et al. Quantitative efficacy paradigms of the influenza clinical drug candidate EIDD-2801 in the ferret model [J]. Transl Res, 2020, 218: 16-28.
[33] Yuan S, Chu H, Singh K, et al. A novel small-molecule inhibitor of influenza A virus acts by suppressing PA endonuclease activity of the viral polymerase [J]. Sci Rep, 2016, 6: 22880.
[34] Yogaratnam J, Rito J, Kakuda TN, et al. Antiviral activity, safety, and pharmacokinetics of AL-794, a novel oral influenza endonuclease inhibitor: results of an influenza human challenge study [J]. J Infect Dis, 2019, 219(2): 177-185.
[35] Beigel JH, Nam HH, Adams PL, et al. Advances in respiratory virus therapeutics - a meeting report from the 6th isirv antiviral group conference [J]. Antiviral Res, 2019, 167: 45-67.
[36] D'agostino I, Giacchello I, Nannetti G, et al. Synthesis and biological evaluation of a library of hybrid derivatives as inhibitors of influenza virus PA-PB1 interaction [J]. Eur J Med Chem, 2018, 157: 743-758.
[37] Zhang J, Hu Y, Foley C, et al. Exploring ugi-azide four-component reaction products for broad-spectrum influenza antivirals with a high genetic barrier to drug resistance [J]. Sci Rep, 2018, 8(1): 4653.

[38] Yuan S, Chu H, Ye J, et al. Identification of a novel small-molecule compound targeting the influenza A virus polymerase PB1-PB2 interface [J]. Antiviral Res, 2017, 137: 58-66.
[39] Zhan P, Pannecouque C, De Clercq E, et al. Anti-HIV drug discovery and development: current innovations and future trends [J]. J Med Chem, 2016, 59(7): 2849-2878.
[40] Sun L, Zhang X, Xu S, et al. An insight on medicinal aspects of novel HIV-1 capsid protein inhibitors [J]. Eur J Med Chem, 2021, 217: 113380.
[41] Xu S, Sun L, Huang B, et al. Medicinal chemistry strategies of targeting HIV-1 capsid protein for antiviral treatment [J]. Future Med Chem, 2020, 12(14): 1281-1284.
[42] Sun L, Dick A, Meuser ME, et al. Design, synthesis, and mechanism study of benzenesulfonamide-containing phenylalanine derivatives as novel HIV-1 capsid inhibitors with improved antiviral activities [J]. J Med Chem, 2020, 63(9): 4790-4810.
[43] Margot N, Ram R, Rhee M, et al. Absence of Lenacapavir (GS-6207) phenotypic resistance in HIV gag cleavage site mutants and in isolates with resistance to existing drug classes [J]. Antimicrob Agents Chemother, 2021, 65(3): e02057-20.
[44] Link JO, Rhee MS, Tse WC, et al. Clinical targeting of HIV capsid protein with a long-acting small molecule [J]. Nature, 2020, 584(7822): 614-618.
[45] Jordan PC, Stevens SK, Deval J. Nucleosides for the treatment of respiratory RNA virus infections [J]. Antivir Chem Chemother, 2018, 26: 2040206618764483.
[46] García-Cárceles J, Caballero E, Gil C, et al. Kinase inhibitors as underexplored antiviral agents [J]. J Med Chem, 2021, 65(2): 935-954.
[47] Meertens L, Carnec X, Lecoin MP, et al. The TIM and TAM families of phosphatidylserine receptors mediate dengue virus entry [J]. Cell Host Microbe, 2012, 12(4): 544-557.
[48] Meertens L, Labeau A, Dejarnac O, et al. Axl Mediates ZIKA virus entry in human glial cells and modulates innate immune responses [J]. Cell Rep, 2017, 18(2): 324-333.
[49] Weller ML, Amornphimoltham P, Schmidt M, et al. Epidermal growth factor receptor is a co-receptor for adeno-associated virus serotype 6 [J]. Nat Med, 2010, 16(6): 662-664.
[50] Wang X, Huong SM, Chiu ML, et al. Epidermal growth factor receptor is a cellular receptor for human cytomegalovirus [J]. Nature, 2003, 424(6947): 456-461.
[51] Coleman CM, Sisk JM, Mingo RM, et al. Abelson kinase inhibitors are potent inhibitors of severe acute respiratory syndrome coronavirus and middle east respiratory syndrome coronavirus fusion [J]. J Virol, 2016, 90(19): 8924-8933.
[52] Verdonck S, Pu SY, Sorrell FJ, et al. Synthesis and structure-activity relationships of 3,5-disubstituted-pyrrolo[2,3-b]pyridines as inhibitors of adaptor-associated kinase 1 with antiviral activity [J]. J Med Chem, 2019, 62(12): 5810-5831.
[53] Raghuvanshi R, Bharate SB. Recent developments in the use of kinase inhibitors for management of viral infections [J]. J Med Chem, 2021, 65(2): 893-921.
[54] Papapanou M, Papoutsi E, Giannakas T, et al. Plitidepsin: mechanisms and clinical profile of a promising antiviral agent against COVID-19 [J]. J Pers Med, 2021, 11(7): 668.
[55] White KM, Rosales R, Yildiz S, et al. Plitidepsin has potent preclinical efficacy against SARS-CoV-2 by targeting the host protein eEF1A [J]. Science, 2021, 371(6532): 926-931.
[56] Xu Y, Jiang H. Potential treatment of COVID-19 by inhibitors of human dihydroorotate dehydrogenase [J]. Protein Cell, 2020, 11(10): 699-702.
[57] Diao Y, Lu W, Jin H, et al. Discovery of diverse human dihydroorotate dehydrogenase inhibitors as immunosuppressive agents by structure-based virtual screening [J]. J Med Chem, 2012, 55(19): 8341-8349.
[58] Xiong R, Zhang L, Li S, et al. Novel and potent inhibitors targeting DHODH are broad-spectrum antivirals against RNA viruses including newly-emerged coronavirus SARS-CoV-2 [J]. Protein Cell, 2020, 11(10): 723-739.
[59] Cammas A, Millevoi S. RNA G-quadruplexes: emerging mechanisms in disease [J]. Nucleic Acids Res, 2017, 45(4):

1584-1595.

[60] Hänsel-Hertsch R, Di Antonio M, Balasubramanian S. DNA G-quadruplexes in the human genome: detection, functions and therapeutic potential [J]. Nat Rev Mol Cell Biol, 2017, 18(5): 279-284.

[61] Zhao C, Qin G, Niu J, et al. Targeting RNA G-quadruplex in SARS-CoV-2: a promising therapeutic target for COVID-19? [J]. Angew Chem Int Ed Engl, 2021, 60(1): 432-438.

[62] De Cesco S, Kurian J, Dufresne C, et al. Covalent inhibitors design and discovery [J]. Eur J Med Chem, 2017, 138: 96-114.

[63] Lonsdale R, Ward RA. Structure-based design of targeted covalent inhibitors [J]. Chem Soc Rev, 2018, 47(11): 3816-3830.

[64] Chan AH, Lee WG, Spasov KA, et al. Covalent inhibitors for eradication of drug-resistant HIV-1 reverse transcriptase: from design to protein crystallography [J]. Proc Natl Acad Sci U S A, 2017, 114(36): 9725-9730.

[65] Gao P, Song S, Frutos-Beltrán E, et al. Novel indolylarylsulfone derivatives as covalent HIV-1 reverse transcriptase inhibitors specifically targeting the drug-resistant mutant Y181C [J]. Bioorg Med Chem, 2021, 30: 115927.

[66] Cromm PM, Crews CM. Targeted protein degradation: from chemical biology to drug discovery [J]. Cell Chem Biol, 2017, 24(9): 1181-1190.

[67] Schneekloth JS Jr, Fonseca FN, Koldobskiy M, et al. Chemical genetic control of protein levels: selective in vivo targeted degradation [J]. J Am Chem Soc, 2004, 126(12): 3748-3754.

[68] Bondeson DP, Mares A, Smith IE, et al. Catalytic in vivo protein knockdown by small-molecule PROTACs [J]. Nat Chem Biol, 2015, 11(8): 611-617.

[69] Lai AC, Toure M, Hellerschmied D, et al. Modular PROTAC design for the degradation of oncogenic BCR-ABL [J]. Angew Chem Int Ed Engl, 2016, 55(2): 807-810.

[70] Olson CM, Jiang B, Erb MA, et al. Pharmacological perturbation of CDK9 using selective CDK9 inhibition or degradation [J]. Nat Chem Biol, 2018, 14(2): 163-170.

[71] Remillard D, Buckley DL, Paulk J, et al. Degradation of the BAF complex factor BRD9 by heterobifunctional ligands [J]. Angew Chem Int Ed Engl, 2017, 56(21): 5738-5743.

[72] Gechijian LN, Buckley DL, Lawlor MA, et al. Functional TRIM24 degrader via conjugation of ineffectual bromodomain and VHL ligands [J]. Nat Chem Biol, 2018, 14(4): 405-412.

[73] De Wispelaere M, Du G, Donovan KA, et al. Small molecule degraders of the hepatitis C virus protease reduce susceptibility to resistance mutations [J]. Nat Commun, 2019, 10(1): 3468.

[74] Ghidini A, Cléry A, Halloy F, et al. RNA-PROTACs: degraders of RNA-binding proteins [J]. Angew Chem Int Ed Engl, 2021, 60(6): 3163-3169.

[75] Haniff HS, Tong Y, Liu X, et al. Targeting the SARS-CoV-2 RNA genome with small molecule binders and ribonuclease targeting chimera (RIBOTAC) degraders [J]. ACS Cent Sci, 2020, 6(10): 1713-1721.

[76] Costales MG, Matsumoto Y, Velagapudi SP, et al. Small molecule targeted recruitment of a nuclease to RNA [J]. J Am Chem Soc, 2018, 140(22): 6741-6744.

[77] Herschhorn A, Gu C, Espy N, et al. A broad HIV-1 inhibitor blocks envelope glycoprotein transitions critical for entry [J]. Nat Chem Biol, 2014, 10(10): 845-852.

[78] Contarino M, Bastian AR, Kalyana Sundaram RV, et al. Chimeric Cyanovirin-MPER recombinantly engineered proteins cause cell-free virolysis of HIV-1 [J]. Antimicrob Agents Chemother, 2013, 57(10): 4743-4750.

[79] Gaffney A, Nangarlia A, Ang CG, et al. HIV-1 Env-dependent cell killing by bifunctional small-molecule/peptide conjugates [J]. ACS Chem Biol, 2021, 16(1): 193-204.

[80] Vignuzzi M, Stone JK, Arnold JJ, et al. Quasispecies diversity determines pathogenesis through cooperative interactions in a viral population [J]. Nature, 2006, 439(7074): 344-348.

[81] Benigni R, Bossa C. Mechanisms of chemical carcinogenicity and mutagenicity: a review with implications for predictive toxicology [J]. Chem Rev, 2011, 111(4): 2507-2536.

[82] Bonnac LF, Mansky LM, Patterson SE. Structure-activity relationships and design of viral mutagens and application to lethal mutagenesis [J]. J Med Chem, 2013, 56(23): 9403-9414.

[83] Crotty S, Maag D, Arnold JJ, et al. The broad-spectrum antiviral ribonucleoside ribavirin is an RNA virus mutagen [J]. Nat Med, 2000, 6(12): 1375-1379.
[84] Parker WB. Metabolism and antiviral activity of ribavirin [J]. Virus Res, 2005, 107(2): 165-171.
[85] Huchting J. Targeting viral genome synthesis as broad-spectrum approach against RNA virus infections [J]. Antivir Chem Chemother, 2020, 28: 2040206620976786.

第 14 章 抗病毒药物研究中的生物无机化学策略

慢性传染性疾病，如艾滋病和乙型肝炎，对人类健康构成严重威胁。目前现有的抗病毒药物存在耐药性、不良反应大等问题，其中耐药性是导致现有药物疗效下降甚至失效的关键因素。此外，近年来出现的严重急性呼吸综合征冠状病毒、埃博拉病毒、中东呼吸综合征冠状病毒以及 COVID-19 等引发的疫情不仅对全球公共卫生构成了巨大威胁，而且耐药性的发展进一步加剧了全球公共卫生体系的挑战，使得人类社会面临新的疫情风险。因此，研发高效抗耐药性的新型抗病毒药物不仅是临床治疗的迫切需求，也是药物化学领域研究者长期面临的科研任务[1-24]。

化学基础学科是药物发现的理论基石。其中，生物无机化学又称生物配位化学，是 20 世纪 60 年代以来逐步形成的以无机化学、生物化学、医学等多学科交叉的领域。其研究对象是生物体内的金属（和少数非金属）元素及其配合物，特别是痕量金属元素和生物大分子配体形成的生物配合物，如各种金属酶和金属蛋白等[25-28]。在抗病毒药物的研究与开发中，无机药物化学作为生物无机化学的一个重要分支，扮演着至关重要的角色。目前，已有多种针对金属酶靶标的抗病毒药物成功上市，金属配合物、无机纳米材料也成为抗病毒药物的重要物质基础。本章精选近年经典案例，总结了生物无机化学在抗病毒药物研究领域中的作用，涵盖金属酶、金属配合物、类金属有机化合物及无机纳米材料等方面；涵盖我国生物无机化学家在抗病毒药物研究领域已取得的成就。在此基础上，探讨了基于生物无机化学的抗病毒药物研发领域的挑战与未来发展的策略与方向。

14.1 以金属酶为靶标的抗病毒药物研究

许多金属蛋白（含金属的酶）是治疗多种人类疾病的重要药物靶点，包括病毒感染、细菌感染、癌症、糖尿病、贫血、高血压、纤维化和神经退行性疾病等[29]。这种金属酶在催化活性中心通常包含一个或多个金属离子，这些金属离子对于它们的生物学功能至关重要。深入理解这些酶的结构和作用机制是设计高效抑制剂的关键。在抗病毒药物的开发中，特别关注的是那些依赖镁离子和锌离子的酶类，它们在药物设计中扮演着至关重要的角色[29-30]。

14.1.1　以镁离子依赖性酶为靶标的抗病毒药物研究

14.1.1.1　已上市或处于临床阶段的抗病毒药物

由于特殊的物理化学特性，镁离子参与了核酸生物化学中的许多催化过程，从而在许多不同病毒的复制中发挥关键作用。Mg^{2+}依赖的抗病毒药物靶标主要包括：人类免疫缺陷病毒整合酶（HIV IN）、乙型肝炎病毒核酸水解酶（HBV RNase H）、流感病毒核酸内切酶、丙型肝炎病毒聚合酶（HCV Pol）、人巨细胞病毒蛋白 UL89 末端（human cytomegalovirus UL89-C protein，HCMV pUL89-C）核酸内切酶、单纯疱疹病毒 UL15 蛋白（HSV pUL15）、登革病毒 RNA 聚合酶（DENV RdRp）RNA 聚合酶等[31-37]，它们均属于 Mg^{2+}依赖性蛋白，具有类似的氨基酸序列的催化位点及类似的催化机制，都需要 Mg^{2+}作为酶催化功能的金属辅因子。在众多研究中，对 HIV IN 的研究最为深入，整合酶（IN）通过 3′-加工和链转移机制将病毒 DNA 整合入宿主基因组中（图 14-1）。IN 的活性中心特征包含两个天冬氨酸残基和一个谷氨酸残基，这一组残基通常被称为催化 DDE 三联体❶，此外还有一对 Mg^{2+}参与其中，这两个 Mg^{2+}的作用是激活 DNA 引物 3′-羟基，为后续的整合反应提供必要的化学激活作用[30]。

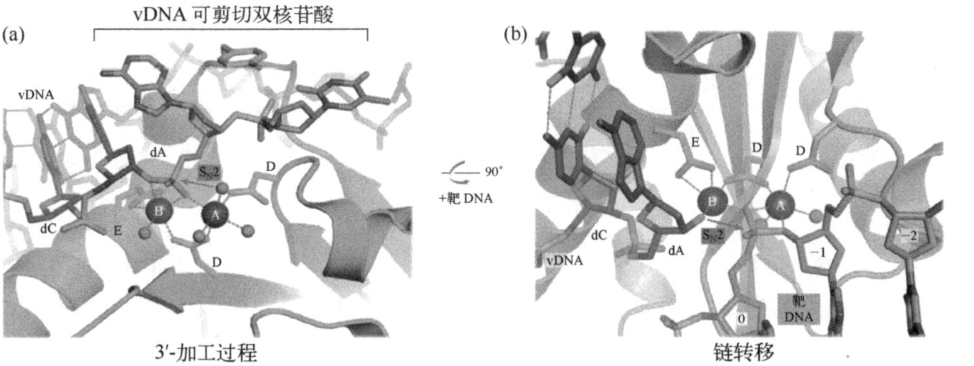

图 14-1　HIV IN 的催化机制：（a）3′-加工过程（PDB 代码：4E7I）；（b）链转移过程（PDB 代码：4E7K）[30]

dA—脱氧腺苷；dC—脱氧胞嘧啶

以 Mg^{2+}依赖性酶为靶标的抗病毒药物中，美国 FDA 迄今已批准了 5 种 HIV-1 IN 链转移抑制剂——拉替拉韦（**5-1**）、埃替拉韦（**5-2**）、多替拉韦（**5-3**）、卡博特韦（**5-4**）、比卡格韦（**5-5**）和一种甲型流感病毒 PA 内切酶抑制剂——巴洛沙韦（**3-1**）（图 14-2）。

❶ DDE 三联体是指由两个天冬氨酸（Asp，D）和一个谷氨酸（Glu，E）组成的保守氨基酸残基序列，是整合酶的催化活性中心。

这些药物的分子结构中具有相似的药效团模型：一个可以与 Mg^{2+}形成配位的金属螯合基序，一个与活性中心的保守氨基酸残基或脱氧腺苷产生疏水堆积作用的疏水区域，以及一个提供必要柔性的连接臂。这些药物的抑制效果和与靶标的结合能力主要依赖于金属螯合基序与催化活性中心形成的配位键，因此，螯合骨架对于这类化合物的生物活性至关重要。同时，疏水区域和连接臂在决定药物的靶点选择性以及理化性质方面也发挥着不可忽视的作用。相较于早期的抑制剂拉替拉韦和埃替拉韦，新一代 HIV-1 IN 抑制剂多替拉韦和比卡格韦及流感病毒内切酶抑制剂巴洛沙韦具有以下显著特征：金属螯合区域呈现出较高的立体化学特征，并且倾向于包含非芳香性的桥环结构。这些特性可能是它们拥有更优良理化性质和更高成药性的原因。这些结构上的创新为抗病毒药物的开发提供了新的方向，并且可能有助于提高药物的疗效和减少不良反应。

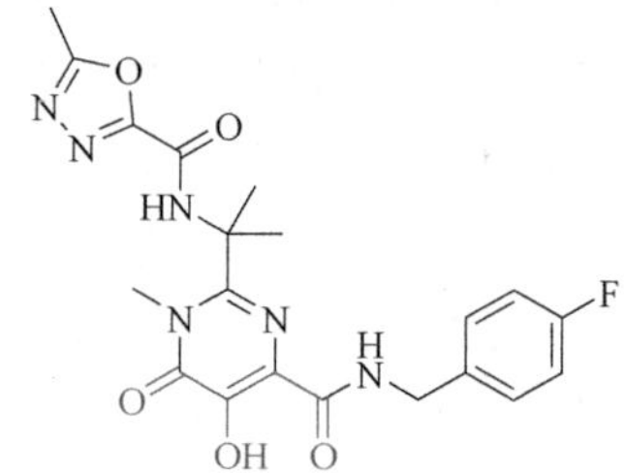
拉替拉韦 (**5-1**)

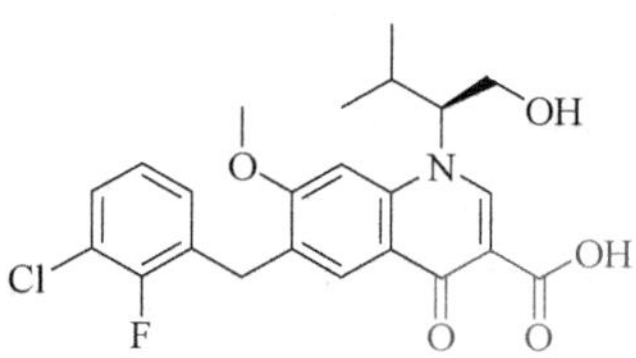
埃替拉韦 (**5-2**)

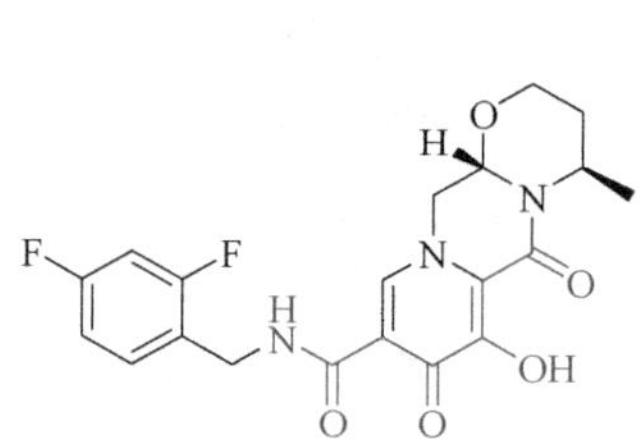
多替拉韦 (**5-3**)

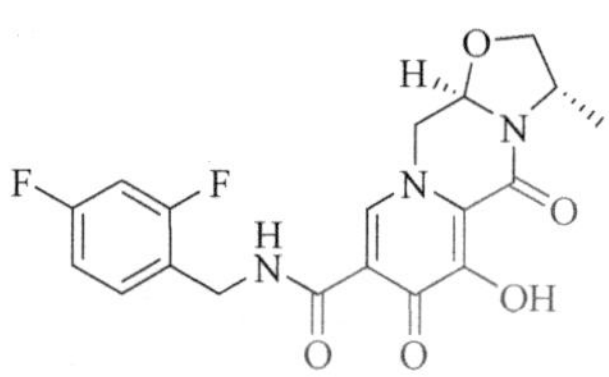
卡博特韦 (**5-4**)

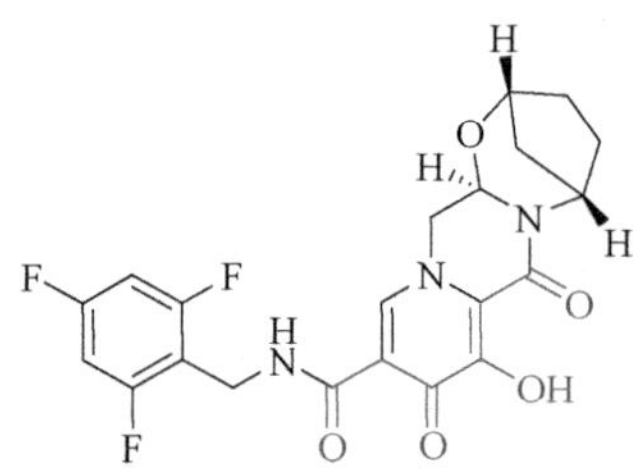
比卡格韦 (**5-5**)

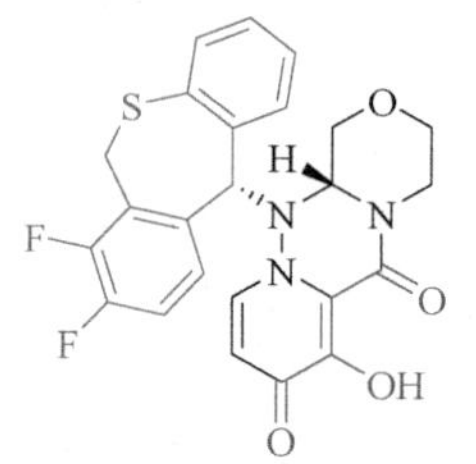
巴洛沙韦 (**3-1**)

图 14-2　已上市的抗病毒药物（金属结合基团以红色显示）

14.1.1.2　HIV-1 RNase H 抑制剂研究

HIV-1 RNase H 结构域位于 RT p66 亚基 C 末端，大小约 15kDa，从氨基酸 Tyr427 开始是其保守催化区域，与聚合酶活性位点相距约 60Å（相当于 18 个碱基对）。RNase H 结构域含有两个二价金属离子（Mg^{2+}或 Mn^{2+}）、4 个 α 螺旋结构和 5 个特征性 β 折叠片段，其中，第 1～3 个 α 螺旋和第 4 个 α 螺旋分列于第 4 个 β 折叠的两侧，第 2 个 β 折叠与其他的 β 折叠反向平行（图 14-3）[38-40]。

HIV-1 RNase H 的催化活性依赖于两个二价金属离子（Mg^{2+}或 Mn^{2+}等）的协同作用。该酶的活性位点拥有一个高度保守的 DEDD❶模序，由 Asp443、Glu478、Asp498

❶ DEDD 是 HIV-1 RNase H 活性位点中四个关键氨基酸残基的单字母缩写，D 为 Asp，E 为 Glu。

和 Asp549 组成。在这些金属离子的协助下，通过双分子亲核取代反应（S_N2）实现磷酰基的转移。在这一 S_N2 反应中，涉及水分子的去质子化和磷酸二酯键的断裂（图 14-4）。具体而言，一个二价金属离子促进结合水分子的去质子化，生成带负电的 OH^-，该 OH^-以亲核试剂的角色进攻病毒 RNA 链上 5′端的易断裂的磷酸基团，从而切断磷酸二酯键。同时，另一个二价金属离子则作用于底物，削弱酶与底物的结合稳定性，并与离去的基团相互作用，以稳定五价过渡态。这两个金属离子之间的距离具有一定的灵活性，这对于 RNase H 的水解功能至关重要，并且与 DEDD 模序中的催化性残基协同作用，将水解反应精准定位于 RNase H 的催化活性位点。任何催化性残基发生突变，都可能导致 RNase H 活性丧失。同样，阻碍这些催化性残基与金属离子对靶向 RNA 底物的亲核取代反应，也将导致 RNase H 失活。这些机制为针对 RNase H 的药物设计提供了关键的科学依据[38-40]。

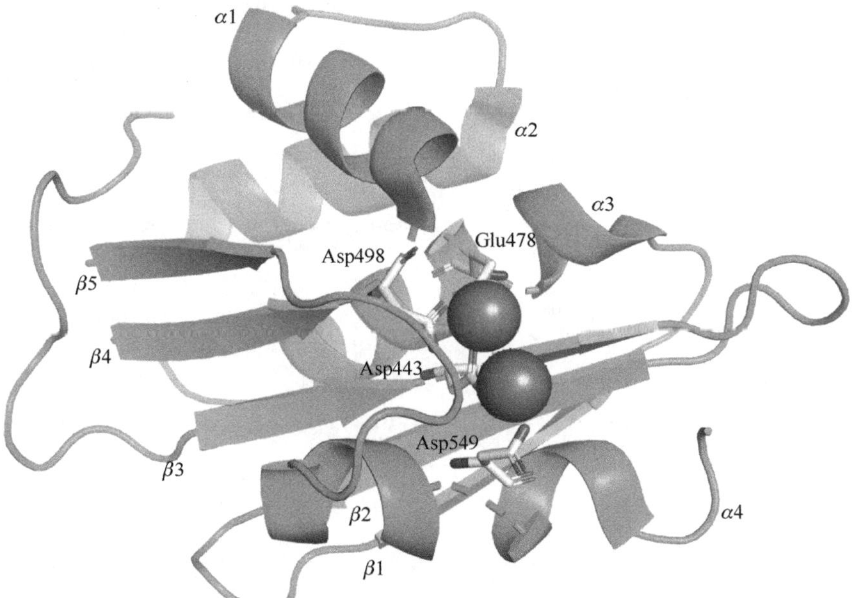

图 14-3　HIV-1 RNase H 的催化域（PDB 代码：3K2P）

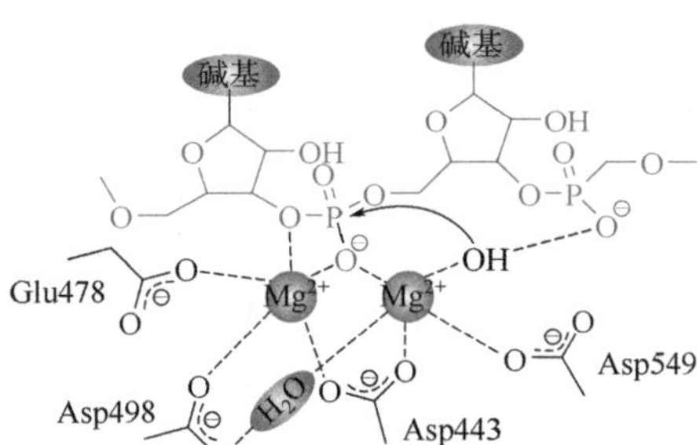

图 14-4　HIV-1 RNase H 的催化机制[37]

近年来，越来越多关于 RNase H 抑制剂的研究被报道，基于结合位点的不同，该类抑制剂可分为活性位点抑制剂和变构抑制剂。活性位点抑制剂与活性位点高度保守的 DEDD 模序相互作用，同时螯合两个催化必需的二价金属离子，占据底物（RNA/DNA 杂合体）结合口袋，阻碍 RNase H 对底物的识别，从而抑制其降解作用。目前报道的 HIV-1 RNase H 活性位点抑制剂来源于天然产物和化学合成的小分子。来自天然产物的抑制剂主要为环庚三烯酚酮类［*β*-侧柏酚（**5-21**）和 Manicol（**14-1**）］；化学合成的小分子主要有：3-羟基嘧啶-2,4-二酮类（**14-2**～**14-4**）、2-羟基异喹啉-1,3-二酮类（**14-5**）、二酮酸类（**14-6**～**14-8**）、*N*-羟基苯并嘧啶-2,4-二酮类（**14-9**）、嘧啶酮类（**14-10**）、萘啶酮类（**14-11**）、嘧啶羧酸类（**14-12**）、吡啶酮酸类（**14-13**）、硝基呋喃羧酸类（**14-14**）、多酚类（**14-15**）、吡啶并吡嗪酮类（**14-16**）等（图 14-5）[38-40]。

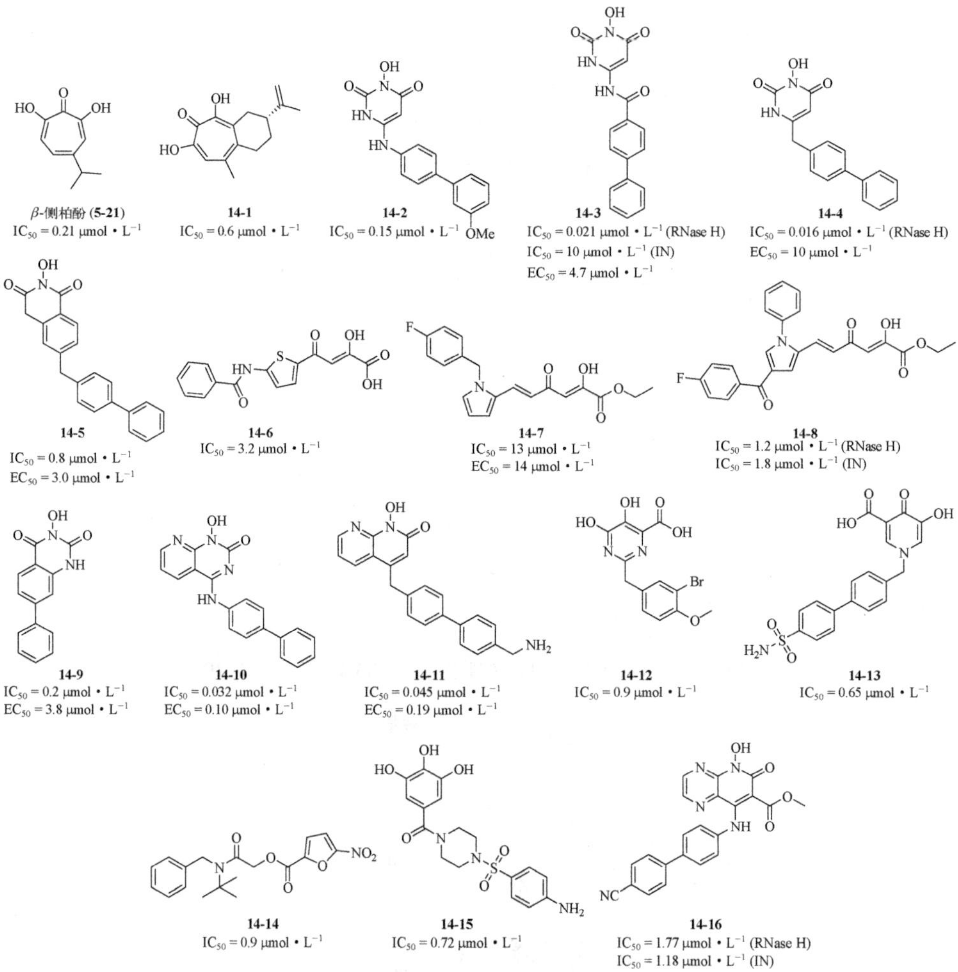

β-侧柏酚 (**5-21**) IC_{50} = 0.21 μmol • L^{-1}

14-1 IC_{50} = 0.6 μmol • L^{-1}

14-2 IC_{50} = 0.15 μmol • L^{-1}

14-3 IC_{50} = 0.021 μmol • L^{-1} (RNase H); IC_{50} = 10 μmol • L^{-1} (IN); EC_{50} = 4.7 μmol • L^{-1}

14-4 IC_{50} = 0.016 μmol • L^{-1} (RNase H); EC_{50} = 10 μmol • L^{-1}

14-5 IC_{50} = 0.8 μmol • L^{-1}; EC_{50} = 3.0 μmol • L^{-1}

14-6 IC_{50} = 3.2 μmol • L^{-1}

14-7 IC_{50} = 13 μmol • L^{-1}; EC_{50} = 14 μmol • L^{-1}

14-8 IC_{50} = 1.2 μmol • L^{-1} (RNase H); IC_{50} = 1.8 μmol • L^{-1} (IN)

14-9 IC_{50} = 0.2 μmol • L^{-1}; EC_{50} = 3.8 μmol • L^{-1}

14-10 IC_{50} = 0.032 μmol • L^{-1}; EC_{50} = 0.10 μmol • L^{-1}

14-11 IC_{50} = 0.045 μmol • L^{-1}; EC_{50} = 0.19 μmol • L^{-1}

14-12 IC_{50} = 0.9 μmol • L^{-1}

14-13 IC_{50} = 0.65 μmol • L^{-1}

14-14 IC_{50} = 0.9 μmol • L^{-1}

14-15 IC_{50} = 0.72 μmol • L^{-1}

14-16 IC_{50} = 1.77 μmol • L^{-1} (RNase H); IC_{50} = 1.18 μmol • L^{-1} (IN)

图 14-5　代表性 RNase H 活性位点抑制剂

可以看到，该类抑制剂结构中一般含有由多个氧原子或氮原子构成的桥联配体，以同时与两个二价金属离子形成配位作用，这些金属离子螯合基团一般附着于一些稠杂环体系中，且取代基中也含有较大的Π体系，导致分子整体刚性强、晶格能大，具有水溶性低、细胞渗透性差的缺点。此外，与 HIV-1 IN 相比，RNase H 表面相对开放，酶与抑制剂的相互作用较少，导致该类抑制剂还存在特异性差、细胞毒性大的缺点。这是目前尚无 RNase H 抑制剂进入临床应用的主要原因。因此，开发具有成药性的 HIV-1 RNase H 抑制剂成为迫切需求[41-44]。

（3）靶向镁离子催化位点抑制剂存在的挑战与应对策略

活性位点抑制剂的药效团元素包括金属离子螯合基团、连接臂与疏水性基团三部分。其中金属离子螯合基团（配位结合区）通过与酶活性位点的二价金属离子配位结合发挥抗病毒活性。对于特定金属离子螯合基团，活性位点环境对金属–配体相互作用有显著影响，连接臂与疏水性基团的位置及性质也会显著影响活性与理化性质。疏水性基团（变构结合区）位于蛋白质-溶剂界面，附着力弱。因此，可通过优化金属螯合基团并在取代基部分引入形成新“附着力”的基团，增加焓效应对吉布斯自由值的贡献，从而提高化合物对靶点的亲和性与抗耐药性[45]。

此外，由于现有分子模拟对金属蛋白的研究存在着局限性，传统力场的一般参数无法全面综合地考虑配位数、配体类型和配体的空间排列等金属配位的力场参数，这给基于金属蛋白结构的合理药物设计带来了很大挑战，此时基于优势结构与基于片段的药物设计策略就显得尤为重要。优势结构（privileged structures）是指多种靶蛋白的配体分子中的共有结构或者可以衍生出对多种靶蛋白均具有高亲和力的分子骨架（图 14-6）。优势结构的优点主要表现在：①具有良好的类药性，因而基于优势结构获得的化合物有较高的成药概率；②具有多个合适的结构修饰位点，可通过修饰侧链以实现多种生物活性；③具有化学合成的可及性，可以快速制备大量衍生物，构建聚焦

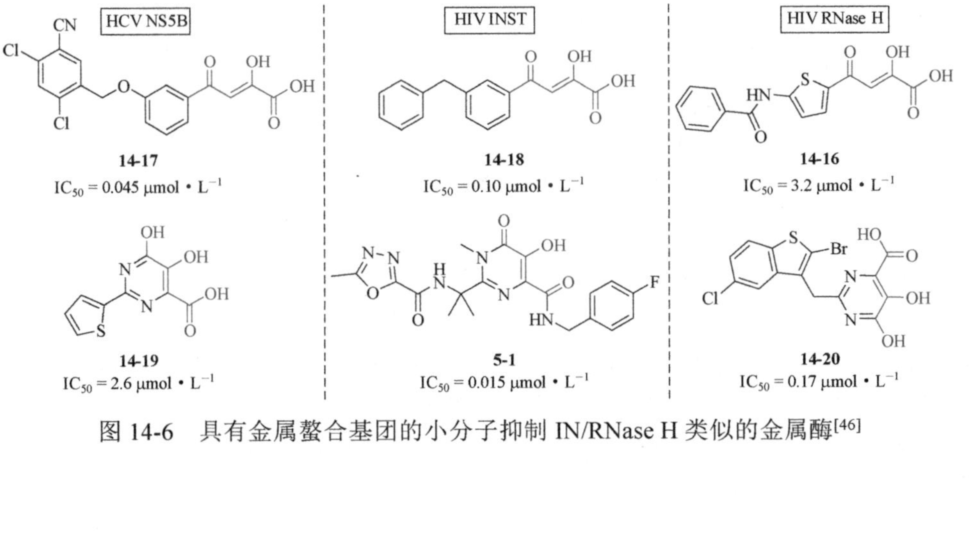

图 14-6　具有金属螯合基团的小分子抑制 IN/RNase H 类似的金属酶[46]

库（focused library）用于构效关系探究；④与其他药效团相辅相成，在药物设计中，优势结构决定了配体对靶标的有效性，其他药效团决定了配体对不同靶标的选择性，提高了靶标的命中率。因此，基于优势结构的药物设计已成为新药研发中富有成效的方法。

鉴于 HIV-1 RNase H 与 HIV IN、流感病毒内切酶作用机制及抑制剂结构类型的类似性，运用优势结构再定位策略，将一些具有成药性的金属螯合基团“嫁接”到 HIV-1 RNase H 等新型镁离子依赖蛋白的抑制剂中，有望大幅提高小分子与蛋白质亲和力及小分子的成药性，该思路已经得到初步验证[46]。

14.1.2 以锌离子依赖蛋白为靶标的抗病毒药物研究

锌指蛋白参与各种 DNA 转录和修复功能，其锌指结构域由包含半胱氨酸和组氨酸残基的氨基酸序列组成，介导了大量 DNA 结合蛋白的序列识别。近几年，锌指蛋白已成为被普遍关注的抗病毒新靶点。

HIV-1 的核壳体蛋白 7（nucleocapsid protein 7，NCp7）是由 55 个氨基酸残基组成的短肽，并具有 2 个锌指结构域。NCp7 在病毒逆转录与整合过程中都起到重要作用，且具有高度的保守性。因此，针对此靶点设计合成的药物不易因蛋白突变而产生耐药性[47]。其中 Zn^{2+}结合硫代物后可以与亲电试剂反应，导致 Zn^{2+}被逐出，使病毒蛋白功能丧失（图 14-7）。近年来 NCp7 已经成为抗病毒药物研究中备受关注的新作用靶点之一，其中基于锌离子“逐出”机制的抑制剂构成了一类重要的结构类型[48-50]。这类抑制剂通过诱导锌离子的释放，破坏病毒复制过程中的关键蛋白功能，从而展现出潜在的抗病毒活性。

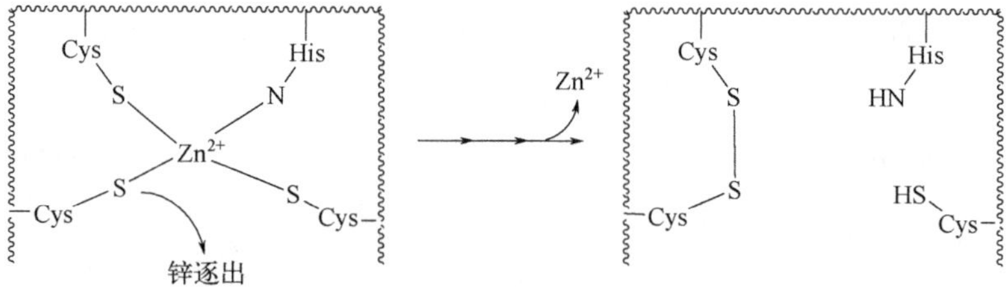

图 14-7　HIV-1 NCp7 的催化机制

基于锌离子“逐出”机制的抑制剂多存在弱亲电基团，这些弱亲电基团能与 NCp7 锌指结构域远端关键的半胱氨酸亲核连接形成共价络合物，使锌离子被排出，从而破坏了 NCp7 的正常三级结构。目前已经报道了不同种类的弱亲电基团，例如：*C*-亚硝基类化合物中的氮原子，2,2′-联硫类和二噻烷类化合物中的硫原子，2,2′-二硒双苯酰胺中的硒原子，苯甲酰胺硫酯类及其前药中的碳原子以及过渡金属配合物中的过渡金属原子（图 14-8）等，其作用机制（图 14-9）主要包括：①对锌指的亲电攻击；②锌离子螯合；③铂类等金属配合物与半胱氨酸残基的共价结合[47-50]。虽然两个 Cys 残基都能够参与共价结合，但远端（C 端）亲核半胱氨酸的巯基易于接近，是亲电攻击的主要靶点。亲电攻击是由分子内或分子间二硫键的形成或半胱氨酸和赖氨酸残基的酰化促进的。

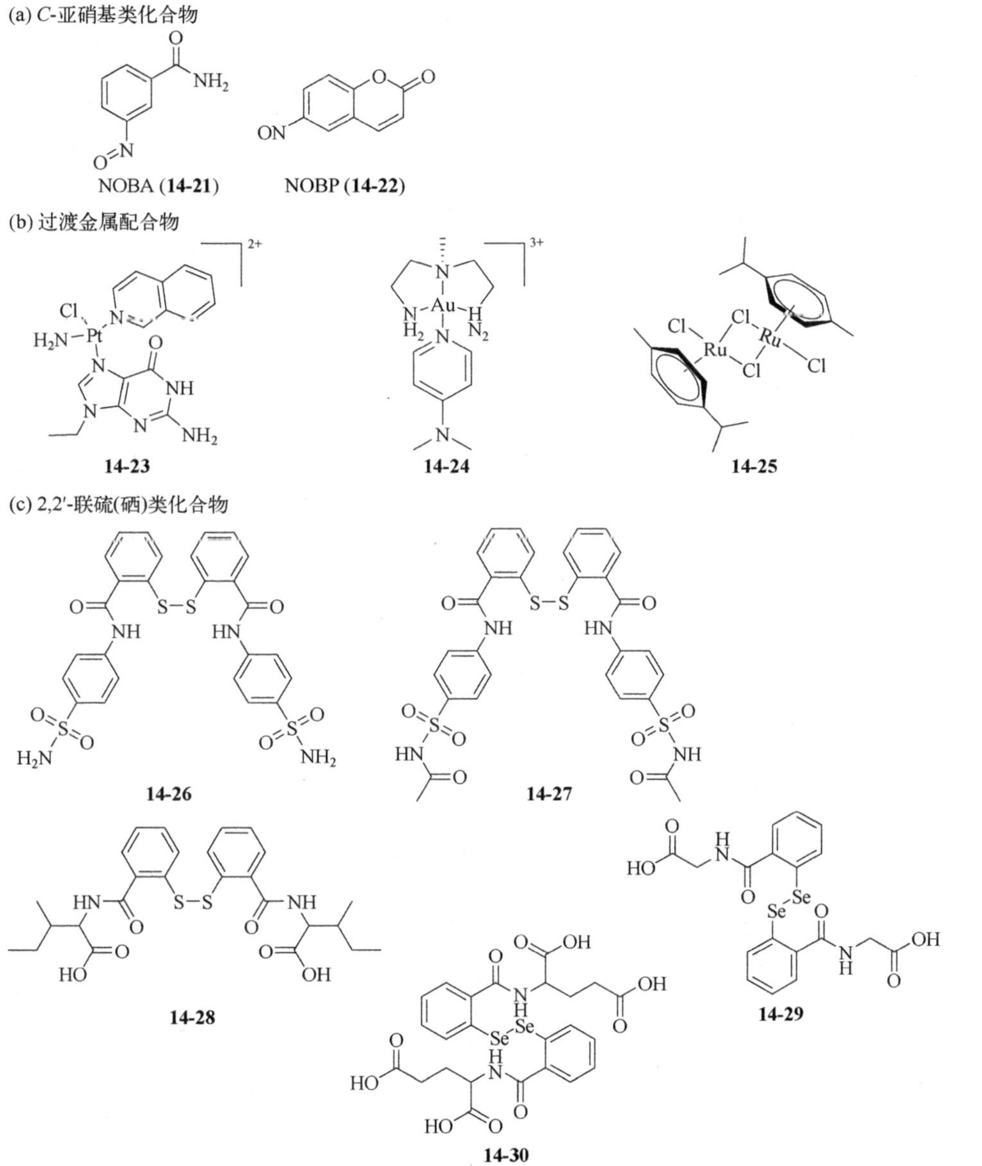

图 14-8

(d) 苯甲酰胺硫酯化合物

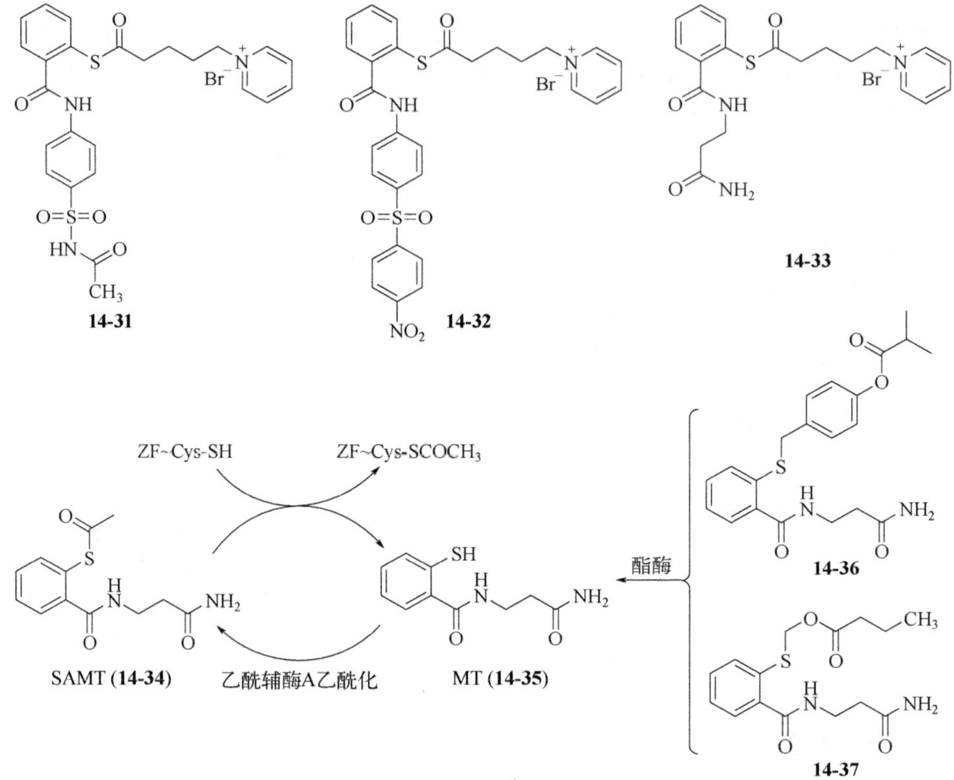

图 14-8　NCp7 共价抑制剂的代表性化合物结构

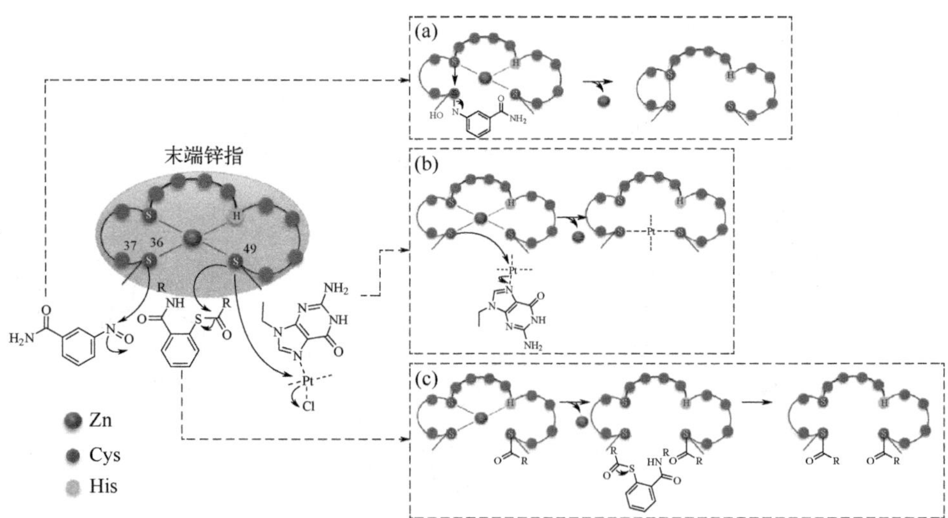

图 14-9　NCp7 共价抑制剂的潜在机制：（a）*C*-亚硝基化合物；（b）基于铂的复合物；以及（c）吡啶鎓烷基硫酯（PATE）化合物[48]

C-亚硝基类化合物是首类作用于 NCp7 锌指受体的化合物，代表化合物为 3-亚硝基苯甲酰胺（NOBA，化合物 **14-21**）和 6-亚硝基-1,2-苯并吡喃酮（NOBP，化合物 **14-22**）。它们通过使 NCp7 锌指结构域中的半胱氨酸的巯基形成二硫键破坏其结构，使 NCp7 失去与核酸结合的能力，从而抑制其功能。NOBA 在外周血单核细胞中抑制 HIV-1 的 EC_{50} 为 1.56μmol·L^{-1}，抑制 NCp7 的 IC_{50} 为 50μmol·L^{-1}。虽然 NOBA 和 NOBP 能够抑制 HIV-1 的复制，但是该类化合物对 NCp7 和宿主蛋白缺乏选择性，因此细胞毒性较高，使进一步研究受限[47-49]。

铂配合物类 NCp7 抑制剂 **14-23** 具有中等的体外抗 HIV-1 活性（EC_{50} = 41.9μmol·L^{-1}，CC_{50}＞200μmol·L^{-1}）。该化合物中的铂酸盐碱基以非共价键 π-π 堆积作用与 NCp7 的色氨酸进行分子识别，然后铂离子与蛋白复合物结合，NCp7 锌指中的锌离子被逐出。金配合物 **14-24** 与铂配合物的作用机制相似，其抗 HIV-1 活性有了提高（EC_{50} = 19.1μmol·L^{-1}，CC_{50}＞100μmol·L^{-1}）。钌配合物对 NCp7 锌指结构域也有不同的亲和力，其中 **14-25** 活性较好，它能干扰 NCp7 的 DNA 结合并阻断蛋白功能，且毒性较低[47-49]。

2,2′-联硫（硒）类化合物（**14-26**～**14-30**）通过与 NCp7 锌指受体中半胱氨酸残基的硫原子作用形成二硫键，逐出锌离子，从而破坏 NCp7 活性结构，削弱病毒感染力，具有广谱抗病毒活性。但因结构中的二硫（硒）键不稳定，体内半衰期很短，需要进一步修饰[47-49]。

苯甲酰胺硫酯类结构的代表化合物为 **14-31**～**14-33**，化合物 **14-31** 和 **14-32** 均通过与 NCp7 共价结合进而改变 NCp7 构象，但是它们却作用于病毒复制的不同阶段，**14-31** 能够将 NCp7 两个锌指结构中的 Zn^{2+}逐出，**14-32** 能够使 Gag 前体发生交联并且抑制前体处理，导致生成结构不完整的 NCp7 蛋白[49]。将 **14-31** 和 **14-32** 中的芳香磺酰基结构用脂肪氨基酰胺取代得到化合物 **14-33**，分子量减小，水溶性和抗病毒活性增加（EC_{50} = 0.94μmol·L^{-1}，CC_{50} = 101μmol·L^{-1}）。*S*-酰基-2-巯基苯甲酰胺硫酯（SAMT，**14-34**）只与 NCp7 锌指结构域的 C 端结合，选择性较高。SAMT 通过亲核作用乙酰化 Cys39，随后通过分子内酰基转移到 Lys33 和 Lys38，最终使 NCp7 的锌指结构发生改变并逐出 Zn^{2+}。发挥作用之后，SAMT 转化得到 2-巯基苯甲酰胺硫酯（MT，**14-35**），MT 可以通过细胞内的乙酰辅酶 A 乙酰化得到 SAMT，再次发挥作用。通过循环利用，延长了抑制剂的半衰期，减少了剂量。然而，由于 MT 结构中存在巯基，使其具有极性较大、跨膜性差、容易被氧化、毒性较大等缺陷，通常使用前药策略来改善其缺陷。化合物 **14-36** 和 **14-37** 为 MT 的前药，可通过酯酶水解消除得到 MT，其中 **14-37** 表现出更好的靶向 NCp7 活性。结果表明：MT 在人外周血单核细胞（peripheral blood mononuclear cell，PBMC）和单核巨噬细胞系中的抗 HIV-1 的 EC_{50} 分别为 1.44～10.7μmol·L^{-1}和 2.5～19μmol·L^{-1}；**14-44** 在 PBMC 和单核巨噬细胞系中抗 HIV-1 的 EC_{50} 分别为 0.6～20μmol·L^{-1} 和 0.87～12.3μmol·L^{-1}。相对于母药 MT，**14-37** 抗 HIV-1 活性提高了 2～3 倍[51-52]。

在设计针对病毒靶蛋白的锌离子逐出剂时，理想的化合物应当具有高度的选择性，仅将锌离子从病毒蛋白中移除，而不干扰宿主细胞内必需的含锌蛋白。这种选择性对于减少药物的不良反应和提高治疗窗口至关重要。临床已经使用的一些锌离子逐出剂，如双硫仑（**4-19**）和依布硒（**4-14**），因其在锌离子移除方面的潜力，正在被重新评估作为抗病毒药物的可能性。

2016 年，Lee 等[53]发现双硫仑可以从 HCV NS5A（一种锌结合多功能非结构蛋白）中将 Zn^{2+}逐出，发挥抑制 HCV RNA 复制的作用，同时验证了 NS5A 是抗 HCV 治疗的一个有吸引力的靶点。近期发现，临床上应用的 Zn^{2+}逐出剂药物双硫仑和依布硒，可以靶向高度保守的 SARS-CoV-2 PL^{pro} 和 nsp10 中的 Zn^{2+}结合和/或催化半胱氨酸区域，作用机制如图 14-10 所示[54]。寨卡病毒 NS5 RdRp 及登革病毒 NS5 RdRp 中也有多个锌离子结合域，可作为药物设计的作用位点[55]。

14.1.3 螯合自由锌离子的病毒抑制剂

载脂蛋白 B 信使 RNA 编辑酶催化多肽样蛋白 3（apolipoprotein B mRNA editing catalytic polypeptide-like 3，APOBEC3）家族是一类具有抗病毒活性的蛋白，能够从病毒单链 DNA 的腺嘌呤或胞嘧啶上脱氨基使之分别变为黄嘌呤或尿嘧啶，从而产生对病毒致死的 G→A 高突变，从而发挥抗病毒活性。其中，APOBEC3G 是重要的天然免疫因子，其 N 端和 C 端结构域含有两个锌离子，它可被 HIV-1 感染因子 Vif 蛋白泛素化，从而被蛋白酶体降解。研究发现，锌螯合剂 SN-1（**14-38**，图 14-11）可与 APOBEC3G 的锌离子结合，在 Vif 存在的情况下能够提高 APOBEC3G 的表达水平，使其发挥抗病毒作用[56]。

1,4,8,11-四-吖环四癸烷类化合物（cyclams）是一类有效的 HIV 抑制剂，代表化合物为 AMD3100（**2-35**），其作用机制可能是与 Zn^{2+}等含有 d 电子的金属离子形成稳定的复合物，进而与 HIV 细胞入侵所必需的受体 CXCR4 上的特定序列发生作用。这种作用能阻止病毒与受体结合，从而抑制病毒的侵入。钒氧基联环胺配合物 **14-39** 和 **14-40** 抑制 HIV-1（IIIB）和 HIV-2（ROD）的 EC_{50} 分别处于 1～5$\mu mol \cdot L^{-1}$、0.1～0.3$\mu mol \cdot L^{-1}$ 水平。此外，bicyclam 与齐多夫定（AZT）的缀合物（**14-141**）也表现出较强的抗 HIV 活性[57-58]。

14.1.4 其他

螺旋酶（helicases），作为一类对生物体生命活动至关重要的酶，扮演着解旋酶或解螺旋酶的角色，在多种生物学过程中发挥着关键作用。这些酶根据其结构和功能可分为多个亚类。在细菌、病毒以及人类细胞中，螺旋酶的存在为新型抗病毒、抗生素和抗肿瘤药物的研发提供了潜在的靶点。例如，寨卡病毒的 NS3 螺旋酶就是一个备受关注的药物开发靶点[59-61]。

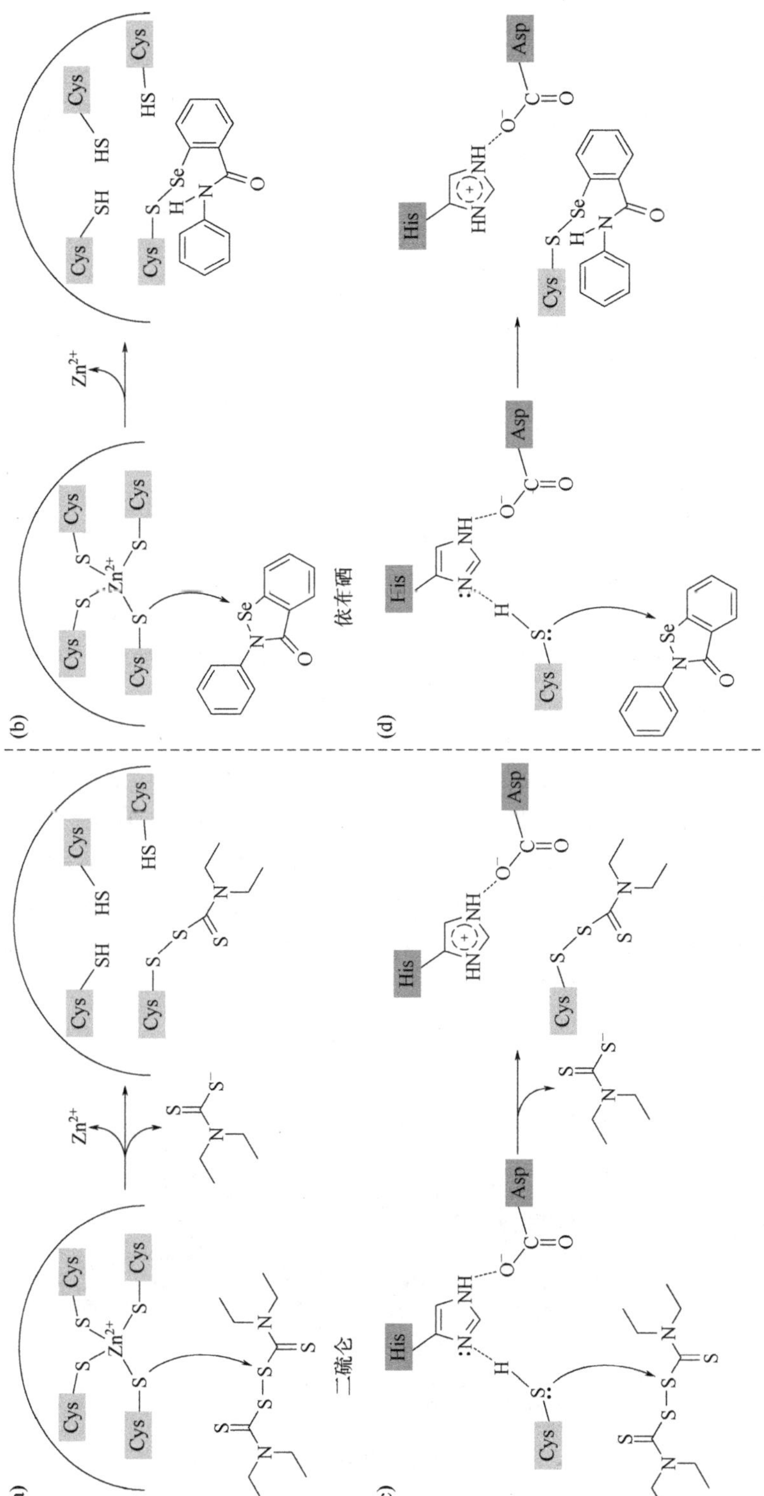

图 14-10　二硫仑（**4-19**）和依布硒（**4-14**）的作用机制：释放 Zn^{2+}［（a）和（b）］或与催化半胱氨酸形成共价加成物［（c）和（d）］

在（a）和（c）中，二硫仑的一半，即二乙基二硫代氨基甲酸酯，与 Zn^{2+}结合/催化半胱氨酸共价结合[54]

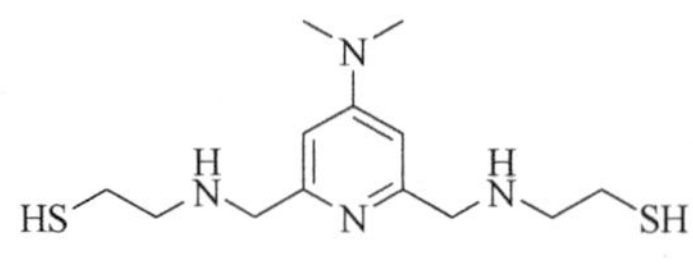

SN-1 (**14-38**)

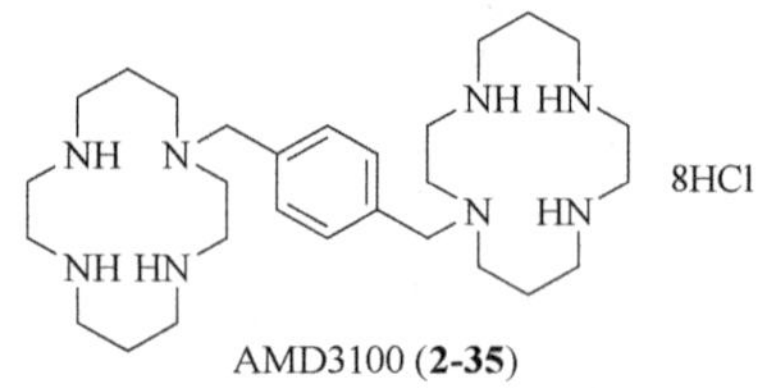

AMD3100 (**2-35**)

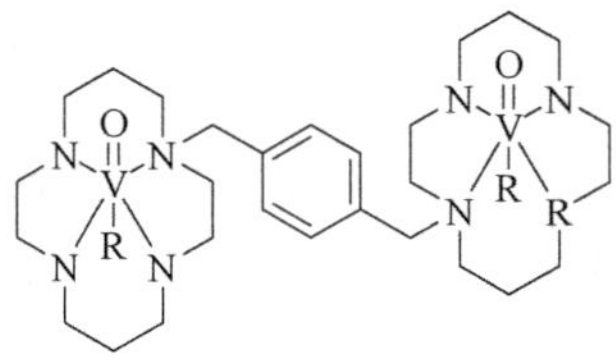

14-39 R = SO_4^{2-}
14-40 R = Cl^-

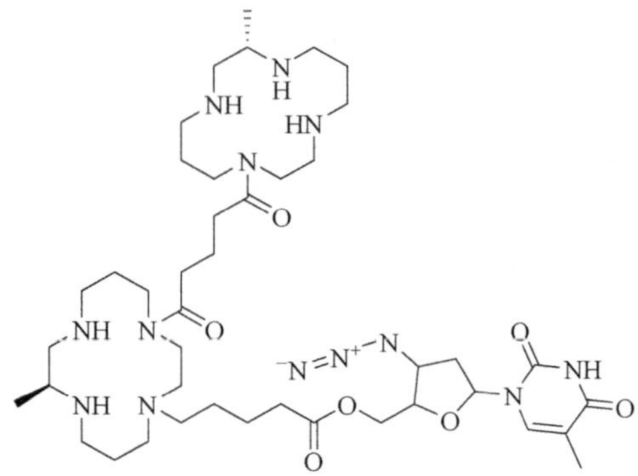

bicylam-AZT 缀合物 (**14-41**)

图 14-11 螯合自由锌离子作为抗病毒化合物的结构

在 SARS-CoV-2 的复制机制中，其 RdRp 扮演着核心角色，该酶由多个非结构蛋白组成，包括 nsp12、nsp7 和 nsp8 等。通过先进的冷冻电镜技术，科学家们已经成功解析了新冠病毒 RdRp 的三维结构。近期，美国的研究团队发现新冠病毒的 RNA 聚合酶催化亚基中含有一个关键的铁硫簇（如图 14-12 所示），这一结构对于病毒的复制过程极为重要。研究还表明，通过使用氧化剂靶向破坏铁硫簇，能够有效抑制病毒的复制过程[62]。这一发现为开发针对新冠病毒的新型抗病毒策略提供了重要的分子基础。

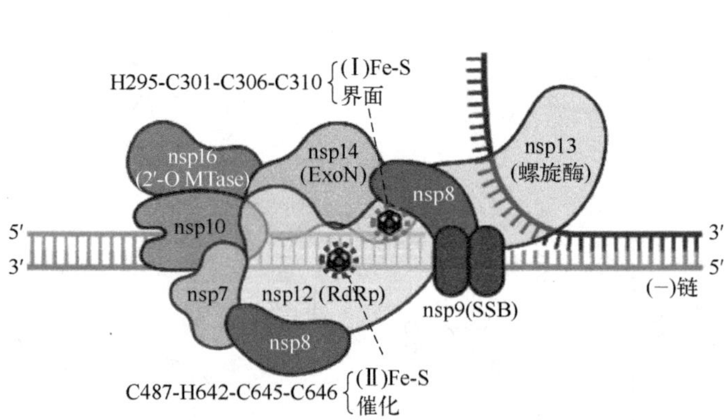

图 14-12 SARS-CoV-2 RdRp 中的 Fe-S 辅因子[62]

14.2

金属配合物作为病毒抑制剂

由于金属配合物中金属的类型多种多样，金属氧化状态、配体的种类和数目以及配位几何结构也存在多样性，导致金属药物种类繁多、性质各异，其生物活性非常广泛，受到药物研究者的普遍关注[63-68]（图 14-13）。

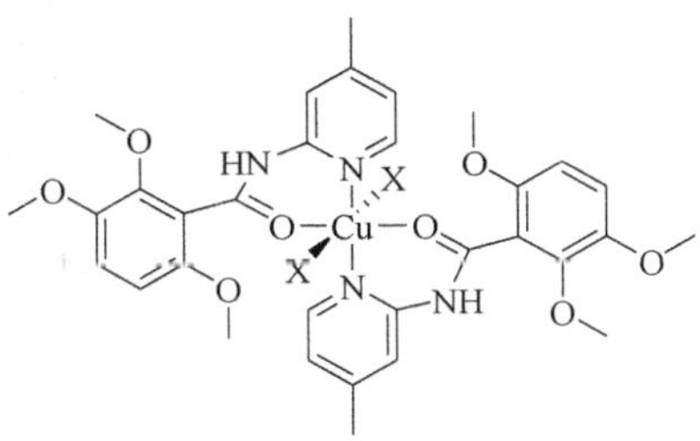

14-42

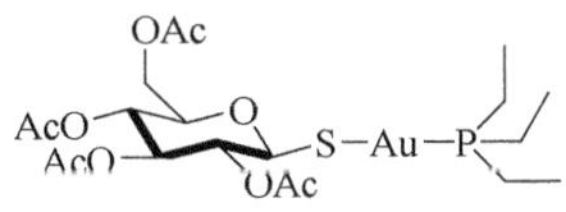

14-44

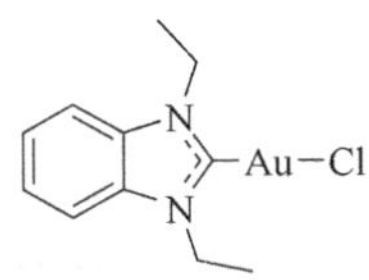

14-45

$IC_{50}=(19.4\pm5.7)\ \mu mol \cdot L^{-1}$ (spike-ACE2)

$IC_{50}=(6.3\pm1.6)\ \mu mol \cdot L^{-1}$ (PL^{pro})

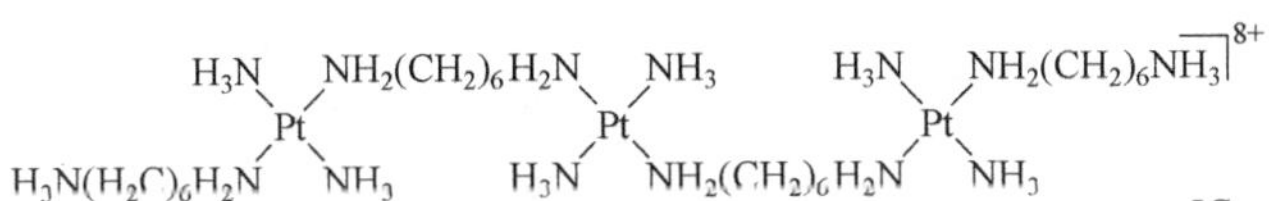

triplatinNC (**14-43**)

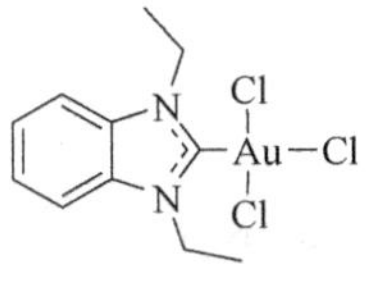

14-46

$IC_{50}=(20.0\pm2.3)\ \mu mol \cdot L^{-1}$ (spike-ACE2)

$IC_{50}=(5.5\pm0.5)\ \mu mol \cdot L^{-1}$ (PL^{pro})

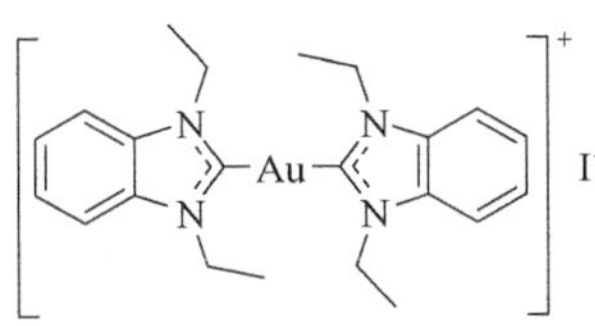

14-47

$IC_{50}=(21.3\pm6.8)\ \mu mol \cdot L^{-1}$ (spike-ACE2)

$IC_{50}=(14.2\pm0.3)\ \mu mol \cdot L^{-1}$ (PL^{pro})

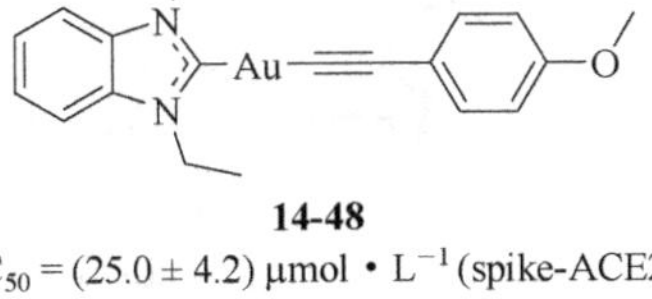

14-48

$IC_{50}=(25.0\pm4.2)\ \mu mol \cdot L^{-1}$ (spike-ACE2)

$IC_{50}=(14.1\pm2.1)\ \mu mol \cdot L^{-1}$ (PL^{pro})

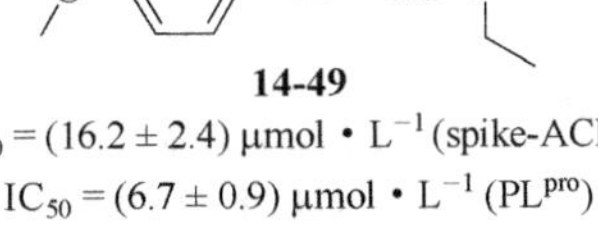

14-49

$IC_{50}=(16.2\pm2.4)\ \mu mol \cdot L^{-1}$ (spike-ACE2)

$IC_{50}=(6.7\pm0.9)\ \mu mol \cdot L^{-1}$ (PL^{pro})

图 14-13

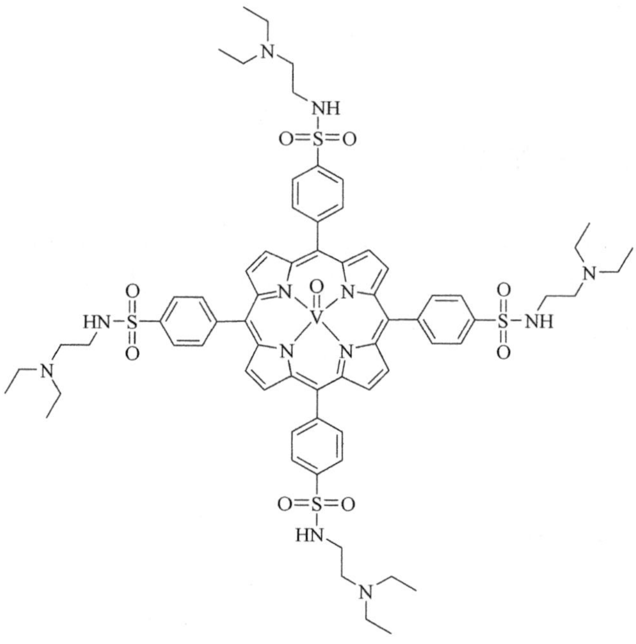

[V(TASPP)(O)] (**14-50**)

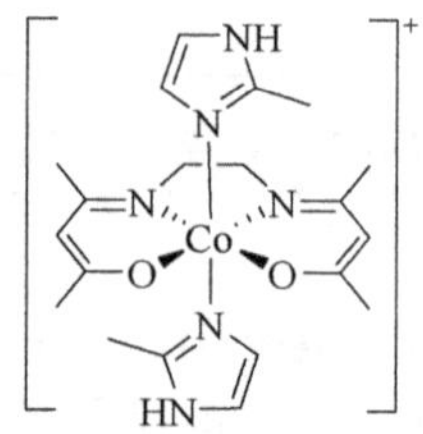

doxovir (**14-51**)

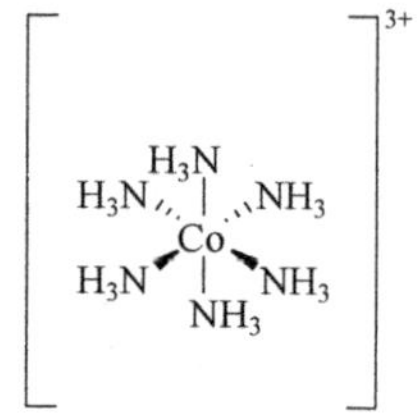

14-52

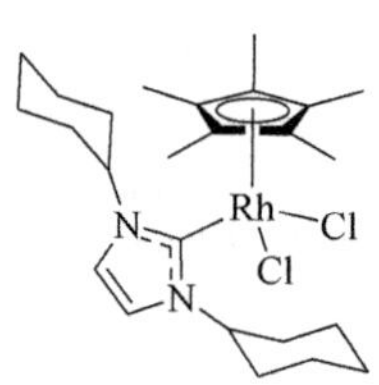

14-53

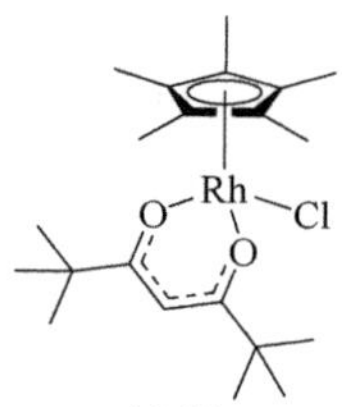

14-54

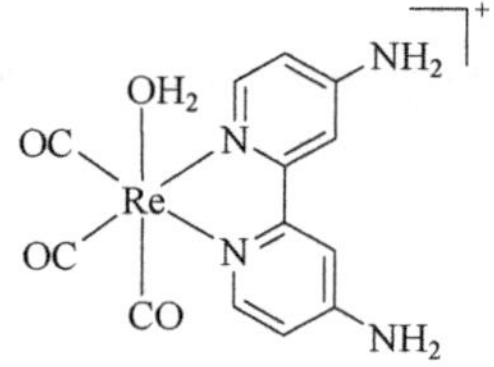

14-55

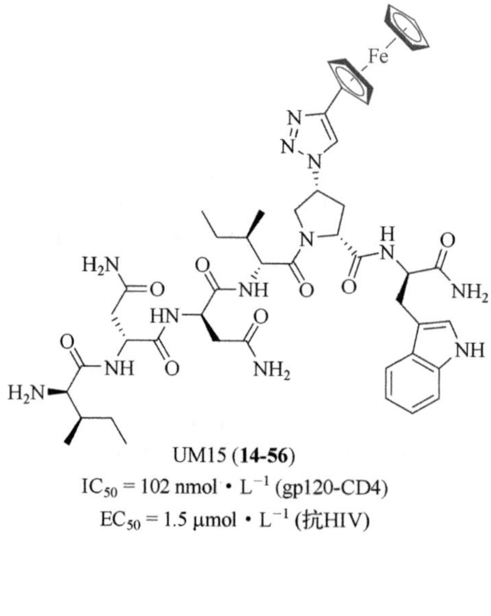

UM15 (**14-56**)

IC_{50} = 102 nmol・L^{-1} (gp120-CD4)

EC_{50} = 1.5 μmol・L^{-1} (抗HIV)

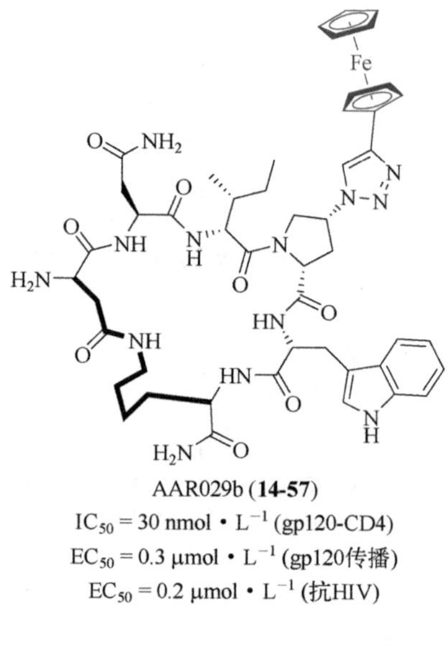

AAR029b (**14-57**)

IC_{50} = 30 nmol・L^{-1} (gp120-CD4)

EC_{50} = 0.3 μmol・L^{-1} (gp120传播)

EC_{50} = 0.2 μmol・L^{-1} (抗HIV)

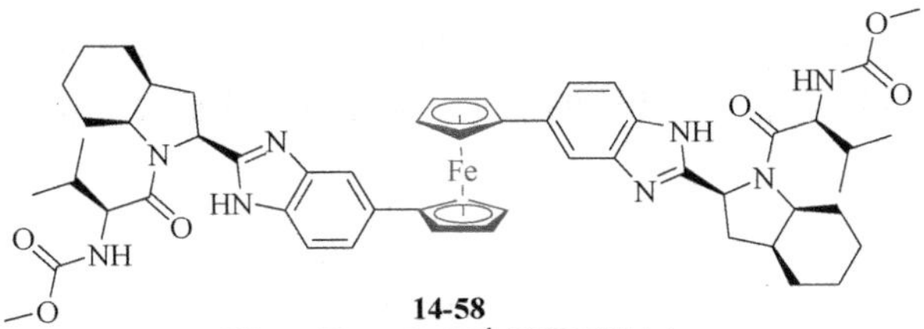

14-58

EC_{50} = 15 pmol・L^{-1} (HCV GT-1a)

EC_{50} = 2 pmol・L^{-1} (HCV GT-1b)

CC_{50} = 72 μmol・L^{-1} (小鼠肝细胞毒性)

小鼠经口药代动力学 F = 38% (10 mg/kg)

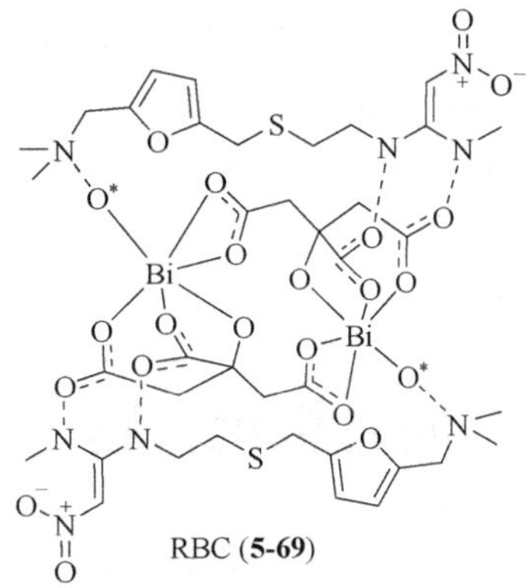

RBC (**5-69**)

图 14-13　具有抗病毒活性的代表性金属配合物

例如，铜配合物 **14-42** 是有效的 HIV 蛋白酶抑制剂[69]；多核铂配合物（polynuclear platinum complex，PPC）triplatinNC（**14-43**）的作用机制是通过与细胞表面糖胺聚糖形成加合物，进而阻断病毒的进入[70-71]。金配合物 auranofin（**14-44**）在低微摩尔浓度下抑制 SARS-CoV-2 在人细胞中的复制，并显著减轻人细胞的炎症反应[72]；Auranofin 及其类似物 **14-45**～**14-49** 是 SARS-CoV-2 S 蛋白与血管紧张素转换酶 2（ACE2）相互作用抑制剂，也是 SARS-CoV 和 SARS-CoV-2 的木瓜样蛋白酶（PL^{pro}）的高效抑制剂。重要的是，对 PL^{pro} 的强烈抑制作用与金配合物干扰酶中锌离子的能力有关[73]。水溶性的氧化钒(Ⅳ)四芳基卟啉(**14-50**)在溶液中稳定性好，能抵抗谷胱甘肽还原作用，在 Hut/CCR5 细胞中高效抑制 HIV-1 复制（5μmol·L^{-1} 浓度下抑制率为 97%）[74]。钴配合物 CTC-96（**14-51**）是抑制 HSV-1 等包被病毒的广谱抑制剂[75]。六氨合钴（Ⅲ）（**14-52**）显著抑制幼仓鼠肾(BHK)细胞中 Sindbis 病毒的复制，且呈剂量和时间依赖性[76]。铑配合物 **14-53** 和 **14-54** 对 SARS-CoV-2 有直接的抗病毒活性，均对 Vero E6 和 Calu-3 细胞毒性较低[77]。铼三羰基配合物 **14-55** 是新发现的 SARS-CoV-2 3CLpro 共价抑制剂[78]。

铁配合物中研究较多的是二茂铁，它具有独特的夹心结构：两个环戊二烯基负离子和一个正二价铁离子，同时由 d 轨道重叠形成特殊的共价键。因此，其环戊二烯是典型的非芳香环，容易发生取代反应，且化学性质比苯活泼，并能进行一系列亲电取代反应从而得到二茂铁金属衍生物[79]。二茂铁三唑肽缀合物 UM15（**14-56**）及环合化合物 AAR029b（**14-57**）是 HIV-1 侵入抑制剂，二者能与 HIV-1 gp120 结合，抑制 Env 蛋白与宿主细胞受体的相互作用，抑制细胞感染，并引起 gp120 脱落和病毒膜裂解[80-81]。Achillion 公司开发了一种含有二茂铁的 HCV NS5A 复制复合物抑制剂。二茂铁赋予该分子非常规的线性与非平面拓扑特征。特别是化合物 **14-58** 抑制 HCV 基因型 1a 和 1b 的活性达到皮摩尔级，且肝细胞毒性低，在大鼠体内具有良好的药代动力学特性[82]。

由于铋具有抗菌活性，长期以来一直被用于治疗幽门螺杆菌导致的胃溃疡等各种疾病，典型的药物有枸橼酸铋雷尼替丁（RBC，**5-69**）[83]。2020 年，香港大学研究团队发现 RBC 可有效抑制 SARS-CoV-2 感染，显著降低受 SARS-CoV-2 感染的动物细胞中的病毒载量，且细胞毒性低，选择指数达 975（瑞德西韦仅为 129）。进一步研究发现 RBC 可通过铋离子不可逆地置换解旋酶中的锌离子，破坏酶的功能，从而有效抑制病毒复制[84]。

14.3

类金属有机化合物

类金属（metalloid）又称“准金属”，是性质介于金属和非金属之间的元素。通常包括硼、硅、砷、锑、碲、钋，而硒、铝在极少数的情况下也被认为属于类金属。目前具有抗病毒活性的类金属有机化合物中以含硒、硅、硼元素的化合物最为代表（图 14-14）。

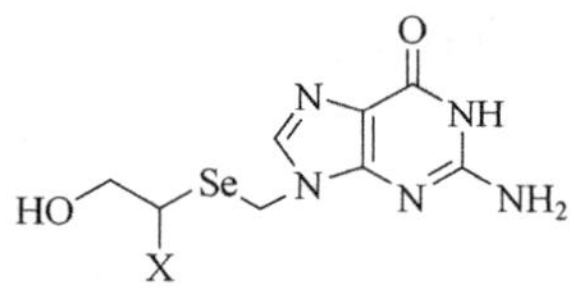

硒代阿昔洛韦 (**3-54**) (X = H)：抗HSV活性

硒代更昔洛韦 (**3-55**) (X = CH_2OH)：抗HCMV活性

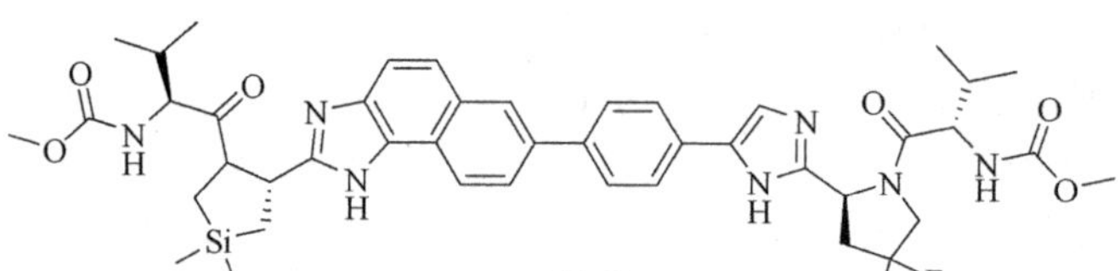

14-59

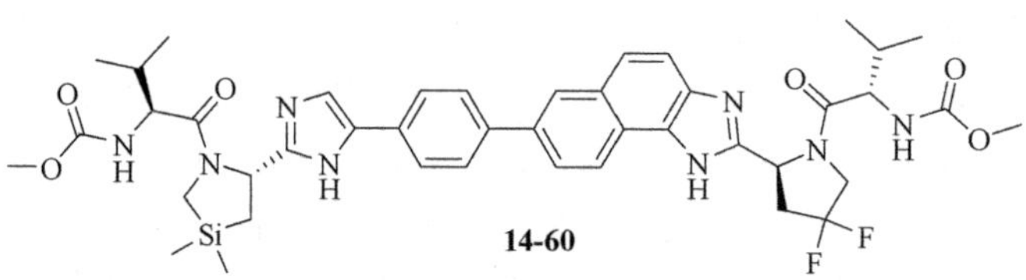

14-60

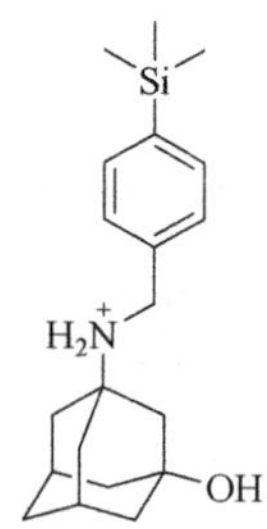

14-61

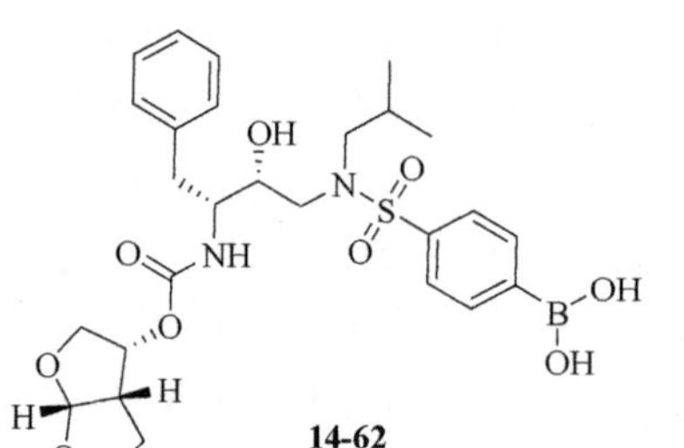

14-62

K_i (WT) = 0.5 pmol • L^{-1}

K_i (D30N) = 0.4 pmol • L^{-1}

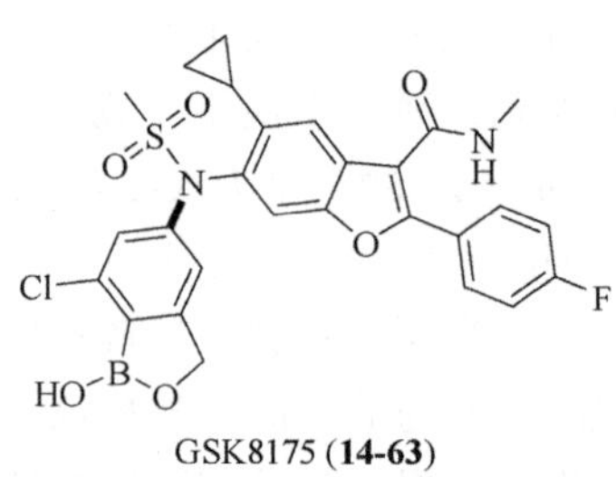

GSK8175 (**14-63**)

基因型1a/1b (WT)：1.3nmol • L^{-1}/2.5 nmol • L^{-1}

基因型1a/1b (316Y)：32 nmol • L^{-1}/2.5 nmol • L^{-1}

$t_{1/2}$ = 60~63 h

图 14-14　具有抗病毒活性的代表性类金属有机化合物

14.3.1 有机硒化合物

从新药开发的角度，硒具有抗氧化和高亲脂性等优点，可增强跨细胞膜的渗透性，从而提高口服生物利用度。硒是氧的经典等排体，具有类似的生物活性[85]。

基于阿昔洛韦和更昔洛韦的结构，研究者设计合成了硒代阿昔洛韦（**3-54**）和硒代更昔洛韦（**3-55**）。**3-54** 具有较强的抗 HSV-1 和 HSV-2 活性，而 **3-55** 具有中等的抗 HCMV 活性[86]。有机硒化合物依布硒（**4-14**）可与多种病毒蛋白的巯基反应，形成硒硫键，从而具有广谱抗病毒活性。依布硒抑制 HCV NS3 解旋酶与核酸结合，阻止病毒复制[87]，同时其也是 HIV-1 衣壳 C 末端结构域二聚化抑制剂。电喷雾质谱分析显示，依布硒与 HIV-1 衣壳蛋白 C 末端结构域共价结合，可能通过硒硫键与 Cys198 和 Cys218 结合[88]；依布硒通过靶向 LEDGF/p75 破坏 LEDGF/p75-HIV-1 整合酶相互作用[89]；依布硒减轻寨卡病毒感染小鼠睾丸，阻止其性传播[90]。2020 年以来，多个课题组通过计算机辅助药物设计、虚拟筛选和高通量筛选等途径，确定化合物 **4-14** 及其类似物具有抑制 SARS-CoV-2 M^{pro} 和 PL^{pro} 的活性[91-95]。

14.3.2 有机硅化合物

将硅引入分子中可以调节其类药性，这为药物化学家提供了一种非常规取代碳原子的策略[96]。代表性的抗病毒分子包括硅代吡咯烷类 HCV NS5A 抑制剂 MK-8325（**14-59**）和 **14-60**[97]，以及甲型流感病毒抑制剂 **14-61**[98]。

14.3.3 有机硼化合物

在过去的 20 年里，已有 5 个含硼药物获得美国 FDA 批准，即硼替佐米、他伐硼罗、依沙佐米、克立硼罗和法硼巴坦，并且还有一些含硼化合物处于临床研究的不同阶段。含硼酸化合物通过可逆的共价键、多重氢键或金属离子配位键与生物靶标精准结合，从而提高生物活性并克服耐药性，在抗病毒药物设计中日益受到关注[99]。

例如，含硼酸的 HIV-1 蛋白酶抑制剂 **14-62**［$K_i = (0.5 \pm 0.3) \text{pmol} \cdot \text{L}^{-1}$］对耐药性的 D30N 突变株保持高亲和力［$K_i = (0.4 \pm 0.3) \text{pmol} \cdot \text{L}^{-1}$］。结构生物学证明硼酸参与 3 个氢键的形成，尤其是，硼酸的羟基与 Asp30（或 Asn30）羰基之间的氢键很短（$r_{O \cdots O} = 2.2 \text{Å}$），显示出较高的共价性[100]。GSK8175（**14-63**）是含有硼酸基团的 HCV 非核苷聚合酶（NS5B）抑制剂，对野生型以及临床耐药的 HCV 突变株具有较高的活性，且半衰期长。结构生物学研究表明，在 GSK8175 与 NS5B 的结合中，硼酸贡献了由水分子介导的 6 个氢键[101]。

14.4 抗病毒无机纳米材料

当前，纳米技术广泛应用于药物分子设计、药物递送以及疾病诊断等领域。病毒与细胞表面的受体、蛋白存在明显的多价态（multivalency）结合现象[102-103]，因此，多价态概念与纳米技术结合被广泛应用于抗病毒药物研究领域，通过在其表面包覆多个配体来增强纳米粒子的结合力，以提高生物活性和克服药代动力学问题[104-105]。

14.4.1 纳米银

早期研究发现，纳米银（AgNPs）对包括 HIV、HBV、HSV 和 RSV 在内的几种病毒均具有抑制活性[106]。近期研究发现，银纳米粒协同递送奥司他韦可以通过 ROS 介导的信号通路来发挥抑制 H1N1 流感病毒复制的作用[107]；谷胱甘肽修饰的 Ag_2S 纳米簇通过活性氧阻断病毒 RNA 的合成和裂解抑制冠状病毒的增殖[108]。

14.4.2 纳米金

纳米金（AuNPs）也称为胶体金，是病毒检测中的成熟技术，新冠肺炎疫情期间，多家公司运用胶体金法研发的 SARS-CoV-2 抗体检测试剂盒通过了国家药监局应急审批[109]。功能化纳米金与 DNA 或 RNA 等生物分子具有良好的生物相容性、多价性以及独特的结构特性，是诊断和治疗 HIV 的理想载体[110]。研究发现，金纳米粒偶联形式的肽三唑（AuNP-PT）对 HIV-1 的抗病毒作用明显强于相应的原型肽三唑[111]。

金纳米载体有助于将抗 HIV 药物司他夫定递送到原代人巨噬细胞，显著提高巨噬细胞摄取司他夫定的效率，诱导有助于巨噬细胞抗病毒活性的特异性促炎激活模式，为抗 HIV 治疗提供新的方案[112]。最近的研究表明，AuNPs 也对 SARS-CoV-2 具有显著的抑制作用[113]。

病原体常利用多价凝集素-多糖相互作用来结合和感染宿主细胞。糖缀合物可以阻断这种相互作用，从而预防感染。最近发现甘露聚糖-金纳米粒子（GNP）可作为多功能探针用于研究多价凝集素-聚糖的结合。GNP-聚糖能有效或完全抑制树突状细胞特异性细胞间黏附分子 3 结合非整合素（dendritic cell specific intercellular adhesion molecule-3 grabbing non integrin，DC-SIGN）介导的埃博拉病毒糖蛋白驱动的细胞侵入环节（IC_{50} 降至 $95pmol\cdot L^{-1}$），但只能部分阻断 DC-SIGNR❶介导的病毒感染。该研究提示，糖缀合物同时阻断靶凝集素的所有结合位点是抗病毒药物设计的关键，为阻断病毒感染和纳米粒子组装提供了新启发[114]。

过去几年，小分子缀合型纳米金技术成功应用于 HIV 整合酶及侵入环节的抑制剂中（与金形成纳米颗粒的小分子片段 **14-64**～**14-66**，见图 14-15）[115-117]。最近研究者运用生物物理技术发现作为 HIV-1 gp160 多肽载体的金纳米颗粒是潜在的 HIV 肽基疫苗结构类型[118]。

病毒与细胞表面硫酸乙酰肝素蛋白聚糖（heparan sulfate proteoglycans，HSPG）之间的多重相互作用是病毒入胞的关键。因此，广谱物质可以通过模拟 HSPG 这一病毒连接配体（viral attachment ligands，VAL）靶位来阻止病毒与细胞相互作用。2018

❶ DC-SIGNR 表示 DC-SIGN 的同源蛋白。

年，洛桑联邦理工学院的研究者设计了模仿 HSPG 的抗病毒金纳米颗粒，病毒与 VAL 重复单元的结合最终产生使病毒不可逆变形的力（约 190pN）。病毒检测、电子显微镜图像和分子动力学模拟都证明了所提出的机制。这些纳米颗粒细胞毒性低，且在体外纳摩尔浓度可抑制单纯疱疹病毒、人乳头瘤病毒、呼吸道合胞病毒、登革热和慢病毒[119]。

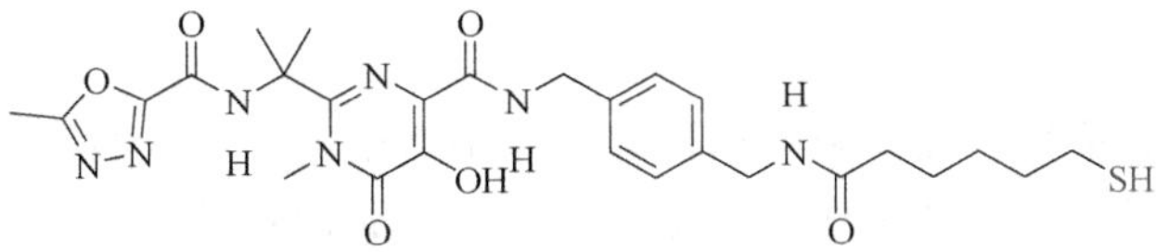

EL-04-109 (巯基化拉替拉韦, **14-64**)

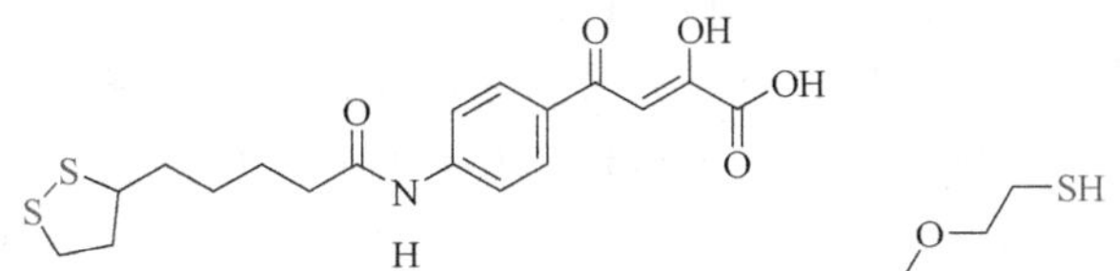

14-65

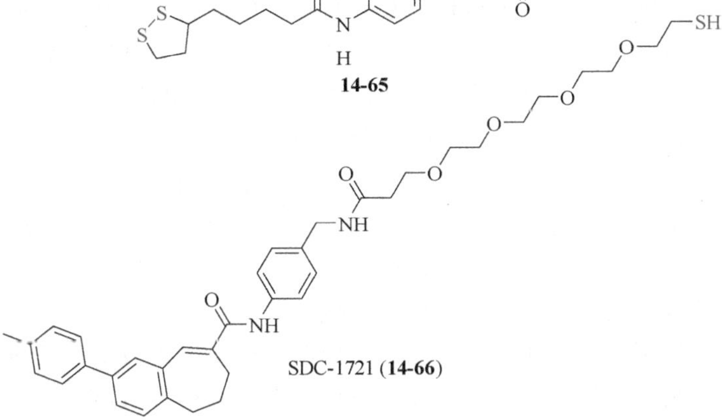

SDC-1721 (**14-66**)

图 14-15　小分子共轭金纳米粒子作为抗 HIV 药物的应用

14.4.3　其他无机材料

谷胱甘肽（glutathione，GSH）修饰的硫化锌纳米颗粒（GSH-ZnS NPs）对疱疹病毒科 DNA 病毒、伪狂犬病病毒、冠状病毒科正义 RNA 病毒、猪流行性腹泻病毒、弹状病毒（Rhabdoviridae）负链 RNA 病毒、水泡性口炎病毒均有较强的抗病毒作用[120]。

碳纳米管、石墨烯、氧化石墨烯、量子点等碳基纳米材料及硒纳米材料在流感及新冠疫情防治方面也发挥较大作用[121-124]。基于金属氧化物纳米颗粒如 Cu_2O、TiO_2、SiO_2、Fe_3O_4 等逐渐用于新冠疫情的防控与病毒检测[125]。金属有机骨架材料（MOF）具有较高孔隙率和较大比表面积与孔径，已被广泛用于药物递送。与游离的 AZT-TP 相反，负载 AZT-TP 的 MOF 纳米颗粒可以穿透 HIV 主要靶细胞并释放活性三磷酸化的 AZT，有效抑制 HIV 感染[126]。

$Cs_2K_4Na[SiW_9Nb_3O_{40}]$对甲型流感、乙型流感、HSV-1/2、HIV-1 及 HBV 具有广谱抗病毒活性，可能与其靶向细胞表面有关[127]。无机多面体金属碳硼烷是野生型和突变的 HIV 蛋白酶的竞争性抑制剂[128-129]。

14.5 总结与展望

全球疫情形势依然严峻，新的病毒突变株不断出现，对抗病毒药物的研发提出了更高的要求。同时，对于艾滋病、乙型肝炎等慢性病毒感染，也需要持续的研究和药物开发，以应对这些长期困扰人类的健康问题。开发特效药物及广谱抗耐药性抗病毒药物是当前及未来长期的重大科研课题[130]。

金属酶构成了一个庞大且未充分探索的抗病毒药物靶标类别。以金属酶为靶点的有效治疗策略的发现正是生物无机化学和药物化学的结合点。基于靶标结构的药物设计是新药研发的最理性策略，其通过分子模拟，研究配体与其靶标的结合信息（结合构象、静电作用、氢键、范德华力或疏水作用等），设计出针对该靶标的高亲和配体，为新药的发现奠定基础。然而，现有的分子模拟技术对金属蛋白的研究存在着局限性，传统的力场参数主要涵盖天然氨基酸和核酸，而含金属配位的力场参数则要综合考虑配位数、配体类型和配体的空间排列等因素，并且纯分子力学无法描述涉及“电子行为”的过程，因而分子模拟无法准确描述金属蛋白体系中金属的配位状况，这给基于金属蛋白结构的合理药物设计带来了很大挑战。

金属酶变构抑制剂靶向非活性位点，诱导催化构象发生改变，进而无法与底物结合。该类变构抑制剂结构中一般不需要金属离子螯合结构，故该类抑制剂的细胞透膜性较好。此外，靶向金属离子催化位点之外的区域，引入特异性基团形成氢键、离子键、共价结合等新作用力或设计变构调控剂，是提高化合物与靶标亲和力的重要策略。其中，靶向整合酶-LEDGF/p75 相互作用抑制剂、HIV-1 RNase H 变构调节剂及 HIV-1 NCp7 变构调节剂是当前的新方向。

过渡金属配合物凭借其广泛的氧化数、价态、几何构型及特殊的动力学和热力学性质，为发现新结合模式的小分子抗病毒药物开辟了一条新的途径。在分子水平上理解蛋白质-抑制剂相互作用将为金属药物的设计提供重要思路。目前亟须解决的问题还包括：通过优化结构提高对靶标的选择性和亲和力，利用前药和靶向策略减少配合物的不良反应。

原创新药的源头是新靶标的发现，通过金属组学（metallomics）方法挖掘病毒潜在的蛋白靶标，并进一步表征有机小分子或配位化合物与靶标的相互作用，为深入理解作用机制、合理设计原创药物奠定基础[131-132]。

无机纳米材料为发现高亲和力、广谱抗病毒药物及有效的递药系统开辟了新的途径，代表了生物无机化学、材料科学及药剂学中一些最新的，目前还相对未被完全发掘的领域。

总之，无机和生物无机化学在过去的半个世纪里为人类健康作出了重要贡献。如今，含金属的诊断试剂和治疗药物构成了价值数十亿美元的产业。相信在关乎全球命运与国计民生的抗病毒药物研究领域，生物无机化学也必将继续发挥着举足轻重的作用。

参 考 文 献

[1] Sun Y, Kang D, Gao S, et al. Research progress on nucleoside antiviral drugs [J]. Chin J Med Chem, 2021, 31(01): 55-75.

[2] Fu Z, Kang D, Liu X, et al. Recent advances in target-based anti-HIV drug research [J]. Prog Pharm Sci, 2020, 44(9): 681-697.

[3] Qi W, Ju H, Hou L, et al. Basic pharmaceutical knowledge in the detection of novel coronavirus and related drug development [J]. Univ Chem, 2020, 35(12): 21-28.

[4] 姜向毅, 李敬, 魏晓颖, 等. 基孔肯雅病毒抑制剂研究进展[J]. 药学学报, 2020, 55(04): 754-762.

[5] 陶昱岑, 郝霞, 刘新泳, 等. 抗肠病毒 71 型药物化学新进展[J]. 药学学报, 2020, 55(04): 744-753.

[6] 付志鹏, 周忠霞, 刘新泳, 等. 天然产物抗病毒药物的研究进展[J]. 药学学报, 2020, 55(04): 703-719.

[7] 张涛, 周忠霞, 展鹏, 等. 抗痘病毒药物化学研究新进展[J]. 药学学报, 2020, 55(04): 734-743.

[8] 梁瑞鹏, 赵彤, 展鹏, 等. 西尼罗病毒抑制剂研究进展[J]. 药学学报, 2020, 55(04): 763-772.

[9] 孙彦莹, 左晓芳, 展鹏, 等. 抗腺病毒药物化学研究新进展[J]. 药学学报, 2020, 55(04): 720-733.

[10] 任玉洁, 张硕, 魏粉菊, 等. 埃博拉病毒抑制剂研究新进展[J]. 药学学报, 2020, 55(04): 694-702.

[11] 董悦, 展鹏, 刘新泳. 抗诺如病毒药物及其疫苗研究新进展[J]. 药学学报, 2020, 55(04): 640-651.

[12] 李敬, 刘新泳, 展鹏. 人巨细胞病毒抑制剂研究进展[J]. 药学学报, 2020, 55(04): 585-596.

[13] 马悦, 魏粉菊, 俞霁, 等. 基于新靶标的 HBV 抑制剂研究进展(1): 衣壳蛋白抑制剂[J]. 药学学报, 2020, 55(04): 554-565.

[14] 黄天广, 孙林, 展鹏, 等. 广谱抗病毒药物研究进展[J]. 药学学报, 2020, 55(04): 679-693.

[15] 魏文秀, 荆兰兰, 刘新泳, 等. 抗疱疹病毒药物化学研究新进展[J]. 药学学报, 2020, 55(04): 575-584.

[16] 魏粉菊, 马悦, 俞霁, 等. 基于新靶标的 HBV 抑制剂研究进展(2): RNase H 及其他靶标[J]. 药学学报, 2020, 55(04): 566-574.

[17] 李卓, 贾瑞芳, 展鹏, 等. 寨卡病毒抑制剂研究新进展[J]. 药学学报, 2020, 55(04): 627-639.

[18] 宋淑, 高萍, 展鹏, 等. 丙型肝炎病毒抑制剂研究进展[J]. 药学学报, 2020, 55(04): 652-668.

[19] 侯凌欣, 鞠翰, 展鹏, 等. 抗登革病毒药物化学研究新进展[J]. 药学学报, 2020, 55(04): 669-678.

[20] 徐淑静, 刘新泳, 展鹏. 呼吸道合胞病毒抑制剂研究新进展[J]. 药学学报, 2020, 55(04): 597-610.

[21] 修思雨, 张健, 鞠翰, 等. 抗流感病毒药物靶标及其小分子抑制剂的研究进展[J]. 药学学报, 2020, 55(04): 611-626.

[22] 李敬, 姜向毅, 徐淑静, 等. 冠状病毒抑制剂研究的药物化学策略[J]. 药学学报, 2020, 55(04): 537-553.

[23] 霍志鹏, 左晓芳, 康东伟, 等. 抗艾滋病药物新靶标及其小分子抑制剂的研究进展[J]. 药学学报, 2018, 53(03): 356-374.

[24] Ma Y, Frutos-Beltrán E, Kang D, et al. Medicinal chemistry strategies for discovering antivirals effective against drug-resistant viruses [J]. Chem Soc Rev, 2021, 50(7): 4514-4540.

[25] Wang K. The future of bioinorganic chemistry—preface to the special issue [J]. Prog Chem, 2013, 25(04): 431-434.

[26] Mendola D, Giacomelli C, Rizzarelli E, et al. Intracellular bioinorganic chemistry and cross talk among different-omics [J]. Curr Top Med Chem, 2016, 16(27): 3103-3130.

[27] Mao Z, An Y, Ji L. Thoughts on the development strategy of bioinorganic chemistry in China [J]. Prog Chem, 2004, 16(04): 660.

[28] Cohen SM. New approaches for medicinal applications of bioinorganic chemistry [J]. Curr Opin Chem Biol, 2007, 11(2): 115-120.

[29] Giannakopoulou E, Pardali V, Zoidis G. Metal-chelating agents against viruses and parasites [J]. Future Med Chem,

2018, 10(11): 1283-1285.

[30] Rogolino D, Carcelli M, Sechi M, et al. Targeting viral genome synthesis as broad-spectrum approach against RNA virus infections [J]. Coord Chem Rev, 2012, 256: 3063-3086.

[31] Maertens GN, Engelman AN, Cherepanov P. Structure and function of retroviral integrase [J]. Nat Rev Microbiol, 2022, 20(1): 20-34.

[32] Ju H, Zhang J, Huang B, et al. Inhibitors of influenza virus polymerase acidic (PA) endonuclease: contemporary developments and perspectives [J]. J Med Chem, 2017, 60(9): 3533-3551.

[33] Kharkwal H, Kumar BK, Murugesan S, et al. Search for new therapeutics against HIV-1 via dual inhibition of RNase H and integrase: current status and future challenges [J]. Future Med Chem, 2021, 13(3): 269-286.

[34] Tavis JE, Zoidis G, Meyers MJ, et al. Approaches to inhibiting the hepatitis B virus ribonuclease H [J]. ACS Infect Dis, 2019, 5(5): 655-658.

[35] Xu HT, Colby-Germinario SP, Hassounah S, et al. Identification of a pyridoxine-derived small-molecule inhibitor targeting dengue virus RNA-dependent RNA polymerase [J]. Antimicrob Agents Chemother, 2015, 60(1): 600-608.

[36] Masaoka T, Zhao H, Hirsch DR, et al. Characterization of the C-terminal nuclease domain of herpes simplex virus pUL15 as a target of nucleotidyltransferase inhibitors [J]. Biochemistry, 2016, 55(5): 809-819.

[37] Bongarzone S, Nadal M, Kaczmarska Z, et al. Structure-driven discovery of α,γ-diketoacid inhibitors against UL89 herpesvirus terminase [J]. ACS Omega, 2018, 3(8): 8497-8505.

[38] Wang X, Gao P, Menendez-Arias L, et al. Update on recent developments in small molecular HIV-1 RNase H inhibitors (2013-2016): opportunities and challenges [J]. Curr Med Chem, 2018, 25(14): 1682-1702.

[39] Cao L, Song W, De Clercq E, et al. Recent progress in the research of small molecule HIV-1 RNase H inhibitors [J]. Curr Med Chem, 2014, 21(17): 1956-1967.

[40] Yu F, Liu X, Zhan P, et al. Recent advances in the research of HIV-1 RNase H inhibitors [J]. Mini Rev Med Chem, 2008, 8(17): 1243-1251.

[41] Gao P, Cheng X, Sun L, et al. Design, synthesis and biological evaluation of 3-hydroxyquinazoline-2, 4(1*H*,3*H*)-diones as dual inhibitors of HIV-1 reverse transcriptase-associated RNase H and integrase [J]. Bioorg Med Chem, 2019, 27(17): 3836-3845.

[42] Gao P, Wang X, Sun L, et al. Design, synthesis, and biologic evaluation of novel galloyl derivatives as HIV-1 RNase H inhibitors [J]. Chem Biol Drug Des, 2019, 93(4): 582-589.

[43] Sun L, Gao P, Dong G, et al. 5-Hydroxypyrido[2,3-*b*]pyrazin-6(5*H*)-one derivatives as novel dual inhibitors of HIV-1 reverse transcriptase-associated ribonuclease H and integrase [J]. Eur J Med Chem, 2018, 155: 714-724.

[44] Gao P, Zhang L, Sun L, et al. 1-Hydroxypyrido[2,3-*d*]pyrimidin-2(1*H*)-ones as novel selective HIV integrase inhibitors obtained via privileged substructure-based compound libraries [J]. Bioorg Med Chem, 2017, 25(20): 5779-5789.

[45] Martin DP, Blachly PG, McCammon JA, et al. Exploring the influence of the protein environment on metal-binding pharmacophores [J]. J Med Chem, 2014, 57(16): 7126-7135.

[46] Cohen SM. A bioinorganic approach to fragment-based drug discovery targeting metalloenzymes [J]. Acc Chem Res, 2017, 50(8): 2007-2016.

[47] Wang L, Edwards TC, Sahani RL, et al. Metal binding 6-arylthio-3-hydroxypyrimidine-2,4-diones inhibited human cytomegalovirus by targeting the pUL89 endonuclease of the terminase complex [J]. Eur J Med Chem, 2021, 222: 113640.

[48] Sancineto L, Iraci N, Tabarrini O, et al. NCp7: targeting a multitasking protein for next-generation anti-HIV drug development part 1: covalent inhibitors [J]. Drug Discov Today, 2018, 23(2): 260-271.

[49] Iraci N, Tabarrini O, Santi C, et al. NCp7: targeting a multitask protein for next-generation anti-HIV drug development part 2. Noncovalent inhibitors and nucleic acid binders [J]. Drug Discov Today, 2018, 23(3): 687-695.

[50] 贾海永, 俞霁, 刘昕浩, 等. HIV-1 核壳体蛋白 NCp7 抑制剂研究新进展[J]. 药学学报, 2017, 52(11): 1652-1659.

[51] Anzellotti AI, Liu Q, Bloemink MJ, et al. Targeting retroviral Zn finger-DNA interactions: a small-molecule approach using the electrophilic nature of trans-platinum-nucleobase compounds [J]. Chem Biol, 2006, 13(5): 539-548.

[52] Spell SR, Mangrum JB, Peterson EJ, et al. Au(Ⅲ) compounds as HIV nucleocapsid protein (NCp7)-nucleic acid antagonists [J]. Chem Commun (Camb), 2016, 53(1): 91-94.
[53] Bernardes VH, Qu Y, Du Z, et al. Interaction of the HIV NCp7 protein with platinum(Ⅱ) and gold(Ⅲ) complexes containing tridentate ligands [J]. Inorg Chem, 2016, 55(21): 11396-11407.
[54] Lee YM, Duh Y, Wang ST, et al. Using an old drug to target a new drug site: application of disulfiram to target the Zn-site in HCV NS5A protein [J]. J Am Chem Soc, 2016, 138(11): 3856-3862.
[55] Sargsyan K, Lin CC, Chen T, et al. Multi-targeting of functional cysteines in multiple conserved SARS-CoV-2 domains by clinically safe Zn-ejectors [J]. Chem Sci, 2020, 11(36): 9904-9909.
[56] Nascimento IJDS, Santos-Júnior PFDS, Aquino TM, et al. Insights on Dengue and Zika NS5 RNA-dependent RNA polymerase (RdRp) inhibitors [J]. Eur J Med Chem, 2021, 224: 113698.
[57] Radwan MO, Sonoda S, Ejima T, et al. Zinc-mediated binding of a low-molecular-weight stabilizer of the host anti-viral factor apolipoprotein B mRNA-editing enzyme, catalytic polypeptide-like 3G [J]. Bioorg Med Chem, 2016, 24(18): 4398-4405.
[58] De Clercq E. Fifty years in search of selective antiviral drugs [J]. J Med Chem, 2019, 62(16): 7322-7339.
[59] Ross A, Soares DC, Covelli D, et al. Oxovanadium(Ⅳ) cyclam and bicyclam complexes: potential CXCR4 receptor antagonists [J]. Inorg Chem, 2010, 49(3): 1122-1132.
[60] Cao X, Li Y, Jin X, et al. Molecular mechanism of divalent-metal-induced activation of NS3 helicase and insights into Zika virus inhibitor design [J]. Nucleic Acids Res, 2016, 44(21): 10505-10514.
[61] Shadrick WR, Ndjomou J, Kolli R, et al. Discovering new medicines targeting helicases: challenges and recent progress [J]. J Biomol Screen, 2013, 18(7): 761-781.
[62] Meagher JL, Takata M, Gonçalves-Carneiro D, et al. Structure of the zinc-finger antiviral protein in complex with RNA reveals a mechanism for selective targeting of CG-rich viral sequences [J]. Proc Natl Acad Sci U S A, 2019, 116(48): 24303-24309.
[63] Maio N, Lafont BAP, Sil D, et al. Fe-S cofactors in the SARS-CoV-2 RNA-dependent RNA polymerase are potential antiviral targets [J]. Science, 2021, 373(6551): 236-241.
[64] de Paiva REF, Marçal Neto A, Santos IA, et al. What is holding back the development of antiviral metallodrugs? A literature overview and implications for SARS-CoV-2 therapeutics and future viral outbreaks [J]. Dalton Trans, 2020, 49(45): 16004-16033.
[65] Sun RW, Ma DL, Wong EL, et al. Some uses of transition metal complexes as anti-cancer and anti-HIV agents [J]. Dalton Trans, 2007, (43): 4884-4892.
[66] Marzo T, Messori L. A role for metal-based drugs in fighting COVID-19 infection? The case of auranofin [J]. ACS Med Chem Lett, 2020, 11(6): 1067-1068.
[67] Karges J, Cohen SM. Metal complexes as antiviral agents for SARS-CoV-2 [J]. Chembiochem, 2021, 22(16): 2600-2607.
[68] Maldonado N, Amo-Ochoa P. The role of coordination compounds in virus research. Different approaches and trends [J]. Dalton Trans, 2021, 50(7): 2310-2323.
[69] Cirri D, Pratesi A, Marzo T, et al. Metallo therapeutics for COVID-19. Exploiting metal-based compounds for the discovery of new antiviral drugs [J]. Expert Opin Drug Discov, 2021, 16(7): 39-46.
[70] Lebon F, Boggetto N, Ledecq M, et al. Metal-organic compounds: a new approach for drug discovery. N1-(4-methyl-2-pyridyl)-2,3,6-trimethoxybenzamide copper (Ⅱ) complex as an inhibitor of human immunodeficiency virus 1 protease [J]. Biochem Pharmacol, 2002, 63(10): 1863-1873.
[71] Bailly B, Gorle AK, Dirr L, et al. Platinum complexes act as shielding agents against virus infection [J]. Chem Commun, 2021, 57(38): 4666-4669.
[72] Shoup M, Ourahmane A, Ginsburg EP, et al. Substitution-inert polynuclear platinum compounds inhibit human cytomegalovirus attachment and entry [J]. Antiviral Res, 2020, 184: 104957.
[73] Rothan HA, Stone S, Natekar J, et al. The FDA-approved gold drug auranofin inhibits novel coronavirus (SARS-COV-2) replication and attenuates inflammation in human cells [J]. Virology, 2020, 547: 7-11.

[74] Gil-Moles M, Basu U, Büssing R, et al. Gold metallodrugs to target coronavirus proteins: inhibitory effects on the spike-ACE2 interaction and on PLpro protease activity by auranofin and gold organometallics [J]. Chemistry, 2020, 26(66): 15140-15144.
[75] Wong SY, Wai-Yin Sun R, Chung NP, et al. Physiologically stable vanadium(Ⅳ) porphyrins as a new class of anti-HIV agents [J]. Chem Commun , 2005 (28): 3544-3546.
[76] Schwartz JA, Lium EK, Silverstein SJ. Herpes simplex virus type 1 entry is inhibited by the cobalt chelate complex CTC-96 [J]. J Virol, 2001, 75(9): 4117-4128.
[77] Delehanty JB, Bongard JE, Thach DC, et al. Antiviral properties of cobalt(Ⅲ)-complexes [J]. Bioorg Med Chem, 2008, 16(2): 830-837.
[78] Chuong C, DuChane CM, Webb EM, et al. Noble metal organometallic complexes display antiviral activity against SARS-CoV-2 [J]. Viruses, 2021, 13(6): 980.
[79] Karges J, Kalaj M, Gembicky M, et al. ReI tricarbonyl complexes as coordinate covalent inhibitors for the SARS-CoV-2 main cysteine protease [J]. Angew Chem Int Ed Engl, 2021, 60(19): 10716-10723.
[80] Santos MM, Bastos P, Catela I, et al. Recent advances of metallocenes for medicinal chemistry [J]. Mini Rev Med Chem, 2017, 17(9): 771-784.
[81] Aneja R, Rashad AA, Li H, et al. Peptide triazole inactivators of HIV-1 utilize a conserved two-cavity binding site at the junction of the inner and outer domains of Env gp120 [J]. J Med Chem, 2015, 58(9): 3843-3858.
[82] Rashad AA, Kalyana Sundaram RV, Aneja R, et al. Macrocyclic envelope glycoprotein antagonists that irreversibly inactivate HIV-1 before host cell encounter [J]. J Med Chem, 2015, 58(9): 7603-7608.
[83] Gadhachanda VR, Eastman KJ, Wang Q, et al. Ferrocene-based inhibitors of hepatitis C virus replication that target NS5A with low picomolar in vitro antiviral activity [J]. Bioorg Med Chem Lett, 2018, 28(21): 3463-3471.
[84] Li H, Wang R, Sun H. Systems approaches for unveiling the mechanism of action of bismuth drugs: new medicinal applications beyond Helicobacter Pylori infection [J]. Acc Chem Res, 2019, 52(1): 216-227.
[85] Yuan S, Wang R, Chan JF, et al. Metallodrug ranitidine bismuth citrate suppresses SARS-CoV-2 replication and relieves virus-associated pneumonia in Syrian hamsters [J]. Nat Microbiol, 2020, 5(11): 1439-1448.
[86] Ruberte AC, Sanmartin C, Aydillo C, et al. Development and therapeutic potential of selenazo compounds [J]. J Med Chem, 2020, 63(4): 1473-1489.
[87] Sahu PK, Umme T, Yu J, et al. Selenoacyclovir and selenoganciclovir: discovery of a new template for antiviral agents [J]. J Med Chem, 2015, 58(21): 8734-8738.
[88] Mukherjee S, Weiner WS, Schroeder CE, et al. Ebselen inhibits hepatitis C virus NS3 helicase binding to nucleic acid and prevents viral replication [J]. ACS Chem Biol, 2014, 9(10): 2393-2403.
[89] Thenin-Houssier S, de Vera IM, Pedro-Rosa L, et al. Ebselen, a small-molecule capsid inhibitor of HIV-1 replication [J]. Antimicrob Agents Chemother, 2016, 60(4): 2195-2208.
[90] Zhang DW, Yan HL, Xu XS, et al. The selenium-containing drug ebselen potently disrupts LEDGF/p75-HIV-1 integrase interaction by targeting LEDGF/p75 [J]. J Enzyme Inhib Med Chem, 2020, 35(1): 906-912.
[91] Simanjuntak Y, Liang JJ, Chen SY, et al. Ebselen alleviates testicular pathology in mice with Zika virus infection and prevents its sexual transmission [J]. PLoS Pathog, 2018, 14(2): e1006854.
[92] Jin Z, Du X, Xu Y, et al. Structure of Mpro from SARS-CoV-2 and discovery of its inhibitors [J]. Nature, 2020, 582(7811): 289-293.
[93] Haritha CV, Sharun K, Jose B. Ebselen, a new candidate therapeutic against SARS-CoV-2 [J]. Int J Surg, 2020, 84: 53-56.
[94] Ma C, Hu Y, Townsend JA, et al. Ebselen, disulfiram, carmofur, PX-12, tideglusib, and shikonin are nonspecific promiscuous SARS-CoV-2 main protease inhibitors [J]. ACS Pharmacol Transl Sci, 2020, 3(6): 1265-1277.
[95] Menéndez CA, Byléhn F, Perez-Lemus GR, et al. Molecular characterization of ebselen binding activity to SARS-CoV-2 main protease [J]. Sci Adv, 2020, 6(37): eabd0345.
[96] Sies H, Parnham MJ. Potential therapeutic use of ebselen for COVID-19 and other respiratory viral infections [J]. Free Radic Biol Med, 2020, 156: 107-112.

[97] Ramesh R, Reddy DS. Quest for novel chemical entities through incorporation of silicon in drug scaffolds [J]. J Med Chem, 2018, 61(9): 3779-3798.

[98] Nair AG, Zeng Q, Selyutin O, et al. MK-8325: A silyl proline-containing NS5A inhibitor with pan-genotype activity for treatment of HCV [J]. Bioorg Med Chem Lett, 2018, 28(10): 1954-1957.

[99] Hu Y, Wang Y, Li F, et al. Design and expeditious synthesis of organosilanes as potent antivirals targeting multidrug-resistant influenza A viruses [J]. Eur J Med Chem, 2017, 135: 70-76.

[100] Song S, Gao P, Sun L, et al. Recent developments in the medicinal chemistry of single boron atom-containing compounds [J]. Acta Pharm Sin B, 2021, 11(10): 3035-3059.

[101] Windsor IW, Palte MJ, Lukesh JC, et al. Sub-picomolar inhibition of HIV-1 protease with a boronic acid [J]. J Am Chem Soc, 2018, 140(43): 14015-14018.

[102] Chong PY, Shotwell JB, Miller J, et al. Design of *N*-benzoxaborole benzofuran GSK8175-optimization of human pharmacokinetics inspired by metabolites of a failed clinical HCV inhibitor [J]. J Med Chem, 2019, 62(7): 3254-3267.

[103] Zhan P, Li X, Kang D, et al. New strategies for anti-HIV drug design: multi-target and multivalent binding ligands [J]. Chin J Med Chem, 2013, 23(05): 406-416.

[104] Song Y, Zhan P, Li X, et al. Multivalent agents: a novel concept and preliminary practice in anti-HIV drug discovery [J]. Curr Med Chem, 2013, 20(6): 815-832.

[105] Chauhan PS, Yadav D, Dubey A, et al. Nano-biomaterials as sensing and therapeutic tool to mitigate viral pathogenesis with special reference to COVID-19 [J]. Curr Pharm Des, 2021,27(32): 3424-3434.

[106] Imani SM, Ladouceur L, Marshall T, et al. Antimicrobial nanomaterials and coatings: current mechanisms and future perspectives to control the spread of viruses including SARS-CoV-2 [J]. ACS Nano, 2020, 14(10): 12341-12369.

[107] Ciriminna R, Albo Y, Pagliaro M. New antivirals and antibacterials based on silver nanoparticles [J]. ChemMedChem, 2020, 15(17): 1619-1623.

[108] Li Y, Lin Z, Zhao M, et al. Silver nanoparticle based codelivery of oseltamivir to inhibit the activity of the H1N1 influenza virus through ROS-mediated signaling pathways [J]. ACS Appl Mater Interfaces, 2016, 8(37): 24385-24393.

[109] Du T, Liang J, Dong N, et al. Glutathione-capped Ag_2S nanoclusters inhibit coronavirus proliferation through blockage of viral RNA synthesis and budding [J]. ACS Appl Mater Interfaces, 2018, 10(5): 4369-4378.

[110] Huang C, Wen T, Shi FJ, et al. Rapid detection of IgM antibodies against the SARS-CoV-2 virus via colloidal gold nanoparticle-based lateral-flow assay [J]. ACS Omega, 2020, 5(21): 12550-12556.

[111] Gulati S, Singh P, Diwan A, et al. Functionalized gold nanoparticles: promising and efficient diagnostic and therapeutic tools for HIV/AIDS [J]. RSC Med Chem, 2020, 11(11): 1252-1266.

[112] Rosemary Bastian A, Nangarlia A, Bailey LD, et al. Mechanism of multivalent nanoparticle encounter with HIV-1 for potency enhancement of peptide triazole virus inactivation [J]. J Biol Chem, 2015, 290(1): 529-543.

[113] Zazo H, Colino CI, Warzecha KT, et al. Gold nanocarriers for macrophage-targeted therapy of human immunodeficiency virus [J]. Macromol Biosci, 2017, 17(3): undefined.

[114] Mehranfar A, Izadyar M. Theoretical design of functionalized gold nanoparticles as antiviral agents against severe acute respiratory syndrome coronavirus 2 (SARS-CoV-2) [J]. J Phys Chem Lett, 2020, 11(24): 10284-10289.

[115] Budhadev D, Poole E, Nehlmeier I, et al. Glycan-gold nanoparticles as multifunctional probes for multivalent lectin-carbohydrate binding: implications for blocking virus infection and nanoparticle assembly [J]. J Am Chem Soc, 2020, 142(42): 18022-18034.

[116] Garrido C, Simpson CA, Dahl NP, et al. Gold nanoparticles to improve HIV drug delivery [J]. Future Med Chem, 2015, 7(9): 1097-1107.

[117] Bowman MC, Ballard TE, Ackerson CJ, et al. Inhibition of HIV fusion with multivalent gold nanoparticles [J]. J Am Chem Soc, 2008, 130(22): 6896-6897.

[118] Sanna V, Youssef MF, Pala N, et al. Inhibition of human immunodeficiency virus-1 integrase by *β*-diketo acid

coated gold nanoparticles [J]. ACS Med Chem Lett, 2020, 11(5): 857-861.

[119] Garaiova Z, Melikishvili S, Michlewska S, et al. Dendronized gold nanoparticles as carriers for gp160 (HIV-1) peptides: biophysical insight into complex formation [J]. Langmuir, 2021, 37(4): 1542-1550.

[120] Cagno V, Andreozzi P, D'Alicarnasso M, et al. Broad-spectrum non-toxic antiviral nanoparticles with a virucidal inhibition mechanism [J]. Nat Mater, 2018, 17(2): 195-203.

[121] Zhou Y, Tong T, Jiang X, et al. GSH-ZnS nanoparticles exhibit high-efficiency and broad-spectrum antiviral activities via multistep inhibition mechanisms [J]. ACS Appl Bio Mater, 2020, 3(8): 4809-4819.

[122] Mallakpour S, Azadi E, Hussain CM, et al. Fight against COVID-19 pandemic with the help of carbon-based nanomaterials [J]. New J Chem, 2021, 45: 8832-8846.

[123] Indrani Das Jana, Partha Kumbhakar, Saptarshi Banerjee, et al. Copper nanoparticle−graphene composite-based transparent surface coating with antiviral activity against influenza virus [J]. ACS Appl Nano Mater, 2021, 4: 352-362.

[124] Wang C, Chen H, Chen D, et al. The Inhibition of H1N1 influenza virus-induced apoptosis by surface decoration of selenium nanoparticles with β-Thujaplicin through reactive oxygen species-mediated AKT and p53 signaling pathways [J]. ACS Omega, 2020, 5(47): 30633-30642.

[125] He L, Zhao J, Wang L, et al. Using nano-selenium to combat coronavirus disease 2019 (COVID-19) [J]. Nano Today, 2021, 36: 101037.

[126] Mallakpour S, Azadi E, Hussain CM. The latest strategists for the fight against COVID-19 pandemic: The role of metals and metal oxides nanoparticles [J]. New J Chem, 2021, 45: 6167-6179.

[127] Agostoni V, Chalati T, Horcajada P, et al. Towards an improved anti-HIV activity of NRTI via metal-organic frameworks nanoparticles [J]. Adv Healthc Mater, 2013, 2(12): 1630-1637.

[128] Wang J, Liu Y, Xu K, et al. Broad-spectrum antiviral property of polyoxometalate localized on a cell surface [J]. ACS Appl Mater Interfaces, 2014, 6(12): 9785-9789.

[129] Wang J, Liu Y, Xu K, et al. Inorganic polyhedral metallacarborane inhibitors of HIV protease: a new approach to overcoming antiviral resistance [J]. J Med Chem, 2008, 51(15): 4839-4843.

[130] Rezácová P, Pokorná J, Brynda J, et al. Design of HIV protease inhibitors based on inorganic polyhedral metallacarboranes [J]. J Med Chem, 2009, 52(22): 7132-7141.

[131] Adamson CS, Chibale K, Goss RJM, et al. Antiviral drug discovery: preparing for the next pandemic [J]. Chem Soc Rev, 2021, 50(6): 3647-3655.

[132] De Jesus JR, De Araújo Andrade T. Understanding the relationship between viral infections and trace elements from a metallomics perspective: implications for COVID-19 [J]. Metallomics, 2020, 12(12): 1912-1930.

第 15 章 浅谈广谱抗病毒药物研发的普适性策略

艾滋病、乙肝等病毒感染导致的慢性传染性疾病严重危害人类的健康与生命[1-3]。新发病毒在人类历史上不断出现，累计已造成数千万人死亡。近年来气候变化和全球化都为病毒传播创造了更有利的条件。与其他微生物相比，病毒复制具有极高突变率，使其迅速适应新宿主并对疫苗和抗病毒药物产生耐药性[4-6]。

与 DNA 病毒相比，RNA 病毒的突变率更高，可以跨种传播，自然界中广泛存在的多种冠状病毒可能通过跨种传播感染人类，这导致 RNA 病毒占人畜兽共患病病毒的 80%以上，是过去 20 年中重大流行病罪魁祸首。除了高遗传变异性，RNA 病毒可以通过气溶胶传播，人传人的传播性很高。自 2000 年以来，所有主要的流行病和大流行性暴发都是由 RNA 病毒引起的。例如，甲流 H1N1（2009/2010）、埃博拉病毒疫情（2014—2016）、寨卡病毒感染（2015—）、基孔肯雅热（2015/2016，Chikungunya virus）及三次高致病性冠状病毒感染疫情，包括 2002/2003 年严重急性呼吸综合征冠状病毒（SARS-CoV）感染导致的非典型肺炎（SARS）疫情、2012 年中东呼吸综合征冠状病毒（MERS-CoV）感染引起的中东呼吸综合征（MERS）疫情和 2019/2020 年 SARS-CoV-2 感染所造成的新冠肺炎（COVID-19）疫情。特别是，冠状病毒引发的瘟疫呈现出越来越频繁的趋势。每次由于缺乏疗效确切的特效药物，给人类社会造成了极大的危害[4]。

不容忽视的是，未来随时可能暴发的新型病毒是人类一直面临的巨大威胁，也让全球公共卫生体系面临严峻的挑战。近期，WHO 提出要防御“Disease X”，即由目前未知的病原体（包括新型冠状病毒）引起的严重国际大流行的人类疾病。因此，研发广谱、高效的抗病毒备选药物对于应对当前疫情以及将来可能发生的新型病毒感染来说都是十分重要的[7-9]。

本章从药物化学的角度，精选近年经典案例，总结了广谱抗病毒药物研发的普适性策略，期望对当下及未来的抗病毒药物研发提供参考。

15.1

抗病毒药物研究的共同靶标

15.1.1 合成糖受体

包膜病毒通常在进入细胞之前，通过聚糖介导的相互作用与宿主细胞膜上的蛋白质对接。研究者提出了一种通过使用合成糖受体来破坏这些相互作用，进而抑制病毒生命周期来降低病毒传染性的方法。近期，合成的糖受体（synthetic carbohydrate receptors，SCRs）作为高糖基化包膜病毒的有效抑制剂，受到普遍关注。该类分子不但可以抑制病毒侵入，而且可以通过干扰包膜的糖分子，使病毒暴露于宿主免疫系统中得以清除，具有双重作用模式[10-13]。合成的糖受体已报道具有抗寨卡病毒、流感病毒和 HIV 活性，有望成为抗登革病毒及 SARS-CoV-2 等其他包膜病毒的广谱抑制剂[14-16]。苯基硼酸作为顺式邻二醇的可逆结合基团，是糖分子的有效配体，可作为合成糖受体的关键药效团元素，用于设计广谱抗病毒分子[17]。

15.1.2 靶向病毒膜的广谱抗病毒策略

由于脂质成分对于细胞膜的膜曲率和流动性至关重要，因此通过改变（降低或增加）脂质成分有望成为广谱抗病毒策略[18-20]。例如，一些阳离子的抗病毒肽（antiviral peptides，AVPs）在高浓度下具有类似洗涤剂的性质，可以导致病毒膜孔的形成及胶束化。多不饱和内质网-靶向脂质体（polyunsaturated endoplasmic reticulum-targeting liposomes，PERL）通过耗竭细胞和病毒膜的胆固醇发挥广谱抗病毒作用；胆固醇耗尽会降低膜的流动性，影响病毒和细胞膜融合所必需的负曲率（图 15-1）。

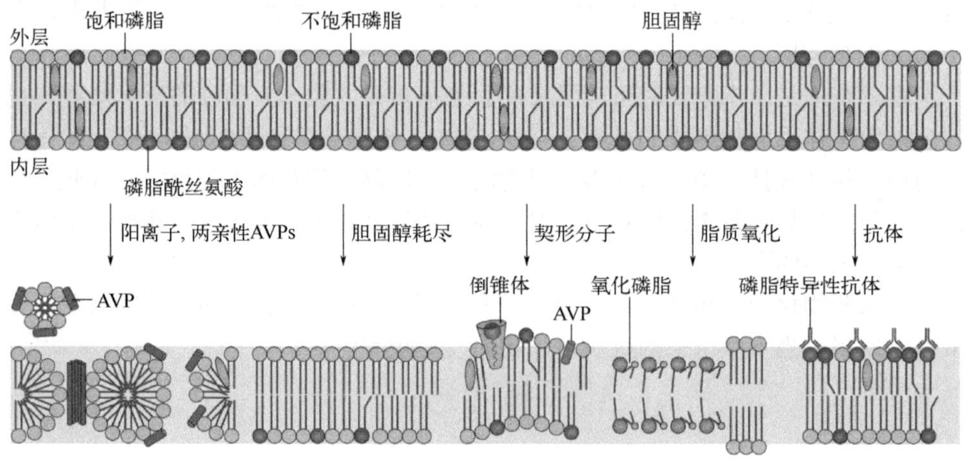

图 15-1 广谱抗病毒靶向病毒细胞膜[18]

楔形或倒锥状分子和一些嗜碱性抗病毒肽可以增加病毒膜脂双链的自发正曲率，提高病毒融合蛋白介导的膜融合所需的能垒。同样，膜靶向Ⅱ型光敏剂在病毒膜平面上产生单线态氧，并且该单线态氧氧化不饱和磷脂并诱导病毒膜纳米结构的变化。氧化磷脂的簇合物导致脂质包装的差异化，降低流动性，增加正曲率，增加分子脂质面积，减小膜的厚度。

磷脂特异性抗体可以靶向病毒膜中丰富的特定磷脂家族，例如磷脂酰丝氨酸，进而阻止病毒的吸附和侵入。

导致出现和重新出现传染病的大多数病毒病原体是包膜病毒。“分子钳”是靶向病毒膜的特殊化合物，该类化合物的发现是受天然的“锁钥模型”的启发[21-22]。“分子钳”选择性地与病毒包膜的脂筏区域作用，代表性的“分子钳”如图 15-2 所示为 CLR01（**15-1**）和 CLR05（**15-2**）。CLR01 是赖氨酸和精氨酸特异性的配体，可以破坏 HIV、埃博拉病毒和寨卡病毒等包膜病毒，并可以促进病毒感染的精液中的淀粉样蛋白重塑。CLR01 和 CLR05 对疱疹病毒、梅斯勒病毒、流感和 SARS-CoV-2 等具有广谱抑制活性，但对非包膜病毒无效[23-25]。

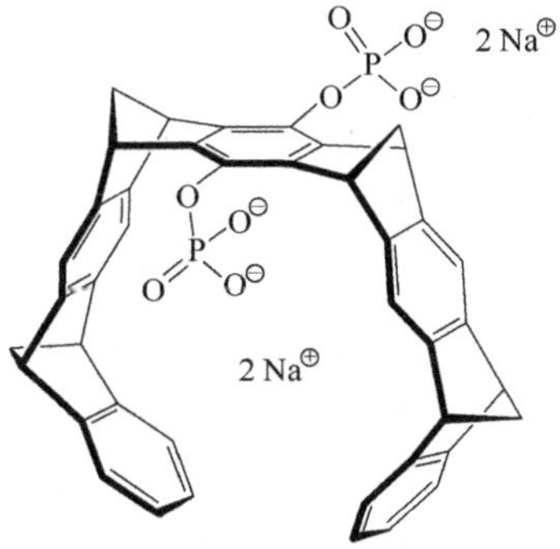
CLR01 (**15-1**)

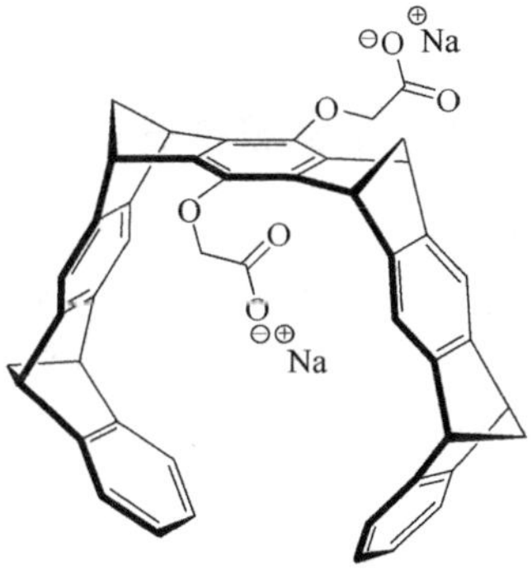
CLR05 (**15-2**)

图 15-2　化合物 **15-1** 和 **15-2** 的化学结构

近日，清华大学研究人员从埃及伊蚊肠道内分离出的具有抗蚊媒病毒活性的色素杆菌新菌株 *Chromobacterium* sp. Beijing 入手，筛选鉴定了两种抗病毒效应因子 CbAE-1 和 CbAE-2。两种抗病毒效应因子对多种包膜病毒，包括登革病毒、寨卡病毒（ZIKV）、SARS-CoV-2、HIV 和单纯疱疹病毒（HSV）等包膜病毒等，均有较强的抗病毒活性。机理研究表明，CbAE-1 和 CbAE-2 通过其脂酶活性，直接破坏病毒包膜结构导致其失活。同时，CbAE-2 在人类细胞和小鼠上均表现出了较强的安全性，具有作为广谱抗病毒药物的潜力[26]。

15.1.3　靶向宿主因子的广谱抗病毒策略

宿主蛋白酶在病毒的入侵和复制过程中有着不可或缺的地位，且其作为宿主蛋白相较于病毒蛋白保守性高，不易突变，被认为是抗病毒广谱性药物开发的理想靶点[27]。

新冠病毒在入侵过程中，既能通过质膜融合直接入侵，也能在细胞内吞途径中完成膜融合，释放病毒基因组。在两条入侵通路中，膜融合过程的发生分别需要依赖TMPRSS2和CTSB/CTSL对病毒刺突蛋白进行切割并激活其构象，从而介导后续的膜融合反应。研究团队以TMPRSS2和CTSB/CTSL为研究对象，通过高通量筛选发现了多种具有靶向能力的强效抑制剂，并在细胞水平上展现出纳摩尔量级的抗病毒效果。此外，研究团队发现联合使用靶向TMPRSS2和CTSB/CTSL的抑制剂分子萘莫司他（nafamostat）和K777，在抗病毒实验中具有更好的抗病毒效果（$EC_{50} = 0.9nmol \cdot L^{-1}$），表明同时抑制两条入侵通路是抗新冠药物开发的有效策略[28]。此外，病毒聚合酶镁离子螯合区域[29]、铁硫簇[30]、锌指结构[31]等可作为广谱抗病毒药物发现的共性靶标。

15.2

抗病毒药物研究的共性环节

15.2.1 靶向病毒膜融合过程

在包膜病毒的复制周期中，需要病毒和细胞膜融合才能进入细胞。病毒通过受体识别以及膜融合或内吞等步骤进入靶细胞是首要环节。该过程中，介导病毒与细胞受体识别的病毒表面蛋白的受体结合亚基、介导膜融合的病毒表面蛋白跨膜亚基、细胞上的受体、切割表面蛋白所需的宿主细胞蛋白酶等均是常见的抗病毒靶点[32]。

冠状病毒是Ⅰ型包膜病毒，位于包膜表面的S蛋白介导了病毒入侵宿主细胞的过程，包括受体结合及膜融合等步骤。在膜融合的过程中，形成六螺旋（6-HB）是一个非常保守且关键的机制。目前发现的感染人的冠状病毒中，其HR1三聚体与HR2作用的表面氨基酸大都为保守的疏水性氨基酸，因此HR1是冠状病毒S蛋白上非常保守的药物作用靶点[32]。

2018年，姜世勃与刘克良团队发现靶向病毒融合蛋白的α-螺旋脂肽具有广谱抗MERS-CoV（$EC_{50} = 0.11\mu mol \cdot L^{-1}$，$CC_{50} > 100\mu mol \cdot L^{-1}$）及甲型流感病毒活性（H1N1 $EC_{50} = 1.73\mu mol \cdot L^{-1}$，$CC_{50} > 100\mu mol \cdot L^{-1}$）[33]。2020年，复旦大学陆路/姜世勃团队与上海科技大学杨贝/Wilson团队合作，通过系统地筛选与结构修饰，发现了能够广谱抑制多种人冠状病毒（HCoV）感染的多肽类融合抑制剂EK1和脂肽EK1C4，并揭示了其作用靶点和发挥功能的分子机制[34-35]。该研究同时证明了冠状病毒（CoV）刺突蛋白的HR1区域是一个重要且保守的药物作用靶点，为后续广谱抗HCoV药物研发提供了思路。近日，复旦大学的陆路/姜世勃/夏帅团队通过对BA.2.86膜融合动力学的分析，揭示了该病毒的膜融合特征。同时，该团队将其在前期开发的通用冠状病毒融合抑制剂多肽 EK1（处于Ⅱ/Ⅲ期临床试验）通过原核表达技术进行制备，所产生的多肽——reEK1 具有广谱、高效的抗病毒活性，还具有可大规模生产且成本较低的潜在优势，对当前新冠病毒或未来可能暴发的其他冠状病毒引发的大流行传染病防控提供了药物研发新思路[36]。

15.2.2 核酸复制

病毒进入靶细胞后，病毒基因组 DNA/RNA 被释放到细胞中，作为模板指导病毒蛋白的合成。RNA 病毒的基因组复制需要 RdRp 或 RdDp，这类酶在人体中不存在、相对保守而成为抗病毒药物研发的重要靶点。不同病毒聚合酶的结构和功能有着许多相似之处，因此针对某一种病毒聚合酶设计的抑制剂往往对其他病毒也有较好的抑制作用[37-38]。

自从 1962 年世界第一个抗病毒药物碘苷批准上市以来，全球范围已有众多抗病毒核苷类似物药物获批上市。在病毒疫情暴发时，核苷类药物往往成为人们的首选。早在 2014 年西非暴发的大规模埃博拉病毒疫情中，部分核苷类似物药物在临床阶段均表现出了一定的抗病毒能力——例如日本富山化学的新型抗流感药物法匹拉韦（**3-7**）以及瑞德西韦（**3-14**），特别是瑞德西韦目前已经完成抗埃博拉病毒的试验药物Ⅲ期临床试验。随着研究的深入，瑞德西韦被发现具有广谱抗病毒活性，涵盖丝状病毒科病毒（埃博拉病毒和马尔堡病毒等）、沙粒病毒科病毒（拉沙病毒和胡宁病毒等）、冠状病毒科病毒（SARS、MERS 和猫科冠状病毒等）和黄病毒科病毒（寨卡病毒等）等。因此，也成了治疗 SARS CoV 2 的首个小分子药物[39]。

阿兹夫定（**7-8**）具有抑制人类免疫缺陷病毒（HIV）、丙型肝炎病毒（HCV）、肠道病毒 71 型（EV71）等 RNA 病毒复制的功能，2021 年 7 月，已在中国上市用于治疗高病毒载量的成年 HIV-1 感染患者，阿兹夫定在新冠肺炎临床项目中取得显著效果[40]。

瑞德西韦进入临床研究后，其抗病毒效果与预期有一定差距，原因可能是：疾病的病程及动物模型与人体药代动力学差异、药物之间的相互作用和个体差异。此外，冠状病毒通过特有的“复制矫正”（proofreading）机制逃逸核苷类抗病毒药物的抑制，可能是此类抗病毒药物抑制效果不佳的一个重要原因，一旦核苷类药物被加入 RNA 产物链中，即会被病毒的复制矫正过程去除，从而丧失抑制活性[41]。

近日，美国佐治亚州立大学的研究人员报道了一种抑制呼吸道合胞病毒（RSV）、相关 RNA 病毒和 SARS-CoV-2 的广谱抗病毒核苷分子——4′-氟尿苷（4′-FlU，EIDD-2749，**15-3**，图 15-3），它在细胞和分化良好的人气道上皮中具有高选择性指数。RSV 和 SARS-CoV-2 体外 RdRP 抑制显示掺入后 i 或 i+3/4 位出现转录暂停。每日一次的口服治疗对 RSV 感染的小鼠或感染 SARS-CoV-2 感染的雪貂非常有效[42]。

EIDD-1931（即 NHC，**7-9**），是一种核苷酸类似物。EIDD-1931 上的肟形式模仿尿苷，与腺苷匹配，而另一个互变异构体模仿胞苷，与鸟苷匹配。它的潜在原理是通过给病毒 RNA 引入大量的突变，“瘫痪”病毒的基因组，遗传信息大量错误，让病毒无法存活[43-48]。目前仅有 NHC 及其衍生物能够躲避病毒复制矫正机制的干扰。在体外模型中，NHC 对呼吸道合胞病毒、流感、基孔肯雅热、埃博拉、委内瑞拉马脑炎病毒、东部马脑炎病毒、MERS-CoV、SARS-CoV、SARS-CoV-2（所有变异毒株）以及 A 型流感病毒等具有广谱抗病毒活性，无明显细胞毒性[45,49-51]；食蟹猕猴中口服生物利用度较差。EIDD-2801（**13-4**，图 15-3）是核苷类似物 NHC 的异丙酯前体药物，旨在改善 NHC 体内药代动力学以及人类和非人类灵长类动物的口服生物利用度。EIDD-2801 在雪貂和非人类灵长类动物中具有较好的口服生物利用率。对感染流感病毒的雪貂进行 EIDD-2801 口服治疗，可将大流行流感和季节性甲型流感的病毒载量降低数个数量级，并可减轻发热、呼吸道上皮组织病变和炎症[42,52]。EIDD-2801 使轻中度新冠肺炎患者的住院率或死亡风险降低了约 50%，有望成为下一个核苷类抗新冠药物。

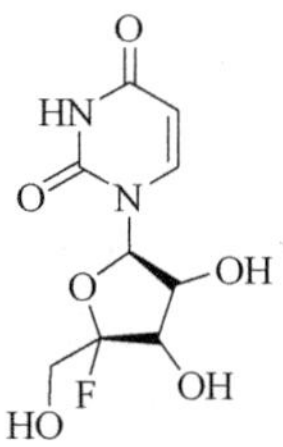
4′-氟尿苷 (**15-3**)

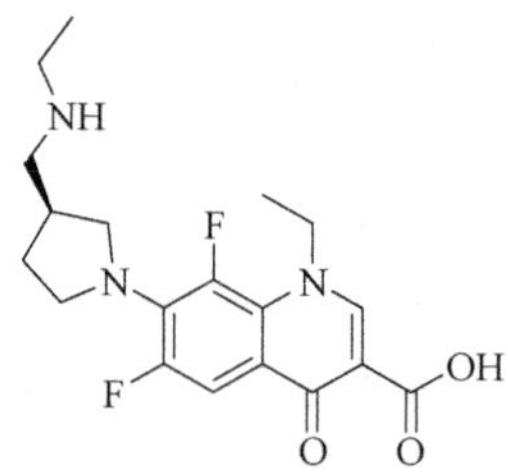
美拉沙星 (**15-4**)

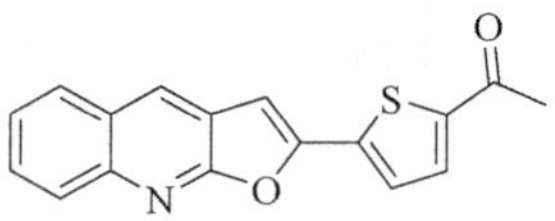
KCB261770 (**15-5**)

图 15-3　**15-3**～**15-5** 的化学结构

除了 EIDD-2801 之外，法匹拉韦也可以掺入到病毒 RNA 链，诱发病毒的基因组突变，通过累积这种突变，导致病毒失活或失去感染能力[53]。

总之，靶向病毒最为保守的 RdRp 开发广谱抗病毒药物是最有前景的一种策略。目前处于临床研究阶段的多个新冠病毒 RdRp 抑制剂类药物结构差异较大，靶向 RdRp 影响病毒复制的机制也不尽相同，特别需要从结构生物学角度解析抑制剂与 RdRp 复合物结构，明确作用机制，为精准开发高效特异的、以 RdRp 为靶标的广谱抗病毒药物提供理论基础。

15.2.3　核糖体移码

在正常细胞内，核糖体以 3 个碱基为单位（即密码子）由 5′端到 3′端单向、连续地读取 mRNA 中的遗传信息，合成蛋白质[54]。由于体积的限制，病毒的基因组通常较小，所携带的遗传信息较少。包括 SARS-CoV-2 在内的各种 RNA 病毒，在复制过程中，会利用一些特殊的机制调控病毒基因表达，扩展其所携带遗传信息的利用率，其中一种常用的机制是称为程序性“移码”的蛋白质合成重编码机制（programmed ribosomal frameshifting，PRF）[55-57]。即核糖体不遵循常规读取 3 个字母的步骤，而是会漏掉一两个 RNA 字母。核糖体发生的这种错位被称为“移码”，会导致核糖体错误读取遗传密码。例如，SARS-CoV-2 严重依赖其 RNA 折叠引起的“移码”来合成蛋白[55-57]。

理论上，任何通过靶向 RNA 折叠来抑制“移码”的化合物都可能作为一种治疗感染的药物。“移码”现象在人类自身基因的表达过程中极为罕见，因此靶向读码框“移码”是一个可行且高效的抗病毒策略。

研究者通过运用荧光蛋白报告基因系统联合高通量筛选技术，鉴定出了一个可以高效抑制读码框“移码”的小分子化合物美拉沙星（merafloxacin，**15-4**，图 15-3），它能在细胞水平（Vero E6 细胞）显著抑制 SARS-CoV-2 复制[58]。美拉沙星抑制读码框“移码”的机制尚不清楚，可能直接作用于核糖体与病毒 RNA 的结合，或者抑制内源性调控蛋白。

近期，Ahn 等从 9689 个小分子中发现了一种新型的呋喃[2,3-*b*]喹啉类化合物 KCB261770（**15-5**，图 15-3），抑制 MERS-CoV 的“移码”和细胞水平 MERS-CoV 的复制。此外，该化合物还能抑制 SARS-CoV 和 SARS-CoV-2 的“移码”，具有广谱活性[59]。

15.3 抗病毒药物研究的通用策略

（1）细胞纳米海绵

SARS-CoV-2 的细胞结合和进入是由其刺突糖蛋白（S 蛋白）介导的，S 蛋白不仅与人类血管紧张素转换酶 2（ACE2）受体结合，还与肝素等糖胺聚糖结合。近期研究发现细胞膜包被的纳米颗粒（“细胞纳米海绵”）模拟宿主细胞，通过自然的细胞受体吸引和中和 SARS-CoV-2，可作为一种广谱抗病毒策略[60]；还发现增加细胞纳米海绵表面肝素密度可以促进其对 SARS-CoV-2 的抑制作用[61]。张国芳团队研发了一种可选择性高效结合新冠病毒刺突蛋白的铜铟磷硫二维纳米材料（CIPS）。CIPS 能高效抑制新冠病毒的宿主侵染，并有效缓解新冠病毒感染引起的小鼠肺部炎症，促进病毒的宿主清除，为开发广谱抗新冠病毒药物提供了新的思路和策略[62]。

（2）抗体募集/杀死细胞

2009 年，研究者设计了一种新的小分子，指定为 ARM-H，有可能通过两种机制抑制艾滋病毒：①通过招募抗体到 gp120 表达病毒颗粒和受感染的人类细胞，从而增强其吸收和人类免疫系统的破坏；②通过结合病毒糖蛋白 gp120，抑制其与人 CD4 结合和防止病毒进入。研究人员通过实验证明 ARM-H 能够同时结合 gp120 和抗 2,4-二硝基苯抗体（存在于人血液中）[63]。

抗体、ARM-H 和 gp120 之间形成的三元复合物具有免疫活性，导致补体介导的表达 env 细胞的破坏。此外，ARM-H 可以阻止病毒进入人类 T 细胞，因此应该能够通过两种相互强化的机制（抑制病毒进入和抗体介导的杀伤）来抑制病毒复制。这些研究表明，通过抗体招募的小分子具有可行的抗艾滋病毒活性，并有可能启动艾滋病毒治疗的新范式。

2020 年，Low 团队通过将神经氨酸酶抑制剂扎那米韦与高免疫原性半抗原 2,4-二硝基苯（DNP）结合，设计并合成了一种双功能小分子，DNP 专门针对游离病毒和病毒感染细胞的表面。该类分子同时抑制病毒的释放，并通过免疫介导的清除游离病毒和病毒感染的细胞。对感染 100 倍 MLD_{50} 病毒的小鼠进行鼻内或腹腔注射单剂量药物，可以根除 A 型和 B 型主要流感毒株导致的晚期感染[64]。

近期研究发现，抗生素分子刀豆素 A 可让免疫系统杀死被 HIV 感染的人体细胞[65]。DDX3 抑制剂可以让 HIV-1 感染的细胞选择性死亡，进而耗竭病毒潜伏库[66]，为根治艾滋病提供了新思路。

（3）多价结合——靶向病毒表面的非特异作用

细胞表面的糖链是细菌、病毒、免疫细胞的接触点。病毒进入宿主细胞的过程涉及与不同细胞表面受体稳定但短暂的多价相互作用。几种病毒的最初接触始于在细胞表面附着于硫酸肝素蛋白聚糖，最终导致病毒进入。广谱抗病毒药物，已经开发出如肝素或类肝素材料模拟细胞表面糖负责最初的病毒附着，如硫酸乙酰肝素。高磺化金纳米粒子具有广谱杀病毒性能。然而，由于未知的清除机制和潜在的长期毒性是金纳米颗粒作为药物的不利因素。环糊精是天然的葡萄糖衍生物，具有一种刚性的环状结构，由 α(1-4)连接的吡喃葡萄糖组成。磺化环糊精对 HIV 具有可逆及特异的抑制活性。

最近，英国曼彻斯特大学研究小组对天然葡萄糖衍生物环糊精进行磺化修饰开发出一种新的广谱抗病毒分子，能够破坏病毒的外壳，有望治疗 HSV、RSV、HCV、HIV 和 ZIKV 等多种病毒，且对耐药性病毒也有效[67]。

基于多价相互作用的抗病毒药物，如柔性纳米凝胶，来干扰病毒颗粒和阻断与细胞受体的初始相互作用已经成为广谱抗病毒药物研究的有效策略[68]。负电荷多硫酸盐可以结合 SARS-CoV-2 的受体结合域正电荷斑块，阻止病毒与宿主细胞相互作用进而抑制感染。与肝素相比，合成的线型聚甘油硫酸酯（linear polyglycerol sulfate，图 15-4）的抗病毒活性更高，且抗凝血活性较低[69]。

巨大球状多价糖富勒烯、糖基化碳纳米管能抑制埃博拉、ZIKV 和 DENV 的感染，活性最高可达皮摩尔水平[70-72]。多价唾液化聚甘油对甲型流感毒株（含耐药株）具有广谱抑制活性[73]。

（4）基于拓扑匹配的药物设计

甲型流感病毒（IAV）颗粒表面均匀分布血凝素（HA）和神经氨酸酶（NA）[74]。近期，Nie 等运用拓扑匹配（“topology-matching design”）的药物设计理念，设计了一种纳米颗粒抑制剂［纳米抑制剂，图 15-5（a）］，它与 IAV 病毒粒子的纳米拓扑结构匹配，对血凝素和神经氨酸酶具有多价抑制作用。该纳米抑制剂可以在细胞外中和病毒颗粒，阻断其附着和进入宿主细胞。病毒复制显著减少了 6 个数量级。即使在感染

24 小时后使用，仍能达到 99.999%以上的抑制作用[75]。2020 年，该团队用类似的思路，发现了与甲流病毒表面空间匹配的尖峰纳米抑制剂[spiky nanoinhibitor，图 15-5（b）]，峰值在 5～10nm 之间的纳米结构与病毒粒子的结合明显优于平滑的纳米粒子，获得的红细胞膜包覆的纳米结构可以有效地阻止 IAV 病毒粒子与细胞的结合，并抑制随后的感染。红细胞膜包覆的纳米结构在细胞无毒剂量下降低了＞99.9%的病毒复制[76]。

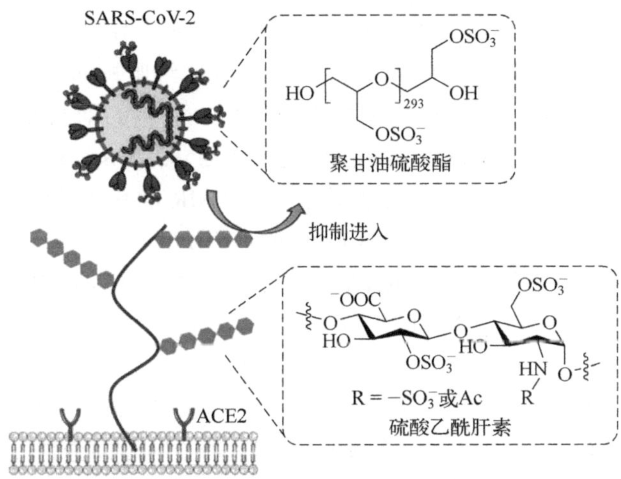

图 15-4　多硫酸盐通过静电相互作用吸附阻断 SARS-CoV-2 [69]

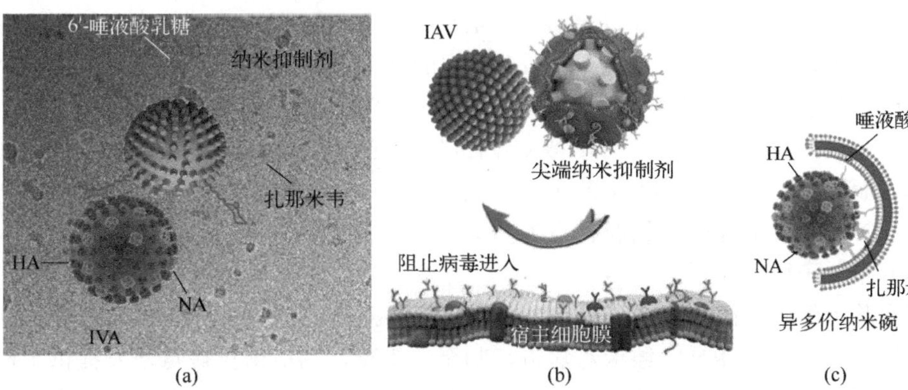

图 15-5　尖峰纳米抑制剂的拓扑匹配设计[75-76]

2021 年，该课题组运用拓扑匹配设计理念，基于宿主红细胞膜设计了与病毒状球面相匹配的碗状纳米结构［“纳米碗”，异多价纳米碗，图 15-5（c）］，可作为广谱病毒进入抑制剂。与传统的同多价抑制剂不同，该类异多价抑制剂由于协同多价效应和拓扑匹配的形状，其半最大抑制浓度为(32.4±13.7)μg/mL。在不引起细胞毒性的剂量下，可减少＞99.99%的病毒传播。由于在 SARS-CoV-2 的 S 蛋白上也发现了多个结合位点，因此，异多价纳米结构有望为开发一种有效的预防冠状病毒感染提供新思路[77]。

（5）靶向病毒核酸

病毒 RNA 会折叠成复杂的 RNA 结构，在病毒的生命过程调控中起重要作用，为开发抗病毒疗法的靶标提供了新的机会。很多研究已经发现多种病毒的非编码区 RNA 结构可以调控病毒的翻译、复制以及稳定性，它们通常在相关病毒中高度保守[78-80]。例如，黄病毒中 5′-UTR 和 3′-UTR 之间的分子内 RNA-RNA 相互作用促进基因组环化并帮助协调复制；HCV 5′-UTR 内部核糖体进入位点的结构对于翻译至关重要；并且 ZIKV 和其他黄病毒的 3′-UTR 中的多假性结结构已显示出使 RNA 外切核酸酶 Xrn1 失速，从而产生亚基因组黄病毒 RNA，有助于病毒逃避细胞抗病毒过程[81-82]。

需要指出的是，与蛋白质类药物靶标相比，RNA 结构的动态性与复杂性，为药物筛选增加了困难，往往需要借助于高通量筛选。例如，SARS-CoV-2 的 RNA 基因组含有 15 个独立的 RNA 调节元件。研究者通过基于 NMR 的片段筛选，从含有 768 个小分子的片段库中发现了 SARS-CoV-2 的 RNA 配体[83]。

近日，新加坡科学家使用多种 RNA 分子结构探测方法以及 RNA-RNA 相互作用分析技术，解析了 SARS-CoV-2 基因组 RNA 的二级结构信息和病毒-宿主之间的 RNA 相互作用；同时发现在 SARS-CoV-2 基因组 RNA 上广泛存在 2′-*O*-甲基化修饰，推测可能有助于新冠病毒逃避宿主免疫攻击，揭示病毒逃避宿主免疫的潜在机制[84]。

G-四链体是由 G-四分体层叠而形成的 DNA 或 RNA 四链构象，是最重要的非典型核酸二级结构之一，因其独特的构象和生物学意义而受到广泛关注。G-四链体因其重要的基因功能而被认为是很有前途的治疗靶点[85]。中国科学院长春应用化学研究所曲晓刚团队使用多种生物物理技术和分子生物学分析，发现 SARS-CoV-2 基因组中存在 G-四链体结构 RNA，证实 SARS-CoV-2 中的富 G 序列（该序列位于 SARS-CoV-2 核衣壳磷酸化蛋白 N 编码序列区域）可以在活细胞中折叠成稳定的单分子 RNA G-四链体结构。该 G-四链体 RNA 可以被 G-四链体特异结合配体 PDP（**13-18**）等识别并稳定，进而影响 G-四链体 RNA 的生物功能（图 13-7）。研究表明该 G-四链体可能是潜在的 COVID-19 治疗药物的新靶点[86]。

（6）超分子配位化学

病毒基因组的未翻译区域（the untranslated regions，UTR）包含多种保守和动态结构，这些功能性的 RNA 结构对病毒复制至关重要，为广谱抗病毒研发提供了药物靶点。然而，计算机对接筛选对于具有内在柔性特征的 RNA 结构仍存在较大挑战。研究者将体外 RNA 分析与分子动力学模拟相结合，构建了 SARS-CoV-2 基因组 5′-UTR 关键区域结构和动力学的 3D 模型，进而确定了圆柱形金属超分子螺旋（$[Ni_2L_3]^{4+}$、$[Fe_2L_3]^{4+}$）对这种 RNA 结构的约束。这些纳米尺寸的金属超分子螺旋分子可以与核酸结合，并且在细胞水平具有抗 SARS-CoV-2 等病毒复制作用[87-88]。

（7）核糖核酸酶靶向嵌合体

核糖核酸酶靶向嵌合体（ribonuclease targeting chimeras，RIBOTAC）是降解 RNA 的新策略，RIBOTAC 基于小分子选择性结合 RNA（特别是形成复杂的二级和三级结构的 RNA），进而激活核糖核酸酶 L（RNase L）[89]。RNase L 是一种在脊椎动物细胞中广泛表达、具有单链 RNA 内切活性的蛋白质。该技术已被用于靶向新冠病毒 RNA 基因组，抑制 RNA 的移码，并且募集细胞核糖核酸酶彻底杀死新冠病毒，在其他病毒药物研发中具有应用前景[90]。

（8）反义核酸技术

反义核酸可以序列特异性地与靶标 RNA 结合，实现高效的寻靶和抑制活性。近期，北京大学的研究人员构建了一类靶向 SARS-CoV-2 包膜蛋白 RNA（E-RNA）和刺突蛋白 RNA（S-RNA）的单链嵌合反义寡核苷酸。通过在 2′-甲氧基修饰的反义核酸序列其 5′端缀合 RNase L 招募基团 2-5A，可实现有效的病毒 RNA 降解并抑制病毒增殖[91]。研究人员设计了针对 SARS-CoV-2 主蛋白酶区域的 gapmer 反义寡核苷酸 ASO#41，其在细胞水平中显示出抗病毒活性，并且对多种 SARS-CoV-2 变体具有广谱的抗病毒效果[92]。

（9）核酸适配体技术

核酸适配体是一小段经体外筛选得到的寡核苷酸序列（单链 DNA 或 RNA 分子），能与相应的配体进行高亲和力和强特异性的结合[93]。适配体已经在抗病毒药物开发方面（含 SARS-CoV-2）展现出巨大的潜力[94-96]。

（10）基于蛋白自组装的配体发现

动态组合化学（DCC）融合了组合化学和分子自组装过程两个领域的特点，开辟了使用相对较小的库组装多种物质的途径，而不必单独合成每一个物质。早在 2003 年，研究者通过基于点击化学的蛋白模板诱导片段组装，发现了高活性的 HIV 蛋白酶抑制剂[97]。2008 年，研究者通过动态连接筛选（DLS）开发了一种潜在的抗 SARS 药物，通过亲核片段与醛抑制剂的可逆反应将亲核片段指向蛋白质的活性位点。它们的抑制作用可以通过与荧光酶底物的竞争来检测到。有了这一概念，与活性位点特异性结合的低亲和力片段在功能酶分析中迅速被识别出来[98]。2021 年，基于 Knoevenagel 反应的蛋白模板诱导片段组装策略用于 enterovirus D68 蛋白酶抑制剂的发现[99]。总之，动态组合化学在抗病毒药物发现领域仍具有广阔的前景。

15.4 广谱抗病毒分子

在抗新冠药物研发中，一些“万金油”式的分子引起了足够的重视，例如具有抗 HIV 及 SARS-CoV-2 活性的依布硒[100-104]、具有抗 HIV、基孔肯雅热、埃博拉及 SARS-CoV-2 活性的苏拉明（suramin）[105-109]。这类分子往往具有多重抗病毒机制，应该给予广泛挖掘，并做好充分的成药性评价。此外，金属配合物药物[110-114]、肽与聚合物[115]等也应引起足够的重视。宿主是重要的广谱抗病毒药物靶标[116-117]，近期中国科学家发现利用小分子 *N*-(对氨基肉桂酰)邻氨基苯甲酸（ACA）可抑制包括SARS-CoV-2、HIV和甲流病毒在内的一系列病毒，作用靶标是TGF-β信号通路[118]。笔者已在近期综述中对广谱抗病毒活性分子进行了总结[4-5]，在此不再赘述。

15.5 总结与展望

本文从抗病毒药物研究的共同靶标、共性环节、通用策略、广谱分子等层次总结了发现广谱抗病毒药物的一些策略与方法，不难看出，在抗SARS-CoV-2药物研发中，各行各业将自己的专长发挥到极大，各种技术路线齐上阵，进行了饱和式研发，体现了人类应对巨大危机时的智慧和力量。本文受篇幅所限，难免挂一漏万，例如未展开论述的虚拟筛选新技术[119]、自由能扰动计算[120]、高效合成技术[121]、DNA编码库技术[122]、变构调节技术[123]等。随着分子生物学与结构生物学的发展，不同病毒中的共性机制逐渐被揭示，如病毒的RNA盖帽机制（RNA capping machinery）[124-128]、病毒中普遍存在的疏水性蛋白结构viroporins（如甲流病毒M2、HIV-1 Vpu、HCV p7）[129]、核转运[130]等，将为广谱抗病毒药物的研发提供新的重要靶标。特别是，中国科学家抗SARS-CoV-2药物研发的典型案例不胜枚举，例如主蛋白酶抑制剂[131-132]、肽类侵入抑制剂[7,35,133-134]及铋类抑制剂[135-137]等，从非典到新冠，每一个团队无一不是跨越十多年之久。可见抗病毒药物研发需要久久为功、厚积薄发。唯有未雨绸缪，才能在疫情来临时做好准备从容应对。

参 考 文 献

[1] Ma Y, Frutos-Beltrán E, Kang D, et al. Medicinal chemistry strategies for discovering antivirals effective against drug-resistant viruses [J]. Chem Soc Rev, 2021, 50: 4514-4540.

[2] 付志鹏, 康东伟, 刘新泳, 等. 基于靶标的抗艾滋病药物研究新进展[J]. 药学进展, 2020, 44(09): 681-697.

[3] 霍志鹏, 左晓芳, 康东伟, 等. 抗艾滋病药物新靶标及其小分子抑制剂的研究进展[J]. 药学学报, 2018, 53(03): 356-374.

[4] 宋乐天, 程玉森, 高升华, 等. 人冠状病毒广谱抑制剂的研究进展[J]. 中国药物化学杂志, 2021, 31(09): 721-738.

[5] 黄天广, 孙林, 展鹏, 等. 广谱抗病毒药物研究进展[J]. 药学学报, 2020, 55(04): 679-693.

[6] 李敬, 姜向毅, 徐淑静, 等. 冠状病毒抑制剂研究的药物化学策略[J]. 药学学报, 2020, 55(04): 537-553.

[7] Jiang S, He Y, Liu S. SARS vaccine development [J]. Emerg Infect Dis, 2005, 11: 1016-1020.

[8] 徐淑静, 张续杰, 丁当, 等. 抗病毒药物研究中的生物无机化学策略[J]. 药学学报, 2022, 57(03): 576-592.

[9] 徐淑静, 丁当, 张续杰, 等. 抗病毒药物研究中的新靶标与新策略[J]. 药学学报, 2022, 57(04): 903-916.

[10] Bravo MF, Lema MA, Marianski M, et al. Flexible synthetic carbohydrate receptors as Inhibitors of viral attachment [J]. Biochemistry, 2021, 60: 999-1018.

[11] Balzarini J. Carbohydrate-binding agents: a potential future cornerstone for the chemotherapy of enveloped viruses? [J]. Antivir Chem Chemother, 2007, 18: 1-11.

[12] Gupta RK, Apte GR, Lokhande KB, et al. Carbohydrate-binding agents: potential of repurposing for COVID-19 therapy [J]. Curr Protein Pept Sci, 2020, 21: 1085-1096.

[13] François KO, Balzarini J. Potential of carbohydrate-binding agents as therapeutics against enveloped viruses [J]. Med Res Rev, 2012, 32: 349-87.

[14] Palanichamy K, Joshi A, Mehmetoglu-Gurbuz T,et al. Anti-zika activity of a library of synthetic carbohydrate receptors [J]. J Med Chem, 2019, 62: 4110-4119.

[15] Vanderlinden E, Van Winkel N, Naesens L, et al. In vitro characterization of the carbohydrate-binding agents HHA, GNA, and UDA as inhibitors of influenza A and B virus replication [J]. Antimicrob Agents Chemother, 2021, 65: e01732-20.

[16] Francesconi O, Nativi C, Gabrielli G, et al. Antiviral activity of synthetic aminopyrrolic carbohydrate binding agents: targeting the glycans of viral gp120 to inhibit HIV entry [J]. Chemistry, 2015, 21: 10089-93.

[17] Trippier PC, McGuigan C, Balzarini J. Phenylboronic-acid-based carbohydrate binders as antiviral therapeutics: monophenylboronic acids [J]. Antivir Chem Chemother, 2010, 20: 249-57.

[18] Vigant F, Santos NC, Lee B. Broad-spectrum antivirals against viral fusion [J]. Nat Rev Microbiol, 2015, 13: 426-37.

[19] Jackman JA. Antiviral peptide engineering for targeting membrane-enveloped viruses: recent progress and future directions [J]. Biochim Biophys Acta Biomembr, 2021, 1864: 183821.

[20] Yoon BK, Jeon WY, Sut TN, et al. Stopping membrane-enveloped viruses with nanotechnology strategies: toward antiviral drug development and pandemic preparedness [J]. ACS Nano, 2021, 15: 125-148.

[21] Regen SL. Membrane-disrupting molecules as therapeutic agents: a cautionary note [J]. JACS Au, 2020, 1: 3-7.

[22] Mbarek A, Moussa G, Chain JL. Pharmaceutical applications of molecular tweezers, clefts and clips [J]. Molecules, 2019, 24: 1803.

[23] Weil T, Groß R, Röcker A, et al. Supramolecular mechanism of viral envelope disruption by molecular tweezers [J]. J Am Chem Soc, 2020, 142: 17024-17038.

[24] Lump E, Castellano LM, Meier C, et al. A molecular tweezer antagonizes seminal amyloids and HIV infection [J]. Elife, 2015, 4: e05397.

[25] Röcker AE, Müller JA, Dietzel E, et al. The molecular tweezer CLR01 inhibits ebola and zika virus infection [J]. Antiviral Res, 2018, 152: 26-35.

[26] Yu X, Zhang L, Tong L, et al. Broad-spectrum virucidal activity of bacterial secreted lipases against flaviviruses, SARS-CoV-2 and other enveloped viruses [J]. bioRxiv, 2020.

[27] He Y, Zhou J, Gao H, et al. Broad-spectrum antiviral strategy: host-targeting antivirals against emerging and re-emerging viruses [J]. Eur J Med Chem, 2024, 265: 116069.

[28] Wang H, Yang Q, Liu X, et al. Structure-based discovery of dual pathway inhibitors for SARS-CoV-2 entry [J]. Nat Commun, 2023, 14: 7574.

[29] Xu HT, Colby-Germinario SP, Hassounah S, et al. Identification of a pyridoxine-derived small-molecule inhibitor targeting dengue virus RNA-dependent RNA polymerase [J]. Antimicrob Agents Chemother, 2015, 60: 600-8.

[30] Maio N, Lafont BAP, Sil D, et al. Fe-S cofactors in the SARS-CoV-2 RNA-dependent RNA polymerase are potential antiviral targets [J]. Science, 2021, 373: 236-241.

[31] García CC, Damonte EB. Zn finger containing proteins as targets for the control of viral infections [J]. Infect Disord Drug Targets, 2007, 7: 204-12.

[32] Wang X, Xia S, Zhu Y, et al. Pan-coronavirus fusion inhibitors as the hope for today and tomorrow [J]. Protein Cell, 2021, 12: 84-88.

[33] Wang C, Zhao L, Xia S, et al. De novo design of α-helical lipopeptides targeting viral fusion proteins: a promising strategy for relatively broad-spectrum antiviral drug discovery [J]. J Med Chem, 2018, 61: 8734-8745.

[34] Xia S, Yan L, Xu W, et al. A pan-coronavirus fusion inhibitor targeting the HR1 domain of human coronavirus spike [J]. Sci Ad, 2019, 5: eaav4580.

[35] Xia S, Liu M, Wang C, et al. Inhibition of SARS-CoV-2 (previously 2019-nCoV) infection by a highly potent

pan-coronavirus fusion inhibitor targeting its spike protein that harbors a high capacity to mediate membrane fusion [J]. Cell Res, 2020, 30: 343-355.

[36] Wang L, Jiao F, Jiang H, et al. Fusogenicity of SARS-CoV-2 BA.2.86 subvariant and its sensitivity to the prokaryotic recombinant EK1 peptide [J]. Cell Discov, 2024, 10: 6.

[37] 张莹，侯凌欣，鞠翰，等. 以聚合酶为靶标的抗病毒药物研究进展[J]. 中国药物化学杂志，2021，31(09): 657-679.

[38] 孙彦莹，康东伟，高升华，等. 核苷类抗病毒药物研究进展[J]. 中国药物化学杂志, 2021, 31(01): 55-75.

[39] Seley-Radtke KL, Thames JE, Waters CD 3rd. Broad spectrum antiviral nucleosides-our best hope for the future [J]. Annu Rep Med Chem, 2021, 57: 109-132.

[40] Sun L, Peng Y, Yu W, et al. Mechanistic insight into antiretroviral potency of 2'-deoxy-2'-β-fluoro-4'-azidocytidine (FNC) with a long-lasting effect on HIV-1 prevention [J]. J Med Chem, 2020, 63: 8554-8566.

[41] Yan L, Yang Y, Li M, et al. Coupling of N7-methyltransferase and 3'-5' exoribonuclease with SARS-CoV-2 polymerase reveals mechanisms for capping and proofreading [J]. Cell, 2021, 184: 3474-3485.

[42] Sourimant J, Lieber CM, Aggarwal M, et al. 4'-Fluorouridine is an oral antiviral that blocks respiratory syncytial virus and SARS-CoV-2 replication [J]. Science, 2022, 375: 161-167.

[43] 孟晗，于芳，何宇鹏，等. 新型口服广谱抗病毒药物——EIDD-2801[J]. 临床药物治疗杂志，2020，18(07): 12-15.

[44] Shilatifard A. COVID-19: Rescue by transcriptional inhibition [J]. Sci Adv, 2020, 6: eabc6891.

[45] Robson F, Khan KS, Le TK, et al. Coronavirus RNA proofreading: molecular basis and therapeutic targeting [J]. Mol Cell, 2020, 79: 710-727.

[46] Kabinger F, Stiller C, Schmitzová J, et al. Mechanism of molnupiravir-induced SARS-CoV-2 mutagenesis [J]. Nat Struct Mol Biol, 2021, 28: 740-746.

[47] Gordon CJ, Tchesnokov EP, Schinazi RF, et al. Molnupiravir promotes SARS-CoV-2 mutagenesis via the RNA template [J]. J Biol Chem, 2021, 297: 100770.

[48] Malone B, Campbell EA. Molnupiravir: coding for catastrophe [J]. Nat Struct Mol Biol, 2021, 28: 706-708.

[49] Hampton T. New flu antiviral candidate may thwart drug resistance [J]. JAMA, 2020, 323: 17.

[50] Toots M, Yoon JJ, Cox RM, et al. Characterization of orally efficacious influenza drug with high resistance barrier in ferrets and human airway epithelia [J]. Sci Transl Med, 2019, 11: eaax5866.

[51] Sheahan TP, Sims AC, Zhou S, et al. An orally bioavailable broad-spectrum antiviral inhibits SARS-CoV-2 in human airway epithelial cell cultures and multiple coronaviruses in mice [J]. Sci Transl Med, 2020, 12: eabb5883.

[52] Cox RM, Wolf JD, Plemper RK. Therapeutically administered ribonucleoside analogue MK-4482/EIDD-2801 blocks SARS-CoV-2 transmission in ferrets [J]. Nat Microbiol, 2021, 6: 11-18.

[53] Zhao L, Zhong W. Mechanism of action of favipiravir against SARS-CoV-2: mutagenesis or chain termination? [J]. Innovation (Camb), 2021, 2: 100165.

[54] Anokhina VS, Miller BL. Targeting ribosomal frameshifting as an antiviral strategy: from HIV-1 to SARS-CoV-2 [J]. Acc Chem Res, 2021, 54: 3349-3361.

[55] Bhatt PR, Scaiola A, Loughran G, et al. Structural basis of ribosomal frameshifting during translation of the SARS-CoV-2 RNA genome [J]. Science, 2021, 372: 1306-1313.

[56] Schlick T, Zhu Q, Dey A, et al. To knot or not to knot: multiple conformations of the SARS-CoV-2 frameshifting RNA element [J]. J Am Chem Soc, 2021, 143: 11404-11422.

[57] Neupane K, Zhao M, Lyons A, et al. Structural dynamics of single SARS-CoV-2 pseudoknot molecules reveal topologically distinct conformers [J]. Nat Commun, 2021, 12: 4749.

[58] Sun Y, Abriola L, Niederer RO, et al. Restriction of SARS-CoV-2 replication by targeting programmed -1 ribosomal frameshifting [J]. Proc Natl Acad Sci U S A, 2021, 118: e2023051118.

[59] Ahn DG, Yoon GY, Lee S, et al. A novel frameshifting inhibitor having antiviral activity against zoonotic coronaviruses [J]. Viruses, 2021, 13: 1639.

[60] Wang S, Wang D, Kai M, et al. Design strategies for cellular nanosponges as medical countermeasures [J]. BME

Front, 2023, 4: 0018.

[61] Ai X, Wang D, Honko A, et al. Surface glycan modification of cellular nanosponges to promote SARS-CoV-2 inhibition [J]. J Am Chem Soc, 2021, 143: 17615-17621.

[62] Zhang G, Cong Y, Liu FL, et al. A nanomaterial targeting the spike protein captures SARS-CoV-2 variants and promotes viral elimination [J]. Nat Nanotechnol, 2022, 17: 993-1003.

[63] Parker CG, Domaoal RA, Anderson KS, et al. An antibody-recruiting small molecule hat targets HIV gp120 [J]. J Am Chem Soc, 2009, 131: 16392-4.

[64] Liu X, Zhang B, Wang Y, et al. A universal dual mechanism immunotherapy for the treatment of influenza virus infections [J]. Nat Commun, 2020, 11: 5597.

[65] Painter MM, Zimmerman GE, Merlino MS, et al. Concanamycin A counteracts HIV-1 Nef to enhance immune clearance of infected primary cells by cytotoxic T lymphocytes [J]. Proc Natl Acad Sci U S A, 2020, 117: 23835-23846.

[66] Rao S, Lungu C, Crespo R, et al. Selective cell death in HIV-1-infected cells by DDX3 inhibitors leads to depletion of the inducible reservoir [J]. Nat Commun, 2021, 12: 2475.

[67] Jones ST, Cagno V, Janeček M, et al. Modified cyclodextrins as broad-spectrum antivirals [J]. Sci Adv, 2020, 6: eaax9318.

[68] Dey P, Bergmann T, Cuellar-Camacho JL, et al. Multivalent flexible nanogels exhibit broad-spectrum antiviral activity by blocking virus entry [J]. ACS Nano, 2018, 12: 6429-6442.

[69] Nie C, Pouyan P, Lauster D, et al. Polysulfates block SARS-CoV-2 uptake through electrostatic interactions [J]. Angew Chem Int Ed Engl, 2021, 60:15870-15878.

[70] Muñoz A, Sigwalt D, Illescas BM, et al. Synthesis of giant globular multivalent glycofullerenes as potent inhibitors in a model of Ebola virus infection [J]. Nat Chem, 2016, 8: 50-7.

[71] Ramos-Soriano J, Reina JJ, Illescas BM, et al. Synthesis of highly efficient multivalent disaccharide/[60]fullerene nanoballs for emergent viruses [J]. J Am Chem Soc, 2019, 141: 15403-15412.

[72] Rodríguez-Pérez L, Ramos-Soriano J, Pérez-Sánchez A, et al. Nanocarbon-based glycoconjugates as multivalent inhibitors of ebola virus infection [J]. J Am Chem Soc, 2018, 140: 9891-9898.

[73] Stadtmueller MN, Bhatia S, Kiran P, et al. Evaluation of multivalent sialylated polyglycerols for resistance induction in and broad antiviral activity against influenza a viruses [J]. J Med Chem, 2021, 64: 12774-12789.

[74] Li YY, Liang GD, Chen ZX, et al. A small molecule compound targeting hemagglutinin inhibits influenza A virus and exhibits broad-spectrum antiviral activity [J]. Acta Pharmacol Sin, 2024, 45: 2380-2393.

[75] Nie C, Parshad B, Bhatia S, et al. Topology-matching design of an influenza-neutralizing spiky nanoparticle-based inhibitor with a dual mode of action [J]. Angew Chem Int Ed Engl, 2020, 59: 15532-15536.

[76] Nie C, Stadtmüller M, Yang H, et al. Spiky nanostructures with geometry-matching topography for virus inhibition [J]. Nano Lett, 2020, 20: 5367-5375.

[77] Nie C, Stadtmüller M, Parshad B, et al. Heteromultivalent topology-matched nanostructures as potent and broad-spectrum influenza A virus inhibitors [J]. Sci Adv, 2021, 7: eabd3803.

[78] Falese JP, Donlic A, Hargrove AE. Targeting RNA with small molecules: from fundamental principles towards the clinic [J]. Chem Soc Rev, 2021, 50: 2224-2243.

[79] Meyer SM, Williams CC, Akahori Y, et al. Small molecule recognition of disease-relevant RNA structures [J]. Chem Soc Rev, 2020, 49: 7167-7199.

[80] Costales MG, Childs-Disney JL, Haniff HS, et al. How we think about targeting RNA with small molecules [J]. J Med Chem, 2020, 63: 8880-8900.

[81] Li P, Wei Y, Mei M, et al. Integrative analysis of zika virus genome RNA structure reveals critical determinants of viral infectivity [J]. Cell Host Microbe, 2018, 24: 875-886.

[82] Sun L, Xu K, Huang W, et al. Predicting dynamic cellular protein-RNA interactions by deep learning using in vivo RNA structures [J]. Cell Res, 2021, 31: 495-516.

[83] Sreeramulu S, Richter C, Berg H, et al. Exploring the druggability of conserved RNA regulatory elements in the

SARS-CoV-2 genome [J]. Angew Chem Int Ed Engl, 2021, 60: 19191-19200.
[84] Yang SL, DeFalco L, Anderson DE, et al. Comprehensive mapping of SARS-CoV-2 interactions in vivo reveals functional virus-host interactions [J]. Nat Commun, 2021, 12: 5113.
[85] Ruggiero E, Richter SN. Viral G-quadruplexes: new frontiers in virus pathogenesis and antiviral therapy [J]. Annu Rep Med Chem, 2020, 54: 101-131.
[86] Zhao C, Qin G, Niu J, et al. Targeting RNA G-Quadruplex in SARS-CoV-2: a promising therapeutic target for COVID-19? [J]. Angew Chem Int Ed Engl, 2021, 60: 432-438.
[87] Melidis L, Hill HJ, Coltman NJ, et al. Supramolecular cylinders target bulge structures in the 5' UTR of the RNA genome of SARS-CoV-2 and inhibit viral replication [J]. Angew Chem Int Ed Engl, 2021, 60: 18144-18151.
[88] Melidis L, Styles IB, Hannon MJ. Targeting structural features of viral genomes with a nano-sized supramolecular drug [J]. Chem Sci, 2021, 12: 7174-7184.
[89] Springer NA, Meyer SM, Taghavi A, et al. Methods for the study of ribonuclease targeting chimeras (RiboTACs) [J]. Methods Enzymol, 2023, 692: 249-298.
[90] Haniff HS, Tong Y, Liu X, et al. Targeting the SARS-CoV-2 RNA genome with small molecule binders and ribonuclease targeting chimera (RIBOTAC) degraders [J]. ACS Cent Sci, 2020, 6: 1713-1721.
[91] Su X, Ma W, Feng D, et al. Efficient Inhibition of SARS-CoV-2 using chimeric antisense oligonucleotides through RNase L activation [J]. Angew Chem Int Ed Engl, 2021, 60: 21662-21667.
[92] Yamasaki M, Saso W, Yamamoto T, et al. Anti-SARS-CoV-2 gapmer antisense oligonucleotides targeting the main protease region of viral RNA [J]. Antiviral Res, 2024, 230: 105992.
[93] Chen XF, Zhao X, Yang Z. Aptamer-based antibacterial and antiviral therapy against infectious diseases [J]. J Med Chem, 2021, 64: 17601-17626.
[94] Sun M, Liu S, Wei X, et al. Aptamer blocking strategy inhibits SARS-CoV-2 virus infection [J]. Angew Chem Int Ed Engl, 2021, 60: 10266-10272.
[95] Schmitz A, Weber A, Bayin M, et al. A SARS-CoV-2 spike binding DNA aptamer that inhibits pseudovirus infection by an RBD-independent mechanism [J]. Angew Chem Int Ed Engl, 2021, 60: 10279-10285.
[96] Sun M, Liu S, Song T, et al. Spherical neutralizing aptamer inhibits SARS-CoV-2 infection and suppresses mutational escape [J]. J Am Chem Soc, 2021, 143: 21541-21548.
[97] Whiting M, Muldoon J, Lin YC, et al. Inhibitors of HIV-1 protease by using in situ click chemistry [J]. Angew Chem Int Ed Engl, 2006: 45: 1435-9.
[98] Schmidt MF, Isidro-Llobet A, Lisurek M, et al. Sensitized detection of inhibitory fragments and iterative development of non-peptidic protease inhibitors by dynamic ligation screening [J]. Angew Chem Int Ed Engl, 2008, 47: 3275-8.
[99] Tauber C, Wamser R, Arkona C, et al. Chemical evolution of antivirals against enterovirus D68 through protein-templated knoevenagel reactions [J]. Angew Chem Int Ed Engl, 2021, 60: 13294-13301.
[100] Thun-Hohenstein STD, Suits TF, Malla TR, et al. Structure-activity studies reveal scope for optimisation of ebselen-type inhibition of SARS-COV-2 main protease [J]. ChemMedChem, 2022, 17:e202100582.
[101] Sies H, Parnham MJ. Potential therapeutic use of ebselen for COVID-19 and other respiratory viral infections [J]. Free Radic Biol Med, 2020, 156: 107-112.
[102] Menéndez CA, Byléhn F, Perez-Lemus GR, et al. Molecular characterization of ebselen binding activity to SARS-CoV-2 main protease [J]. Sci Adv, 2020, 6: eabd0345.
[103] Zhang DW, Yan HL, Xu XS, et al. The selenium-containing drug ebselen potently disrupts LEDGF/p75-HIV-1 integrase interaction by targeting LEDGF/p75 [J]. J Enzyme Inhib Med Chem, 2020, 35: 906-912.
[104] Thenin-Houssier S, de Vera IM, Pedro-Rosa L, et al. Ebselen, a small-molecule capsid inhibitor of HIV-1 replication [J]. Antimicrob Agents Chemother, 2016, 60: 2195-208.
[105] De Clercq E. 1984-discovery of the first anti-hiv drug, suramin [J]. Viruses, 2021, 13: 1646.
[106] Henß L, Beck S, Weidner T, et al. Suramin is a potent inhibitor of Chikungunya and Ebola virus cell entry [J]. Virol J, 2016, 13: 149.

[107] Yin W, Luan X, Li Z, et al. Structural basis for inhibition of the SARS-CoV-2 RNA polymerase by suramin [J]. Nat Struct Mol Biol, 2021, 28: 319-325.

[108] Bertolin AP, Weissmann F, Zeng J, et al. Identifying SARS-CoV-2 antiviral compounds by screening for small molecule inhibitors of nsp12/7/8 RNA-dependent RNA polymerase [J]. Biochem J, 2021, 478: 2425-2443.

[109] Zeng J, Weissmann F, Bertolin AP, et al. Identifying SARS-CoV-2 antiviral compounds by screening for small molecule inhibitors of nsp13 helicase [J]. Biochem J, 2021, 478: 2405-2423.

[110] de Paiva REF , Marçal Neto A , Santos IA , et al . What is holding back the development of antiviral metallodrugs? A literature overview and implications for SARS-CoV-2 therapeutics and future viral outbreaks [J]. Dalton Trans, 2020, 4: 16004-16033.

[111] Rothan HA, Stone S, Natekar J, et al. The FDA-approved gold drug auranofin inhibits novel coronavirus (SARS-COV-2) replication and attenuates inflammation in human cells [J]. Virology, 2020, 547: 7-11.

[112] Gil-Moles M, Basu U, Büssing R, et al. Gold metallodrugs to target coronavirus proteins: inhibitory effects on the Spike-ACE2 interaction and on PL^{pro} protease activity by auranofin and gold organometallics [J]. Chemistry, 2020, 26: 15140-15144.

[113] Chuong C, DuChane CM, Webb EM, et al. Noble metal organometallic complexes display antiviral activity against SARS-CoV-2 [J]. Viruses, 2021, 13: 980.

[114] Karges J, Kalaj M, Gembicky M, et al. Rei tricarbonyl complexes as coordinate covalent inhibitors for the SARS-CoV-2 main cysteine protease [J]. Angew Chem Int Ed Engl, 2021, 60: 10716-10723.

[115] Kuroki A, Tay J, Lee GH, et al. Broad-spectrum antiviral peptides and polymers [J]. Adv Health Mater, 2021, 10: e2101113.

[116] Galindo I, Garaigorta U, Lasala F, et al. Antiviral drugs targeting endosomal membrane proteins inhibit distant animal and human pathogenic viruses [J]. Antiviral Res, 2021, 186: 104990.

[117] Weston S, Baracco L, Keller C, et al. The SKI complex is a broad-spectrum, host-directed antiviral drug target for coronaviruses, influenza, and filoviruses [J]. Proc Natl Acad Sci U S A, 2020, 117: 30687-30698.

[118] Yuan S, Chu H, Huang J, et al. Viruses harness YxxØ motif to interact with host AP2M1 for replication: A vulnerable broad-spectrum antiviral target [J]. Sci Adv, 2020, 6: eaba7910.

[119] Huang R, Xu M, Zhu H, et al. Biological activity-based modeling identifies antiviral leads against SARS-CoV-2 [J]. Nat Biotechnol, 2021, 39: 747-753.

[120] Zhang CH, Stone EA, Deshmukh M, et al. Potent noncovalent inhibitors of the main protease of SARS-CoV-2 from molecular sculpting of the drug perampanel guided by free energy perturbation calculations [J]. ACS Cent Sci, 2021, 7: 467-475.

[121] Sutanto F, Shaabani S, Oerlemans R, et al. Combining high-throughput synthesis and high-throughput protein crystallography for accelerated hit identification [J]. Angew Chem Int Ed Engl, 2021, 60: 18231-18239.

[122] Chamakuri S, Lu S, Ucisik MN, et al. DNA-encoded chemistry technology yields expedient access to SARS-CoV-2 M^{pro} inhibitors [J]. Proc Natl Acad Sci U S A, 2021, 118: e2111172118.

[123] El-Baba TJ, Lutomski CA, Kantsadi AL, et al. Allosteric inhibition of the SARS-CoV-2 main protease: insights from mass spectrometry based assays [J]. Angew Chem Int Ed Engl, 2020, 59: 23544-23548.

[124] Ferron F, Decroly E, Selisko B, et al. The viral RNA capping machinery as a target for antiviral drugs [J]. Antiviral Res, 2012, 96: 21-31.

[125] Kasprzyk R, Spiewla TJ, Smietanski M, et al. Identification and evaluation of potential SARS-CoV-2 antiviral agents targeting mRNA cap guanine N7-Methyltransferase [J]. Antiviral Res, 2021, 193: 105142.

[126] Abdelnabi R, Kovacikova K, Moesslacher J, et al. Novel class of chikungunya virus small molecule inhibitors that targets the viral capping machinery [J]. Antimicrob Agents Chemother, 2020, 64: e00649-20.

[127] Gigante A, Gómez-SanJuan A, Delang L, et al. Antiviral activity of [1,2,3]triazolo[4,5-*d*]pyrimidin-7(6*H*)-ones against chikungunya virus targeting the viral capping nsP1 [J]. Antiviral Res, 2017, 144: 216-222.

[128] Delang L, Li C, Tas A, et al. The viral capping enzyme nsp1: a novel target for the inhibition of chikungunya virus infection [J]. Sci Rep, 2016, 6: 31819.

[129] Nieva JL, Madan V, Carrasco L. Viroporins: structure and biological functions [J]. Nat Rev Microbiol, 2012, 10: 563-74.

[130] Caly L, Wagstaff KM, Jans DA. Nuclear trafficking of proteins from RNA viruses: potential target for antivirals? [J]. Antiviral Res, 2012, 95: 202-6.

[131] Jin Z, Du X, Xu Y, et al. Structure of M^{pro} from SARS-CoV-2 and discovery of its inhibitors [J]. Nature, 2020, 582: 289-293.

[132] Xiong B, Gui CS, Xu XY, et al. A 3D model of SARS_CoV 3CL proteinase and its inhibitors design by virtual screening [J]. Acta Pharmacol Sin, 2003, 24: 497-504.

[133] Du L, He Y, Zhou Y, et al. The spike protein of SARS-CoV--a target for vaccine and therapeutic development [J]. Nat Rev Microbiol, 2009, 7: 226-36.

[134] Su S, Du L, Jiang S. Learning from the past: development of safe and effective COVID-19 vaccines [J]. Nat Rev Microbiol, 2021, 19: 211-219.

[135] Yuan S, Wang R, Chan JF, et al. Metallodrug ranitidine bismuth citrate suppresses SARS-CoV-2 replication and relieves virus-associated pneumonia in Syrian hamsters [J]. Nat Microbiol, 2020, 5: 1439-1448.

[136] Yang N, Tanner JA, Wang Z, et al. Inhibition of SARS coronavirus helicase by bismuth complexes [J]. Chem Commun (Camb), 2007: 4413-5.

[137] Yang N, Tanner JA, Zheng BJ, et al. Bismuth complexes inhibit the SARS coronavirus [J]. Angew Chem Weinheim Bergstr Ger, 2007, 119: 6584-6588.

第 16 章
基于多特异性结合策略的抗病毒药物

有效地预防和治疗当前以及未来可能出现的病毒感染性疾病迫切需要一些新颖的药物设计策略[1-9]。自 20 世纪 70 年代，药物设计逐渐发展为“一药一靶”的模式，据此数百种药物应运而生。经典的药物设计一般是先明确一个靶点，然后针对该靶点进行药物筛选和设计；药物与靶点直接结合，通过促进或者抑制靶点的功能来发挥作用；另外，经典药物通常在全身发挥作用，不具有组织特异性。与之不同的是，多特异性结合策略是在经典理性药物设计的基础上，增加了另外一重功效：一种是将靶标定位到细胞特定的效应器，使该效应器对靶标进行调节，比如蛋白降解靶向嵌合体（PROTAC）；另一种是让药物在特定位点发挥作用，目的主要是减小药物不良反应，比如抗体药物偶联物（ADC）[10]。近年来，快速发展的多特异性药物已成为研究热点[11-12]，本章以药物化学的角度，从 PROTAC、抗体募集分子（antibody recruiting molecule，ARM）、ADC、抗病毒药物递送系统和核糖核酸酶靶向嵌合体（RIBOTAC）等方面总结抗病毒药物研发的多特异性结合策略（图 16-1），以期对当下及未来的抗病毒药物研发提供指导。

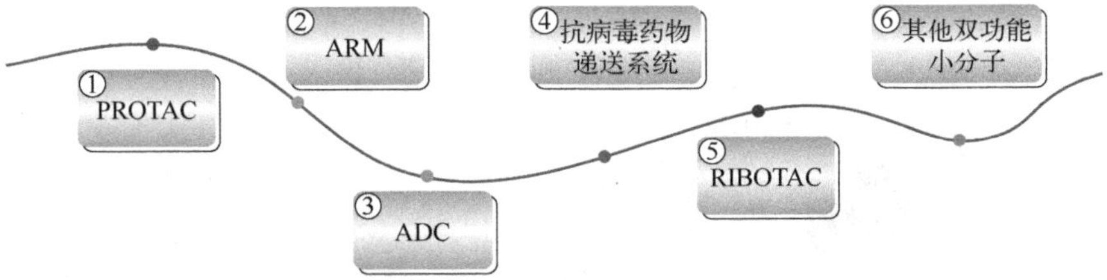

图 16-1　抗病毒领域多特异性结合策略概述

16.1 蛋白降解靶向嵌合体

PROTAC 的概念最早是在 2001 年由 Craig Crews 教授及合作者提出的[13]。它能够利用生物体内天然存在的蛋白质清理系统，降低蛋白质水平而非抑制其功能，从而达到治疗疾病的目的。PROTAC 分子是一种异双功能分子，由三部分构成：目标蛋白（protein of interest，POI）配体，E3 泛素连接酶（E3）配体以及二者中间的连接链（图 16-2）[14]。E3 泛素连接酶配体包括诸多类型，其中，cereblon（CRBN）、von Hippel-Lindau（VHL）、三重基序蛋白 25（tripartite motif-containing protein 25，TRIM25）及鼠双微体 2（murine double minute 2，MDM2）目前最为常见[15-16]。另外，连接链的性质对 PROTAC 的结构刚性、疏水性和溶解性均有很大的影响，烷基链和聚乙二醇（PEG）链最为常用[17]。PROTAC 降解 POI 经泛素-蛋白酶体系统（ubiquitin-proteasome system，UPS）实现，其大致过程如下：PROTAC 分子一端与 POI 结合，另一端招募 E3 泛素连接酶，形成三元复合物。之后 E3 泛素连接酶介导泛素从 E1 泛素活化酶和 E2 泛素结合酶转移到 POI，多泛素化的 POI 被细胞内蛋白酶体识别并降解[18-19]。PROTAC 分子则被释放出来，参与下一个 POI 的降解过程。相较于需在体内具备较高的浓度才能够占据靶标活性位点的传统小分子，PROTAC 以一种“事件驱动”的作用模式，在催化量即可发挥作用，从而避免产生药物的脱靶毒性[20-21]。PROTAC 还能够在“不可成药蛋白”上解决小分子难以实现的靶向性问题，例如细胞内的支架蛋白、转录因子调节蛋白或者表观遗传相关蛋白[22]。此外，耐药性是小分子抑制剂在临床用药过程中不可避免的问题，PROTAC 只需与活性位点弱结合，在克服药物耐药性方面的优势也逐渐显现[23-24]。近年来，PROTAC 策略已逐渐应用于抗病毒药物领域。

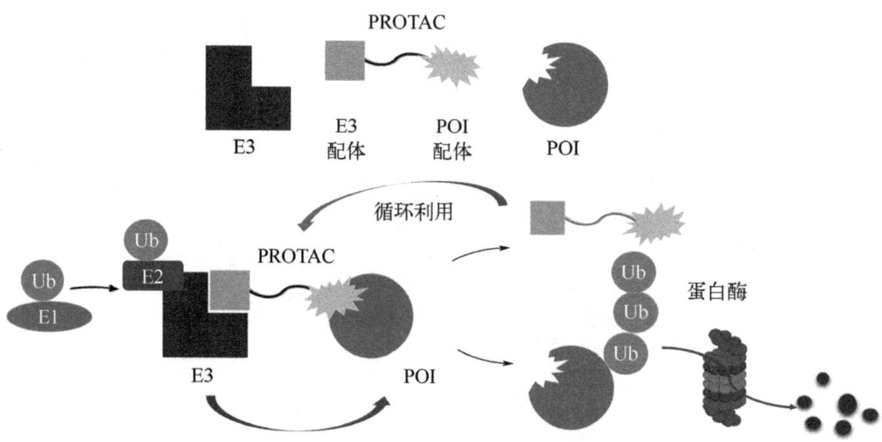

图 16-2　PROTAC 介导的蛋白质降解机制概述

PROTAC—蛋白水解靶向嵌合体；E3—E3 泛素连接酶；E1—E1 泛素活化酶；E2—E2 泛素结合酶；POI—目标蛋白；Ub—泛素

2014 年，Montrose 等[25]报道了一项关于 PROTAC 技术在降低 HBV X 蛋白含量方面的研究，其中，新型细胞渗透性 PROTAC（**16-1**，图 16-3）效果显著。此化合物包括 X 蛋白 N 端的低聚化结构域、X 蛋白 C 端的不稳定结构域以及融合聚精氨酸细胞穿透肽（polyarginine cell-penetrating peptide，CPP）三部分（图 16-3）。低聚化结构域能够拮抗 X 蛋白的促凋亡功能，CPP 提高 PROTAC 的细胞渗透性，不稳定结构域使 X 蛋白成为蛋白酶体降解的目标。研究显示，**16-1** 在 HepG2 肝癌细胞中可降解表达全长和 C 端截断两种形式的 X 蛋白。然而，这种基于肽的 PROTAC 在抑制 HBV 复制和治疗慢性肝炎方面仍需进一步研究。

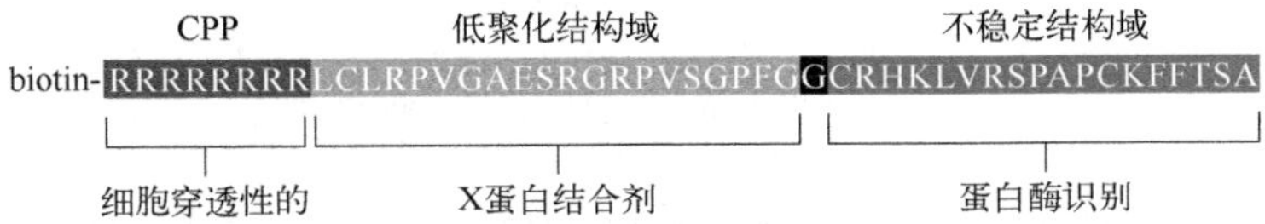

16-1

图 16-3　靶向 X 蛋白的 PROTAC（**16-1**）序列

特拉匹韦（**13-3**）是首个直接靶向丙型肝炎病毒（HCV）NS3/4A 蛋白酶的可逆共价抑制剂，然而，它与靶标亲和力低，且易产生耐药性[26-27]。为解决上述缺陷，2019 年，de Wispelaere 等[28]根据特拉匹韦与 HCV NS3/4A 蛋白酶的晶体结构（PDB 代码：3SV6），选择在特拉匹韦溶剂开口区的吡嗪环上连接 CRBN 配体，进而设计出了靶向降解病毒蛋白的 PROTAC 分子 DGY-08-097（**13-23**，EC_{50} = 748nmol·L^{-1}）图 16-4。蛋白质印迹实验和基于定量质谱的蛋白质组学研究表明，**13-23** 以浓度依赖性的方式降低细胞内 NS3 蛋白水平，且具有抑制和降解的双重作用。此外，**13-23** 保留对两种突变体（HCV-NS3-V55A 和 HCV-NS3-A156S）的活性，在一定程度上解决了特拉匹韦的耐药性问题。该研究验证了 PROTAC 是抗病毒药物研发的一种有效策略。

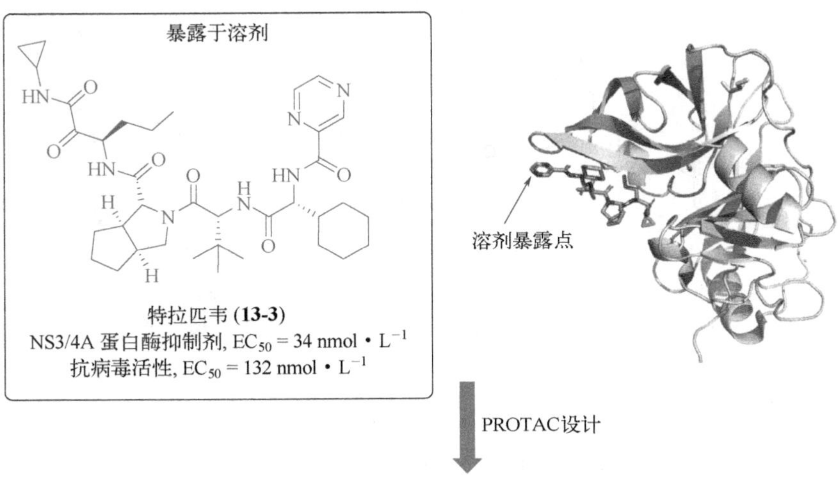

图 16-4

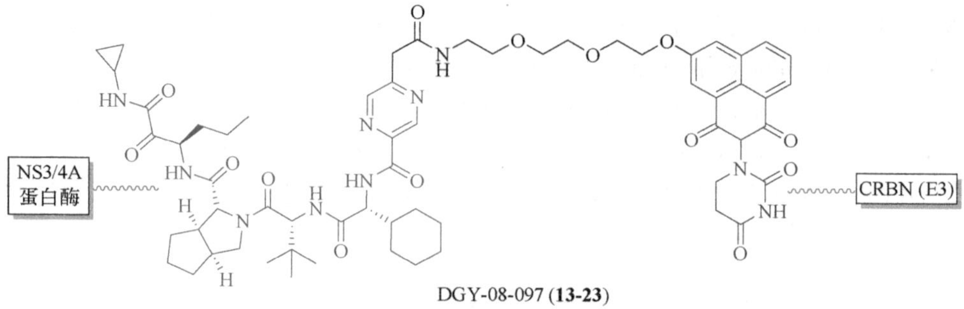

DGY-08-097 (**13-23**)
NS3/4A 蛋白酶抑制剂, EC_{50} = 247 nmol・L^{-1}
CRBN 结合力, EC_{50} = 703 nmol・L^{-1}
抗病毒活性, EC_{50} = 748 nmol・L^{-1}

图 16-4　特立匹韦与 HCV NS3/4A 蛋白酶复合物（PDB 代码：3SV6）的共晶结构及 DGY-08-097 的结构优化过程

2022 年，Li 等[29]以靶向血凝素（HA）的齐墩果酸（**16-2**）为 POI 配体，选择 CRBN（**16-3**）和 VHL（**16-4**）两种 E3 连接酶进而设计出了两类新型五环三萜类 PROTAC 分子，实现了此技术在抗流感领域的首次应用（图 16-5）。机制验证实验显示，VHL 配体（*n*=3）对血凝素具有浓度依赖性的降解作用（EC_{50} = 1.44μmol·L^{-1}），且降解过程依赖蛋白酶体。高分辨质谱分析光交联复合物实验进一步证明，**16-2** 倾向于在非活性位点结合，而 VHL 配体（*n*=3）能够以降解的全新模式发挥抗病毒作用，而不是抑制它的功能。

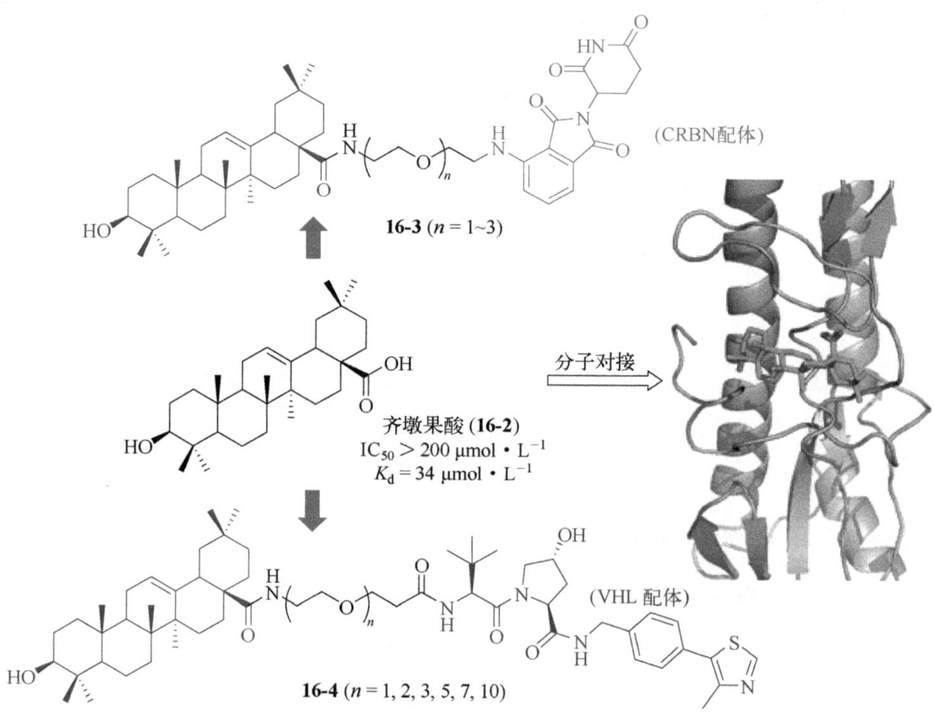

图 16-5　化合物 **16-2**～**16-4** 的化学结构及 **16-2** 与 HA 蛋白的预测结合模式（PDB 代码：1RVT）

2022 年，Xu 等[30]基于现有抗流感病毒上市药物神经氨酸酶（NA）抑制剂奥司他韦（**9-4**）设计出了 PROTAC 化合物 **16-5**（图 16-6）。在 MDCK 细胞中，该化合物对野生型流感病毒株 H1N1 显示出较好的活性和较低的细胞毒性（$EC_{50} = 0.33\mu mol \cdot L^{-1}$，$CC_{50} > 50\mu mol \cdot L^{-1}$）。蛋白质印迹实验显示，**16-5** 能够显著降低神经氨酸酶的表达水平，且阴性对照化合物 **16-6**（图 16-6）不具有该作用，这提示 **16-5** 的抗病毒活性可能是由神经氨酸酶降解引起的。进一步的机制验证实验表明，**16-5** 是通过泛素-蛋白酶体途径以浓度依赖性的方式来降解神经氨酸酶。此外，它还能够有效对抗奥司他韦耐药 H1N1 毒株（H1N1 H274Y），这同样证实了 PROTAC 策略有望解决抗病毒药物的耐药性问题。

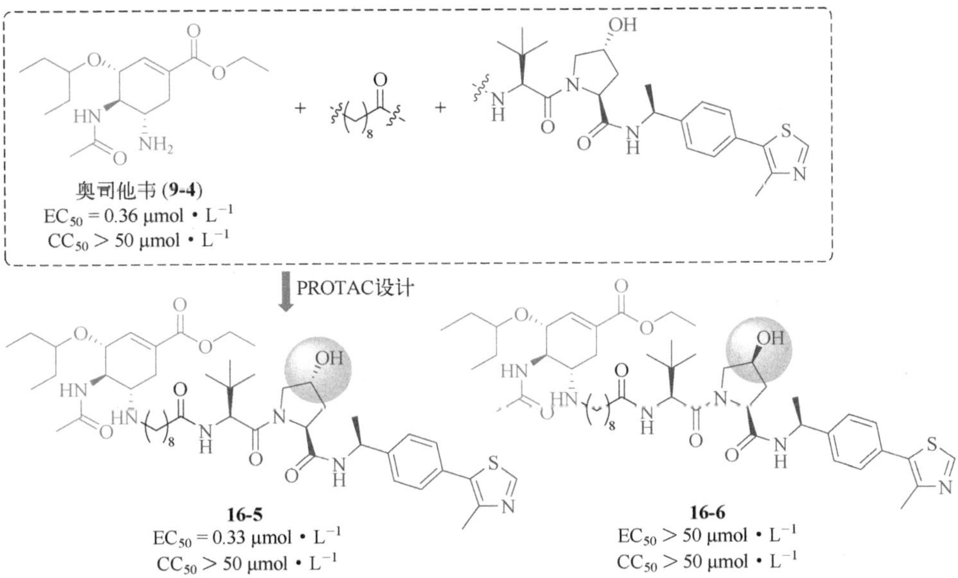

图 16-6　**化合物 16-5 和 16-6** 的 PROTAC 设计

2022 年，Zhao 等[31]报道了一种名为 APL-16-5（**9-42**，图 16-7）的抗甲型流感病毒（IAV）微生物代谢物。机制实验显示，**9-42** 与 E3 泛素连接酶 TRIM25 和 IAV 聚合酶 PA 亚基结合，从而导致 PA 蛋白的泛素化，最终在蛋白酶体中降解。因此，**16-10** 通过蛋白酶体依赖性的方式诱导流感病毒 PA 降解。

周期蛋白依赖性激酶（cyclin-dependent kinase，CDK）抑制剂 SNS032（**16-7**）具有显著的抗人巨细胞病毒（human cytomegalovirus，HCMV）活性[32-33]，$EC_{50} = (0.105 \pm 0.004)\mu mol \cdot L^{-1}$。2021 年，Hahn 等[33]以 **16-7** 为先导化合物设计了一种抗 HCMV 的 PROTAC 分子 THAL-SNS032（**16-8**，图 16-8），$EC_{50} = 0.025\mu mol \cdot L^{-1}$，$CC_{50} = 0.125\mu mol \cdot L^{-1}$。**16-8** 是由 **16-7** 通过连接链连接 CRBN 配体沙利度胺得到的 PROTAC 分子。蛋白质印迹实验表明，**16-8** 在低细胞毒性条件下浓度依赖性降解 CDK，并显示出一定的广谱抗病毒

活性［MCMV，$EC_{50} = (0.21 \pm 0.09) \mu mol \cdot L^{-1}$，$CC_{50} = (1.00 \pm 0.22) \mu mol \cdot L^{-1}$；SARS-CoV-2，$EC_{50} = (0.11 \pm 0.02) \mu mol \cdot L^{-1}$，$CC_{50} = (64.9 \pm 16.2) \mu mol \cdot L^{-1}$］。

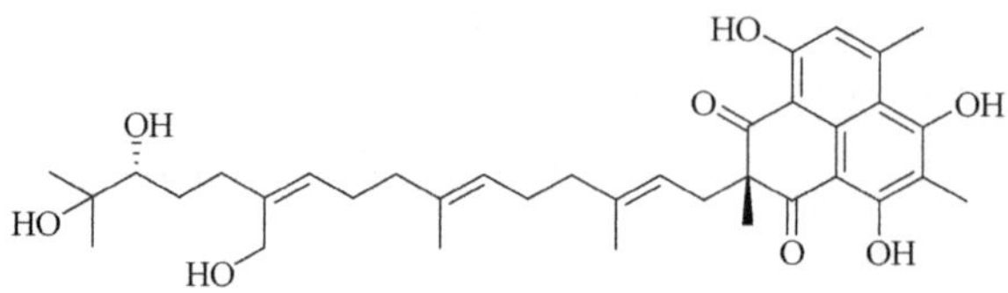

APL-16-5 (**9-42**)
$EC_{50} = 0.28\ \mu mol \cdot L^{-1}$
$CC_{50} > 100\ \mu mol \cdot L^{-1}$

图 16-7　化合物 **9-42** 的化学结构及活性

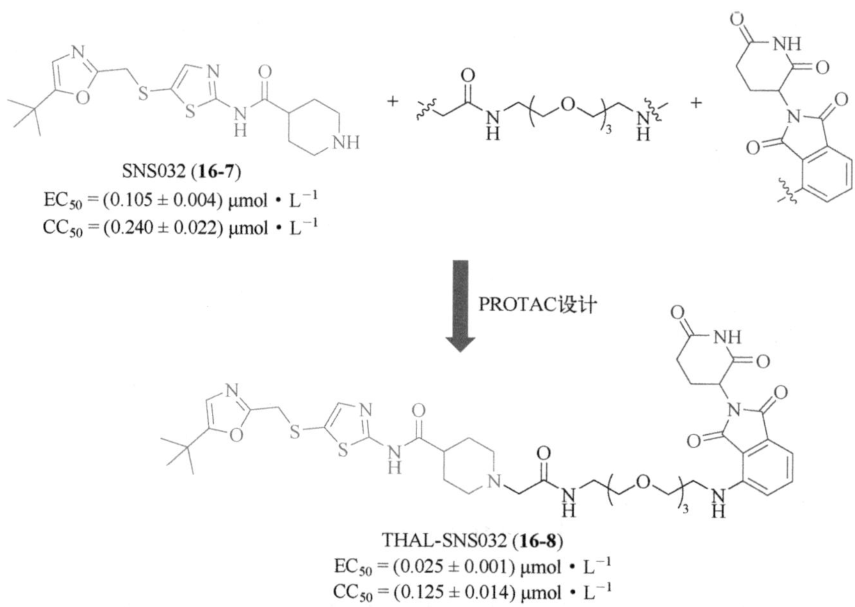

图 16-8　**16-11** 和 **16-12** 的化学结构

3CL^pro^又称主蛋白酶（M^pro^），是冠状病毒中一种重要的非结构蛋白，在子代病毒的复制和转录中发挥重要作用。2022 年，盘龙药业对 $3CL^{pro}$ 候选药物 PLC-01（**16-9**，图 16-9）运用蛋白降解的新机制设计出了两类 PROTAC 分子，这是在冠状病毒领域的首次报道[34-35]。研究者以不同连接链将 **16-9** 分别与 CRBN 配体沙利度胺以及 VHL 配体连接得到 6 个系列 PROTAC 分子。荧光共振实验和蛋白质印迹实验显示，部分 PROTAC 分子（即 **16-10**～**16-19**，图 16-9）对 $3CL^{pro}$ 既有抑制活性（$IC_{50} = 50 \sim 100 nmol \cdot L^{-1}$），又有良好的降解活性（$DC_{50} = 50 \sim 100 nmol \cdot L^{-1}$）。

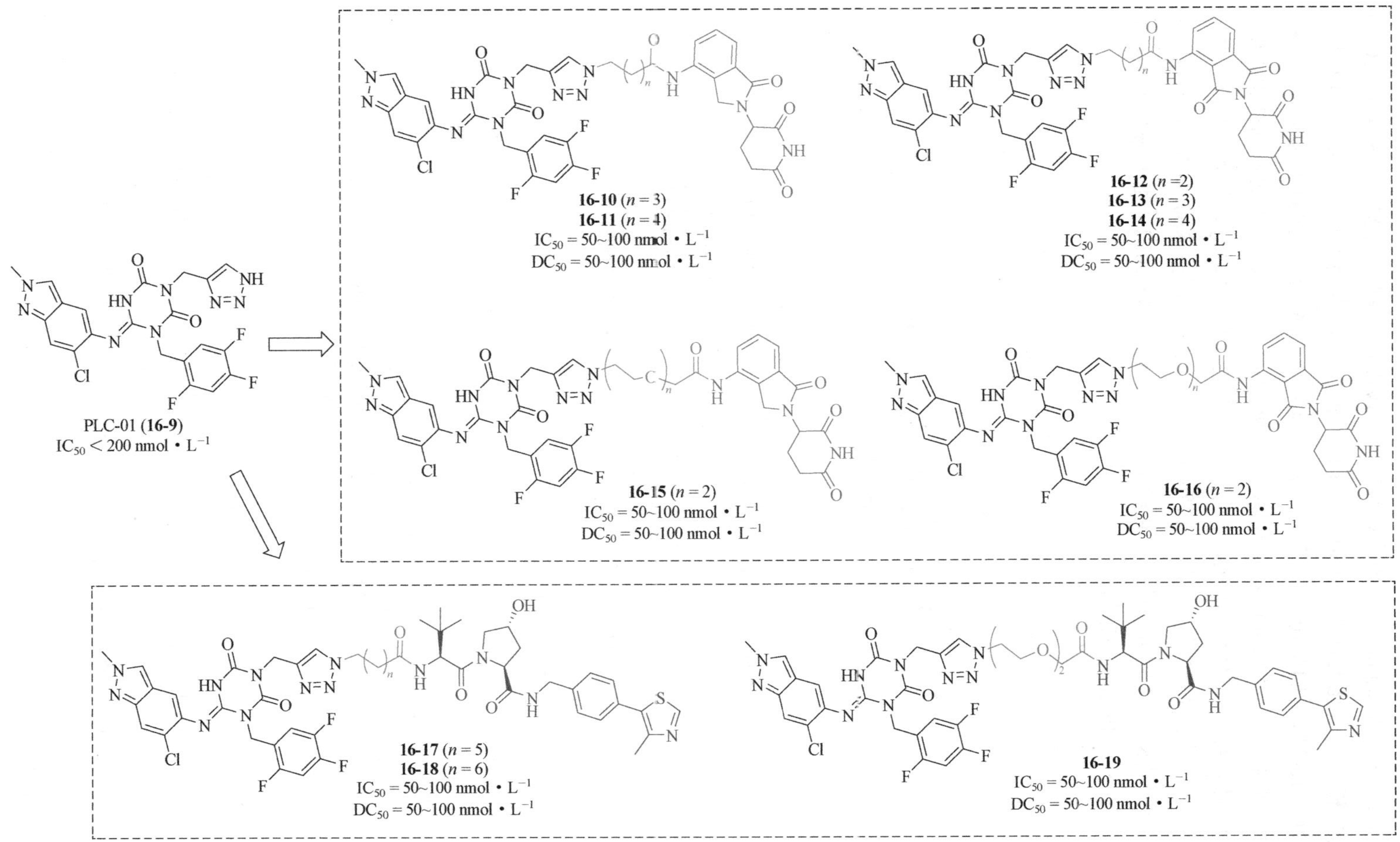

图 16-9 化合物 **16-9～16-19** 的化学结构

2023 年，Alugubelli 等[36]针对 SARS-CoV-2 的关键蛋白 M^{pro}，利用 CRBN 配体泊马度胺和 4-羟基化的沙利度胺作为 E3 连接酶配体，成功设计了一系列 PROTAC 分子（**16-20～16-29**，图 16-10）。蛋白质印迹实验表明，**16-21** 对 293T 细胞的毒性最小且降解活性最好（CC_{50} = 120μmol·L^{-1}，DC_{50} = 296nmol·L^{-1}）。进一步的机制试验表明，**16-21** 发挥作用需要与 M^{pro} 和 CRBN 结合，通过将 E3 连接酶招募至 M^{pro} 附近，诱导 M^{pro} 的泛素化，使得 M^{pro} 被蛋白酶体识别并降解，从而发挥抗 SARS-CoV-2 作用。此外，**16-21** 对 SARS-CoV-2δ 变异株（hCoV-19/USA/HP05647/2021）也展现出显著的抗病毒活性（EC_{50} = 492nmol·L^{-1}）。

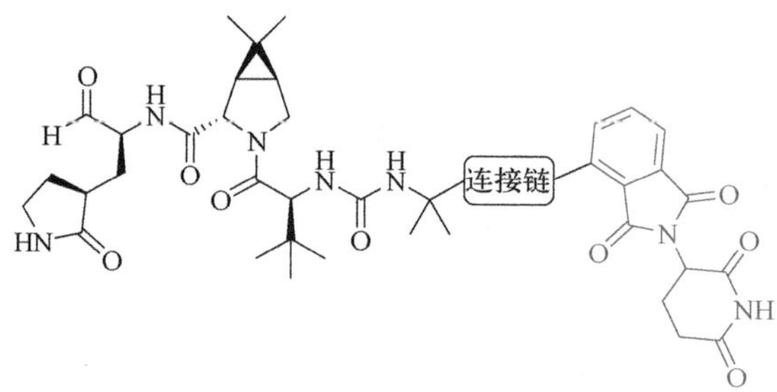

16-20 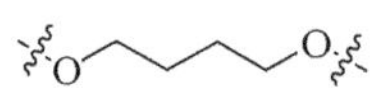 IC_{50} = 39 nmol • L^{-1}

16-21 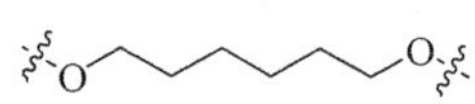 IC_{50} = 41 nmol • L^{-1}
CC_{50} = 120 μmol • L^{-1}
DC_{50} = 296 nmol • L^{-1}

16-22 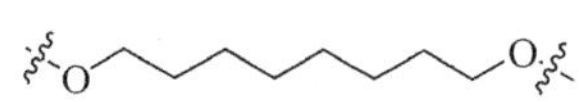 IC_{50} = 51 nmol • L^{-1}

16-23 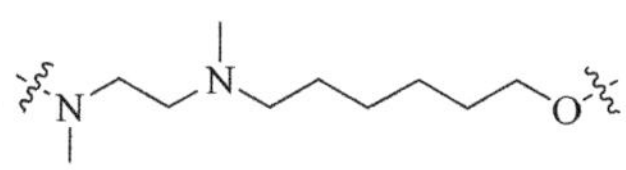 IC_{50} = 36 nmol • L^{-1}

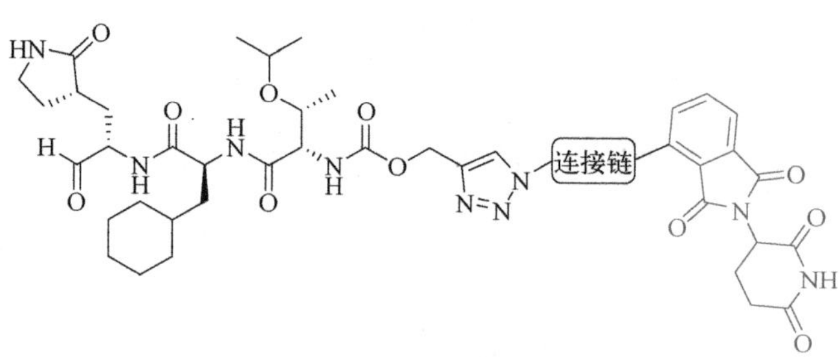

16-24 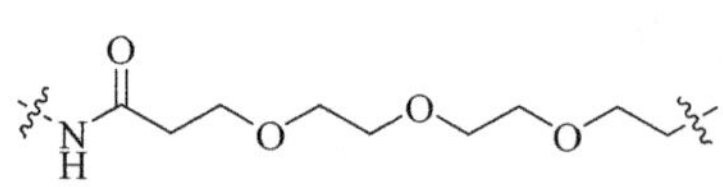 IC_{50} = 36 nmol • L^{-1}

16-25 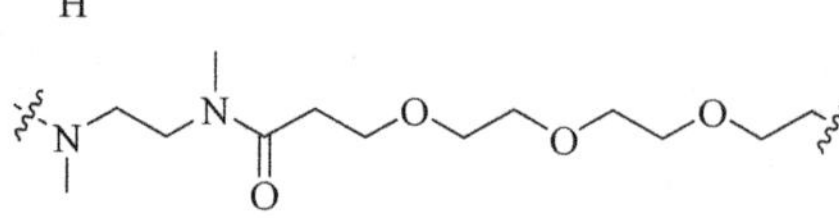 IC_{50} = 111 nmol • L^{-1}

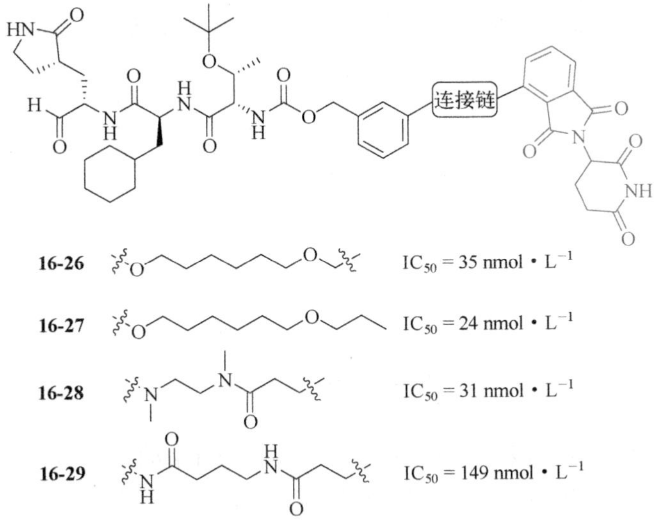

图 16-10 化合物 **16-20～16-29** 的化学结构

同年，Sang 等[37]以 H117（**16-30**，图 16-11）为 M^{pro} 配体，针对 M^{pro} 开发了 PROTAC 分子 HP211206（**16-31**，图 16-11），该分子能在 48 小时内通过泛素-蛋白酶体途径实现对 M^{pro} 的高效降解（HEK 293T 细胞，DC_{50} = 621nmol·L^{-1}），并且这种降解呈降解依赖性。值得注意的是，**16-31** 还能呈剂量依赖性诱导耐药性突变体 E166V 和 E166A 降解 M^{pro}，这再次证明了 PROTAC 在解决病毒突变引起的耐药性方面有巨大前景。

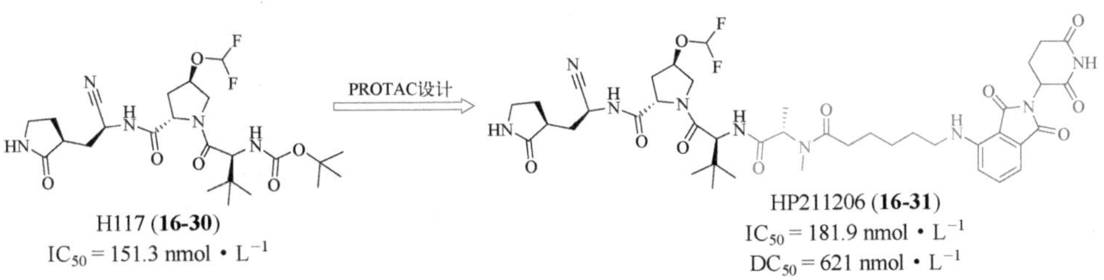

图 16-11 化合物 **16-31** 的 PROTAC 设计

Nef 辅助因子在 HIV-1 的生命周期中至关重要，它能够促进 HIV 感染细胞的免疫逃逸。2023 年，Emert-Sedlak 等[38]合成了一系列基于羟基吡唑核心的 Nef 结合化合物，并通过连接链将其与 E3 连接酶配体结合形成 PROTAC 分子。这些 PROTAC 分子诱导 Nef 蛋白和 E3 连接酶形成三元复合物，使得 Nef 蛋白被 E3 连接酶泛素化标记最终被蛋白酶体降解，其中 FC-14369（**16-32**，图 16-12）的降解活性最好（IC_{50} = 250nmol·L^{-1}，DC_{50} = 160nmol·L^{-1}，CC_{50} = 3.0μmol·L^{-1}）。Nef 蛋白被降解可以有效恢复细胞表面 CD4 和 MHC-1 受体的表达，同时作为 HIV-1 复制的关键因子，Nef 蛋白含量降低也抑制了 HIV-1 的复制。基于 PROTAC 的靶向降解有望逆转 Nef 的所有功能，潜在地促进潜伏期逆转、恢复适应性免疫、抑制病毒复制并最终减少病毒库。

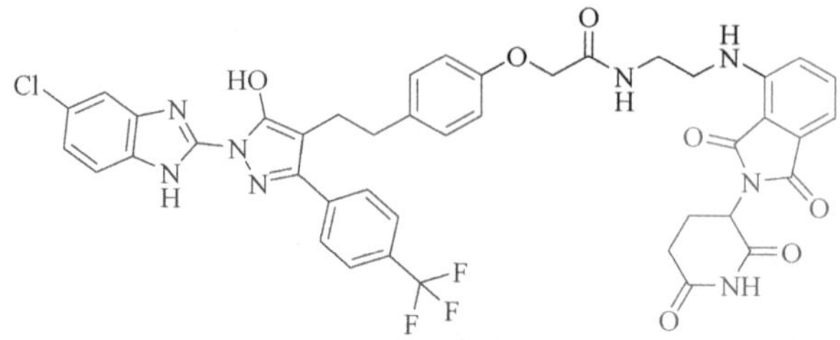

FC-14369 (**16-32**)

图 16-12 **16-32** 的化学结构

HIV 的另一关键辅助蛋白 Vif，同样被视作针对 HIV-1 感染者的一个新颖治疗靶标。它能够抑制宿主细胞的抗病毒机制，加速病毒的增殖。在 2024 年，Luo 等[39]通过优化 Vif 抑制剂 RN-18（**16-33**）得到一种新型 Vif 抑制剂 **16-34**，**16-34** 通过连接链连接 CRBN 配体得到一系列 PROTAC 分子（图 16-13）。其中，化合物 **16-35**（图 16-13）能够以剂量依赖性的方式显著降低 Vif 蛋白水平，并表现出抗病毒效果。机制实验表明，**16-35** 依赖于泛素蛋白酶体途径降解 Vif，以发挥其抗病毒作用。因此，针对 HIV-1 生命周期中关键辅助因子的降解剂设计，为 HIV-1 治疗提供了一种新的策略。

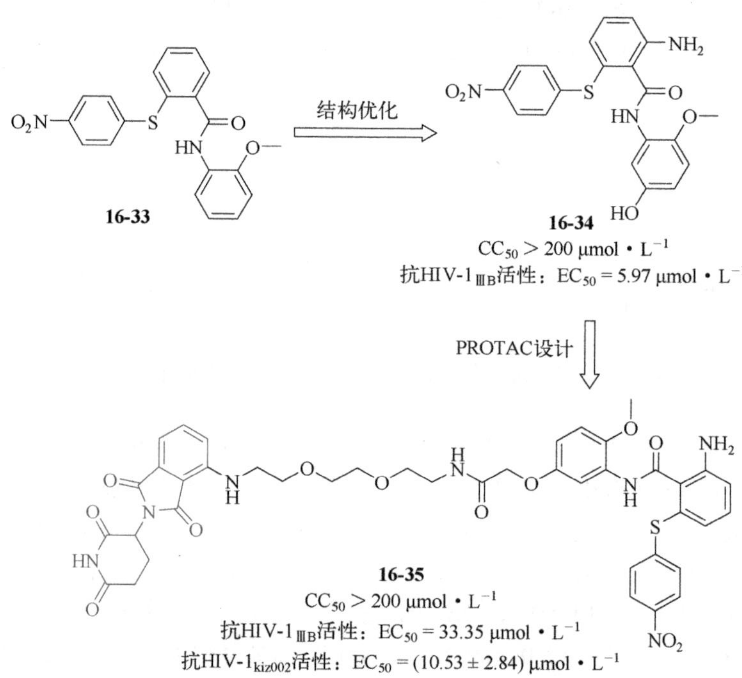

16-33

16-34

$CC_{50} > 200\ \mu mol \cdot L^{-1}$

抗HIV-1$_{IIIB}$活性：$EC_{50} = 5.97\ \mu mol \cdot L^{-1}$

16-35

$CC_{50} > 200\ \mu mol \cdot L^{-1}$

抗HIV-1$_{IIIB}$活性：$EC_{50} = 33.35\ \mu mol \cdot L^{-1}$

抗HIV-1$_{kiz002}$活性：$EC_{50} = (10.53 \pm 2.84)\ \mu mol \cdot L^{-1}$

抗HIV-1$_{WAN}$活性：$EC_{50} = (8.76 \pm 1.80)\ \mu mol \cdot L^{-1}$

图 16-13 **16-33～16-35** 的化学结构

黄病毒是一种正链 RNA 病毒属，包含多种蚊媒病毒（如登革热和寨卡病毒）。由于针对这组病毒的直接抗病毒药物开发资源有限，因此广谱抗黄病毒药物的可用性将是该领域的重大突破。黄病毒包膜（E）蛋白以 90 个预融合二聚体形式存在于病毒粒子表面，并在复制周期中起关键作用。2024 年，Liu 等[40]以 E 融合抑制剂 **16-36** 和 **16-37** 作为 E 靶向配体设计出了 PROTAC 分子 **16-38** 和 **16-39**，它们能阻止 E 蛋白进入细胞并通过 CRBN 和蛋白酶体依赖机制降解细胞内 E 蛋白。与亲代 E 抑制剂 **16-36** 和 **16-37** 相比，**16-38** 和 **16-39** 表现出更高的抗病毒效力，并且对多种黄病毒具有广谱活性（图 6-14）。这表明 PROTAC 可以显著提高原型化合物的抗病毒活性及抗病毒谱。

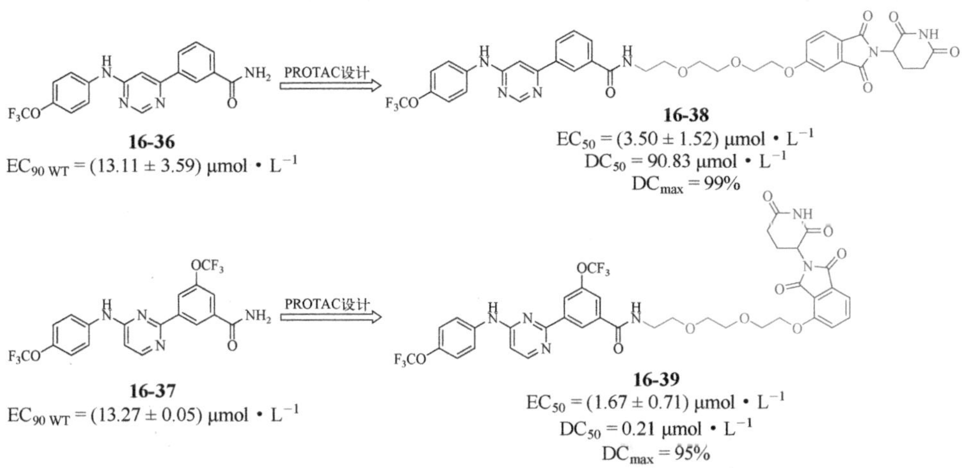

图 16-14　**16-36～16-39** 的化学结构及活性对比

16.2

抗体募集分子

抗体与抗原特异性识别并结合是生物医药治疗的基础。根据产生的途径不同，抗体可分为外源性抗体和内源性抗体。内源性抗体是人类在生活中接触非自身抗原而产生的天然抗体，存在于人体血液中，包括 IgM 和 IgG 等[41]。人类血清中主要含有抗二硝基苯衍生物抗体，抗 L-鼠李糖（Rha）抗体，抗 α-Gal 抗体和醛缩酶抗体等[42]。近年来研究表明，把内源性抗体募集到靶细胞表面，可激活免疫系统识别被感染细胞，并通过其 Fc 端介导的免疫机制杀伤靶细胞[43]。抗体募集分子（ARM）正是根据这一概念发展起来的一类新型分子。它是一类双特异性小分子，由三个结构域组成：抗体结合端（antibody-binding terminus，ABT）、靶向结合端（target-binding terminus，TBT）和连接二者的连接链[44]。ARM 首先介导内源性抗体与致病因子（例如蛋白质、病毒或被感染细胞）形成三元复合物，进而招募抗体或不同免疫效应细胞，最后通过以下几种免疫机制诱导靶细胞的清除（图 16-15）[45]。第一，在补体介导的细胞毒作用中，内源性抗体的 Fc 端与补体 C1q 结合，会在靶细胞表面形成膜攻击复合体，造成细胞外离子大量内流，引起靶细胞裂解（包括被感染细胞、肿瘤细胞等）[46]。第二，内源性抗体的 Fc 端也可以与免疫细胞的表面受体，如细胞的 Fcγ 受体（FcγR）相互作用，从而引发免疫反应[47]。第三，吞噬细胞也可通过抗体依赖性细胞吞噬作用杀伤靶细胞[48]。第四，在抗体依赖的细胞介导的细胞毒作用中，Fc 段通过与效应细胞表面的 Fc 受体（如 FcγRⅢa/CD16）结合，介导效应细胞杀伤靶细胞（肿瘤细胞、被感染的细胞、致病性免疫细胞等）[49]。近年来，基于抗体募集的多特异性结合策略逐渐应用于抗病毒领域。

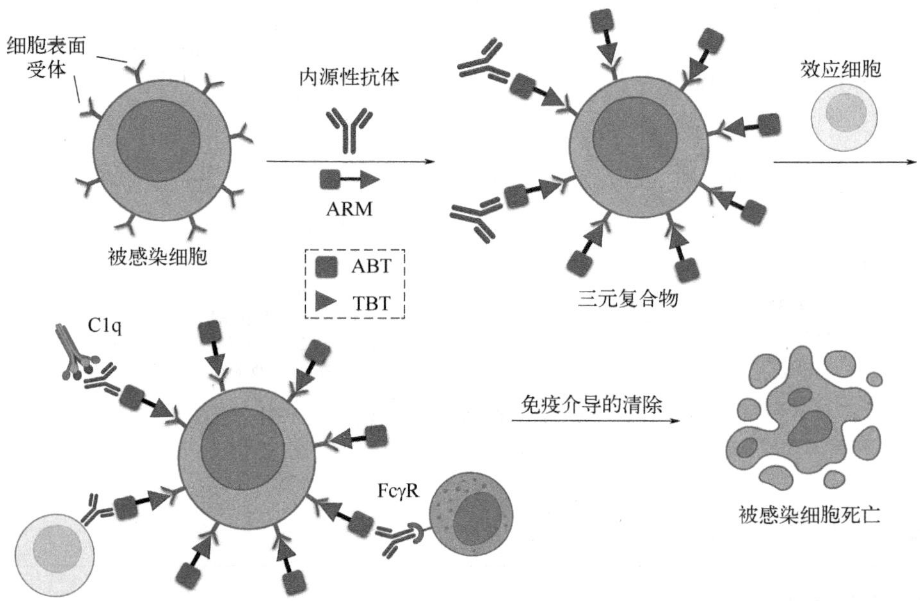

图 16-15　ARM 的作用方式

HIV 感染需要病毒包膜（envelope，Env）和宿主细胞膜之间的融合，该过程由病毒包膜糖蛋白 gp120 和 gp41 介导。gp120 负责与细胞表面受体 CD4 和辅助受体 CCR5 或 CXCR4 结合，跨膜亚基 gp41 中 C 端的七肽重复序列区域与 N 端七肽重复序列区域组装成六螺旋束，进而介导病毒与宿主细胞之间的膜融合。重要的是，阻断膜融合过程可有效抑制 HIV 复制[50-51]。2009 年，Parker 等[52]以膜融合抑制剂 BMS-378806（**2-18**）为先导化合物，运用抗体募集策略设计了一种治疗 HIV 的抗体募集分子 ARM-H（**16-40**，图 16-16）。**16-40** 由 **2-18** 通过连接链连接 DNP 而得。酶联免疫吸附实验（enzyme linked immunosorbent assay，ELISA）表明，**16-40** 结合病毒糖蛋白 gp120，进而抑制与 CD4 的相互作用（**16-40**，$IC_{50} = 8.7\mu mol \cdot L^{-1}$；**2-18**，$IC_{50} = 1.3\mu mol \cdot L^{-1}$）。研究者进一步评价了它们对 HIV-1 进入人 MT-2 T 细胞的抑制作用（**16-40**，EC_{50} = 6.4μmol·L^{-1}；**2-18**，EC_{50} = 0.32μmol·L^{-1}），且 **16-40** 未表现出细胞毒性。此外，**16-40** 能够浓度依赖性地募集抗二硝基苯抗体，形成 gp120、**16-40** 和抗二硝基苯抗体三元复合物，进而激活免疫系统的 CDC 介导被感染细胞死亡。2014 年，该团队[53]结合药物化学、生物化学和细胞测定分析以及计算化学提供了一种优化的 ARM-H 模拟物 **16-41**（MT-2 T 细胞，EC_{50} = 0.013μmol·L^{-1}；CD4 抑制，IC_{50} = 0.330μmol·L^{-1}；抗体招募，EC_{50} = 1.12μmol·L^{-1}，图 16-16），它能够抑制病毒复制（MT-2 T 细胞），并且结合 gp120 和招募抗体的效力均比 **16-40** 强（MT-2 T 细胞，EC_{50} = 12μmol·L^{-1}；CD4 抑制，IC_{50} = 19.9μmol·L^{-1}；抗体招募，EC_{50} = 37.9μmol·L^{-1}）。综上，**16-40** 和 **16-41** 的独特之处在于，它们代表了一种基于抗体募集的多特异性结合策略，并通过两种相互增强的机制靶向病毒生命周期——既能阻止病毒进入，又能靶向表达包膜糖蛋白的细胞进行免疫识别和免疫清除。

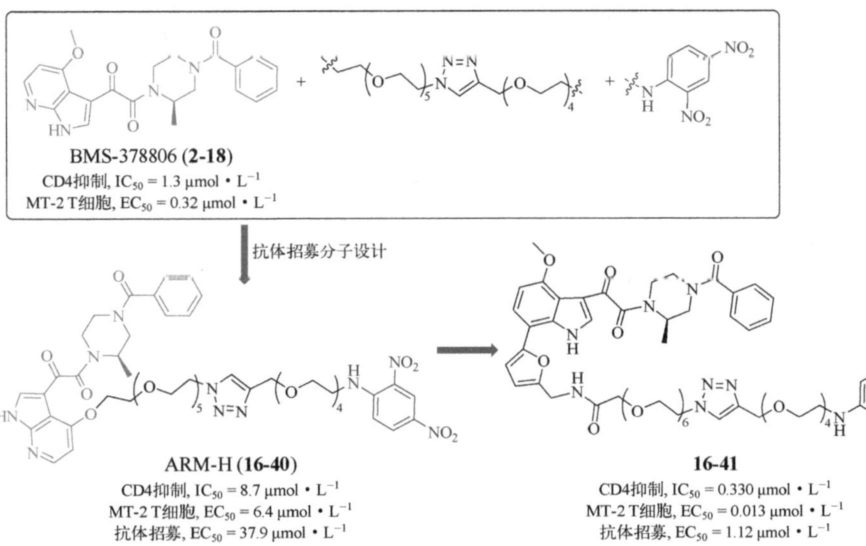

图 16-16　化合物 **16-40** 和 **16-41** 的化学结构及活性

神经氨酸酶本质上是抗原性的，可以通过有效的半抗原修饰来增强它们的免疫原性，继而使机体产生免疫应答以清除被感染细胞。2020 年，Liu 等[54]通过将神经氨酸酶抑制剂扎那米韦（**9-3**）（A/Wisconsin/629-D00015/2009 H1N1 pdm09，K_d = 0.3nmol·L^{-1}；A/Netherlands/22/2003 H3N2，K_d = 1.0nmol·L^{-1}；B/Florida/4/2006 Yamagata Lineage，K_d = 2.4nmol·L^{-1}；B/Brisbane/60/2008 Victoria Lineage，K_d = 7.2nmol·L^{-1}）与高免疫原性半抗原二硝基苯结合设计出了扎那米韦-二硝基苯偶联物（zan-DNP，**16-42**）（图 16-17）。SPR 实验及共聚焦显微照片显示，**16-42** 不仅与神经氨酸酶具有较强的结合力（A/Wisconsin/629-D00015/2009 H1N1 pdm09，K_d = 0.8nmol·L^{-1}；A/Netherlands/22/2003

H3N2，K_d = 1.1nmol·L^{-1}；B/Florida/4/2006 Yamagata Lineage，K_d = 21.5nmol·L^{-1}; B/Brisbane/60/2008 Victoria Lineage，K_d = 58.4nmol·L^{-1})，还可浓度依赖性地募集抗二硝基苯抗体。它可以抑制甲型和乙型流感病毒的神经氨酸酶，同时向病毒感染的细胞募集抗二硝基苯抗体，调动免疫系统的补体介导的细胞毒作用和抗体依赖的细胞介导的细胞毒作用攻击病毒或被感染细胞。此外，**16-42** 对感染了 100 倍 MLD_{50} 病毒的小鼠单剂量给药可根除甲型和乙型流感病毒代表性毒株（a/Puerto Rico/8/1934，H1N1；A/Puerto Rico/8/1934，Reassortant X-31，H3N2；A/California/07/200，H1N1 pdm09；B/Florida/4/2006）的晚期感染，并且对严重感染长达 3 天的小鼠仍有效，因此该多特异性药物可能成功治疗当前疗法难以治愈的流感病毒感染。

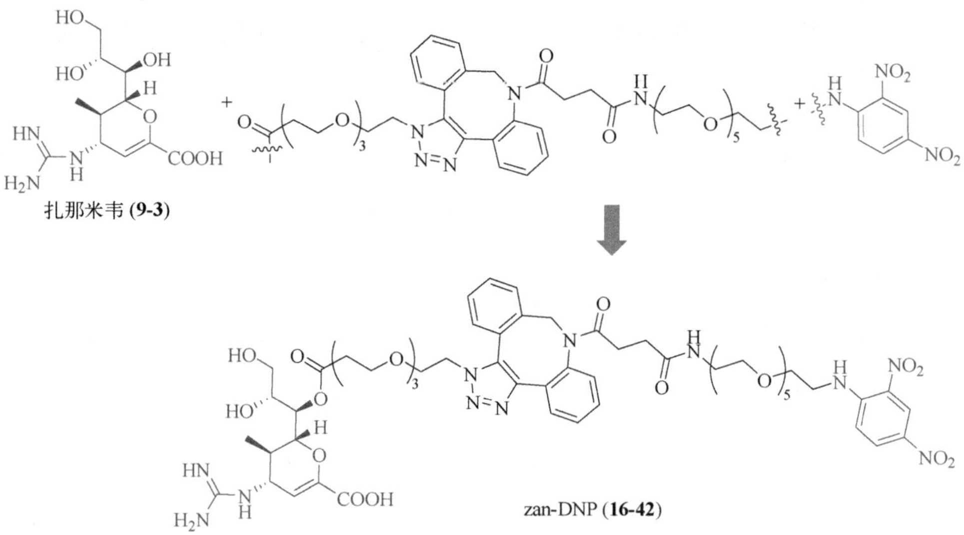

图 16-17　**16-42** 的化学结构

16.3

抗体药物偶联物

抗体药物偶联物（ADC）是新一代以大分子为载体的靶向药物，由抗体、小分子细胞毒药物和连接链三部分构成。它利用抗体的靶向性特异性识别靶细胞表面的抗原，将细胞毒药物高效地运送至被靶细胞内部，并通过体内多种免疫机制杀伤靶细胞[55]。与抗体招募分子（ARM）不同，ADC 与抗体以共价结合的方式杀伤靶细胞，其独特的组成方式，使其药代动力学、药效学以及耐药机制均不同于其他类型的药物。近年来，抗体药物偶联的策略已逐渐应用于抗病毒药物领域。

辅助受体 CCR5 是病毒与被感染细胞融合过程中的关键受体。2010 年，Gavrilyuk 等[56]将 CCR5 抑制剂 aplaviroc（**16-43**）通过连接链连接羧醛酶抗体 38C2（又称 mAb 38C2）设计并合成了 38C2-aplaviroc 偶联物（**16-44**）（图 16-18）。流式细胞术实验与中和测定实验证明，**16-44** 可以与 HIV、猴免疫缺陷病毒（SIV）及人猴嵌合免疫缺陷病毒（SHIV）辅助受体 CCR5 结合，并能够有效抑制病毒进入靶细胞（HIV-1_{JR-FL}，IC_{50} = 0.57nmol·L^{-1}；SIVmac239，IC_{50} = 0.1nmol·L^{-1}；$SHIV_{162P3}$，IC_{50} = 0.89nmol·L^{-1}）。该研究证明了抗体药物偶联的策略在抗病毒领域的应用潜力。

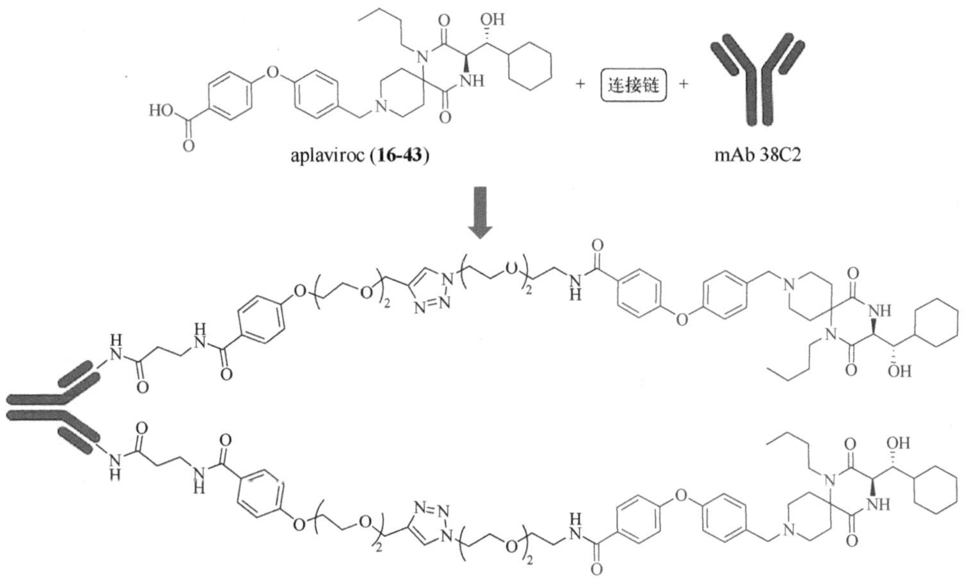

图 16-18　**16-43** 和 **16-44** 的化学结构

2013 年，Sato 等[57]报道了一项基于 HIV 膜融合抑制剂 BMS-378806（**2-18**）和 BMS-488043（**16-45**）构建 ADC 的研究。研究人员合成了两个膜融合抑制剂 **2-18** 和 **16-45** 的 *N*-酰基-*β*-内酰胺衍生物 **16-46** 和 **16-47**（IC_{50} = 67.5nmol·L^{-1}），二者进一步结合 mAb 38C2 得到了两个缀合物，即 ADC **16-48** 和 **16-49**（IC_{50} = 128nmol·L^{-1}）（图 16-19）。其中，**16-46** 和 **16-48** 均无显著活性，但 **16-47** 和 **16-49** 能够有效抑制 HIV 感染。这说明了 **16-45** 具有构建 ADC 的连接位点，能够成功偶联抗体并可能促进新型双特异性抗体的开发。

2014 年，Asano 等[58]在 CCR5 抑制剂 maraviroc（**2-29**）上找到了有效的连接位点，通过连接链将其与 mAb 38C2 连接，设计出了 maraviroc 的 ADC **16-50** 和 **16-51**（图 16-20）。其中，**2-29** 在三唑环处衍生的 **16-51** 不会显著丧失活性。因此，该研究发现了 **2-29** 的可行结合位点，并成功运用了抗体药物偶联的多特异性结合策略来发挥抗病毒作用。

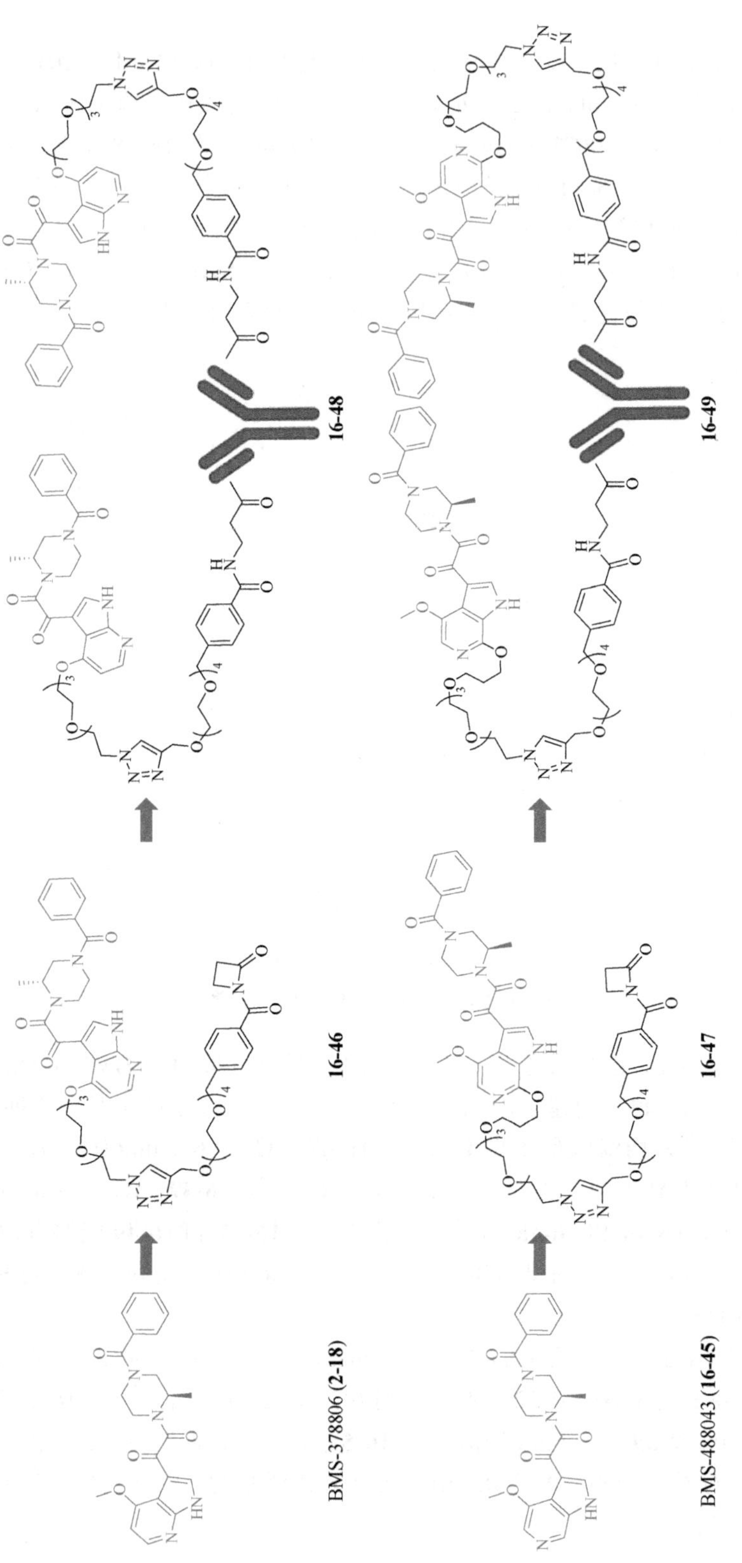

图 16-19　由化合物 **2-18** 和 **16-45** 构建 ADC

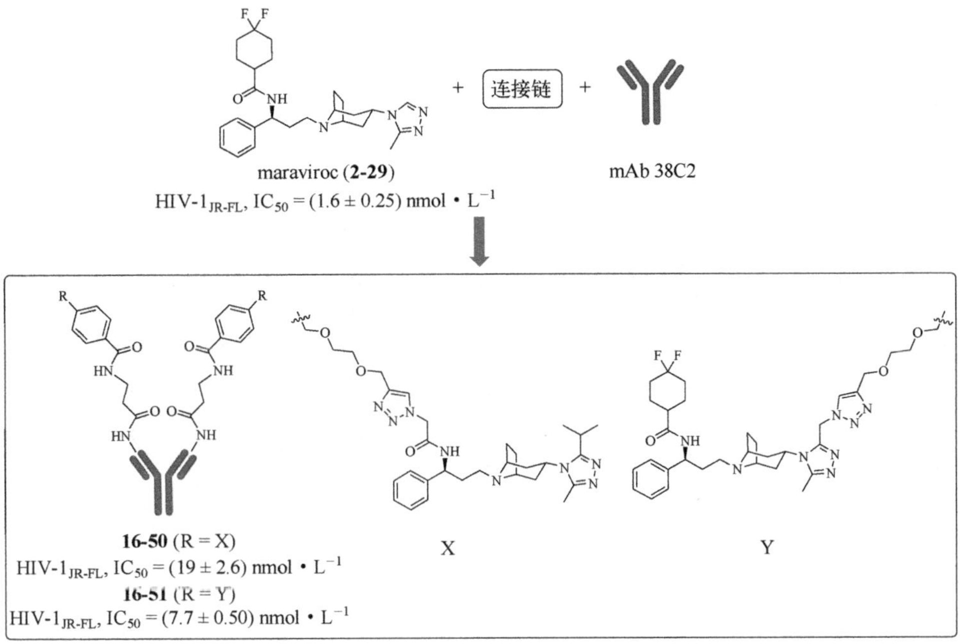

图 16-20　由 maraviroc 构建 ADC 化合物 **16-50** 和 **16-51** 的化学结构及活性

此外，再生元制药公司和 Cidara Therapeutics 公司研发的两类新型 ADC 也有望成功用于抗流感药物的开发[59-60]。

16.4
抗病毒药物递送系统

16.4.1　核酸递送分子

随着 SARS-CoV-2 更具传播性突变体的出现，开发能够快速适应病毒不断变异的抗病毒药物日益迫切[61]。SARS-CoV-2 是一种正链单链 RNA 病毒，通过人类 hACE2 受体进入宿主细胞，且病毒基因组 RNA 通过亚基因组 mRNA 的复制，实现病毒蛋白的生物合成。研究发现，siRNA 可同时靶向这两种 RNA，实现双重基因沉默[62]。siRNA 作为一种核酸药物，可与多肽、抗体或其他小分子直接连接形成核酸递送分子，进而改变其体内分布及代谢动力学等性质，帮助 siRNA 进入到特定的组织和细胞内[63]。2022 年，Traube 等[64]报道了靶向 SARS-CoV-2 化学稳定的 siRNA 的设计与合成。研究人员在 siRNA 的 3′端整合了一个炔烃部分，通过 Cu（Ⅰ）催化的点击化学对 siRNA 进一步化学修饰。按照这个策略，siRNA 可以与宿主细胞受体 hACE2 配体缀合得到 siRNA 修饰物，即 siRNA 与 hACE2 结合肽的偶联物（**16-52**，图 16-21），从而实现靶

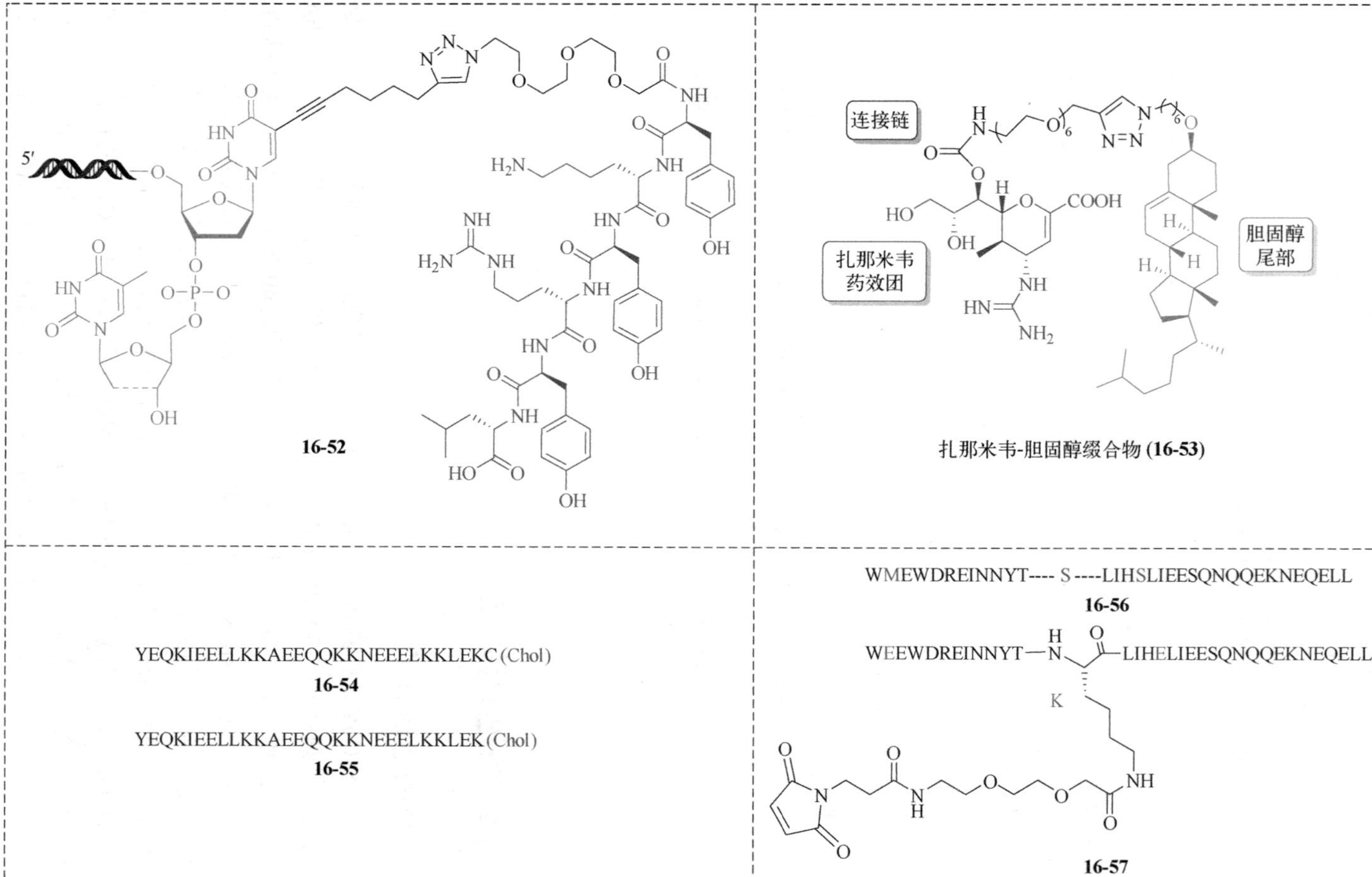

图 16-21　**16-52～16-57** 的化学结构

向递送。研究表明，hACE2结合肽偶联的siRNA能够减少3D黏膜纤毛肺微组织中的病毒复制和病毒诱导的细胞凋亡。综上，通过点击化学将siRNA与受体配体结合的模式有助于特异性递送siRNA，进而发挥抗病毒作用。

16.4.2 胆固醇缀合分子

胆固醇在真核细胞膜中含量丰富。胆固醇缀合可以自发地将修饰的核酸和肽插入脂质双分子层并随后被细胞摄取[65]。这种膜靶向策略特别有助于增强神经氨酸酶（NA）抑制剂的抗病毒功效，因为它们会抑制受感染细胞表面的NA活性，从而阻断后代病毒的释放和传播[66]。2021年，Lv等[67]发现扎那米韦-胆固醇结合物（**16-53**，图16-21）是一种长效NA抑制剂，其对耐药性流感病毒具有强效作用（A/California/07/2009 H1N1，对被感染小鼠单次给药或多次给药后小鼠100%存活）。与扎那米韦（$t_{1/2}$ = 0.3h，大鼠）相比，**16-53**的抗病毒活性和血浆半衰期（$t_{1/2}$ = 7.6h，大鼠）得到显著改善。**16-53**的单剂量给药可保护小鼠免受携带奥司他韦抗性H275Y的野生型或突变型H1N1流感病毒的致命攻击。机制研究证实，结合物靶向细胞膜并进入宿主细胞，从而抑制NA功能和后代病毒颗粒的组装。因此，该研究证明了胆固醇结合可能是改善小分子药物药代动力学和疗效的有效策略。

恩夫韦肽（**13-2**）是靶向CHR的一种多肽衍生类药物，是目前唯一获得FDA批准的病毒膜融合抑制剂，已用于HIV-1的联合治疗[68]。然而，它的抗病毒活性较低，且已发现部分突变毒株对其具有耐药性，亟待开发新一代抗病毒膜融合的脂肽抑制剂。2022年，Xue等[69]以**13-2**为先导化合物，运用胆固醇缀合策略开发出了脂肽抑制剂**16-54**和**16-55**（图16-21），其在体外和体内都表现出高效且持久的抗病毒活性，IC_{50}值范围为0.28～7.31pmol·L^{-1}。实验结果表明，使用低剂量**16-55**的单一疗法可显著降低病毒载量并维持长期病毒抑制。此外，**16-55**的预给药完全阻断了直肠和阴道内病毒的感染。总之，胆固醇缀合作为一种有效的HIV治疗或预防策略具有巨大潜力。

16.4.3 人血清白蛋白载药

人血清白蛋白（HSA）是血清中含量最多的蛋白质（人血清中含量为30～50g·L^{-1}），它是人体内各种分子的天然转运体[70]。作为人体血液中的蛋白质，它具有体内稳定、安全无毒、低免疫原性、生物可降解、易于纯化且水溶性较好等优势。小分子药物与HSA的非共价结合可保护自身免受酶促降解和肾脏清除，从而延长体内半衰期[71]。因此，HSA是一种理想的药物载体，用于靶向递送和改善药物的药代动力学特征。

用于HIV治疗的膜融合抑制剂T20为肽类药物，通常在体内半衰期短（$t_{1/2}$ = 3.46～4.35h），需要频繁注射[72]。因此，利用新策略以开发长效抗HIV肽类药物具有重要意义。以**16-56**序列为模板设计的3-马来酰亚氨基丙酸修饰肽，即艾博卫泰（albuvirtide，ABT，**16-57**，图16-21），2018年作为新型抗HIV肽类药物在中国获批，其中第13个残基丝氨酸（S）被赖氨酸（K）取代，进而可以在该位置进行单个MPA的修饰。

另外两个非靶标结合残基被谷氨酸取代，以提高溶解度、稳定性和抗病毒活性。结果表明，**16-57** 不可逆地与 HSA 结合并延长其半衰期。**16-57** 可以与靶序列形成稳定的螺旋结构，有效阻断六螺旋（EC_{50} = 0.82μmol·L^{-1}）和 HIV-1 包膜（EC_{50} = 1.27nmol·L^{-1}）介导的细胞-细胞膜融合过程。值得注意的是，**16-57** 可以抑制各种 HIV-1 亚型和突变体进入细胞，且对恩夫韦肽耐药的 HIV-1 毒株也非常有效[67]。此外，一项Ⅲ期临床试验（TALENT 研究）表明，可注射的长效 HIV-1 药物 **16-57** 与利托那韦增强的洛匹那韦（LPV/r）联合使用既安全又有效[73]。因此，**16-57** 的发现表明 HSA 作为一种药物载体可用于开发长效抗病毒药物。

16.5 核糖核酸酶靶向嵌合体

目前研究发现，mRNA、miRNA 和长链非编码 RNA 等与多种疾病的发病机制相关[74]。研究人员常使用反义寡核苷酸（antisense oligonucleotide，ASO）和 siRNA 来靶向降解 RNA。虽然目前已有多种该类药物（例如 inotersen、nusinersen、patisiran 等）在临床应用，但它们仍存在细胞摄取差、组织特异性递送低（肝和肾除外）、内体逃逸差以及可能产生特异性毒性等问题[75-76]。因此，开发靶向 RNA 又不受寡核苷酸疗法限制的新技术，是未来开发靶向 RNA 药物的重中之重。

RNase L 可切割降解入侵细胞的 RNA，是先天性免疫反应的一部分。它在所有细胞中作为无活性单体以低水平表达，在病毒感染期间被激活并二聚化以发挥作用，且该过程具有固有的底物特异性[77]。基于 RNase L 的生物学功能，研究人员开发了靶向降解 RNA 的核糖核酸酶靶向嵌合体（RIBOTAC）技术[78]。RIBOTAC 分子由一个与 RNA 结合的小分子、一个招募 RNase L 的小分子和连接二者的连接链三部分组成（图 16-22），它的功能是将 RNase L 募集到基因组以产生选择性切割降解的效果[79]。因此，RIBOTAC 的靶向降解可以刺激局部免疫反应以清除细胞中的 RNA。

RIBOTAC 作为一种新型分子，具有靶向不同类型 RNA 的潜能，与 ASO 和 siRNA 相比优势在于[80]：①更好的药代动力学性质——作为小分子，RIBOTAC 相较于 ASO 和 siRNA 更易进入组织；②具有催化特性——RIBOTAC 结合并诱导一个 RNA 降解后，可以结合另一个 RNA，这样，低浓度的 RIBOTAC 就可以实现目标 RNA 的降解。

2020 年，Haniff 等[81]基于化合物 C5（**13-24**，K_d = 11nmol·L^{-1}）设计了一种靶向 SARS-CoV-2 RNA 基因组功能结构的生物活性小分子 C5-RIBOTAC（**13-25**），详情可参见 13.2.3 节。机制验证表明，**13-25** 通过引起整个 SARS-CoV-2 RNA 降解而发挥效应，且降解过程依赖 RNase L。结果表明 RIBOTAC 有望成为开发病毒 RNA 基因组降解剂的新方向。

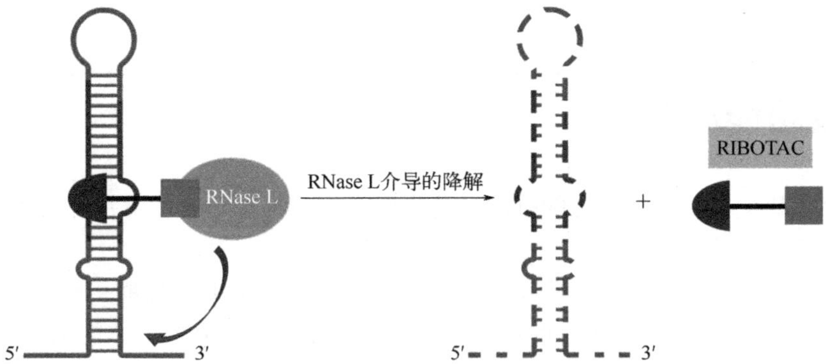

图 16-22　RIBOTAC 介导的 RNA 降解机制概述

G-四链体是 SARS-CoV-2 RNA 基因组的重要组成部分，β 冠状病毒假结对于 SARS-CoV-2 复制过程至关重要[79]。鉴于这两种寡核苷酸的关键作用，2023 年 Mikutis 等[82]分别以靶向 G-四链体的 PDS（**16-58**，$K_d = 26nmol·L^{-1}$）和靶向 β 冠状病毒假结的 MTDB（**16-60**，$K_d = 56.1μmol·L^{-1}$）为先导，通过 PEG 链连接 RNA 降解弹头咪唑基，设计了两个 RIBOTAC 分子 **16-59**（$K_d = 137μmol·L^{-1}$）和 **16-61**（$K_d = 16.6μmol·L^{-1}$）（图 16-23）。研究表明，**16-59** 不仅在体外可以结合并降解 G-四链体，而且还能够以浓度依赖的方式减少病毒复制（$IC_{50} = 1μmol·L^{-1}$）；同样，**16-61** 在体外可以结合并降解其靶 RNA，且在低微摩尔浓度下表现出显著的抗病毒作用。此外，**16-61** 能够抑制 SARS-CoV-2 在小鼠体内的复制。该研究证明了 RIBOTAC 在体内既耐受又有效，并具有治疗病毒感染的潜力。

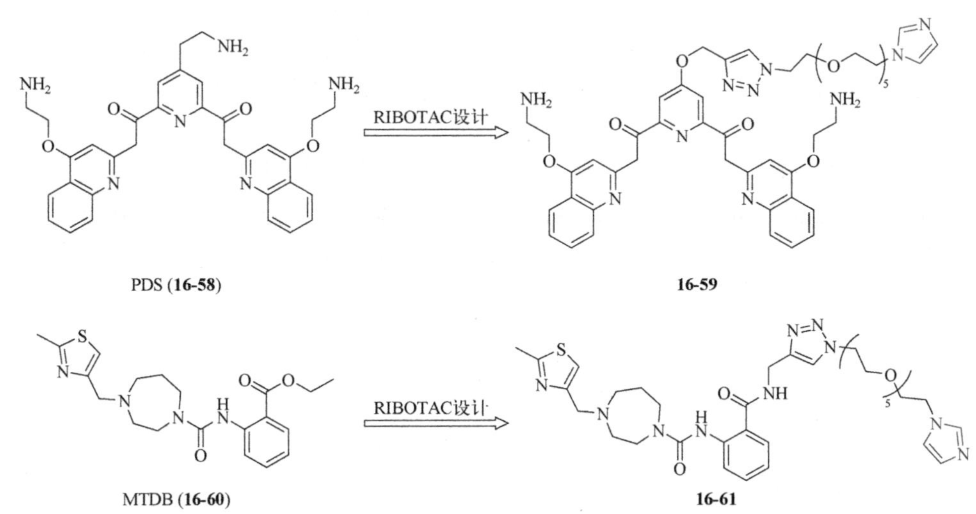

图 16-23　**16-58～16-61** 的化学结构

16.6

其他双功能小分子

除上述基于多特异性结合的抗病毒药物研究实例外，还有以下几种新颖的双功能靶向抗病毒小分子化合物。

2019 年，Rashad 等[83]基于 gp120 蛋白拮抗剂和宿主细胞辅助受体（coreceptor，CoR）蛋白拮抗剂可共价结合的假设，设计了可提高抗 HIV 活性的双功能协同分子 LJC240−L4−UM15（**16-62**）（Bal.01，IC_{50} = 0.359nmol·L^{-1}），即将 CCR5 小分子拮抗剂 LJC240 和 gp120 肽三唑拮抗剂 UM15 共价结合以形成双功能嵌合体。与两种抑制剂的非共价混合物相比，**16-62** 保留了单个成分的特异性靶向功能，同时在抑制不同假病毒的细胞感染方面表现出低至亚纳摩尔的效力［Bal.01，IC_{50} = (0.359 ± 0.05)nmol·L^{-1}；JRFL，IC_{50} = (4 ± 0.6)nmol·L^{-1}；YU2，IC_{50} = (4.8 ± 0.008)nmol·L^{-1}］，这大大高于单个组分的非共价混合物的效力［JRFL，IC_{50} = (34± 3.6)nmol·L^{-1}］。这项工作表明双功能嵌合体能够参与并协同阻断宿主细胞和病毒膜融合的过程。

化合物 BNM-Ⅲ-170（**16-63**）［Bal.01，IC_{50} = (0.73±0.04)μmol·L^{-1}，图 16-24（b）］是一个小分子 CD4 模拟物，其能够与 HIV-1 Env 糖蛋白中的 gp120 亚基结合。2021 年，Gaffney 等[84]将 **16-63** 与含有 3 个色氨酸、可结合 gp41 亚基的多肽（Trp3）偶联，合成可同时结合 gp120 和 gp41 的双功能 HIV-1 抑制剂 BNM-L7-Trp3（**16-64**）［Bal.01，IC_{50} = (0.58±0.09)μmol·L^{-1}，EC_{50} = (7.2±0.5)μmol·L^{-1}］。ELISA 显示，单独 **16-63** **可**抑制病毒感染，Trp3 无此效果，仅二者共价连接的 **16-64** 能诱导病毒水解。分子模拟证实 **16-63** 可嵌入病毒膜结构，协同 Trp3 破坏膜结构，或为非特异性病毒水解效应的潜在原因。研究还发现该双功能抑制剂能有效清除被 HIV-1 感染的细胞，用于治疗艾滋病。

2021 年，Wang 等[85]报道了一种 HIV-1 双功能进入抑制剂，该分子由哌啶-4-甲酰胺类 CCR5 拮抗剂 TAK-220（EC_{50} = 9.2nmol·L^{-1}，**2-33**）和靶向 gp41 NHR 的融合抑制肽 C34（EC_{50} = 1.2nmol·L^{-1}）组成。合成的嵌合体是通过将两个药效载体与聚乙二

(a)

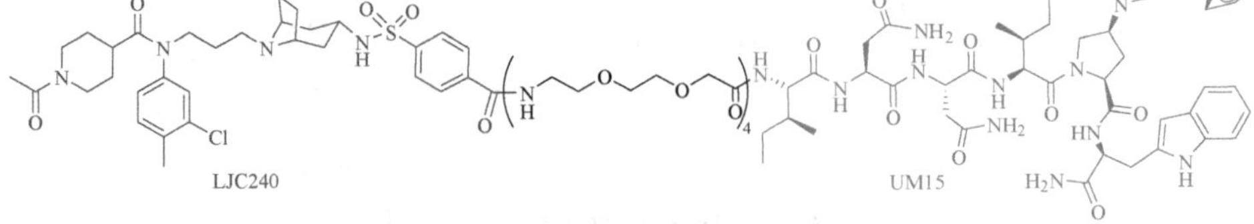

LJC240-L4-UM15 (**16-62**)

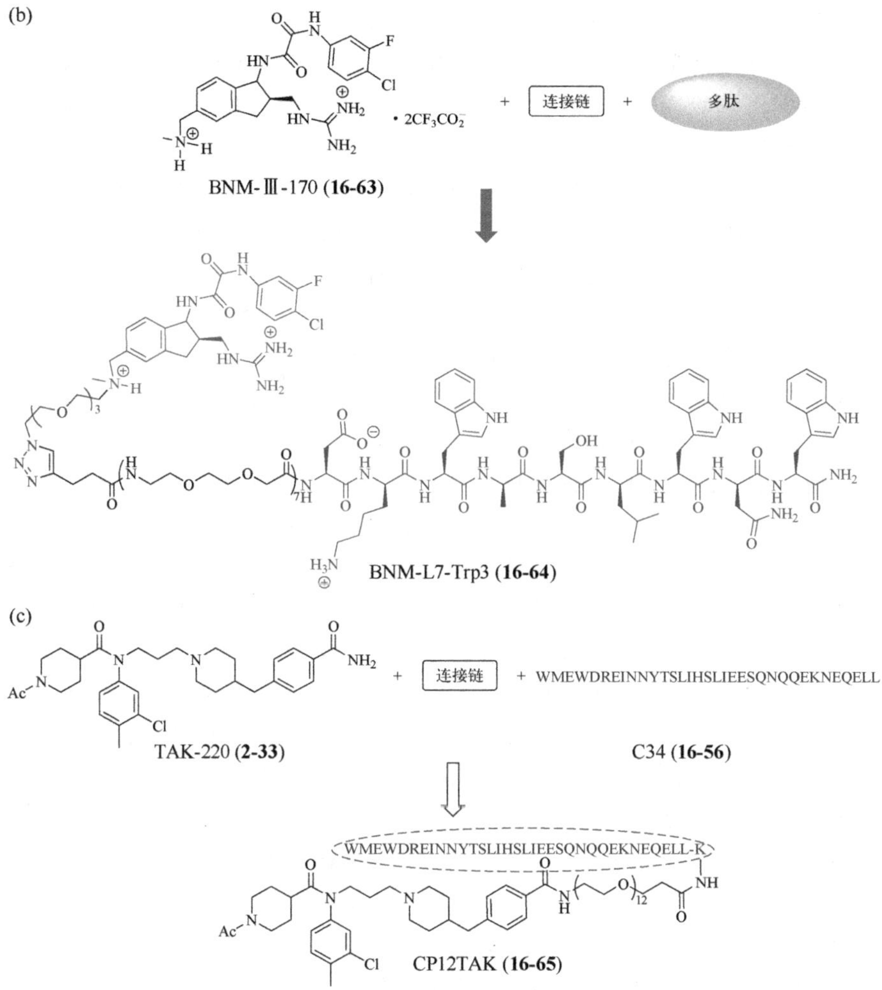

图 16-24 **16-62**～**16-63**～**16-65** 的化学结构

醇链连接而构建的。其中一个嵌合体 CP12TAK（**16-65**，EC_{50} = 0.03nmol·L^{-1}）表现出了异常强大的抗病毒活性，分别是 **16-56** 和 **2-33** 的 40 倍和 306 倍［图 16-24（c）］。除 R5 型病毒外，**16-65** 还能强烈抑制 X4 型 HIV-1 毒株的感染。这些数据表明 **16-65** 作为一种新机制的抗 HIV-1 药物，值得进一步开发。同时也表明，多特异性结合策略有望推广到抗其他 Env 病毒感染的治疗中。

16.7 总结与展望

艾滋病和乙型肝炎等慢性感染性疾病，以及埃博拉病毒和 SARS-CoV-2 等新型病毒的出现，凸显了运用新策略开发高效低毒的抗病毒药物的必要性。多特异性结合策略是对抗致病病毒的有效武器，本文总结了近年来其在抗病毒领域的应用。PROTAC、ARM、ADC、抗病毒药物递送和 RIBOTAC 等多特异性结合策略已被用于发现新的药物实体，以增强抗病毒效力，解决耐药性问题[86-88]。

然而，这些策略也有一些局限性。PROTAC 必须穿过细胞膜才能实现细胞内蛋白质降解，但大分子量往往伴随着有限的水溶性和细胞渗透性，导致生物利用度低。同时，RIBOTAC 也因其通常具有较大的分子量而面临成药性不足的问题。其次，内源性抗体种类较少是设计 ARM 药物的一大难题，ADC 药物生产难度大也成了研发 ADC 药物的一大壁垒。此外，在核酸递送策略中，寡核苷酸由于固有的代谢不稳定性难以进入临床研究，胆固醇缀合分子口服生物利用度较差以及 HSA 载药效率低、适用性有限等是实现药物靶向递送亟待解决的问题。

HIV 整合酶、HIV RNase H 和流感核酸内切酶等金属酶也是一大类抗病毒靶标，其通常具有膜渗透性差和细胞活性差的缺点[89]。此外，HIV RNase H 具有较浅的配体结合位点，是“不可成药”的靶标。上述缺点均有望运用靶向蛋白降解策略来克服。对于 ARM 策略，在先导化合物上定位不同的连接位点进而连接内源性抗体可以增加 ARM 设计的多样性。此外，每个 HSA 分子只能连接少量药物分子，且载药能力很大程度上受限于药物的理化性质，但可以将药物包裹在 HSA 内制备成 HSA 纳米颗粒，直到在靶标部位被释放，从而提高治疗效果。值得期待的是，多种多特异性结合策略联用，有望解决其成药性差等问题。例如，PROTAC 和 RIBOTAC 可运用 HSA 载药系统进行药物递送，改善药物代谢动力学性质。

考虑到病毒的高度变异性和致病机制的复杂性，DNA 编码化学技术[90]、基因组编辑技术[91]、核酸适体技术[92-95]和基于蛋白质自组装的配体[96]有望得到应用，为开发强效抗病毒药物提供参考。此外，以抗病毒药物靶标和计算化学（例如三元复合物的预测）为重点的结构生物学的发展将极大地促进 PROTAC 抗病毒分子的设计[97-99]。同时，天然产物具有复杂的结构和多样的药理活性，为发现新型抗病毒药物提供了丰富资源。例如，Tat 蛋白在 HIV-1 的转录中发挥重要作用，天然产物雷公藤甲素可作为 Tat 降解剂通过蛋白酶体途径降低 Tat 蛋白水平，对 HIV-1 复制表现出皮摩尔至纳摩尔级别的抑制活性[100]。

将药物化学与生物信息学、人工智能技术相结合，可对已上市药物进行高通量表型筛选和反向药效团匹配虚拟筛选，探索新的适应证。此外，快速药物筛选系统的建立以及可靠的安全性和有效性评价体系也将加速抗病毒药物的开发进程。

随着多特异性结合策略的迅速发展，更高活性且成药性良好的抗病毒药物将被报道。这将有助于新型抗病毒药物分子的开发，以应对现有的病毒感染以及新病毒的暴发。

参考文献

[1] Tang D, Comish P, Kang R. The hallmarks of COVID-19 disease [J]. PLoS Pathog, 2020, 16: e1008536.

[2] Hu B, Guo H, Zhou P, et al. Characteristics of SARS-CoV-2 and COVID-19 [J]. Nat Rev Microbiol, 2022, 20: 315.

[3] Gottlieb Michael S. Pneumocystis pneumonia—Los Angeles [J]. MMWR Morb Mortal Wkly Rep, 1981, 30: 250-252.
[4] Hutchinson EC. Influenza virus [J]. Trends Microbiol, 2018, 26: 809-810.
[5] Shih C, Yang CC, Choijilsuren G, et al. Hepatitis B virus [J]. Trends Microbiol, 2018, 26: 386-387.
[6] Jacob ST, Crozier I, Fischer WA 2nd, et al. Ebola virus disease [J]. Nat Rev Dis Primers, 2020, 6: 13.
[7] Wang P, Nair MS, Liu L, et al. Antibody resistance of SARS-CoV-2 variants B.1.351 and B.1.1.7 [J]. Nature, 2021, 593: 130-135.
[8] Blassel L, Zhukova A, Villabona-Arenas CJ, et al. Drug resistance mutations in HIV: new bioinformatics approaches and challenges [J]. Curr Opin Virol, 2021, 51: 56-64.
[9] Papatheodoridis GV, Deutsch M. Resistance issues in treating chronic hepatitis B [J]. Future Microbiol, 2008, 3: 525-538.
[10] Deshaies RJ. Multispecific drugs herald a new era of biopharmaceutical innovation [J]. Nature, 2020, 580: 329-338.
[11] Wang Y, Yang S. Multispecific drugs: the fourth wave of biopharmaceutical innovation [J]. Signal Transduct Target Ther, 2020, 5: 86.
[12] Zhong X, D'Antona AM. Recent advances in the molecular design and applications of multispecific biotherapeutics [J]. Antibodies (Basel), 2021, 10: 13.
[13] Sakamoto KM, Kim KB, Kumagai A, et al. Protacs: chimeric molecules that target proteins to the Skp1-Cullin-F box complex for ubiquitination and degradation [J]. Proc Natl Acad Sci U S A, 2001, 98: 8554-8559.
[14] Li X, Pu W, Zheng Q, et al. Proteolysis-targeting chimeras (PROTACs) in cancer therapy [J]. Mol Cancer, 2022, 21: 99.
[15] Kannt A, Dikic I. Expanding the arsenal of E3 ubiquitin ligases for proximity-induced protein degradation [J]. Cell Chem Biol, 2021, 28: 1014-1031.
[16] Jevtic P, Haakonsen DL, Rape M. An E3 ligase guide to the galaxy of small-molecule-induced protein degradation [J]. Cell Chem Biol, 2021, 28: 1000-1013.
[17] Chen Y, Tandon I, Heelan W, et al. Proteolysis-targeting chimera (PROTAC) delivery system: advancing protein degraders towards clinical translation [J]. Chem Soc Rev, 2022, 51: 5330-5350.
[18] Schapira M, Calabrese MF, Bullock AN, et al. Targeted protein degradation: expanding the toolbox [J]. Nat Rev Drug Discov, 2019, 18: 949-963.
[19] Paiva SL, Crews CM. Targeted protein degradation: elements of PROTAC design [J]. Curr Opin Chem Biol, 2019, 50: 111-119.
[20] Gabizon R, Shraga A, Gehrtz P, et al. Efficient targeted degradation *via* reversible and irreversible covalent PROTACs [J]. J Am Chem Soc, 2020, 142: 11734-11742.
[21] Li K, Crews CM. PROTACs: past, present and future [J]. Chem Soc Rev, 2022, 51: 5214-5236.
[22] Dang CV, Reddy EP, Shokat KM, et al. Drugging the “undruggable” cancer targets [J]. Nat Rev Cancer, 2017, 17: 502-508.
[23] Sun Y, Zhao X, Ding N, et al. PROTAC-induced BTK degradation as a novel therapy for mutated BTK C481S induced ibrutinib-resistant B-cell malignancies [J]. Cell Res, 2018, 28: 779-781.
[24] Buhimschi AD, Armstrong HA, Toure M, et al. Targeting the C481S ibrutinib-resistance mutation in bruton's tyrosine kinase using PROTAC-mediated degradation [J]. Biochem, 2018, 57: 3564-3575.
[25] Montrose K, Krissansen GW. Design of a PROTAC that antagonizes and destroys the cancer-forming X-protein of the hepatitis B virus [J]. Biochem Biophys Res Commun, 2014, 453: 735-740.
[26] Poveda E, García F. Resistencia a telaprevir [telaprevir resistance] [J]. Enferm Infecc Microbiol Clin, 2013, 31: 26-32.
[27] Muir AJ. Telaprevir for the treatment of chronic hepatitis C infection [J]. Expert Rev Anti Infect Ther, 2011, 9: 1105-1114.
[28] de Wispelaere M, Du G, Donovan KA, et al. Small molecule degraders of the hepatitis C virus protease reduce susceptibility to resistance mutations [J]. Nat Commun, 2019, 10: 3468.
[29] Li H, Wang S, Ma W, et al. Discovery of pentacyclic triterpenoid PROTACs as a class of effective hemagglutinin protein degraders [J]. J Med Chem, 2022, 65: 7154-7169.

[30] Xu Z, Liu X, Ma X, et al. Discovery of oseltamivir-based novel PROTACs as degraders targeting neuraminidase to combat H1N1 influenza virus [J]. Cell Insight, 2022, 1: 100030.

[31] Zhao J, Wang J, Pang X, et al. An anti-influenza A virus microbial metabolite acts by degrading viral endonuclease PA [J]. Nat Commun, 2022, 13: 2079.

[32] Jiang L, Wen C, Zhou H, et al. Cyclin-dependent kinase 7/9 inhibitor SNS-032 induces apoptosis in diffuse large B-cell lymphoma cells [J]. Cancer Biol Ther, 2022, 23: 319-327.

[33] Hahn F, Hamilton ST, Wangen C, et al. Development of a PROTAC-based targeting strategy provides a mechanistically unique mode of anti-cytomegalovirus activity [J]. Int J Mol Sci, 2021, 22: 12858.

[34] Liang CY, Xin L, Tian L, et al. Protacs based on VHL ligand targeting coronavirus 3CL protease and preparation method and application thereof. US 11518759B1 [P]. 2022-12-06.

[35] Liang CY, Xin L, Tian L, et al. Protacs targeting coronavirus 3CL protease and preparation method and application thereof. US 11530195B1 [P]. 2022-12-20.

[36] Alugubelli YR, Xiao J, Khatua K, et al. Discovery of first-in-class PROTAC degraders of SARS-CoV-2 main protease [J]. J Med Chem, 2024, 67: 6495-6507.

[37] Sang X, Wang J, Zhou J, et al. A chemical strategy for the degradation of the main protease of SARS-CoV-2 in cells [J]. J Am Chem Soc, 2023, 145: 27248-27253.

[38] Emert-Sedlak LA, Tice CM, Shi H, et al. PROTAC-mediated degradation of HIV-1 Nef efficiently restores cell-surface CD4 and MHC-I expression and blocks HIV-1 replication [J]. Cell Chem Biol, 2024, 31: 658-668.e14.

[39] Luo D, Luo R, Wang W, et al. Discovery of L15 as a novel Vif PROTAC degrader with antiviral activity against HIV-1 [J]. Bioorg Med Chem Lett, 2024, 111: 129880.

[40] Liu HY, Li Z, Reindl T, et al. Broad-spectrum activity against mosquito-borne flaviviruses achieved by a targeted protein degradation mechanism [J]. Nat Commun, 2024, 15: 5179.

[41] Wang X, Chen H, Chiodo F, et al. Detection of human IgM and IgG antibodies by means of galactofuranose-coated and rhamnose-coated gold nanoparticles [J]. Matters, 2019, 5: e201908000004.

[42] Jakobsche CE, Parker CG, Tao RN, et al. Exploring binding and effector functions of natural human antibodies using synthetic immunomodulators [J]. ACS Chem Biol, 2013, 8: 2404-2411.

[43] Oostindie SC, van der Horst HJ, Lindorfer MA, et al. CD20 and CD37 antibodies synergize to activate complement by Fc-mediated clustering [J]. Haematologica, 2019, 104: 1841-1852.

[44] Gray MA, Tao RN, DePorter SM, et al. A nanobody activation immunotherapeutic that selectively destroys HER2-positive breast cancer cells [J]. Chembiochem, 2016, 17: 155-158.

[45] Rathmann SM, Genady AR, Janzen N, et al. A versatile platform for the development of radiolabeled antibody-recruiting small molecules [J]. Mol Pharmaceutics, 2021, 18: 2647-2656.

[46] Castellano G, Woltman AM, Schlagwein N, et al. Immune modulation of human dendritic cells by complement [J]. Eur J Immunol, 2007, 37: 2803-2811.

[47] Junker F, Gordon J, Qureshi O. Fc gamma receptors and their role in antigen uptake, presentation, and t cell activation [J]. Front Immunol, 2020, 11: 1393.

[48] Golay J, Taylor RP. The role of complement in the mechanism of action of therapeutic anticancer mAbs [J]. Antibodies, 2020, 9: 58.

[49] Vogelpoel LT, Baeten DL, de Jong EC, et al. Control of cytokine production by human Fc gamma receptors: implications for pathogen defense and autoimmunity [J]. Front Immunol, 2015, 6: 79.

[50] Krambovitis E, Porichis F, Spandidos DA. HIV entry inhibitors: a new generation of antiretroviral drugs [J]. Acta Pharm Sin (药学学报), 2005, 40: 1165-1173.

[51] Kazmierski WM, Kenakin TP, Gudmundsson KS. Peptide, peptidomimetic and small-molecule drug discovery targeting HIV-1 host-cell attachment and entry through gp120, gp41, CCR5 and CXCR4 [J]. Chem Biol Drug Des, 2006, 67: 13-26.

[52] Parker CG, Domaoal RA, Anderson KS, et al. An antibody-recruiting small molecule that targets HIV gp120 [J]. J Am Chem Soc, 2009, 131: 16392-16394.

[53] Parker CG, Dahlgren MK, Tao RN, et al. Illuminating HIV gp120-ligand recognition through computationally-driven optimization of antibody-recruiting molecules [J]. Chem Sci, 2014, 5: 2311-2317.
[54] Liu X, Zhang B, Wang Y, et al. A universal dual mechanism immunotherapy for the treatment of influenza virus infections [J]. Nat Commun, 2020, 11: 5597.
[55] 朱贵东, 傅阳心. 设计新一代抗体药物偶联物[J]. 药学学报, 2013, 48(07): 1053-1070.
[56] Gavrilyuk J, Uehara H, Otsubo N, et al. Potent inhibition of HIV-1 entry with a chemically programmed antibody aided by an efficient organocatalytic synthesis [J]. Chembiochem, 2010, 11: 2113-2118.
[57] Sato S, Inokuma T, Otsubo N, et al. Chemically programmed antibodies AS HIV-1 attachment inhibitors [J]. ACS Med Chem Lett, 2013, 4: 460-465.
[58] Asano S, Gavrilyuk J, Burton DR, et al. Preparation and activities of macromolecule conjugates of the CCR5 antagonist Maraviroc [J]. ACS Med Chem Lett, 2014, 5: 133-137.
[59] Regeneron Pharmaceuticals. Protein-antiviral compound conjugates: WO, 2021/151031Al [P]. 2021-07-29.
[60] Cidara Therapeutics. Protein-drug conjugates for antiviral therapy: WO, 2022/192685Al [P]. 2022-09-15.
[61] DeGrace MM, Ghedin E, Frieman MB, et al. Defining the risk of SARS-CoV-2 variants on immune protection [J]. Nature, 2022, 605: 640-652.
[62] Maillard PV, van der Veen AG, Poirier EZ, et al. Slicing and dicing viruses: antiviral RNA interference in mammals [J]. EMBO J, 2019, 38: e100941.
[63] Alshaer W, Zureigat H, Al Karaki A, et al. siRNA: mechanism of action, challenges, and therapeutic approaches [J]. Eur J Pharmacol, 2021, 905: 174178.
[64] Traube FR, Stern M, Tolke AJ, et al. Suppression of SARS-CoV-2 replication with stabilized and click-chemistry modified siRNAs [J]. Angew Chem Int Ed Engl, 2022, 61: e202204556.
[65] Tai W, Zhao P, Gao X. Cytosolic delivery of proteins by cholesterol tagging [J]. Sci Adv, 2020, 6: eabb0310.
[66] von Itzstein M. The war against influenza: discovery and development of sialidase inhibitors [J]. Nat Rev Drug Discov, 2007, 6: 967-974.
[67] Lv X, Wang P, Li C, et al. Zanamivir-cholesterol conjugate: a long-acting neuraminidase inhibitor with potent efficacy against drug-resistant influenza viruses [J]. J Med Chem, 2021, 64: 17403-17412.
[68] Lazzarin A. Enfuvirtide: the first HIV fusion inhibitor [J]. Expert Opin Pharmacother, 2005, 6: 453-464.
[69] Xue J, Chong H, Zhu Y, et al. Efficient treatment and pre-exposure prophylaxis in rhesus macaques by an HIV fusion-inhibitory lipopeptide [J]. Cell, 2022, 185: 131-144.e18.
[70] Matos MJ. Learning from nature: the role of albumin in drug delivery [J]. Future Med Chem, 2018, 10: 983-985.
[71] Liu Z, Chen X. Simple bioconjugate chemistry serves great clinical advances: albumin as a versatile platform for diagnosis and precision therapy [J]. Chem Soc Rev, 2016, 45: 1432-1456.
[72] Chong H, Yao X, Zhang C, et al. Biophysical property and broad anti-HIV activity of albuvirtide, a 3-maleimimidopropionic acid-modified peptide fusion inhibitor [J]. PLoS One, 2012, 7: e32599.
[73] Su B, Yao C, Zhao QX, et al. Efficacy and safety of the long-acting fusion inhibitor albuvirtide in antiretroviral-experienced adults with human immunodeficiency virus-1: interim analysis of the randomized, controlled, phase 3, non-inferiority TALENT study [J]. Chin Med J (Engl), 2020, 133: 2919-2927.
[74] Agrawal N, Dasaradhi PV, Mohmmed A, et al. RNA interference: biology, mechanism, and applications [J]. Microbiol Mol Biol Rev, 2003, 67: 657-685.
[75] Yu AM, Tu MJ. Deliver the promise: RNAs as a new class of molecular entities for therapy and vaccination [J]. Pharmacol Ther, 2022, 230: 107967.
[76] Setten RL, Rossi JJ, Han SP. The current state and future directions of RNAi-based therapeutics [J]. Nat Rev Drug Discov, 2019, 18: 421-446.
[77] Costales MG, Matsumoto Y, Velagapudi SP, et al. Small molecule targeted recruitment of a nuclease to RNA [J]. J Am Chem Soc, 2018, 140: 6741-6744.
[78] Costales MG, Suresh B, Vishnu K, et al. Targeted degradation of a hypoxia-associated non-coding RNA enhances the selectivity of a small molecule interacting with RNA [J]. Cell Chem Biol, 2019, 26: 1180-1186.e1185.

[79] Costales MG, Aikawa H, Li Y, et al. Small-molecule targeted recruitment of a nuclease to cleave an oncogenic RNA in a mouse model of metastatic cancer [J]. Proc Natl Acad Sci USA, 2020, 117: 2406-2411.
[80] Dey SK, Jaffrey SR. RIBOTACs: small molecules target RNA for degradation [J]. Cell Chem Biol, 2019, 26: 1047-1049.
[81] Haniff HS, Tong Y, Liu X, et al. Targeting the SARS-CoV-2 RNA genome with small molecule binders and ribonuclease targeting chimera (RIBOTAC) degraders [J]. ACS Cent Sci, 2020, 6: 1713-1721.
[82] Mikutis S, Rebelo M, Yankova E, et al. Proximity-induced nucleic acid degrader (PINAD) approach to targeted RNA degradation using small molecules [J]. ACS Cent Sci, 2023, 9: 892-904.
[83] Rashad AA, Song LR, Holmes AP, et al. Bifunctional chimera that coordinately targets human immunodeficiency virus 1 envelope gp120 and the host-cell CCR5 coreceptor at the virus-cell interface [J]. J Med Chem, 2018, 61: 5020-5033.
[84] Gaffney A, Nangarlia A, Ang CG, et al. HIV-1 Env-dependent cell killing by bifunctional small-molecule/peptide conjugates [J]. ACS Chem Biol, 2021, 16: 193-204.
[85] Wang C, Wang X, Wang H, et al. A “Two-Birds-One-Stone” Approach toward the Design of Bifunctional Human Immunodeficiency Virus Type 1 Entry Inhibitors Targeting the CCR5 Coreceptor and gp41 N-Terminal Heptad Repeat Region [J]. J Med Chem, 2021, 64: 11460-11471.
[86] Xu S, Ding D, Zhang X, et al. Newly emerging strategies in antiviral drug discovery: Dedicated to Prof. Dr. Erik De Clercq on Occasion of His 80th Anniversary [J]. Molecules, 2022, 27: 850.
[87] 徐淑静, 丁当, 刘新泳, 等. 浅谈广谱抗病毒药物研发的普适性策略[J]. 药学学报, 2022, 57(05): 1289-1300.
[88] 徐淑静, 丁当, 刘新泳, 等. 整合药物化学——药物发现中的新范式[J]. 药学学报, 2022, 57(10): 2889-2901.
[89] O'Herin CB, Moriuchi YW, Bemis TA, et al. Development of human carbonic anhydrase Ⅱ heterobifunctional degraders [J]. J Med Chem, 2023, 66: 2789-2803.
[90] Chamakuri S, Lu S, Ucisik MN, et al. DNA-encoded chemistry technology yields expedient access to SARS-CoV-2 M(pro) inhibitors [J]. Proc Natl Acad Sci U S A, 2021, 118: e2111172118.
[91] Doudna JA. The promise and challenge of therapeutic genome editing [J]. Nature, 2020, 578: 229-236.
[92] Chen XF, Zhao X, Yang Z. Aptamer-based antibacterial and antiviral therapy against infectious diseases [J]. J Med Chem, 2021, 64: 17601-17626.
[93] Nguyen PDM, Zheng J, Gremminger TJ, et al. Binding interface and impact on protease cleavage for an RNA aptamer to HIV-1 reverse transcriptase [J]. Nucleic Acids Res, 2020, 48: 2709-2722.
[94] Musumeci D, Riccardi C, Montesarchio D. G-Quadruplex forming oligonucleotides as anti-HIV agents [J]. Molecules, 2015, 20: 17511-17532.
[95] Duclair S, Gautam A, Ellington A, et al. High-affinity RNA aptamers against the HIV-1 protease inhibit both *in vitro* protease activity and late events of viral replication [J]. Mol Ther Nucleic Acids, 2015, 4: e228.
[96] Tauber C, Wamser R, Arkona C, et al. Chemical evolution of antivirals against enterovirus D68 through protein-templated knoevenagel reactions [J]. Angew Chem Int Ed Engl, 2021, 60: 13294-13301.
[97] Li W, Zhang J, Guo L, et al. Importance of three-body problems and protein-protein interactions in proteolysis-targeting chimera modeling: insights from molecular dynamics simulations [J]. J Chem Inf Model, 2022, 62: 523-532.
[98] Desantis J, Mercorelli B, Celegato M, et al. Indomethacin-based PROTACs as pan-coronavirus antiviral agents[J]. Eur J Med Chem, 2021, 226: 113814.
[99] Shaheer M, Singh R, Sobhia ME. Protein degradation: a novel computational approach to design protein degrader probes for main protease of SARS-CoV-2 [J]. J Biomol Struct Dyn, 2022, 40: 10905-10917.
[100] Jin H, Li D, Lin MH, et al. Tat-based therapies as an adjuvant for an HIV-1 functional cure [J]. Viruses, 2020, 12: 415.

第 17 章 计算机辅助药物设计在抗病毒药物研究中的应用

致病性病毒的出现和传播具有暴发性，可在短时间内对公共健康造成极大危害，加之部分病毒具有极强的突变能力，使得传统药物研发效率已无法满足临床上对抗病毒药物的需求[1]。计算机辅助药物设计（computer-aided drug design, CADD）可有效提高药物研发效率，在抗病毒药物研究领域中得到了广泛的应用[2]。

CADD 以计算化学为基础，融合了计算机科学、生物学等多学科知识，通过模拟、分析和预测小分子与生物大分子之间的相互作用关系，进而实现先导化合物的设计、优化以及机制验证。相较于传统药物设计存在研发周期长、费用高等问题，CADD 可以加快新药研发进程，提高药物研发成功率[3]。自 1962 年 Hansch 等提出定量构效关系（quantitative structure-activity relationship, QSAR）概念以来[4]，CADD 经过不断发展，在药物研发中的作用也逐渐凸显出来。在抗病毒药物研究领域，从早期沙奎那韦、扎那米韦、奥司他韦、波普瑞韦等抗病毒药物[5]的研发到现在抗新型冠状病毒（SARS-CoV-2）药物的探索，CADD 均扮演着重要的角色。

本章总结了近五年来抗病毒药物研发领域常用的 CADD 方法及其在该领域中的应用实例（图 17-1），旨在帮助药物研发人员，尤其是抗病毒药物研究者更好地运用 CADD 方法，加快抗病毒药物的研发。

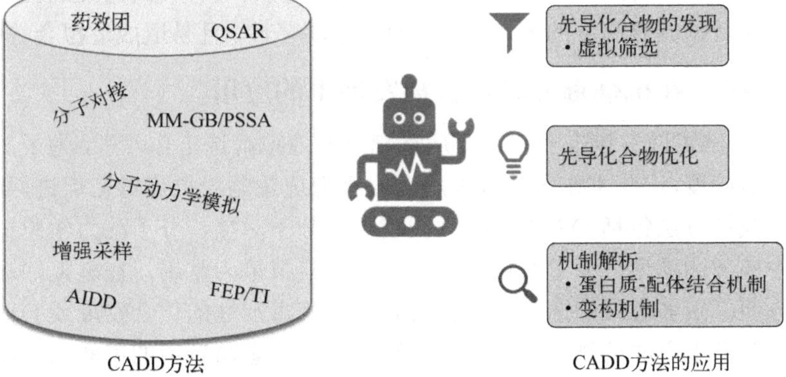

图 17-1　常用的 CADD 方法及其在抗病毒药物研发中的应用

17.1

CADD 在先导化合物发现中的应用

17.1.1 CADD 在先导化合物发现中的常用方法

CADD 中发现先导化合物的主要手段是虚拟筛选，该方法是基于现有的药物设计理论和经验，利用计算机和各种成药性分析手段，对各化合物库进行快速地评价筛选，从而有效地提高活性先导化合物的研发效率。虚拟筛选使用的方法从原理上可分为间接药物设计和直接药物设计[6]。

间接药物设计又被称为基于配体的药物设计（ligand-based drug design, LBDD）[7]，即通过研究与靶点特异性结合配体的结构信息，发现新颖结构的先导化合物，常见基于配体的虚拟筛选方法有 QSAR[8-9]和药效团模型[10-11]等。直接药物设计又称为基于结构的药物设计（structure-based drug design, SBDD），即在已知生物大分子靶点结构的情况下，直接根据药物与靶点的相互作用来进行药物设计，主要包括分子对接和分子动力学模拟等方法[12-13]。基于配体和基于结构的药物设计在不同应用场景下各有优势，基于配体的药物设计在虚拟筛选时只需计算小分子的结构特征与模型的匹配程度，不需要进行相关的能量计算，筛选速度更快；基于结构的药物设计在模拟时，直接参考靶点和配体的打分结果、结合能量及结合构象分析来预测配体和靶点的亲和力，结果更为准确，但计算时间较长，在现实应用中，这两类方法往往联合使用，进行多层级虚拟筛选[14-16]。

除了传统的 CADD 模拟方法外，近年来人工智能（artificial intelligence, AI）也常被应用于先导化合物的设计、发现、优化过程。AI 是一门涉及概率论、统计学、计算机科学等多领域的新兴交叉学科，在虚拟筛选中常使用的 AI 算法主要包括机器学习（machine learning, ML）和深度学习（deep learning, DL），运用机器学习/深度学习进行虚拟筛选的优点在于可通过学习不断地优化模型，使其具有较高的准确性，缺点在于模型的训练对数据具有高度的依赖性，模型缺乏解释性，且易造成过拟合等情况[17-18]。

17.1.2 CADD 在抗病毒先导化合物发现中的应用

表 17-1 总结了近五年来一些针对病毒靶点的虚拟筛选工作[19-59]，为了兼顾虚拟筛选的效率和准确度，这些工作大多数采用多层级筛选策略对抗病毒靶点进行虚拟筛选。所用的分子模拟方法包括 QSAR、药效团模型、分子对接、分子动力学模拟和机器学习等，其中药效团模型、分子对接和分子动力学模拟最为常用。在虚拟筛选所使用的化合物库方面，很多虚拟筛选工作选择对具有抗病毒活性的化合物库或 Drug Bank 化合物库中已获批上市的药物分子进行虚拟筛选，探寻老药新用的可能；在商业化合物库方面，ZINC 是使用最多的化合物库；同时也有一些研究者使用实验室内部的化合

物库进行虚拟筛选，以提高筛选化合物结构的新颖性和可合成性。关于虚拟筛选靶点的选择，在新型冠状病毒感染的肺炎疫情期间，研究人员针对 SARS-CoV-2 进行了许多虚拟筛选工作[17]，特别是在 SARS-CoV-2 生命周期中起重要作用的 3C 样蛋白酶（3C-like protease, 3CL^{pro}）。另外，针对 1 型艾滋病病毒（HIV-1）、肠病毒、流感病毒等病毒的虚拟筛选工作也取得了丰硕成果。

表 17-1　抗病毒药物研发中的虚拟筛选工作

病毒	靶点	化合物库	方法	结果
SARS-CoV-2	3CL^{pro}	内部化合物库	分子对接、药效团模型	1 个苗头化合物[19]：IC_{50} = 8.6μmol·L^{-1}
		NCI/DTP 化合物库（6409 个化合物）	分子对接	3 个苗头化合物[20]
		ZINC15 化合物库（2.35 亿个化合物）	分子对接	3 个苗头化合物[21]
		上市药物化合物库（2500 个化合物）	分子对接、FEP-ABFE	15 个苗头化合物[22]
		上市药物化合物库、临床前或临床候选化合物库、天然产物化合物库（1 万个化合物）	分子对接	6 个苗头化合物[23]：IC_{50} = 0.67～21.4μmol·L^{-1}
		上市药物化合物库（大约 2000 个化合物）	分子对接、分子动力学模拟	5 个苗头化合物[24]：IC_{50}≤40μmol·L^{-1}
		ChemDiv 化合物库（150 万个化合物）	分子对接	1 个苗头化合物[25]：IC_{50} = 8.5μmol·L^{-1}
		内部化合物库、ZINC15 化合物库、ChemBridge 化合物库（12793 个化合物）	分子对接、分子动力学模拟	59 个苗头化合物[26]
		泰国传统植物化合物库（326 个化合物）	分子对接、分子动力学模拟、MM-GBSA	1 个苗头化合物[27]：IC_{50} = 29.93μmol·L^{-1}
		Molport 天然产物化合物库、内部化合物库（14 万个化合物）	分子对接	4 个苗头化合物[28]：IC_{50}＜10μmol·L^{-1}
		COCONUT 化合物库（406747 个化合物）	机器学习、分子对接	4 个苗头化合物[29]：IC_{50} = 6.88μmol·L^{-1}
		Enamine 化合物库、Asinex 化合物库、DrugBank 化合物库（3180 万个化合物）	MACAW、分子对接、ADMET 预测	8 个苗头化合物[30]：IC_{50} = 0.18～18.82μmol·L^{-1}
		手性喹啉生物碱衍生物化合物库（65 个化合物）	分子对接、Steered 分子动力学模拟	1 个苗头化合物[31]：IC_{50} = 2.52μmol·L^{-1}
		Enamine 化合物库（13.7 亿个化合物）	分子指纹、分子动力学模拟	4 个苗头化合物[32]：IC_{50}＜1μmol·L^{-1}
	3CL^{pro}、TMPRSS2	Chemdiv 化合物库、SPECS 化合物库（330 万个化合物）	分子对接、MM/PBSA、FEP-ABFE	3CL^{pro}：34 个苗头化合物；TMPRSS2：16 个苗头化合物[33]
	3CL^{pro}、S 蛋白	潜在的抗 SARS-CoV-2 药物化合物库（4868 个化合物）	机器学习	2 个苗头化合物[34]：IC_{50}＜5μmol·L^{-1}
	3CL^{pro}、S 蛋白、ACE2	ChEMBL 化合物库（1000 个抗病毒药物）	分子对接、分子动力学模拟	1 个苗头化合物[35]
	3CL^{pro}、TMPRSS2	Ligand Designer、PathFinder 生成的枚举化合物库（2000 个化合物）	分子对接、分子动力学模拟	5 个苗头化合物[36]

续表

病毒	靶点	化合物库	方法	结果
SARS-CoV-2	S 蛋白	内部化合物库（32.34 万个化合物），ZINC15	分子对接、MM-GBSA	7 个苗头化合物[37]：K_d＜10$\mu mol \cdot L^{-1}$
	nsp3	ZINC15 化合物库（69.61 万个化合物）	分子对接、晶体结构筛选	20 个苗头化合物（片段）[38]
	nsp3	ZINC22 化合物库（16.22 万个化合物）	分子对接、晶体结构筛选	160 个苗头化合物[39]：IC_{50} = 0.4$\mu mol \cdot L^{-1}$
	RdRp	FDA 批准上市的抗病毒药物化合物库（63 个化合物）	分子对接、分子动力学模拟	2 个苗头化合物[40]
	RdRp	上市药物化合物库（1906 个化合物）	深度学习、分子对接、元动力学模拟	4 个苗头化合物[41]
	PL^{pro}	DrugBank 化合物库	分子对接	1 个苗头化合物[42]
	ACE2	上市药物化合物库	Benevolent AI	1 个苗头化合物[43]
HIV-1	蛋白酶	商业化合物库、内部化合物库（350 万个化合物）	药效团模型、分子对接	1 个苗头化合物[44]
	逆转录酶	ZINC 化合物库（14.38 万个天然产物）	分子对接、分子动力学模拟	2 个苗头化合物[45]：IC_{50}＜10$\mu mol \cdot L^{-1}$
	核衣壳蛋白	2-苯并噁唑啉酮衍生物化合物库（350 万个化合物）	分子对接	2 个苗头化合物[46]：IC_{50} = 30～40$\mu mol \cdot L^{-1}$
埃博拉病毒	EBOV 样颗粒	ZINC15 化合物库、NPC 化合物库（1700 万个化合物）	QSAR	14 个苗头化合物[47]：IC_{50}＜10$\mu mol \cdot L^{-1}$
肠道病毒	D68	内部抗病毒化合物库（＞2 万个化合物）	分子对接	1 个苗头化合物[48]：EC_{50}＜0.1$\mu mol \cdot L^{-1}$
朊病毒	朊蛋白 (ScN2a)	已知抗朊病毒活性的化合物库（200 个化合物）	QSAR	1 个苗头化合物[49]
流感病毒	神经氨酸酶	SPECS 化合物库（67 万个化合物）	药效团模型、分子对接、分子动力学模拟	1 个苗头化合物[50]：IC_{50} = 7.10$\mu mol \cdot L^{-1}$
		ZINC 中的噻吩衍生物化合物库（8 万个化合物）	药效团模型	1 个苗头化合物[51]：IC_{50} = 0.03$\mu mol \cdot L^{-1}$
寨卡病毒、登革病毒	NS2B-NS3	Kerean Chemical Bank（KCB）化合物库（47.6 万个化合物）	分子对接	1 个苗头化合物[52]：IC_{50} = 1.5$\mu mol \cdot L^{-1}$
寨卡病毒	NS5、RdRp	抗病毒化合物库、天然产物化合物库（935 个化合物）	分子对接	1 个苗头化合物[53]：IC_{50} = 4.29$\mu mol \cdot L^{-1}$ EC_{50} = 0.59$\mu mol \cdot L^{-1}$
登革病毒	NS5 甲基转移酶	人参和三七的提取物、分离物化合物库（91 个化合物）	分子对接、ADMET 预测、分子动力学模拟	1 个苗头化合物[54]：IC_{50} = 2.5$\mu mol \cdot L^{-1}$
黄病毒	NS3-NS5	Asinex 化合物库、Enamine 化合物库、Life Chemicals 化合物库（100 万个化合物）	分子对接、MM-GBSA	2 个苗头化合物[55]：IC_{50} = 107$\mu mol \cdot L^{-1}$ 138$\mu mol \cdot L^{-1}$
非洲猪瘟病毒	AsfvPolX	DrugBank 化合物库（1712 个化合物）	分子对接、机器学习	3 个苗头化合物[56]
猪流行性腹泻病毒	S 蛋白	特异性识别 PEDV S1 C 端结构域的亲和肽化合物库	分子对接	1 个苗头化合物[57]：K_d = 0.216$\mu mol \cdot L^{-1}$
呼吸道合胞病毒	F 蛋白	ZINC15 化合物库	分子对接、分子动力学模拟	3 个苗头化合物[58]
手足口病病毒	RdRp	NCI 化合物库、MechDiv3 化合物库	分子对接	4 个苗头化合物[59]：IC_{50} = 0.22～0.8$\mu mol \cdot L^{-1}$

2020 年，Mohammad 等利用 Schrödinger glide SP、AutoDock Vina 和 AutoDock 4.2 的分子对接策略，以 SARS-CoV-2 3CL^{pro} 为靶点，对大约 2000 个已上市药物进行基于分子对接的虚拟筛选，并利用分子动力学模拟做进一步确证，最后挑选出 17 个化合物进行生物活性测定。其中 14 个化合物在 100μmol·L^{-1} 浓度下对 3CL^{pro} 活性有抑制作用，5 个化合物（**4-11**，**17-1**～**17-4**，图 17-2）的 IC_{50} 值小于 40μmol·L^{-1}，化合物 **17-1**（马尼地平, manidipine）活性最强，IC_{50} 值为（4.81±1.87）μmol·L^{-1}[24]。

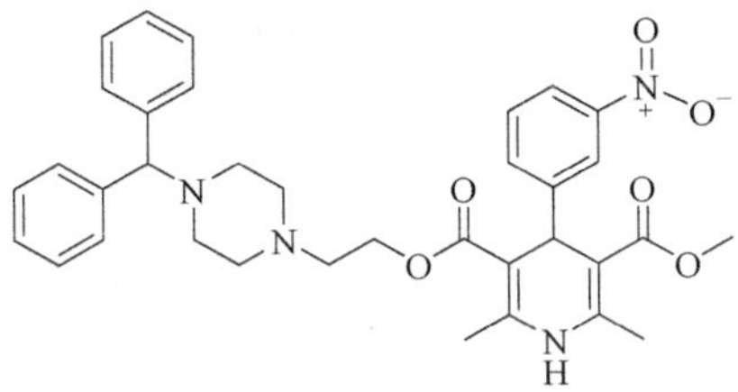

马尼地平 (**17-1**)
IC_{50} = (4.81 ± 1.87) μmol • L^{-1}

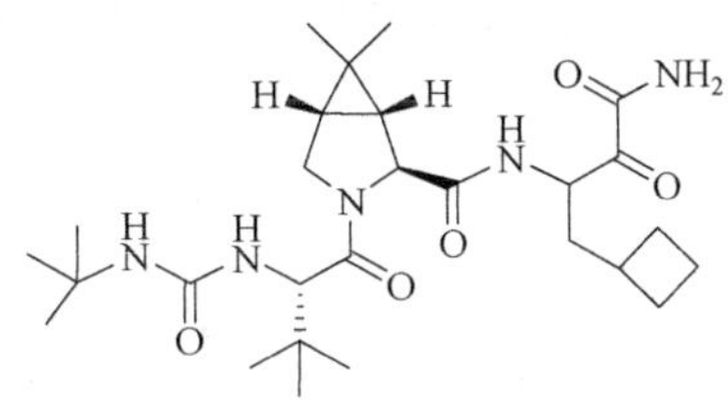

波普瑞韦 (**4-11**)
IC_{50} = (5.40 ± 1.53) μmol • L^{-1}

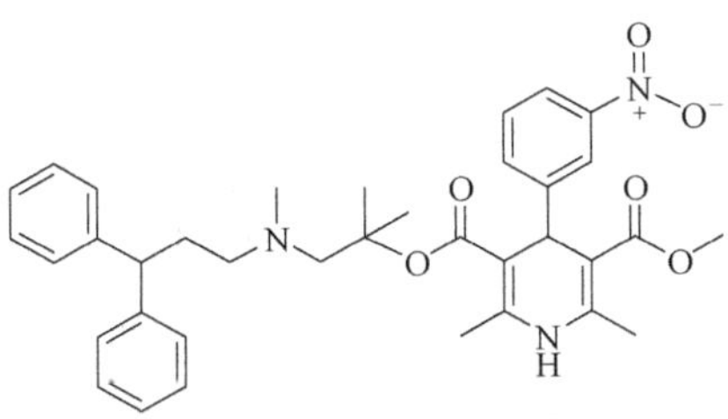

lercanidipine (**17-2**)
IC_{50} = (16.2 ± 2.94) μmol • L^{-1}

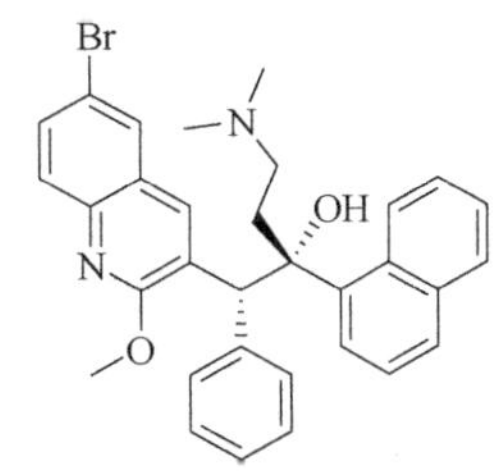

bedaquiline (**17-3**)
IC_{50} = (18.7 ± 4.20) μmol • L^{-1}

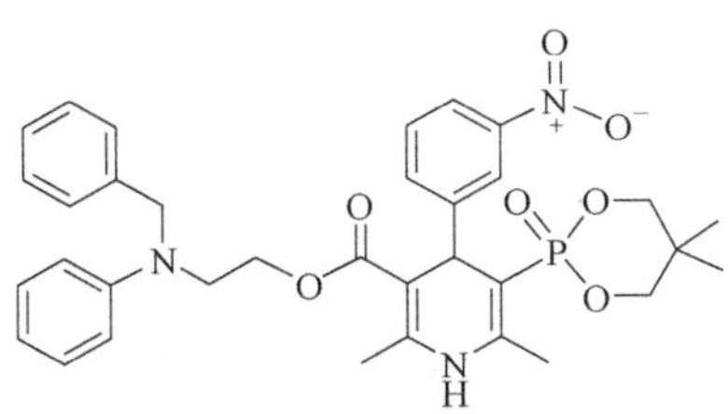

efonidipine (**17-4**)
IC_{50} = (38.5 ± 0.41) μmol • L^{-1}

图 17-2　虚拟筛选发现的 SARS-CoV-2 3CL^{pro} IC_{50}＜40μmol·L^{-1} 的化合物

日本盐野义公司（Shionogi & Co., Ltd.）利用分子对接和构建药效团模型方法对公司内部化合物库进行了针对 SARS-CoV-2 3CL^{pro} 靶点的虚拟筛选，并利用生物质谱法分析测定得分前 300 的化合物与 3CL^{pro} 的亲和力，然后对优选化合物（IC_{50}＜10μmol·L^{-1}）进行进一步活性评价及药代动力学性质分析，最终获得了活性较好（IC_{50} = 8.6μmol·L^{-1}）并具有良好药代动力学性质（大鼠口服生物利用度 111%，清除率 7.3mL·min^{-1}·kg^{-1}）的苗头化合物 **17-5**。随后，在保持与 Thr26 氢键的同时，研究人员对结构中 P1′片段进行优化，使其能够更好地契合 S1′口袋，用杂环取代化合物 **17-5** 中 P1 部分的酰胺结构，最终得到化合物 S-217622［**17-6**, 图 17-3（a）］，并解析了 S-217622 与 SARS-CoV-2 3CL^{pro} 复合物的共晶结构［图 17-3（b）］，发现其可以很好地与 SARS-CoV-2 3CL^{pro} 结合，其 IC_{50} 值为 0.013μmol·L^{-1}，EC_{50} 值为 0.37μmol·L^{-1}（CC_{50}＞100μmol·L^{-1}）[19]。体外实验结果显示，化合物 S-217622 对 SARS-CoV-2 的各种变异毒株、SARS-CoV-1、MERS 等冠状病毒均有较强的抑制活性，该化合物最终作为首个非肽类、可口服的 3CL^{pro} 非共价抑制剂于 2022 年 12 月在日本上市，商品名为 Xocova。

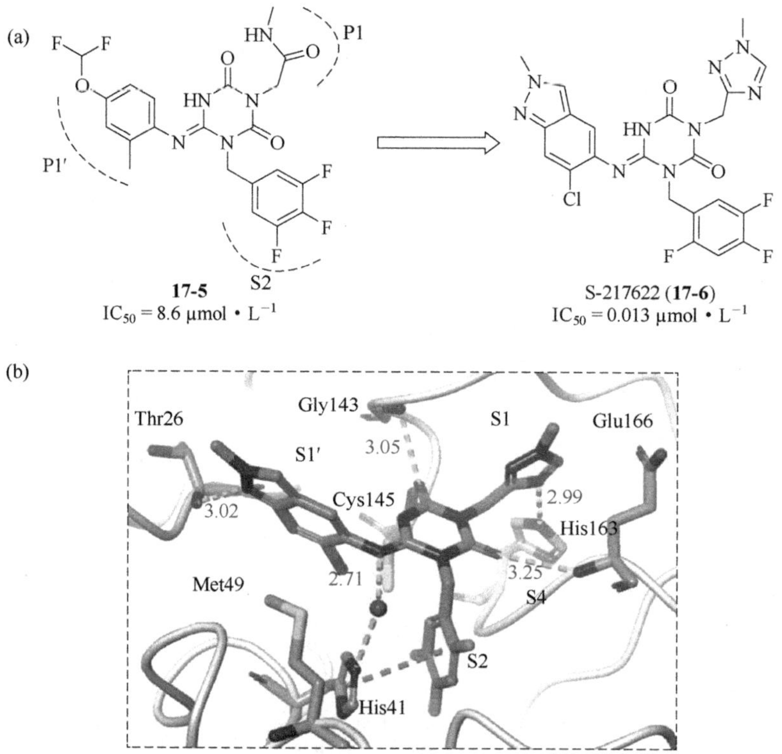

图 17-3　化合物 **17-5** 和 **17-6** 的结构（a）以及化合物 **17-6** 和 3CL^{pro} 的 X 射线晶体结构（b）（PDB 代码：7VU6）[19]

除药效团模型、分子对接和分子动力学模拟等传统虚拟筛选方法之外，机器学习、增强采样和加速自由能微扰-绝对结合自由能计算（accelerated free energy perturbation-based absolute binding free energy, FEP-ABFE）在抗病毒药物的虚拟筛选中也得到了广泛应用。Xu 等通过伪型颗粒侵入实验对实验室内部化合物库（8149 个分子）进行虚拟筛选，分别得到 570 个对 SARS-CoV-2 侵入环节和 142 个对 3CL^{pro} 具有抑制活性的化合物，经进一步生物活性评价共得到 15 个侵入抑制剂和 3CL^{pro} 抑制剂。随后，构建并优化基于 QSAR 模型和基于生物活性的模型（biological activity-based modeling, BABM），其中最优的 QSAR 模型在病毒入侵实验中的受试者操作特征曲线下面积（AUC-ROC）为 0.78（数值越接近 1，表明预测效果越好），在 3CL^{pro} 活性抑制方面的 AUC-ROC 为 0.88；最优的 BABM 模型在病毒入侵实验中的 AUC-ROC 为 0.84～0.88，在 3CL^{pro} 活性抑制方面的 AUC-ROC 为 0.85～0.89。然后，再用以上两种机器学习模型的最优参数分别对化合物库（36 万个化合物）进行了虚拟筛选，经 QSAR 模型筛选后 2743 个化合物被预测具有抑制病毒入侵的能力，2125 个化合物具有 3CL^{pro} 活性抑制潜力；在 BABM 模型的筛选中，485 个化合物可能具有抑制病毒入侵的能力，364 个化合物具有 3CL^{pro} 活性抑制潜力。进一步对筛选出的化合物进行了抑制病毒入侵实验或抑制 3CL^{pro} 活性实验，以及对人胚胎肾细胞（HEK293-ACE2）的抗 SARS-CoV-2 病毒实验。实验结果显示，122 个化合物具有显著的抗 SARS-CoV-2 病毒活性，IC_{50} 值在 0.2～22μmol·L^{-1} 之间，具有较低的细胞毒性，其中 6 个代表性化合物的结构及活性数据见图 17-4[34]。

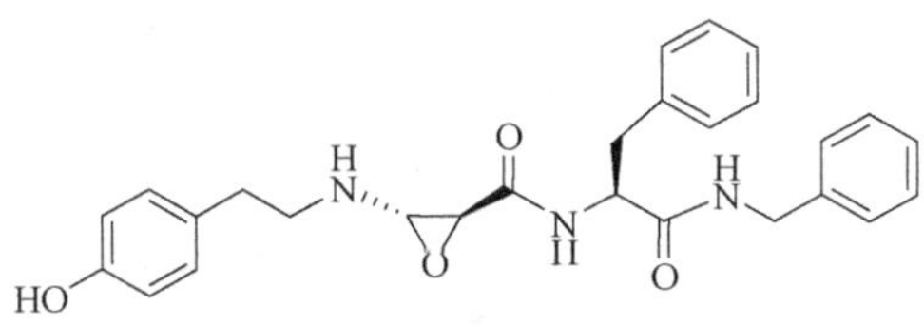

CAA-0225 (**17-7**)

IC_{50} = (0.20 ± 0.07) μmol • L^{-1}

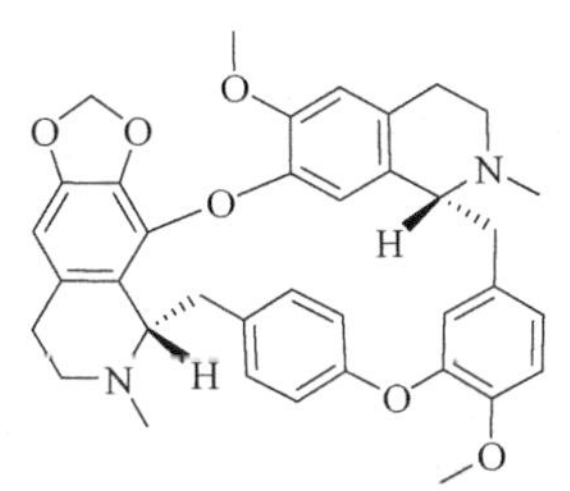

千金藤素 (**5-63**)

IC_{50} = (1.41 ± 0.39) μmol • L^{-1}

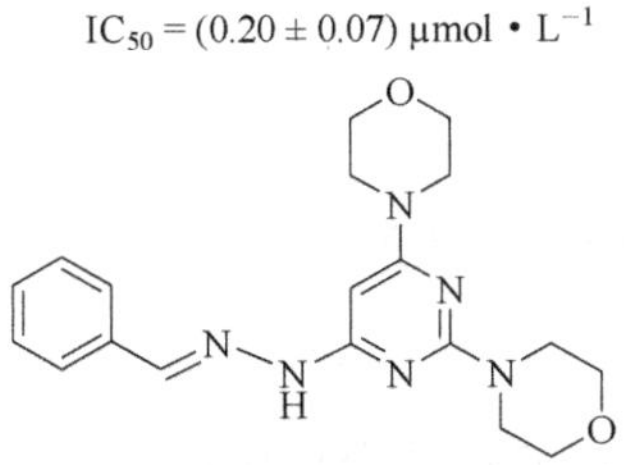

MLS000703078 (**17-8**)

IC_{50} = (1.78 ± 0.00) μmol • L^{-1}

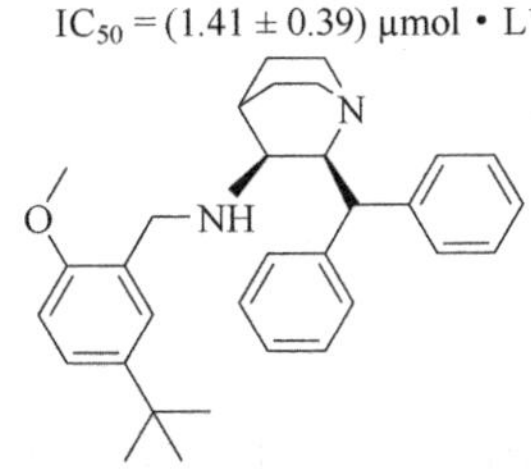

maropitant (**17-9**)

IC_{50} = (3.55 ± 1.12) μmol • L^{-1}

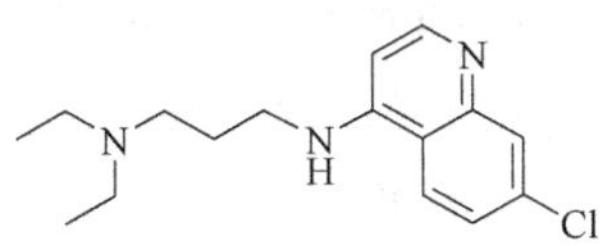

AQ-13 (**17-10**)

IC_{50} = (3.98 ± 0.00) μmol • L^{-1}

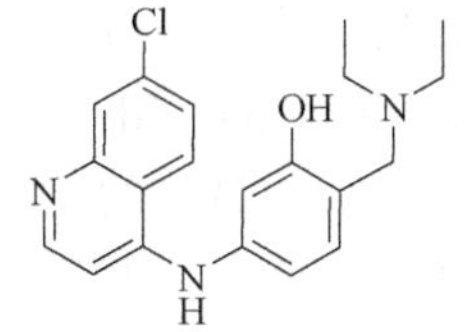

amodiaquine (**17-11**)

IC_{50} = (4.14 ± 1.41) μmol • L^{-1}

图 17-4　虚拟筛选得到的具有抗 SARS-CoV-2 活性的代表性化合物（IC_{50}＜5μmol·L^{-1}）

Zhang 等综合运用基于 DL 的密集全连接神经网络（dense fully connected neural network, DFCNN）、DeepBindBC 模型、分子对接、分子动力学模拟、元动力学模拟、结合自由能计算等多种方法，以 SARS-CoV-2 RdRp 为靶点，对 1906 个上市药物进行多层级虚拟筛选（图 17-5），根据模拟结果选取 4 个化合物在非洲绿猴肾细胞（Vero E6）内进行生物活性测定，其中有两个化合物可显著抑制 SARS-CoV-2 的复制，抗病毒效果较好的普拉曲沙（pralatrexate, **17-12**）EC_{50} 值为 0.008μmol·L^{-1}，但细胞毒性较大（CC_{50} = 0.17μmol·L^{-1}）；阿奇霉素（azithromycin, **17-13**）的抗病毒活性（EC_{50} = 9.45μmol·L^{-1}）虽然较普拉曲沙弱，但细胞毒性大大降低（CC_{50}＞100μmol·L^{-1}）[41]。

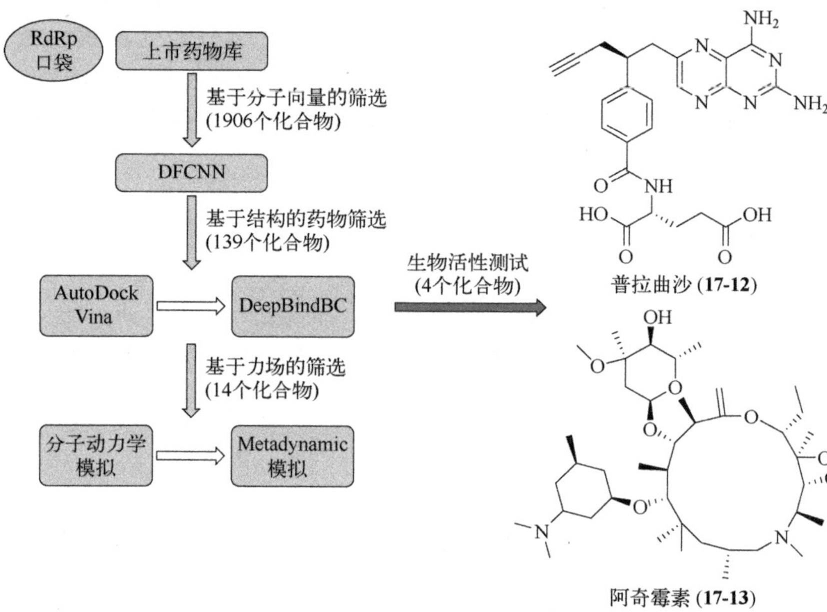

图 17-5　虚拟筛选流程

Li 等利用分子对接和加速自由能微扰-绝对结合自由能计算（FEP-ABFE），以 SARS-CoV-2 $3CL^{pro}$ 为靶点，对化合物库（＞2500 个上市药物）进行多层级虚拟筛选。首先，对所有化合物进行分子对接，选取能与 $3CL^{pro}$ 中 6 个关键氨基酸残基 Cys145、His41、Ser144、His163、Gly143 和 Gln166 发生特异性结合的化合物，进行 FEP-ABFE 计算。随后，对得分最佳的 25 个化合物进行抑制 $3CL^{pro}$ 生物活性测定，发现有 15 个化合物对 $3CL^{pro}$ 活性有明显的抑制作用，化合物 **17-14**～**17-17**（图 17-6）是其中抑酶活性相对较好的 4 个化合物，其中双嘧达莫（dipyridamole, **17-14**）是抑酶活性［K_i = 0.04μmol·L^{-1}，IC_{50} =(0.10±0.01)μmol·L^{-1}］和抗病毒活性（EC_{50} = 0.1μmol·L^{-1}，CC_{50}＞100μmol·L^{-1}）最佳的化合物[22]。

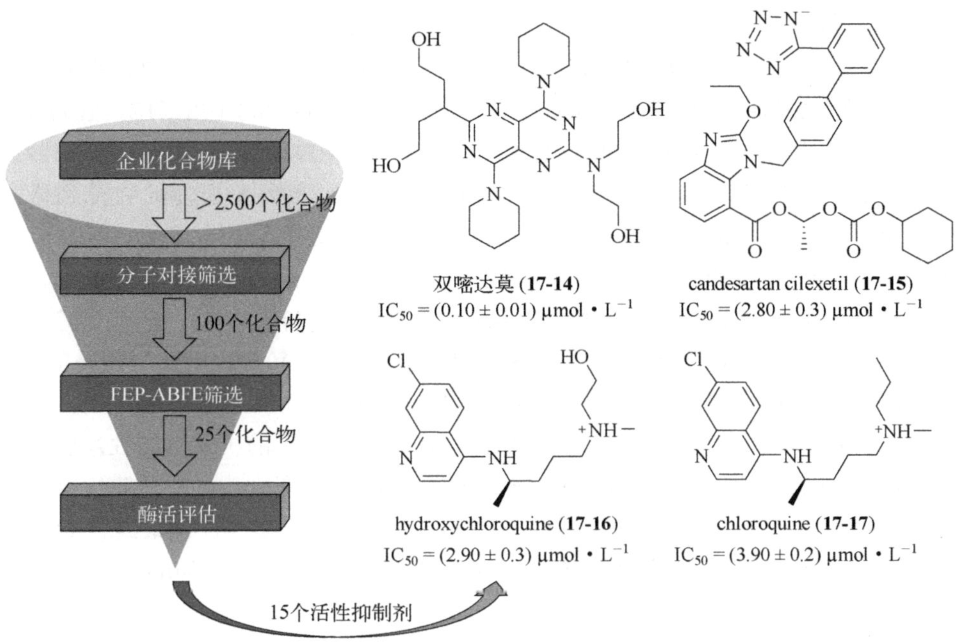

图 17-6　虚拟筛选流程及抑酶活性较好的代表性化合物结构

17.2

CADD 在抗病毒先导化合物优化方面的应用

通过虚拟筛选等方法获得的先导化合物往往在靶点亲和力、吸收、代谢和毒性等方面有着不同程度的缺陷导致无法直接成药，因此对先导化合物进行结构优化是药物研发中不可缺少的一部分。目前 CADD 已经针对先导化合物优化的各种需求开发出许多模拟方法，可以有效地指导先导化合物的结构优化。

具有足够的靶点亲和力是一个药物发挥其疾病治疗作用的前提，因而提高先导化合物的靶点亲和力是药物化学家的主要工作之一。传统优化方法是合成大量先导化合物的衍生物，再进行靶点亲和力测定以筛选出最优化合物，而 CADD 可以通过分子动力学模拟、自由能计算和量子化学计算等方法预测目标分子与靶点的亲和力，再选择性地对预测结果较好的化合物进行定向合成，可以有效地缩短研发时间，减少人力和物力的消耗。

自由能微扰（free energy perturbation, FEP）和热力学积分（thermodynamic integration, TI）是先导化合物结构优化应用较为广泛的 CADD 方法，它们的原理基本相同，是目前较为精确的自由能计算方法，自由能计算结果与实验值误差已达到 $1kcal \cdot mol^{-1}$ 以内[60]，基本与实验测定的误差相当，该精度可为先导化合物的结构优化提供重要指导[61-62]，广泛用于抗病毒药物的研究[63-68]。

吡仑帕奈（perampanel, **17-18**）是一种已上市的抗癫痫药物，通过虚拟筛选和生物活性实验测试发现其对 SARS-CoV-2 3CL^{pro} 具有微弱的抑制作用（IC_{50} 值为 100～250μmol·L^{-1}）[24]。对吡仑帕奈进行分子修饰，保持其整体结合模式不变（3 个芳香环围绕一个吡啶酮核心骨架），将吡啶替换为二氯苯基、苯环替换为吡啶得到化合物 **17-19**，其活性比吡仑帕奈提高了近 50 倍，结构生物学信息表明化合物 **17-19** 较好地占据了 3CL^{pro} 的 S1、S2 和 S1′空腔（图 17-7）。随后研究者通过 FEP 指导的结构迭代优化得到一系列与 3CL^{pro} 亲和力达纳摩尔级的化合物 **17-20**～**17-22**，FEP 计算结果倾向于选择 3-吡啶基和 3-氯苯基与 S1 和 S2 空腔结合，并重新定位吡啶酮羰基的位置。实验结果表明，FEP 很好地预测了化合物 **17-20** 的抑酶活性,在后续筛选中发现化合物 **17-21** 对 3CL^{pro} 抑制活性最强，但该系列化合物在细胞水平的抗病毒活性均弱于瑞德西韦，分析原因可能是结构中的尿嘧啶基团使化合物极性变大，导致透膜性差。为了验证这一猜想，研究者通过甲基化尿嘧啶基团来降低化合物极性，最终得到化合物 **17-22**，其抗 SARS-CoV-2 活性（EC_{50} = 0.08μmol·L^{-1}，CC_{50}＞32.5μmol·L^{-1}）显著优于瑞德西韦（EC_{50} = 0.52μmol·L^{-1}）[63-64]。

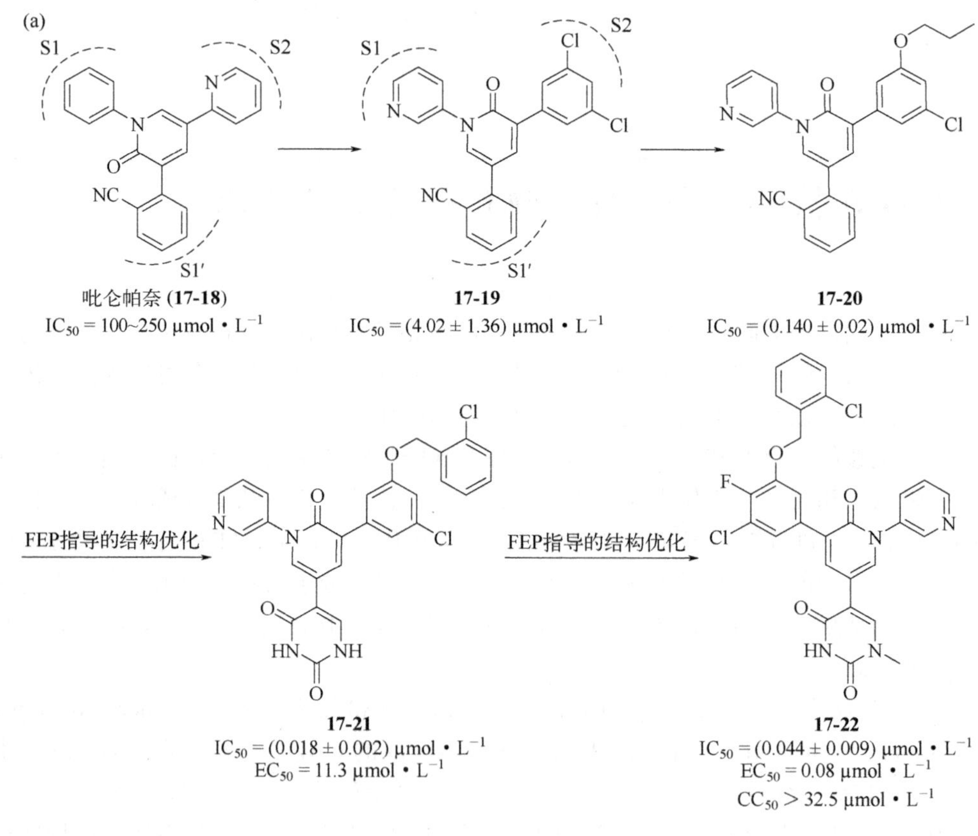

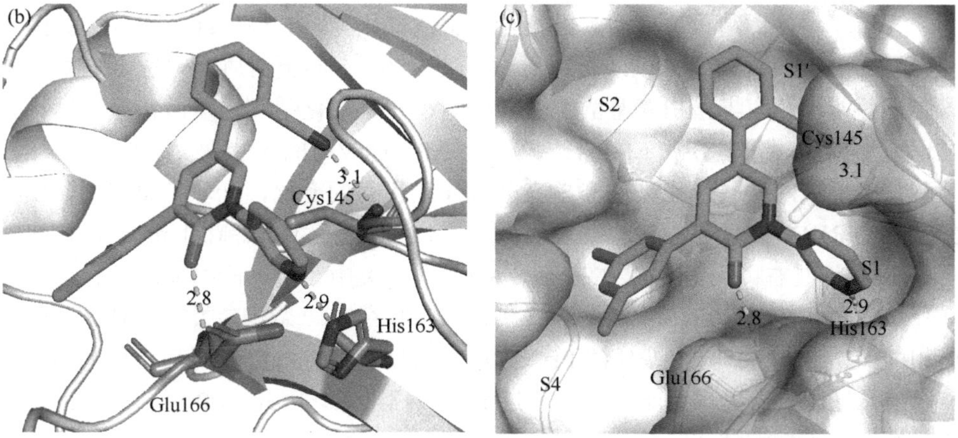

图 17-7 FEP 指导的吡仑帕奈结构优化过程（a）、化合物 **17-21** 与 SARS-CoV-2 3CL^{pro} 复合物的 X 射线晶体结构（b）、化合物 **17-21** 在 3CL^{pro} 活性位点的三维结构（PDB 代码：7L10）（c）

Freedman 等结合分子动力学模拟和自由能微扰理论，比较了核苷类诺瓦克病毒（norovirus, NoV）RdRp 抑制剂相对于天然底物结合自由能的差异，计算结果与实验实测值的趋势基本相同，接着用该方法计算了一系列已知 RdRp 核苷类抑制剂衍生物 **17-23**～**17-26** 的相对结合自由能，并选取部分得分较高的衍生物进行相对结合效率测试，最终成功发现了两个新型 NoV RdRp 抑制剂 **17-27** 和 **17-28**（图 17-8）[66]。

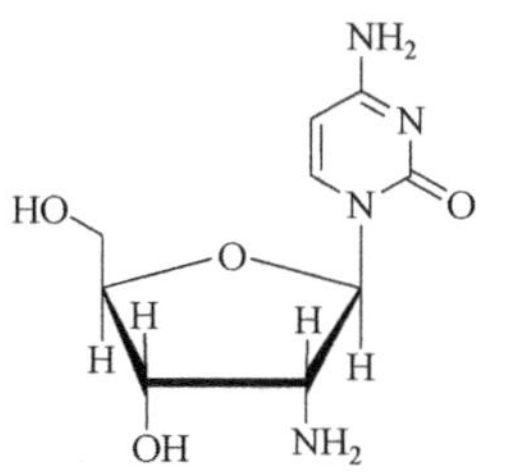

ACT (**17-23**)
$\Delta\Delta G = (-0.63 \pm 2.03)$ kcal • mol^{-1}
RdRp相对效率：220 ± 120

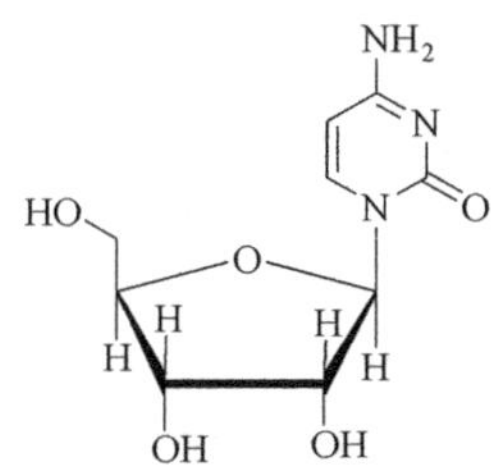

2′Me-CTP (**17-24**)
$\Delta\Delta G = (-0.95 \pm 0.57)$ kcal • mol^{-1}
RdRp相对效率：60 ± 30

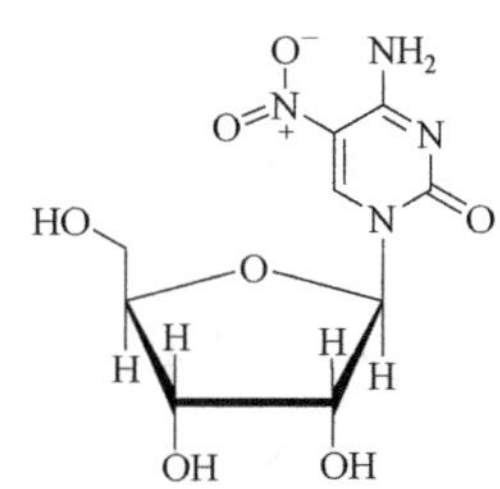

NCT (**17-25**)
$\Delta\Delta G = (-0.82 \pm 1.84)$ kcal • mol^{-1}

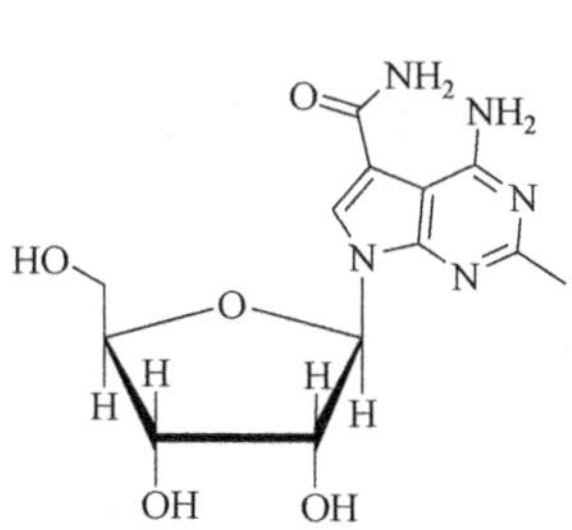

2Me7Am-ATP (**17-26**)
$\Delta\Delta G = (-040 \pm 1.08)$ kcal • mol^{-1}

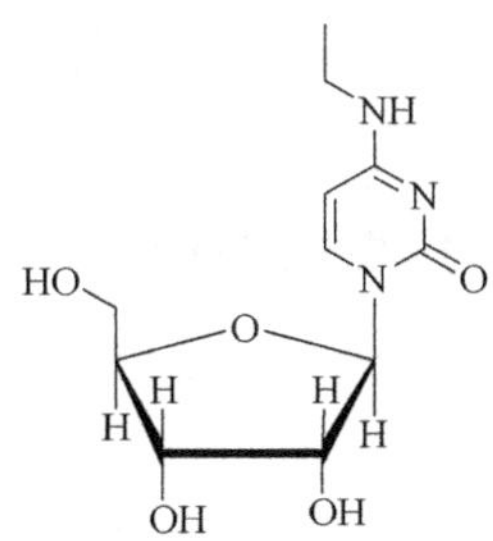

aa01 (**17-27**)
$\Delta\Delta G = (-4.17 \pm 1.61)$ kcal • mol^{-1}
RdRp相对效率：2100 ± 1100

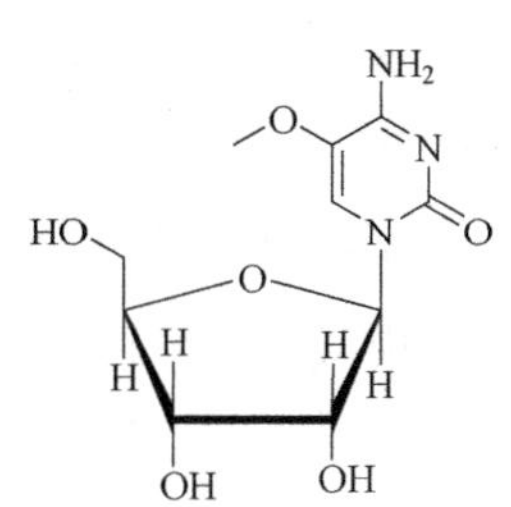

aa102 (**17-28**)
$\Delta\Delta G = (-1.71 \pm 0.44)$ kcal • mol^{-1}
RdRp相对效率：4600 ± 2700

图 17-8 NoV RdRp 抑制剂的结构及其通过 FEP 计算的相对结合自由能

除了计算小分子结构改变引起的结合自由能变化外，FEP 和 TI 还可以计算因氨基酸突变引起的蛋白质稳定性以及蛋白质-小分子、蛋白质-蛋白质之间结合自由能的变化[69-70]，并能预测病毒蛋白氨基酸突变导致的亲和力变化[70-74]，进而指导先导化合物的发现和优化。Fratev 利用 FEP 方法分析了 SARS-CoV-2 的 S 蛋白受体结合域（RBD）氨基酸突变导致的其与一系列中和单克隆抗体亲和力的变化，计算结果表明，K417N 突变会导致 RBD 与一类中和单克隆抗体的结合自由能增大 1.29kcal·mol^{-1}，亲和力降低至其 1/10 倍左右；而 R346K 突变后，RBD 与二类中和单克隆抗体的结合自由能提高 0.66kcal·mol^{-1}，亲和力降低至其 1/3 倍；当同时存在一类和二类抗体时计算得到的数值相同[72]。上述氨基酸突变体的 FEP 计算数据显示结合自由能的升高与亲和力的降低相对应，且该方法提供的结果非常接近实验数据结果，因此 FEP 可以被认为是获得高质量数据的可靠方法。

此外，分子动力学模拟、量子化学计算和增强采样也经常用于先导化合物的结构优化中。

17.3

CADD 在抗病毒化合物作用机制研究中的应用

在药物设计过程中，了解配体与靶点的作用机制可以为化合物的结构优化提供更精确的指导。在变构抑制剂或激动剂的研究过程中，了解靶点蛋白的变构机制，确定变构相关的氨基酸残基及作用方式也是基本环节。而分子模拟有助于对蛋白质-配体作用机制的研究，常用的有分子动力学模拟、元动力学模拟和副本交换等增强采样方法[75-76]。

17.3.1 蛋白配体作用机制的模拟

乙型肝炎病毒（HBV）衣壳蛋白要经过正确的组装才能发挥功能，因此扰乱 HBV 衣壳蛋白二聚体正确组装是抑制 HBV 活性的重要途径之一。杂芳基二氢嘧啶类化合物是典型的 HBV 衣壳蛋白二聚化抑制剂，Liu 等利用哈密顿副本交换分子动力学模拟等方法证实了杂芳基二氢嘧啶类化合物可通过提高 HBV 衣壳蛋白单体之间的亲和力，加速衣壳蛋白二聚体组装速度，进而导致二聚体组装异常，最终抑制 HBV 衣壳蛋白的功能[77]。

17.3.2 蛋白变构机制及变构位点的模拟

除了模拟结构蛋白抑制剂的作用机制，分子模拟还有助于进一步认识酶催化位点抑制剂的作用机制，Xiong 等利用分子动力学模拟发现 SARS-CoV-2 3CL^{pro} 活性位点抑制剂 S-217622（**17-5**）可以降低 3CL^{pro} 的灵活度，从而维持 S-217622 与 3CL^{pro} 结合的稳定性[78]。与 Xiong 等的模拟结果能够相互印证的是，早在 2020 年，Dubanevics 等通过构建弹性网络模型的方式发现 3CL^{pro} 催化位点附近具有包括变构运动在内的丰富的异质动力学结构，同时该研究还发现了若干远离催化位点的变构位点[79]。Inizan

等利用 AMOEBA 可极化立场对 3CL^{pro}二聚体进行了 50μs 的自适应采样分子动力学模拟，发现 3CL^{pro}二聚化界面的相互作用是由复杂氢键网络构成的，同时二聚化界面和催化位点氨基酸残基的结构相关性分析也证实了二聚化界面隐藏了变构位点的存在，水分子介导的水-界面的相互作用也会引起二聚化界面体积的变化，进而使催化位点发生变构[80-81]。Yasar 等通过分子对接、分子动力学模拟以及氨基酸残基动态相关性（dynamics cross-correlation, DCC）分析、动态残基网络（dynamic residue network, DRN）分析和传递熵（transfer entropy, TE）分析等方法发现，结合于 3CL^{pro}二聚化界面的分子二氢麦角胺（dihydroergotamine, DHE）可以与 Glu278 和 Thr280 形成氢键，并通过影响催化位点 Cys145 残基侧链的构象，最终产生变构效应[82]。

3CL^{pro}二聚体界面中存在一些对二聚化至关重要的关键氨基酸残基（图 17-9）[83]，这些氨基酸残基共同调控二聚化并保持二聚体的稳定性。不同氨基酸残基的缺失均会影响 3CL^{pro}活性，如 Arg298 的缺失可显著降低 3CL^{pro}催化活性，仅保留野生株 3CL^{pro}活性的 1%～2%[83-84]，Arg4 的缺失会导致 3CL^{pro}催化活性和二聚化能力完全丧失[85]等。

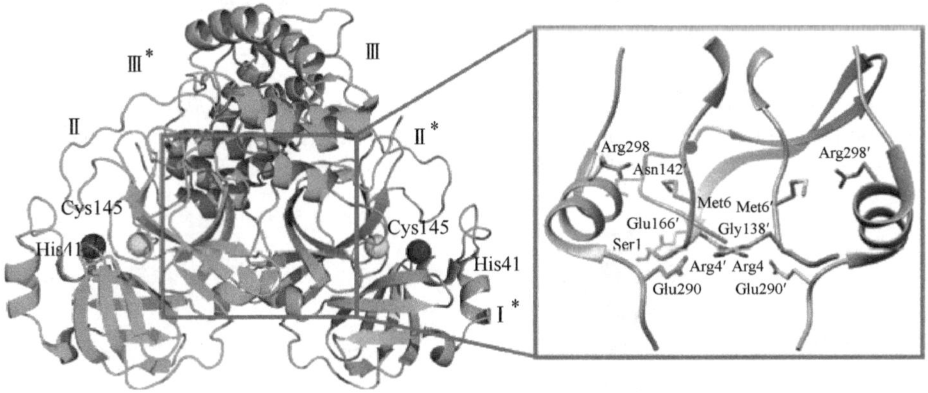

图 17-9　3CL^{pro}二聚体模式示意图和二聚化界面处的关键氨基酸（PDB 代码：6LU7）

研究人员对已报道的 6 个位于活性位点远端及二聚体界面的变构口袋进行了配体结合能力的评估，实验结果表明只有二聚体界面的位点 2 和位点 5 具有良好的可靶向性（图 17-10）[86]，二者具有体积大、位置明确以及亲水性良好的特征，是开发小分子变构抑制剂的潜力靶点。上述研究为靶向 3CL^{pro}变构抑制剂的研究提供了理论基础。

S 蛋白是 SARS-CoV-2 侵入宿主细胞的关键蛋白。结构生物学表明 S 蛋白与受体结合域（RBD）结合后，可使 RBD 具有处于“向下”状态的非活性构象和“向上”状态的活性构象，深入了解这两种构象的转变机制，对于设计 S 蛋白的变构抑制剂具有非常重要的意义。研究人员利用粗粒化力场对 S 蛋白进行分子动力学模拟，发现 RBD 结构是通过 S 蛋白的 SD1 与 SD2 亚基之间的相对运动、协同变化实现“向下”和“向上”构象间的转换，并基于此设计了可以阻止 RBD 构象转变的 S 蛋白变构抑制剂 CDP7（**17-29**, 图 17-11）[87]。此外，研究人员利用长时程的加速分子动力学模拟探究 S 蛋白 N 端结构域（N-terminal domain, NTD）在 RBD“向上”和“向下”结构转变中的作用，发现当 NTD 远离 S 蛋白三聚体中轴时，RBD 可以顺利地从“向上”构象转变为“向下”构象，当 NTD 距离 S 蛋白三聚体中轴较近时，NTD 相当于一个“楔子”，可以阻止 RBD 构象的转变（图 17-11）[88]。

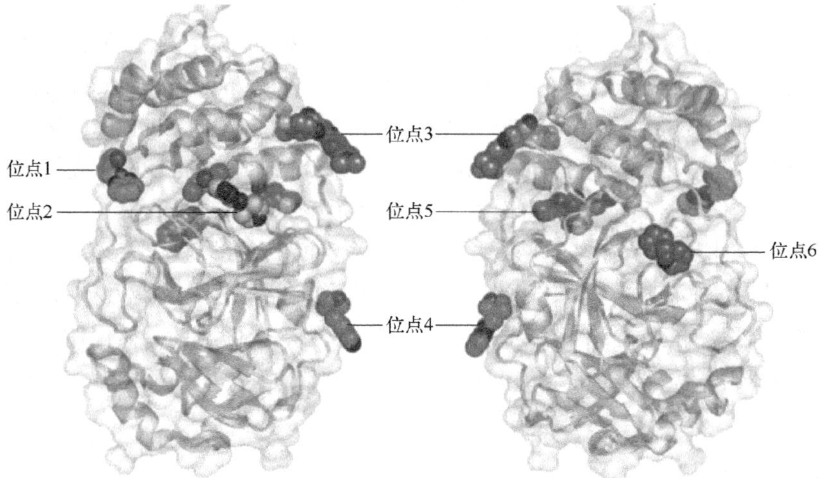

图 17-10　3CLpro 单体表面 6 个 3CLpro 变构位点的位置以及与每个位点结合的代表性小分子

位点 1（PDB 代码：5REC），位点 2（PDB 代码：7AGA），位点 3（PDB 代码：7AXM），位点 4（PDB 代码：5RGJ），位点 5（PDB 代码：5RFA 和 5RGQ），位点 6（PDB 代码：5RF0）

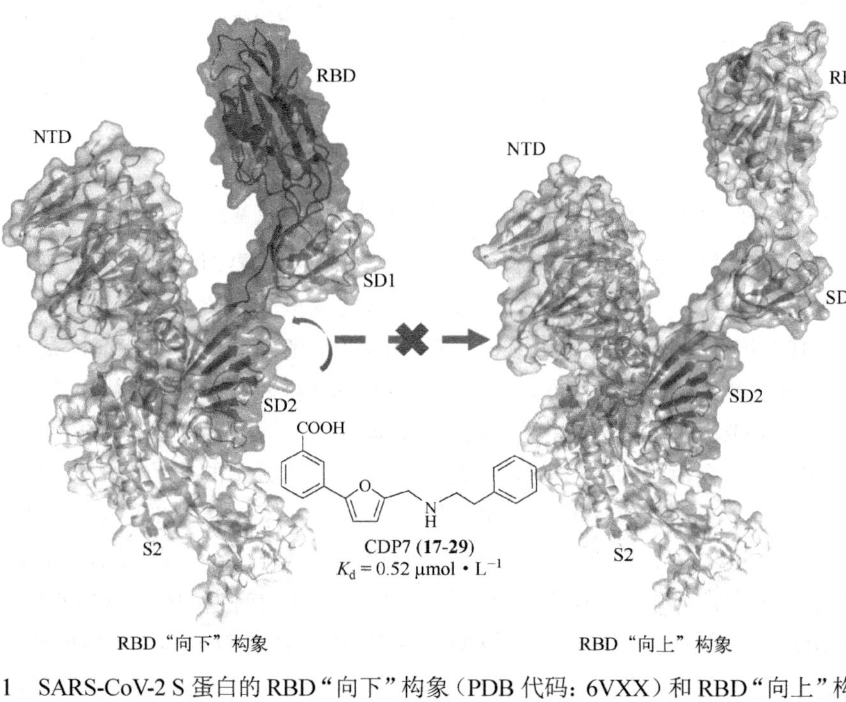

图 17-11　SARS-CoV-2 S 蛋白的 RBD“向下”构象（PDB 代码：6VXX）和 RBD“向上”构象（PDB 代码：6VYB）以及小分子抑制剂 CDP7 与 SD1、SD2 区域结合，可抑制 RBD 结构域的构象变化

17.4

总结与展望

目前 CADD 在抗病毒药物研究中已得到较广泛的应用，尤其在新型冠状病毒感染的肺炎疫情期间，CADD 被广泛用于 SARS-CoV-2 多个靶点的虚拟筛选和结构优化，显著提高了药物研发效率，助力大批高效抗病毒活性化合物的发现，其中最突出的成果是成功推动了抗 SARS-CoV-2 药物恩赛特韦的上市[63, 89]。同时 CADD 也是抗 SARS-CoV-2 先导化合物结构优化的有效工具[63-64]，如利用自由能微扰对吡仑帕奈的结构优化进行指导，最终得到抗 SARS-CoV-2 活性显著高于瑞德西韦的化合物 **17-22**；以及发现两个新型 NoV RdRp 抑制剂 **17-27** 和 **17-28**。此外，增强采样等方法也被应用于 SARS-CoV-2 相关靶点的变构机制模拟中，并发现了 $3CL^{pro}$、S 蛋白等靶点中的多个变构位点，为相关变构抑制剂的研究提供了理论基础。

当然，CADD 也有一些不足，在虚拟对接过程中，配体-受体诱导契合会使分子构象发生改变，分子柔性也会受到溶剂影响，从而难以模拟人体内的真实环境，导致精度下降；药物对受体的靶向性以及计算效率需要进一步提高，对药代动力学和生物毒理学还缺乏准确的模拟方法[90]。通过调研文献发现，CADD 在抗病毒研究的应用目前主要集中在虚拟筛选方面，在化合物结构优化和作用机制方面的模拟相对较少，同时这些研究所应用的 CADD 方法主要是分子对接、药效团和分子动力学模拟等，量子化学计算、热力学积分、自由能微扰和增强采样等方法在抗病毒药物研发中的应用也较为少见。虽然在新型抗病毒先导化合物的发现过程中，CADD 较传统药物化学方法具有较大的优势，但是热力学积分、自由能微扰和增强采样等方法在算力及操作技术方面要求较高，限制了其广泛的应用。对于虚拟筛选而言，实体化合物库数量毕竟是有限的，通过分子操作环境（molecular operating environment, MOE）等方法构建特异性的虚拟化合物库，与靶点进行对接打分、药效团筛选、成药性预测等多层级的虚拟筛选，最终得到的目标化合物进行定向合成及活性评价，由此高效率地发现先导化合物，可以提高筛选成功率和筛选结果的可靠性。

目前计算机处理器的迭代更新和超算平台的迅速发展可为量子化学计算、热力学积分、自由能微扰和增强采样等模拟方法的广泛应用提供足够的算力支持，扩大这些高精度模拟方法在抗病毒药物领域的应用范围，有望进一步提高先导化合物筛选的准确度，并为先导化合物的优化提供更精确的指导，从而提高药物研发的效率和成功率。除了传统的 CADD 模拟方法，人工智能药物设计（artificial intelligence drug design, AIDD）在靶点的发现与验证、先导化合物发现与优化、临床前与临床研究等方面都有较为成功的应用[91-92]，未来也将在抗病毒药物研究领域发挥重要作用。

参考文献

[1] Xie X, Hu L, Xue H, et al. Prognosis and treatment of complications associated with COVID-19: a systematic review and meta-analysis [J]. Acta Materia Medica, 2022, 1: 124-137.

[2] Parks JM, Smith JC. How to discover antiviral drugs quickly [J]. N Engl J Med, 2020, 382: 2261-2264.

[3] Wu J, Wang W, Leung CH. Computational strategies for PROTAC drug discovery [J]. Acta Materia Medica, 2023, 2: 42-53.

[4] Hansch C, Maloney P, Fujita T, et al. Correlation of biological activity of phenoxyacetic acids with hammett substituent constants and partition coefficients [J]. Nature, 1962, 194: 178-180.

[5] Talele TT, Khedkar SA, Rigby AC. Successful applications of computer aided drug discovery: moving drugs from concept to the clinic [J]. Curr Top Med Chem, 2010, 10: 127-141.

[6] Yu W, Mackerell AD. Computer-aided drug design methods [M]. New York: Springer, 2017: 85-106.

[7] Mazanetz MP, Goode CHF, Chudyk EI. Ligand- and structure-based drug design and optimization using KNIME [J]. Curr Med Chem, 2020, 27: 6458-6479.

[8] Dearden, JC. The history and development of quantitative structure-activity relationships (QSARs) [J]. International Journal of Quantitativc Structure-Property Relationships, 2016, 1: 1-44.

[9] Chen B, Zhang T, Bond T, et al. Development of quantitative structure activity relationship (QSAR) model for disinfection byproduct (DBP) research: a review of methods and resources [J]. J Hazard Mater, 2015, 299: 260-279.

[10] Kaserer T, Beck KR, Akram M, et al. Pharmacophore models and pharmacophore-based virtual screening: concepts and applications exemplified on hydroxysteroid dehydrogenases [J]. Molecules, 2015, 20: 22799-22832.

[11] Lu X, Yang H, Chen Y, et al. The development of pharmacophore modeling: generation and recent applications in drug discovery [J]. Curr Pharm Des, 2018, 24: 3424-3439.

[12] Ferreira LG, Dos SRN, Oliva G, et al. Molecular docking and structure-based drug design strategies [J]. Molecules, 2015, 20: 13384-13421.

[13] Ejalonibu MA, Ogundare SA, Elrashedy AA, et al. Drug discovery for mycobacterium tuberculosis using structure-based computer-aided drug design approach [J]. Int J Mol Sci, 2021, 22: 13259.

[14] Fan J, Fu A, Zhang L. Progress in molecular docking [J]. Quant Biol, 2019, 7: 83-89.

[15] Torres PHM, Sodero ACR, Jofily P, et al. Key topics in molecular docking for drug design [J]. Int J Mol Sci, 2019, 20: 4574.

[16] Jakhar R, Dangi M, Khichi A, et al. Relevance of molecular docking studies in drug designing [J]. Curr Bioinform, 2020, 15: 270-278.

[17] Gurung AB, Ali MA, Lee J, et al. An updated review of computer-aided drug design and its application to COVID-19 [J]. Biomed Res Int, 2021, 2021: 8853056.

[18] Lavecchia A. Machine-learning approaches in drug discovery: methods and applications [J]. Drug Discov Today, 2015, 20: 318-331.

[19] Unoh Y, Uehara S, Nakahara K, et al. Discovery of S-217622, a noncovalent oral SARS-CoV-2 3CL protease inhibitor clinical candidate for treating COVID-19 [J]. J Med Chem, 2022, 65: 6499-6512.

[20] Theerawatanasirikul S, Kuo CJ, Phecharat N, et al. Structural-based virtual screening and *in vitro* assays for small molecules inhibiting the feline coronavirus 3CL protease as a surrogate platform for coronaviruses [J]. Antiviral Res, 2020, 182: 104927.

[21] Luttens A, Gullberg H, Abdurakhmanov E, et al. Ultralarge virtual screening identifies SARS-CoV-2 main protease inhibitors with broad-spectrum activity against coronaviruses [J]. J Am Chem Soc, 2022, 144: 2905-2920.

[22] Li Z, Li X, Huang YY, et al. Identify potent SARS-CoV-2 main protease inhibitors via accelerated free energy perturbation-based virtual screening of existing drugs [J]. Proc Natl Acad Sci USA, 2020, 117: 27381-27387.

[23] Jin Z, Du X, Xu Y, et al. Structure of M^{pro} from SARS-CoV-2 and discovery of its inhibitors [J]. Nature, 2020, 582: 289-293.

[24] Ghahremanpour MM, Tirado-Rives J, Deshmukh M, et al. Identification of 14 known drugs as inhibitors of the main protease of SARS-CoV-2 [J]. ACS Med Chem Lett, 2020, 11: 2526-2533.

[25] Xiong M, Nie T, Shao Q, et al. In silico screening-based discovery of novel covalent inhibitors of the SARS-CoV-2 3CL protease [J]. Eur J Med Chem, 2022, 231: 114130.

[26] Ghufran M, Ullah M, Khan HA, et al. In-silico lead druggable compounds identification against SARS COVID-19 main protease target from in-house, chembridge and zinc databases by structure-based virtual screening, molecular docking and molecular dynamics simulations [J]. Bioengineering (Basel), 2023, 10: 100.

[27] Khamto N, Utama K, Tateing S, et al. Discovery of natural bisbenzylisoquinoline analogs from the library of thai traditional plants as SARS-CoV-2 $3CL^{pro}$ inhibitors: in silico molecular docking, molecular dynamics, and *in vitro* enzymatic activity [J]. J Chem Inf Model, 2023, 63: 2104-2121.

[28] Wasilewicz A, Kirchweger B, Bojkova D, et al. Identification of natural products inhibiting SARS-CoV-2 by targeting viral proteases: a combined in silico and *in vitro* approach [J]. J Nat Prod, 2023, 86: 264-275.

[29] Ang D, Kendall R, Atamian HS. Virtual and *in vitro* screening of natural products identifies indole and benzene derivatives as inhibitors of SARS-CoV-2 main protease (M^{pro}) [J]. Biology, 2023, 12: 519.

[30] Dong J, Varbanov M, Philippot S, et al. Ligand-based discovery of coronavirus main protease inhibitors using MACAW molecular embeddings [J]. J Enzym Inhib Med Ch, 2023, 38: 24-35.

[31] Sayed AM, Ibrahim AH, Tajuddeen N, et al. Korupensamine a, but not its atropisomer, korupensamine b, inhibits SARS-CoV-2 *in vitro* by targeting its main protease (M^{pro}) [J]. Eur J Med Chem, 2023, 251: 115226.

[32] Glaser J, Sedova A, Galanie S, et al. Hit expansion of a noncovalent SARS-CoV-2 main protease inhibitor [J]. ACS Pharmacol Transl Sci, 2022, 5: 255-265.

[33] Li Z, Wu C, Li Y, et al. Free energy perturbation-based large-scale virtual screening for effective drug discovery against COVID-19 [J]. Int J High Perform C, 2022, 37: 45-57.

[34] Xu T, Xu M, Zhu W, et al. Efficient identification of anti-SARS-CoV-2 compounds using chemical structure- and biological activity-based modeling [J]. J Med Chem, 2022, 65: 4590-4599.

[35] Panda PK, Arul MN, Patel P, et al. Structure-based drug designing and immunoinformatics approach for SARS-CoV-2 [J]. Sci Adv, 2020, 6: e8097.

[36] Hamdy R, Fayed B, Mostafa A, et al. Iterated virtual screening-assisted antiviral and enzyme inhibition assays reveal the discovery of novel promising anti-SARS-CoV-2 with dual activity [J]. Int J Mol Sci, 2021, 22: 9057.

[37] Wang Q, Meng F, Xie Y, et al. In silico discovery of small molecule modulators targeting the achilles' heel of SARS-CoV-2 spike protein [J]. ACS Cent Sci, 2023; 9: 252-265.

[38] Schuller M, Correy GJ, Gahbauer S, et al. Fragment binding to the nsp3 macrodomain of SARS-CoV-2 identified through crystallographic screening and computational docking [J]. Sci Adv, 2021, 7: eabf8711.

[39] Gahbauer S, Correy GJ, Schuller M, et al. Iterative computational design and crystallographic screening identifies potent inhibitors targeting the nsp3 macrodomain of SARS-CoV-2 [J]. Proc Natl Acad Sci U S A, 2023, 120: e2212931120.

[40] Pirzada RH, Haseeb M, Batool M,et al. Remdesivir and ledipasvir among the FDA-approved antiviral drugs have potential to inhibit SARS-CoV-2 replication [J]. Cells, 2021, 10: 1052.

[41] Zhang H, Yang Y, Li J, et al. A novel virtual screening procedure identifies pralatrexate as inhibitor of SARS-CoV-2 RdRp and it reduces viral replication *in vitro* [J]. PLoS Comput Biol, 2020, 16: e1008489.

[42] ProtićS, Kaličanin N, Sencanski M, et al. In silico and *in vitro* inhibition of SARS-CoV-2 PL^{pro} with gramicidin d [J]. Int J Mol Sci, 2023, 24: 1955.

[43] Richardson P, Griffin I, Tucker C, et al. Baricitinib as potential treatment for 2019-nCoV acute respiratory disease [J]. Lancet, 2020, 395: e30-e31.

[44] Kojima E, Iimuro A, Nakajima M, et al. Pocket-to-lead: structure-based de novo design of novel non-peptidic HIV-1 protease inhibitors using the ligand binding pocket as a template [J]. J Med Chem, 2022, 65: 6157-6170.

[45] Costa G, Rocca R, Corona A, et al. Novel natural non-nucleoside inhibitors of HIV-1 reverse transcriptase identified by shape- and structure-based virtual screening techniques [J]. Eur J Med Chem, 2019, 161: 1-10.

[46] Gamba E, Mori M, Kovalenko L, et al. Identification of novel 2-benzoxazolinone derivatives with specific inhibitory activity against the HIV-1 nucleocapsid protein [J]. Eur J Med Chem, 2018, 145: 154-164.

[47] Capuzzi SJ, Sun W, Muratov EN, et al. Computer-aided discovery and characterization of novel ebola virus inhibitors [J]. J Med Chem, 2018, 61: 3582-3594.
[48] Li X, Li Y, Fan S, et al. Discovery and optimization of quinoline analogues as novel potent antivirals against enterovirus D68 [J]. J Med Chem, 2022, 65: 14792-14808.
[49] Zaccagnini L, Rossetti G, Tran TH, et al. In silico/*in vitro* screening and hit evaluation identified new phenothiazine anti-prion derivatives [J]. Eur J Med Chem, 2020, 196: 112295.
[50] Zhao ZX, Cheng LP, Li M, et al. Discovery of novel acylhydrazone neuraminidase inhibitors [J]. Eur J Med Chem, 2019, 173: 305-313.
[51] Zhong ZJ, Hu XT, Cheng LP, et al. Discovery of novel thiophene derivatives as potent neuraminidase inhibitors [J]. Eur J Med Chem, 2021, 225: 113762.
[52] Shin HJ, Kim MH, Lee JY, et al. Structure-based virtual screening: identification of a novel NS2B-NS3 protease inhibitor with potent antiviral activity against zika and dengue viruses [J]. Microorganisms, 2021, 9: 545.
[53] Chen Y, Chi X, Zhang H, et al. Identification of potent zika virus NS5 RNA-dependent RNA polymerase inhibitors combining virtual screening and biological assays [J]. Int J Mol Sci, 2023, 24: 1900.
[54] Jarerattanachat V, Boonarkart C, Hannongbua S, et al. In silico and *in vitro* studies of potential inhibitors against dengue viral protein NS5 methyl transferase from ginseng and notoginseng [J]. J Tradit Complement Med, 2023, 13: 1-10.
[55] Celegato M, Sturlese M, Vasconcelos CV, et al. Small-molecule inhibitor of flaviviral NS3-NS5 interaction with broad-spectrum activity and efficacy *in vivo* [J]. mBio, 2023, 14: e0309722.
[56] Choi J, Tark D, Lim YS,et al. Identification of african swine fever virus inhibitors through high performance virtual screening using machine learning [J]. Int J Mol Sci, 2021, 22: 13414.
[57] Xu Q, Wang F, Jiao W, et al. Virtual screening-based peptides targeting spike protein to inhibit porcine epidemic diarrhea virus (PEDV) infection [J]. Viruses, 2023, 15: 381.
[58] Dai P, Ruan P, Mao Y, et al. The antiviral efficacies of small-molecule inhibitors against respiratory syncytial virus based on the f protein [J]. J Antimicrob Chemother, 2022, 78: 169-179.
[59] Theerawatanasirikul S, Semkum P, Lueangaramkul V, et al. Non-nucleoside inhibitors decrease foot-and-mouth disease virus replication by blocking the viral $3D^{pol}$ [J]. Viruses, 2022, 15: 124.
[60] Freedman H, Winter P, Tuszynski J, et al. A computational approach for predicting off-target toxicity of antiviral ribonucleoside analogues to mitochondrial RNA polymerase [J]. J Biol Chem, 2018, 293: 9696-9705.
[61] Williams-Noonan BJ, Yuriev E, Chalmers DK. Free energy methods in drug design: prospects of "alchemical perturbation" in medicinal chemistry [J]. J Med Chem, 2018, 61: 638-649.
[62] Bhati AP, Wan S, Wright DW, et al. Rapid, accurate, precise, and reliable relative free energy prediction using ensemble based thermodynamic integration [J]. J Chem Inf Model, 2017, 13: 210-222.
[63] Zhang CH, Spasov KA, Reilly RA, et al. Optimization of triarylpyridinone inhibitors of the main protease of SARS-CoV-2 to low-nanomolar antiviral potency [J]. ACS Med Chem Lett, 2021, 12: 1325-1332.
[64] Zhang CH, Stone EA, Deshmukh M, et al. Potent noncovalent inhibitors of the main protease of SARS-CoV-2 from molecular sculpting of the drug perampanel guided by free energy perturbation calculations [J]. ACS Cent Sci, 2021, 7: 467-475.
[65] Wade AD, Rizzi A, Wang Y, et al. Computational fluorine scanning using free-energy perturbation [J]. J Chem Inf Model, 2019, 59: 2776-2784.
[66] Freedman H, Kundu J, Tchesnokov EP, et al. Application of molecular dynamics simulations to the design of nucleotide inhibitors binding to norovirus polymerase [J]. J Chem Inf Model, 2020, 60: 6566-6578.
[67] Williams-Noonan BJ, Yuriev E, Chalmers DK. Relative binding free energy predictions for inhibitors of tetrameric influenza virus neuraminidase [J]. ChemRxiv, 2021.
[68] Stanton RA, Lu X, Detorio M, et al. Discovery, characterization, and lead optimization of 7-azaindole non-nucleoside HIV-1 reverse transcriptase inhibitors [J]. Bioorganic Med Chem Lett, 2016, 26: 4101-4105.
[69] Friedman R. Computational studies of protein-drug binding affinity changes upon mutations in the drug target [J]. Wires Comput Mol SCI, 2022, 12: e1563.
[70] Abel R, Wang L, Harder ED, et al. Advancing drug discovery through enhanced free energy calculations [J]. Acc

Chem Res, 2017, 50: 1625-1632.

[71] Zou J, Yin J, Fang L, et al. Computational prediction of mutational effects on SARS-CoV-2 binding by relative free energy calculations [J]. J Chem Inf Model, 2020, 60: 5794-5802.

[72] Fratev F. R346K mutation in the mu variant of SARS-CoV-2 alters the interactions with monoclonal antibodies from class 2: a free energy perturbation study [J]. J Chem Inf Model, 2022, 62: 627-631.

[73] Sergeeva AP, Katsamba PS, Liao J, et al. Free energy perturbation calculations of mutation effects on SARS-CoV-2 RBD:ACE2 binding affinity [J]. J Mol Biol, 2023, 435: 168187.

[74] Sun Q, Levy RM, Kirby KA, et al. Molecular dynamics free energy simulations reveal the mechanism for the antiviral resistance of the M66I HIV-1 capsid mutation [J]. Viruses, 2021, 13: 920.

[75] Ikebe J, Umezawa K, Higo J. Enhanced sampling simulations to construct free-energy landscape of protein-partner substrate interaction [J]. Biophys Rev, 2016, 8: 45-62.

[76] Salawu EO. DESP: deep enhanced sampling of proteins' conformation spaces using AI-inspired biasing forces [J]. Front Mol Biosci, 2021, 8: 587151.

[77] Liu H, Okazaki S, Shinoda W. Heteroaryldihydropyrimidines alter capsid assembly by adjusting the binding affinity and pattern of the hepatitis B virus core protein [J]. J Chem Inf Model, 2019, 59: 5104-5110.

[78] Xiong D, Zhao X, Luo S, et al. Molecular mechanism of the non-covalent orally targeted SARS-CoV-2 M^{pro} inhibitor S-217622 and computational assessment of its effectiveness against mainstream variants [J]. J Phys Chem Lett, 2022, 13: 8893-8901.

[79] Dubanevics I, McLeish TCB. Computational analysis of dynamic allostery and control in the SARS-CoV-2 main protease [J]. J R Soc Interface, 2021, 18: 20200591.

[80] Jaffrelot IT, Célerse F, Adjoua O, et al. High-resolution mining of the SARS-CoV-2 main protease conformational space: supercomputer-driven unsupervised adaptive sampling [J]. Chem Sci, 2021, 12: 4889-4907.

[81] El AD, Lagardère L, Inizan TJ, et al. Interfacial water many-body effects drive structural dynamics and allosteric interactions in SARS-CoV-2 main protease dimerization interface [J]. J Phys Chem Lett, 2021, 12: 6218-6226.

[82] Yaşar MM, Yaşar E, Yorulmaz N, et al. An in silico investigation of allosteric inhibition potential of dihydroergotamine against Sars-CoV-2 main protease (M^{pro}) [J]. Comput Theor Chem, 2023, 7: 14-36.

[83] Jiménez-Avalos G, Vargas-Ruiz AP, Delgado-Pease NE, et al. COVID-19 working group in Perú. Comprehensive virtual screening of 4.8 k flavonoids reveals novel insights into allosteric inhibition of SARS-CoV-2 MPRO [J]. Sci Rep, 2021, 11:15452.

[84] Lin PY, Chou CY, Chang HC, et al. Correlation between dissociation and catalysis of SARS-CoV main protease [J]. Arch Biochem Biophys, 2008, 472:34-42.

[85] Hsu WC, Chang HC, Chou CY, et al. Critical assessment of important regions in the subunit association and catalytic action of the severe acute respiratory syndrome coronavirus main protease[J]. J Biol Chem, 2005, 280: 22741-22748.

[86] Alzyoud L, Ghattas MA, Atatreh N. Allosteric binding sites of the SARS-CoV-2 main protease: potential targets for broad-spectrum anti-coronavirus agents [J]. Drug Des Devel Ther, 2022, 16: 2463-2478.

[87] Wang Q, Wang L, Zhang Y, et al. Probing the allosteric inhibition mechanism of a spike protein using molecular dynamics simulations and active compound identifications [J]. J Med Chem, 2022, 65: 2827-2835.

[88] Li Y, Wang T, Zhang J, et al. Exploring the regulatory function of the N-terminal domain of SARS-CoV-2 spike protein through molecular dynamics simulation [J]. Adv Theory Simul, 2021, 4: 2100152.

[89] Zhang C, Zhang H, Huang LS, et al. Virtual screening, biological evaluation, and 3D-QSAR studies of new HIV-1 entry inhibitors that function via the CD4 primary receptor [J]. Molecules, 2018, 23: 3036.

[90] 张文龙，张超，樊可奕，等. 计算机辅助药物设计在 COVID-19 药物研发中的应用[J]. 中国药师, 2022, 25(9): 1625-1633.

[91] Thomas M, Boardman A, Garcia-Ortegon M, et al. Applications of artificial intelligence in drug design: opportunities and challenges [J]. Methods Mol Biol, 2022, 2390: 1-59.

[92] Zhong F, Xing J, Li X, et al. Artificial intelligence in drug design [J]. Sci China Life Sci, 2018, 61: 1191-1204.

第 18 章 浅析抗病毒药物化学的底层逻辑、创新思维与研究范式

18.1 抗病毒药物的临床需求与关键科学问题

目前，病毒感染性疾病是世界上发病率最高的疾病，此外新的病毒不断被发现并造成广泛传播。不断变化的自然与环境以及病毒具有的人际间传播的能力，使得病毒性传染病往往具有较高的致病率和致死率。特异性的疫苗与药物被认为是抗击突发病毒疫情最重要的“武器”之一，然而，对大多数新发病毒而言，依然缺乏有效疫苗和特效药物[1-2]。因此，抗病毒药物的研发仍具有重要意义。

小分子药物是指一类能够靶向作用于蛋白质、降低蛋白质活性或者阻碍生化反应、分子量小于 1000 的有机分子。小分子抑制剂在口服吸收性好、易于透细胞、透屏障（如血脑屏障）给药、成药性能好、药物代谢动力学性质佳、易于工业化生产等方面具有显著优势。这些特点使小分子抑制剂成为抗病毒药物研究的重点领域。

尽管如此，目前小分子抗病毒药物依然存在未满足的临床需求。例如，针对高价值靶点的药物研究无实质性的突破；上市药物涉及的靶标过于集中，同质化严重；药物分子的骨架及结构新颖性不足；首创药物的数量非常有限等。因而，无论对于慢性传染病还是突发传染病，高效、低毒、抗耐药性的抗病毒药物依然是未满足的重大临床需求和迫切需要解决的问题。

药物的发现有其自身的规律性，从靶标结构确证、先导化合物的发现和优化到临床试验，整个流程周期长、投入大、成功率低。无论临床需求多么迫切，突发疫情多么严重，药物的发现与临床试验都要遵循基本原理与科学方法，不以人的意志为转移。因此，总结抗病毒药物化学的底层逻辑、创新思维与研究范式，对于当前及未来的抗病毒药物研发具有重要的指导意义。

18.2 抗病毒药物化学的底层逻辑

“为学须有本原，须从本原上用力。”（王阳明）底层逻辑就是本原，即遵从事物的底层与本质，寻找解决问题路径的思维方法。万变不离其宗，以不变应万变。病毒学与感染免疫、耐药机制的基础知识、基本的生物和化学原理，就是抗病毒药物研究的底层逻辑，基础越坚固，学术创新和新药创制的能力就越强。例如，蛋白质降解、核酸降解等多特异性结合策略以及相分离、共价结合、动态组合化学成为抗病毒药物领域的前沿方向[3-8]，其背后的底层逻辑就是化学邻近效应，明白了其基本原理，也就清楚了该原理在抗病毒药物研究领域的适用性。

药物与靶标的结合模式[9]、药物设计中的多价效应[10-12]、超分子药物设计等的底层原理是化学热力学与动力学、熵焓效应（图 18-1）[13]，掌握这些基本原理，不仅有助于提高精准药物设计的成功率，而且有助于技术创新。例如，自从 1992 年 DNA 编码化合物库（DEL）概念提出以来，由于其库容量大、化学空间广阔、筛选通量高等优势，DEL 库的设计与筛选已成为当前药物研发领域的前沿技术之一[14]。该技术通过模拟自然进化过程中的优胜劣汰原则，用特异性的 DNA 序列标记分子的合成过程及结构信息，将可扩增的“基因型”与无法自我复制的“化学表型”相联系。通过多步的化学合成，探索数量庞大、结构多样的化学空间。

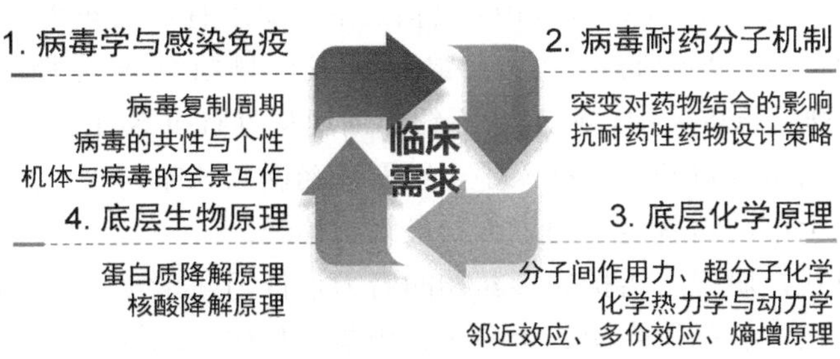

图 18-1　抗病毒药物化学的底层逻辑

总之，底层逻辑是学术创新的基石，是为学的本原，正因为如此，笔者认为，在研究生科研训练中，应加强学术前沿与化学基本原理之间的联系，强化底层逻辑。

18.3 抗病毒药物研究中的创新思维

众所周知，归纳与演绎是两种重要的思维方式。此外，逆向思维，也称求异思维，它是对似乎已成定论、司空见惯的观点或事物反向思考的一种思维方式。根据这几种思维方式，结合抗病毒药物研究的代表成果，笔者将该领域的创新思维方式分为求同思维、求异思维和仿生思维（图 18-2），下文结合具体实例进行阐释。

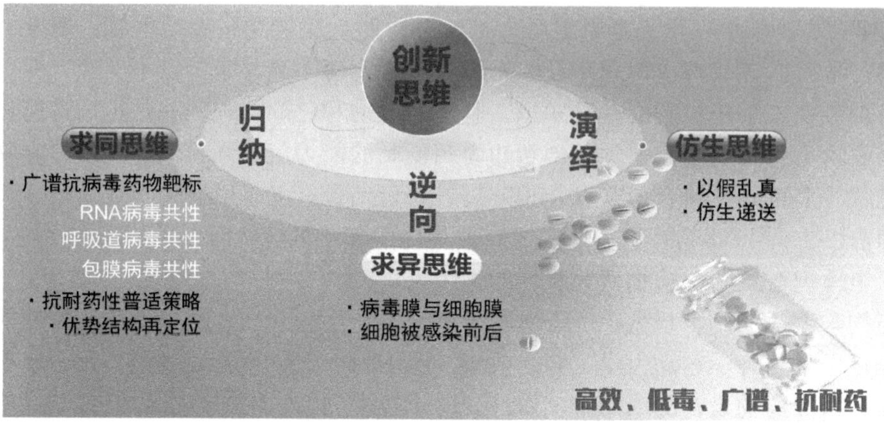

图 18-2　抗病毒药物化学的创新思维

18.3.1　抗病毒药物研究中的求同思维

在过去的二十年里，暴发过三次高致病性冠状病毒感染疫情，包括 2002 年的非典型肺炎（SARS）疫情、2012 年的中东呼吸综合征（MERS）疫情、2019 年 SARS-CoV-2 引起的新型冠状病毒感染（COVID-19）疫情。由于缺乏有效的药物，每一次疫情的暴发对人类都造成了巨大威胁，更加凸显了研发广谱抗病毒药物的重要性。在抗 SARS-CoV-2 药物应急攻关中，研究者不约而同地从具有抗 SARS-CoV 活性的分子以及具有共性特征的抗病毒药物靶标入手，采取老药新用策略[15-16]，致使瑞德西韦及多种蛋白酶抑制剂上市，这就是求同思维的最鲜明体现。

在后疫情时代，研究广谱抗病毒药物的着力点依旧是重点关注病毒复制周期中的共性环节或蛋白质，包括聚合酶、蛋白酶、甲基转移酶、螺旋酶等共性靶标[17-27]。例如，近期研究者报道了一类猴痘病毒甲基转移酶 VP39 抑制剂，并揭示了与 SARS-CoV-2 nsp14 甲基转移酶的相似性。此外，膜融合等病毒感染共性环节、宿主蛋白也是广谱抗病毒药物研究备受瞩目的方向[28-30]。

高效抗耐药性是优秀的抗病毒药物的基本特征。针对新发病毒、新颖靶标的药物设计，可以从具有普适性的抗耐药性药物设计策略获得启迪，例如靶向保守区域、形成主链氢键、保持构象的柔性、底物包膜假说等[31-33]。

此外，在抗病毒药物策略方面，靶向蛋白质二聚体（分子胶）、蛋白质降解、核酸降解、抗体募集、纳米酶、共价药物设计等均是普适性的策略[34-36]。例如，“侦察片段”作为化学蛋白质组学分析的小分子探针，可以与蛋白质的催化位点或变构位点形成共价键。近期，研究者基于“侦查片段”策略，开发了选择性地靶向构象动态的“机械酶”SARS-CoV-2 解旋酶 nsp13 变构位点的共价抑制剂。“侦察片段”有望成为开发其他“机械酶”的共价抑制剂的普适方法[37]。

优势结构是可以与多个靶点高亲和力结合的“共性”片段。在对靶标共性特征认识的基础上，将优势结构灵活运用，如采用“优势结构再定位”策略，可以大大提高药物发现的成功率[38-40]。最典型的例子是抗流感病毒原创药物巴洛沙韦的发现，源自研究者对流感内切酶与 HIV 整合酶共同特征的认识——二者均属于二价镁离子依赖性蛋白，其活性的发挥需要镁离子的催化。参考多替拉韦中螯合镁离子的三环结构，引入与流感病毒内切酶催化位点契合的取代基便得到巴洛沙韦（图 18-3）[41-42]。

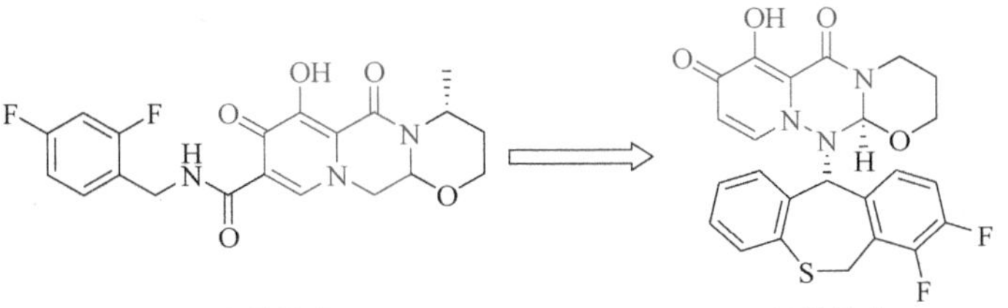

图 18-3　基于“优势结构再定位”策略发现巴洛沙韦

王正强课题组及笔者课题组运用“优势结构再定位”策略，发现了一系列的 HIV RNase H 抑制剂[43]、HCMV pUL89-C 核酸内切酶抑制剂[44-45]及 HIV 整合酶抑制剂[46]。

早在 2007 年，香港大学孙红哲团队发现铋类化合物具有抗 SARS-CoV 活性[47-48]。2020 年，该团队发现临床常用含有金属铋的抗溃疡药物——枸橼酸铋雷尼替丁（RBC），无论在细胞水平还是动物水平，均可以有效抑制 SARS-CoV-2 感染，这是基于求同思维的“老树新花”式学术创新的经典案例（详见第 4.1 节）[49]。

18.3.2　抗病毒药物研究中的求异思维

病毒膜与宿主细胞膜在组成与化学成分上具有很大的类似性，但是病毒大小远远小于细胞，因此二者的曲率存在明显差别。鉴于此，研究者设计合成了一系列特异性靶向病毒膜的分子钳（molecular tweezers），通过与病毒膜结合，从而大大增强病毒膜的表面张力，包膜破裂会导致寨卡病毒、埃博拉病毒、流感病毒等感染性完全丧失[50-53]。例如 CP025（图 18-4）抑制 SARS-CoV-2（EC_{50} = 6.9μmol·L^{-1}），且对 Caco2 细胞无明显细胞毒性（CC_{50} = 106.1μmol·L^{-1}）。CP025 对不同包膜病毒的 EC_{50} 分别为 6.1μmol·L^{-1}（RSV）、3.2μmol·L^{-1}（IAV）、7.0μmol·L^{-1}（MeV）和 1.1μmol·L^{-1}（HSV-1）[52]。

细胞被病毒感染前后膜表面成分存在差别，例如流感病毒感染的细胞表面会有病毒自身的糖蛋白[54]。为了利用这个差别，研究者设计并合成了一种双功能小分子，通过将神经氨酸酶抑制剂扎那米韦与具有高度免疫原性的半抗原二硝基苯偶联，该半抗原能特异性靶向游离病毒和病毒感染细胞的表面。这不仅抑制了释放出来的病毒，而且清除了免疫介导产生的游离病毒和感染细胞。在给予 100 倍 MLD_{50} 浓度的流感病毒进行晚期感染时，在小鼠体内单次给药可以根除甲型和乙型流感毒株。重症感染的治疗在接种致死疫苗后 3 天内仍有效，该方法显示出很好的应用前景[55]。

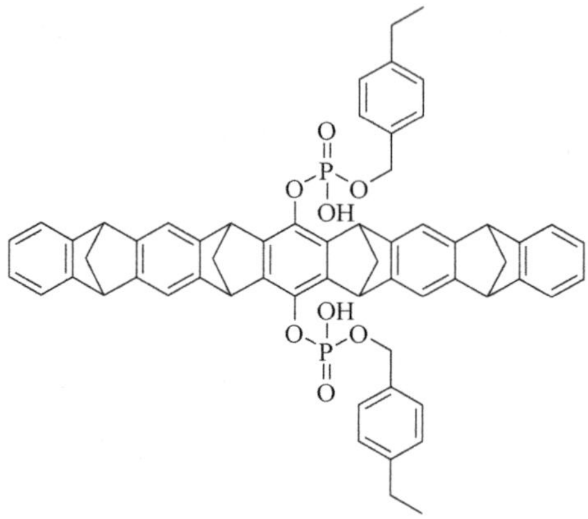

图 18-4　CP025 的化学结构

在病毒感染宿主的过程中，病毒离子通道蛋白会诱导宿主膜表面的 pH 发生改变。鉴于此，研究人员成功建立了对 pH 敏感的聚合物探针，并精确测定了被病毒感染的宿主细胞膜的酸化水平，并从中筛选出一种可以特异性结合并裂解病毒包膜的聚合物，最终证明这一新型聚合物具有广谱高效的抗病毒效果[56]。

18.3.3　抗病毒药物研究中的仿生思维

疫苗是预防病毒感染的有效手段。当前临床使用的疫苗，或因病毒灭活致免疫原性和安全性差，或因制备工艺复杂而不通用，或因病毒突变致免疫逃逸失效。

通常来说，疫苗对病毒的信息还原程度越高其效应潜力越大，病毒本身就是最仿真的疫苗。中国科学家以流感病毒为模型，发明了人工控制病毒复制技术，通过突变病毒基因组三联码将病毒直接转化为疫苗[57]。该技术简化了疫苗的开发过程，颠覆了传统的病毒疫苗开发理念，具有通用性。

冠状病毒作为 RNA 病毒，极易突变。其最关键的抗原信息存在于病毒表面冠状突起顶端的受体结合域蛋白质上，这种空间离散的结构难以被免疫系统有效识别。针对冠状病毒的特点，研究者用聚合物材料重塑病毒“真身”，发现了增强免疫识别的仿病毒结构纳米颗粒疫苗（viromimetic polymer nanoparticle vaccine，VPNVax）[58]。VPNVax 通过马来酰亚胺-巯基的点击化学反应将冠状病毒的受体结合域蛋白质重新排列、密集分布修饰到聚合物纳米颗粒表面。这种模块化策略相较基于融合蛋白质技术的 VLP（virus-like particle）疫苗具有显著优势，例如可替换抗原蛋白以快速响应不同病毒变种的暴发，可灵活调控纳米颗粒疫苗表面抗原密度（价数），并能实现从亚单位蛋白质向颗粒疫苗的直接转化，有利于快速大规模制备。

生物中和是利用治疗剂与有害分子或传染性病原体结合，阻断其生物活性，从而防止其引起疾病的一种策略。与传统的中和策略相比，细胞纳米海绵创造仿生诱饵与病毒中和，从而抑制病毒进入真正的宿主细胞[59]。有研究表明，SARS-CoV-2 在与受体蛋白细胞血管紧张素转换酶 2（ACE2）结合之前，受体结合域首先与肝素或硫酸乙酰肝素等膜成分相互作用，导致增强了开放构象 S 蛋白与 ACE2 的结合。因此，当新型冠状病毒进入人体后，就会被细胞纳米海绵上的受体所欺骗“吸走”病毒，从而抑制病毒感染细胞[59-61]。

已知几何匹配有利于在自然系统中形成稳定的生物相互作用。鉴于此，研究者报道了一种以 DNA 正四面体作为载体连接 SARS-CoV-2 适配体的 DNA 纳米结构，该结构与 S 蛋白三聚体的等边三角形构象互补，实现了空间结构的多价相互作用，可高效阻断 S 蛋白三聚体与宿主 ACE2 的相互作用，抑制 SARS-CoV-2 感染[62]。类似地，研究者构建了一种与甲型流感病毒（IAV）病毒离子相匹配的针状纳米结构，可高效抑制病毒复制[63]。

蛋白质作为病毒正常生命活动和结构组成所必需的共性物质，为人们操控病毒进而利用病毒、开发蛋白质调控的病毒减毒策略提供了契机。例如，抑制或阻断蛋白质合成可以减少子代病毒组装所需的“原料”生产；还可以加速蛋白质降解以及时将子代病毒组装所需的“原料”清除[64-65]。研究者基于合成生物学理念，以流感病毒为模式病毒，建立了蛋白质降解靶向病毒作为减毒疫苗的技术（PROTAC 疫苗），通过操控病毒蛋白质的降解降低病毒的复制能力，将野生型病毒减毒成为疫苗，为疫苗开发提供了新思路[64-65]。此外，还可以将 PROTAC 技术与表型筛选相结合，探明抗病毒药物的作用靶标[66-67]。

18.4 抗病毒药物化学的研究范式

抗病毒药物化学的创新思维包括演绎、归纳等思维方式，具体研究中需要多方协作，有效的合作需要差异化与互补性。笔者将具体研究范式分为老树新花式拓展、优势互补型合作、化学赋能型融通和领域开拓型创新（图 18-5）。

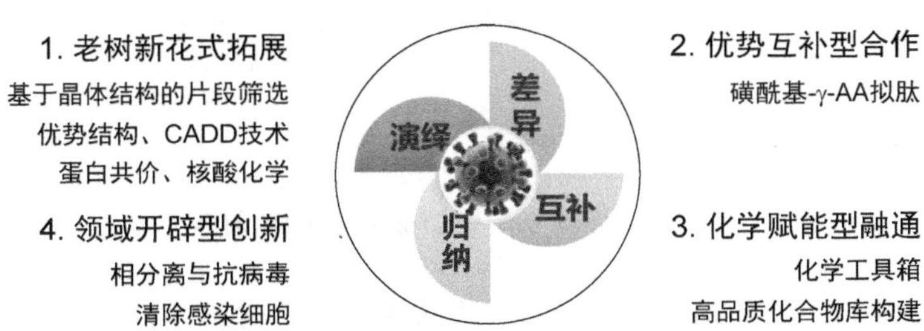
1. 老树新花式拓展
基于晶体结构的片段筛选
优势结构、CADD技术
蛋白共价、核酸化学
2. 优势互补型合作
磺酰基-γ-AA拟肽
演绎
差异
互补
归纳
3. 化学赋能型融通
化学工具箱
高品质化合物库构建
4. 领域开辟型创新
相分离与抗病毒
清除感染细胞

图 18-5　抗病毒药物化学的研究范式

18.4.1 老树新花式拓展

Arnold 擅长晶体学片段筛选技术，将之成功用于 HIV 逆转录酶及流感病毒内切酶等靶标[68-70]；Jorgensen 多年深耕自由能微扰技术，陆续将之用于 HIV 逆转录酶、SARS-CoV-2 蛋白酶等靶标抑制剂的发现与优化[71-78]。Hannon 多年来一直在基于配位超分子的病毒 RNA 配体领域深耕，取得一系列创新成果[79-82]。Gendelman 近几年的工作通过聚焦基于长链脂肪酸的抗 HIV 前药，发现了一系列长效核苷前药（M1TFA、M2TFA）及 HIV 整合酶抑制剂前药（M2CAB、MDTG）（图 18-6）[83-86]。

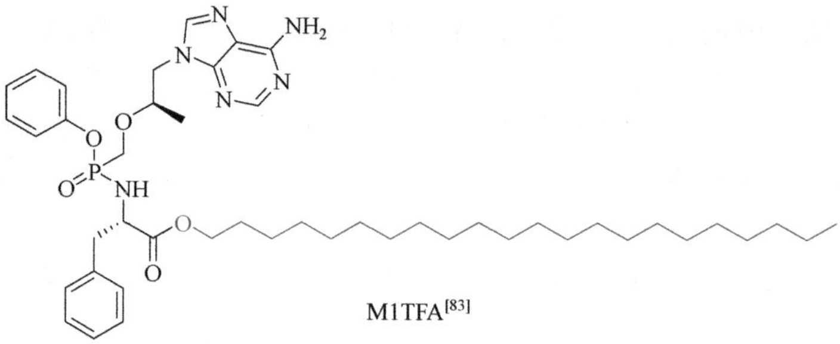

M1TFA[83]

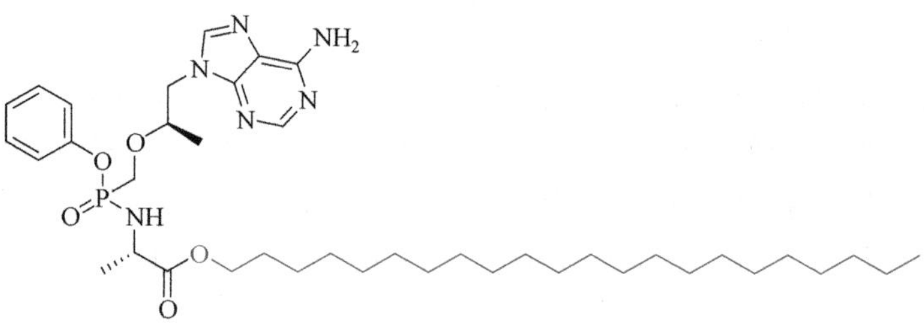

M2TFA[83]

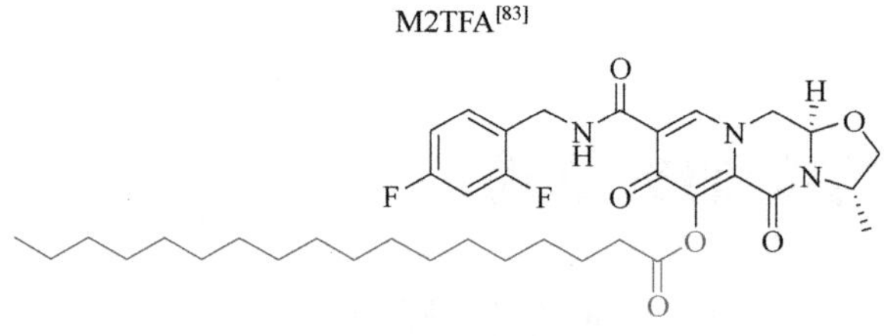

M2CAB[84-85]

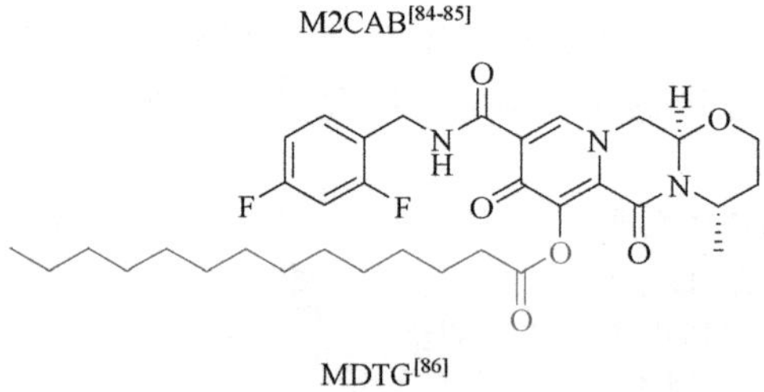

MDTG[86]

图 18-6　基于长链脂肪酸的抗 HIV 前药

在抗 SARS-CoV-2 药物研发中，多个团队通过“老树新花”式创新，将积淀多年的技术或资源用于抗 SARS-CoV-2 药物研发，做出了创新性的成果，例如杨朝勇团队的核酸适体[87-90]、曲晓刚团队的 G-四链体[91-93]、王磊团队的蛋白质共价[7,94-95]以及孙红哲团队的铋类配合物[47-49]等。

18.4.2 优势互补型合作

美国南佛罗里达大学蔡健峰教授团队一直致力于基于磺基-γ-AA 的螺旋拟肽的研究和应用。复旦大学姜世勃/陆路团队长期从事基于病毒融合过程的肽类抑制剂。针对肽类药物具有较低的生物稳定性和生物利用度、半衰期较短的缺点，鉴于拟肽折叠体具有稳定的和可预测的结构、结构修饰多样化等优点，可以用于提高肽类药物的半衰期和口服利用度。

鉴于此，蔡健峰和姜世勃/陆路团队强强联合、优势互补，共同研发了基于 γ-AA 拟肽的 HIV 及冠状病毒融合抑制剂[96-98]，例如发现一种模拟 HR2 的磺酰基-γ-AA 螺旋拟肽是一种有效的泛冠状病毒融合抑制剂，具有很强的血脑屏障通透性、长半衰期和良好的口服生物利用度。此外，蔡健峰团队开发的 AA 拟肽（*γ*-取代-*N*-酰化-*N*-氨基乙基拟肽）结构可以抵抗蛋白质水解，具有易于官能团化的巨大潜力和广阔的应用潜力。鉴于此，与王俊课题组合作发现了基于 AA 拟肽结构的广谱冠状病毒蛋白酶抑制剂[99]。

笔者课题组发挥抗病毒药物化学特色优势，与国际知名的结构生物学家 Müller、Arnold 等合作，发现了一系列抗 SARS-CoV-2 及 HIV 候选药物[100-102]。

18.4.3 化学赋能型融通

18.4.3.1 基于高效反应的抗病毒药物化学

大环是重要的抗病毒化合物类型。发展新颖成环反应以快速、高效地构建结构多样性的大环库，是发现抗病毒活性分子的有效途径。近期，杨伟波课题组运用 Rh(Ⅲ)催化双分子双碳氢键活化大环化反应和 Rh(Ⅲ)催化 C—H/O_2 双活化大环化发现了新颖的流感病毒 H1N1 抑制剂（**18-1**、**18-2**）[103-104]。柳红课题组运用 Pd(Ⅱ)催化的 C—H 烯化反应发现了新颖的 SARS-CoV-2 核蛋白抑制剂 **18-3**（图 18-7）[105]。

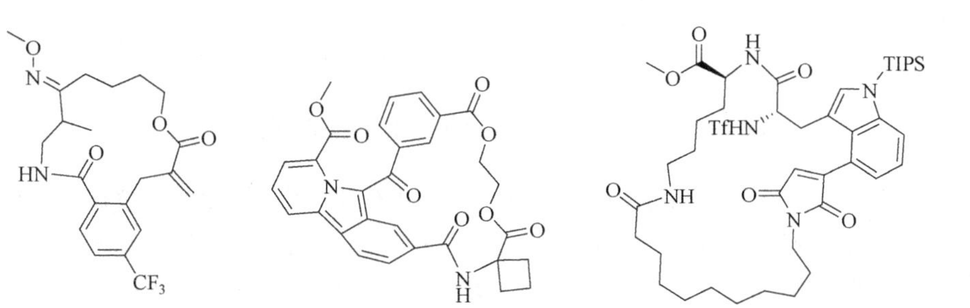

18-1
IC_{50} = 0.57 μmol • L^{-1}
EC_{50} > 100 μmol • L^{-1}

18-2
IC_{50} = 0.28 μmol • L^{-1}
EC_{50} > 100 μmol • L^{-1}

18-3
SARS-CoV-2：EC_{50} = 0.79 μmol • L^{-1}
核衣壳蛋白：K_d = 3.26 μmol • L^{-1}

图 18-7 基于大环反应的抗病毒活性分子

点击化学是用于构筑活性分子的有效工具[106-107]。笔者课题组运用该反应发现了活性超过现有药物（brivudin，cidofovir，zalcitabine，alovudine）的痘病毒和腺病毒抑制剂（**18-4**、**18-5**）[108]、HIV 整合酶抑制剂 **18-6**[109]、HIV 衣壳调控剂 **18-7**[110]及 HIV 非核苷类逆转录酶抑制剂（**18-8**、**18-9**）（图 18-8）[111-112]；此外，还结合微量合成与直接筛选技术[113-114]，发现了新颖的 HIV 非核苷类逆转录酶抑制剂（**18-10**、**18-11**）[115-116]及 SARS-CoV-2 蛋白酶抑制剂（**18-12**、**18-13**）（图 18-9）[117]。

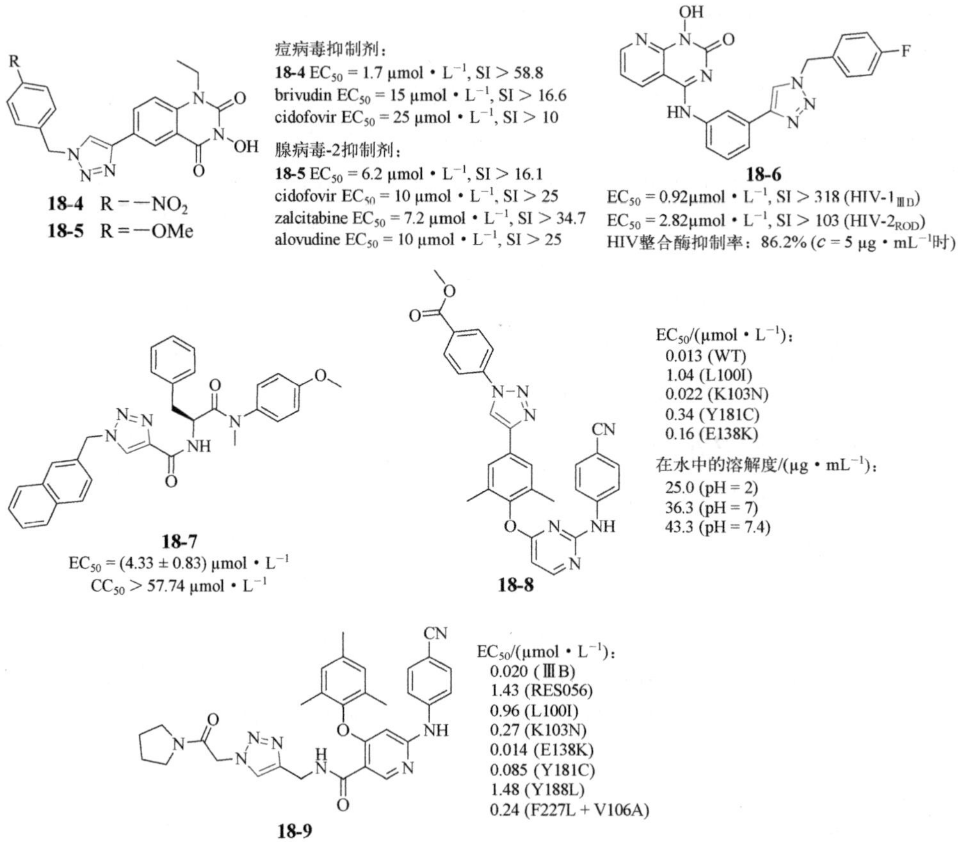

图 18-8　基于 CuAAC 点击化学的抗病毒活性分子

六价硫氟交换反应（SuFEx）作为新一代点击化学[118]，正逐渐在抗病毒药物研究领域得以应用。例如，针对靶向蛋白质-蛋白质相互作用靶标的共价抑制剂存在的选择性、反应性等问题，2023 年，研究者用六价硫氟交换反应建立了一个高通量的共价抑制剂筛选的通用平台，从数万亿个磺酰氟修饰的寡核苷酸中发现共价抑制剂，靶向 SARS-CoV-2 S 蛋白与 ACE2 之间互作界面[119]。

蛋白质药物往往具有高度的特异性，但它们的非共价相互作用常常导致药物解离和不完全抑制。针对该问题，2022 年，研究者报道了能够通过近端激活的反应性治疗

（proxime-enabled reactive therapeutic, PERx）机制与 SARS-CoV-2 不可逆结合的共价纳米抗体[7]。研究者设计了一种潜在的生物反应性氨基酸（FFY），并将其基因编码到纳米抗体中以加快 PERx 反应速率。与非共价野生型纳米抗体相比，加入 FFY 的共价纳米抗体以显著更高的效力中和了野生型 SARS-CoV-2 及其阿尔法、德塔、艾普西隆、拉姆达和奥密克戎变异株。这种 PERx 激活的共价纳米抗体策略有望用于开发针对各种病毒感染的普适疗法。

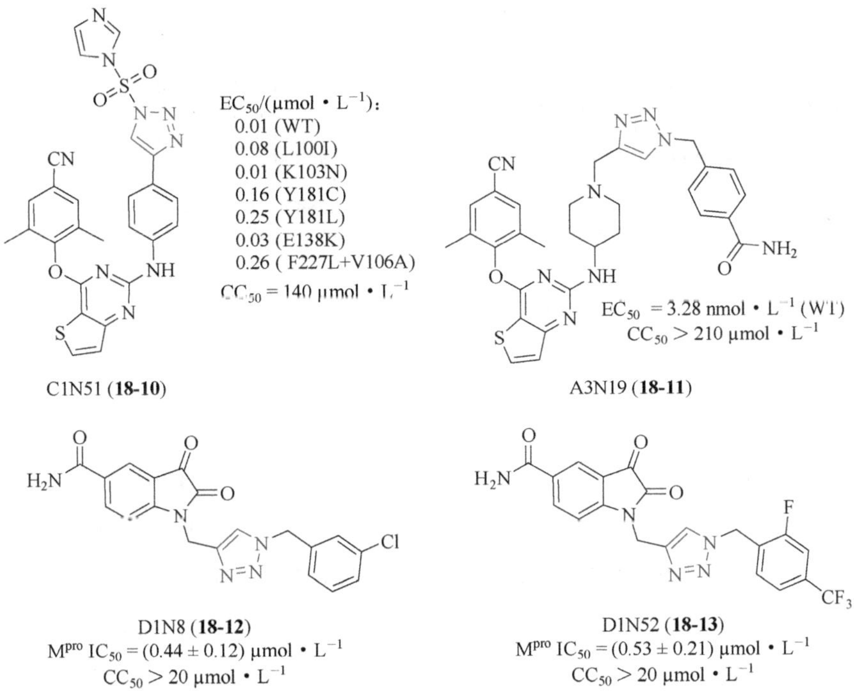

图 18-9　基于 CuAAC 点击化学微量合成与直接筛选的抗病毒活性分子

多组分反应是构筑多样性和立体性分子库的常用工具[120]，目前 Ugi 四组分反应已用于 SARS-CoV/SARS-CoV-2 抑制剂（**18-14**～**18-17**）[121-125]及 HIV 衣壳调控剂 **18-18** 的发现（图 18-10）[126]。

生物催化是抗病毒药物合成工艺优化的重要方法。近期，改造的胞苷脱氨酶及核糖基-1 激酶分别用于核苷类抗 SARS-CoV-2 药物 molnupiravir（莫努匹韦）的合成[127-128]，这些优化的方法大幅提高了反应收率，缩短了反应步骤，该类生物催化方法有望在简化核苷类合成方面有广泛的应用。

18.4.3.2　基于优势结构的抗病毒药物化学

优势结构可以与多个靶点高亲和力结合，从而有助于新型生物活性药物的发现[129-131]。类肽类化合物是一类重要的抗病毒活性分子[132]。笔者课题组基于类肽结构的 HIV 衣壳调控剂 PF74（**6-12**），经过基于靶标的合理设计发现了磺酰胺哌嗪类化合物 **13-13** 和 **18-19**（图 18-11）[133-134]。

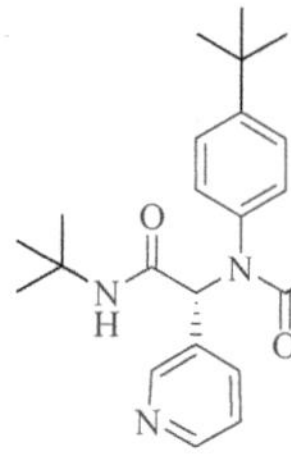

ML188 (**18-14**)

SARS-CoV $3CL^{pro}$ $IC_{50}=(1.5\pm0.3)$ μmol • L^{-1}

SARS-CoV $EC_{50}=(12.9\pm0.7)$ μmol • L^{-1}

ML188 (**18-14**) (对映体)

SARS-CoV-2 $3CL^{pro}$ $IC_{50}=3.14$ μmol • L^{-1}

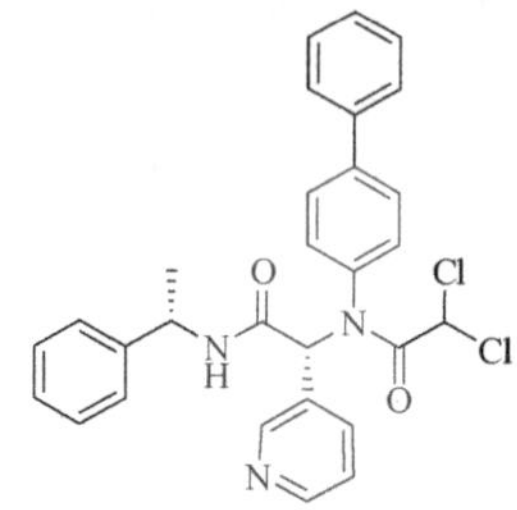

Jun9-62-2R (**18-15**)

SARS-CoV-2 $3CL^{pro}$：

$IC_{50}=(0.67\pm0.07)$ μmol • L^{-1}

SARS-CoV-2/Vero E6细胞：

$EC_{50}=(0.90\pm0.37)$ μmol • L^{-1}

SARS-CoV-2/Caco2-hACE2细胞：

$EC_{50}=(2.05\pm0.53)$ μmol • L^{-1}

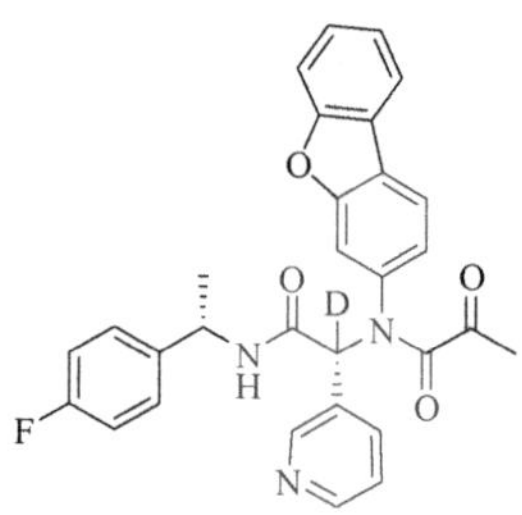

18-16

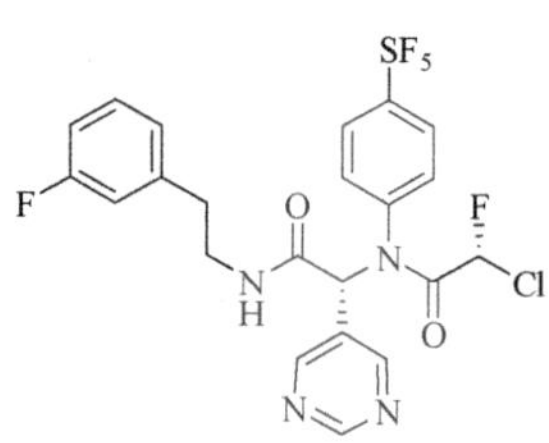

18-17

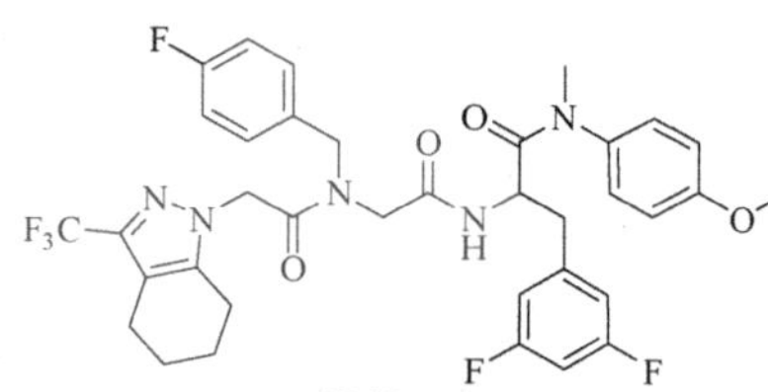

18-18

$EC_{50}=(2.53\pm0.84)$ μmol • L^{-1}

$CC_{50}=(107.61\pm27.43)$ μmol • L^{-1}

图 18-10　基于多组分反应的抗病毒活性分子

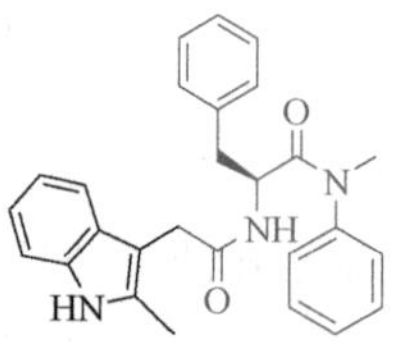

PF74 (**6-12**)

HIV-1 ⅢB

$EC_{50}=(0.80\pm0.09)$ μmol • L^{-1}

$CC_{50}>293.75$ μmol • L^{-1}

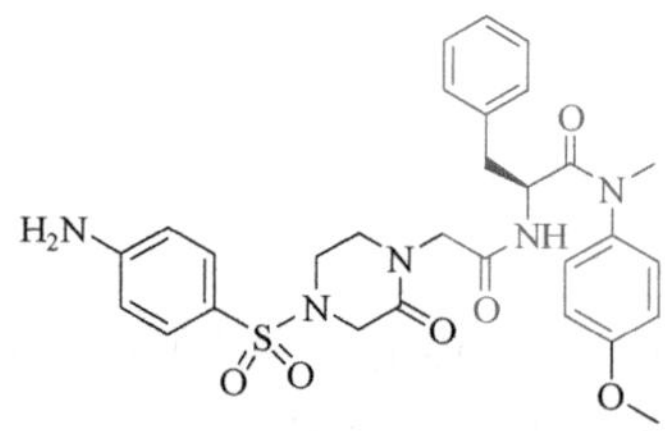

11L (**13-13**)

HIV-1 ⅢB

$EC_{50}=(0.28\pm0.09)$ μmol • L^{-1}

$CC_{50}=(197.91\pm6.85)$ μmol • L^{-1}

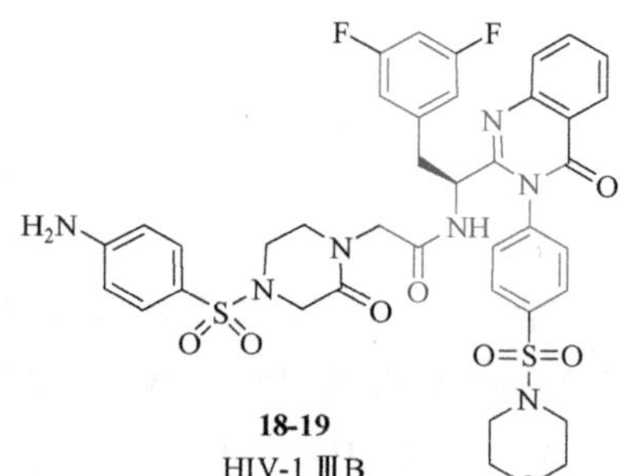

18-19

HIV-1 ⅢB

$EC_{50}=0.11$ μmol • L^{-1}

$CC_{50}=(197.91\pm6.85)$ μmol • L^{-1}

图 18-11　拟肽类 HIV 衣壳调控剂

在化学基团的功能性模块化方面，Protide 技术是最常见的抗病毒药物前药技术之一[135]。近年来，长链脂肪酸成为另一类重要的前药类型[136]，逐渐应用于抗 HIV 药物研发中[83-86]。

苯硼酸和磺酰胺是抗病毒活性化合物中频繁出现的“高效药效团元素”（或称“优

势药效基团”)[137-138]。例如，含有苯硼酸的 HIV 蛋白酶抑制剂 **18-20**[139]、HIV 非核苷类逆转录酶抑制剂 **18-21** 和 **18-22**[140-141]、流感病毒神经氨酸酶抑制剂 **18-23**[142]及 HBV 衣壳抑制剂 **18-24** 和 **18-25** 等（图 18-12）[143-144]。笔者课题组发现了一系列含有苯磺酰胺的 HIV 非核苷类逆转录酶抑制剂 **18-26**～**18-45**（图 18-13）[145-161]。此外，值得关注的“高效药效团元素”还包括硒元素[162]和磺酸基团[163]。

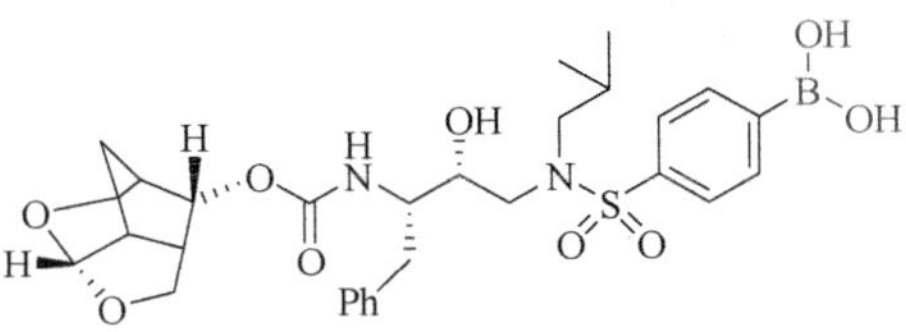

GRL-00819A (**18-20**)
K_i = 15.5 pmol • L^{-1} (HIV-1蛋白酶)
EC_{50} = 37.7 nmol • L^{-1} (抗病毒活性)

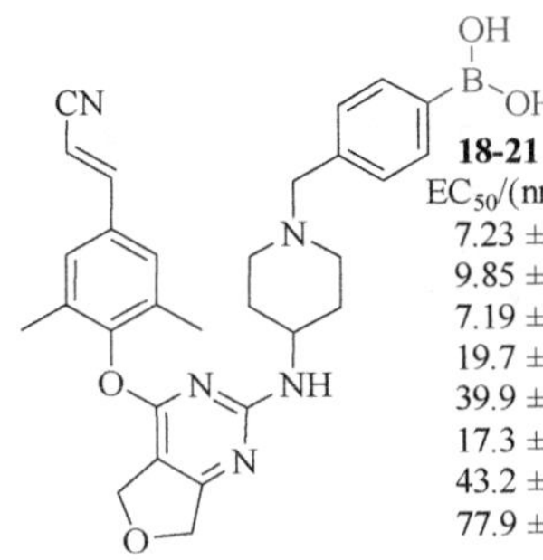

18-21
EC_{50}/(nmol • L^{-1})：
7.23 ± 1.82 (ⅢB)
9.85 ± 2.21 (L100I)
7.19 ± 0.547 (K103N)
19.7 ± 6.45 (Y181C)
39.9 ± 6.02 (Y181L)
17.3 ± 3.78 (E138K)
43.2 ± 9.66 (F22L + V106A)
77.9 ± 11.2 (RESO56)

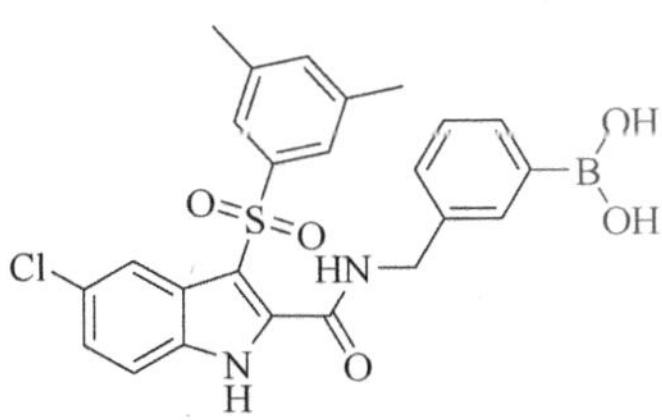

18-22
EC_{50}/(nmol • L^{-1})：
8.5 ± 2.1 (ⅢB)
7.3 ± 0.4 (L100I)
9.2 ± 3.6 (K103N)
21.1 ± 3.4 (F227L + V106A)

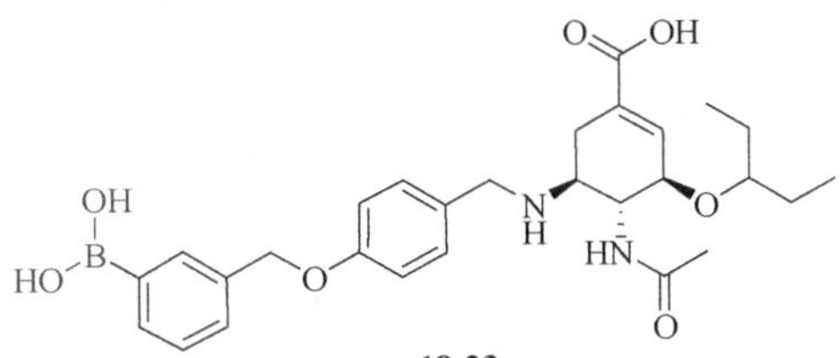

18-23
EC_{50} (μmol • L^{-1}) = 0.69 ± 0.091 (H5N1)
EC_{50} (μmol • L^{-1}) = 1.57 ± 0.21 (H5N8)
CC_{50} (nmol • L^{-1}) = 142.70 ± 9.56

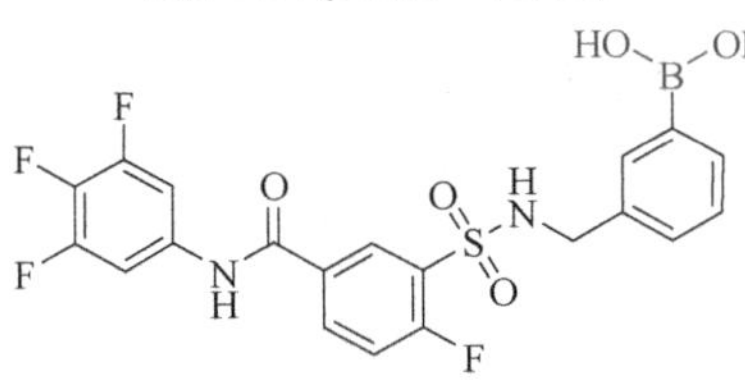

18-24
EC_{50} (HepDES19) = 0.83 μmol • L^{-1}
CC_{50} (HepDES19) = 10.4 μmol • L^{-1}
溶解度 (pH = 7)：328.8 μg • mL^{-1}

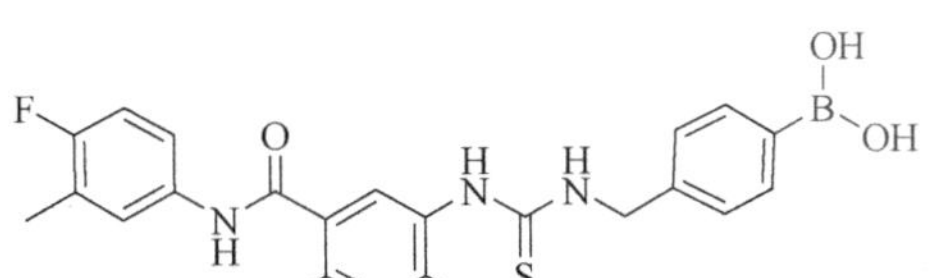

18-25
EC_{50} (HepAD38) = 0.010 μmol • L^{-1}
CC_{50} (HepAD38) = 5.95 μmol • L^{-1}
SI = 595.00

图 18-12　含有苯硼酸的抗病毒活性分子

18.4.3.3　基于新颖技术的抗病毒药物化学

DNA 编码库技术多次用于 SARS-CoV-2 主蛋白酶抑制剂 **18-46**、**18-47** 和 WU-04（**7-31**）的发现（图 18-14）[164-166]。特别是 WU-04 有效阻断了人细胞中的 SARS-CoV-2 复制，EC_{50} 在 10nmol·L^{-1} 范围内。WU-04 也能高效抑制 SARS-CoV 和 MERS-CoV 的 3CL^{pro}，表明它是冠状病毒 3CL^{pro} 的泛抑制剂。WU-04 在 K18-hACE2 小鼠体内表现出与奈玛特韦（**8-14**）相似的抗 SARS-CoV 活性。因此，WU-04 是一种很有前景的冠状病毒治疗候选药物[166]。

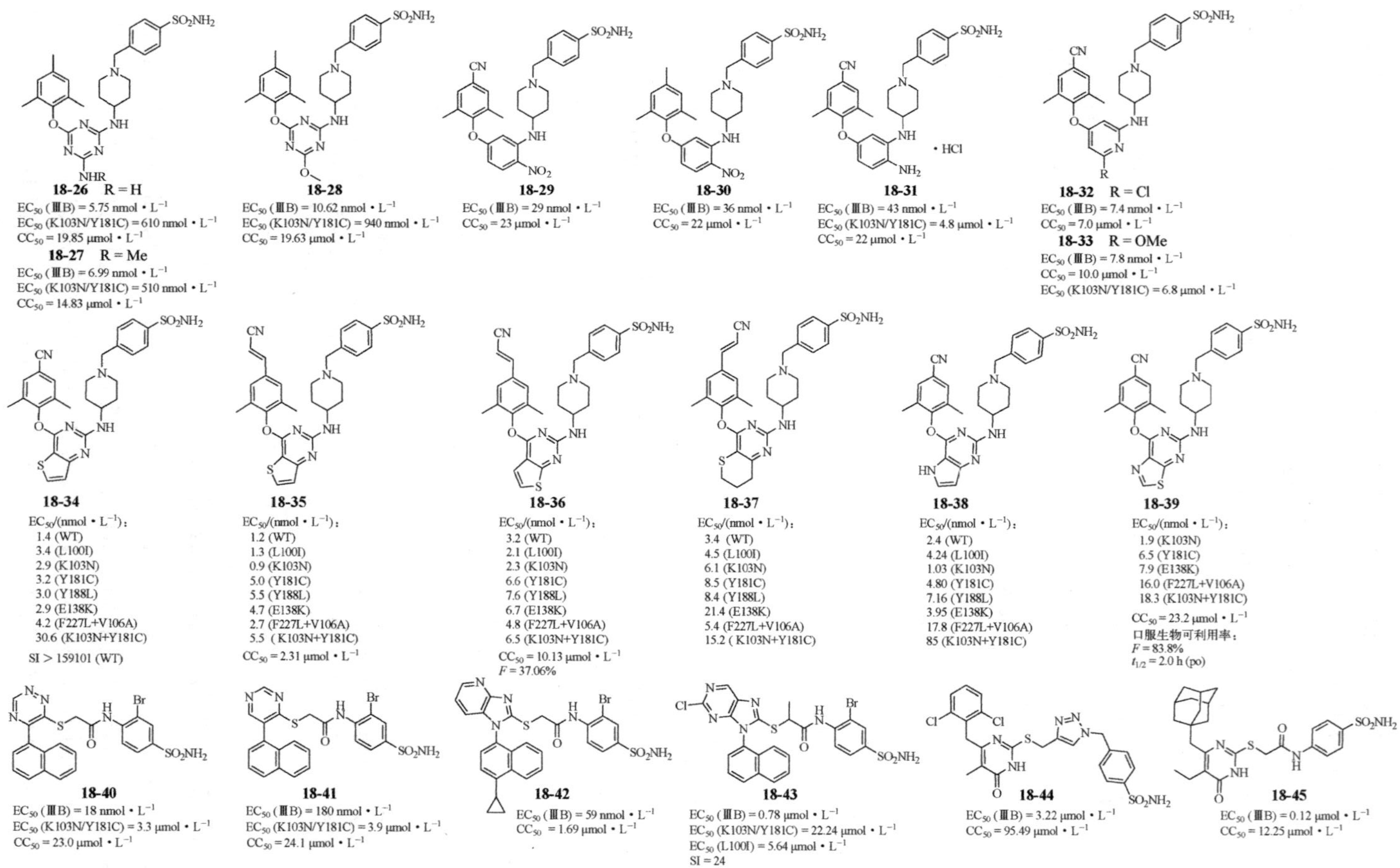

图 18-13 含有苯磺酰胺的 HIV 非核苷类逆转录酶抑制剂

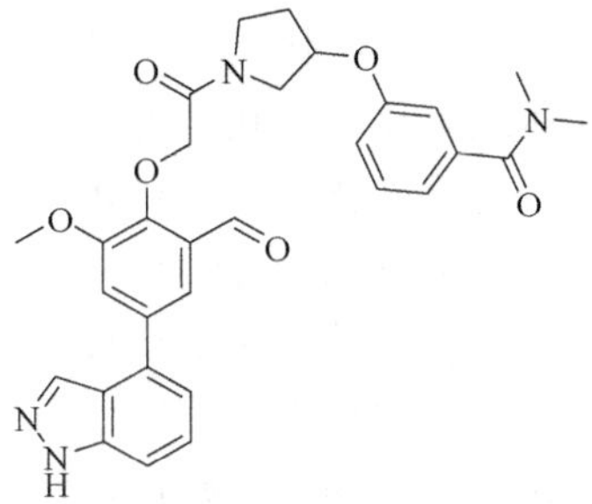

CDD-1714 (**18-46**)
$K_i = (20 \pm 3)\ nmol \cdot L^{-1}$

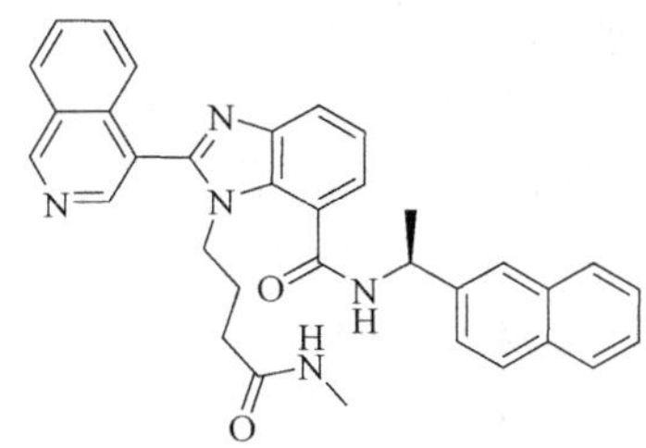

CDD-1845 (**18-47**)
$K_i = 29\ nmol \cdot L^{-1}$

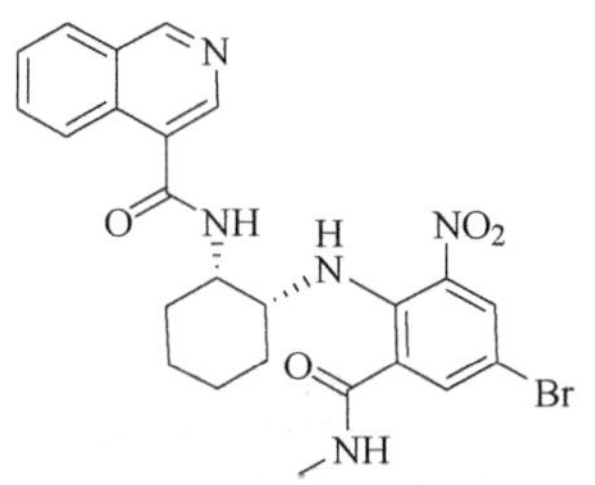

WU-04 (**7-31**)
$IC_{50} = (72 \pm 6)\ nmol \cdot L^{-1}$ ($3CL^{pro}$)
$EC_{50}/(nmol \cdot L^{-1})$：
12 ± 1 (A549-hACE2细胞, SARS-CoV-2 WT)
25 ± 3 (Calu-3细胞, SARS-CoV-2 WT)
21 ± 3 (Caco-2细胞, SARS-CoV-2 Delta)
24 ± 11 (Caco-2细胞, SARS-CoV-2 Omicron)
$CC_{50}\ (\mu mol \cdot L^{-1}) > 20$ (A549-hACE2细胞, SARS-CoV-2 WT)

图 18-14　基于 DNA 编码库技术发现的 SARS-CoV-2 主蛋白酶抑制剂

高通量微量合成和高通量蛋白质晶体学的联合运用加快了 SARS-CoV-2 主蛋白酶抑制剂的发现[167]。动态组合化学技术广泛用于病毒蛋白酶抑制剂的发现，包括 HIV 蛋白酶抑制剂 **18-48**、EV-A71 蛋白酶抑制剂 **18-49**、SARS-CoV 蛋白酶抑制剂 **18-50** 及肠病毒 D68 蛋白酶抑制剂 **18-51** 等（图 18-15）[168-171]。

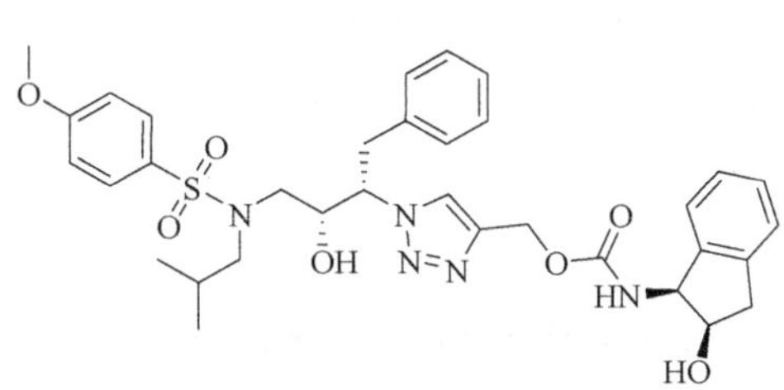

18-48
HIV蛋白酶：$K_i < 37\ nmol \cdot L^{-1}$

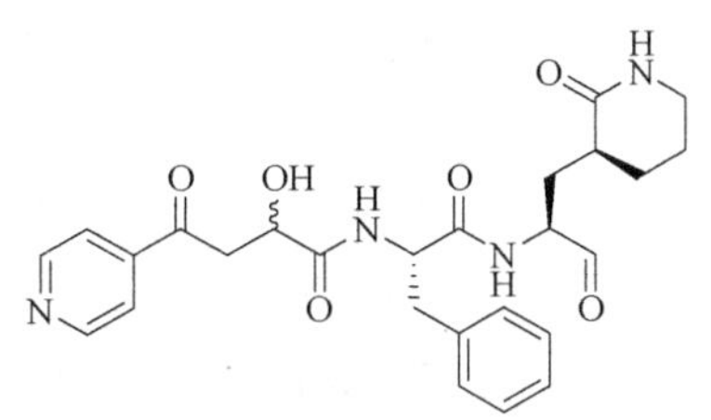

18-49
IC_{50} (EV-A71 $3CL^{pro}$) $= 37\ nmol \cdot L^{-1}$

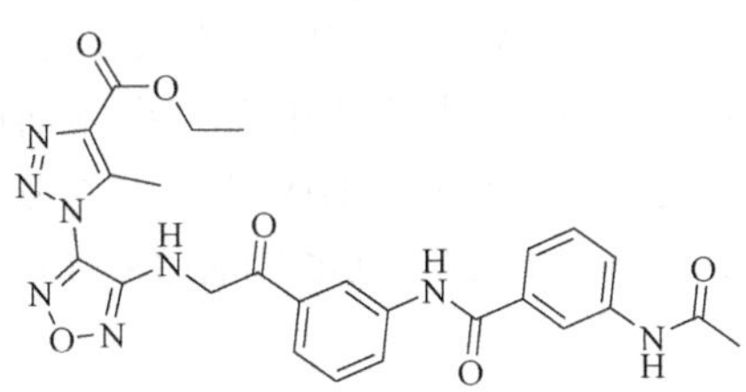

18-50
K_i (SARS-CoV M^{pro}) $= 2.9\ \mu mol \cdot L^{-1}$

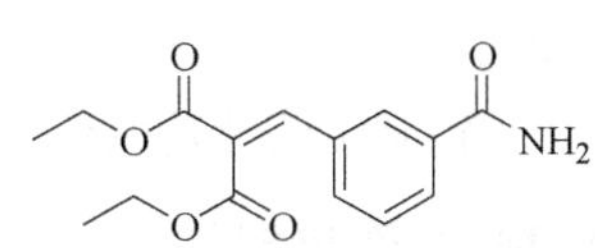

18-51
EV D68蛋白酶：$IC_{50} = 31\ \mu mol \cdot L^{-1}$
$EC_{50} = 3.8\ \mu mol \cdot L^{-1}$

图 18-15　基于动态组合化学技术发现病毒蛋白酶抑制剂

后期官能团化（late-stage functionalization，LSF）是优化药物特性和研究构效关系的便捷途径。药物化学中的后期官能团化方法包括氟化、胺化、芳基化、甲基化、三氟甲基化、硼化、酰化和氧化。其中光催化分子内氢胺化反应、铃木反应等后期官能团化用于抗病毒活性分子的结构优化，得到了抗冠状病毒分子 **18-52**、流感病毒抑制剂 **18-53** 和 **18-54**（图 18-16）[172-174]。不过，药物分子的化学复杂性往往会让后期官能团化面临诸多挑战。已报道的大多也都集中在单一的后期官能团化反应类型上。与传统实验形式相比，高通量实验能实现半自动化的快速高效率筛选，结合数据分析和机器学习，能极大拓展后期官能团化在药物发现领域的应用[175]。

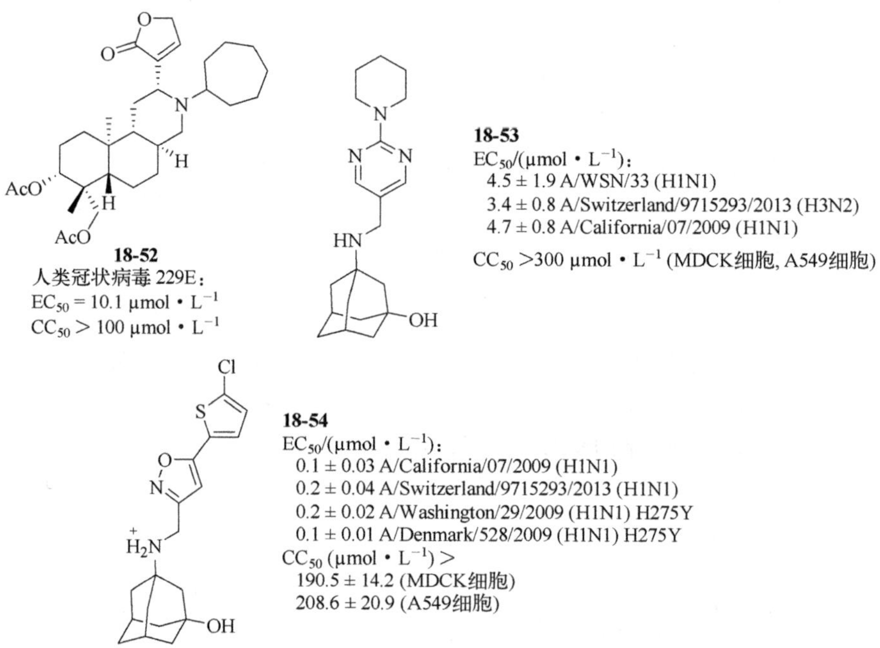

图 18-16　基于后期官能团化发现的抗病毒活性分子

增加分子的三维结构特征（或 F_{sp^3}）❶的百分比有可能覆盖更广泛的生物学相关化学空间。已经表明，增加 sp^3 特性可以改善几种化合物特性并有助于临床成功[176]。特别是，在 3D 结构中掺入面外官能团可以潜在地实现更强的受体/配体相互作用，从而提高对给定靶标的效力和选择性。本课题组成功将 F_{sp^3} 类药性参数用于 HIV 非核苷类逆转录酶抑制剂的结构优化，得到了活性及成药性均较好的分子 **18-55**～**18-57**（图 18-17）[177-179]。

18.4.4　领域开辟型创新

生物大分子凝聚体的形成已经变成多种亚细胞结构组装的重要机制之一。许多病

❶ F_{sp^3} 表示分子中 sp^3 杂化碳原子数占总碳原子数的比例。

毒的复制发生在病毒诱导产生的内含体或者病毒发生基质之中。负链 RNA 病毒的内含体是由液-液相分离介导形成的凝聚体。最近，研究者们发现液-液相分离介导形成的凝聚体可以通过类固醇生物碱类环丙胺药物处理逐渐硬化，从而造成体呼吸道合胞病毒（RSV）感染后 RNA 复制过程的抑制，为 RSV 感染的治疗提供了新见解[180]。这项开辟性研究表明通过靶向凝聚体形成以及病毒复制至关重要的蛋白，对开发广谱活性药物具有重要参考价值[181]。

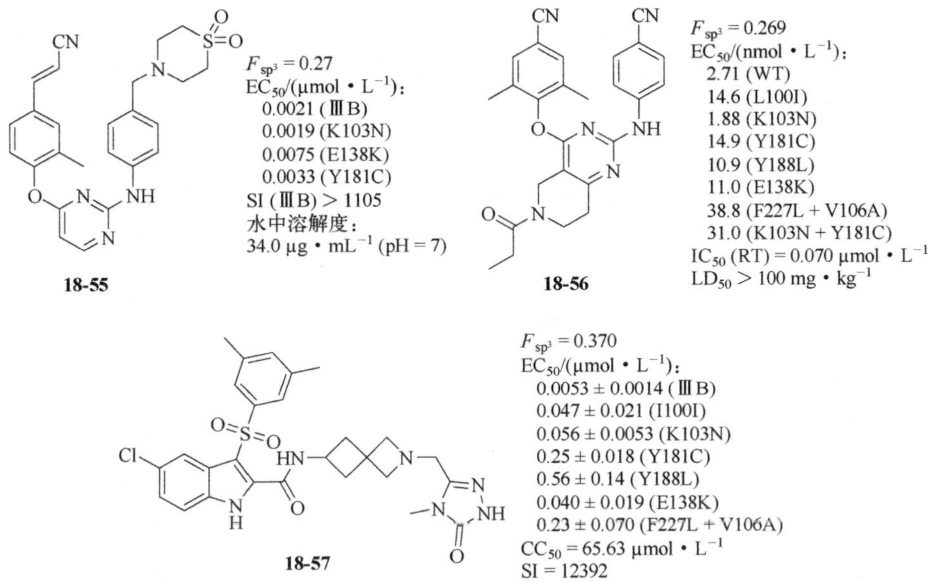

图 18-17　基于 F_{sp^3} 参数发现的 HIV 非核苷类逆转录酶抑制剂

抗逆转录病毒治疗可抑制 HIV-1 复制，但由于病毒已经整合入基因组，此方法无法达到治愈的效果，因此减少病毒的蓄积十分重要。2023 年研究者报道了一类非核苷逆转录酶抑制剂（NNRTI），可作为细胞杀伤分子靶向激活剂（targeted activator of cell kill, TACK），通过与 HIV 逆转录酶结合，产生别构效应，加速细胞杀伤，其具有强大的抗病毒活性，能够有选择性地消除 HIV-1 病人感染的 $CD4^+$ T 细胞，可作为免疫非依赖型的清除策略[182]。近期研究发现，衣壳蛋白调控剂通过诱导细胞凋亡来根除具有高核心蛋白水平的 HBV 感染的肝细胞，这可能是一种有希望实现功能性治愈的方案[183]。

18.5

总结与展望

尽管结构生物学和计算化学的发展大大促进了小分子抗病毒药物的研发，但是要做到“指哪打哪”的真正精准设计，依然存在一定的难点。例如病毒蛋白靶标的极易突变、蛋白互作界面的诱导契合效应、构象的柔性等，导致配体结合位点难以预测；一些金属离子依赖型病毒蛋白质，配体与之结合所需要的配位作用是动态的多方参与（蛋白质、核酸、金属离子）的过程；当前前沿的共价结合策略，其共价键的形成也往往是多方协作的过程。AI 技术在药物研发领域的驱动作用尚处于起步阶段[184]。

以上因素导致目前的抗病毒药物化学主流依然是合理设计与通量筛选联合运用，这不仅体现在新冠疫情期间的攻关研发[185-187]，而且在抗登革病毒、抗艾滋病等药物研发中[188-190]。“致广大而尽精微”“君子无所不用其极”，将最先进的药物设计策略与技术不遗余力地用于抗病毒药物研发，这就是该领域研究者的使命和责任。同时，要实时总结梳理药物研究实践中的经验，例如抗病毒药物化学“三易”原则，即不易（保守位点、优势结构、成药参数）、变易（构象灵活、新颖骨架、全新机制）、简易（最小修饰、热点残基、模块反应），毕竟抗病毒药物的研发是需要策略、技术和经验的系统性工程。

参考文献

[1] Meganck RM, Baric RS. Developing therapeutic approaches for twenty-first-century emerging infectious viral diseases [J]. Nat Med, 2021, 27: 401-410.

[2] Edwards AM, Baric RS, Saphire EO, et al. Stopping pandemics before they start: Lessons learned from SARS-CoV-2 [J]. Science, 2022, 375: 1133-1139.

[3] Stanton BZ, Chory EJ, Crabtree GR. Chemically induced proximity in biology and medicine [J]. Science, 2018, 359: eaao5902.

[4] Liu X, Ciulli A. Proximity-Based Modalities for Biology and Medicine [J]. ACS Cent Sci, 2023, 9: 1269-1284.

[5] 周洋，徐淑静，丁当，等. 基于多特异性结合策略的抗病毒药物研究进展[J]. 药学学报，2023，58(08): 2203-2217.

[6] Sang X, Wang J, Zhou J, et al. A chemical strategy for the degradation of the main protease of SARS-CoV-2 in cells [J]. J Am Chem Soc, 2023, 145: 27248-27253.

[7] Yu B, Li S, Tabata T, et al. Accelerating PERx reaction enables covalent nanobodies for potent neutralization of SARS-CoV-2 and variants [J]. Chem, 2022, 8: 2766-2783.

[8] Yu B, Cao L, Li S, et al. The proximity-enabled sulfur fluoride exchange reaction in the protein context [J]. Chem Sci, 2023, 14: 7913-7921.

[9] Zhan P, Wang X, Liu X. Contemporary molecular targeted drug in the context of “precision medicine”: An attempting discussion of “precision drug design” [J]. Progress in Chemistry, 2016, 28: 1363-1386.

[10] Ramos-Soriano J, Reina JJ, Illescas BM, et al. Synthesis of highly efficient multivalent disaccharide/[60]fullerene nanoballs for emergent viruses [J]. J Am Chem Soc, 2019, 141: 15403-15412.

[11] Muñoz A, Sigwalt D, Illescas BM, et al. Synthesis of giant globular multivalent glycofullerenes as potent inhibitors in a model of Ebola virus infection [J]. Nat Chem, 2016, 8: 50-7.

[12] Patino-Alonso J, Cabrera-González J, Merino J, et al. C_{60}-based multivalent glycoporphyrins inhibit SARS-CoV-2 specific interaction with the DC-SIGN transmembrane receptor [J]. Small, 2023, e2307045.

[13] Kawasaki Y, Freire E. Finding a better path to drug selectivity [J]. Drug Discov Today, 2011, 16: 985-90.

[14] Ma P, Zhang S, Huang Q, et al. Evolution of chemistry and selection technology for DNA-encoded library [J]. Acta Pharm Sin B, 2024, 14: 492-516.

[15] 黄天广，孙林，展鹏，等. 广谱抗病毒药物研究进展[J]. 药学学报, 2020, 55(04): 679-693.
[16] 李敬，姜向毅，徐淑静，等. 冠状病毒抑制剂研究的药物化学策略[J]. 药学学报, 2020, 55(04): 537-553.
[17] Lu L, Su S, Yang H, et al. Antivirals with common targets against highly pathogenic viruses [J]. Cell, 2021, 184: 1604-1620.
[18] Dsouza L, Pant A, Offei S, et al. Antiviral activities of two nucleos(t)ide analogs against vaccinia, mpox, and cowpox viruses in primary human fibroblasts [J]. Antiviral Res, 2023, 216: 105651.
[19] Guo S, Zhang Y, Liu Z, et al. Brincidofovir is a robust replication inhibitor against African swine fever virus in vivo and in vitro [J]. Emerg Microbes Infect, 2023, 12: 2220572.
[20] Wang J, Shahed-Ai-Mahmud M, Chen A, et al. An overview of antivirals against monkeypox virus and other orthopoxviruses [J]. J Med Chem, 2023, 66: 4468-4490.
[21] Noble CG, Li SH, Dong H, et al. Crystal structure of dengue virus methyltransferase without S-adenosyl-L-methionine [J]. Antiviral Res, 2014, 111: 78-81.
[22] Dostalik P, Krafcikova P, Silhan J, et al. Structural analysis of the OC43 coronavirus 2′-*O*-RNA methyltransferase [J]. J Virol, 2021, 95: e0046321.
[23] Rosas-Lemus M, Minasov G, Shuvalova L, et al. High-resolution structures of the SARS-CoV-2 2′-*O*-methyltransferase reveal strategies for structure-based inhibitor design [J]. Sci Signal, 2020, 13: eabe1202.
[24] Kottur J, Rechkoblit O, Quintana-Feliciano R, et al. High-resolution structures of the SARS-CoV-2 N7-methyltransferase inform therapeutic development. Nat Struct Mol Biol, 2022, 29: 850-853.
[25] Chen H, Lin S, Yang F, et al. Structural and functional basis of low-affinity SAM/SAH-binding in the conserved MTase of the multi-segmented Alongshan virus distantly related to canonical unsegmented flaviviruses [J]. PLoS Pathog, 2023, 19: e1011694.
[26] Silhan J, Klima M, Otava T, et al. Discovery and structural characterization of monkeypox virus methyltransferase VP39 inhibitors reveal similarities to SARS-CoV-2 nsp14 methyltransferase [J]. Nat Commun, 2023, 14: 2259.
[27] Ferrero DS, Albentosa-González L, Mas A, et al. Structure and function of the NS5 methyltransferase domain from Usutu virus. Antiviral Res [J]. 2022, 208: 105460.
[28] Zhu X, Yi Y, Fan Z, et al. Novel mono- and multivalent N-acetylneuraminic acid glycoclusters as potential broad-spectrum entry inhibitors for influenza and coronavirus infection [J]. Eur J Med Chem, 2023, 260: 115723.
[29] Kazakova O, Ma X, Tretyakova E, et al. Evaluation of A-ring hydroxymethylene-amino-triterpenoids as inhibitors of SARS-CoV-2 spike pseudovirus and influenza H1N1 [J]. J Antibiot (Tokyo), 2024, 77: 39-49.
[30] He Y, Zhou J, Gao H, et al. Broad-spectrum antiviral strategy: Host-targeting antivirals against emerging and re-emerging viruses [J]. Eur J Med Chem, 2024, 265: 116069.
[31] Ma Y, Frutos-Beltrán E, Kang D, et al. Medicinal chemistry strategies for discovering antivirals effective against drug-resistant viruses [J]. Chem Soc Rev, 2021, 50: 4514-4540.
[32] Du S, Hu X, Menéndez-Arias L, et al. Target-based drug design strategies to overcome resistance to antiviral agents: opportunities and challenges [J]. Drug Resist Updat, 2024, 73: 101053.
[33] Shaqra AM, Zvornicanin SN, Huang QYJ, et al. Defining the substrate envelope of SARS-CoV-2 main protease to predict and avoid drug resistance [J]. Nat Commun, 2022, 13: 3556.
[34] Bonnard D, Le Rouzic E, Singer MR, et al. Biological and structural analyses of new potent allosteric inhibitors of HIV-1 integrase [J]. Antimicrob Agents Chemother, 2023, 67: e0046223.
[35] Singer MR, Dinh T, Levintov L, et al. The drug-induced interface that drives HIV-1 integrase hypermultimerization and loss of function [J]. MBio, 2023, 14: e0356022.
[36] Giri-Rachman EA, Effendy VV, Azmi MHS, et al. The SARS-CoV-2 M^{pro} dimer-based screening system: A synthetic biology tool for identifying compounds with dimerization inhibitory potential [J]. ACS Synth Biol, 2024. doi: 10.1021/acssynbio.3c00446.
[37] Ramsey JR, Shelton PMM, Heiss TK, et al. Using a function-first "scout fragment" -based approach to develop allosteric covalent inhibitors of conformationally dynamic helicase mechanoenzymes [J]. J Am Chem Soc, 2023. doi: 10.1021/jacs.3c10581.

[38] Urvashi, Senthil Kumar JB, Das P, et al. Development of Azaindole-Based Frameworks as Potential Antiviral Agents and Their Future Perspectives [J]. J Med Chem, 2022, 65: 6454-6495.

[39] Song Y, Zhan P, Liu X. Heterocycle-thioacetic acid motif: a privileged molecular scaffold with potent, broad-ranging pharmacological activities [J]. Curr Pharm Des, 2013, 19: 7141-54.

[40] Song Y, Zhan P, Zhang Q, et al. Privileged scaffolds or promiscuous binders: a glance of pyrrolo[2,1-f][1,2,4]triazines and related bridgehead nitrogen heterocycles in medicinal chemistry [J]. Curr Pharm Des, 2013, 19: 1528-48.

[41] Johns BA, Kawasuji T, Weatherhead JG, et al. Carbamoyl pyridone HIV-1 integrase inhibitors 3. A diastereomeric approach to chiral nonracemic tricyclic ring systems and the discovery of dolutegravir (S/GSK1349572) and (S/GSK1265744) [J]. J Med Chem, 2013, 56: 5901-16.

[42] Takashita E, Morita H, Ogawa R, et al. Susceptibility of Influenza Viruses to the Novel Cap-Dependent Endonuclease Inhibitor Baloxavir Marboxil [J]. Front Microbiol, 2018, 9: 3026.

[43] Wang L, Sarafianos SG, Wang Z. Cutting into the substrate dominance: Pharmacophore and structure-based approaches toward inhibiting human immunodeficiency virus reverse transcriptase-associated ribonuclease H [J]. Acc Chem Res, 2020, 53: 218-230.

[44] Jagtap AD, Geraghty RJ, Wang Z. Inhibiting HCMV pUL89-C endonuclease with metal-binding compounds [J]. J Med Chem, 2023, 66: 13874-13887.

[45] He T, Edwards TC, Xie J, et al. 4,5-Dihydroxypyrimidine methyl carboxylates, carboxylic acids, and carboxamides as inhibitors of human cytomegalovirus pUL89 endonuclease [J]. J Med Chem, 2022, 65: 5830-5849.

[46] Gao P, Zhang L, Sun L, et al. 1-Hydroxypyrido[2,3-*d*]pyrimidin-2(1*H*)-ones as novel selective HIV integrase inhibitors obtained via privileged substructure-based compound libraries [J]. Bioorg Med Chem, 2017, 25: 5779-5789.

[47] Yang N, Tanner JA, Zheng BJ, et al. Bismuth complexes inhibit the SARS coronavirus [J]. Angew Chem Int Ed Engl, 2007, 46: 6464-8.

[48] Yang N, Tanner JA, Wang Z, et al. Inhibition of SARS coronavirus helicase by bismuth complexes [J]. Chem Commun (Camb), 2007, 42: 4413-5.

[49] Yuan S, Wang R, Chan JF, et al. Metallodrug ranitidine bismuth citrate suppresses SARS-CoV-2 replication and relieves virus-associated pneumonia in Syrian hamsters [J]. Nat Microbiol, 2020, 5: 1439-1448.

[50] Weil T, Groß R, Röcker A, et al. Supramolecular mechanism of viral envelope disruption by molecular tweezers [J]. J Am Chem Soc, 2020, 142: 17024-17038.

[51] Le MH, Taghuo K ES, Schrader T. Molecular tweezers-a new class of potent broad-spectrum antivirals against enveloped viruses [J]. Chem Commun (Camb), 2022, 58: 2954-2966.

[52] Weil T, Kirupakaran A, Le MH, et al. Advanced molecular tweezers with lipid anchors against SARS-CoV-2 and other respiratory viruses [J]. JACS Au, 2022, 2: 2187-2202.

[53] Shahpasand-Kroner H, Siddique I, Malik R, et al. Molecular tweezers: Supramolecular hosts with broad-spectrum biological applications [J]. Pharmacol Rev, 2023, 75: 263-308.

[54] Liu X, Luo W, Zhang B, et al. Design of Neuraminidase-Targeted Imaging and Therapeutic Agents for the Diagnosis and Treatment of Influenza Virus Infections [J]. Bioconjug Chem, 2021, 32: 1548-1553.

[55] Liu X, Zhang B, Wang Y, et al. A universal dual mechanism immunotherapy for the treatment of influenza virus infections [J]. Nat Commun, 2020, 11: 5597.

[56] Sun Y, Gong L, Yin Y, et al. A Gradient pH-Sensitive Polymer-Based Antiviral Strategy via Viroporin-Induced Membrane Acidification [J]. Adv Mater, 2022, 34: e2109580.

[57] Si L, Xu H, Zhou X, et al. Generation of influenza A viruses as live but replication-incompetent virus vaccines [J]. Science, 2016, 354: 1170-1173.

[58] Huang Z, Zhuang X, Liu L, et al. Modularized viromimetic polymer nanoparticle vaccines (VPNVaxs) to elicit durable and effective humoral immune responses [J]. Natl Sci Rev, 2023, 11: nwad310.

[59] Mostafavi E, Iravani S, Varma RS. Nanosponges: An overlooked promising strategy to combat SARS-CoV-2 [J].

Drug Discov Today, 2022, 27: 103330.

[60] Zhang Q, Honko A, Zhou J, et al. Cellular nanosponges inhibit SARS-CoV-2 infectivity [J]. Nano Lett, 2020, 20: 5570-5574.

[61] Ai X, Wang D, Honko A, et al. Surface glycan modification of cellular nanosponges to promote SARS-CoV-2 inhibition [J]. J Am Chem Soc, 2021, 143: 17615-17621.

[62] Zhang J, Xu Y, Huang Y, et al. Spatially patterned neutralizing icosahedral DNA nanocage for efficient SARS-CoV-2 blocking [J]. J Am Chem Soc, 2022, 144: 13146-13153.

[63] Nie C, Stadtmüller M, Yang H, et al. Spiky nanostructures with geometry-matching topography for virus inhibition [J]. Nano Lett, 2020, 20: 5367-5375.

[64] Si L, Shen Q, Li J, et al. Generation of a live attenuated influenza A vaccine by proteolysis targeting. Nat Biotechnol [J]. 2022, 40: 1370-1377.

[65] Li Z, Bai H, Xi X, et al. PROTAC vaccine: A new way to live attenuated vaccines [J]. Clin Transl Med, 2022, 12: e1081.

[66] Li Y, Zeng ZW, Chen D, et al. Facilitated drug repurposing with artemisinin-derived PROTACs: Unveiling PCLAF as a therapeutic target [J]. J Med Chem, 2023, 66: 11335-11350.

[67] Chen S, Bi K, Liang H, et al. PROTAC derivatization of natural products for target identification and drug discovery: Design of evodiamine-based PROTACs as novel REXO4 degraders [J]. J Adv Res, 2023, S2090-1232(23)00318-1.

[68] Bauman JD, Patel D, Dharia C, et al. Detecting allosteric sites of HIV-1 reverse transcriptase by X-ray crystallographic fragment screening [J]. J Med Chem, 2013, 56: 2738-46.

[69] Patel D, Antwi J, Koneru PC, et al. A new class of allosteric HIV-1 integrase inhibitors identified by crystallographic fragment screening of the catalytic core domain [J]. J Biol Chem, 2016, 291: 23569-23577.

[70] Sagong HY, Bauman JD, Nogales A, et al. Aryl and arylalkyl substituted 3-hydroxypyridin-2(1*H*)-ones: Synthesis and evaluation as inhibitors of influenza A endonuclease [J]. Chem Med Chem, 2019, 14: 1204-1223.

[71] Jorgensen WL, Bollini M, Thakur VV, et al. Efficient discovery of potent anti-HIV agents targeting the Tyr181Cys variant of HIV reverse transcriptase [J]. J Am Chem Soc, 2011, 133: 15686-96.

[72] Zeevaart JG, Wang L, Thakur VV, et al. Optimization of azoles as anti-human immunodeficiency virus agents guided by free-energy calculations [J]. J Am Chem Soc, 2008, 130: 9492-9.

[73] Kim JT, Hamilton AD, Bailey CM, et al. FEP-guided selection of bicyclic heterocycles in lead optimization for non-nucleoside inhibitors of HIV-1 reverse transcriptase [J]. J Am Chem Soc, 2006, 128: 15372-3.

[74] Jorgensen WL. Computer-aided discovery of anti-HIV agents [J]. Bioorg Med Chem, 2016, 24: 4768-4778.

[75] Ghahremanpour MM, Saar A, Tirado-Rives J, et al. Computation of absolute binding free energies for noncovalent inhibitors with SARS-CoV-2 main protease [J]. J Chem Inf Model, 2023, 63: 5309-5318.

[76] Saar A, Ghahremanpour MM, Tirado-Rives J, et al. Assessing metadynamics and docking for absolute binding free energy calculations using severe acute respiratory syndrome coronavirus 2 main protease inhibitors [J]. J Chem Inf Model, 2023, 63: 7210-7218.

[77] Zhang CH, Spasov KA, Reilly RA, et al. Optimization of triarylpyridinone inhibitors of the main protease of SARS-CoV-2 to low-nanomolar antiviral potency [J]. ACS Med Chem Lett, 2021,12: 1325-1332.

[78] Zhang CH, Stone EA, Deshmukh M, et al. Potent noncovalent inhibitors of the main protease of SARS-CoV-2 from molecular sculpting of the drug perampanel guided by free energy perturbation calculations [J]. ACS Cent Sci, 2021, 7:467-475.

[79] Melidis L, Hill HJ, Coltman NJ, et al. Supramolecular cylinders target bulge structures in the 5′ UTR of the RNA genome of SARS-CoV-2 and inhibit viral replication. Angew [J]. Chem Int Ed Engl, 2021, 60: 18144-18151.

[80] Melidis L, Styles IB, Hannon MJ. Targeting structural features of viral genomes with a nano-sized supramolecular drug [J]. Chem Sci, 2021, 12: 7174-7184.

[81] Cardo L, Nawroth I, Cail PJ, et al. Metallo supramolecular cylinders inhibit HIV-1 TAR-TAT complex formation and viral replication in cellulo [J]. Sci Rep, 2018, 8: 13342.

[82] Malina J, Hannon MJ, Brabec V. Iron(Ⅱ) supramolecular helicates interfere with the HIV-1 Tat-TAR RNA interaction critical for viral replication [J]. Sci Rep, 2016, 6: 29674.

[83] Cobb DA, Smith N, Deodhar S, et al. Transformation of tenofovir into stable ProTide nanocrystals with long-acting pharmacokinetic profiles [J]. Nat Commun, 2021, 12: 5458.

[84] Kulkarni TA, Bade AN, Sillman B, et al. A year-long extended release nanoformulated cabotegravir prodrug [J]. Nat Mater, 2020, 19: 910-920.

[85] Gautam N, McMillan JM, Kumar D, et al. Lipophilic nanocrystal prodrug-release defines the extended pharmacokinetic profiles of a year-long cabotegravir [J]. Nat Commun, 2021, 12: 3453.

[86] Sillman B, Bade AN, Dash PK, et al. Creation of a long-acting nanoformulated dolutegravir [J]. Nat Commun, 2018, 9: 443.

[87] Huang M, Song J, Huang P, et al. Molecular crowding evolution for enabling discovery of enthalpy-driven aptamers for robust biomedical applications [J]. Anal Chem, 2019, 91: 10879-10886.

[88] Lin B, Tian T, Lu Y, et al. Tracing tumor-derived exosomal PD-L1 by dual-aptamer activated proximity-induced droplet digital PCR [J]. Angew Chem Int Ed Engl, 2021, 60: 7582-7586.

[89] Sun M, Liu S, Wei X, et al. Aptamer blocking strategy inhibits SARS-CoV-2 virus infection [J]. Angew Chem Int Ed Engl, 2021, 60: 10266-10272.

[90] Song Y, Song J, Wei X, et al. Discovery of aptamers targeting the receptor-binding domain of the SARS-CoV-2 spike glycoprotein [J]. Anal Chem, 2020, 92: 9895-9900.

[91] Zhao A, Howson SE, Zhao C, et al. Chiral metallohelices enantioselectively target hybrid human telomeric G-quadruplex DNA [J]. Nucleic Acids Res, 2017, 45: 5026-5035.

[92] Zhao C, Qin G, Niu J, et al. Targeting RNA G-quadruplex in SARS-CoV-2: A promising therapeutic target for COVID-19 [J] Angew Chem Int Ed Engl, 2021, 60: 432-438.

[93] Qin G, Zhao C, Liu Y, et al. RNA G-quadruplex formed in SARS-CoV-2 used for COVID-19 treatment in animal models [J]. Cell Discov, 2022, 8: 86.

[94] Wang N, Yang B, Fu C, et al. Genetically encoding fluorosulfate-l-tyrosine to react with lysine, histidine, and tyrosine via SuFEx in proteins in vivo [J]. J Am Chem Soc, 2018, 140: 4995-4999.

[95] Li Q, Chen Q, Klauser PC, et al. Developing covalent protein drugs via proximity-enabled reactive therapeutics [J]. Cell, 2020, 182: 85-97.e16.

[96] Xue S, Xu W, Wang L, et al. Rational design of sulfonyl-γ-AA peptides as highly potent HIV-1 fusion inhibitors with broad-spectrum activity [J]. J Med Chem, 2023. doi: 10.1021/acs.jmedchem.3c01412.

[97] Xue S, Xu W, Wang L, et al. An HR2-mimicking sulfonyl-γ-AA peptide is a potent Pan-coronavirus fusion inhibitor with strong blood-brain barrier permeability, long half-life, and promising oral bioavailability [J]. ACS Cent Sci, 2023, 9: 1046-1058.

[98] Xue S, Wang X, Wang L, et al. A novel cyclic γ-AA peptide-based long-acting pan-coronavirus fusion inhibitor with potential oral bioavailability by targeting two sites in spike protein [J]. Cell Discov, 2022, 8: 88.

[99] Wang L, Ma C, Sacco MD, et al. Development of the safe and broad-spectrum aldehyde and ketoamide M^{pro} inhibitors derived from the constrained *α*,*γ*-AA peptide scaffold [J]. Chemistry, 2023, 29: e202300476.

[100] Gao S, Song L, Sylvester K, et al. Design, synthesis, and biological evaluation of trisubstituted piperazine derivatives as noncovalent severe acute respiratory syndrome coronavirus 2 main protease inhibitors with improved antiviral activity and favorable druggability [J]. J Med Chem, 2023, 66: 16426-16440.

[101] Gao S, Sylvester K, Song L, et al. Discovery and crystallographic studies of trisubstituted piperazine derivatives as non-covalent SARS-CoV-2 main protease inhibitors with high target specificity and low toxicity [J]. J Med Chem, 2022, 65: 13343-13364.

[102] Jiang X, Huang B, Rumrill S, et al. Discovery of diarylpyrimidine derivatives bearing piperazine sulfonyl as potent HIV-1 nonnucleoside reverse transcriptase inhibitors [J]. Commun Chem, 2023, 6: 83.

[103] Wang H, Li Z, Chen X, et al. Multicomponent coupling and macrocyclization enabled by Rh(Ⅲ)-catalyzed dual C-H activation: Macrocyclic oxime inhibitor of influenza H1N1 [J]. Chem, 2023, 9: 607-623.

[104] Song B, Guo X, Yang L, et al. Rhodium(Ⅲ)-catalyzed C-H/O_2 dual activation and macrocyclization: Synthesis and evaluation of pyrido[2,1-*a*]isoindole grafted macrocyclic inhibitors for influenza H1N1 [J]. Angew Chem Int Ed Engl, 2023, 62: e202218886.

[105] Li J, Sun J, Zhang X, et al. Synthesis of maleimide-braced peptide macrocycles and their potential anti-SARS-CoV-2 mechanisms [J]. Chem Commun , 2023, 59: 868-871.

[106] Meng G, Guo T, Ma T, et al. Modular click chemistry libraries for functional screens using a diazotizing reagent [J]. Nature, 2019,574: 86-89.

[107] Xin Y, Liu S, Liu Y, et al. Affinity selection of double-click triazole libraries for rapid discovery of allosteric modulators for GLP-1 receptor [J]. Proc Natl Acad Sci U S A, 2023, 120: e2220767120.

[108] Kang D, Zhang H, Zhou Z, et al. First discovery of novel 3-hydroxy-quinazoline-2,4(1*H*,3*H*)-diones as specific anti-vaccinia and adenovirus agents via'privileged scaffold'refining approach [J]. Bioorg Med Chem Lett, 2016, 26: 5182-5186.

[109] Gao P, Zhang L, Sun L, et al. 1-Hydroxypyrido[2,3-*d*]pyrimidin-2(1*H*)-ones as novel selective HIV integrase inhibitors obtained via privileged substructure-based compound libraries [J]. Bioorg Med Chem, 2017, 25: 5779-5789.

[110] Wu G, Zalloum WA, Meuser ME, et al. Discovery of phenylalanine derivatives as potent HIV-1 capsid inhibitors from click chemistry-based compound library [J]. Eur J Med Chem, 2018, 158: 478-492.

[111] Zhou Z, Liu T, Wu G, et al. Targeting the hydrophobic channel of NNIBP: discovery of novel 1,2,3-triazole-derived diarylpyrimidines as novel HIV-1 NNRTIs with high potency against wild-type and K103N mutant virus [J]. Org Biomol Chem, 2019, 17: 3202-3217.

[112] Tian Y, Liu Z, Liu J, et al. Targeting the entrance channel of NNIBP: Discovery of diarylnicotinamide 1,4-disubstituted 1,2,3-triazoles as novel HIV-1 NNRTIs with high potency against wild-type and E138K mutant virus [J]. Eur J Med Chem, 2018, 151: 339-350.

[113] Wang X, Huang B, Liu X, et al. Discovery of bioactive molecules from CuAAC click-chemistry-based combinatorial libraries [J]. Drug Discov Today, 2016, 21: 118-132.

[114] Tao Y, Xu S, Zhang X, et al. Discovery of bioactive molecules *via* miniaturized parallel modular reactions and rapid screening (2016-2021 Update) [J]. Org Chem, 2022, 19: 546-548.

[115] Kang D, Feng D, Jing L, et al. In situ click chemistry-based rapid discovery of novel HIV-1 NNRTIs by exploiting the hydrophobic channel and tolerant regions of NNIBP [J]. Eur J Med Chem, 2020, 193: 112237.

[116] Sun Y, Feng D, Zhou Z, et al. In situ click chemistry-based discovery of 1,2,3-triazole-derived diarylpyrimidines as novel HIV-1 NNRTIs by exploiting the tolerant region I in binding pocket [J]. Bioorg Med Chem, 2023, 96: 117484.

[117] Jiang X, Li J, Viayna A, et al. Identification of novel 1,2,3-triazole isatin derivatives as potent SARS-CoV-2 $3CL^{pro}$ inhibitors via click-chemistry-based rapid screening [J]. RSC Med Chem, 2023, 14: 2068-2078.

[118] Zeng D, Deng WP, Jiang X. Advances in the construction of diverse SuFEx linkers [J]. Natl Sci Rev, 2023, 10: nwad123.

[119] Qin Z, Zhang K, He P, et al. Discovering covalent inhibitors of protein-protein interactions from trillions of sulfur(VI) fluoride exchange-modified oligonucleotides [J]. Nat Chem, 2023, 15: 1705-1714.

[120] Xu S, Zhang X, Tao Y, et al. Application of Multi-component Reactions in the Search of Bioactive Molecules [J]. Mini Rev Org Chem, 2022, 19: 894-897.

[121] Jacobs J, Grum-Tokars V, Zhou Y, et al. Discovery, synthesis, and structure-based optimization of a series of *N*-(tert-butyl)-2-(*N*-arylamido)-2-(pyridin-3-yl) acetamides (ML188) as potent noncovalent small molecule inhibitors of the severe acute respiratory syndrome coronavirus (SARS-CoV) 3CL protease [J]. J Med Chem, 2013, 56: 534-46.

[122] Lockbaum GJ, Reyes AC, Lee JM, et al. Crystal structure of SARS-CoV-2 main protease in complex with the non-covalent inhibitor ML188 [J]. Viruses, 2021, 13: 174.

[123] Ma C, Xia Z, Sacco MD, et al. Discovery of di- and trihaloacetamides as covalent SARS-CoV-2 main protease

inhibitors with high target specificity [J]. J Am Chem Soc, 2021, 143: 20697-20709.
[124] Quan BX, Shuai H, Xia AJ, et al. An orally available M^{pro} inhibitor is effective against wild-type SARS-CoV-2 and variants including Omicron [J]. Nat Microbiol, 2022, 7: 716-725.
[125] Yamane D, Onitsuka S, Re S, et al. Selective covalent targeting of SARS-CoV-2 main protease by enantiopure chlorofluoroacetamide [J]. Chem Sci, 2022, 13: 3027-3034.
[126] Ji X, Li J, Sharma PP, et al. Design, synthesis and structure-activity relationships of phenylalanine-containing peptidomimetics as novel HIV-1 capsid binders based on Ugi four-component reaction [J]. Molecules, 2022, 27: 5995.
[127] Burke AJ, Birmingham WR, Zhuo Y, et al. An engineered cytidine deaminase for biocatalytic production of a key intermediate of the Covid-19 antiviral molnupiravir [J]. J Am Chem Soc, 2022, 144: 3761-3765.
[128] McIntosh JA, Benkovics T, Silverman SM, et al. Engineered ribosyl-1-kinase enables concise synthesis of molnupiravir, an antiviral for COVID-19 [J]. ACS Cent Sci, 2021, 7: 1980-1985.
[129] Song Y, Chen W, Kang D, et al. "Old friends in new guise": Exploiting privileged structures for scaffold re-evolution/refining [J]. Comb Chem High Throughput Screen, 2014, 17: 536-53.
[130] Song Y, Zhan P, Liu X. Heterocycle-thioacetic acid motif: a privileged molecular scaffold with potent, broad-ranging pharmacological activities [J]. Curr Pharm Des, 2013, 19: 7141-54.
[131] Song Y, Zhan P, Zhang Q, et al. Privileged scaffolds or promiscuous binders: a glance of pyrrolo[2,1-*f*][1,2,4]triazines and related bridgehead nitrogen heterocycles in medicinal chemistry [J]. Curr Pharm Des, 2013, 19: 1528-48.
[132] Ding D, Xu S, da Silva-Júnior EF, et al. Medicinal chemistry insights into antiviral peptidomimetics [J]. Drug Discov Today, 2023, 28: 103468.
[133] Sun L, Dick A, Meuser ME, et al. Design, synthesis, and mechanism study of benzenesulfonamide-containing phenylalanine derivatives as novel HIV-1 capsid inhibitors with improved antiviral activities [J]. J Med Chem, 2020, 63: 4790-4810.
[134] Xu S, Sun L, Barnett M, et al. Discovery, crystallographic studies, and mechanistic investigations of novel phenylalanine derivatives bearing a quinazolin-4-one scaffold as potent HIV capsid modulators [J]. J Med Chem, 2023, 66: 16303-16329.
[135] Mehellou Y, Rattan HS, Balzarini J. The protide prodrug technology: From the concept to the clinic [J]. J Med Chem, 2018, 61:2211-2226.
[136] Shrivastava P, Gautam L, Jain A, et al. Lipid drug conjugates for improved therapeutic benefits [J]. Curr Pharm Des, 2020, 26: 3187-3202.
[137] Wang S, Ren Y, Wang Z, et al. The current progress in the use of boron as a platform for novel antiviral drug design [J]. Expert Opin Drug Discov, 2022, 17: 1329-1340.
[138] Song S, Gao P, Sun L, et al. Recent developments in the medicinal chemistry of single boron atom-containing compounds [J]. Acta Pharm Sin B, 2021, 11: 3035-3059.
[139] Ghosh AK, Xia Z, Kovela S, et al. Potent HIV-1 protease inhibitors containing carboxylic and boronic acids: Effect on enzyme inhibition and antiviral activity and protein-ligand X-ray structural studies [J]. Chem Med Chem, 2019, 14: 1863-1872.
[140] Feng D, Wei F, Sun Y, et al. Boronic acid-containing diarylpyrimidine derivatives as novel HIV-1 NNRTIs: Design, synthesis and biological evaluation [J]. Chinese Chem Lett, 2021, 32: 4053-4057.
[141] Xu S, Song S, Sun L, et al. Indolylarylsulfones bearing phenylboronic acid and phenylboronate ester functionalities as potent HIV-1 non-nucleoside reverse transcriptase inhibitors [J]. Bioorg Med Chem, 2022, 53:116531.
[142] Jia R, Zhang J, Zhang J, et al. Discovery of Novel boron-containing *N*-Substituted oseltamivir derivatives as anti-influenza a virus agents for overcoming N1-H274Y oseltamivir-resistant [J]. Molecules, 2022, 27: 6426.
[143] Wang S, Ren Y, Li Q, et al. Design, synthesis, and biological evaluation of novel sulfamoylbenzamide derivatives as HBV capsid assembly modulators [J]. Bioorg Chem, 2022, 129: 106192.
[144] Wang M, Zhang J, Dou Y, et al. Design, synthesis, and biological evaluation of novel thioureidobenzamide (TBA) derivatives as HBV capsid assembly modulators [J]. J Med Chem, 2023, 66: 13968-13990.

[145] Chen X, Zhan P, Liu X, et al. Design, synthesis, anti-HIV evaluation and molecular modeling of piperidine-linked amino-triazine derivatives as potent non-nucleoside reverse transcriptase inhibitors [J]. Bioorg Med Chem, 2012, 20: 3856-64.

[146] Chen X, Zhan P, Pannecouque C, et al. Synthesis and biological evaluation of piperidine-substituted triazine derivatives as HIV-1 non-nucleoside reverse transcriptase inhibitors [J]. Eur J Med Chem, 2012, 51:60-6.

[147] Zhang L, Zhan P, Chen X, et al. Design, synthesis and preliminary SAR studies of novel *N*-arylmethyl substituted piperidine-linked aniline derivatives as potent HIV-1 NNRTIs [J]. Bioorg Med Chem, 2014, 22: 633-642.

[148] Chen W, Zhan P, Daelemans D, et al. Structural optimization of pyridine-type DAPY derivatives to exploit the tolerant regions of the NNRTI binding pocket [J]. Eur J Med Chem, 2016, 121: 352-63.

[149] Huang B, Li C, Chen W, et al. Fused heterocycles bearing bridgehead nitrogen as potent HIV-1 NNRTIs. Part 3: Optimization of [1,2,4]triazolo[1,5-*a*]pyrimidine core via structure-based and physicochemical property-driven approaches [J]. Eur J Med Chem, 2015, 92: 754-765.

[150] Kang D, Fang Z, Li Z, et al. Design, synthesis, and evaluation of thiophene[3,2-*d*]pyrimidine derivatives as HIV-1 non-nucleoside reverse transcriptase inhibitors with significantly improved drug resistance profiles [J]. J Med Chem, 2016, 59: 7991-8007.

[151] Kang D, Fang Z, Huang B, et al. Structure-based optimization of thiophene[3,2-*d*]pyrimidine derivatives as potent HIV-1 non-nucleoside reverse transcriptase inhibitors with improved potency against resistance-associated variants [J]. J Med Chem, 2017, 60: 4424-4443.

[152] Kang D, Feng D, Sun Y, et al. Structure-based bioisosterism yields HIV-1 NNRTIs with improved drug-resistance profiles and favorable pharmacokinetic properties [J]. J Med Chem, 2020, 63: 4837-4848.

[153] Kang D, Zhang H, Wang Z, et al. Identification of dihydrofuro[3,4-*d*]pyrimidine derivatives as novel HIV-1 non-nucleoside reverse transcriptase inhibitors with promising antiviral activities and desirable physicochemical properties [J]. J Med Chem, 2019, 62: 1484-1501.

[154] Kang D, Wang Z, Zhang H, et al. Further exploring solvent-exposed tolerant regions of allosteric binding pocket for novel HIV-1 NNRTIs discovery [J]. ACS Med Chem Lett, 2018, 9(4):370-375.

[155] Kang D, Fang Z, Huang B, et al. Synthesis and preliminary antiviral activities of piperidine-substituted purines against HIV and influenza A/H1N1 infections [J]. Chem Biol Drug Des, 2015, 86: 568-77.

[156] Zhan P, Li X, Li Z, et al. Structure-based bioisosterism design, synthesis and biological evaluation of novel 1,2,4-triazin-6-ylthioacetamides as potent HIV-1 NNRTIs [J]. Bioorg Med Chem Lett, 2012, 22: 7155-62.

[157] Li X, Lu X, Chen W, et al. Arylazolyl(azinyl)thioacetanilides. Part 16: Structure-based bioisosterism design, synthesis and biological evaluation of novel pyrimidinylthioacetanilides as potent HIV-1 inhibitors [J]. Bioorg Med Chem, 2014, 22: 5290-7.

[158] Li X, Huang B, Zhou Z, et al. Arylazolyl(azinyl)thioacetanilides: Part 19: Discovery of novel substituted imidazo[4,5-*b*]pyridin-2-ylthioacetanilides as potent HIV NNRTIs via a structure-based bioisosterism approach [J]. Chem Biol Drug Des, 2016, 88: 241-53.

[159] Lu X, Li X, Yang J, et al. Arylazolyl(azinyl)thioacetanilides. Part 20: Discovery of novel purinylthioacetanilides derivatives as potent HIV-1 NNRTIs via a structure-based bioisosterism approach [J]. Bioorg Med Chem, 2016, 24: 4424-33.

[160] Fang Z, Kang D, Zhang L, et al. Synthesis and biological evaluation of a series of 2-((1-substituted-1*H*-1, 2,3-triazol-4-yl)methylthio)-6-(naphthalen-1-ylmethyl)pyrimidin-4(3*H*)-one as potential HIV-1 inhibitors [J]. Chem Biol Drug Des, 2015, 86: 614-8.

[161] Li W, Huang B, Kang D, et al. Design, synthesis, and biological evaluation of novel 5-Alkyl-6-Adamantylmethylpyrimidin-4(3*H*)-ones as HIV-1 non-nucleoside reverse-transcriptase inhibitors [J]. Chem Biol Drug Des, 2016, 88: 380-5.

[162] Shi D, Xu S, Ding D, et al. Advances in drug structure-activity-relationships for the development of selenium-based compounds against HIV [J]. Expert Opin Drug Discov, 2024, 19: 139-146.

[163] Hu L, Jia H, Zhang J, et al. Sulfonic acid: key drug design elements with potent, broad-ranging pharmacological activities [J]. Future Med Chem, 2023, 15: 2029-2032.

[164] Chamakuri S, Lu S, Ucisik MN, et al. DNA-encoded chemistry technology yields expedient access to SARS-CoV-2 M^{pro} inhibitors [J]. Proc Natl Acad Sci U S A, 2021, 118: e2111172118.

[165] Jimmidi R, Chamakuri S, Lu S, et al. DNA-encoded chemical libraries yield non-covalent and non-peptidic SARS-CoV-2 main protease inhibitors [J]. Commun Chem, 2023, 6: 164.

[166] Hou N, Shuai L, Zhang L, et al. Development of highly potent noncovalent inhibitors of SARS-CoV-2 $3CL^{pro}$ [J]. ACS Cent Sci, 2023, 9: 217-227.

[167] Sutanto F, Shaabani S, Oerlemans R, et al. Combining high-throughput synthesis and high-throughput protein crystallography for accelerated hit identification. Angew [J]. Chem Int Ed Engl, 2021, 60: 18231-18239.

[168] Whiting M, Muldoon J, Lin YC, et al. Inhibitors of HIV-1 protease by using in situ click chemistry [J]. Angew Chem Int Ed Engl, 2006, 45:1435-9.

[169] Fu S, Nie Q, Ma Y, et al. Target-guided screening of fragments (TGSOF) in the discovery of inhibitors against EV-A71 3C protease [J]. Chem. Commun (Camb), 2018, 54: 2890-2893.

[170] Schmidt MF, Isidro-Llobet A, Lisurek M, et al. Sensitized detection of inhibitory fragments and iterative development of non-peptidic protease inhibitors by dynamic ligation screening [J]. Angew Chem Int Ed Engl, 2008, 47: 3275-8.

[171] Tauber C, Wamser R, Arkona C, et al. Chemical evolution of antivirals against enterovirus D68 through protein-templated knoevenagel reactions [J]. Angew Chem Int Ed Engl, 2021, 60: 13294-13301.

[172] Che C, Jiang D, Zhang J, et al. Tricyclic aza-andrographolide derivatives from late-stage hydroamination and their anti-human coronavirus (Anti-HCoV) activity [J]. ACS Omega, 2022, 7: 24824-24837.

[173] Li F, Ma C, Hu Y, et al. Discovery of potent antivirals against amantadine-resistant influenza a viruses by targeting the M2-S31N proton channel [J]. ACS Infect Dis, 2016, 2: 726-733.

[174] Li F, Hu Y, Wang Y, et al. Expeditious lead optimization of isoxazole-containing influenza a virus M2-S31N inhibitors using the Suzuki-Miyaura cross-coupling reaction [J]. J Med Chem, 2017, 60: 1580-1590.

[175] Nippa DF, Atz K, Hohler R, et al. Enabling late-stage drug diversification by high-throughput experimentation with geometric deep learning [J]. Nat Chem, 2024, 16: 239-248.

[176] Wei W, Cherukupalli S, Jing L, et al. Fsp3: A new parameter for drug-likeness [J]. Drug Discov Today, 2020, 25: 1839-1845.

[177] Jiang X, Huang B, Olotu FA, et al. Exploiting the tolerant region I of the non-nucleoside reverse transcriptase inhibitor (NNRTI) binding pocket. Part 2: Discovery of diarylpyrimidine derivatives as potent HIV-1 NNRTIs with high Fsp^3 values and favorable drug-like properties [J]. Eur J Med Chem, 2021, 213: 113051.

[178] Gao S, Cheng Y, Song S, et al. Chemical space exploration around indolylarylsulfone scaffold led to a novel class of highly active HIV-1 NNRTIs with spiro structural features [J]. Eur J Med Chem, 2022, 238: 114471.

[179] Wang Z, Sharma PP, Rathi B, et al. Escaping from flatland: Multiparameter optimization leads to the discovery of novel tetrahydropyrido[4,3-*d*]pyrimidine derivatives as human immunodeficiency virus-1 non-nucleoside reverse transcriptase inhibitors with superior antiviral activities against non-nucleoside reverse transcriptase inhibitor-resistant variants and favorable drug-like profiles [J]. J Med Chem, 2023, 66: 8643-8665.

[180] Risso-Ballester J, Galloux M, Cao J, et al. A condensate-hardening drug blocks RSV replication in vivo [J]. Nature, 2021, 595: 596-599.

[181] Du S, Hu X, Liu X, et al. Revolutionizing viral disease treatment: Phase separation and lysosome/exosome targeting as new areas and new paradigms for antiviral drug research [J]. Drug Discov Today, 2024, 29: 103888.

[182] Balibar CJ, Klein DJ, Zamlynny B, et al. Potent targeted activator of cell kill molecules eliminate cells expressing HIV-1 [J]. Sci Transl Med, 2023, 15: eabn2038.

[183] Berke JM, Tan Y, Sauviller S, et al. Class A capsid assembly modulator apoptotic elimination of hepatocytes with high HBV core antigen level in vivo is dependent on de novo core protein translation [J]. J Virol, 2024, e0150223.

[184] van Tilborg D, Alenicheva A, Grisoni F. Exposing the limitations of molecular machine learning with activity cliffs [J]. J Chem Inf Model, 2022, 62: 5938-5951.

[185] Riva L, Yuan S, Yin X, et al. Discovery of SARS-CoV-2 antiviral drugs through large-scale compound repurposing

[J]. Nature, 2020, 586: 113-119.

[186] Boby ML, Fearon D, Ferla M, et al. Open science discovery of potent noncovalent SARS-CoV-2 main protease inhibitors [J]. Science, 2023, 382: eabo7201.

[187] Unoh Y, Uehara S, Nakahara K, et al. Discovery of S-217622, a noncovalent oral SARS-CoV-2 3CL protease inhibitor clinical candidate for treating COVID-19 [J]. J Med Chem, 2022, 65: 6499-6512.

[188] Bardiot D, Koukni M, Smets W, et al. A pan-serotype dengue virus inhibitor targeting the NS3-NS4B interaction [J]. Nature, 2021, 598: 504-509.

[189] Goethals O, Kaptein SJF, Kesteleyn B, et al. Blocking NS3-NS4B interaction inhibits dengue virus in non-human primates [J]. Nature, 2023, 615: 678-686.

[190] Kesteleyn B, Bardiot D, Bonfanti JF, et al. Discovery of acyl-indole derivatives as Pan-Serotype dengue virus NS4B inhibitors [J]. J Med Chem, 2023, 66: 8808-8821.